Mechanical Support for Heart Failure
Current Solutions and New Technologies

心力衰竭机械支持治疗
当前策略与新技术

原著 [美] Jamshid H. Karimov

[美] Kiyotaka Fukamachi

[美] Randall C. Starling

主译 杨跃进 张海涛 吉冰洋

中国科学技术出版社
·北京·

图书在版编目（CIP）数据

心力衰竭机械支持治疗：当前策略与新技术 /（美）贾姆希德·H.卡里莫夫（Jamshid H. Karimov），（美）深町清孝（Kiyotaka Fukamachi），（美）兰德尔·C.斯塔林（Randall C. Starling）原著；杨跃进，张海涛，吉冰洋主译.—北京：中国科学技术出版社，2022.3

书名原文：Mechanical Support for Heart Failure：Current Solutions and New Technologies

ISBN 978-7-5046-9226-9

Ⅰ.①心… Ⅱ.①贾…②深…③兰…④杨…⑤张…⑥吉… Ⅲ.①心力衰竭—治疗 Ⅳ.① R541.605

中国版本图书馆 CIP 数据核字 (2021) 第 197232 号

著作权合同登记号：01-2021-4180

策划编辑	池晓宇　焦健姿
责任编辑	史慧勤
文字编辑	郭仕薪
装帧设计	佳木水轩
责任印制	徐　飞

出　　版	中国科学技术出版社
发　　行	中国科学技术出版社有限公司发行部
地　　址	北京市海淀区中关村南大街 16 号
邮　　编	100081
发行电话	010-62173865
传　　真	010-62179148
网　　址	http://www.cspbooks.com.cn

开　　本	889mm×1194mm　1/16
字　　数	795 千字
印　　张	35.5
版　　次	2022 年 3 月第 1 版
印　　次	2022 年 3 月第 1 次印刷
印　　刷	天津翔远印刷有限公司
书　　号	ISBN 978-7-5046-9226-9 / R·2928
定　　价	368.00 元

（凡购买本社图书，如有缺页、倒页、脱页者，本社发行部负责调换）

译者名单

主　译　杨跃进　张海涛　吉冰洋

副主译　钱海燕　杜　娟　闫姝洁

译校者　（以姓氏笔画为序）

于　瀛　上海交通大学医学院附属新华医院

王　旭　中国医学科学院阜外医院

王　建　中国医学科学院阜外医院

王　茜　中国医学科学院阜外医院

王建一　中国医学科学院阜外医院

卢　帅　华中科技大学附属协和医院

叶建熙　武汉亚洲心脏病医院

史嘉玮　华中科技大学附属协和医院

吉冰洋　中国医学科学院阜外医院

朱法胜　中国医学科学院阜外医院

刘　刚　中国医学科学院阜外医院

刘新兵　上海市杨浦区市东医院

闫姝洁　中国医学科学院阜外医院

汤瑞杰　中国医学科学院阜外医院

许　靖　中国医学科学院阜外医院

麦明杰　广东省人民医院

杜　雨　中国医学科学院阜外医院

杜　娟　中国医学科学院阜外医院

李白翎　海军军医大学第一附属医院

李佳妮　广东省人民医院

李晓松　中国医学科学院阜外医院

杨　滔　中国医学科学院阜外医院

杨立猛　中国医学科学院阜外医院

杨跃进　中国医学科学院阜外医院

吴　敏　广东省人民医院

吴怡锦　广东省人民医院

邹　亮　中国医学科学院阜外医院

张　松　上海交通大学医学院附属新华医院

张　旻　中国医学科学院阜外医院

张　静　阜外华中心血管病医院 / 河南省人民医院

张志鹏　中国医学科学院阜外医院

张丽俐　中国医学科学院阜外医院

张海涛　中国医学科学院阜外医院

陈　伊　中国医学科学院阜外医院

陈祖君　中国医学科学院阜外医院

周成斌　广东省人民医院

周宏艳　中国医学科学院阜外医院

赵志敏　海军军医大学第一附属医院

胡梦巾　中国医学科学院阜外医院

饶辰飞　中国医学科学院阜外医院

施　野　中国医学科学院阜外医院

姜文阳　中国医学科学院阜外医院

钱海燕　中国医学科学院阜外医院

徐英杰　哈尔滨医科大学附属第一医院

黄劲松　广东省人民医院

曹芳芳　中国医学科学院阜外医院

龚钊婷　中国医学科学院阜外医院

董军乐　中国医学科学院阜外医院

韩　薇　上海东方医院

赖春进　中国医学科学院阜外医院

雷迪斯　广东省人民医院

翟　琳　中国医学科学院阜外医院

熊语嫣　中国医学科学院阜外医院

滕　云　广东省人民医院

滕　媛　中国医学科学院阜外医院

魏之瑶　中国医学科学院阜外医院

内容提要

　　本书引进自世界知名的 Springer 出版社，由机械循环领域国际知名专家 Jamshid H. Karimov、Kiyotaka Fukamachi 和 Randall C. Starling 联合本领域相关专家共同编写，是一部有关机械循环支持装置应用于心力衰竭治疗的权威著作，重点介绍了机械循环支持装置的原理、设计、参数、使用指征、策略、新进展和未来研究方向等内容。本书凝聚了心力衰竭、机械循环、心血管内科和心血管外科、体外循环科、麻醉科等多学科专家的观点与经验，汇聚了本领域的可靠研究证据，反映了当今该领域的最高水平。全书共七篇，第一篇概要介绍了机械循环支持装置的发展历程、概念、工程设计、治疗心力衰竭的生理学等内容；第二篇介绍了机械循环支持的适应证和选择；第三篇着重介绍了生理和病理状态下的循环参数；第四篇是当今的技术和方法；第五篇为技术和设备方面的新概念和新进展；第六篇重点阐述了机械循环支持装置的管理策略及局限性；第七篇对机械循环支持装置的未来进行了展望。本书以机械循环支持领域的发展历程和未来前进方向为主线，涵盖了循环系统的生理学和病理生理学，机械循环支持装置的原理、植入和管理，患者的入选与管理，并发症的识别与处理等方面的内容。纵览全书，内容实用、要点突出、图文并茂，可为心血管内科、心血管外科、体外循环科、麻醉科、急诊科，以及重症医学科等学科的一线临床医生、研究生和进修医生提供参考。

补充说明

　　书中参考文献条目众多，为方便读者查阅，已将本书参考文献更新至网络，读者可扫描右侧二维码，关注出版社医学官方微信"焦点医学"，后台回复"心力衰竭机械支持治疗"，即可获取。

原书序一

　　自从心脏临时机械支持系统的成功研制并初步进入临床应用以来，已历时50余载。美国国家心肺和血液研究所（NHLBI）及多个跨学科团队一起合作资助了这些雄心勃勃的早期研究和临床试验。此后，人工心脏的研究方兴未艾，其基本理念是以人工心脏来替换病变心脏并确保其维持正常生理功能，美国和世界各地的诸多卓越心脏中心都为此付出了不懈的努力，并做出了重大贡献。

　　1988年，NHLBI资助的一个全人工心脏项目暂时中止，直至医学研究机构的审查后才得以重启；此后NHLBI也开始资助其他研究项目和路径，如连续血流装置，该装置具有体积小、结构简单、成本低和耐久性等优点。现在连续血流装置成了血泵的主体部分，显示出卓越的效果，超过85%的植入患者能够存活1年以上，堪比心脏移植。血栓形成对血流装置的应用造成很大障碍，随着技术进步现已显著减少；但其他植入相关的并发症仍有待解决。建立在人工心脏项目基础上的多学科方法和手段，持续且广泛地拓宽了我们的认识，以及在机械循环支持装置影响下，对所有器官和系统的新陈代谢有了更深入的理解。科学技术的进步使得终末期心力衰竭的创新性器械治疗成为可能。

　　本书介绍了心脏机械支持的现状，许多学科的领军专家在这一领域取得了越来越大的成就，并做出了巨大的贡献，部分章节由这些专家撰写。随着临床专家和优秀的工程团队密切合作与共同努力，人工循环研究的不断进步为患者带来更多、更好的技术。"寻找完美的泵"是这些团队永恒不变的目标。

Leonard A. Golding, MB, BS, FRACS

Cleveland, OH

原书序二

1957 年，苏联发射了第一颗人造卫星 Sputnik，这颗卫星在电池停止工作坠落前绕地球运行 3 周。这是太空竞赛的开始和"冷战"的高潮，也是工程学的胜利。同年 Kolff 和 Akutsu 在克利夫兰医学中心的实验室首次用一个初级的全人工循环泵替换实验犬心脏，并成功支撑了数小时。Kolff 及其他专家（特别是 DeBakey 和 Kantrowitz）在 1966 年就推测人类心脏在未来某个时候可能被机械泵替换。50 年前，在得克萨斯州休斯敦市进行过一场有争议的手术，即在对 1 例危重患者进行心脏移植的伟大尝试中，首次进行了自身心脏摘除并予以全人工心脏替换。这场手术引发了媒体、临床和科学界的强烈关注，但随之而来的是一场医疗官司。大约 15 年后，在犹他州盐湖城的另一场有争议的手术中，首个以"终极治疗"为目标的全人工心脏系统被植入人体；接受该手术的 Barney Clark 是 1 名终末期心力衰竭患者且不能进行心脏移植，引入一种能够机械循环支持的人工泵永久替换人类心脏在当时是一次绝望之下的尝试。这一事件也引发了争议，但掀起了循环机械支持更强力度的研发热潮，其中包括自主循环恢复后即可被移除的短期临时泵、更持久但仍是为心脏移植术前桥接的短期泵，以及被称为目的地（回家）泵的永久植入器械。如今再审视这个行业时，我们正在收获非凡的工作、热情和勇气带来的益处。事实上，"人们具备失败的勇气"。这是社会科学家 Fox 和 Swazy 在研究器官移植时所说的一句话。研究人员、临床医生、患者及家属，努力使机械循环支持或替换成为临床现实。这些努力是伟大的、激烈的、昂贵的、有争议的，并且经历了无数次失败。但最终，他们取得了巨大成功。

有鉴于此，Karimov、Fukamachi 和 Starling 共同编写了一部开创性著作 *Mechanical Support for Heart Failure: Current Solutions and New Technologies*，直接凸显出机械循环支持的地位。他们组织了该领域多学科的著名专家共同撰写，代表在科研和临床领域已取得重大发现的卓越多学科合作团队。机械循环支持是一项团队协作的行动，开创和发展了一个全新的、完全不同的事业，拯救了过去注定要死亡的患者的生命。目前机械循环器械已不再是需要核动力驱动的全人工心脏及心室辅助装置，或有缺陷乃至废弃的泵，而是一种精密性能持续改进的一整套循环辅助泵设备，以戏剧性方式拯救生命。事实上，未来就是现在，因为参与本书编写的专家在很大程度上已创造了未来。我们在这一领域的研发工作远未结束，研读该书将有助于我们的研发进程。

本书开篇对循环支持装置发展史进行了回顾，末尾对未来的发展方向进行了展望，中间则全面阐述了患者的选择、生理与非生理循环、现有技术、儿童患者的挑战、发展中的技术、全人工心脏、患者管理、植入技术和并发症及其治疗方面的内容。所有已投身于机械循环支持领域或对此有兴趣的专家和学者，都有必要研读本书，我们的患者也期盼和依赖于我们持续不懈的努力。

James B. Young, MD
Chief Academic Officer, Professor of Medicine and Academic Dean
Cleveland Clinic Lerner College of Medicine of Case Western Reserve
University, Cleveland Clinic
Cleveland, OH, USA

译者前言

过去40余年，随着我国人民生活水平的普遍提高，不良生活方式持续放大，心血管疾病危险因素的叠加，尤其是社会老龄化加速，加之人口基数庞大，心血管疾病［如冠心病（CHD），特别是急性心肌梗死（AMI）］的发病率和患病率持续上升。尽管心血管疾病防治理念、药物和技术［特别是冠状动脉介入（PCI）技术］的不断进步和完善显著降低了患者死亡率，但位居心血管病事件链末端的心力衰竭（HF）的发病率和患病率却持续上升，严重影响患者的生存和生活质量。

自20世纪90年代，30余年来，心力衰竭的防治不断取得进展，其突破更是举世瞩目。从最初血管扩张药改善血流动力学到神经内分泌［肾素－血管紧张素系统（RAS）和交感神经系统（SNS）］拮抗药抑制心室重塑、降低病死率，经过血管紧张素转化酶抑制药（ACEI）/血管紧张素受体拮抗药（ARB）＋β受体拮抗药＋醛固酮拮抗药的心力衰竭治疗"金三角"，随后血管紧张素受体脑啡肽酶抑制药（ARNI）的加盟［相当于ARB+口服脑利钠肽（BNP）］又迅速过渡到"新金三角"，加之新一代降糖药钠－葡萄糖共转运蛋白2（SGLT2）抑制药（格列净类）的问世、临床研究和循证结果，已快速形成了心力衰竭治疗的"新四联"，大大降低了心力衰竭的死亡率，改善了患者的长期预后。但是，晚期心力衰竭或终末期心力衰竭，以及急性心肌梗死并发的泵衰竭，如心源性休克和重症心力衰竭仍不可避免，其急救始终是心血管病领域的重要挑战和国际难题。

终末期心力衰竭的兜底治疗方法是心脏移植，但心脏供体有限，且绝大多数需要等待和过渡，同时也存在禁忌证。临床急迫性需求极大激发了美国心血管外科和生物工程学专家，联合对机械循环支持技术的研发与应用，并对其进行不断完善。机械循环支持，顾名思义就是指使用机械方法对循环支持，起初由心外科医师主导研发，从左心辅助装置（LVAD）切入，以全人工心脏为目标，需外科手术植入。为了回避手术创伤，也相继研发了经导管插入的循环支持器械，包括主动脉内球囊反搏（IABP）、体外膜氧合器（ECMO）和Impella导管泵。

近年来，循环支持在我国心血管病危重急诊和终末期心力衰竭患者的急救中应用得越来越多，挽救了很多危重患者的生命，并由此开始普及。同时，机械循环支持设备的国产化研发也已取得突破。为使我国心血管医师深入了解循环支持器械或设备治疗终末期心力衰竭的基本原理、国际研发过程、现有器械和设备、临床应用优势和选择、经导管插入或外科植入技术、并发症的防治和患者的处理等关键问题，特组织阜外医院专家团队翻译了国际最新著作 *Mechanical Support for Heart Failure：Current Solutions and New Technologies*，供临床同道在实践中学习及参考，以准确应用和造福我国终末期心力衰竭和急性循环衰竭患者，挽救更多患者的生命。

本书由美国克利夫兰医学中心著名的 Jamshid H. Karimov、Kiyotaka Fukamachi 和 Randall C. Starling 三位教授联合编写，并组织全球该领域贡献卓越的临床和生物工程学专家共同参与，以全景视野聚焦了过去数十年机械循环支持技术的研发历史、基本原理、设备和器械、临床应用和技术植入及研发进展、不足、未来方向和机遇，并给予权威总结和全新介绍。来自克利夫兰医学中心该领域的资深专家 Leonard A. Golding 和国际著名心血管病专家 James B. Young 两位教授为该书作序举荐。

希望本书的翻译出版，能够对心血管内科、心血管外科、麻醉科、体外循环科、急诊科及重症监护病房的临床专家、医师、研究生、护士，以及有兴趣或致力于机械循环支持器械或设备研发的生物工程学研究者有所帮助。

在本书翻译过程中，尽管我们已通过审校、互校进行了多重把关，但由于中外术语规范及语言表述有所差异，加之书中涉猎学科广泛，且部分新器械尚未在国内上市，中文翻译版中可能存在一些欠妥之处，敬请各位专家和读者批评指正。

北京协和医学院长聘教授

中国医学科学院阜外医院心内科 / 冠心病诊治中心主任医师

原书前言

针对心力衰竭治疗的机械循环支持装置的研发正在不断进步。尽管这种挽救生命、基于器械的治疗方案在技术上已取得巨大突破，临床认识也在不断深化，但长期临床使用的相关障碍和并发症仍然存在。这些挑战将激励我们开展更多研究，将这些技术带到更高水平。

随着令人信服的证据越来越多，包括心室辅助装置的生物相容性、便携性和耐久性，提供血流动力学支持的心导管技术，作为替代治疗的全人工心脏的研发，以及先进的患者监测平台，深刻理解这些器械研发的基本原理是非常有必要的。由于临床需求驱动，并且患者的生活质量与器械相关的结局和性能之间，存在相互关联，因此这些将确定器械植入后治疗的总体过程和长期方案。

本书全面阐述了机械循环支持，涵盖了诸多方面内容，包括机械循环装置的研发历程、该领域奠基人的回顾、血流动力支持基础、不断进步的技术和创新、研发中的先进器械、临床洞悉一些致命并发症及该领域的改进机遇。

本书自立项伊始就开启了一段令人难以置信的旅程，我们在查询这一神奇技术的各方观点过程中，对机械循环支持装置的临床并发症及其工程学、设计和工业视角的基础特征和高阶特点，也获得了广泛的最新认识。

在本书编写过程中，我们可能会漏掉一些重要内容。因为我们的目标不是对大多数可用技术进行面面俱到的详述，而是聚焦于在新技术研发背后，为了患者的生活质量，由工程师和临床医生共同努力完成，实现为该领域进展做出突出贡献的新技术。

我们深感荣幸能邀请如此多的杰出专家参与本书。我们要感谢各位专家为本书做出的卓越贡献。这些知识有望经受时间的考验，并在未来数年内仍保持实用性。我们非常感谢所有参与者对本书出版给予的帮助和付出。

我们希望本书能帮助对机械循环支持感兴趣的所有人，无论他们是刚刚开始职业生涯还是已进入高级阶段，也希望读者能从这部多学科专家合作的成果中学有所获。

Jamshid H. Karimov

Kiyotaka Fukamachi

Randall C. Starling

Cleveland, OH, USA

目　录

第四篇　当前技术和方法

第五篇　不断发展的技术和设备概念

第六篇　机械循环支持的管理策略及其局限性

第七篇　未来展望

第一篇
机械循环支持概论

Overview of the Mechanical Circulatory Support

第 1 章

机械循环支持的历史
A History of Mechanical Circulatory Support

Shelley McKellar　著

董军乐　译

朱法胜　校

一、概述

20 世纪初期，心脏病超过结核和肺炎成为美国最主要的致死病因。1950 年，约 40% 人的死因是心脏病，心脏病造成的死亡人数超过了位列其后的 3 个主要死因所造成死亡人数的总和[1]。1948 年，美国国会通过了"国家心脏法"（National Heart Act），由此设立了国立心脏研究所（后更名为美国国家心肺和血液研究所）对心血管疾病的病因、预防、诊断、治疗进行研究和培训。这促成了一系列基础和应用研究项目，其中最著名的是 Framingham 心脏研究，这是一项长期持续进行的心血管病研究，该研究明确了高血压、高胆固醇、吸烟等危险因素是美国心脏病问题的主要危险因素[2-5]。1955 年，Dwight D Eisenhower 总统心脏病发作，需要住院康复 7 周，心脏病的严重性变得越发凸显。正如 20 世纪中期著名心脏病专家兼 Dwight D Eisenhower 总统保健医生的 Paul Dudley White 在他的经典教科书《心脏病学》（Heart Disease）里写道：心脏病已经成为当今主要的公共健康问题[6]。

20 世纪 50 年代以后，随着冠心病、心律失常、心肌病、心脏瓣膜病、感染性心内膜炎、先天性心脏病在治疗上的进步，心血管疾病的死亡率有所下降。然而，患者因心血管疾病继发心肌损伤，进而导致充血性心力衰竭的发病率有所增加[7]。心力衰竭是一类慢性进展性疾病，不但危及生命，且长期预后差。一位医生曾评论：心力衰竭是一类致命的疾病，预期生存时间比很多癌症还差[8]。2014 年，全世界估计有 2600 万人患有心力衰竭，其中包括 580 万美国人，并且心力衰竭的患病率和发病率仍在上升中[9]。全世界约 3% 的人患有症状性心力衰竭，这一疾病正成为全球性的健康和经济负担。心力衰竭的金标准治疗是心脏移植，但心脏供体有限，且很多患者不符合心脏移植要求，这些限制促进了机械循环支持（mechanical circulatory support，MCS）技术在心力衰竭治疗方面的研发和临床应用。

二、机械循环支持的可能性初露端倪

20 世纪 30 年代，Alexis Carrel 和 Charles Lindbergh 制造了一种玻璃灌注泵，该泵可以将含有氧气、电解质、营养成分的液体在鸟类或猫的离体器官中通过器官的血管进行循

环，使其存活，当时这种装置被称为"人工心脏"[10]。纽约时报科学作家 William Laurence 将 Lindbergh 的人工装置描述为一种首次能让离体器官存活的结合了心、肺、血供、氧合功能的机械装置[11]。不久之后，Carrel、Lindbergh 和该泵的照片登上了 1938 年《时代》杂志的封面[12]。这篇报道非常精彩，让社会对这样一种装置的潜力打开了想象空间。

1953 年，John Gibbon，Jr. 在费城用他的心肺机对一位名叫 Cecilia Bavolek 的 18 岁患者进行了房间隔缺损修补术。这是一次历史性的手术，Bavolek 在间隔修补术后存活了 40 余年[13]。Gibbon 证明了机械循环支持是可能的。随着技术的不断完善，当时其他使用不同氧合器的心肺机也被开发出来。20 世纪 50 年代后期，越来越多的外科医生通过低温联合体外循环进行心脏转流手术。

心肺机是一项重大技术成就，它使机械循环支持成为可能。心肺机（泵 - 氧合器）可以较好地替代患者的心肺，但这一技术并非没有问题。心肺机只能短暂使用，它并不能治疗心力衰竭。患者仅在手术期间使用心肺机支持，理想情况下不超过 6h，以避免血栓、溶血、空气栓塞或神经认知损伤风险。一旦撤机，部分患者会出现严重的心肺功能衰竭并死亡。因此，能给虚弱的心肺提供更多恢复时间的长期体外循环支持显得很有必要。心肺机可以让更大型的心脏矫正手术得以完成，但它无法成为治疗心力衰竭的手段。

三、美国人工心脏项目成为关键催化剂

机械循环支持这一新兴领域发展的关键，

是 1964 年美国国立心脏研究所人工心脏项目的设立。国立心脏研究所是位于马里兰州贝塞斯达的国立卫生研究院（National Institutes of Health）的下属机构。这项由联邦政府资助的大规模研发项目吸引了学术界和工业界的科学家进入这一领域工作。刚开始联邦政府投入的资金并不多，但更重要的是它使这种研究合法化并搭建好了这项技术发展的框架。在这类装置商业化之前，这一政府项目支持了机械循环支持系统的研发工作，是其发展和测评的一个关键促进因素[14]。

人工心脏项目是 NHI 第一个以制造人工心脏为目标的机构外研发项目，该项目采用了和许多美国太空和国防科技项目一样的系统研发方法来规划、管理和生产人工心脏所需的关键部件。这和传统的小规模、针对基础研究的资助模式不同，这是一个旨在解决问题，完成既定目标的周密项目。工业界和学术界的研究人员竞争申请针对瓣膜、生物材料、血液接触界面、控制系统、动力系统的独立研发经费和合同，该项目最终试图将这些研究整合成为一个可运转的装置。人工心脏项目广泛涵盖了一系列机械循环支持系统的研发，包括可短期及长期使用的心脏辅助装置和完全替换装置，这些装置可应用于不同的临床场景来治疗心力衰竭[15]。

四、早期辅助装置：20 世纪 60—70 年代

20 世纪 60 年代中期，在一小群制造循环辅助装置的外科医师研究者中，Michael DeBakey 和 Adrian Kantrowitz 分别报道了他们各自机械泵的临床试验成功经历。在得克萨斯州，DeBakey 和他的团队试验了几种类型的辅

助泵，这些泵凸显了制造机械泵在技术上和生物学上的复杂性。开发这一技术需要克服材料不佳、血液相容性问题、电源笨重等难题[16]。1966 年，DeBakey 报道了他最新辅助装置的一些良好临床结局：这是一种置于体外的半球形气动泵，有两根连接管穿过胸腔连接于左心房和主动脉。这是一种短期装置，只能在术后提供几天或几周短期的心脏支持。一位名叫 Esperanza Del Valle Vasquez 的 37 岁患者在主动脉瓣和二尖瓣置换术后心脏未能顺利恢复工作，该装置维持了患者的生命。10 天后，DeBakey 撤除了该装置，患者完全康复并在瓣膜手术 1 个月后出院[17, 18]（图 1-1）。

此后，DeBakey 报道了更多同样受益于心脏术后短期泵辅助的临床病例。1967 年，一名二尖瓣置换术后的 16 岁女孩在使用了 DeBakey 的心室辅助泵 4 天后康复。尽管在患者中取得了成功，但因为费用高昂、需要进行较大的手术及并不完美的血液接触面材料，DeBakey 的泵无法进行广泛的临床应用。研究

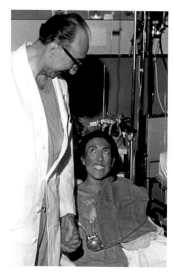

▲ 图 1-1　Michael DeBakey 博士与患者 Esperanza Del Valle Vasquez

1966 年 8 月，患者在体外心脏辅助泵支持下从心脏术后康复（图片由 Baylor College of Medicine Archives 提供）

团队回到实验室重新审查泵的设计，探索更好的生物相容性材料，并根据实验室测试结果和近期临床应用情况对泵的性能进行评估。DeBakey 坚定认为，在当时的发展阶段，心脏辅助装置的使用应该是试验性的[17]。

在纽约，Kantrowitz[18] 开发了反搏辅助装置，包括短期的主动脉内球囊反搏和更永久的左心室辅助装置 ventricular assist device, VAD。正如 Kantrowitz 所承认那样，主动脉内球囊反搏的想法并不新颖[19]。它源自 Willem Kolff 的实验室，Spyridon Moulopoulos 等在那里将这种装置在狗身上进行了测试，但从未在临床上使用过[20]。Kantrowitz 回顾了他们的工作，并开发出了一种可为心源性休克患者提供短期心脏辅助的实用系统。他改装了球囊以减少闭塞，并用氦气代替二氧化碳作为驱动气体。1967 年，在成功应用于 3 个患者后（共用于 3 个患者），Kantrowitz 宣称主动脉内球囊反搏装置是一种比 DeBakey 的左心室转流系统更简单且更有效的短期机械循环支持方式[21]。

Kantrowitz 还报道了他的永久左心室辅助装置的一些成功应用。该装置有一个辅助腔室通过空气管连接于主动脉壁上，20 世纪 70 年代初期有 3 名患者植入了该装置[22]。活得最久的患者是一位名叫 Haskell Shanks 的 63 岁男性，他因患慢性充血性心力衰竭已多年卧床不起。患者术后恢复顺利，可以自由走动，带着包括便携电池组在内的不同驱动系统出院回家。Shanks 在植入 3 个月后死于驱动管（连接植入装置和外部动力装置）部位的感染[23]。尽管急性心力衰竭患者受益于球囊反搏，Kantrowitz 乐观地报道这种左心室辅助装置对严重慢性左心衰竭患者有益，但严重感染的并发症阻碍了它的应用[24]。

五、早期全人工心脏：20 世纪 50—60 年代

以发明人工肾脏而著称的 Willem Kolff 致力于开发全人工心脏（total artificial hear，TAH）以实现对衰竭心脏的永久机械替换[25]。在 20 世纪 50 年代的克利夫兰医学中心，Kolff 和 Tetsuzo Akutsu 在狗的心脏中试验了塑料瓣膜，随后他们大胆地跨越到制作一个由两个聚氯乙烯泵组成的全塑料心脏。这个塑料心脏是一个空气驱动装置，由一个 27kg 狗的心脏铸模制成，并通过塑料管连接到空气压缩机。这个空气驱动人工心脏首先在实验室的模拟循环中进行测试（以确保机械功能），然后在死狗上进行植入（以研究手术方式和机器匹配度），最终在 1957 年 12 月被植入活狗体内。这只狗带着植入的人工心脏存活了 90min，后因机器故障试验终止。这是西方世界首次成功将 TAH 植入动物体内[26]（几年后，Kolff 和 Akutsu 得知苏联科学家 Vladimir Demikhov 在 1937 年进行了类似的实验[27]）（图 1–2）。

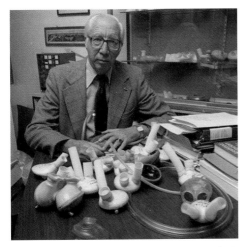

▲ 图 1–2　**Willem Kolff** 博士被誉为"人工器官之父"，在 **40** 余年的职业生涯中，他的实验室研发了诸多人工心脏原型

图片由 J. Willard Marriott Library，University of Utah 提供

尽管问题明显，但对于 Kolff 和 Akutsu 来说这证明了概念的可行性。鉴于狗几乎一直在手术台上没有移动，该装置的有效性存疑。其明显的技术局限性在于该装置是空气驱动的，因而必须连接外部空气压缩机来给它提供动力，另外是它在工作 90min 后便出现故障。手术方式同样存在问题，需要改进。原心脏摘除困难而艰辛，植入装置也需要通过烦琐而费时的手术来连接人工心脏和大血管。这是由于这种早期装置是基于人的心脏及其周围包绕的复杂血管而设计的。早期的人工心脏研究人员努力想解决当时设计这种装置时存在的各类问题，包括技术复杂、不耐用及生物材料问题。

1967 年 12 月，在南非开普敦，Christiaan Barnard 首次开展了心脏移植手术[28-30]。心脏移植手术的混乱时代随之开启，大多数心脏移植患者因排异或感染在手术后数周内死亡，而且心脏供体太少。心脏移植手术的挑战与不确定性让人们看到了机械循环支持的价值，促使人们继续在该领域进一步研发。心脏移植和人工心脏交织在一起，成为互为补充而非互相竞争的心脏替代策略[14]。人工心脏现在可以用作移植的机械替代（长期）和移植的桥接过渡（短期）。

1969 年 4 月，在得克萨斯州的休斯敦，Denton Cooley 为一位名叫 Haskell Karp 的心力衰竭患者植入了全人工心脏作为移植前的桥接治疗。这是世界上首次在患者体内植入 TAH。Domingo Liotta 制造了这种 Liotta-Cooley 人工心脏，它是一种两腔气动装置，在患者 Karp 身上运转了 64h。它运作良好，足以让患者桥接过渡到进行心脏移植，但 Karp 在移植后 32h 死亡。这个装置会导致血液破坏，而且它需要连接一个会限制患者活动的大型外部电源。最

后，植入装置和心脏移植都无法逆转 Karp 的多种问题，尤其是终末期心脏病伴随的肾脏和呼吸道并发症[31, 32]。Liotta-Cooley 人工心脏未再植入其他患者中。人工心脏植入手术由于其实验性质在医学界引起巨大争议。因为投切装置的指控，以及无法获得进行植入手术的官方许可，这也让 DeBakey 与 Cooley 断绝了专业联系[14, 33]（图 1-3）。

1981 年 7 月，Cooley 开展了第 2 例机械心脏植入手术，这次使用的是 Akutsu Ⅲ 全人工心脏。这是一种气动双腔装置，通过往复式半球形隔膜泵血。一位名叫 Willebrordus Meuffels 的 36 岁患者在冠状动脉旁路移植手术后无法撤除心肺机，该装置作为心脏移植前的桥接治疗植入，为他提供了 39h 的循环支持。移植手术后 1 周，Meuffels 死于严重感染和器官衰竭。Akutsu Ⅲ TAH 此后未再用于临床[34-37]。

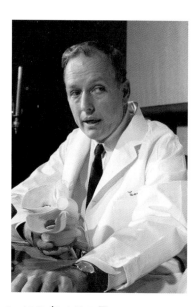

▲ 图 1-3　1969 年 4 月 7 日，Denton Cooley 博士手持一个 Liotta-Cooley 人工心脏，在得克萨斯州休斯敦市圣卢克医院的新闻发布会上和记者交流 Haskell Karp 这一病例

引自 AP photo/Ed Kolenovsky，© 1969 The Associated Press 版权所有

六、永久替代的目标：各种全人工心脏

20 世纪 70 年代以来，各个研究团队设计并测试了很多种气动、机电和电动液压的全人工心脏，包括犹他大学的 Willem Kolff 团队、宾夕法尼亚州立大学的 William Pierce 团队、克利夫兰医学中心的 Yukihiko Nosé 团队、柏林自由大学的 Emil Bücherl 团队、东京大学的 Kazuhiko Atsumi 团队等。这些研究人员的目标是用有效的全人工心脏永久替代患病的人类心脏。每个研究团队通过实验室反复测试和在动物体内植入来努力改善各自设备的设计、耐用性、性能和长期效果，但只有少数人工心脏能进入临床使用。

1982 年 12 月，William DeVries 为无法行心脏移植的患者 Barney Clark 植入了气动 Jarvik-7 全人工心脏，这是首次永久性全人工心脏植入。Jarvik-7 TAH 是在 Willem Kolff 实验室由 Robert Jarvik、Don Olsen 和其他人一起研发的，由两个带隔膜的腔室和一个新颖的快速连接系统组成。传动系统置于体外，连接植入体内的泵与外部电源和监控台[38]。Clark 带着 Jarvik-7 TAH 存活了 112 天，但他从未离开医院。有时，Clark 能够下床并在帮助下行走，但他护理起来很复杂。他与许多并发症做斗争，包括癫痫、鼻出血、装置瓣膜破裂、肾脏和呼吸系统问题等，最终死于严重的伪膜性肠炎和脓毒血症导致的多器官衰竭[39, 40]。1984 年和 1985 年，另外有 4 个患者接受了 Jarvik-7 人工心脏的永久植入，其中 1 位人工心脏受者存活了 620 天[41]。所有患者都出现了血栓栓塞和脓毒血症的问题。Jarvik-7 的应用吸引了公众的注意，既有赞赏也有否定。对装置的批评在

1988 年达到顶峰，当时植入式人工心脏在《纽约时报》的一篇社论中被称为"医学科技的德古拉（吸血鬼）"[42]（图 1-4）。

Jarvik-7 TAH（后更名为 Symbion TAH）和改进后的更小的 Jarvik 7-70 TAH 的出现掀起了 20 世纪 80 年代后期国际上 TAH 桥接植入的热潮[43]。新的 Jarvik 7-70 人工心脏较原来的 Jarvik-7 小 30%，并被设计成可以适合较小体型的患者且不影响性能或心输出量。较小的 Jarvik-7 人工心脏容量为 70ml，设计的心输出量为 7～8L/min，相比之下，早期的 Jarvik-7 人工心脏容量为 100ml，而心输出量为 11～12L/min[44]。1990 年，美国食品药品管理局因 Symbion 公司的记录保存和质量控制问题召回了 Jarvik 人工心脏，撤回其先前研究性器械豁免的批准。按照这项裁决要求，Symbion 公司代表让医院销毁了这些装置[14]。

宾州 TAH 是一种可在原位植入的电机人工心脏系统，由宾夕法尼亚州立大学医学院的 William Pierce 和他的团队成员 William Weiss、Gerson Rosenberg、James Donachy 等研发。和 Jarvik-7 TAH 不同，宾州人工心脏的所有组成部分均植入于患者体内。泵驱动装置、顺应腔、电池、控制系统置于胸腔和腹腔内，没有导线或管路穿过皮肤。泵驱动装置包括能量转换器和两个囊式血泵，推杆板交替压缩被动充填的左右泵囊，顺应腔保持恒定的压力，一个二次能量传输线圈植入在皮肤下。除内置电池外，还配有一个外接电池组（戴在皮带或肩袋上）为患者提供备用电源。宾州人工心脏进行了广泛的临床前测试，包括一些成功地在小牛中植入的实验[45-47]。2000 年，Abiomed 公司收购了宾州 TAH，旨在将宾州人工心脏技术（特别是其核心能量转换系统）整合到 AbioCor Ⅱ 装置中[14]。

在 20 世纪 80 年代和 90 年代，Robert Kung 领导的 Abiomed 研究小组研发了第一代 AbioCor 植入式人工心脏系统，这是一种独立的电动液压全人工心脏。它没有用容易引起感染的穿过患者皮肤的导线，而是使用了经皮能量传输的系统，这样可以改善患者活动。AbioCor TAH 有四个内部组件：一个重约 0.9kg 原位植入的塑料及钛材质的泵，一个置于患者腹腔内的用于调节泵中液压、泵速及泵率的控制器，一个同样置于腹腔内的内置锂电池，以及一个内置的 TET 线圈以接收从外部 TET 线圈发出并穿过皮肤的高频能量。AbioCor TAH 还具有四个外部组件：外部 TET 线圈可连接到床旁控制台或便携式 TET 组件、TET 通信系统、便携式外部电池，以及一个床旁电脑控制台，它可通过射频通信系统记录血流等与装置功能相关的关键信息[48]。

2001—2004 年，有 14 位男性患者进入一项 FDA 批准的多中心临床试验，他们植入了 AbioCor TAH 作为终末期心力衰竭的永久替代治疗。该试验的目标是让这些患者的预期生

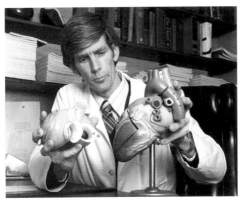

▲ 图 1-4　**William DeVries 博士手持 Jarvik-7 全人工心脏，旁边是一个人心脏模型**
他于 1982 年 12 月首次在一位名叫 Barney Clark 的患者身上开展了永久 TAH 植入手术（图片由 J. Willard Marriott Library，University of Utah 提供）

存时间从 30 天倍增至 60 天，同时改善他们的生活质量。这些患者的结局不一，表现为从立即死亡到存活 17 个月。泵的性能好坏参半，血栓栓塞仍然是一个问题，并且据报道有大出血、设备故障、脑血管事件和多器官衰竭的事件发生。尽管如此，这个装置表现还是比较优异，在它的支持下有 10 个患者的存活时间超出了他们 30 天的预期生存时间。犹太医院 – 路易斯维尔大学的 Laman Gray 和 Robert Dowling 植入的例数最多，包括第 1 例 AbioCor TAH 的受者 Robert Tools，他带着该人工心脏存活了 151 天，以及生存时间最长的 AbioCor TAH 受者 Tom Christerson，他在人工心支持下存活了将近 17 个月。这项临床试验取得了很多可用于改进第二代模型的装置信息，但此后未再有 AbioCor Ⅱ TAH 在人体中进行试验[49-51]。

20 世纪 90 年代和 21 世纪，在 Jack Copeland、Richard Smith 和 Marvin Slepian 的坚持下，Symbion（以前称为 Jarvik）TAH 技术重新出现，被称为 SynCardia-CardioWest TAH。它仍然是一种气动的机械心脏系统，由三个部分组成：两个人工心室泵、传动系统和一个外部气体驱动装置。和早期的人工心脏一样，这个人工心脏是一种搏动型的隔膜泵，有两个置于胸腔原位分隔开的人工心室[52]。2004 年，FDA 基于一项为期 10 年的多中心临床试验中收集的关于该技术的安全性和有效性数据，批准了 SynCardia TAH 在美国作为桥接治疗装置进行销售。SynCardia 的研究人员研发了一种更小的 50ml TAH，它的每搏输出量较低，为 50ml，而心输出量可达 6~8L/min。它适用于女性和青少年，对这些人而言 70ml 的 TAH 太大。SynCardia 研究人员大大改进了驱

动技术，使其变得更小、更安静且越来越人性化。Companion 驱动系统是一种新型的基于医院的驱动系统，它重 25kg，有一个触摸屏界面、冗余压缩器和一个连续的监控系统。他们还研发了便携式 Freedom 驱动系统，可医院外使用[53, 54]。2018 年，SynCardia TAH 是唯一一个获得 FDA、加拿大卫生部和欧洲 CE 认证批准的 TAH。而 AbioCor TAH 是一个不同的甚至可以说更理想的完全可植入人工心脏技术平台，这种较早的气动技术首先通过作为移植前桥接治疗装置打开了市场，后来被用于最终治疗（表 1–1）。

七、广泛的临床应用：心室辅助装置

20 世纪后期，心室辅助装置朝着获得临床认可的方向取得了重大进展。VAD 是一种可减少原心脏负荷、协助虚弱的心室维持血液循环的装置。这种装置相比于更诱人的 TAH 来说，在技术和概念方面本质上都不太复杂。显然，对于许多研究者来说，开发一个不需要去除原心脏且能良好运转的装置少了些激进，却更有可行性。在机械瓣和心脏起搏器被认为是常规治疗方法的时代，植入 VAD 看起来没有 TAH 那么激进。

20 世纪 70 年代和 80 年代，用于增强心功能的标准器械是主动脉内球囊反搏，它是由 Adrian Kantrowitz 在 10 年前研发的。但是球囊反搏仅用于有限和短期的辅助支持，而并不适用于所有的心力衰竭的情况。体外膜氧合技术（extracorporeal membrane oxygenation，ECMO）是由 Robert Bartlett 开发的，它是一种改良的心肺旁路机，可以为患有可逆性心力

表 1-1 部分全人工心脏和 FDA 审批状态

装 置	描 述	FDA 审批状态
Liotta-Cooley 人工心脏，在得州心脏研究院（Texas Heart Institute）植入	一种气动，搏动型 TAH	不适用
Akutsu Ⅲ 人工心脏，在得州心脏研究院（Texas Heart Institute）植入	一种气动，搏动型 TAH	不适用
Phoenix 人工心脏，在亚利桑那大学医学中心植入	一种气动，搏动型 TAH	不适用
Jarvik-7 人工心脏，Kolff Medical-Symbion 公司研发	一种气动，搏动型 TAH	1981 年通过研究性装置豁免 1990 年撤销研究性装置豁免
Penn State 人工心脏，在宾夕法尼亚州 Hershey 医学中心植入	一种气动，搏动型 TAH	1985 年通过研究性装置豁免
SynCardia-CardioWest 人工心脏，由 SynCardia Systems 公司研发	一种气动，搏动型 TAH（Jarvik-7 人工心脏技术的改进版）	1992 年通过研究性装置豁免 2004 年获得上市前批准（PMA）

引自 McKellar[14]，表 7-1，©2018 Johns Hopkins University Press 版权所有，经 Johns Hopkins University Press 许可转载

FDA. 美国食品药品管理局；TAH. 全人工心脏；PMA. 上市前批准

衰竭或呼吸衰竭的患者提供短期支持，可以作为桥接治疗让患者有机会康复或获得更强的支持治疗[55]。在 20 世纪 80 年代，ECMO 作为机械循环支持在美国约 50 个专业心脏中心被用于治疗急性心力衰竭[56]。这项技术在曾经长达 30 余年是唯一的儿童心脏支持系统，直到柏林心脏儿科 VAD 的出现[57, 58]。与球囊反搏和 ECMO 相比，VAD 除了提供了短期辅助，还解决了左心或右心衰竭问题，为那些需要更长期心脏辅助的患者提供了一个选择。VAD 可以满足心脏术后患者短期循环支持的需求，同时也可为慢性心力衰竭患者提供更长的心脏支持，它可作为移植前的桥接治疗或者最终治疗。

VAD 和 TAH 既相似又有不同。VAD 可植入胸腔内，也可置于体外，应用持续时间可长可短，可用作向康复过渡的桥接治疗、移植前的桥接治疗，或作为最终治疗。和 TAH 的研究人员一样，VAD 的研究者面临一些技术挑战，包括为装置寻找合适的生物材料和动力来源，同时需解决此前报道的机器应用过程中在动物模型和患者中发现的凝血、血栓、感染

等问题。这些共同的装置问题促成了研究的交叉及不同人工心脏团队在各种专业会议上的交流。毫不奇怪，VAD 研究项目在不同实验室和研究者之间有交叉重叠。

第一代 VAD 是在 20 世纪 70 年代和 80 年代研发的大型搏动型装置。四个 VAD 研究团队在当时做出了有前景的心脏辅助系统。Avco-Everett 研究实验室的 David Lederman 领导开发了称为 AVCO LVAD 的囊式辅助装置（一种多段的球囊泵），后来它成为 ABIOMED 公司生产的 ABIOMED BVS 5000。宾夕法尼亚州立大学医学院的 William Pierce 和他的团队设计了一个推板隔膜型泵，即 Pierce-Donachy 泵，它由 Thoratec Laboratories 公司进一步开发和制造，并被重命名为 Thoratec PVAD 系统。Andros 公司的 Peer Portner 制造了一个双推板隔膜式泵，被称为 Andros 电磁驱动 LVAS 系统，后来叫作 Novacor LVAS，它先后由百特医疗保健公司（Baxter HealthCare）、爱德华生命科学公司（Edwards Lifescience）和世界心脏公司（World Heart Corporation）分销。John

Norman 与 Thermo Electron 工程公司的工程师 Victor Poirier 合作开发了一种推板式隔膜型泵，后面演变成由 Thermo Cardiosystems 公司制造的 HeartMate 辅助设备[59-63]（图 1-5）。

20 世纪 90 年代和 21 世纪的前 10 年，第二代 VAD 被证明有明确的治疗效果，它也获得了更多的临床应用。这与两个关键事件的发生有关。首先是机械辅助治疗充血性心力衰竭的随机对照评估研究（REMATCH），该研究从 1998 年 5 月开始至 2001 年 7 月结束，提供了令人信服的高质量数据。相比于常规药物，第一代 VAD 治疗终末期心力衰竭有很好的安全性和临床有效性。根据 REMATCH 研究的结果，植入 Thoratec HeartMate XVe 左心辅助装置的心力衰竭患者生存时间是只接受过药物治疗的患者的 2 倍[64]。该数据促使心脏专科医生和他们的患者更认真地考虑心室辅助装置这一治疗选择，并使 FDA 批准其应用于临床，使第三方付款人对其进行报销。REMATCH 研究结果促使其他寻求进入这一医疗市场的器械厂

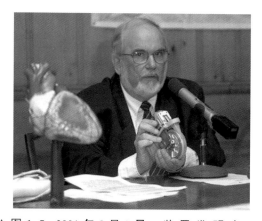

▲ 图 1-5　2001 年 8 月 9 日，装置发明者 Peer Portner 博士告诉媒体 Novacor 左心辅助系统让患者达到了 3 年生存，这创下了当时 VAD 长期辅助的记录。该装置植入于一位名叫 Robert "Pete" Kenyon 的患者体内，5 个月后的 2002 年 1 月，该患者在康涅狄格州纽黑文市的耶鲁 – 纽黑文医院进行了心脏移植手术

引自 AP Photo/Bob Child，© 2001 The Associated Press 版权所有

商发起其他器械临床试验[65]。

第二，技术平台有了重大变化，第二代 VAD 的设计从搏动型转变为非搏动型连续血流。与笨重的第一代 VAD 相比，这些装置更小、更安静、更安全有效。这些被称为第二代 VAD 的新型连续血流泵显著减少了血栓栓塞、感染、患者活动困难和设备故障等问题。但非搏动血流的生理学影响产生了新的临床难题，如危险的胃肠道出血。20 世纪 80 年代初期，加利福尼亚州兰乔科尔多瓦的 Richard Wampler 和 Nimbus Corporation 设计了 Hemopump，这是一种微型的轴流泵（大约是橡皮的大小），连接于邻近主动脉瓣上方的主动脉中，并由外部马达提供能量。该 VAD 使用脉冲电磁场旋转永磁体，同时快速旋转泵叶来从左心室抽吸氧合血至全身。Hemopump 是一种简单且便宜的设备，可经股动脉导管植入。它的意义在于，它证实了连续血流技术的前景。相比于搏动型 VAD，它更小且更简单的设计使得它更耐用，工作时更安静，并且并发症更少[66-68]。

得克萨斯州心脏研究所的 O.H.Frazier 投入了实验室资源，利用他的手术专长在小牛中植入还在研究中的 VAD 装置，并将实验结果转化为装置的改良，为装置如何在人体中更好地工作提供参考。他用很多新的装置做了最早的一批临床病例，包括 Hemopump。1988 年 4 月 17 日，Frazier 在一位名叫 Herb Kranich 的患者身上植入了 Hemopump，该患者接受心脏移植手术没多久就因严重的器官排异反应濒临死亡。这个辅助装置正常运转，为患者提供了短期机械支持，使他的心脏得以康复，患者在数月后出院[69-71]。它促使其他人更加关注连续血流技术、泵的小型化和装置的放置位置。在 20

世纪 90 年代和 21 世纪，数个连续血流装置在开发中，包括 HeartMate Ⅱ 泵。

HeartMate Ⅱ 泵是一种轴流旋转 VAD，由血泵、经皮导线、外接电源和系统驱动组成。该泵只有一个活动的部件，即一个带有叶片的圆柱形叶轮或转子，它可推动血液沿其轴线从左心室经泵进入循环系统。磁场使转子在血液润滑轴承上旋转。该装置所有内表面被覆不光滑的血液涂层系统（也用于较旧的搏动型 HeartMate 装置），防止血凝块形成。HeartMate Ⅱ 装置的工作速度是 8000RPM 和 10000RPM，产生惊人的 10L/min 的血流量（强于搏动型泵）[72, 73]。美国前副总统迪克切尼在 HeartMate Ⅱ 的帮助下存活了 20 个月，随后在 2012 年进行心脏移植手术，他认为该装置救了他的命[74]。其他的这一时期在研发的连续血流泵包括 Jarvik 2000 Flowmaker 泵和 MicroMed DeBakey Noon VAD（后来更名为 HeartAssist VAD）等，这些都旨在为心力衰竭患者提供短期及永久的支持[75-79]（图 1-6）。

新的技术平台解决了部分但并非全部问题。第二代设备产生的一个新问题是连续血流 VAD 使脉搏减弱。植入较新的 VAD 的患者脉搏很弱，有时甚至没有可触及的脉搏。第一代搏动型 VAD 模仿心脏的节律性收缩，增强脉搏，增强心脏和全身的血流，患者可以听到并感知到装置在工作。相比之下，连续血流装置安静得多，并且患者无法感知血液的非搏动性流动。另一个严重的问题是，无脉血流所致的胃肠道出血风险增加。对此，临床研究人员修订了患者管理和预防策略，例如设置较低的泵速和较低剂量的抗凝剂（如果有的话）[80-82]。

2005 年，NHLBI 资助了机械循环支持机构间注册登记研究（INTERMACS）来跟踪正在进行的长期循环辅助装置的使用情况以改善临床实践。所有的植入了 FDA 批准的 VAD 进行长期支持的患者是 INTERMACS 的研究对象，该研究搜集了关于生存时间、不良反应、装置性能和其他问题的详细信息，将其用于装置性能特征和装置间直接比较的科学和临床研究[83]。这个国家电子数据库允许这一领

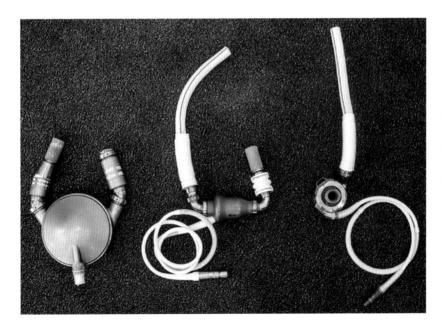

◀ 图 1-6　HeartMate Ⅰ、HeartMate Ⅱ 和 HeartMate Ⅲ（从左到右）

2015 年 11 月 18 日，德国汉诺威医学院的一场记者会中这些装置被放在桌上，注意逐渐减小的尺寸。HeartMate Ⅱ 泵是老的 HeartMate 搏动型左心辅助装置的 1/7 大小和 1/4 重量（引自 Ole Spata/picture.alliance/dpa/AP Images，©2015 The Associated Press 版权所有）

域研究者来跟踪和推进这些装置的临床实践。INTERMACS 促成了一个国际注册登记研究，即国际心肺移植学会机械循环支持（IMACS）登记研究，该研究于 2013 年 1 月启动，它和美国的数据库管理相似且直接相关。研究人员现在可以比较美国和世界各地应用不同 VAD 辅助的患者活得多长、活得多好[84]。

最近，研究人员正在试验第三代 VAD，即第二代连续血流心脏辅助泵。这些装置尺寸较小，通过转子或隔膜的无摩擦运动来运行[85, 86]。新的设计基于液压和电磁轴承，通过消除摩擦热量，消除部件的磨损增加了装置的耐用性，且不影响血流速度和心输出量。另一个设计优势是泵的进一步小型化，这意味着手术创伤更小，胸腔内囊袋更小（如果有的话）。这些新型无轴承磁悬浮泵与以前的装置比有望变得更小、更轻且更易于植入[87, 88]。HeartWare

辅助泵是这种较新技术的第一台装置，2012 年 FDA 批准后于美国上市。HeartMate Ⅲ 采用了电磁轴承的离心式设计，目前处于研发阶段[89, 90]（表 1-2）。

八、结论

从历史上看，TAH 和 VAD 的有效发展是通过从实验室到动物试验再到早期临床试验过程中反复的装置改进实现的。临床需求促使了研究人员开发机械循环支持系统，而他们当时并不确定这种技术以后是否能实现临床应用。综观机械循环支持的历史，装置研发的参与者面临看起来无法克服的巨大技术挑战，以及后续的政治和社会经济问题。最终，VAD 的成功临床应用说服了很多心脏专科医师采用机械循环支持系统来延长心力衰竭患者的生命。随

表 1-2　部分心室辅助装置和 FDA 的审批状态

装　置	描　述	FDA 审批状态
HeartMate IP LVAS，由 Thermo Cardiosystems 公司研发	一种可植入的气动搏动型左心室辅助装置	1994 年通过上市前批准
Thoratec PVAD，由 Thoratec Laboratories 公司研发	一种体外气动搏动型双心室辅助装置	1995 年通过上市前批准 2003 年和 TLC-Ⅱ便携式 VAD 驱动一起获得家用的上市前批准
Novacor LVAS，由 Novacor Medical 公司研制	一种电动搏动型的可穿戴辅助系统，有便携式电池包	1998 年获得上市前批准
HeartMate VE LVAD，由 Thermo Cardiosystems 公司研制	一种电动搏动型的可穿戴辅助系统，有便携式电池包	1998 年获得上市前批准
Thoratec IVAD，由 Thoratec 公司研制	Thoratec PVAD 的可植入版本	2004 年获得上市前批准
Jarvik 2000 VAD，由 Jarvik Heart 公司研制	一种可植入的轴流血泵	2000 年通过研究性装置豁免
HeartMate Ⅱ LVAD，由 Thoratec 公司研制	一种可植入的轴流血泵	2003 年通过研究性装置豁免 2008 年获得上市前批准
HeartWare HVAD，由 HeartWare International 公司研制	一种可植入的离心 LVAD	2008 年通过研究性装置豁免 2012 年获得上市前批准

引自 McKellar[14]，表 5-1 和表 6-1，© 2018 Johns Hopkins University Press 版权所有，经 Johns Hopkins University Press 许可转载
FDA. 美国食品药品管理局；LVAS. 左心室辅助系统；LVAD. 左心室辅助装置；PVAD. 体外心室辅助装置

着市场的准入，装置可以报销，以及越来越多使用后改善患者生活质量的报道，它们也有了越来越多的应用。在可预见的将来，基于技术的用于终末期心力衰竭的治疗手段将继续发展，机械循环支持也将继续在这方面占有一席之地。TAH 和 VAD 都将提升性能，变得更小、更耐用，并有望减少患者不良事件的发生。改良后的机械循环支持系统也有望用于治疗双心室心力衰竭，和心脏移植一起成为一种标准的治疗手段。

第2章

旋转式血泵的个人视角的历史
A Personalized History of Rotary Blood Pumps

Richard Wampler　著

朱法胜　译

董军乐　校

　　我很荣幸受邀撰写本章，因为我既是参与者，也是见证者，见证了以旋转式血泵为基础的机械循环辅助装置进入临床准备状态的艰难历程。作为这一领域的先行者，我希望读者能够原谅我的冒昧，因为我不仅讲述了这一技术发展历史，而且还讲述了我发现、发明和发展一项颠覆性技术的亲身经历。在我的职业生涯中，我曾经历过惊人的成功，也曾遭遇令人心碎的失败。我分享这些故事，是希望我的一些经验和惨痛教训能让那些选择走创新医疗器械发展这条艰难道路的人得到启发。

　　1974 年，在我作为一名大四医学生开始研究旋转式血泵时，当时对于使用旋转式血泵进行机械循环支持有许多强烈的否定观点。人们广泛而坚定地认为，脉冲式血液循环对可持续的人体生理是绝对必要的。这种信念很大程度上是基于这样一个事实，即数百万年的进化产生了各种具有脉冲式血液循环的生物，这一定有令人信服的生理原因。此外，人们也观察到在心脏手术中，即使仅使用 2h 的轴流式体外循环支持，患者的死亡率也显著增加。因此，长期无脉冲支持的概念即使不是荒谬的，也被认为是不可能的。

　　还有一种流传广泛的观点认为，旋转泵的工作模式就如同瓦林搅拌机（搅拌机的一种类型）一般，会导致红细胞破坏，使得血浆游离血红蛋白升高，不但会引起严重的肾损伤，还会导致溶血性贫血。尽管缺乏实验数据的支持，但人们坚信这些观点。事实上，上述观点是如此广泛和僵化，以至于人们很难就这个问题进行理性的对话。简而言之，人们认为如果溶血没能导致患者死亡，那么非搏动式的血液循环肯定可以。最后，从工程学的视角提出，具有轴封的旋转泵不可能持久工作，因为血栓和变性蛋白不断堆积，最终会导致轴封被卡住。

在 NIH 的支持下，所有发明机械循环支持装置的工作都希望通过仿生学手段来模拟脉搏式血液循环。尽管有着尺寸过大、结构过于复杂、弯曲膜的耐久性和需要应用人工瓣膜等一系列技术挑战，研究人员还是朝着这一研究方向进行。

考虑到历史上有过飞机研发的惨痛教训，令人感到讽刺的是，搏动式策略并没有被质疑过。最初，发明者们采用创造可以扇动翅膀的机器的仿生策略却徒劳无功，而俄亥俄州代顿市的 2 名自行车修理工证明固定翼装置是一种更好的策略。由此说明，大自然有时候是可以改善的。

一、顿悟

我清楚地记得我人生中发生的一件事情，那件事促使我追求循环支持用旋转式血泵的道路。我很幸运，在我年轻的时候，在我学会如何相信自己前，就遇见了信任我的人。最重要的是，我记得我的祖父 Luster Foster。Luster 是一个梦想家，然而却生活在大萧条时期梦想破灭的时代。他失去了自己的家，挣扎着养家糊口，他的长女也死于肺炎。他教了我很多，关于社会正义、做人、如何确立梦想，以及如何用木头制作所需。

我在医学院第 3 年的时候，心脏病带走了他的生命。当我看着他的生命从我的手指滑过，我永远都不会忘记那种绝望和无助的感觉。当我站在他的坟墓旁时，我没有意识到这一事件会从根本上改变我今天的职业生涯。

二、成功的秘诀：巧合

我承认，如果不是巧合的话，我将不会有什么成就。机缘巧合是一种在寻找某一事物的过程中，偶然发现其他事物的天赋，有人把它描述为"快乐的机会"。Carl Jung 创造了"同步性"一词，有人称它为业力或宇宙巧合。

关于巧合，一个众所周知的例子是 Fleming 观察到一种让人感到麻烦的霉菌，即青霉菌，污染了他的实验。然而这个巧合促使了抗生素时代的到来和发展，使无数被细菌感染的患者受益。Fleming 对他的发现有如下反思。

自然界存在有数千种不同的霉菌和细菌，而"巧合"就是在正确的时间把霉菌放在正确的地方，就像赢得爱尔兰的抽奖一样。

——Alexander Fleming

对我来说，巧合就像是灵感的种子。"宁静的愚蠢"，是对"巧合"这一现象更加有意思的比喻，也能更好地概括我的发明之旅。我把我宁静的愚蠢的经历比作电影《阿甘正传》中 Tom Hanks 的角色的经历。Forrest 是一个内心单纯而善良的人，一次偶然的机会，他最终成为了一名乒乓球冠军，会见了 3 位美国总统，并创办了一家价值数百万美元的餐厅专营店。以同样的方式，我取得了很多成就。

此外，我的一大财富就是，我始终保持自己的"无知"，这也是我唯一的防御方式。如果我向这一领域的专家征求意见，我相信他们会劝阻我甚至不要去尝试。然而最后，我笃信我自己的疯狂想法，而且我非常执着。

三、旅途的开端

我在医学院完成第 4 年学习的时候，我所有的选修课都是在全国的心血管训练中心，因为那时我以为我会成为一名心脏外科医生。凭借我对心脏手术的兴趣及天生的好奇心、创造力、灵巧性、足智多谋和冒险精神，我很快就开始想象旋转式人工心脏。我随即坚信某种类型的旋转泵将是人工心脏的解决方案。回顾过去，我很难说我为什么相信这一点，也很难说我凭什么胆大妄为地认为许多比我更有资格的人的仿生策略走上了错误的轨道。当时我没有任何背景或教育可以支持我的想法。我只能说，我有最深刻的直觉，我的想法无论多么远离主流，将是最好的方式。旋转式血泵确实比脉动装置具有显著的工程优势，包括：①置换量和充注量小得多；②结构简单，仅有一个运动部件；③无须人工瓣膜。

由于害怕批评，我没有将自己的想法告诉别人。我是一个实干家，所以我开始制作原型。虽然我不知道自己在做什么，但是我没有让这一事实阻止我。图 2-1 展示了我的想法，TAH 带有由脱蜡铸造制成的对置离心叶轮。我用电钻提供动力，推动管路中的过期血库血进行循环。这个装置能抽很多血，但也造成很强的溶血。据我所知，这是第一次尝试用旋转血泵制造完整的全人工心脏。

我对 LVAD 的想法也在图 2-2 展示，它使用了轴向磁通电动机，多年后在 HeartWare HVAD 中也使用了同样的电动机。虽然电机只

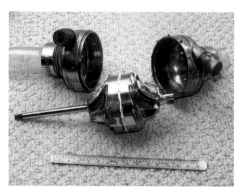

▲ 图 2-1 作者关于 TAH 的想法，制作于 1975 年住院医师期间，主要部件是采用脱蜡铸造生产的对开式离心叶轮

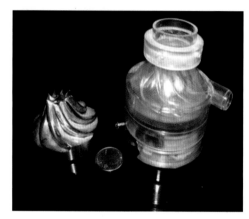

▲ 图 2-2 作者关于 LVAD 的想法，制作于 1976 年住院医师期间，它使用了轴向磁通电动机，多年后在 HeartWare HVAD 中也使用了同样的电动机

运转了 1 次，但我并不灰心。

在担任实习医师和住院医师期间，我花了大量时间研究人工心脏和左心室辅助装置。虽然大多数研究都集中在能够模拟脉搏的泵上，但也有一些关于旋转式血液循环的研究。我很高兴地发现，有几个比我聪明得多的研究人员在我还在上高中的时候就开始研究旋转泵。

Saxton 和 Andrews 在 1960 年的美国人工器官学会年会上向大家展示了离心泵的工程优势[1]。在使用商业化的离心泵过程中，Saxton 证明离心泵的工作模式中的入泵压和出泵压力在某种程度上能模拟生理性的自调节模式。搁下对溶血问题的怀疑，研究者们对实验犬应用

离心泵进行双心室辅助。所有动物均因严重肺水肿在实验的 15min 内死亡。此后没有进一步的工作报告，直到旋转式血泵的研制取得重大进展，我才意识到 Saxton 的努力。我不知道他的动物研究的失败可能是幸运的，因为我可能会被劝阻而不去追求我的想法。

鉴于对溶血的普遍担忧，我意识到溶血的耐受性问题对于建立离心泵的设计标准至关重要。我搜索了一些试图量化对血管内溶血耐受性的研究。尽管与泵无关，但已经有已知的血管内溶血性临床情境，例如疟疾和植入的机械瓣膜。尽管发生了严重的溶血，但在许多情况下，这些患者似乎能够代偿或耐受病情，但是对溶血的毒性和耐受性尚未量化，人们对此知之甚少。然而，在我看来，对于慢性溶血有一定程度的耐受性是有生理学先例的，并且可以设计出具有可接受的血液损伤水平的旋转泵。

1932 年，Ottenberg 和 Fox [2] 给医学生注射了 4～8g 自体游离血红蛋白以测量排泄率。40% 在 3 小时内排出，20h 后全部排出。150mg/100ml 游离血红蛋白水平下，他在尿液中没有发现游离血红蛋白的排泄。本研究并未涉及游离血红蛋白持续释放的临床情况。

Bernstein 等 [3] 在 1965 年进行了犬体内研究，以确定对持续输注血浆游离血红蛋白的耐受性。根据已知的 0.1g/100L 现有泵的溶血率，按比例向动物输注 0.1mg/（kg·min）。这些实验持续时间为 4～22 天。在输注过程中，除败血症发作外，血尿素氮无升高，尿中无血红蛋白，血浆游离血红蛋白升高低于 30mg/100ml。

用当时可用的离心泵持续工作情况下，导致的溶血计算为血红蛋白 8.64g/d，这是可以很容易地被骨髓产生的红细胞所替代。在 Hemopump™ 成功出现几年之后，我在餐巾纸上计算了每次通过旋转泵的红细胞消耗量，溶血指数为血红蛋白 0.1g/100L 流量。

假设血液量为 5L，泵流量为 5L/min，那么每通过 100 000 个红细胞，只有 1 个红细胞被破坏，这一结果是如此的惊人！即使是现在，也很难想象这个数字如此之低，而且在我起步之初，我想我已经判断出这个数字是不可能实现的。有时候，无知可能是一件好事。

随后，Bernstein 等与美敦力公司展开合作，于 1970 年开发了一种离心泵，称为 Hemodyne 泵，用于长期左心室支持 [4]。该泵采用直叶片热解碳叶轮和磁力联轴器驱动，用盐水清洗密封。该泵具有良好的水力性能，溶血指数约为 50mg/100L，远低于现有泵的水平。Hemodyne 泵系统采用 Zwart [5] 所述的非开胸手术入路，该入路使用一个外周流入套管逆行穿过主动脉瓣获得心室血流。

Hemodyne 泵被用于非开胸旁路移植的动物实验，持续 24h [6]。55 头实验牛经非开胸入路应用 Hemodyne 泵行左心室旁路术。部分旁通流量达到 3～6L/min。血液学改变仅限于中度血小板抑制和平均血浆游离血红蛋白水平为 21mg/100ml。

该装置随后被用于有限的临床试验 [7]。1970 年 3 月，报道了 2 例人类急性病例。患者均处于濒死状态，随后分别得到了 9h 和 5.5h 的循环支持。首例患者在辅助下血流动力学显著改善，意识恢复，但不明原因的失血使得临床治疗变得复杂。尝试给患者脱离该装置没有成功，最后患者死亡。第 2 例患者表现出血流动力学和周围灌注改善，但出现大量胃肠道出血并死亡。由于约 1 个月的有限密封寿命，Hemodyne 泵最终被丢弃。但是，Hemodyne 泵展示了旋转泵具有完全支持全身循环的能力，且血液损伤水平是可接受的，此外，非开胸旁路可行性也得到了证实。然而，这一成就在很大程度上被遗忘了。30 年后，我将经瓣膜心室通路的创新应用于 Hemopump 的发明。

1972 年，Kletschka 和 Rafferty[8] 发明了基于无叶片特斯拉剪切泵的循环泵。他们的泵使用了一组嵌套的钟形无叶锥，最初投放市场是为了在心肺旁路手术期间提供血液流动，并于 1976 年作为支持心肺旁路手术的 Bio-Pump 投放市场。

尽管该装置被批准使用时长仅 6h，但 1980 年开始被 George Magovern 用作体外循环后急性心功能不全的外部泵[9]。Bio-Medicus 异步涡旋泵用于 21 例因心肺旁路转机而无法脱机的患者。他们获得了 2～9 天的支持，10 名患者成功脱机，5 名患者出院。Bio-Medicus 泵的标签外使用使 Bio-Medicus 的首席执行官 Jim Lyons 感到非常紧张，但这是一个大胆的举动，表明脉动性降低同样可以提供有效的生理功能，并为其他人铺平了道路。

这些事态发展使我感到鼓舞。令人欣慰的是，我并不是唯一看到旋转血泵潜力的人，更重要的是，越来越多的证据表明溶血并不是人们认为的障碍。无脉搏的问题仍然存在。

四、意外的运气

1976 年，我得到了命运女神的垂青。那时，我正在埃及的一个小村庄 El Bayad 进行传教。那里的生活和农业是非常原始的。村民的需求之一是建立安全的供水系统，从而减少因寄生虫肝吸虫和儿童腹泻引起的感染。因此，我通读了井的设计，尤其是文中（图 2-3）所示的潜水泵的概念。潜水泵位于含水层中的地

下，并将水"推"到地表。

在 El Bayad 期间，我还目睹了使用简陋的阿基米德螺旋泵将水从灌溉渠提升到农田。文中（图 2-4）所示为村民转动手摇曲柄为阿基米德螺旋泵提供动力。这种泵非常适合力程很小的情况下提升大量的水。阿基米德螺旋泵随着材料的复杂化逐步演变成涡轮泵和喷气发动机。6 年后，我把这些点连起来，发明了血液泵。

Leonard Golding 改造了血液动力泵，建立了一个无脉搏的牛模型。血液动力泵用于支持左右心功能，结扎肺动脉后，心脏开始出现心室颤动。血液动力泵的流量是手动调节的。据报道，生存期为 34～100 天[10]。除了术后即刻外，动物模型的肝功能正常。除了存活 100 天的动物最终 BUN 为 29mg/dl 外，其他动物模型的肾功能正常。这些研究最终证明，非脉搏

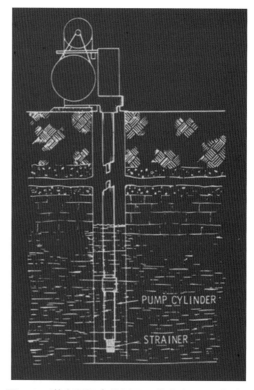

▲ 图 2-3 潜水泵概念的例子，作者在 1976 年埃及传教之前曾查阅过该泵

式的血液循环也是能够符合长期可持续的正常
生理过程。很明显，脉搏式的血液循环并不像
以前认为的那么重要。

在波特兰的俄勒冈大学完成了数年的外
科手术训练后，我于 1979 年搬到萨克拉门托，
在加州大学的 Davis 医学中心的创伤中心工作。
我决定认真追寻我的疯狂想法，并开始在萨克
拉门托的加州州立大学学习工程学。冥冥之
中，命运又助我一臂之力。来自生物医学工程
项目的校友是 Aerojet 液体火箭公司的航空航
天工程师，他们根据美国国立卫生研究院的合
同安排研究脉搏式左心室辅助装置。和他们一
起完成一个高级项目后，我加入了这个小组，
当时它刚剥离出来组成了 Nimbus Medical 公
司。这项研究工作是由 John Moise 和 Kenneth
Butler 领导的。由 Nimbus 公司开发的左心室
辅助装置由 NIH 所资助，旨在模拟心脏，它搏
动型，并具有伸缩膜、往复机件和人工瓣膜。
它们很大，需要在体外循环下进行大手术才能
植入。我开始想办法简化血管通路，尽量减少
手术风险。

在我的创新之旅中，我发现有时需要一
段时间来连接这些点。我敢肯定，在埃及的时
候，我从来没有在这个炎热、荒凉、原始、美

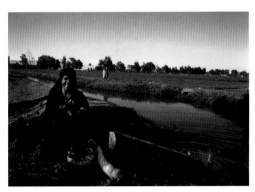

▲ 图 2-4 一位埃及村民像作者所观察到的那样，使
用手摇曲柄为阿基米德螺杆泵提供动力

引自 Robert Burch/Alamy Stock

妙的地方想过用阿基米德螺杆来推动血液循
环。我也从来没有想过潜水泵的原理也可用
于 Hemopump™，维持血液流动。直到 1982
年，也就是我访问埃及 6 年后，我突然发现自
己坐在一架飞机上，手里拿着一本书，打开
看到一个潜水泵和阿基米德螺杆的示意图。当
我回忆起 Zwart 的经瓣膜心室通路时，我找到
了最后一块拼图 [5]。就在那时，偶然的发现和
灵感帮助我把这些点点滴滴联系起来，血管内
血泵的发明诞生了。有时，这个问题必须重新
表述，在隐喻的意义上，应该让事物朝着你想
的方向发展而不是去迁就事物。我的发现时刻
就是想到将一个微型血管内泵放在身体或心脏
里面，而不是外面。这种想象中的装置在技
术上是否可行，需要几年时间才能确定。通
过与 Nimbus 工程师的合作，该系统被实现，
Hemopump 诞生了。

Hemopump 由一个一次性导管安装的泵组
件（图 2-5）组成，其中包括一个约 17.8cm 的
柔性流入套管，连接到一个微型（直径 7mm）
轴流式血液泵的入口，最大转速为 27000RPM。
将柔性流入套管逆行放置在主动脉瓣上，以便
从左心室抽取血液并泵入降主动脉（图 2-6）。
扭矩由传动轴护套内的柔性传动电缆提供给泵
转子，柔性驱动电缆近端连接到外壳内的永磁
体。泵壳被插入一个外部电机，该电机通过电
磁方式向永磁体施加转矩。通过反电动势传感
实现了无传感器换相。通过在泵控制台连续注
100ml/d 的 40% 葡萄糖，排除泵轴承中的血液。
Hemopump 能够产生 3.5L/min 的标称流量，维
持在平均主动脉压为 70mmHg。研究者进行了
一系列长达 2 周的动物实验 [11]，并于 1988 年
4 月 25 日进行了第一次人体植入 [12]。

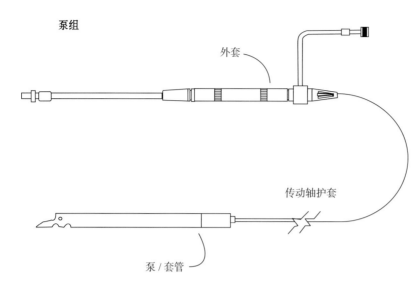

泵组

外套

传动轴护套

泵 / 套管

◀ 图 2-5 Hemopump 由一个一次性导管安装的泵组件组成，其中包括一个约 **17.8cm** 的柔性流入套管，连接到一个微型（直径 **7mm**）轴流式血液泵的入口，最大转速为 **27000RPM**

经 Wolters Kluwer Health，Inc. 许可转载，引自 Wampler and Frazier[13]

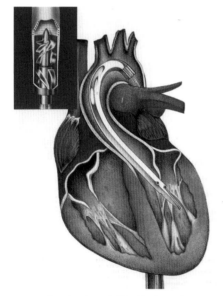

▲ 图 2-6 将柔性流入套管逆行放置在主动脉瓣上，以便从左心室抽取血液并泵入降主动脉

经 Wolters Kluwer Health，Inc. 许可转载，引自 Wampler and Frazier[13]

五、首例患者植入轴流式血液泵：历史时刻

1988 年 4 月 23 日，我和我们的首席研究员 O. Howard（Bud）Frazier 一起飞到得克萨斯州休斯敦的得克萨斯心脏研究所，进行了第一次人体血液泵植入手术。在我的随身行李里有 2 个血液泵，散发着刚刚辐射消毒后臭氧的气味。我的心情从极度兴奋和期待到极度恐惧，被一种我不知道自己在做什么的烦扰感折磨着。

溶血是否与我们在动物身上看到的情况相当？循环生理对搏动减弱有何反应？血液泵在人类身上会发生我们在动物身上看不到的灾难后果吗？我度过了一个不安的夜晚。

六、选择患者

我一大早就和 Bud 见面了，我们拜访了 2 位潜在的候选患者。第 1 位候选人 Herbert Kranich 先生，他最近接受了心脏移植，当时正处于严重的急性排斥反应和心源性休克发作期，心指数为 $1.8L/m^2$，肺楔压约为 20mmHg，肾功能受损。他正在接受呼吸支持、主动脉内球囊反搏和一系列药物治疗。我们毫不怀疑，Kranich 先生已经走到了治疗道路的尽头，他很容易就达到了纳入临床试验的标准。Bud 几年后向我承认，他之所以选择 Herbert Kranich 先生，部分原因是 Bud 非常确信患者会死。如果 Hemopump™ 出了什么我们在动物身上没有见过的灾难，他的罪恶感也能减轻一些。

七、病例报道

我们赶到手术室，在全麻下，Bud 将一个 10mm 涤纶编织物端对侧移植到股动脉。持续输注肝素，剂量为 2mg/kg，活化凝血时间维持在 2.0～2.5 倍正常值。Hemopump™ 被植入腹主动脉内，硅橡胶塞的中心孔用于柔性驱动电缆护套，外径为 9mm，用一根结扎带固定在移植物的近端，以防止血液流出。泵一进入腹主动脉，就开始泵血，以保持血液流动，防止血栓形成。心脏病专家 Wayne Deer 博士随后将泵推进主动脉，并很快将其逆行穿过主动脉瓣进入左心室。该装置植入心脏的时间花费不到 1 分钟。很快，心输出量从 3L/min 左右升至 5.5L/min，但当我们离开手术室时，血流量又回到了 3L/min 左右。我最初对这种情况感到气馁，因为我过于简单的外科推理，期望 Hemopump™ 流量的增加可以增加心输出量。这是轴流泵所带来"全新"的生理学和临床管理中许多经验教训中的第一个教训。尽管 Kranich 先生的心输出量并没有从植入前的 3L/min 水平显著增加，但他的 PWP 从超过 20mmHg 下降到了 10mmHg，并且出现了一些显著的意想不到的变化。通过降低泵的静水压负荷，血管收缩药的输注得以减少，最大限度地增加泵的流量，维持至 55mmHg 的平均主动脉压。尽管平均压才 55mmHg，但已经使得患者外周组织变得温暖、开始排尿和有正常的精神状态。我开始推测，其他器官对心脏的需求驱动了主动脉的压力，大脑和肾脏在搏动性极弱的非生理压力下也是可以正常工作的。一些根深蒂固的想法将在未来几年内消失。

在接下来的 46h 里，Kranich 先生接受了 OKT3（通用名 muromonab-CD3）治疗，这是一种新的抗排异药物，随着心输出量的增加和动脉压的搏动，他的病情持续好转。意外发生在第 46 小时，柔性驱动电缆断裂，完全失去支撑，以及由于 Hemopump™ 跨过主动脉瓣，导致其关闭不全。我们在没有麻醉的情况下在床边进行紧急移除 Hemopump™。在吻合口附近结扎插入移植物，切除多余移植物。患者对短时间的主动脉瓣关闭不全耐受良好。我们有必要重新制订药物支持方案，但幸运的是，患者心肌收缩力得以充分恢复，这个意外带来的挫折也得到了克服。

尽管预后不那么乐观，Kranich 先生的心脏还是恢复到了正常的射血分数，回到了科罗拉多州的家中又活了 2 年半。图 2-7 是 Kranich 先生、Frazier 博士和我在患者康复期间拍摄的照片。

在美国进行了一项研究设备豁免的多中心临床试验[14]。这试验旨在观察 Hemopump 治疗心源性休克的疗效。在 53 例纳入研究的患者中，41 例可置入血泵。与未插入组 16.6% 的存活率相比，插入组的 30 天存活率为 31.7%，平均游离血红蛋白为 26mg/100ml。

尽管专家们普遍持有强烈的负面看法，但这一全新想法奏效的实际证明还是引起了该领域和大众媒体的广泛关注。当时我们还没有意

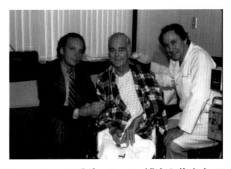

▲ 图 2-7　**Kranich** 先生、**Frazier** 博士和作者在 **Kranich** 先生康复期间拍摄的照片

引自 Texas Heart Institute

识到这一点，但 Frazier 博士所说的旋转式血泵的"小鹰"事件引发了爆炸效应，从根本上改变了机械循环辅助装置的发展轨迹，预示着脉搏式装置的终结。这对该领域来说是一个非常幸运的发展，因为 FDA 批准的 HeartMate 电动左心室辅助装置使用寿命仅 2 年。

虽然使用 Hemopump 的经验证明了临时植入式血泵的安全性和有效性，但在实现长期植入之前，必须克服几个主要的技术障碍。轴封仍然是泵使用寿命中的薄弱环节，由于叶轮背面的轴封上面血凝块和变性蛋白不断的堆积，产生摩擦，最终卡死转子轴。因此必须在轴封方面进行一些创新，以实现耐久性，或者进一步采取轴封去除的策略。最终，轴封被去除了。

在 OH Frazier 的建议下，Nimbus 探索了扩大 Hemopump 液压装置和制造植入式装置的可能性。我们确定将 Hemopump 泵液压装置的直径增加约 40%，可提供 6L/min 的流量。我们通过电磁方式传递扭矩而不是通过穿过泵壳的轴传递到叶轮。1988 年，一项慢性心室辅助系统的专利申请得以被提交[15]。电机磁铁放置在叶轮轮毂中，电机定子放置在靠近转子的泵壳外部（图 2-8）。成品是一个集成的泵 / 电机来旋转液压转子。换相是使用无传感器反电动势传感，无须植入霍尔传感器。

最初的原型采用了一种类似 Hemopump 的净化密封，然而，这对于临床设备来说是不切实际的。一体化电机泵设计可以省去动力轴与血液密封的需要，但当时的技术手段却无法解决转子的难题。幸运的是，人们发现血液可以作为润滑剂和冷却剂。Robert Jarvik 在 1995 年[16]提出的这个想法是非常激进的，因为它与传统的想法大相径庭，传统想法认定轴承

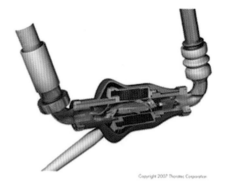

▲ 图 2-8　电机磁铁被放置在叶轮轮毂中，电机定子位于靠近转子的泵壳外部

应该用密封垫使之与血液不产生接触。然而，Jarvik 发现一个没有密封的耐用轴承可以由专门的轴承结构和抛光及良好的轴承区域清洗组成，可以避免血液的停滞和解决散热问题。他的血液浸没轴承在牛动物模型上进行了验证，后来被用于 Jarvik 2000 的设计。通过与得克萨斯心脏研究所的 OH Frazier 合作，进行了 5 次心室内植入，最长持续时间为 120 天[17]。虽然违反常识，然而这种转子悬浮与血液浸没轴承的设计方式很快被许多其他泵研发者，包括 NimbusMedical 公司所接受。

Nimbus 对他们将电磁转矩联轴器用于液压转子的方法很有信心，但不相信血液泵的净化密封设计是耐用的。在 NIH 的一项创新研究资助下，他们开始探索血浸轴承的各种配置。液压总成的最终设计如文中（图 2-9）所示。其中球面轴承也被展示（图 2-10），其采用蓝宝石和陶瓷材料的组合。这些材料提供了良好的摩擦学结合和良好的传热性能。固定轴承元件由定子支柱支撑，定子支柱由圆柱形泵壳支撑。第一代被称为 AxiPump，是与匹兹堡大学的 Bartley Griffith 合作开发的。体内实验[18]最长达到 120 天。平均游离血红蛋白为

18.7 ± 6.2mg/100ml，范围为 6.0~39.5mg/100ml。这个装置后来演变成现在所知的 HeartMate Ⅱ。第一次成功植入最终的 HeartMate Ⅱ 设计是由 OH Frazier 在 2003 年完成的[19]，患者存活了 2 年半。

Thoratec 公司获得了试验装置豁免，对等待心脏移植的患者进行了 HeartMate Ⅱ 作为心脏移植桥接治疗的临床试验[20]。研究期间为 2005 年 3 月—2006 年 3 月。133 名患者入选，无同期对照组。主要终点是在 180 天时接受移植、心脏恢复或持续机械支持同时仍有资格接受移植的患者比例。对患者的功能状态和生活质量也进行了评估。

100 例患者（75%）达到了主要终点。机械支持下 6 个月生存率 75%，12 个月生存率 68%。11 例（8%）患者出现卒中。需要输超过 2U 血液或悬浮红细胞的出血发生在 70 例（53%）患者中。78 例患者 3 个月时的 NYHA 功能分级从 4.0 提高到 1.9 ± 0.7。

HeartMate Ⅱ 在 2008 年获得了 FDA 对该产品用于心脏移植桥接治疗的市场前特许批准。随后的终极治疗适应证于 2010 年获得批准。撰写这篇文章的时候，已有超过 26 000 个 HeartMate Ⅱ 左心室辅助装置被植入患者体内；球面轴承的设计已经被证明是非常耐用的，有超过 30 名患者已经 13 年没有出现泵故障（与 Abbott 公司的 David Farrar 交谈）。这是一个伟大的成就，我承认，我以前不会相信这是可能的，因为我最初怀疑机械轴承是否可以应用如此持久。

尽管 HeartMate Ⅱ 是第一个获得 FDA 市场前特许批准的旋转式循环设备，但它并不是第一个植入患者体内的设备。

第一个被放置在人体内、长期循环支持的旋转式血液循环泵是 DeBakey 左心室辅助装置。这种装置的诞生是由美国宇航局的一位心脏移植接受者发起合作的结果，他有远见地将航空航天知识应用于设计旋转式血液循环泵。

MicroMed Houston Texas 于 1999 年开始 DeBakey 左心室辅助装置的临床试验[21]。2002

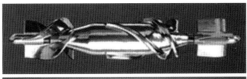

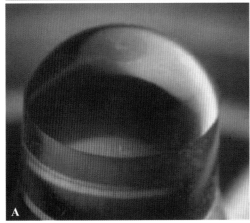

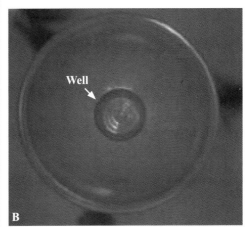

▲ 图 2-9 和图 2-10　最终设计采用蓝宝石和陶瓷材料组合的球面轴承

A. 旋转组件上的蓝宝石球体；B. 用于定子支撑的氧化铝陶瓷托

年，DeBakey 左心室辅助装置成功地被植入患者体内[22]。这种装置将小磁铁放在叶片上，而不是将单个磁铁放在轮毂上。转子由专门设计的宝石轴承支撑。大多数患者搏动性很弱，且无明显的桡动脉搏动。尽管人们对无脉搏的血液循环的影响表示密切关注，然而并没有发生明显的不良影响。代谢指标正常且稳定。6 周时血浆游离血红蛋白为 3.3mg/100ml。患者症状报告也提示搏动和非搏动血流之间并没有主观差异。考虑到搏动循环经过数百万年的进化，它证明了人类生理从脉搏式血液循环到非搏动式的适应性，确切地说，只要轻轻一按开关，就可以耐受得非常好。尽管 DeBakey 左心室辅助装置没有达到市场前特许批准，但它确实明确地证明了减少的和无搏动循环的耐受性非常好。

八、CorAide 左心室辅助装置

1990 年，Leonard Golding 通过证明血液可以用作流体，对 CorAide 左心室辅助装置的径向滑动轴承产生流体动力支撑，从根本上扩展了血液的润滑性能[23]。这是一个惊人的结果，因为这种轴承上的最小间隙仅为 0.0508mm，在几何结构上与体外故意诱发溶血的试验装置相似。因此，有人预测 CorAide 滑动轴承会非常容易导致溶血。需要通过实验来证明许多事情。流体动压轴承不依赖于表面润滑，理论寿命为几十年。2005 年 2 月—2006 年 2 月进行了心脏移植桥接治疗临床试验[24]。21 例患者植入了 CorAide 左心室辅助装置。17 例患者（81%）存活至 180 天或移植，3 名患者死亡归因于左心室辅助装置的聚合物涂层脱层，后来该涂层已得到优化。不

幸的是，Arrow 放弃了 CorAide 的进一步研发工作。Golding 博士成功地将血液用作流体动力轴承的液压流体，极大地扩展了血液泵转子的应用可能性。CorAide 的流体动压滑动轴承的基本结构已经用于 SmartHeart 全人工心脏。基于 Golding 博士在血液流体动压轴承方面的成功，我后来将这一原理应用于使用血液作为流体的流体动压推力轴承，即现在的 HeartWare HVAD。

九、HeatWare HVAD

轴流式左心室辅助装置必须具有定子叶片形式的支撑支柱，用于固定诸如 HM Ⅱ 和 Jarvik 2000 等左心室辅助装置的浸血轴承元件。不幸的是，这将轴承放置在一个地方，那里的流场往往停滞类似于飓风眼。这是一个问题，因为停滞的血液往往凝结，并且不能很好地消除轴承热。尽管这种轴承结构通常表现良好，但血栓形成和转子卡滞的发生率约为 10%。我一直在考虑如何在不使用旋转轴中心的机械轴承的情况下支撑叶轮，同时避免主动磁悬浮的复杂性。机缘巧合起了引导作用。当我去印第安纳波利斯看望我的母亲时，我碰巧在一家购物中心的一个售货亭旁看到了文中（图 2-11）所示的磁性陀螺。我看了很长一段时间，买了一个，然后把它拆开，揭开它的秘密。这种陀螺通过可以对抗重力的被动径向磁轴承悬浮。Earnshaw 定律指出，磁悬浮系统至少需要主动控制一个运动范围。这个陀螺由垂直玻璃表面包裹的旋转轴上的尖销提供稳定性，这是发明 HeartWare HVAD 的关键。

利用三维磁场分析，有可能设计出一个

非常强大的小型化的被动式径向磁轴承。轴向约束由通过有限元设计的宽叶片表面的流体动力止推轴承提供。宽叶片为电机转子的永磁体提供了空间，永磁体由轴向无槽定子驱动。这种结构避免了任何支柱对泵入口的阻碍（图 2-12）。此外，小尺寸和盘状的设计大大简化了植入，也能让器械置于心包腔内。

Mark Slaughter 等[25] 报道了 HeartWare HVAD 作为心脏移植桥接治疗和持续应用的临床试验的情况。共有 332 名患者完成了心脏移植前桥接治疗和持续应用的方案试验，并完成了 180 天的主要终点评估。180 天存活率为 91%，360

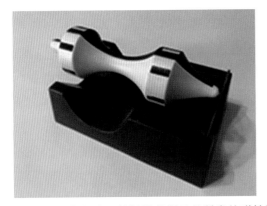

▲ 图 2-11　作者购买并拆开以揭示其秘密的磁性陀螺，从中所发现的是发明现在的 **HeartWare HVAD** 的关键

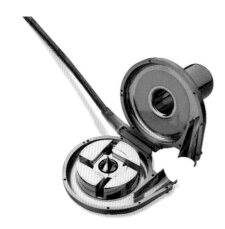

▲ 图 2-12　这种结构避免了任何支撑结构或对泵入口的阻碍

图片由 Medtronic 提供

天存活率为 84%。不良事件包括胃肠道出血 12.7%，动力系统出口感染 16.9%，溶血 1.2%，缺血性卒中 7.5%，出血性卒中 7.8%。

HeartWare HVAD 于 2012 年 11 月获得 FDA 批准用于心脏移植前桥接治疗，并于 2017 年 9 月获得终极治疗的适应证。

虽然我并不打算或也并没有想象过将 HeartWare HVAD 用于儿童，但由于其体积小，已被用于儿童，最小的仅 4 岁儿童（图 2-13，12 岁男孩 Blake 的照片，他在特发性心肌病发作后接受了 HeartWare HVAD），他后来接受了移植。最近一篇对儿科人群研究结果的综述[26] 得出结论，使用 HeartWare HVAD 支持的儿童患者存活率令人鼓舞，与年轻成人相当，且体重低于 20kg 的儿童死亡率没有增加。

十、完全磁悬浮

最近，Thoratec 完成了一种完全磁悬浮左心室辅助装置的研制，称为 HM Ⅲ。基于大间隙和磁悬浮的已知优势，它在临床试验[27] 中迅速完成了招募，并具有重要的临床应用。MOMMUM 试验比较 190 例 HeartMate Ⅲ 患者和 176 例 HeartMate Ⅱ。复合主要终点是在 2 年内存活，无致残卒中或无再手术更换或移除

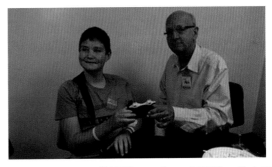

▲ 图 2-13　**Blake** 的照片，一个 **12** 岁男孩，他在特发性心肌病发作后接受了 **HeartWare HVAD** 植入。他后来进行了心脏移植

故障装置。79% 的 HM Ⅲ 患者达到了主要终点，相比之下，HM Ⅱ 组为 60.2%。HM Ⅲ 的泵去除率为 1.6%，HM Ⅱ 为 17.0%。卒中率为 10.1%（HM Ⅲ）vs. 19%（HM Ⅱ）。胃肠道出血相当，HM Ⅲ 为 27%，HM Ⅱ 为 27.3%。

磁悬浮的一个理论优势是它避免了转子和外壳之间的移动接触，这有可能带来无限的机械寿命。值得注意的是，目前还没有关于 HeartMate Ⅱ 或 HeartWare HVAD 磨损的报道。泵血栓确实发生在 HeartMate Ⅱ 和 HeartWare HVAD 中，但与机械磨损无关。电线和连接器断裂这类电气故障会导致灾难性的后果，因为这会导致心室支持突然丧失。HM Ⅲ 磁悬液的电子元件被植入泵内，因此，如果它停止工作，患者需要足够幸运，只有存活足够长的时间到达医院，才能再次进行手术。

十一、展望

虽然患者很快适应了无搏动，但也有并发症。超过 25% 的患者在使用旋转式血液循环泵进行心室辅助时会发生胃肠道出血[28]。胃肠道出血的高发病率[29] 在脉搏式左心辅助装置中不常见，为每年 6.8/100 个患者，而在连续血流左心辅助装置中为每年 63/100 个患者。胃肠道出血往往需要住院治疗，需要支出显著的额外费用。虽然在内镜下可见小肠动静脉畸形，但其病因仍有争议。Lyle Joyce 描述了旋转泵患者出现"获得性"血管性血友病综合征[30]，这可能在胃肠道出血中起作用。旋转泵不是红细胞的混合器，但它们中的大多数确实严重地消耗了血管性血友病因子。血管性血友病因子在旋转式血泵发展的早期甚至没有被关注。事实上，当 Joyce 博士发表他的研究成果时，我不得不去查阅它并更新我在医学院的教育。在旋转式血泵发展的早期，血小板耗竭和活化的问题也不是讨论的一部分。我们现在知道，这些凝血因子的改变确实会发生，并能显著改变血液的止血行为。血管性血友病因子缺乏，如在临床综合征的情况下，可诱发出血。它在胃肠道出血中的作用是有争议的。血小板耗竭也易导致出血，而血小板活化可导致高凝状态和血栓形成。

在将旋转式血泵应用于左心室支持装置方面已经取得了很大的进展，但是还必须做出重大的改进。目前而言，它的各类不良事件，特别是胃肠道出血和卒中排除了它在病情较轻的患者上面的使用。重要的是这些不良事件要显著减少。

如果搏动减弱部分导致了胃肠道出血，那么引入速度变化来模拟搏动可以减轻这种并发症。尽管引入搏动很简单，但确定什么样的搏动波形和范围才是临床上有效的搏动却很复杂。例如，一个波浪式的压力变化是否会有很大的生理影响是值得怀疑的。Joly 等认为，< 35mmHg 的脉动与胃肠道出血的风险增加有关[31]。搁置对临床上有效的脉搏的怀疑，还没有证据表明现有的泵能够产生接近人类生理脉搏的脉搏。

此外，对于决定左心室辅助装置有效性的主动脉压力曲线，其基本要素还没有达成共识。

一般来说，胃肠道出血是可以控制的，通常不会致命或使人衰弱，但卒中是一种严重的、使人衰弱的、昂贵的并发症。

十二、卒中

Acharya 等回顾了 INTERMACS 卒中登

记研究的 7112 名患者[32]。平均随访 9.79 个月（0.02～34.96 个月）。所有患者中 752 例（10.57%）至少发生过 1 次卒中，每名患者每年发生 0.123 次卒中。缺血性卒中占 51.38%，出血性卒中占 48.62%。缺血性卒中的 30 天生存率为 80.7%，出血性卒中为 45.3%。植入前预测因素包括女性、肝素诱导的血小板减少症、高血压和主动脉内球囊反搏。

关于栓塞性卒中的栓子来源还没有达成一致，但是，我怀疑它不是源于新发的泵血栓形成。有两个观察结果支持这一论断：①泵血栓形成，即使是被发现的，也与卒中没有显著关系；②在 MOMENTUM 试验中，HeartMate Ⅲ 型患者的血栓发生率仅为 1.7%，而卒中的发生率仍为 10.1%。虽然这比 HeartMate Ⅱ 对照组少，但非常接近 INTERMACS 卒中率 10.57%。这表明栓子起源于心脏内部并穿过 HeartMate Ⅲ 的间隙。一个可能的心室内来源是流入套管的外表面和心肌与流入套管的接触面。人们已经尝试了各种潜在的缓解措施，最常见的是将钛球烧结。这种治疗似乎确实改善了与心肌的接触面，但并不完全有效。

从我的外科训练中，我回想起"当有疑问时，把它去掉"的格言。Evaheart 提出了一种流入方法，它使用一个类似于二尖瓣缝合环的缝合环移除了流入套管（图 2-14）。临床试验已经获得批准，我也急于看到结果。如果能有效地减少卒中，这将是一个巨大的进步，并可能将左心室辅助装置的潜在市场扩大到三级患者。

十三、经皮部位感染

左心室辅助装置的最后一大并发症是经皮

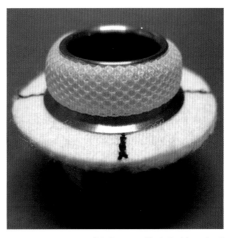

▲ 图 2-14　Evaheart 提出了一种流入管，它确实移除了带有缝合环的流入管，使人联想到二尖瓣缝合环

经 Evaheart, Inc., Houston, Texas 许可转载

穿刺的电动传动系统出口部位感染。与早期的气动软管相比，感染的发生率随着经皮穿刺钢丝直径的减小而好转，但仍然是一个严重的问题。应用 HeartMate Ⅲ 的患者感染率为 23.8%，并导致再次入院。

已经知道并证明无线经皮能量传输有可能减轻经皮导线的并发症。这些系统在 1977 年 NIHLB 资助初期首次得到证实。植入式电子设备，如植入式除颤器和 CRT 的巨大进步，可以用来大大缩小无线系统。临床医生对这种可能性感到非常兴奋，但我并不认同他们的无限热情。有很多事情要考虑。

经皮电源需要额外的植入式组件，包括二次变压器、主板控制器和电池。需要植入额外的导体和连接器。电池必须定期进行手术更换。当现有的外部控制器出现故障时，在家里更换它是一件容易的事情。如果患者稳定到可以去医院，植入性电子故障就需要手术。植入的组件将显著增加成本，至少是 IAD 或 CRT 的现行价格的数量级，大约 20 000 美元。我相信有一个中间的选择。

我们只需要回顾过去。从 1980 年开始，在 NHLBI 的资助下进行了大量关于经皮皮肤按钮的研究。皮肤按钮的策略是增加接触面的面积来分摊皮肤压力，以防止接触面的脱出和撕裂，并创建一个骨架让皮肤良好地长入皮肤按钮。Hbeat 正在开发一个最新的概念 Viaderm（图 2-15）。皮肤按钮可以显著降低感染的发生率，避免增加经皮能量传输的复杂性和成本，并保持外部控制器的优势。

十四、泵的智能化

左心室辅助装置已被证明是治疗严重充血性心力衰竭患者的有效手段，可作为心脏移植的桥接治疗和最终治疗。然而，期望将左心室辅助装置作为一种有效的心肌恢复疗法，使得病变的心脏得以治愈，功能得以恢复，最终能够移除设备，这种可能性却很小。在左心室辅助装置支持期间证实心肌恢复的患者数量有限（少于 5%），这引发了以下问题。

问题 1：终末期心室是否受损严重，以至于大多数无法恢复？

问题 2：目前的医疗管理和（或）左心室辅助装置控制策略是否无效？

问题 3：临床医生有没有给患者撤机的

打算？

问题 4：在智能控制的帮助下，心肌恢复和撤机比例是否可以增加？

现有的旋转式左心室辅助装置采用速度控制，可由临床医生调整。然而，没有泵流量或心室卸载的主动控制。泵流量仅由泵出口和进口之间的压差被动地决定。这意味着，当梯度接近零时，收缩期的血流明显增多，当梯度约为 80mmHg 时，舒张期的血流明显减少。在辅助支持和心脏重塑的不同阶段，这可能不是帮助心脏的最佳方式，特别是在试图使患者脱离支持时。目前的撤机策略，是在临床访视期间使用心脏超声检查的舒张末期内径作为指标来降低泵速。然后将患者送回家，每隔一段时间对其进行跟踪，重新评估，并根据对减少辅助支持的容忍程度降低或提高泵速。这种策略的一个问题是，泵速降低会降低舒张负荷，并可能导致舒张末压和容积增加，以及潜在的肺淤血。如果有可能减少泵的总流量，同时保持舒张流量就好了。肺充血的风险可以减轻。通过精确而有意识地控制心脏舒张期和收缩期的辅助百分比，应该可以优化对每个患者、每个阶段的辅助及可能的恢复。

思考

我很幸运拥有一份非凡的事业——我从来没想过会给自己一个惊喜。只有我母亲认为我能完成我所参与的事情。我得到了很多帮助。虽然在这段旅程中有许多不为人知的英雄做出了重大贡献，但我想列举一些。

在这漫长的努力中，O. H.（Bud）Frazier 医生一直是我的同事和亲爱的朋友。他一直相信旋转式血泵，并与我和 Robert Jarvik 共事多年。他使旋转式血泵在晚期心力衰竭治疗中的

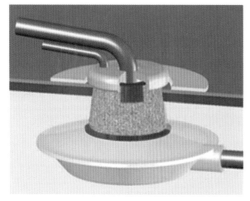

▲ 图 2-15 **Hbeat 正在开发最新概念 Viaderm**
经 Cardiac Assist Holding，LLC 许可转载

临床作用得到认可，其重要性怎么强调都不为过。如果没有他，心脏器械辅助支持治疗使用旋转式血泵的时间会晚很多，或者根本不会。

Leonard Golding 是一个早期的"真正信徒"，我第一次见到他是在我去克利夫兰医学中心做搏动性左心室辅助装置的时候。他关于非搏动性血流安全性的出版物推翻了一个根深蒂固的观念。他还做了大量的工作，使用非搏动性左心室辅助装置进行体外支持。如果不是因为卒中而缩短了他的外科生涯，他可能会参与植入性左心室辅助装置。然而他并没有停止前进的脚步，他更加积极地与人工器官实验室进行研究，开发出了 CorAide 左心室辅助装置，证明了血液润滑的流体动压轴承是安全和耐用的。我采用了流体动压血液轴承的原理，即 HeartWare 的推力轴承。

最后，我要感谢 Nimbus 医疗公司的 John Moise 和 Ken Butler。他们相信我关于旋转泵和血液泵的想法，并相信它的潜力。当大多数人认为这是疯狂的想法的时候。他们和我忍受了血泵在商业上的失败、痛苦和失望。尽管如此，他们仍然勇敢地面对巨大的财政上和技术上的障碍，而当时我认为这是无法克服的。他们也开发了临床上非常成功的 HeartMate Ⅱ。要不是他们在非常困难的时期有远见和毅力，心力衰竭器械治疗领域就不会像今天这样。

十五、学到的教训

对那些致力于提升旋转式血泵机械循环支持装置的同道，我给出了如下的思考和建议。

1. 你被告知的很多都并不正确，常常去质疑你的假设，尤其是那些无意识的假设。我曾进入死胡同浪费了很多时间。

2. 相信你的疯狂的想法，然而要注意，想法总是有很多问题且有风险。

3. 研发或者知识产权最多只占成功的 20%，没有好的管理、资金和监管，即使想法很好也很难实现。研发者或者工程师要意识到研究对象即全部是一种短视的看法。

4. 匹兹堡大学前外科学主席 Henry Branson 曾说：如果你不能提前预估你要做的工作，你永远无法开启新的旅程。

5. 快速试错，不断试错，以最小代价试错。

6. 追寻更好，而不是止步于足够好。

7. 丘吉尔说：永远，永远，永远不放弃。

8. 以下引言是我这些年的座右铭。

无论你能做什么

或者梦想能做什么

着手开始吧

大胆里蕴含着天赋，能量和魔力

——歌德

我很感激我能有幸参与将旋转血泵应用于临床的这一征程。我也很感激一路上认识的许多我的发明的受者。对我来说，这项工作能够影响如此多的生命，这是深深的情感和精神体验，当我看到他们时，我常常记得很久以前的一天，我沿着尼罗河走在尘土飞扬的路上，一切都开始了。

我等着看接下来会发生什么。

Richard Wampler，又名 Capt'n Hemo

加州 Loomis 2019 年

儿科机械循环支持装置的历史
History of Pediatric Devices for Mechanical Circulatory Support

Kurt A. Dasse　Priscilla C. Petit　著

翟　琳　钱海燕　译

饶辰飞　校

一、概述

在过去的 1 个世纪里，机械循环支持系统的发展突飞猛进，由小儿外科和心脏病学领域富有勇气和创新精神的临床医生、科学家、工程师带来了一系列历史性突破。铺就目前儿科 MCS 系统发展道路的是令人难以置信的团队合作，突破限制及才华横溢的临床医生在面临批评、怀疑和抵制时勇敢相信自己的直觉。

这些早期的拓荒者痴迷于寻找一种手段来执行小儿心脏手术。他们经常在推进新技术和手术方案中承受失去一个孩子的代价。这些杰出的外科开拓者取得了重大的进步。但是，由于无法忍受损失生命的代价，有一些人在开创了新的方法和技术之后永远地告别了手术操作。

然而，早期的努力挽救了成千上万的儿科患者的生命，并最终产生了我们今天谈到的设备和技术。MCS 设备发展的历史充满了这些先驱者激情的追求及许多教训。撰写本章是为了分享那些最终产生今天儿科机械循环支持设备的突破性进展，并向我们的前辈和他们的勇敢事迹致敬。

二、带来对儿科机械循环装置需求的早期历史

1929 年，Alexis Carrel 和著名的飞行员兼工程师 Charles Lindberg 合作时想到了一个用于终末期心力衰竭的人工心脏概念。他们一起用一个灌注机，实现了离体器官保持存活状态[1]。1912 年，Alexis Carrel 由于对血管外科和器官移植的贡献被授予诺贝尔奖。

由于对小儿先天性心脏疾病患者进行手术的迫切需要，机械循环支持系统的发展之路开始了。进行小儿心脏手术首先需要理解先天性心脏异常的解剖和生理基础。例如，1671 年哥本哈根的 Neils Stensen 描述了一个多种先天性畸形死胎的病理学，就是现在大家所熟知的法洛四联症，它最初由 Etienne-Louis Fallot 在 1888 年命名[2]。大约在同一时间，Eduard Sandifort 描述了一个他称为"蓝色男孩"幼儿的症状。这些和许多其他的早期发现为心脏病学及最终小儿心脏外科的出现奠定了基础。

1938 年，33 岁的 Robert Gross 完成动脉导管结扎手术，儿科心脏病学和外科手术就此成为现实[3]。他为一位 7 岁女孩完成了动脉导管结扎手术。手术在布里格姆和波士顿儿童医

院完成的，当时反对这一手术的外科主任并不知情。Gross 相信自己的直觉，即使遭到抵制还是成功完成了手术。

一位聪明、坚毅的心脏病专家 Helen Taussig 医生相信，既然 Gross 医生可以结扎动脉导管，那么人为制造一个分流导管也是可以做到的。她建议 Gross 医生考虑做这个手术，但他拒绝了。她转而找到约翰霍普金斯的 Alfred Blalock 医生，请他来做这个手术。1944 年 11 月，在熟练的外科技术员 Vivien Thomas 帮助下，Blalock 震惊了整个外科学界。他将一位重症法洛四联症儿童的肺动脉和左锁骨下动脉吻合，这永远改变了这个患儿的生命。这个被称为 Blalock-Taussig 手术[4] 的术式让患有法洛四联症的年轻女孩得到救治。我们应当将这归功于 Taussig，因为她不可思议的直觉、洞察力和不懈的努力。

Denton Cooley 医生当时 24 岁，是约翰霍普金斯外科实习生，他为这台手术担任助手[5]。他当时的角色是管理静脉输液。根据回忆，在手术结束后，他看到婴儿的皮肤从蓝色变成粉色。不幸的是，婴儿在术后几天内死亡。尽管如此，Cooley 医生仍然认为 Blalock-Taussig 手术标志着心脏外科的黎明（图 3-1）。

现在儿科心脏疾病的解剖变得越来越清晰，手术成为一种选择，对机械循环支持的需要就成为当务之急。Cooley 医生第一个报道了使用心肺转流技术修复主动脉肺动脉间隔缺损[6]。

O. Wangensteen 医生是明尼苏达大学外科主任，为了使打开心脏的外科手术成为可能，鼓励外科副教授 Clarence Dennis 医生开发一种人工心肺机。Wangensteen 医生因为鼓励他的部门进行研究而广为人知。他说："住院医师

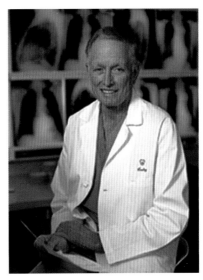

▲ 图 3-1　Denton Cooley 医生
Texas Heart Institute 版权所有

不应该是只会使用他人思想和方法的知识寄生虫，而是应该创造所在机构的 '遗产'"[7]。

关键的突破是在 1952 年，F. John Lewis 医生由 Lillehei 协助，在明尼苏达州大学用低体温技术完成了第 1 例成功的小儿房间隔缺损修补手术，患者是一位 5 岁的女孩[8, 9]。没有低体温技术的时候，外科医生在可能出现脑损伤之前，只有大约 5 分钟时间进行先天性心脏外科手术。Lillehei 和 Lewis 都敏锐地意识到，一旦打开心脏，每一分钟都非常珍贵。

Lillehei 认为低体温技术是一个重大的贡献，但他也认为冷却只能将外科医生操作的时间窗从 5 分钟延长到 10 分钟。Lewis 医生的手术并非每次都能成功。大家都知道，当小患者在手术台上死去之后，Lewis 医生会回家，除了帮他冷敷以缓解头痛的妻子以外，他拒绝见任何人[10]。

Lillehei 继续创建了交叉循环方法，他用一个匹配的候选人，如父母直接给接受手术的儿童供应含氧血液[11]。这种用于交叉循环的泵技术也用于同 Lillehei-DeWall 氧合器连接[12]。

他还提出了"奇静脉流概念"，就是用奇静脉向心脏提供 10% 的血流量。交叉循环的第一次临床应用是 1954 年，由 Lillehei 实施的为一个 11 岁男孩修补室间隔缺损的手术[13]。

DeBakey 因在 1934 年上医学院期间发明了滚轴泵而闻名[14]。当时有位教员想找到一种能在实验过程中调整脉搏波的泵[15]。他请 DeBakey 帮忙寻找，但在医学院图书馆找不到任何线索。他有位最亲近的老同学是学习工程专业的，建议他去工程图书馆找找。DeBakey 找到了一篇 19 世纪早期的文章，文章描述了用压缩的橡胶管泵液体。这篇文章给了 DeBakey 发明滚轴泵的想法。最后，他使用了由两个滚轴构成的可调滚轴。可调滚轴能控制对血液的压力，从而防止溶血。DeBakey 最初将滚轴泵这一创新想法用于输血（图 3-2）。

在 20 世纪 40 年代初第二次世界大战之前，John Gibbon 医生等外科先驱们已经开始使用心肺机进行手术，但还需要一个泵。在 20 世纪 30 年代的一次医学会议上，DeBakey 遇

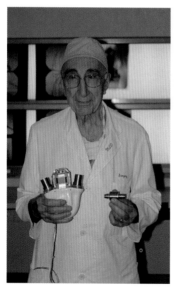

▲ 图 3-2　**Michael DeBakey** 医生

到了 Gibbon 医生，他们讨论了心肺机的概念。DeBakey 将滚轴泵的想法告诉了 Gibbon 医生，觉得他应该试试这个泵。这次交流促使 Gibbon 医生将滚轴泵用于人工心肺机，这样的机器一直用到现在。1953 年，在费城的杰弗逊医学院期间，Gibbon 医生报道了使用氧合器的体外循环技术的成功使用，但他在经历 5 次失败后放弃了这一方法[16, 17]。此后他将心肺旁路机器暂停使用，并且未再进行新的手术尝试。

Walt Lillehei 继续报道了他使用交叉循环技术治疗的 32 例室间隔缺损、法洛四联症和房室间隔缺损的患者[11]。尽管结果令人鼓舞，但他还是受到了批评，因为这一技术将患者和另一个人都置于危险之中。相关的风险似乎大于收益，所以 Lillehei 继续寻求一个更好的在心脏手术期间支持小儿患者的方法。

自 1946 年以来，明尼苏达大学的 Clarence Dennis 医生一直致力于开发"滚动界面氧合器"。他曾经观察过一位疑诊房间隔缺损的年轻患者病情的进行性恶化。1951 年，他决定用自己研发的氧合器为她进行手术[18]。打开心脏后，他惊讶地发现心腔里充满了血液，她的心脏有多个缺损。他没有能拯救这位患者的生命。尽管如此，他仍然坚持使用氧合器，并且在 1955 年成功完成了手术。

Lillehei 曾经坚持随访了一位直到去世也未能接受手术的年轻女患者[10]。在她死后，他去找了病理学家，并要求解剖她的心脏。当打开她的心脏时，他看到了缺损，并且用一种简单的方式修复了它。这一经历似乎强化了他创建新的外科技术去拯救儿科患者的决心。

在 20 世纪 40 年代，早期心脏手术充满了挑战。诊断时常不准确，病理知识匮乏，不知如何在进行手术时摆脱心腔内血液的影响。

Lillehei 想通过心脏手术修复那些先天性缺陷。他前往波士顿与 Gross 医生会面。Gross 当时因为创新性的不打开心腔的心脏手术而负有盛名。据说当 Lillehei 来访时他态度保守，认为心肺旁路机器用处不大。

尽管存在这些问题和潜在的空气栓塞风险，DeWall-Lillehei 螺旋气泡氧合器还是被开发了出来，并且从 1955 年 5 月开始用于临床。氧合器经过了大样本病例的应用评价，最终成为打开心脏手术中的必需设备。

关于如何出现气泡氧合器的概念是一个有趣的谜。大家都知道，Lillehei 喜欢在一整天的手术后去酒吧放松。一天晚上，他和 DeWall 及其他一些同事去酒吧。据说，当在啤酒杯里看到泡沫，有个人提出了气泡氧合器的想法[10]。

Lillehei 对他的同事 Clarence Dennis 的研究及关于心肺旁路机器的概念非常感兴趣。然而，他对 Dennis 的机器的复杂性及它需要很多临床医生来操作这一点不满意。因此，Lillehei 继续寻求理想的体外循环机。

William Norwood 医生发明了治疗大动脉转位的第一步术式，能够让很多这样的孩子活下来[19]。1958 年 Glenn 发明了第二步术式，称为 Glenn 分流[20]。巴黎的 Fontan 发明了一个使血流从心脏右侧绕过的术式，这是成功治疗三尖瓣闭锁的姑息手术[21]。大动脉转位这一原来高度致命的疾病，获得了治疗手段，带给新生儿长期生存的希望。

1966 年，费城的 William Rashkind 介绍了球囊房间隔造口术[22]。这一技术使得新生儿能够在情况稳定时接受外科手术。因为他的许多重大贡献，Rashkind 医生被称为儿科介入心脏病学之父。

要成功进行儿科手术，诊断技术的发展必不可少。1954 年，Edler 和 Hertz 描述了超声心脏成像的使用[23]。其他进步包括血管造影术、心脏超声、彩色血流多普勒和磁共振成像。包括儿外科医生、心脏病医生、病理学家、生理学家和重症医生的临床团队被组织起来并充分训练，为有心脏问题的儿童进行手术并管理病情。这一阶段技术进步的结果使得机械循环支持系统能够为儿科患者提供长时间的支持。

三、推动儿科 ECMO 出现的主要事件

也许最早思考在人体进行气体交换的先锋人物，是生活在 1635—1703 年的 Robert Hooke，他提出了氧合器的概念[24]。1928 年，Brukhonenko 和 Tchetchulin 用犬进行了第一次体外灌注实验[25]。

1944 年，Willem Kolff 注意到血液在通过人工肾的玻璃纸腔时变成了氧合血，进而意识到人工气体交换是有可能的[26]。1955 年，Mayo Clinic 的 Kirklin 改进了 Gibbon 的设备，用心肺转流的方法治疗了 8 名患者[27]。Clowes 创造的第一个膜氧合器使延长心肺转流的时间变得可行[28]。

1965 年，Rashkind 和同事第一个使用气泡氧合器治疗由于呼吸衰竭生命垂危的新生儿[29]。Dorson 和同事也报道了膜肺氧合器在婴儿心肺转流时的应用[30]。1970 年，Baffes 等报道了成功使用体外膜氧合器支持接受心脏手术的先天性心脏病婴儿[31]。

1972 年，Donald Hill 医生报道了 ECMO 拯救的第一个成人幸存者，当时这位患者因急性呼吸衰竭而生命垂危[32]。这是一位罹患成人

呼吸窘迫综合征的年轻人。1975 年，美国国立卫生研究院组织了体外循环治疗 ARDS 成人患者的多中心临床试验。

在 1975 年出现了儿科 ECMO 历史上的一个里程碑事件，Bartlett 和同事首创了 ECMO 治疗婴幼儿急性可逆性呼吸衰竭 [33]。这位孩子由于吸入大量胎粪患上了严重的化学性肺炎，他被收进 Bartlett 医生的医疗组。呼吸功能障碍被认为是如此绝望，没有其他办法了，只有试试 ECMO。Bartlett 医生从他的实验室搬来了一台机器，通过翻译向孩子母亲解释他们要怎么争取一线生机。孩子母亲把这个生死难料的孩子扔在医院就消失了，她也担心自己可能被拘留并被驱逐出境 [34]。护士给婴儿取了个名字 Esperanza，这是一个西班牙女性的名字，意思是"希望"或"期望"。在 3 天的转流后，孩子完全康复了。Esperanza 康复以后，Bartlett 医生继续使用 ECMO 治疗那些因为呼吸衰竭濒临死亡的婴儿。与成人患者的高死亡率不同，75% 的婴儿能够恢复。

1978 年 Kolobow 和 Gattinoni 描述了使用体外循环来清除二氧化碳 [35]。体外循环被用来降低呼吸机潮气量过大相关的气压伤风险。

1979 年，一项关于成人严重急性呼吸衰竭的随机对照试验获得开展。使用 ECMO 的患者死亡率为 90%。之后很多年，ECMO 主要用于新生儿和儿科患者，只有少数顶尖中心在成人患者尝试使用 ECMO。还有其他几项临床试验获得开展，但都因设计上的缺损而被批评。我们可以找到有关这些临床试验的精彩综述 [36, 37]。

从 1989 年开始，ECMO 治疗在体外生命支持组织的推动下取得进展 [38]，这是一个国际卫生保健中心联盟。参与的中心自愿向 ELSO 注册登记系统提交详细数据。ELSO 向参与的中心提供指导。最早使用 ECMO 的适应证是急性呼吸衰竭，后来扩大到慢性呼吸衰竭患者移植前的支持过渡、心力衰竭，以及宣布死亡后器官捐献者的心肺支持。

在过去的 30 年里 ECMO 技术的进步提高了治疗的安全性和有效性，减少了并发症发生率并且提高了患者的生存率。更优质的泵体、管路、抗凝策略及延长管路使用时间的相关方法带来了 ECMO 技术的进步。

四、儿科心室支持装置的发展

NHLBI 人工心脏项目成立于 1964 年。该项目致力于发展短期和长期循环辅助装置以及心脏替代泵。

1966 年，DeBakey 第一个进行了气体驱动的心室辅助装置的临床应用，通过一个引出体外的管路为一位女性成功地提供了复杂心脏手术后 10 天的支持 [39]。1967 年，DeBakey 和同事使用左心房 - 心室辅助装置治疗了一位在二尖瓣置换术后出现心力衰竭的 16 岁女孩 [40]。1969 年 Cooley 使用搏动式膜泵进行了长期机械循环支持 [41]。

1966 年 6 月，在纽约布鲁克林的 Maimonides 医院，Adrian Kantrowitz 医生曾经有机会进行全世界第 1 例人类心脏移植手术，只要当时能够早于 Christiaan Barnard 医生和 Norman Shumway 医生 [42] 完成。为了这一历史性的移植，Kantrowitz 医生做了超过 100 台动物实验手术。心脏的捐献者是一个心脏正常搏动的无脑新生儿。然而，一位高年资的儿科医生和一位麻醉师在手术室反对在新生儿心脏仍然搏动时摘下心脏。Kantrowitz 医生争论说，新生儿没有大脑就没有生命。尽管他请求在停搏之前获取心脏，医院还是坚持只有在供体临床死亡后才可以。Kantrowitz 只能看着孩子死去。最终探查时，心脏是蓝色的，无法恢复了。于是他选择取消移植，等待另一个机会来完成全球首例心脏移植手术（图 3–3）。

同时，在 1967 年 12 月 3 日，在非洲的开普敦，Christiaan Barnard 医生进行了世界上第 1 例人类心脏移植。供体是一位由于两处颅骨骨折而脑死亡的年轻女性。受体是一位严重终末期心脏病的男性。移植后受体存活了 18 天。

1967 年 12 月 6 日，在 Barnard 进行手术 3 天后，Adrian Kantrowitz 医生完成了第 1 例小儿心脏移植。这是世界上第 2 例、美国第 1 例心脏移植。当他进行手术时，靠信念和勇气克服了周围的怀疑和抵制。他将 1 名 2 天大的无脑婴儿的心脏移植给了一位濒死的充血性心力衰竭男孩。受体死于移植后 6 小时。尽管如此，这标志着美国心脏移植的开端。

Kantrowitz 医生因与他的物理学家哥哥 Arthur Kantrowitz 一起发明了主动脉内球囊泵而闻名于世[43]。Kantrowitz 医生也是美国最早

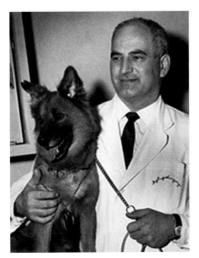

▲ 图 3–3　Adrian Kantrowitz 医生
图片由 Jean Kantrowitz 提供

进行 LVAD 治疗的医生之一[44]。

1976 年，Bio-Medicus 公司（现为 Medtronic Bio-Medicus，Inc.，Eden Prairie，MN）生产了第一个用于心肺转流的离心泵[45]。为了丰富心血管病医疗设备产品线，Medtronic 公司以 1.9 亿美元的价格购买了 Bio-Medicus 公司[46]。

MEDOS/HIA DeltaStream 是一种体外旋转血泵，也用于小儿支持[47]。MEDOS 产品是德国制造，可以追溯到 1987 年。DeltaStream 既用于心脏辅助装置，也用于 ECMO。

20 世纪 70 年代初，宾夕法尼亚州弥尔顿 S.Hershey 医学中心的 William S. Pierce 医生、James Donachy 医生和 Gerson Rosenberg 医生发明了第一个气动囊形心脏辅助泵[48]。Pierce-Donachy 心室辅助装置，最近被称为 Thoratec 气动心室辅助装置（Thoratec PVAD，Pleasanton，CA），被用于近 4000 名患者的右心室、左心室或双心室支持，其中包括了儿科患者。Pierce-Donachy 心室辅助装置的初始测试开始于 1973 年。1976 年宾夕法尼亚州完成了第 1 例植入。1980 年，FDA 批准了该装置的使用。到了 1985 年，Pierce-Donachy 心室辅助装置已经在宾夕法尼亚州广泛使用。

Michael DeBakey 医生和 Clarence Dennis 这 2 位先驱在国立卫生研究院（NIH）的人工心脏项目中发挥了重要作用。1980 年，NIH 希望开发一种整合的、植入式、电能驱动的左心辅助系统。目标是开发一种能允许患者自由活动的装置。

1981 年，航空航天工程师 David Lederman 成立了应用生物医学公司，现在称为 Abiomed 公司。1992 年，Abiomed BVS5000 成为 FDA 第一个批准的体外 VAD，这一设备被成功用于支持更大的儿童[49]。

出生在肯尼亚蒙巴萨的 Peer Portner 博士是一位资深物理学家，他的职业生涯开始于总部位于加州伯克利的研发企业 Andros 公司。20 世纪 70 年代他就尝试开发 LVAD。1984 年，他发明了称为 Novacor 的 LVAD[50]。第一个 Novacor 受者是一位 51 岁男性，在使用这个泵支持 8 天后接受了心脏移植。直到 2009 年 Portner 去世，大约 1800 名患者植入了 Novacor 装置。

1987 年，O. Howard（Bud）Frazier 医生第一次为小儿患者植入了 LVAD[51]。他报道了使用体外 BioMedicus BP-80 设备为一名 9 岁男童进行移植前的 12 小时支持。Frazier 医生还讨论了使用无搏动设备进行心室辅助的概念。Frazier 博士和他的团队为未来大多数用于成人和儿科支持的心室辅助装置开辟了道路（图 3-4）。

Thermo Cardiosystems Incorporated（TCI）是 Thermo Electron 集团的公共交易子公司，成立于 1988 年。Victor Poirier 曾担任 TCI 的总裁兼 CEO，Dasse 担任高级副总裁。第一代容积泵是 HeartMate，一种植入式气动 LVAS。泵有隔膜和猪瓣膜，这是为每年 4000 万的收缩设计的。经过几十年的研发，1993 年 HeartMate IP LVAS 通过了上市前批准。

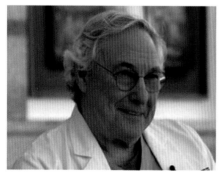

▲ 图 3-4　O. Howard "Bud" Frazier 医生
Texas Heart Institute 版权所有

TCI 继续开发了 HeartMate XVE LVAS，这是 HeartMate 的电动版本。XVE LVAD 整合了一组旋转方向与螺旋凸轮相反的轴承，将旋转运动转化为线性的活塞运动。驱动装置有像 IP 设备那样的收缩隔膜及阀门。设备被植入体表面积（BSA）低至 $1.5m^2$ 的患者，包括大儿童和身材娇小的女性。

除了美国的进展，1990 年日本开发了 Toyobo 泵和 Zeon 泵[52]。它们成功地用于儿科患者和成年患者。

同时，Richard Wampler 医生和 Ken Butler 及 Nimbus 的工程师团队开发了 Hemopump[53]。在一次到埃及旅行看到阿基米德螺旋泵后，Wampler 提出了 Hemopump 的构思。这一概念完全背离了已经用于临床的容积泵，成为最早用于临床的连续血流设计。

一个很大的问题是 27 000RPM 的叶轮可能带来溶血的风险。其他的问题是与搏动式泵相比，使用无搏动泵后患者没有脉搏。关于是否需要脉搏，引发了极大的讨论。有很多辩论是围绕着搏动式泵与无搏动泵开展。后来 MCS 学组认识到连续血流的泵如果保持在允许主动脉瓣发生开闭的低速，就会出现脉搏，最终连续血流这一术语代替了无搏动。未来的发展方向包括使连续血流泵工作于有脉搏的情况。

1988 年，在得克萨斯心脏研究所 O. Howard Frazier 医生第一次使用 Hemopump 救治一位 61 岁男性，这是一位心脏移植术后由于排异反应导致心源性休克的患者。Hemopump 成功维持了 46 个小时。20 世纪 90 年代，Frazier 医生在另外 7 位患者的应用中对装置进行了评估[54]。Hemopump 随后被证实能成功地对儿科患者进行短期循环支持。Wampler 医生被公认为旋转血泵之父。Hemopump 的发明开启了连续血流泵的新时代。

通过与 Nimbus 和 Pittsburgh McGowan 器官工程中心及匹兹堡大学生物医学工程系的合作，Wampler、Butler 和 John Moise 继续发明了第二代 VAD——HeartMate Ⅱ。匹兹堡大学的生物医学工程师 Harvey Borovetz 博士与心脏外科医生 Bartley Griffith 和 Robert KormosBartley 合作，与 Nimbus 公司一道改进了轴承设计并且开展了动物实验。

1996 年，Thermo Cardiosystems（TCI）收购了 Nimbus。TCI 专家完成了 Nimbus 设备的商业化设计。TCI 将该设备冠以 HeartMate Ⅱ 品牌。由于发生了一件产品未被证明安全有效的事件，根据保险政策，Poirier 收购了 HeartMate Ⅱ 和 HeartMate Ⅲ 的知识产权。这两个设备后来被成功商业化。

这种第二代连续血流泵，是采用机械轴承和（或）密封（但没有隔膜和阀门）的旋转泵，在临床取得了不错的效果。其他二代泵包括 Microbe DeBakey（Michael DeBakey 医生）、Terumo DuraHeart™（Chisato Nojiri 医生）、Jarvik 2000™（Robert Jarvik 医生）、CorAide（Leonard Golding 医生）及 Berlin Heart Incor™ VAD（Robert Kroslowitz）等。在这些设备中，MicroMed DeBakey、Jarvik 2000™、HeartMate Ⅱ 在儿科 VAD 支持方面进行了评估。

机械辅助治疗充血性心力衰竭的随机化评价（REMATCH）是具有里程碑意义的临床试验，为 2002 年 FDA 批准 HeartMate 这一电动支持设备用于最终治疗提供了科学证据[55]。2003 年，Medicare 批准对该装置作为长期植入设备应用时的赔付。后来有多个临床试验评估了长期机械循环设备在成人和儿科的应用。

第三代连续血流泵、旋转泵没有机械轴承，包括轴流式和离心式设备。第三代离心设备包括体外设备如 Levitronix 开发的 CentriMag 和 PediMag，植入式设备如 Levitronix 和 Thoratec 开发的 HeartMate Ⅲ 及由 Richard Wampler 医生为 HeartWare 开发的 HVAD LVAS。其他设备包括 HeartQuest™（James Long 医生）和 VentrAssist™（John Woodward 医生）。

Levitronix LLC 由来自美国的 Kurt Dasse 和 George Hatsopoulos 创办。其他创始人包括来自瑞士的 Reto Schoeb、Natalie Barletta 和 Thomas Gempp。而 TCI 已经获得了瑞士 Sulzer 植入式心室磁悬浮技术的知识产权。Levitronix 获得了在体外应用的授权。Levitronix 团队开发的第一个体外磁悬浮离心泵进入了市场。这个泵可以提供长达 30 天的血流动力学过渡支持，直到患者恢复或者接受移植或是植入了长期使用的泵。

CentriMag® 泵用来支持体重为 25~40kg 的成人和儿科患者。Levitronix 进一步开发了 PediMag® 泵，在美国以外称为 PediVAS，用来支持体重 25kg 以下的儿科患者。这两个设备在世界各地被广泛用于心室辅助和 ECMO，并且被公认具有较好的费用效益比[56]。

Berlin Heart GmbH 最初称为 Mediport Kardiotechnik GmbH，由德国柏林心脏研究所创建于 1996 年。2000 年，整合了 Mediport Kardiotechnik GmbH 的资源后有了 Berlin Heart AG。2005 年，美国子公司 Berlin Heart 在得克萨斯成立，由 Robert Kroslowitz 担任总裁和首席执行官。20 世纪 90 年代早期，Berlin Heart 开发了植入式 INCOR VAD 和气动驱动搏动式体外 EXCOR VAD。1992 年，为儿科患者设计的 EXCOR VAD 由德国柏林心脏研究所的 Roland Hetzer 博士用于临床[57]。2000

年，美国第一个儿童接受了 EXCOR Pediatric 支持治疗。迄今为止，Berlin Heart 拥有唯一美国 PMA 批准的设备，这也是唯一可以用于严重心力衰竭婴儿和儿童的设备。2011 年，EXCOR Pediatric 由 FDA 批准在美国上市。

2005 年 Abiomed 收购了德国的 AG of Aachen。由 Impella CardioSystems 开发并由 Abiomed 销售的 Impella 2.5 心脏泵已经被用来支持儿科患者[58, 59]。2008 年，Abiomed 得到了 FDA 对 Impella2.5 在不需要体外循环的心脏手术中提供最长达 6 小时部分循环支持的 510（k）批准。2015 年 3 月，Impella2.5 心脏泵获得了用于急诊和择期高危 PCI 手术的上市前批准。

2005 年，另一种体外离心设备 TandemHeart（CardiacAssist, Inc., Pittsburgh, PA）在得州心脏研究所第一次使用[60]。该设备通过采用 21Fr 穿间隔静脉导管（长度 62cm 或 72cm）外周插管进行短期 VAD。由于导管太粗，无法对较小的孩子（婴幼儿）应用。因此它仅限于比较大的青少年。

Adachi 和 Jaquiss 对当前儿科 VAD 和 ECMO 的使用进行了非常好的总结[61]。由于终末期心力衰竭儿童的数量庞大及供体的缺乏，在过去的 10 年里对儿科 MCS 系统的兴趣大大增加。每年全球完成大约 400 例儿童心脏移植，住院时间、等待移植的时间都延长了。对改进的儿科 MCS 技术的需求越来越大。

据 Almond 等报道，在术前使用 ECMO 过渡然后接受移植的儿科患者，有 1/3 在住院期间死亡[62]。尽管大量研究提高了 ECMO 的安全性和有效性，但在儿童心脏移植前的支持仍然需要其他可选择的 MCS 策略。

为促进新型儿科 MCS 设备的发展，在 Timothy Baldwin 博士的领导和共同努力下，国家卫生研究院建立了 PumpKIN（新生儿和婴幼儿泵）计划[63]。PumpKIN 计划发展出的优秀的设备包括 PediaFlow™VAD（由匹兹堡大学、LaunchPoint 技术公司和 World Heart 开发）、宾夕法尼亚州儿科 VAD、PediPL 体外设备（由 Levitronix 和马里兰大学开发的儿科泵 / 人工肺）及 Ension 的 ECLS 设备。PumpKIN 计划发展出的设备没有实现商业化，很大程度上是由于缺乏企业融资导致。

继续受到资助的一个 PumpKIN 计划设备是 Jarvik 2015 植入式 LVAD。2015 年，Jarvik 2015 的临床前结果发表了[64]。2016 年，Jarvik 2015 获得了 FDA 批准的研究性设备豁免。临床研究基地被建立起来，一个先导试验正在进行中。同时，由于抗凝治疗的进步及优化的医疗管理，Berlin Heart EXCOR 在儿科的使用结果稳步改善。

有前途的新设备正在被研制以支持儿科患者。Mark Rodefeld 博士正在发展黏性叶轮泵（VIP），这是一种不断给液体提供动能的动态泵[65]。该设备准备用于 Fontan 手术失败的患者。该泵能在广泛的流量范围内保持低压力，也不需要改变转速。Vadovations 也在开发一种小体积（3 个 AAA 电池大小）的混流泵，最终可能被用于儿科患者[66]。正在开发的这些下一代设备，有望使儿科 MCS 变得更安全更有效。

五、结论

学习如何为先天性畸形儿童进行手术的激情，铺平了我们今天所知道的 MCS 设备发展道路。早期的拓荒者，如 Gross、Lillehei、Dennis、DeBakey、Gibbon、Cooley、

Kantrowitz、Blalock 和 Taussig，他们勇敢地创造了历史，致力于看到心脏内部，做出更准确的诊断并发展能修复那些威胁患儿生命的心脏缺陷的外科技术。

每个十年都有新的创新，包括更好的氧合器材料、优化的表面积、活跃的融合及提高气体交换的技术。我们见证了从容积泵到没有阀门、隔膜和机械轴承的连续血流泵的进化。每个十年都给我们带来了活跃的技术和知识进步，从而让我们更接近于为儿科患者提供有效支持。然而，理想的设备还有待开发。泵的材料、血液相容性、流体动力学和控制程序这些方面都需要改进，以减少血栓形成、出血、感染等仍然困扰这个行业的不良反应。

植入式传感器的最新进展可能带来更好的控制程序。创新的经皮或透皮的能源传输系统可能减少感染。关于如何改进儿科患者的抗凝治疗，正在探索之中。对于正在研发的新型血液相容涂层，以及关于血栓形成危险因素和分子基础的研究，也继续有所发现。

影像学技术的进步帮助外科医生更清楚地看到患儿的结构异常，并能更好地选择治疗方案。在植入设备前，帮助判断最适宜选用的和优化固定方式的可视化技术相关研究正在进行中。新的泵设计方案不断出现，加上上面提到的技术进步，一定会创造出更好的设备。除了更好的设备，我们还需要优化患者选择标准、药物治疗，并且规范患者和照看者的教育培训。

与面向成人不同，在儿科心室辅助装置发展中仍有重大挑战。对使用 VAD 的儿科患者，抗凝治疗是一项特别困难的挑战。面临不同的解剖异常时，插管及流入流出道的布置都是非常重要的问题。包括植入式设备如何适应儿科患者的体重增长和发育？植入式设备能否支持年轻患者的剧烈活动？植入 VAD 的儿科患者能否获得较好的生活质量？我们目前知道的是，对于一个能被认为成功的儿科设备，减少患者的不良事件发生率是必需的。

也许下一代的经皮血管内放置 VAD 将适用于较大的儿科患者。专门用于支持单心室疾病患者（Fontan 手术失败）的新设备可能改善这些患者的生存和生活质量。使用穿戴式 / 可移动控制器的小体积便携式体外泵可能适合等待心脏移植时间较短的患儿，有望降低拔管相关风险。这些正在研制的新设备、每一个创新与发展都将推动该领域的进步，改善需要 MCS 的儿科患者的生存，提高生活质量和安全性。

第4章

机械循环支持设备的概述及概念
Overview of Mechanical Circulatory Support Devices and Concepts

Juan Marcano   Aladdein Mattar   Jeffrey A. Morgan   著

张　旻　译

王建一　校

缩略语

CHF	congestive heart failure	充血性心力衰竭
ECMO	extracorporeal membrane oxygenation	体外膜氧合
EKG	electrocardiography	心电图
FDA	Food and Drug Administration	美国食品药品管理局
IABP	intra-aortic balloon pump	主动脉内球囊反搏
LV	left ventricle	左心室
LVAD	left ventricular assist device	左心室辅助装置
LVEF	left ventricular ejection fraction	左心室射血分数
MCS	mechanical circulatory support	机械循环支持
PAPi	pulmonary artery pulsatility index	肺动脉搏动指数
PCI	percutaneous coronary intervention	经皮冠状动脉介入治疗
VA-ECMO	venous-arterial extracorporeal membrane oxygenation	静脉-动脉体外膜氧合

一、概述

机械循环支持并非一个崭新的概念，而是一项自 1966 年 Michael DeBakey 医生植入第一台左心室辅助装置以来不断发展演变的技术。该左心室辅助装置是由 Domingo Liotta 医生在位于休斯敦圣卢克主教医院的得克萨斯心脏研究所的研究实验室中开发的。

随着在抗凝方案、植入技术、装置设计、医学影像和术后护理等方面取得重大进步，机械循环支持装置变得更先进、更安全也更易使用，有时甚至可以在患者床边应用少量器械进行装置放置，并发症风险也很低。

目前，MCS 的常规适应证是缺血性或非缺血性急性失代偿性心力衰竭、慢性充血性心力衰竭急性加重、心脏手术后难治性低血压、急性扩张型心肌病、右心室衰竭、因难治性低血压而进行心脏或肺移植术后及右心室功能障碍。

机械循环支持的不同类型。

1. 暂时性，经皮 MCS

(1) 体内装置

−脉冲式。

● 主动脉内球囊反搏。

● 短期心室辅助，小于 4 天。

−非脉冲式，轴向血流。微轴流装置（Impella 轴流泵）。

● 短期和中期辅助，4～6 天。

(2) 体外装置

● 非脉冲式，离心血流。

● TandemHeart，体外膜氧合。

● Tandem 适用于短期和中期支持，ECMO 适用于更长时间的支持。

2. 长期性，可植入性 MCS

● 非脉冲式血流。HeartWare，HeartMate Ⅲ。长期心室支持。

二、IABP（Maquet Holding B.V & Co. KG，Germany）

IABP 是结构最简单、应用最广泛的经皮置入 MCS 装置。其包含的反搏球囊能够在舒张期扩张主动脉管腔、增加主动脉根部压力，从而改善冠状动脉、颅内动脉及体循环血液。当球囊放气时，主动脉腔内压力或后负荷下降，从而减少左心室做功。

球囊在收缩期前放气降低了收缩期心脏射血的阻力，从而通过一个更有利的供需比减少心肌做功和耗氧。预计可增加 0.5～1.0L/min 的心输出量[1]。

反搏球囊并不是新的概念，它由 Moulopoulos 等在 1962 年提出[2]。其首次植入可以追溯到 1967 年 6 月 29 日，当时 Kantrowitz 等评估了一名 45 岁的昏迷、无尿、低体温、发绀且血压无法测出的女性患者。患者被植入了 IABP，在支持了大约 7h 后病情稳定，随后移除 IABP。该患者最终完全康复出院[3]。

IABP 的设计目的是在心脏舒张期向球囊充气，并与心电图同步，同时还具有一个传感器，该传感器可以根据血压触发球囊。尽管最初的研究使用的是二氧化碳，但目前为了保证足够的充气速度和适当的时机已改为使用氦气为气囊充气[3]。此外，在球囊意外破裂的情况发生时，氦气可以被迅速吸收。

IABP 可应用于继发于可逆因素（如急性冠脉综合征）的心源性休克［定义为心脏指数 $< 2.2L/(min \cdot m^2)$ 和收缩压 $< 90mmHg$］患者的支持[4]，经皮冠状动脉介入治疗后增加冠状动脉灌注[5]，以及作为急慢性心力衰竭患者出现心源性休克时或应用其他耐久性更强的左心室辅助装置前乃至心脏移植前的桥接治疗。

Sintek 等认为左心室功能障碍越严重，IABP 支持的获益就越少[6]。Fried 等新近发表的研究发现，在入选的一组慢性心力衰竭合并心源性休克的患者中，植入 IABP 会有更大概率桥接至长期左心室辅助装置及心脏移植或无须接受更高级治疗而出院。经 IABP 治疗后仍有临床恶化与通过测量肺动脉搏动指数证实的右心室功能不全和缺血性心肌病有关[7]。

植入 IABP 最常见的禁忌证是中至重度主动脉瓣关闭不全、严重的周围血管病、较大的主动脉瘤和主动脉支架。最常见的并发症是移位、出血、需要 IABP 换位或撤除和血管修复的严重肢体缺血，以及球囊破裂[8]。

IABP 设备由导管和控制台两部分组成。

高弹性导管配备有球囊和两个分别可以监测压力及输送气体到球囊的端口（图 4-1）。指令控制台具有显示屏及计算机系统、氦气储存器及循环泵系统。可移动控制台使转运更加便捷，在腋动脉入路的情况下，患者可以在设备就位的情况下走动（图 4-2）。

如果没有血管并发症，可以在床边安全地拔除 IABP。建议直接加压至少 25min。只要能合理控制穿刺部位的出血，临时使用压迫装置即可。

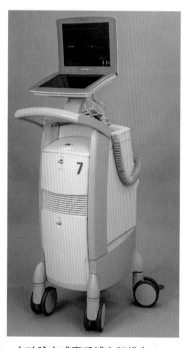

▲ 图 4-1　主动脉内球囊反搏主机推车（Maquet Holding B.V & Co. KG, Germany）

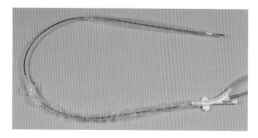

▲ 图 4-2　主动脉内球囊反搏导管，在导管远端可以看到反搏球囊（Maquet Holding B.V & Co. KG, Germany）

三、Impella（Abiomed INC，Denver，Massachusetts，United States）

Impella 是一种可以提供持续血流的基于阿基米德螺旋泵原理的经皮跨瓣微轴流泵。根据历史学家的说法，阿基米德螺旋泵是由阿基米德（公元前 287—前 212 年）提出的非常古老但巧妙的装置。在他一次访问埃及时看到当地人应用它来浇灌土地和从船只中排水。后来，这个装置被引入古希腊并用于多种目的[9]。

阿基米德螺旋泵的机制主要在于其螺旋杆，每转一圈，螺杆便会向前推动一恒定体积。该体积由倾斜角度、直径和导程或螺距确定。这种设计的主要优点是可以在较低的转速下获得较大的流量（图 4-3）。

Impella 的主要优势是可以减轻左心室负荷，改善血流动力学，降低心肌耗氧量，并改善外周脏器灌注[10]。

目前有不同的 Impella 型号可供选择[11]。

1. Impella 2.5

Impella 2.5 被批准用于临时心室支持，适用于高风险的经皮介入治疗干预（＜ 6h）和心源性休克的短期支持（4 天以内）。导管直径为 9Fr，最大流量 2.5L，泵马达直径为 12Fr。通常由股动脉入路植入。

2. Impella CP

Impella CP 被 FDA 批准用于心源性休克的短期心室支持（4 天以内）。导管直径 9Fr，最大流量 4.5L，泵马达直径 14Fr。通常由股动脉入路植入。

3. Impella 5.0

该装置被批准用于心源性休克的中期心室支持（6 天以内）。导管的直径为 9Fr，最大流量为 5L，泵马达直径为 21Fr，可以经股动脉或腋动脉植入。对于腋动脉入路，需要进行外科手术植入该装置，手术使用 8～10mm 的移植血管，通常经右腋动脉。腋动脉入路的主要优点是不影响活动，有助于康复并降低心血管功能失调的风险。

该装置系统由带微轴泵的导管和控制台组成。导管的远端放置在左心室中，远离二尖瓣，流入部位于心室，流出部位于升主动脉中（图 4-3 至图 4-6）。

PROTECT II 试验（一项纳入 448 例患者的前瞻性随机试验，比较 Impella2.5 与 IABP 对高危 PCI 患者进行血流动力学支持的效果）显示，应用 IABP 与 Impella2.5 进行血流动力学支持的患者 30 天主要不良事件发生率没有差异。但应用 Impella2.5 支持的患者在 90 天

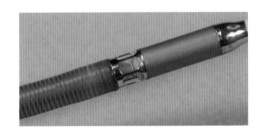

▲ 图 4-3 Impella 泵导管
远端显示带有基于阿基米德螺旋泵的推进装置的入口
（Abiomed INC，Denver，Massachusetts，United States）

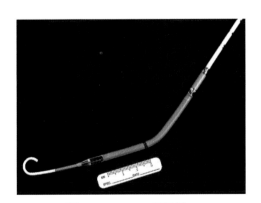

▲ 图 4-4 Impella 泵导管 2.5L
导管具有三个主要部分：①流入部；②流出部；③泵马达
（Abiomed INC，Denver，Massachusetts，United States）

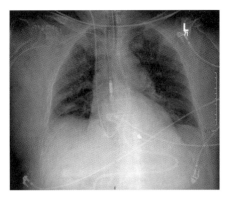

▲ 图 4-5 胸部 X 线检查显示 Impella5.0 位置正常，经右腋动脉入路
导管具有三个主要部分：①流入部；②流出部；③泵马达
（Abiomed INC，Denver，Massachusetts，United States）

时观察到了结局改善的趋势[12]。Goldstein 及其同事新近发表的来自同一研究的数据显示接受 Impella2.5 支持的患者，在基线、1 个月、3 个月时经胸超声显示主动脉瓣和二尖瓣功能保持不变，同时还发现与基线相比 LVEF 相对平均提高了 22%[13]。

最近的动物研究表明，Impella 可通过减少舒张末室壁张力和改善微循环血流来改善缺血心脏的冠状动脉血流和梗死区灌注[14]。

Impella 被认为是一种经皮的左心室辅助装置，可用于终末期心力衰竭患者的短时支持和作为过渡到目标治疗（如过渡到左心室辅助装置植入）的桥梁。

放置 Impella 的主要禁忌证是存在主动脉瓣机械植入物、左心室血栓和严重的外周血管病，主要并发症是肢体缺血、植入部位出血和溶血。

四、TandemHeart（Tandem-Life，Pittsburgh，Pennsylvania，United States）

TandemHeart 是一种短期的经皮离心泵，

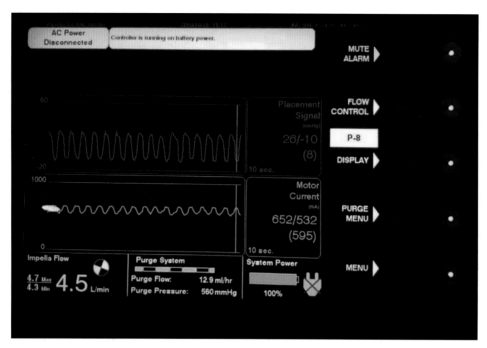

▲ 图 4-6　Impella 泵控制台屏幕

主屏幕显示系统压力、电机电流、泵流量和泵功率等信息。在这个例子中，功率设定为 8（P-8），流量为 4.5L（Abiomed INC，Denver，Massachusetts，United States）

其设计目的是将血液从左心房引出，并将加压的血液通过股动脉输送到主动脉。这可以给左心室减压，改善外周血压。该装置可以降低高达 90% 的左心室负荷，流量最高可达 5L/min，同时在整个心动周期中保持 90mmHg 的压力，并产生 0.8～0.9W 的心脏功率。该设备需要经皮导管穿过房间隔引入左心房，这在技术上比其他经皮机械循环支持装置要求更高[15]（图 4-7）。

该装置的工作与心率和心功能无关，但严重的右心衰竭导致左心房充盈不良是在左心放置的禁忌证。

该系统由四部分组成：泵、穿房间隔插管（末端弯曲，有 14 个血液引流孔）、流出动脉插管和可监测流量、速度和管路压力等参数的主控制台[15]（图 4-7 至图 4-9）。

主要适应证是心源性休克和高危 PCI。该装置通常在导管室植入，一般需要一个大尺寸

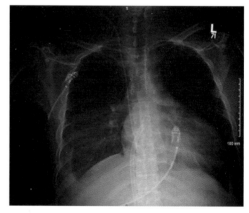

▲ 图 4-7　胸部 X 线显示 TandemHeart 穿间隔流出道插管位置正常（Tandem-Life，Pittsburgh，United States）

的鞘管，因为流出端插管的大小限制了流量（最高可达 19Fr）。

Kar 等在 117 名患有缺血性和非缺血性严重难治性心源性休克的队列研究中发现，在已用升压药和（或）IABP 支持下植入 TandemHeart，经过平均 5.8±4.75 天的支持，可以增加收缩压、静脉混合血氧饱和度及改善代谢灌注标志

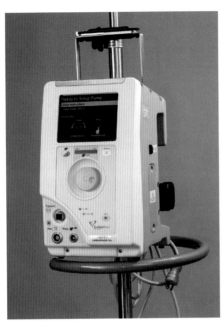

▲ 图 4-8　**TandemHeart** 控制台（Tandem-Life，Pittsburgh，United States）

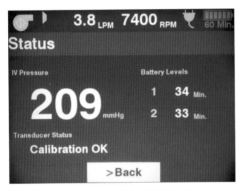

▲ 图 4-9　**TandemHeart 控制台屏幕**（**Tandem-Life，Pittsburgh，United States**），主界面显示血管内压力、泵转速和泵流量。在本例中，泵转速为 7400RPM，流量为 3.8L/min

物（如肌酐和乳酸）[16]。此外，有一项小规模研究报道急性冠状动脉综合征并发室间隔穿孔的心源性休克患者应用 TandemHeart 可以改善生存率，尤其是早期植入的患者[17]。

综上所述，TandemHeart 的主要禁忌证是严重的周围血管病、室间隔缺损、心房血栓、主动脉瓣关闭不全和右心室衰竭。严重出血也是禁忌证，因为需要抗凝以避免泵血栓形成。

五、ECMO

体外膜氧合（ECMO）是一种非常强大的机械支持方式，依据使用的工作模式（静脉 - 动脉或静脉 - 静脉）不同可支持心脏和（或）呼吸衰竭的危重患者。

ECMO 并非一项新概念，其有效性已得到众多报道[18-21]。

ECMO 通过引流插管从患者体内引出静脉血，将其泵过膜式氧合器，然后通过灌注插管返回患者体内。经典的工作模式包括静脉 - 静脉（veno-venous，VV）和静脉 - 动脉（veno-arterial，VA），分别提供呼吸支持和呼吸循环联合支持。在 VV-ECMO 中，通过两根插管或一根双腔的方式，血液从中心静脉系统抽出，然后通过泵和氧合器系统进行氧合。动脉血通过 CVS 返回右心房。在 VA-ECMO 中，血液从中心静脉中抽出并从较粗的外周动脉或中心动脉回输，从而同时提供血流动力学和呼吸支持。两种模式的关键区别在于右心室和心脏的状态，以及是否需要心脏支持。

VA-ECMO 模式应用静脉端（流出端）将静脉血输送到 ECMO 氧合器，使用动脉端（流入端）绕过肺循环将动脉血输送到体内。最近报道的可移动 ECMO 模型使用较短的经皮颈内或锁骨下静脉流出插管（22～24Fr）来实现"运动模式"。动脉端插管通常置于腋动脉或无名动脉[22]。

ECMO 系统由主控制台，氧合器和流入 / 流出插管组成（图 4-10）。

ECMO 支持最常见的指征是心源性休克，无论是缺血性还是非缺血性。在非缺血性情况下，暴发性心肌炎和败血症相关心肌病是强适应证。

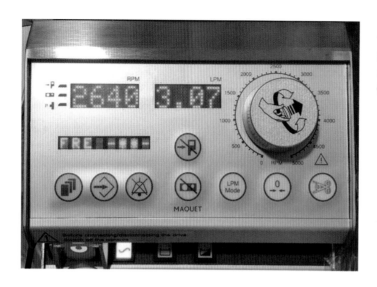

◀ **图 4-10 ECMO 控制台**

泵的转速和流量可以通过一个手动旋钮控制。在本例中，泵转速是 2640RPM，流量为 3L（Maquet Holding B.V & Co. KG，Germany）

近来，由于 ECMO 能够减轻右心室容量负荷，肺动脉高压和右心衰竭也成为其另一类适应证。在心脏外科，因为心脏术后休克而不能立即撤除体外循环的患者应用 ECMO 并不少见。

最后，在终末期心力衰竭患者中，VA-ECMO 作为左心室辅助装置植入或心脏移植的桥接治疗取得了巨大成功[23, 24]。

ECMO 最常见的并发症是出血和导致栓塞的管路血栓形成。充分的抗凝是预防血栓事件的关键，但可能增加弥散性血管内凝血和肝素诱导的血小板减少症的风险。另一方面，感染是 VA-ECMO 的常见风险。股动脉插管会增加肢体缺血的风险，强烈建议使用顺行再灌注置管方式[25, 26]。

六、HeartMate Ⅲ

HeartMate Ⅲ（HM Ⅲ）采用新一代连续血流技术，与上一代产品 HeartMate Ⅱ（HM Ⅱ）相比有很大改变。

植入式血流泵的发展经历了从大型、包含很多轴承和复杂结构的搏动式设备，到逐渐小型化、设计更简单精妙、配合液压和电磁力的连续式轴流泵，再到最新的磁悬浮式连续血流离心泵，如 HM Ⅲ。

已有多项研究表明，使用左心室辅助装置作为康复或移植的桥接治疗可以提高患者的生存率、减少不良反应的发生率[27]。

HM Ⅲ 这种独特的泵设计依靠血流通道的连续性和磁悬浮运动带来的泵搏动性来减少溶血的发生。同时，不使用轴承或其他机械部件，理论上会减少机械磨损，增加装置耐用性[28]。

此外，该泵还可以测量搏动指数（pulsatility index，PI），根据制造商的计算[29]，PI 代表心脏搏动性，具体定义为左心室收缩时产生的心脏收缩期泵流量增加的血流脉冲的大小。PI 值的范围通常在 1～10。一般来说，PI 值的大小与泵提供的辅助流量有关。较高的数值表明心室充盈多，搏动性高（即泵对左心室的支持较少）。较低的数值表明心室充盈少，搏动性低（即泵提供更大的支持，进一步减少心室负荷）。

该装置系统由四部分组成，即泵、传动系统、袖珍式控制器和电池。轴流泵是磁悬浮式的，没有内部轴承。袖珍型控制器连接泵和电池，起到控制和监控左心室辅助装置的功能，还配有备用电池。传动系统为泵提供动力，HM Ⅲ 的传动系统采用模块化设计，必要时外部组件很容易更换。电池通过包皮电缆连接到袖珍控制器上，可提供长达 17h 的续航（图 4-11 和图 4-12）。

HeartMate Ⅲ 适用于充分应用指南指导的药物治疗后仍为难治性心力衰竭的患者的短期支持（过渡到移植或康复），以及近期 FDA 批准的作为非移植候选患者的永久替代治疗。

左心室辅助装置植入后最常见的并发症是泵血栓形成、溶血、传动系统感染、消化道出

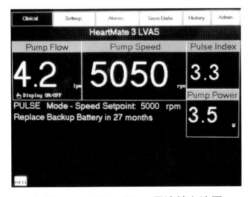

▲ 图 4-11 HeartMate Ⅲ 连续血流泵
该装置为全磁悬浮无轴录，因而效率更高，更耐用（Thoratec Corporation，Pleasanton，California）

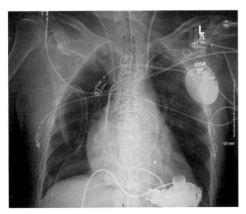

▲ 图 4-12 胸部 X 线片显示植入的左心室辅助装置，可以看到因终末期心力衰竭导致的心影增大

血和卒中。严重的右心衰竭可能也是并发症的一种；除非提高准备好或术中随时可启动双室辅助，否则严重的右心衰竭也是器械置入的禁忌证。值得注意的是，尽管使用 HM Ⅲ 进行双心室辅助尚在起步阶段，但如 Lavee 等近期发表的小样本研究等试验结果为其应用提供了越来越多的经验。（8/9 使用双心室辅助，时长 95～636 天，平均 266 天；7 人出院回家，1 人在支持 98 天后行心脏移植）[30]。

Morales 等最近报道了一例先天性心脏病患者 Fontan 手术失败后使用 HM Ⅲ[31]。由于器械体积对儿科患者而言是非常重要的限制因素，因而相较于上一代装置体积缩小的 HM Ⅲ 在儿科患者中有巨大的应用潜力[32]。

HM Ⅲ 需要通过外科手术置入，主要有四个步骤。

1. 进入心包。肋下切口、胸骨正中切口和经胸小切口入路均有报道。最常用的入路是胸骨正中切口。

2. 泵植入。在特殊的核心装置引导下将泵置入左心室内。最常见的放置位置是心尖和左心室隔面，从而使流入端管路位于心室腔中、室间隔和游离壁之间，同时远离二尖瓣及其附属结构。该装置用不可吸收线以环形方式固定在心室上。

3. 流出端管路放置。流出端管路绕过心尖，朝向右心房，用不可吸收线固定于升主动脉。

4. 外置传动系统。驱动从肋下的皮下组织中穿过，右侧或左侧取决于外科医生的决策。

2016 年发表的 MOMENTUM 研究是一项多中心研究，比较了不符合心脏移植指征或需要长期治疗的患者接受 HM Ⅱ 或 HM Ⅲ 置入（分别为机械轴承轴流泵与完全磁悬浮离心泵）的

预后。初步分析（6个月结果）表明卒中和泵血栓形成发生率显著改善。Mehra 等最近公布了 366 例患者（190 例 HM Ⅲ，176 例 HM Ⅱ）的 2 年随访结果，结果显示，尽管死亡率和致残性卒中的发生率相似，但放置 HM Ⅲ 患者的总体卒中发生率显著低于 HM Ⅱ（10.1% vs. 19.2%，P=0.02），需要更换或移除泵的人数更少（1.6% vs. 17%），且泵血栓形成的人数更少（1.1% vs. 15.7%）[33, 34]。

此外，来自该研究的经济学分析显示，无论治疗的预期目标如何，再入院率、住院天数和费用均有下降[35]。

Krabatsch 等在欧洲的一项前瞻性非随机性研究显示，1 年内共报告 12% 的胃肠道出血，16% 的传动系统感染，18% 的卒中，2% 的流出端通路血栓形成，无溶血、泵血栓形成或泵故障发生。6min 步行试验距离从平均 273m 增加到 371m（$P < 0.0001$）。EQ-5D 生活质量评分从均值 52.7 提高到 70.8（P=0.0006）[36]。

心力衰竭中血泵循环的生理学
Physiology of Blood Pump Circulation in Heart Failure

Abhinav Saxena　Nir Uriel　Daniel Burkhoff　著

张丽俐　译

周成斌　校

第5章

一、概述

左心室辅助装置在为终末期慢性心力衰竭患者提供血流动力学支持方面起着至关重要的作用。左心室辅助装置用于等待心脏移植患者的移植桥接（bridge to transplant，BTT）和不适合心脏移植患者的永久替代治疗（destination therapy，DT）[1-3]。近年来，左心室辅助装置被用于不确定是否适合移植患者的决策桥接（bridge to decision，BTD）和预计不需要移植就能充分或完全康复的危重症患者的恢复桥接（bridge to recovery，BTR）。随着设备变得更加安全，上述所有的应用预计在未来有所增加。左心室辅助装置在卸载左心室负荷的同时，积极与自身心脏和循环状况相互作用，有效改善终末器官灌注。这些因素各不相同，在长时间的左心室辅助装置支持过程中观察到逆向心室重构[4]。了解 LVAD 血流动力学的生理学对于临床医生改善患者医疗状况至关重要，特别是在未来几年将有越来越多的 LVAD 患者。因此，我们的目的是对左心室辅助装置应用于慢性心力衰竭患者的生理学进行临床相关的综述。

二、心室辅助装置的类型

人的心脏是一个复杂的容积变动的搏动泵。第一代 LVAD 模仿了这个概念。由于其体积大，不良事件发生率高，设备故障多[5]，一旦有了更小的连续血流设备，它们的使用就被完全取代了。第二代轴流泵采用陶瓷接触轴承的旋转泵设计。血液进入并被螺旋运动向前推动，最终同轴从泵射出[6]。尽管只有一个运动部件，接触轴承的尺寸更小，长期可靠性更高[7]，但随着时间的推移，接触轴承容易出现摩擦磨损、轴承清洗不彻底、可能停滞及转子-轴承界面处形成血栓[8]。经过进一步的迭代，目前的第三代泵在设计上是非接触式离心轴承。在这些泵中，血液进入泵内，被叶轮旋转驱动，与入口 90° 射出。非接触式轴承的使用有利于增加叶轮周围的血液流动和更好地清洗叶轮表面。这有望通过减少机械磨损来增加泵的寿命[9]。

三、连续血流左心室辅助装置血流动力学

连续血流左心室辅助装置（continuous-flow

left ventricular assist device，cf-LVAD）包括轴流泵和离心泵，通过叶轮旋转传递动能和加速血液[10]。cf-LVAD 的特征有泵转速（revolutions per minute，RPM）、电功率消耗（W）、流量（L/min）和运行期间的压力搏动程度（通过搏动指数）。操作员设定转速，功率是测量泵流经的电流和施加在泵上的电压，并与血流有关。在临床实践中，流量不是直接测量的，大多数现代 cf-LVAD 是根据转速和功耗来估计的；HeartAssist5 和 aVAD 使用瞬时超声探头直接测量流量。通过 cf-LVAD 的流量取决于泵的转速、血液黏度（与红细胞比容有关）、泵入口的前负荷压力和泵出口的后负荷压力，这是由泵独特的压力 – 流量特性曲线（head pressure-flow，HQ）决定的[11]。

四、压力 – 流量关系（HQ 曲线）

泵的压力扬程（H）或跨泵的压力梯度（ΔP），是泵的入口和出口之间的压力差。如果 LVAD 从 LV 泵入主动脉，ΔP= 主动脉压力 –LV 压力 + 通过入口插管和出口管道的综合压力损失[12]。在固定的运行速度下，ΔP 根据压力 – 流量关系（所谓的 HQ 曲线）指示流量，这是每个泵所特有的。临床上，相关的 HQ 曲线是整个系统的 HQ 曲线，包括泵、流入插管和流出管道[6]。

HQ 曲线通常在模拟回路中生成，通过测量系统入口和出口之间的压差，同时逐渐增加流出阻力到泵关闭。在不同的工作泵速下生成不同的曲线，并在 y 轴上绘制 ΔP，在 x 轴上绘制泵流量[12]。但是，从生理和临床的角度来看，将 ΔP 画在 x 轴上（因为这是临床独立参数），将泵流量(依赖参数)画在 y 轴上更合适。一般来说对于文中的轴流泵（HeartMate Ⅱ）（图 5–1A）[13] 和离心泵（HVAD）（图 5–1B）[9]，cf-LVAD 泵流量与 ΔP 成反比。轴流泵的 HQ 曲线相对线性，而离心泵的 HQ 曲线非线性。

在正常操作期间，ΔP 在心动周期中发生变化，主要是由于收缩期间心室压力的周期性变化（图 5–2A）。在收缩期，随着左心室收

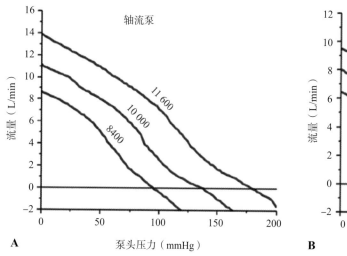
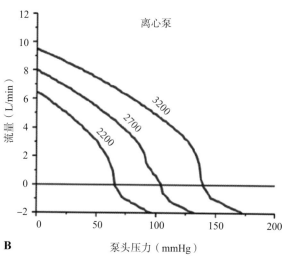

▲ 图 5-1　A. 三个特定转速下的 HeartMate Ⅱ 轴流泵的 HQ 关系；B. 三个特定转速下的 HVAD 离心流泵的 HQ 关系

缩，ΔP 减少，血流达到最大值。舒张期间，随着左心室舒张，ΔP 增加，泵流量减少（图 5-2B）。因此，即使主动脉瓣关闭，由于压力梯度随时间变化，泵流量也随每个心动周期沿 HQ 曲线变化[14, 15]（图 5-2C 和图 5-2D）。因此，这些泵的流量虽然是连续的，但一般来说不是恒定的。离心泵和轴流泵之间存在显著的差异，这些差异对恒定压力变化下的血流搏动程度、后负荷阻力的敏感性和对抽吸的反应产生影响[16, 10]。重要的是，泵之间的差异不会导致临床效果的重大差异，因为在实践中，转速

会根据患者的具体需求进行调整，以提供所需的支持程度。

五、LVAD 泵对心室力学和能量学的影响

心肌能量生理学

心肌耗氧量受多种因素影响，包括前负荷、后负荷、肌肉质量、心率和收缩力[17, 18]。另一方面，冠状动脉血流（coronary blood

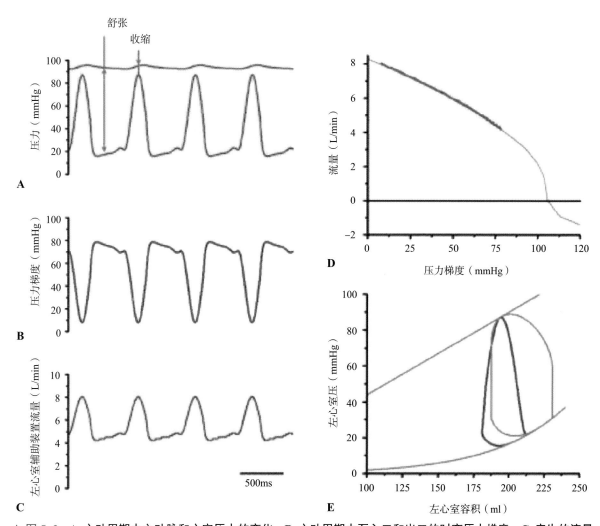

▲ 图 5-2　A. 心动周期中主动脉和心室压力的变化；B. 心动周期中泵入口和出口的时变压力梯度；C. 产生的流量波形；D. 流量波形由时变压力梯度决定，因为它在特定的转速下投射到 HQ 曲线上；E. 压力 - 容积图显示，LVAD 流量对左心室填充和力学的影响，与 LVAD 之前（深灰色回路）相比，矩形回路向左移动并过渡到三角形回路（蓝色回路）[19, 23]

flow，CBF）是由舒张时的平均动脉压和与右心房平均压、左心室舒张末压（left ventricular end-diastolic pressure，LVEDP）相关的下游压力之间的差值驱动的[17]。

压力－容积分析统一了上述复杂的相互作用。左心室压力－容积面积（pressure-volume area，PVA）定义为压力－容积图上收缩末期和舒张末期压力－容积关系及压力－容积曲线收缩期部分的区域（图 5-3）[19]。它等于每搏做功（stroke work，SW）加上收缩期末储存在

心肌内的剩余势能（potential energy，PE）之和：PVA=SW+PE。PVA 等于心脏在每次心跳时所做的机械总功，并提供了每搏耗氧量的负荷独立指数[20-22]。因此，理想的 VAD 辅助血流动力学效果应尽量减少左心室舒张末压和 PVA（PV 环左移），同时通过提供正常的心输出量和血压来改善全身灌注[20]。

六、LVAD 对心室力学的影响

cf-LVAD 产生的血流在多个方面影响心室力学，这在心室压力－容积图上很容易理解（图 5-2E）。首先，直接从左心室泵血可以减少左心室容积和舒张压。LVAD 的慢性卸负荷促进心室重构逆转，这在很大程度上是促进心肌功能恢复的基础[4, 23, 24]。其次，心室压力－容积环的形状从矩形变为三角形。这是因为随着左心室的持续血流，心室容积总是在减小，并且等容容积环也在丢失收缩和松弛阶段[19]。如文中（图 5-4）所示，在一个临床前模型中，研究了 HVAD 和 HeartMate Ⅱ，卸负荷程度和压力－容积回路的三角测量值都与泵转速有关。

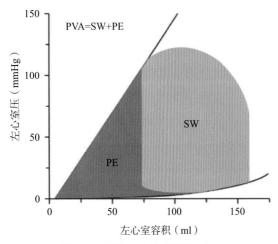

▲ 图 5-3 压力－容积的面积（PVA）

PVA 是由每搏做功（SW）和舒张末期储存在心肌中的机械势能（PE）组成的，代表心脏做的总机械功，与每搏心肌总耗氧量密切相关[19, 20]

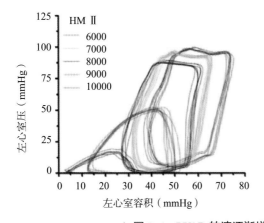
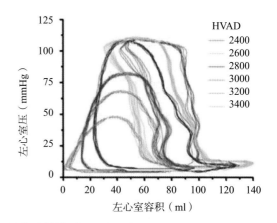

▲ 图 5-4 LVAD 转速逐渐增加的临床前模型的压力－容积环

基线环（无 LVAD 泵送）显示为红色。当 HeartMate Ⅱ 和 HVAD 的 RPM 都增加时，压力－容积环逐渐向左移向较低容积（剂量依赖的卸负荷），并越来越三角化（引自 Harvi-Qnline Http://harvi.online）

七、血液惯性对瞬时压力 – 流量关系的影响

图 5-1 描述的稳态 HQ 关系不能充分描述泵流量的动态，这是由于血液的惯性导致瞬时压力 – 流量关系偏离稳态条件下测量的曲线。使用模拟循环回路和气动模拟心室，多项研究表明，瞬时 LVAD 压力 – 流量关系偏离稳态 HQ 曲线，出现滞后现象（图 5-5）[25, 26]。我们可以使用硅模型 [27] 进一步定义惯性和滞后对整体功能的影响（图 5-6）。惯性的存在［及稳态曲线周围的迟滞（图 5-6A 和 B）］减少了峰值和波谷流量波形的变化（图 5-6C），从而降低了固有的 VAD 流量的搏动性，但有趣的是，它对平均流量没有显著影响，对 LV 压力 – 容积回路没有显著影响（图 5-6D）。

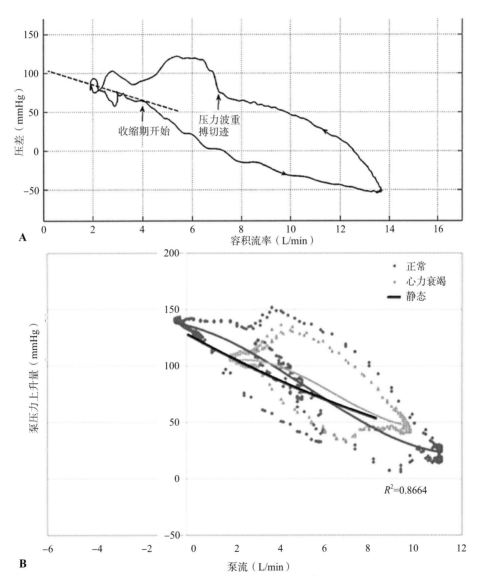

▲ 图 5-5　**HeartMate Ⅱ 瞬时 HQ（流量 – 压力）环在模拟回路中测量，显示稳态关系的滞后现象**

A. Noor 等 [26] 的研究（经 John Wiley and Sons 许可转载，引自 Noor et al [26]）；B. Sunagawa 等 [25] 的研究（于 2015 年经 Elsevier 许可转载，引自 Sunagawa 等 [25]）

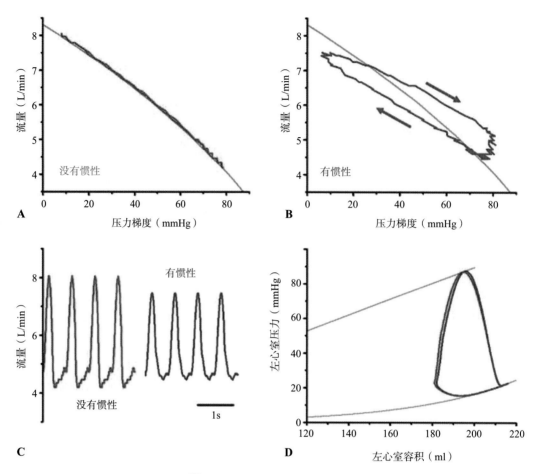

▲ 图 5-6 模拟模型 [27] 显示了惯性对 LVAD 瞬时压力 - 流量关系的影响

A. 在没有惯性的情况下，瞬时 LVAD 压力 - 流量关系遵循稳态曲线（灰色）；B. 在模型中加入惯性后，回路与稳态曲线的偏离方式与实验中观察到的相似（图 5-5）；C. 惯性的存在降低了瞬时流量信号的搏动，但对平均流量影响不大；D. 尽管惯性对流量信号有影响，但对心室压力 - 容积环路的影响不显著（引自 Harvi-Online http://harvi.online）

泵的功率和流量的关系

对于离心泵，在泵的功率和流量之间存在合理的线性关系。因此，由泵（如 HVAD）提供的流量估计值基于已建立的关系表格，涉及 RPM、血液黏度（与红细胞比容相关）和流量的电功率，被认为是合理可靠的 [28, 29]。相比之下，轴流泵表现出功率和流量之间的非线性 U 形关系 [6]。在这种情况下，估计流量被认为不太可靠。

八、人工搏动血流

如上所述，来自 cf-LVAD 的流量随心室收缩而变化，因此即使主动脉瓣未打开，也会引起一定程度的动脉压搏动。基于上述解释，心室收缩引起的固有搏动取决于 HQ 曲线的斜率 [15]。临床上用搏动指数来衡量泵的搏动程度，对于不同的泵，PI 的计算和显示方式是不同的。对于 HeartMate Ⅱ 和 HeartMate Ⅲ，PI 计算为在 10～15s 内平均最大流量和最小流量之间的跳动幅度，并根据公式除以平均流量：

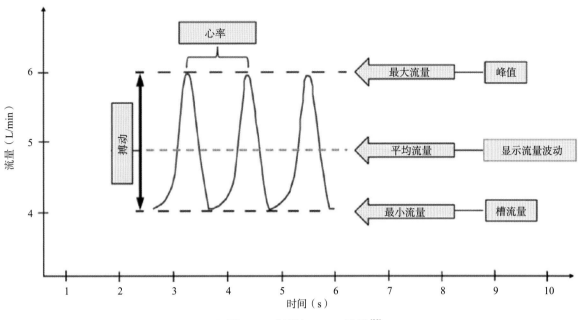

▲ 图 5-7　典型的 HVAD 波形 [28]

经 Wolters Kluwer Health，Inc. 许可转载，引自 Rich and Burkhoff [28]，https://journals.lww.com/asaiojournal/pages/default.aspx

（最大流量 – 最小流量）/ 平均流量。在 HVAD 中，搏动性显示为实时波形（图 5-7）。在恒定的前负荷和后负荷条件下，PI 与速度成反比。

由于搏动的潜在生理重要性，一些设备结合算法来改变转速 RPM，人为地引入额外的搏动。关于这种人工搏动的临床益处研究仍然存在争议 [30, 31]。据报道，在 VAD 患者中搏动循环的优点包括减少心室淤血，主动脉瓣间歇性打开，通过允许间断性左心室充盈减少心室抽吸的风险，对终末器官功能存在潜在益处 [32]。一些研究表明，搏动血流维持淋巴循环，降低全身性血管阻力 [33]，改善自主神经功能 [34]。

因此，一些 cf-LVAD（如 HVAD 和 HM Ⅲ）具有人工脉冲模式，该模式通过瞬时和快速变化的泵速诱导搏动血流 [9]。HVAD 有一种所谓的 Lavare 循环，这种循环在美国以外已经存在了一段时间，最近在美国引入 [35]。一般来说，这种算法和脉冲的优势还没有确定。

九、转速对 LVAD 流量和全身总流量的影响

（一）斜坡试验

在 LVAD 患者的医疗中面临的挑战之一是了解如何最佳地设置 RPM。理想情况下，速度应该调整到同时达到正常的充血压力（CVP 和 PCWP）、动脉压和全身总血流量。然而，这并不是简单地通过调整速度就可以实现的，还需要医疗管理来调整动脉阻力和压力流体状态。通过使用速度斜坡试验，对 LVAD 和身体特征之间复杂相互作用的理解得到了加强。

更具体地说，cf-LVAD 中的血流动力学速度斜坡测试可用于评估装置的速度、左心室和右心室充盈压（分别为 PCWP 和 CVP）及侵入性肺动脉和超声心动图检测的瓣膜功能之间的动态相互作用。斜坡试验用于 cf-LVAD 患者的初始术后护理，以确定适当的 LVAD 速

度[36]，也用于稳定的 LVAD 患者，通过速度和药物调整优化血流动力学条件[37]，以及诊断设备故障和需要手术或保守干预。文中（表 5-1）描述了 HeartMate Ⅱ 和 HVAD 设备的斜坡测试的特性，这些设备的大多数信息都是当前可用的。

（二）HeartMate Ⅱ 心脏超声心动图斜坡试验

Uriel 等定义了一种进行和分析血流动力学斜坡测试的系统方法[38]。轴流泵（HM Ⅱ）的斜坡试验方案是通过将泵的转速降低到 8000RPM，测量左心室舒张末期内径（left ventricular end-diastolic dimension, LVEDD）、左心室收缩末期内径（left ventricular end-systolic dimension, LVESD）、房室开放频率、主动脉瓣反流（aortic regurgitation, AR）程度、二尖瓣反流（mitral regurgitation, MR）程度、右心室收缩压（right ventricular systolic pressure, RVSP）和多普勒血压、心率、泵功率、搏动指数和泵流量。随后，每隔 2 分钟将转速增加 400RPM，并重复所有测量，直到泵达到 12000RPM 或最大容许转速。如果出现抽吸事件或 LVEDD 降至 3cm 以下，则停止斜坡试验。当 LVEDD 随泵速的增加变化很小

时，就可以诊断出泵血栓形成。由于泵速的增加和 LVEDD 的减少之间存在不耦合的关系，RPM-LVED 的斜率与泵血栓形成或严重的流出道阻塞相关。对于 HM Ⅱ，RPM-LVEDD 斜率＞ –0.16RPM/ 增量对于评判设备故障非常重要。

（三）HVAD 超声心动图斜坡试验

在离心泵（如 HVAD）中进行的斜坡研究类似于轴流泵斜坡研究方案。然而，考虑到泵运行速度的差异，斜坡试验（HVAD 协议）在 2300RPM 下开始。随后，速度以 100RPM 的步长增加到最大 3200RPM。停止斜坡研究的标准与上文详述的相同[37]。HVAD 的参数斜率与 HM Ⅱ 显著不同，并随主动脉瓣状态而变化。AV 打开时，设备故障的 RPM-LVEDD 斜率大于 –0.09RPM/ 增量，关闭 AV 时大于 –0.15RPM/ 增量[39]。

使用肺动脉导管评估 CVP 和 PCWP 的侵入性斜坡试验可以提供更详细的评估潜在的血流动力学状态[37, 40]。左心室流出道移植物的多普勒经胸超声心动图衍生的变量最近也被证明预测 PCWP，心输出量（cardiac output, CO）和体循环血管阻力（systemic vascular resistance, SVR）是可靠的，并且有可能减少

表 5-1　轴流泵和离心泵斜坡试验特性

泵	低速率（RPM）	高速率（RPM）	速度增量（RPM）	停止测试的参数	设备优化目标	泵血栓形成的特点	设备故障参数
HM Ⅱ [38]	8000	12000	400	抽吸事件和（或）LVEDD ＜ 3.0cm	间歇的 AV 开放 MAP ＞ 65mmHg MR 严重程度上更轻	随着泵速的增加 LVEDD 的变化很小且临床参数：LDH 升高	LVEDD 斜率比＞ –0.16RPM/ 增量（不管 AV 是否闭合）
HVAD [39]	2300	3200	100				LVEDD 斜率（随主动脉瓣闭合情况而变化）打开房室瓣 LVEDD 斜率＞ –0.09RPM/ 增量；关闭房室瓣 LVEDD 斜率＞ 0.15RPM/ 增量

LVEDD. 左心室舒张末期内径；AV. 主动脉瓣；RPM. 每分钟转数；MAP. 平均动脉压；MR. 二尖瓣反流；LDH. 乳酸脱氢酶

侵入性检测的需要[41]。稳定型 LVAD 患者的斜坡试验是可重复的，可能代表患者的血流动力学指纹。斜坡试验的变化可用于评估设备故障或容量状态的改变、外周血管阻力，并提供优化药物剂量和设备设置的机会[40]。

（四）转速对左心室的影响

cf-LVAD 将血液从左心室持续泵入主动脉，与心动周期无关。因此，会失去正常的等容周期，PV 环的形态从正常的矩形或梯形变为三角形。随着转速的进一步增加，LV 逐渐卸负荷，PV 回路向左移动（图 5-8A）。左移意味着左心室压力峰值降低，PVA 和心肌氧耗量（myocardial volume oxygen，MVO$_2$）显著降低。随着卸负荷程度的增加，主动脉压和左心室压之间的压差增加（图 5-8B 至 E）。

（五）转速对总体流量的影响

虽然 LVAD 流量随着转速的增加而增加，但转速的增加并不总是导致流向全身的总流量增加（图 5-9）。随着 LVAD 的启动，LVAD 血流将卸负荷左心室并增加后负荷压力，从而减少心脏的每搏输出量。随着转速的增加，LVAD 流量逐渐增加，内源性每搏输出量减少。而转速在一个范围内，其中一部分流量来自心脏，一部分流量来自左心室辅助装置，称为部分支持。因此，在此范围内，虽然 LVAD 流量随着转速的增加而显著增加，机体的总流量增加，但增加的量较小。在某一时刻，主动脉压力增加，使左心室不再射血，主动脉瓣保持关闭。在这一点之后，机体的总流量仅由泵提供。这是完全支持，转速与总流量相关的曲线

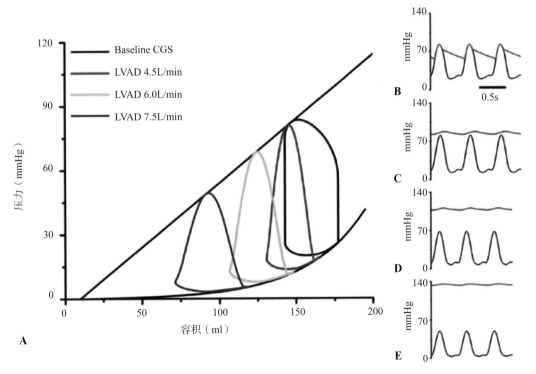

▲ 图 5-8　转速对左心室的影响

A. 左心室进行性卸负荷，PV 环左移；B 至 E. 随着左心室卸负荷进行性增加，左心室压和主动脉压之间的压差增加[19]（于 2015 年经 Elsevier 许可转载，引自 Burkhoff et al.[19]）

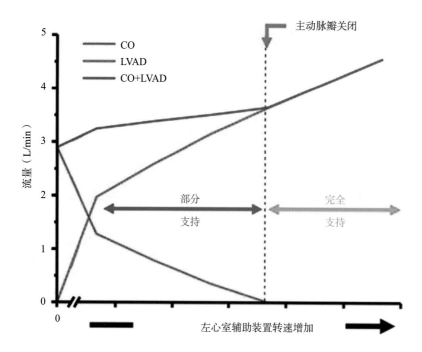

▶ 图 5-9　LVAD 的速度对 LVAD 的流量、内在心脏流量和全身总流量（=CO+LVAD）的影响

随着 LVAD 流量的启动，LVAD 流量将使左心室卸负荷并增加后负荷压力，从而降低心脏固有的 CO。随着转速的增加，LVAD 流量逐渐增加，内源的固有 CO 减少。这是一个局部支持的情况，其中部分来自心脏，部分来自 LVAD。全身的总流量增加，但增加的量较小。在某一时刻，主动脉压力增加，使左心室不再射血，主动脉瓣保持关闭。在这之后，机体的总流量仅由泵提供，这是完全的支持情况

CO. 心输出量（引自 Harvi-Online http://harvi.online）

斜率增加。

　　从术语角度来看，区分支撑度和 LV 卸负荷程度也很重要（图 5-10）。如下文所述，完全支持和完全卸负荷并不是同义词。

（六）定义和量化心室卸负荷

　　促进心室逆向重构依赖于充分的左心室卸负荷和达到 VAD 辅助的理想血流动力学状态[42]。LV 卸负荷被定义为心室总机械功率消耗（PVA•HR）的减少，与导致心室重构的心肌耗氧量和血流动力学力的减少相关[19, 23]。因此，只有当 PVA 达到最小值时，才会发生完全卸负荷（图 5-10，右）。相反，如上所述，当动脉压力和左心室收缩压不耦合导致主动脉瓣关闭时，就会出现完全支持[9]。因此，可以实现完全支持，而 LV 的卸负荷量最小（图 5-10，中）。临床上，显著的二尖瓣反流也可能意味着卸负荷不足。第一代搏动泵在全量射血模式下，提供了强大的低压卸负荷[43]。尽管两种方法都能提供足够的血流动力学支持[7, 43, 44]，但关于搏动型 VAD 与 cf-LVAD 的左心室卸负荷等效性的证据存在矛盾。

（七）转速对中心静脉压和肺毛细血管楔压的影响

　　基于体格检查评估复杂的 VAD- 心室相互作用具有挑战性，尤其是与评估 LVAD 患者的容积状态有关。在一项评估临床稳定的 cf-LVAD 患者中，使用侵入性血流动力学斜坡试验优化设备，在基线时，只有 43% 的患者在原始 RPM 设置下 CVP 和 PCWP 正常（图 5-11）。在斜坡试验中，随着速度的增加，心输出量增加，PCWP 下降，CVP 和 SBP 无明显变化。56% 的患者需要调整泵速，使 CVP 和 PCWP 接近正常范围[37]。最后，在研究的大部分患者中，CVP 和 PCWP 无法优化，表明需要改变药物治疗［利尿药和（或）后负荷减少］。CVP 没有 RMP 依赖性变化的现象表明 LV 卸负荷对 RV 功能有益[37]，这在 HM Ⅱ 和 HVAD 支持的患者中发现相似。本研究的结论是，临

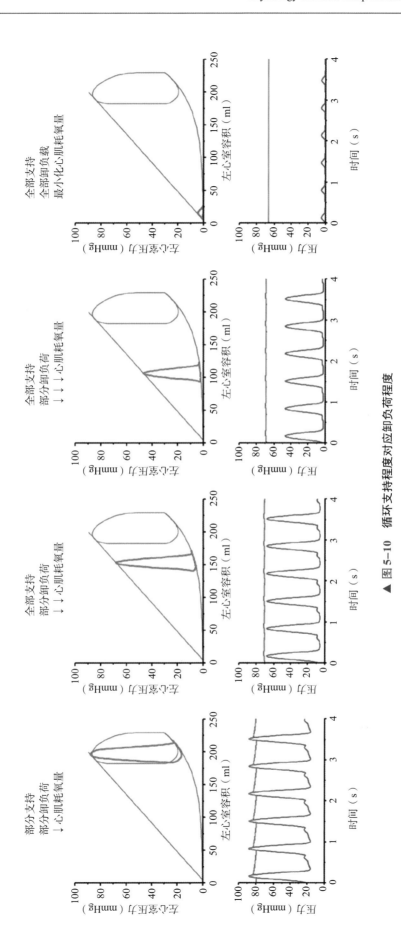

▲ 图 5-10　循环支持程度对应卸负荷程度

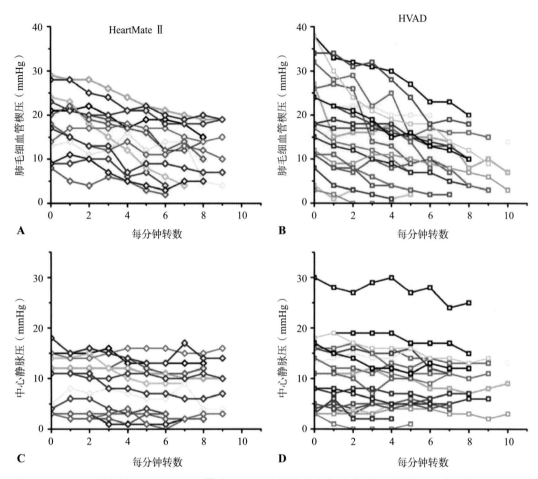

▲ 图 5-11　LVAD 的转速在 HeartMate Ⅱ 或 HVAD 支持的患者中对肺毛细血管楔压和中心静脉压的影响 [37]

于 2016 年经 Elsevier 许可转载，引自 Uriel et al. [37]

床评估装有左心室辅助装置患者的容积状态是非常具有挑战性的，血流动力学斜坡试验不仅有助于确定设置最佳速度，而且可能更重要的是调整药物治疗，特别是利尿剂剂量。

十、特别注意事项

（一）LVAD 的右心室衰竭

右心衰竭是左心室辅助功能治疗中遇到的重要问题。在围术期发生的频率为 20%～25%，其中 1%～5% 的患者至少需要临时机械右心室支持。在最近的研究中，大约 30% 的患者在慢性 LVAD 支持期间出现右心衰

竭。左、右心之间的血流动力学和机械相互作用是由于它们串联在一起，并与共用的室间隔发生解剖耦合。LVAD 可能对 RV 功能产生有益或有害的影响。有益的影响包括 RV 后负荷的减少（即 PCWP 的减少），由于减少室间隔对 RV 的影响而产生有利的 RV 几何形状，以及平均动脉压的增加而导致冠状动脉流量的改善。对右心室功能的有害影响可由多种因素引起。LVAD 增加了右心的静脉回流，从而增加了前负荷，这可能会使 RV 负荷增加。当增加的流量通过固定的肺血管阻力时，RV 后负荷压力也会增加。另外，由于左心室卸负荷而产生的左心室压力减少，降低了左心室对右心室

压力的作用，这种作用称为心室间的依赖，主要由室间隔介导[45]。

（二）肺动脉高压

肺动脉高压（pulmonary arterial hypertension，PH）是由慢性血管重构引起的，可发生在慢性心力衰竭中。肺动脉舒张压力（pulmonary artery dystolic pressure，PADP）和 PCWP 解耦联定义为在观察 PH 患者中两种压力之间的差值 > 5mmHg。43%～48% 的研究报道显示，使用 LVAD 心力衰竭患者在基线速度下 PADP 和 PCWP 解耦联，这是死亡和心力衰竭再入院复合终点的一个重要预测因素。结合有创血流动力学测量和斜坡试验改变装置设置后，30% 的解耦联患者可以恢复正常。与非标准化组相比，标准化组与 1 年心力衰竭无再入院生存率显著相关[46]。

十一、临床 LVAD 生理学

了解心室 –VAD 的相互作用有助于识别临床的病理改变，特别是如 Rich 和 Burkhoff 博士所述的血流波形[28]。文中（表 5-2）总结了常见的病理情况和 VAD 反应。其中一种情况说明了这一关系：发现高血压具有特别的相关性。

高血压

血压升高与卒中[47]、主动脉瓣反流[48]和泵血栓形成[49]的风险增加有关。建议将平均动脉压（mean arterial pressure，MAP）维持在 70～80mmHg 的范围内[36]，不建议使用 > 90mmHg 的 MAP 作为标准。由于高后荷的敏感性，高血压会影响 cf-LVAD 提供的心脏支持和卸负荷量，在这方面离心泵具有较平

坦的 HQ 曲线，比轴流泵有更高的负荷敏感性。

如前所述，cf-LVAD 在心动周期时作用于依赖于转速的 HQ 曲线，因此，每个周期的流量波形可以由其峰值流量、平均流量和每个循环期间的最低流量来表征（图 5-7）。动脉压升高是由 SVR 升高介导的，可以不同程度地改变血流的所有组成部分。在高血压期间，主动脉和左心室（ΔP）之间的压力梯度尤其在舒张期增加。因此，尽管峰值流量(收缩期)受影响较小，但是最低流量（舒张期）、平均流量可以显著减少，这取决于动脉压的升高程度，与搏动显著增加有关（图 5-12A）。在某些情况下，没有舒张血流，甚至出现负向流或血流逆转[25, 50]。

相反的情况发生在低血压患者身上（图 5-12B）。在这种情况下，ΔP 低于正常值，压力梯度变化较小。因此，平均流量增加，流量搏动减小。

十二、VAD- 运动生理学

健康人的有氧运动会导致心率加快，每搏量增加，全身血管阻力降低，血压轻度至中度升高，而心内充盈压不升高。而在心力衰竭中，每搏量以牺牲左心室舒张末期容积为代价增加[51, 52]。cf-LVAD 对运动的血流动力学反应尚不完全清楚。在休息时，LVAD 可改善血流动力学、功能能力和通气功能。然而，在运动过程中，尽管 LVAD 提供了血流动力学支持，但患者无法达到年龄和性别预测的正常有氧能力，运动表现降低到仅为预期值的一半[53, 54]。运动期间功能能力的降低是多因素的[53, 54]。搏动和恒流 LVAD 在血流动力学支持和运动能力方面没有差异[7]。

表 5-2 常见病理条件和 VAD 反应 [28]

病理条件	泵负荷情况	收缩期 ΔP	舒张期 ΔP	速率	功率	血流	搏动	血流动力学参数
低血容量	前负荷降低	↑	↑	不变	低	低	低	CVP↓ PCWP↓ CO↓
高血容量	前负荷增加	↓	↓	不变	高	高	高	CVP↑ PCWP↑ CO→
右心衰竭	前负荷降低	↑	↑	不变	低	低	低	CVP↑ PCWP↓ CO↓
中度高血压	后负荷增加	↑	↑↑	不变	低	低	高（收缩压主导流量）	–
严重高血压	后负荷增加	↑↑	↑↑	不变	低	低	低（收缩期和舒张期血流降低）	PCWP↑
流出道阻塞	后负荷增加	↑	↑	不变	低	低	可变的	PCWP↑ CO↓
流入道阻塞	前负荷增加	↑	↑	不变	低	低	可变的	PCWP↑ CO↓
相对低的泵速	–	–	–	低	低	低	高	PCWP↑或→ CO↓
相对高的泵速	–	–	–	高	高	高	低	PCWP↓ CO↑
脓毒血症/血管舒张	后负荷降低	↓	↓	不变	高	高	低	PCWP↓ CO↑
左心室恢复	–	↓	↑	不变	高	高	高	PCWP↓ CO↑
泵血栓形成	–	–	–	不变	高（功率峰值）	高(高估)	可变的	CO↓
主动脉瓣闭合性不全	前负荷增加，后负荷降低	↓	↓	不变	高	高	低	PCWP↑ CO↓
心脏压塞	–	↑	→	不变	低	低	低	CO↓

CVP. 中心静脉压；PCWP. 肺毛细血管楔压；CO. 心输出量

十三、运动中影响 VAD 血流的血流动力学因素

Cf-LVAD 的最佳设置（在斜坡测试中描述过）允许间歇性 AV 打开。因此，在静止状态下，大部分 CO 由 VAD 维持。据报道，在运动期间，心率、总心输出量、平均全身动脉压、平均肺动脉压、楔压、右心房压、分钟通气量和 LVEDV 增加 [52]。

由于自身 LV 和 VAD 作为两个并联泵工作，充盈压力的任何变化都会同时影响通过两个心泵的流量。Jerson 等表明，运动期间的泵流量最初增加，后来稳定在中等水平，而总心输出量逐渐增加，直到最大运动量，这表明自

然心室的贡献增加[13]。生理学上解释如下：左心室充盈压力的增加导致泵 ΔP 的减少，通过 VAD 的泵流量增加。同时，前负荷和收缩末期弹性的增加激活了 Frank-Starling 关系，促进了主动脉瓣的打开和左心室的血液排出。在压力容量环中，恒定转速的作用导致从静止时的

三角形压力容量环转变为运动时梯形的压力容量环（图 5–13）[52]。在两个心泵并联工作的情况下，CO 和 MAP 的初始增量明显。MAP 升高导致整个泵的 ΔP 增加，并阻止泵流量进一步增加[13]。

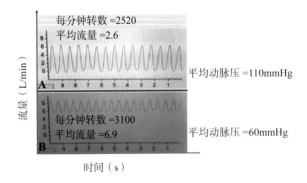

▲ 图 5–12　**A.** 高血压患者的典型波形（低流量，高搏动）；**B.** 低血压患者流量波形（高流量，低搏动）[28]

经 Wolters Kluwer Health，Inc 许可转载，引自 Rich and Burkhoff [28]，https://journals.lww.com/asaiojournal/pages/default.aspx

十四、变时性心功能不全与前负荷

增加心率的能力在增加健康患者的每搏量方面起着重要作用，并与心力衰竭患者的运动能力下降有关[55]。cf-LVAD 患者变时性心功能不全的重要性存在争议。早期对犊牛的研究表明，在泵速固定的情况下，LVAD 流量主要发生在运动时的收缩期，是由心率增加引起的[56]。然而，最近，Muthiah 等[57] 已经证明，在关闭主动脉瓣膜的患者中，通过调节起搏器功能而产生的最大和最小心率并没有通过

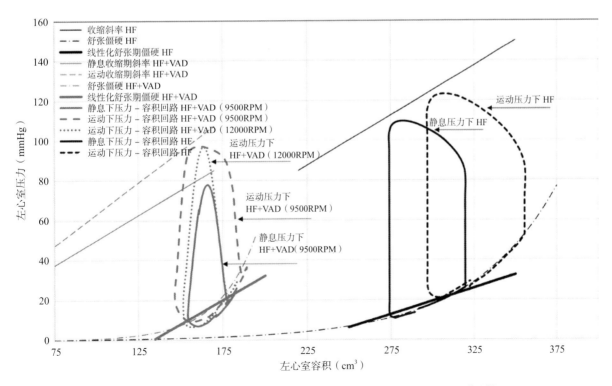

▲ 图 5–13　不同转速下心力衰竭患者与使用 LVAD 患者的运动生理学比较

HF. 心力衰竭；VAD. 心室辅助装置［引自开放访问许可证复制（CC BY）[52]］

VAD 显示出明显的心输出量变化。相反，在倾斜试验评估的同一组患者中，前负荷的变化与 LVAD 流量的显著变化相关。Hu 等[58] 的一项研究进一步证实了这一点，卧位而非心率与泵流量增加有关，这表明前负荷在运动中起着关键作用。

十五、运动中泵速调节的影响

在目前的实践中，cf-LVAD 是以固定的转速运行的，而不受活动水平的影响。一些研究评估了主动调节泵的作用，结果不一[59, 60]。在最近的文献[61, 62] 中，没有报道表明运动期间增加泵速对总心输出量存在的显著益处。相反，即使速度增加，运动过程中 PCWP 和右心房压也会增加[52, 62, 63]。这种现象的可能解释是，与心力衰竭的无辅助心室相比，辅助心室具有更硬的弹性特性，作用于舒张刚度的非线性部分，导致充盈压力增加，而 LVEDD 变化很小。运动期间调节泵速可能对 PV 环形态仍是有利影响，当 LVAD 速度在运动期间增加时，容量压力环恢复为三角形。目前，cf-LVAD 提供的卸负荷仍不理想，而且运动时泵速的理想算法还没有，左心室抽吸仍然是提高泵速的一个陷阱。

十六、结论

除了恢复全身血流量和血压外，LVAD 在左心室卸负荷、促进逆转重塑和恢复方面也起着至关重要的作用。我们对心室力学、血管特性和泵的血流动力学进行了深入的描述，从而为理解它们相互作用的复杂性质提供了坚实的基础，这些相互作用决定了血液流向身体、血压和左心室卸负荷。在实践中，这些概念是理解和解释血流动力学斜坡测试的基础。此外，我们还详细介绍了泵、心脏和血管系统（系统和肺部）的内在因素如何影响 LVAD 辅助循环，导致血流动力学支持不理想，或在极端情况下导致并发症，如右心室功能障碍和血泵血栓形成，进而造成血流动力学衰竭。

机械循环支持设备的工程要求
Engineering Requirements for Mechanical Circulatory Support Devices

J. Timothy Baldwin　著

熊语嫣　译

李晓松　校

第6章

一、概述

医疗设备行业严重依赖工程原理来设计、分析、开发、测试，并最终制造其设备。由于机械循环支持设备在其设计中包含了复杂的特征并提供了至关重要的生命维持功能，因此，这些设备的成功开发涉及许多工程学科，需要对这些学科进行有条理、透彻和周到的应用。在过去的 50 年中，MCS 设备（尤其是心室辅助设备）的技术和设计得到了发展，涵盖了早期的植入式气动正排量泵（这导致了 NIH 人工心脏计划的启动）到当前技术先进的连续流量 VAD 的产生[1-5]。从它们的设计上就可以看出设备的发展。早期的正排量 VAD，例如 Thoratec PVAD（图 6-1）使用了空气压缩机，简单的模拟控制器、气动软管和聚合物血囊。随后是电动机械正排量 VAD，它使用在聚合物血囊上操作的机械推板（如 Arrow LionHeart LVAS 和 Novacor VAS）或与刚性外壳耦合的柔性膜片（HeartMate XVE，图 6-2）[6-8]。这些系统涉及电动机、电池、电缆及更复杂的控制器，并且对于 HeartMate XVE 而言，则涉及纹理化的金属血液接触表面。然后是更小、更

可靠的旋转式血泵，这些泵在短时间内将血液暴露于高剪切力下，从而可以实现低水平的溶血和血小板活化。虽然通过使用 Hemopump 取得了旋转式血泵的首次临床成功应用，但现在，连续流 VAD 如 Jarvik 2000、HeartMate Ⅱ（图 6-2）、HVAD 和 HeartMate Ⅲ（图 6-3）[2-4, 9, 10] 占据了临床领域的主导地位。在过去 10 年间，后三项均已成功通过美国临床试验评估，获得了 FDA 的批准[11-13]。最新一代的各种 MCS 设备均采用了比其前代不同且更先进的技术。这些技术包括设计和制造设备的技术（如产生高度抛光的血液接触钛表面的过程，以及设计过程中使用的计算流体动力学），以及纳入设计中的技术（如数字控制器、各种轴承设

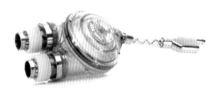

▲ 图 6-1　**Thoratec 体外心室辅助装置或 PVAD**[TM]

PVAD[TM] 在 20 世纪 70 年代被开发出来，用于提供左、右或双心室搏动支持数周至数月。PVAD[TM] 系统由血泵、套管和气动驱动器组成（图片由 St. Jude Medical 提供；CentriMag、PediMag 和 PVAD 是 Abbott 或其相关公司的商标；经 Abbott 许可转载，2019 版权所有）

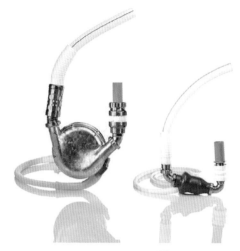

▲ 图 6-2 Thoratec HeartMate XVE™（左）和 HeartMate Ⅱ™（右）LVAD

HM XVE™ 是一种广泛应用的机电脉动式 VAD，其表面有纹理，可促进内皮化。HM Ⅱ™ 是 FDA 批准的首个用于桥接移植和靶向治疗适应证的连续血流 VAD。它提供了卓越的耐久性，并且由于其较小的尺寸，易于植入在 HM XVE™ 上（图片由 St. Jude Medical 提供；HeartMate Ⅱ、HeartMate Ⅲ 和 HeartMate 是 Abbott 或其相关公司的商标；经 Abbott 许可转载，©2019 版权所有）

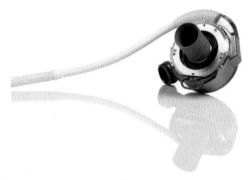

▲ 图 6-3 HeartMate Ⅲ™ 系统中使用的离心泵具有全磁悬浮转子，每分钟可输送多达 10L 血液

该系统的设计和用途是作为移植、康复和目标治疗的桥梁，可以用于从大龄儿童到成人的患者。该系统可脉冲血流，以减少血栓形成的可能性，并有一个可穿戴的外部电池组和一个小控制器（图片由 St. Jude Medical 提供；HeartMate Ⅱ、HeartMate Ⅲ 和 HeartMate 是 Abbott 或其相关公司的商标；经 Abbott 许可转载，2019 版权所有）

计，包括磁悬浮轴承，以及可靠的可充电电池）。现在，其他技术正在考虑和开发中，以备将来在 MCS 设备中使用。一种是经皮能量传输系统，该系统已成功用于 LionHeart VAD 和 AbioCor TAH[14, 15]。MCS 系统正在等待发展的其他技术包括为设备无线供电的系统，而另一种技术则通过将致动活塞与电动机磁耦合来制造无阀、脉动、旋转、双活塞、正排量泵[16, 17]。

二、工程 MCS 设备

由于 MCS 设备的尺寸、操作模式、预期的使用人群和预期的使用期限不同，其设计和开发设备所涉及的工程中所包含的技术必然会有很大的差异。而且，随着将来将被开发出的更先进的 MCS 设备，包括用于儿科患者的 MCS 设备，这些设备中使用的工程技术将不断变化和发展[18-20]。

在过去的 50 年中，需要开发涉及 MCS 设备的工程来解决设备中使用的材料、施加的负载、内部产生的流体力学、设备所需的功率，以及控制这些设备以实现可接受的生物相容性、耐久性及可靠性的问题。显然，开发容积式气动 MCS 早期设备所需的工程与最新一代的连续流量血泵不同。早期的气动设备是使用聚合物血囊、聚碳酸酯外壳和各种类型的人工心脏瓣膜制造的，并使用大型空气压缩机驱动以产生脉动流，并由模拟电路进行控制。为这些设备开发这些功能涉及一些基本的机械、电气、材料和化学工程，以及一些新兴的生物医学工程领域，以解决生物相容性问题。最新一代的 MCS 设备涉及植入式电池、磁悬浮轴承、高度抛光的钛表面、压力和流量传感器、复杂的数字控制器、钝化表面、精密加工的组件，以及各种设计、开发和分析设备性能的工程工具。因此，当今 MCS 设备的开发涉及机械、电气、材料和化学工程及其他子专业，如计算机、生物医学、可靠度、人为因素和软件工程

等高级类型。下一代 MCS 设备所需的工程技术将继续发展，以适应这些未来设计的需求。

三、不同的 MCS 设计及其相应的工程要求

机械循环支持设备的具体工程要求在很大程度上取决于设备的设计和规格。可以通过

考虑两种使用说明明显不同的设备来说明这一点，这些设备位于预期使用期限频谱的相对两端，并且在预期的患者规模和心力衰竭的病因上有很大不同：Abbott PediMag 血液泵（图 6-4）和 SynCardia 临时 TAH（图 6-5）。PediMag（在美国以外也称为 PediVAS）是一种磁悬浮连续流泵，旨在为儿童提供数小时至数周的部分或全部体外循环支持。相比之

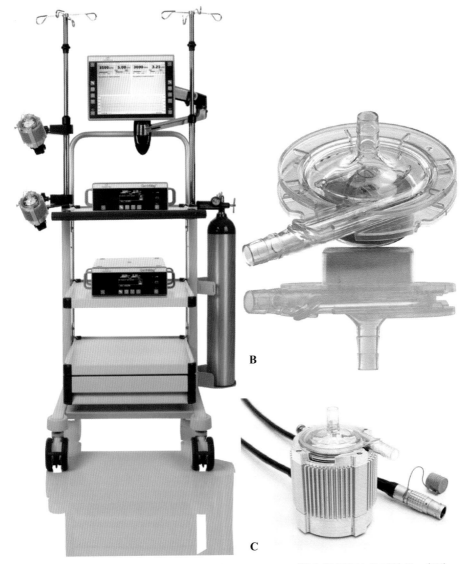

▲ 图 6-4　**PediMag™ 血泵被设计成作为 CentriMag™ 急性循环支持系统的一部分**

A. 为儿童提供高达 1.5L/min 的短期支持，系统组件包括一次性使用的 PediMag™ 泵头，使用磁悬浮转子操作；B. 泵头连接到的可重复使用的电机；C. 其他可重复使用的系统部件（图片由 St. Jude Medical 提供；CentriMag、PediMag 和 PVAD 是 Abbott 或其相关公司的商标；经 Abbott 许可转载，2019 版权所有）

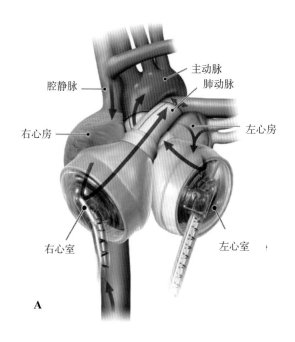

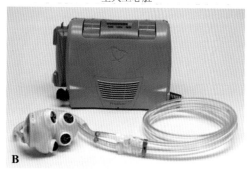

全人工心脏

▲ 图 6-5　**SynCardia 临时全人工心脏**

A. 植入；B.Freedom® 便携式驱动。与 PediMag™ 血泵相比（图 6-4），SynCardia TAH 完全取代心脏，其 50ml 和 70ml 的大小能在青少年和成人患者使用（经 pf SynCardia Systems 许可转载，©2019 SynCardia 版权所有）

下，SynCardia TAH 是一种气动正位移替代装置，旨在替代衰竭的心脏，以便将患者桥接至心脏移植手术。PediMag 旨在为儿童提供短期支持，用于体外且旨在仅提供低于 2LPM 的所需的最大流量[21]。相比之下，SynCardia TAH 必须完全植入，并且可以提供 9LPM 以上的压力，因为它被设计并用于替代心脏，并为包括成人在内的一系列患者提供了长期所需的全身循环和肺循环[22]。为了满足使用指征并由于其基本设计，这些设备中的每一个都有明显不同

的工程要求。例如，SynCardia TAH 的柔性聚合物血囊（以及其他系统组件，如气压管、压缩机、控制器和心脏瓣膜）的设计和制造必须足够耐用，以承受通过气动驱动数月或数年以 110 次 / 分或更高心跳的速度泵送全身和肺部系统的长期循环负荷。显然，这些目标已经实现。根据 FDA 对 SynCardia TAH 的安全性和有效性的总结，该设备的 1 年可靠性为 88%，置信度为 90%[23]。通过使用设备长达 3.75 年的临床报道已经证明了这种可靠性水平，并且许多患者通过该设备上的支持，存活时间超过了 1 年[22]。

相比之下，由于 PediMag/PediVAS 泵使用磁悬浮转子进行紧急支撑，因此使用该设备的一次性泵压头和套管的耐用性仅需约 30 天，这是作为 ECMO 的一部分使用时预期的最长持续时间系统。根据已发布的 CentriMag 右心室辅助系统安全性和可能获益的总结，除了泵压头不同外，该系统与 PediMag 系统一致，它 30 天的可靠性为 90%，置信度为 90%[24]。由于泵头中没有轴承，没有磨损部件，并且使用时间如此短暂，PediMag 系统主要取决于可反复使用的电动机、控制台、监视器和流量探头。因此，在任何时候使用系统的可靠性都必须基于系统的稳健性，才能在重复使用可重复使用的组件后正常运行。幸运的是，由于系统是外部实体，备份组件可以随时交换任何组件故障，而这实际上是这些组件发生故障的过程[25]。

显然，这两种设备对耐用性的要求有很大的不同，因此，满足这些要求所需的工程和设计也有很大的不同。同样，两种设备的相关工程和设计也有所不同，以满足其他设备特性，如性能、解剖结构、用户界面、控制器性

能等的特定设备要求。任何设备都是如此：任何 MCS 设备的工程要求都随其性能要求和使用说明而变化。因此，对于 MCS 设备没有标准的工程要求。取而代之的是，MCS 设备工程要求是使用整个医疗设备领域及航空航天和汽车行业等其他高科技行业中使用的相同工具来确定的，在这之中安全性至关重要：风险分析。

四、建造 MCS 设备的风险分析

由于 MCS 设备属于高风险的 Ⅲ 类医疗设备，因此开发和制造它们的公司必须分析和管理它们带来的风险。风险分析是风险管理过程的一部分，它可用于最小化及控制与产品使用相关的风险，包括医疗设备，如 MCS 设备[26]。风险分析的详细信息超出了本章的范围，因为它们特别适用于 MCS 设备。但是，重要的是要了解风险分析的基础知识，以了解它们如何与 MCS 设备联系起来并决定其工程要求。简而言之，任何 MCS 设备的风险分析都涉及识别设备用户可能遇到的危险，并确定所有已识别危险的严重性或后果及每种危险的可能性。通常，对于 MCS 设备和医疗设备，许多危害通常称为不良事件，范围从高度严重（如缺血性卒中和泵故障）到程度较轻（如暂时性的灌注减少和经皮传动系统感染）。通过合并危害的严重性和危害发生的可能性来估计任何可能危害的风险。严重程度的范围可以忽略不计（如简单的暂时不适）到灾难性的（如患者死亡），并且可以使用数字量表将其视为定性或定量的[26]。同样，危险发生的概率可以从频繁发生到不可能发生，并且可以通过使用概率的规模或实际估计来定性或定量[26]。然后，对由

风险分析确定的风险进行评估，以确定它们是否可以接受及减少不可接受的风险。

MCS 设备的工程设计是风险分析的关键部分，因为它通常专注于通过将工程原理纳入设计中来实现结构和系统可靠性、生物相容性、血液相容性等目标，从而最大程度地降低风险。如前所述，每个 MCS 设备所需的工程设计将有所不同，并将进行评估，且依赖于风险分析。为了说明这一点，需考虑先前对 PediMag 和 SynCardia TAH 的耐久性的比较。这两种设备的危害的严重性评估相似，它们的许多不良事件 / 危害（卒中、泵故障等）也相似。但是，每种类型的危害发生的可能性都将不同，尤其是在考虑预期的最大使用期限时。对于诸如泵故障之类的不利事件，除非能够及时成功更换或重启设备，否则这两个设备的严重性都将是致命的。但是，对于 PediMag 设备，应用于泵故障至少的持续时间是 30 天，并且电动机、控制器、泵头和套管是对其耐用性至关重要的组件。因此，工程上的要求是将泵头和套管及预期寿命内的电动机和其他可重复使用的设备，在 30 天之内出现泵故障的可能性降到最低。相反，在 SynCardia TAH 中，应用于泵故障最短的持续时间为 1 年或更长时间，并且对其耐用性至关重要的组件是聚合物血液囊、人工瓣膜、压缩机和控制器。有了这些，诸如压缩机和控制器之类的可更换部件就可以维修和更换，因此也可以进行更换。从结果上分析，这些组件的可接受故障概率可能高于其他不可替换组件，并且这些组件的工程设计可能不需要像其他关键组件那样高的可靠性，例如在此特定设备中的血囊和心脏瓣膜的特定危险 / 不良事件。但是，需要进行血囊的工程，用于人工心脏的心脏瓣膜（相对于用以

代替天然心脏瓣膜的心脏瓣膜）、压缩机、控制器和其他系统组件需要执行，以便风险最小化，并且是可以接受的。

对于包括这两个示例的 MCS 设备，制造商会进行风险评估，并由监管机构进行审查，以帮助确定是否应批准该设备的临床研究或市场营销申请。这些风险评估不仅仅包括泵故障，还包括卒中和其他神经功能障碍、各种不同类型的感染、心律不齐等各种危害。它们还介绍了如何通过设计和工程，以及为制造设备而实施质量管理系统来将它们最小化。

关于 MCS 设备的工程要求的这一章已阐明，由于 MCS 设备的特定用途和要求，因此不存在 MCS 设备的特定工程要求。相反，根据设备的特定性能要求确定工程要求并将其用于设计 MCS 设备。通过临床前和临床前的分析和评估，以及随之而来的风险分析，可以确定 MCS 设备满足其工程要求的程度。ISO 循环支持设备标准（ISO 14708-5：2010E）提供了有关应执行的测试类型的指南，有助于为风险分析提供依据[27]。该标准中规定的测试包括：①泵的性能、流体动力学、振动和内部零件的气穴现象；②内部和外部控制与驱动单元，包括编程；③电池和电气连接；④移植物、导管和袖套；⑤人工心脏瓣膜和经皮能量传输系统；⑥电磁兼容性、材料和生物相容性等。因此，尽管对 MCS 设备没有特定的工程要求，但诸如此类的标准涵盖了 MCS 设备所涉及的技术范围及国际风险管理标准（在 ISO 14708 中引用），制造商和开发人员具有确定、评估、完善并满足其 MCS 设备工程要求的标准方法。

五、免责声明

文中所表达的观点是作者的观点，不一定是美国国家心肺和血液研究所或美国国立卫生研究院的观点。

机械循环支持装置的临床要求
Clinical Requirements for Mechanical Circulatory Support Devices

第 7 章

Neel K. Ranganath Katherine G. Phillips Nader Moazami 著

李晓松 译
熊语嫣 校

一、概述

在过去的 20 年中，机械循环支持领域在临时和长期支持设备方面都取得了长足的进步，这在很大程度上归功于连续流式旋转血泵的发展[1]。以前使用的搏动容积式泵[2-4]受到固有设计局限的困扰，最显著的是，搏动泵需要一个足够大的腔室来容纳足量的每搏输出量。因此，搏动泵相对较大，只能植入到有较大身体体型的患者中，而大多数女性和青少年被排除在外，并且通常需要进行广泛的手术解剖才能适当放置。另外，循环泵的长期机械耐久性有限，经常需要重新手术以更换设备。搏动泵在正常手术期间也是可以听到的，并且需要较大口径的经皮管路来排出空气，这样更容易导致感染。尽管搏动泵在治疗难治性心力衰竭方面仍然有效，但它的这些设计因素及其相关的显著的发病率限制了搏动性 MCS 装置的广泛使用[5, 6]。

连续流动式旋转血泵可显著减小泵的尺寸，降低经皮管线的口径，并实现安静运行[1, 7]。在 2010 年 HeartMate Ⅱ 获准用于永久替代治疗后，持久性 MCS 设备的放置率急剧

增加，因为这之后可以为女性、青少年和不适合移植的年长患者提供持久性 MCS 设备[8]。为了应对这种迅速增长的临床应用，国际心肺移植学会发布了 MCS 的执行摘要，包括患者选择的指南[9]。但是，鉴于当前批准的持久性 MCS 设备的优异临床效果[10]和即将出现的新型泵技术，MCS 的作用不断扩大，而患者选择通常是主观的并伴随着收益风险的考虑，即进行耐用性 MCS 装置移植对于患者潜在的生存和生命质量的收益，是否胜过患者显著的围术期发病率和死亡率?

近年来，临时 MCS 的临床作用也大大扩展。尽管长期的 MCS 由于突破性的技术而扩大了其作用，但是自 1953 年开始，当临时 MCS 所必需的技术可以获取，临床医生就以体外循环的形式使用了临时 MCS[11]。早期对临时 MCS 的研究过程包括使用外围 CPB 延长心脏术后发生心源性休克的患者的撤机时间，这基本上类似于体外膜氧合。但是，连续流动式旋转血泵技术还通过开发微轴设备而使临时 MCS 受益，其中许多设备可以经皮植入[12]。此外，许多临床医生提倡在心源性休克患者中早期应用临时 MCS，因为他们推断早期干预

将中止病理过程并得到更好的临床结局。无论预期的支持时间长短如何，MCS 的作用都在扩大，选择合适的患者和设备在技术日新月异的情况下显得至关重要。

二、长期机械循环支持和终末期心力衰竭

长期 MCS 致力于治疗难治性终末期心力衰竭。充血性心力衰竭的潜在病因广泛，但最终心室功能下降导致终末器官灌注减少和几种有害的代偿机制激活（图 7-1）。通过激活肾素 - 血管紧张素 - 醛固酮系统，使肾血流量减少，盐和水潴留[13-17]。自主神经系统刺激的增加导致全身血管阻力增加，动脉血压升高和左心室充盈压升高[18-21]。人体主要的副交感神经转变为更交感的状态，导致循环中的儿茶酚胺增加，这可能导致心律不齐，如心房颤动或室性心动过速[22]。体液潴留和进行性容量超负荷导致肺水肿，继而使肠系膜充血，从而降低肝、肾和胃肠道的功能。在响应进行性容量超负荷而释放的细胞因子和其他炎性介质，在心力衰竭的病理生理学中也具有重要作用[23, 24]，尤其是 TNF-α 被认为可以介导多种终末期心力

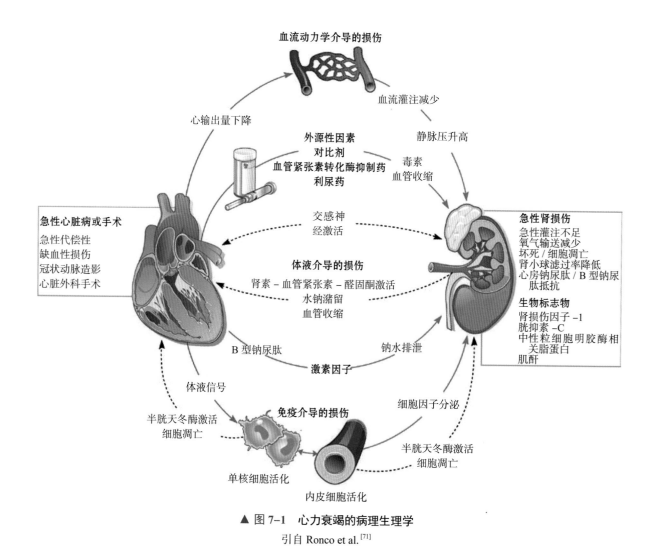

▲ 图 7-1　心力衰竭的病理生理学
引自 Ronco et al.[71]

衰竭患者的恶病质[25]。心房钠尿肽和 B 型利尿肽，在血容量增加进而拉伸心房和心室壁的作用下释放，起到降低全身血管阻力和诱发钠尿排泄的作用[26, 27]。然而，利尿钠肽的理论平衡上的作用被 RAS 系统的强烈激活和增加的交感神经后活性所吞没[28]。长期 MCS 的目标是阻止或延迟上述临床情况进行性恶化，缓解相关症状并改善难治性心力衰竭的生存率。

三、MCS 治疗的总体目标

无论是暂时用于急性心源性休克以从可逆性心血管疾病中恢复，还是长期应用通过减轻终末期心力衰竭的有害生理变化从而改善生存和提高生活质量，MCS 治疗的总体目标都是相同的：①维持平均动脉压以保证足够的终末器官灌注；②通过降低衰竭心室的负荷来减少心肌需氧量；③提供足够的冠状动脉灌注，以阻止心室进一步的恶化并最大化心肌恢复潜能（图 7-2）[29]。

（一）维持终末器官灌注

MCS 的主要目标是通过维持足够的平均动脉压和流向重要器官的血流来补偿心源性休克的低输出状态。尿量增加，肾前性氮质血症消退，血清胆红素减少和血清乳酸减少，证明了这些器官的充分灌注。

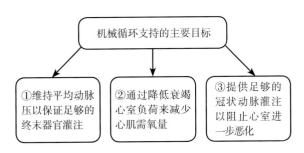

▲ 图 7-2　机械循环支持的三个主要目标

（二）降低衰竭心室负荷

MCS 的另一个目标是通过降低衰竭心室负荷来减少心肌需氧量。根据拉普拉斯定律，心肌壁张力与心室直径成比例增加（图 7-3）[30]，心肌耗氧量增加以适应这种室壁张力的增加。通过保持心室减压状态，减小了心室的直径，并使肌原纤维的张力最小化。当病因是缺血性心肌病时，减少心肌需氧量尤其重要。

（三）冠状动脉灌注

为了最大程度地恢复心肌并防止心室进一步恶化，在 MCS 期间必须保持足够的冠状动脉灌注。然而，除了在主动脉根部维持足够的 MAP 之外，很少需要考虑其他冠脉灌注。另外，心室减压可降低室壁压力，从而增加跨心肌灌注，同时减少心肌需氧量。因此，降低心室负荷既增加了心肌的氧输送，又使心肌的氧需求最小化。

四、MCS 的主要适应证

MCS 的主要适应证有 4 个，即移植前过渡支持、移植候选资格确认前过渡支持、心功能恢复治疗和永久替代治疗（图 7-4）[31]。确定每个患者的治疗目标至关重要，因为器械策略对预期的 MCS 持续时间具有深远的影响，而 MCS 的持续时间是器械选择的主要因素。

（一）移植前过渡支持

BTT 适用于被积极列入要移植名单，但可能无法生存或在器官可利用之前因灌注受损而继发进行性终末器官功能障碍的患者。在 2010 年 HeartMate Ⅱ 被批准用于 DT 之前，BTT 是植入

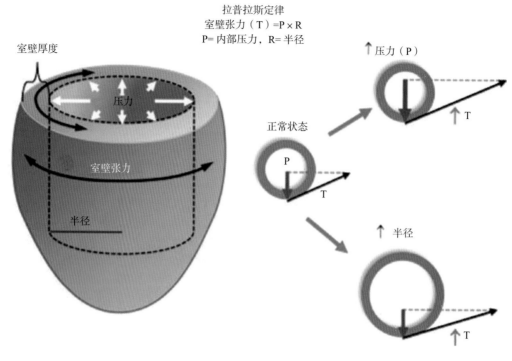

▲ 图 7-3　拉普拉斯定律

引自 Berthiaume et al. [72]

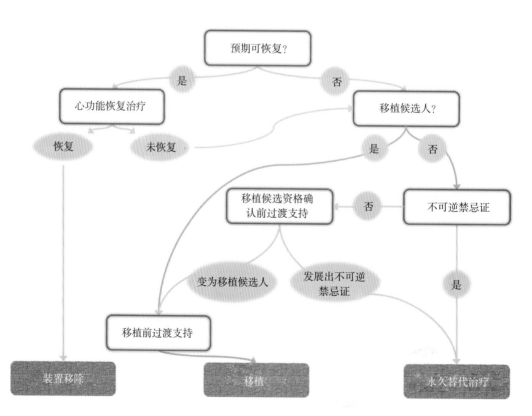

▲ 图 7-4　用于机械循环支持决策的算法：移植前过渡支持和永久替代治疗

式 MCS 设备最流行的设备策略。BTT 的目标人群是：①终末器官功能障碍加重的患者，如进行性肾前性氮质血症或肝功能衰竭；②预计移植等待时间较长，例如血型为 O 型或高度敏感的人；③在等待器官变得可用的同时，希望生活质量得到改善的患者。BTT 患者通常考虑使用持久性 MCS 设备，因为他们的支持持续时间为数月至数年。

（二）移植候选资格确认前过渡支持

BTC 适用于目前未列入移植但没有绝对永久性禁忌证的实体器官移植的患者。BTC 的目标人群是经过一段时间的 MCS 后可能有资格进行移植的患者，这些患者可改善终末器官功能，解决并发症（如完成癌症治疗）或进行必要的生活方式改变（如停止滥用药物）。BTC 患者最终的最佳结局是接受移植，因此通常以与 BTT 患者相同的方式对其进行评估，并考虑对其应用持久性 MCS 装置。一旦 BTC 患者被积极列出要移植，他或她将被重新指定为 BTT。如果 BTC 患者发展出绝对不可逆的移植禁忌证，则将其重新指定为 DT。

（三）心功能恢复治疗

BTR 适用于需要暂时性循环支持以治疗可逆性心血管损伤的患者。BTR 的期望是患者可以恢复心脏功能，并且无须考虑移植就可以终止 MCS。潜在的病因包括心脏切开术后发生心源性休克、暴发性心肌炎或围产期心肌病。BTR 在所有策略中的支持期最短，通常使用临时的 MCS 设备，该设备可以在中央或经皮植入。临时性 MCS 装置的中央植入通常是发生在接受心脏外科手术以治疗另一种疾病的患者中，设备放置可能是在术前计划的，例如在

极高风险的冠状动脉搭桥术患者中；或者是在术中决定的，例如对于无法从搭桥术中退出的患者。如果 BTR 患者无法从心脏损伤中恢复过来，则可以将其重新指定为 BTT、BTC 或 DT。在这种情况下，他们的临时 MCS 策略可能会过渡到长期耐用的 MCS 设备。

（四）永久替代治疗

DT 适用于需要长期 MCS 但由于一种或多种不可逆禁忌证而不适合移植的患者。在 DT 患者中，绝大部分是不太可能考虑进行移植的心力衰竭晚期的老年患者（＞70 岁）。在时间上，接受耐用 MCS 设备的患者比例的急剧增加与 HeartMate Ⅱ 用于 DT 的批准有关。对于 BTT 患者，虽然他们通常在接受移植之前会等待数月至数年的时间，但是当前可用的长期 MCS 设备通常足够耐用。然而，由于合适的心脏同种异体供体的供应极为有限，因此许多临床医生认为 DT 策略应受到制造商们最多的关注。

五、评估 MCS 的候选人

在考虑进行持久性 MCS 装置植入之前，所有患者应纠正所有可逆的心力衰竭病因，并且在接受装置植入之前，对患者的移植候选资格进行评估。此外，应在所有考虑进行 MCS 的患者中，确定纽约心脏协会的功能分类和机构间机械辅助支持注册系统分级[32]。为了确定长期 MCS 装置植入的生存率和生活质量收益是否超过围术期显著的发病率和死亡率风险，许多标准需要考虑，这些标准包括血流动力学因素、临床检查、实验室研究和社会心理评估。支持 MCS 需求的因素包括反映外周血灌

注不良的四肢冰冷，全身血压低，心动过速，出现啰音或颈静脉扩张，对利尿剂有应答的尿量减少，肝功能障碍的实验室证据，肾前性氮质血症的实验室证据。

（一）血流动力学评估

对于长期 MCS，没有明确的血流动力学标准来确定候选人资格，但是尽管使用血管活性药物，通常仍要求心脏指数＜ 2.0L/min 或每搏输出量＜ 25ml。应常规评估每搏输出量，因为某些患者的心脏指数可能维持在 2.0L/min 以上，但这仅是因为心动过速是对低的每搏输出量的代偿，这些患者实际上处于失代偿的晚期，应考虑进行长期 MCS 治疗。对于测量出足够的心输出量但看起来受到损害的患者，应评估混合静脉饱和度。

评估右心室对于确定高危患者是必要的，因为右心衰竭是放置左侧 MCS 装置后发病和死亡的最重要原因之一，通常发生于既往已存在的右心衰竭[33]。导致因素包括右心室几何形状的改变，特别是急性左心室降负荷引起的室间隔向左移位，以及右心室静脉回流超负荷增加（图 7-5）。患者是否发展为右心衰竭取决于患者右心室对这些急剧变化的血流动力学负荷做出反应的能力。尽管右心室后负荷有保护性的减少，但是由前负荷增加引起的右心室超负荷通常是植入后立即发生的主要病理生理过程。为了预测哪些患者在放置左心辅助设备后将继续发生右心衰竭，许多血流动力学因素和风险评分被评估[34-41]。其中，肺动脉搏动指数正在成为一种有前景的独立预测指标，其在接受正性肌力药物的患者中特别有用，因为更具预测性（图 7-6）[42-43]。

其他血流动力学标准包括要求有足够的心脏内充盈压，以区分由于血容量不足引起的低心输出量与利尿过多。右心房压力＞ 10mmHg 和肺毛细血管楔压＞ 15mmHg 反映了适当的容积状态。

（二）肾功能评估

长期以来，在持久性 MCS 装置植入后，肾功能不全已被证明可预示患者发生疾病和死

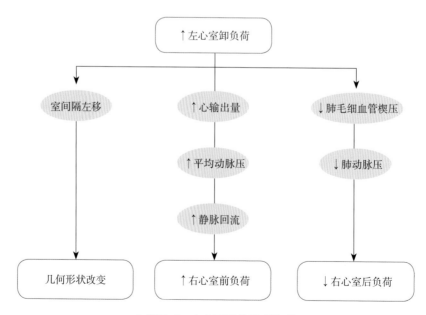

▲ 图 7-5　右心衰竭的病理生理

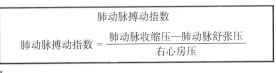

$$肺动脉搏动指数 = \frac{肺动脉收缩压 - 肺动脉舒张压}{右心房压}$$

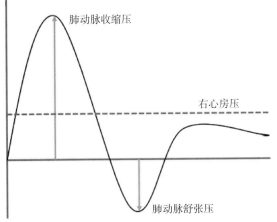

▲ 图 7-6　肺动脉搏动指数

亡的风险较高[44]。在 REMATCH 试验中，肌酐值 3.5mg/dl 作为排除的临界点[45]，而在最近的试验中，该值已降至 2.5mg/dl。但是，使用高血清肌酐来定义肾功能不全会严重低估了包括许多女性和老年患者在内的肌肉质量较低的患者的肾脏疾病严重程度。估算肾小球滤过率低于 0.5ml/（kg·min）是评估大多数患者肾功能不全的血清肌酐替代方法。此外，许多中心直到患者接受了与心脏指数＞ 2.4L/min 相关的静脉药物治疗 24～48h 后，才测量肌酐清除率。如果通过这种方案改善肾功能不全，则很可能是可逆的。除标准尿液分析外，还应进行 24h 尿液检查，以寻找是否存在炎性细胞或嗜酸性粒细胞。尿蛋白排泄量高或尿中存在细胞可能需要进行肾活检，以排除原发性肾脏疾病而不是心衰造成的肾功能不全。

长期接受血液透析支持的患者，由于并发症风险增加而被认为是长期 MCS 的极高风险，通常与感染或血管通路有关，这样可能难以评估长期 MCS 装置植入后肾功能不全的可逆性[36]。如果肾功能不全继发于与心力衰竭相关的灌注减少，则可能是可逆的，但如果由于原发性肾脏疾病或一般处方的血管紧张素转化酶抑制药，血管紧张素 Ⅱ 受体阻滞药或非甾体类抗抑郁药的直接肾毒性作用，则可能无法恢复。许多肾脏功能差未被认定为移植候选人的患者随后接受了移植，因为长时间的 MCS 后肾功能障碍得以逆转。在 HeartMate Ⅱ BTT 试验中，装置植入前血清肌酐升高的患者平均降低 1.4～1.8mg/dl[46]。

（三）肝功能评估

持久性 MCS 装置植入后，肝功能障碍也与不良预后相关[47]。先前的研究已经报告并建议总血清胆红素，天冬氨酸转氨酶和丙氨酸转氨酶水平高于正常水平的 3 倍，是不良结局的独立危险因素[48]。所有患者均应筛查是否有严重酗酒史，并事先检查病毒性肝炎感染情况。对于需要进行活检的浸润性肿块，简单的肝脏超声检查是充分的筛查手段。在该人群中，肝功能障碍的最常见原因是右心衰竭，这在适当的 MCS 时间后可能会改善。在 HeartMate Ⅱ BTT 试验中，基线水平异常的患者在接受 6 个月的支持后，血清总胆红素、天冬氨酸转氨酶和丙氨酸转氨酶水平恢复正常[46]。肝硬化是器械植入不良预后的预测因素，因此即使存在严重的右心衰竭，许多中心也会通过肝脏超声筛查肝硬化。

（四）胃肠道出血的评估

长期 MCS 与动静脉畸形继发的胃肠道出血风险增加有关。此外，耐用的 MCS 设备需要全身性抗凝以防止泵血栓形成，而加剧了胃肠道出血的风险。有持续性胃肠道出血病史的患者应在持久性 MCS 装置植入前通过上下内镜仔细检查，以评估病因并排除恶性肿瘤。

（五）肺功能评估

在持久性 MCS 植入之前，没有绝对的肺功能排除标准或阈值。然而，患有严重肺功能障碍的患者围术期的风险增加，特别是与延长的机械通气时间和在重症监护病房的住院时间增加有关[44]。严重的心功能不全可能会妨碍准确的肺功能检查，但是如果用力肺活量，1 秒用力呼气容积和一氧化碳的扩散能力均低于预计的 50%，则长期 MCS 可能不是合适的选择。此外，植入器械前的机械通气是与不良预后相关的最高危险因素之一[48]。

血氧饱和度低于 92% 的患者，在超声心动图检查中应进行超声生理盐水注射，以排除由房间隔缺损或卵圆孔未闭引起的从右向左分流。如果未发现分流，则这些患者应进行螺旋CT 检查以排除慢性静脉血栓栓塞性疾病。睡眠呼吸障碍（包括阻塞性睡眠呼吸暂停）是低氧血症、肺动脉高压和右心衰竭的一种未被充分认识的病因。如果筛查测试（如夜间血氧饱和度法）提示睡眠呼吸紊乱，则患者应接受正式的睡眠相关检查。经证实，睡眠呼吸紊乱的患者应接受适当的治疗，并将其耐用的 MCS 装置植入推迟数月，这可能会使右心室功能恢复，并降低需要右心室辅助装置的风险。

（六）凝血异常的评估

血小板减少、贫血和凝血疾病与长期MCS 植入后的不良预后相关，应尝试找出原因并纠正装置植入前的任何异常[49]。术前血小板计数低于 149 000/μl 会使出院前的死亡风险增加 7 倍，如果可能的话，延长的国际标准化比值也应在持久性 MCS 装置植入之前正常

化，尽管这对于患有严重肝功能不全的患者可能很困难。一些中心除其他因素外，还通过测量 vWF、蛋白 C、蛋白 S、抗心磷脂抗体和抗凝血酶Ⅲ水平来筛查遗传性和自身免疫性凝血障碍。

（七）恶性肿瘤筛查

术前筛查恶性肿瘤应按照国家指南[50]或以异常临床发现为指导。在长期使用 MCS 装置植入的一般老年人群中，预后评估至关重要。先前患有明显降低生存率的恶性肿瘤的患者应在持久性 MCS 装置植入前有适当的无病间隔。然而，具有良好预后的恶性肿瘤患者可能是长期 MCS 的合理候选者。

（八）外周血管疾病

患有严重周围血管疾病的患者通常不适合长期使用 MCS，因为他们的动脉粥样硬化疾病负担限制了术后活动和恢复。腹部超声和踝肱指数是选定患者（包括所有糖尿病患者）的适当筛查工具。由于动脉不顺应，踝肱指数在糖尿病患者中可能会假性升高，因此脉搏容积记录可能在诊断该人群的周围血管疾病中更为准确。任何高危患者都应评估颈动脉狭窄，尤其是那些有可闻及的颈动脉杂音或有短暂性脑缺血发作史的患者。先前有卒中和永久性残余神经功能缺损的患者通常不被视为耐久性MCS 装置植入的良好候选人。

（九）感染评估

感染并发症，尤其是败血症，是长期MCS 植入人群发病和死亡的主要原因，因为其危险因素众多，包括机械通气时间延长、留置导管及长期住院导致皮肤菌群变化，所以应

在植入器械之前尽可能多地纠正这些因素，将术后感染并发症的风险降到最低。对于持续性 MCS 器械植入，不应考虑患有活动性全身感染的患者，而在可能发生治疗的局部感染时不应延迟器械的插入。

（十）营养评估

营养不良在心力衰竭患者中极为常见，对术后感染并发症具有重要影响[51]。在 REMATCH 后的研究中，几乎所有在持久性 MCS 装置植入后因感染而死亡的患者，术前白蛋白均低于 3.2mg/dl[49]。心力衰竭患者营养不良的病因是多方面的，包括继发于炎性细胞因子（尤其是 TNF-α）的食欲不振[52]。此外，恶病质与围术期死亡率增加有关，营养不良对特别是与伤口愈合和 T 淋巴细胞功能受损有关的免疫功能具有深远的影响[53]。

如先前在心脏外科手术中所述，肥胖与持久性 MCS 装置植入后死亡率的增加无关[54]。然而，肥胖患者的术后感染并发症，尤其是伤口感染的患病率更高。肥胖是一种日益严重的全国性流行病，在心力衰竭患者中非常普遍。最近的报告显示，肥胖对持久性 MCS 装置植入后患者的结局无有害影响。有时，当肥胖患者试图减轻体重来适合移植，长期的 MCS 可以用作 BTC 来支持他们，但是很少有患者达到此减肥目标。

（十一）社会心理评估

心脏移植指南要求所有候选人都应接受训练有素的医疗保健专业人员正规的精神健康评估[55]，这一要求对长期 MCS 候选人同样重要。除了筛查精神疾病外，还应评估神经认知功能，因为携带持久性 MCS 装置需要相当强的自我护理能力。术前筛查应包括对药物和药物治疗的依从性评估，对医生的依从性评估及对所有药物滥用或依赖史的评估[56]。评估 MCS 候选人时，最关键的社会心理考虑因素是患者是否存在适当的社会支持系统，这其中包括配偶、其他重要家庭成员或朋友。在没有人通过设备教育测试或者至少能够在植入后的前几个月对各种设备警报做出响应的情况下，患者通常不会出院回家。这些警报可能会报告导致患者出现严重的血流动力学损害和心理功能下降的机械故障，而患者可能无法有效地响应这些警报。

相对常见的情况是出现急性心源性休克并在送往医疗机构后不久被插管的患者。这些患者经常会损伤严重而无法参与自己的护理，因此可能无法进行全面的社会心理评估。在这种情况下，应尽一切努力从医疗记录和患者支持系统中获取尽可能多的背景信息，因为这些患者可能有严重的药物滥用史或使他们长期 MCS 的候选资格变得复杂的其他社会考虑因素。

六、患者选择和资格审查

为了将持久性 MCS 设备用作终生替代疗法，医疗保险和医疗补助中心使用了与 REMATCH 研究中使用的入选标准相同的资格标准：①不是移植候选人；②超过 60～90 天的最大药物剂量治疗的纽约心脏协会Ⅳ级心力衰竭患者；③射血分数＜ 25%；④峰值耗氧量（VO_{2max}）＜ 12ml/(kg·min)[45]。临床医生必须考虑到，在较年长的候选人中，使用 VO_2 预测峰值的百分比可能比 VO_2 绝对值更可靠，因为 VO_2 的预测峰值来自于按年龄、性别和身体表面积分层的列线图。用与 DT 患者相同的标准评估 BTT 患者的资格，排除他们被定义为移植候选人的情况。由于心脏移植中供体与受体的严重不匹配，因此候选移植的标准非常独特（表 7-1）。

除非满足以下条件，否则通常不建议对急性心源性休克患者进行长期 MCS 治疗：①如果没有长期的 MCS 支持，预计心室功能不会恢复；②使用临时 MCS 装置不能维持正常的血流动力学状态和重要器官功能，或者不能从临时 MCS 装置或正性肌力支持中撤机的患者；③具有恢复内脏功能和改善生活质量的潜力；④没有不可逆的终末器官损害。对于依赖型患者，即使没有急性心源性休克，也应考虑作为 MCS 的候选者，因为他们仅通过药物治疗就具有很高的死亡率[9]。

七、左心室支持所需的设备特性

如前所述，左侧 MCS 设备的目标是减轻左心室负荷，保持足够的平均动脉压，并维持冠状动脉灌注。从功能上讲，这需要左心室这个泵，将血液推进高压的全身循环，进而流入主动脉根部。不同装置之间的配置会有所不同，尤其是在临时性和持久性装置之间，但这三个要素普遍存在。表 7-2 显示了持久性 MCS 设备的理想泵性能特征。长期的 MCS 设备能够将流量维持在 2～6L/min 的范围内，2L/min 的较低范围代表具有临床意义的 MCS 的最小流速，上限 6L/min 表示对于不太可能进行过度剧烈运动的体型大的患者而言有足够的心输出量。在理想情况下，泵应能够提供该范围的流量，同时保持 20～60mmHg 的压差。在运行速度范围内，功率与流量的归一化对于

表 7-1 心脏移植的受者选择（基于 Shanewise, 2005[70]）

适应证
- 收缩性心力衰竭
  - 病因范围
    - ◆ 缺血性心脏病
    - ◆ 扩张性心脏病
    - ◆ 瓣膜性心脏病
    - ◆ 高血压性心脏病
    - ◆ 其他
  - 排除病因
    - ◆ 淀粉样变性（有争议）
    - ◆ HIV 感染
    - ◆ 心脏肉瘤
- 伴有顽固性心绞痛的缺血性心脏病
  - 最大耐受量药物治疗无效
  - 不适合直接进行心肌血运重建，经皮血运重建或跨心肌血运重建手术
  - 心肌血运重建失败
- 顽固性心律失常
  - 用心脏起搏器除颤复律后不能控制
    - ◆ 不适合接受电生理指导的单一或联合药物治疗
    - ◆ 不适合消融治疗
- 肥厚性心肌病
  - 介入治疗后仍存在Ⅳ级症状
    - ◆ 隔动脉酒精注射
    - ◆ 肌切开术或肌瘤切除术
    - ◆ 二尖瓣置换术
    - ◆ 最大量药物治疗
    - ◆ 起搏器治疗
- 先天性心脏病，不伴严重的固定性肺动脉高压
- 心脏肿瘤
  - 局限于心肌
  - 无远处转移

绝对禁忌证
- 年龄 > 70 岁（不同中心可能有所不同）
- 固定性肺动脉高压（对药物干预无反应）
  - 肺血管阻力 > 5Wood 单位
  - 跨肺梯度压 > 15mmHg
- 移植后仍会限制生存的全身性疾病
  - 皮肤癌以外的肿瘤（无病生存期 < 5 年）
  - HIV/AIDS（CDC 定义 CD4 计数 < 200 细胞 /mm³）
  - 系统性红斑狼疮或结节病，累及多系统并处于活动期
  - 移植心脏中复发率高的全身性反应
  - 不可逆的肾或肝功能障碍

使流量自动控制也至关重要。此外，还要优选脉动模式。

其他非血流动力学因素在持久性 MCS 设备的可行性评价中也起着关键作用。在讨论上一代脉动装置的局限性时，我们在前面提到过，对于包括大多数女人和青少年在内的具有

表 7–2　理想的泵送性能和程序特性

血流动力学特性
- 额定流量范围（除外瞬变脉动）：2～6L/min
- 额定泵压差范围：20～60mmHg
- 可用的脉动模式
- 整个工作速度范围内归一化功率与流量（以实现自动控制）

程序特性
- 体积小，重量轻
- 设备插入（右心房或右心室）的多功能性
- 较短的流入套管
- 可调的缝合环高度
- 无出血和不停跳的设备插入
- 微创植入技术的选用
- 单控制器自动控制双心室辅助设备

较小身体体型的患者，植入小型装置是必需的。同样，理想的设备应尽可能轻巧，以在周围结构上施加最小的力。患者解剖结构的差异，尤其是对于以前进行过胸外科手术的患者来说是一个特别重要的考虑因素，设备应该可以在各种位置进行植入：对于左侧器械，这些部位包括左心房、左心室或隔膜下。理想情况下，较小的器械尺寸和具有多个植入部位的特点，应为微创器械插入提供无血、不停跳的技术选择。

八、右心室支持的特殊注意事项

尽管左心辅助设备在治疗上取得了成功，但伴随的右心衰竭和缺少合适的长期耐用的右侧设备也限制了 MCS 为双心衰竭患者提供帮助的潜力。尽管在美国临时性右心室辅助设备的支持率相对较低，但 LVAD 放置后成功出院的患者中仍有相当一部分因右心室衰竭而出现症状，并再次入院以治疗心力衰竭[57-58]。此外，在接受长期 LVAD 支持的部分患者中，越来越多的人被发现延迟性右心室衰竭[59-60]。迫切需要开发设计或改装用于右心室支撑的新型

设备，以满足不断增长的临床需求。

根据机械循环支持机构间注册表，右心室衰竭的常见工作定义是在没有左心房充盈压升高（肺毛细血管楔压）> 18mmHg、心脏压塞、室性心律不齐和（或）需要放置 RVAD 的气胸或使用静脉正性肌力药或 LVAD 植入后吸入一氧化氮进行治疗超过 14 天的情况下，持续存在右心室功能障碍的体征和症状，即中心静脉压升高 > 18mmHg 伴心脏指数 < 2.0L/(min·m²)。LVAD 接受者中的高死亡率与需要 RVAD 支持的右心室衰竭的发展相关联，而与设备插入的时间无关。与 LVAD 接受者相比，需要 RVAD 支持的患者住院死亡率较高，为 48%vs.9.5%，并且 1 年生存率较低为 40%vs.82%[61]。这些数据表明，在 LVAD 插入后，对于可能会发生右心室衰竭的高风险患者中，预防性 RVAD 植入的益处有限。

右心室的肌肉质量约为左心室的 1/6，反映了高容量 / 低压泵的特性[62]。在解剖学上，右心室形成一个新月形的换向器，该换向器环绕着锥形的左心室[63]。右心室的另一个独特的解剖学特征是其凹状的内表面，这是由于高水平的"增强"交织在一起的肌肉，软骨小梁所致，可以有效地产生能量而不会过度增加腔室壁[64]。右心室的厚度通常为 3～5mm。在当前的泵设计中，有几个因素使正确的设备放置面临挑战，即流入含高小梁的右心室，三尖瓣腱索的相对距离，距室间隔的流入距离，以及适当的设备流入端口方向和固定。通过将 HeartWare 心室辅助设备改装为 RVAD（图 7-7），一些外科医生放置了额外的心外膜间隔物，以防止设备入口伸入右心室腔内太远[65-66]。HVAD 也已放置在右心房中，但是由于右心房的薄壁性质，存在除了增加抽吸事件

的风险外类似的问题[67]。此外，如果将所述装置植入右心室的自由前表面，则这些泵的相对较大的尺寸在闭合胸骨时会带来困难，因此通常优选隔膜放置。

在生理上，RVAD 进入肺循环，其压力通常低于全身循环；与 LVAD 相比，这将显著降低液压负载和功耗率。为了解决肺循环超负荷导致的差异问题，必须将 RVAD 配置为非常低的泵速，或者必须限制横截面的流出移植物[68]。目前，还没有专门为 RVAD 应用设计持久性的 MCS 设备，缺乏可靠的设备限制了双心室衰竭或孤立性右心室衰竭患者的 MCS 选择。

HeartWare MVAD 是一款微型宽叶片连续流量泵，具有磁性轴向转子及无源永磁体和流体动力轴承的组合，这些使转子完全处于运转状态[69]。该小型设备的体积容量仅为 15ml，在 11000～18000RPM 范围内运行，并且可以提供高达 7L/min 的流量（图 7-8）。MVAD 在猪双心室辅助模型中提供了完整的右心室支持，但尚未用于临床。

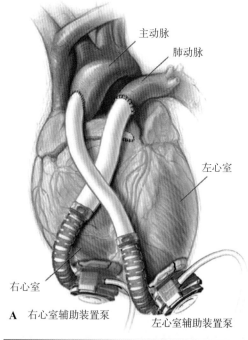

主动脉
肺动脉
左心室
右心室
A 右心室辅助装置泵
左心室辅助装置泵

◀ 图 7-7 **A. HVAD 作为 RAVD 的示意图**（经 **Mayo Foundation for Medical Education and Research** 许可转载，保留所有权利）；**B.**（经 **Wolters Kluwer Health, Inc** 许可转载，引自 **Krabatsch et al.** [65]）

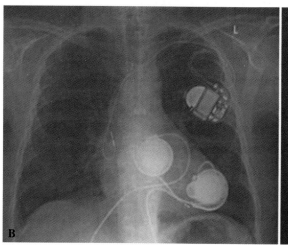
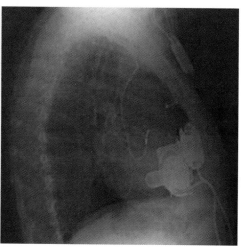

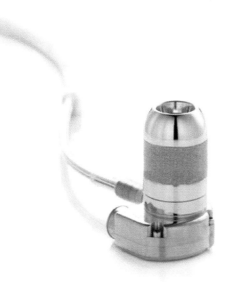

▲ 图 7-8　**MVAD**
经 Medtronic，Inc 许可转载

九、结论

尽管心脏移植仍然是终末期心力衰竭治疗的金标准，但合适的供体供应不足限制了其作为大多数心力衰竭患者的选择的可用性。在难治性患者中，长期 MCS 已成为一种有效且相对安全的治疗策略。既往的搏动装置因其外形大和机械耐久性差而受到阻碍，但新一代连续流动装置已显示出巨大的希望前景，可作为移植和终末期替代治疗的桥梁。此外，临时 MCS 设备已被非常有效地用作心室功能恢复治疗。随着更多先进技术的融合和新设备的开发，MCS 将继续发展以满足不断增长的临床需求。

第8章

机械循环支持装置的工程展望
Engineering Perspectives for Mechanical Circulatory Support Devices

Kevin Bourque　Christopher Cotter　Charles Dague　**著**

赖春进　钱海燕　**译**

朱法胜　翟　琳　**校**

一、概述

一旦有人决定用一种医疗设备来解决与心力衰竭相关的循环功能障碍，那么他就认识到，以前未使用的物理原理、全新的人工类材料，和一群负责把科学转化为解决方案的专业人员将会参与其中。也就是说，工程师也参与进来了。在某些方面，他们的方法将类似于其他追求进步的方法，如渡过一片水域（桥梁、飞机），跨距离通信（印刷机、手机），以及在寒冷天气中生存（壁炉、燃油燃烧器）。认识到问题的存在，然后定义它；确定一个可实现的范围，考虑可解决的空间，应用现有的技术，并根据需要进行发明和创新，等等。

但在某些方面，这项任务是与众不同的。通常情况下，工程涉及对自然原材料——阳光、氧气、磁性的开发，以及识别、组合和调整这些资源以改善人类生存的必要手段。但是，尽管人类通过技术进步，在延长和改善其在世间生活的各个方面取得了种种的成就，但在应用技术来改善自身或治疗自己时，却存在着某些特殊的、不足的东西。

数百万年来，人类抵御疾病和伤害的唯一手段就是机遇和遗传优势，而预期的存活率几乎保持不变，只以极缓慢的速度增长。几千年来，经过启蒙运动和工业革命，技术进步取得了几何式的发展。决定了今天的预期寿命和生活质量的是意志，而不是进化。

在众多的现代医疗设备中，MCS 设备是最关键的任务，合适的生命维持，并改善必然进展到患者死亡的身体缺陷。这些设备通常都是植入的，本质上是侵入性的（程度不同），一旦植入 MCS 患者的免疫反应适应了入侵，通常很难区分是人的终结，还是机器的开始。这些设备的发明、设计、开发和生产，都涉及因其重要性而付出的巨大努力。这些努力的基本内容将在本章讨论。请记住，无论实现的一些细节看起来多么平淡无奇，在 MCS 工程师的心目中，其所追求的崇高目标无非是延缓他人生命的消逝。

二、基本原理、首要原则和设计

（一）人体循环

重要的是要认识到，不考虑各种生理性

分流和不会严重破坏模型的质量传递，人体循环是一个由两个串联泵组成的封闭系统（图8-1A 和 B），这可以通过电路类比加以概念化（图 8-1C）。

在这个简化的模型中，在稳态下，物质守恒定律表明，血液在回路的任何地方都是一样的。不管进入系统泵的血液是什么，它也进入肺动脉泵。如果血液在回路某处积聚，这可能暂时是不正确的，但不违反守恒定律，这在人类生理学和病理生理学中是有可能性的。

此外，还可以提出进一步的意见。有两种有趣的情况：一种是两个泵的容量相同，另一种是一个泵的容量超过另一个。

对于第一种情况，可以设想两个串联泵的相同运行将如何导致在任何一边不积累的稳定流动，但在实践中，泵和它们的环境都不可能是相同的，所以需要一个补偿机制来实现平衡。在人类，相对简单的机械（拉普拉斯）和复杂的神经激素系统自动响应失衡，通过调整

搏动率和收缩力来恢复体内平衡。生理代偿机制的细节超出了本章的范围，但它们被提及是为了预示 MCS 泵的类似效应，下文将对此进行讨论。自动将物理系统恢复到"家"或"目标"位置的环境在工程中是普遍存在的，负反馈系统的简化模型如文中（图 8-2）所示。这种系统的巨大价值在于，当预期输出量无法达到时，例如，由于动脉压增加，心输出量突然减少，系统就会改变以达到该输出量，不仅是方向上的，而且是与偏差成比例的变量。偏离得越远，它就会被更有力地推回到所需的值。

在第二种情况下，当一个泵（心室）超过另一个泵时，如果生产率较低的泵允许流体通过，则流量持续存在。然而，有一台泵不能工作，设置就不正常了。在病理生理学中，负反馈机制驱动如上所述，与第一种情况相比，要么主导泵增加其用力（功），要么流量减少。在人类中，这可以解释为早期心力衰竭时代谢需求增加，晚期心力衰竭时心输出量减少，或

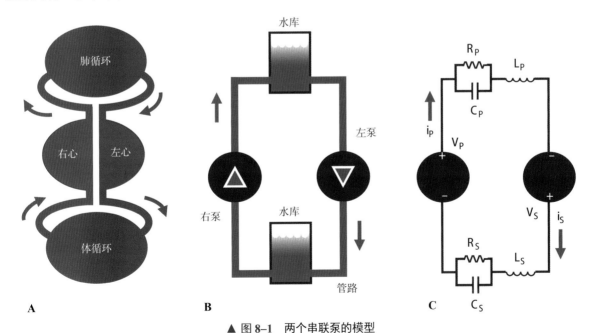

A   **B**   **C**

▲ **图 8-1 两个串联泵的模型**

A. 人体的循环系统；B. 人体循环系统可以简化为两个泵串联的封闭系统；C. 这可以与电路（C）进行类比。V_P. 肺动脉电压；i_P. 肺动脉电流；R_P. 肺动脉电阻；L_P. 肺动脉电感；C_P. 肺动脉电容；V_S. 系统电压；i_S. 系统电流；R_S. 系统电阻；L_S. 系统电感；G_S. 系统电容

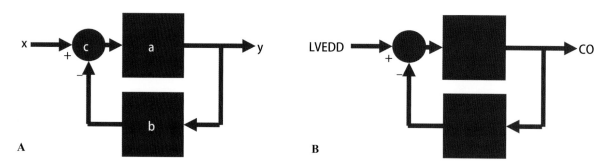

▲ 图 8-2 简化的负反馈模型

A. 可以描述一个转换系统 a，它的输出 y 是输入 x 的函数，即 y=f（x）。输出的测量值在 b 处被转换回转换系统单位 x=f（y），并与 c 处的期望值进行比较。如果相同，则输入保持不变。如果输出超过了目标，新的输入将按差额的比例向下调整（因此是负数）。B. 例如，拉普拉斯定律规定，在给定的环境下，某一特定的 LVEDD 会产生某一特定的 CO，即 CO=f（LVEDD）。如果实际 CO 低于预期，可能由于环境变化，LVEDD 将按差额比例增加（减去负值会导致输入的增加，即负反馈）。LVEDD. 左心室舒张末期内径；CO. 心输出量

两者兼而有之。正如所预期的那样，通常是有限的范围这样一个负面的反馈系统是有效的，和 Frank-Starling 的侵蚀机制作为终末期心力衰竭心输出量调节系统是一个复杂的系统偏离稳态区间[1]。

（二）机械（人工）循环

现代 MCS 设备包括在现有导管内增加循环的血管内设备，在现有导管周围创建旁路导管的辅助设备，以及替代现有导管的替代设备。后一组包括总人工心脏和使用两个心室辅助装置来代替切除的心室，由于室间隔在收缩时的依赖性，不可避免地成组进行。由于心室切除术丧失了与收缩力和搏动频率相关的自然代偿反应，机械泵必须在一定程度上替代负反馈（图 8-1B）。很明显，一个泵的输出提供另一个泵的输入，对于这些系统平衡，一个泵接收来自其他超过预期流必须增加自己的产量，影响其他泵减少其输出，或两者兼而有之。对于大多数类型的泵，这是由流量和压头之间的单调反关系提供的。

旁路配置描述了典型的左心室辅助装置插管，因此保留了一定程度的固有心输出量（图 8-3）。

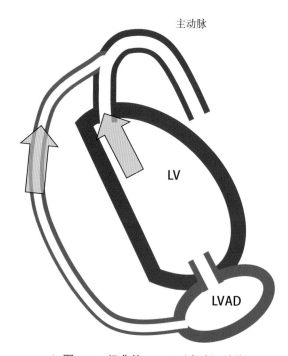

主动脉

▲ 图 8-3 经典的 LVAD（旁路）结构

平行流动路径（黄箭）提供左心室到主动脉的灌注。LVAD. 左心室辅助装置；LV. 左心室

对于一系列心室置换病例，流量和压头之间的关系决定了 LVAD 输出，除了平行循环途径参与决定压头和任何生理代偿系统在心力衰竭继续贡献之前已经有效。由于平行结构具有内在冗余性，使任何系统的故障都有可能存在，并保留了一些固有的心脏生理学，因此 LVAD 比 TAH 更常用，除非需要进行心室切

除。特殊的 LVAD 情况，如主动脉瓣过度缝合和主动脉狭窄或功能不全，将其构型转化为连续构型，而晚期 HF 对 LVAD 的严重依赖减弱了设备故障的缓解。

血管内泵更好的描述是在平行的情况下，静脉 – 静脉和静脉 – 动脉插管技术应用于体外生命支持应用，尽管背景是重要的，因为在这些例子中被绕过的是异常的。本章不包括主动脉内气囊泵，因为它通过后负荷降低实现心输出量增加，而不是机械推动的泵送血流[2]。

（三）泵的类型

MCS 泵可广泛地分为容积式泵和连续流泵。其他类型没有成功应用于泵血，但不排除未来可能实现，它们在这里不会被考虑。容积式泵（表 8-1）在某些方面模拟了人的心动周期，但相对较大（因为它们只泵入部分时间，需要一个充血期），噪音大（因为在填充和泵送阶段之间切换时，通常会产生噪音），也不可靠（因为它们通常有螺线管、滚珠轴承、阀门、聚合囊或其他磨损部件）。

连续流泵（表 8-1）以恒定速度运行，具有本质上不变的输出，不模拟人类心动周期。尽管作为一种临床选择，在最初引起了恐慌，但对于连续泵，甚至对于完全依赖泵的患者，可以实现长期生存和生活质量的改善，这一点已不再有争议。因为它们无须在充液和泵送模式之间切换，所以它们通常比容积泵更小、更安静、更可靠[3]。

连续流泵组件包括包含电机的固定壳体（定子）、由电机诱导旋转并承载推动流体的转子，以及允许转子相对于定子转动的轴承。连续流泵可以根据其输入方向和输出方向之间的

表 8-1　临床使用的 MCS 设备的部分列表（请注意，对这些设备的监管批准仅限于不同地区）

容积式	Thoratec® PVAD™
	World Heart Novacor
	Arrow LionHeart LVAD
	Thoratec HeartMate® XVE
	LVAD
	Berlin Heart EXCOR®
	Abiomed AbioCor®
	SynCardia TAH
连续流	Jarvik Heart Jarvik 2000®
	ReliantHeart HeartAssist5®
	Abbott HeartMate II™ LVAD
	MicroMed Debakey VAD®
	Ventracor VentrAssist™
	Terumo Duraheart™
	Medtronic HeartWare™
	HVAD™
	Abbott HeartMate III™ LVAD

关系进行分类，这是值得的，因为该因素允许对某些特性进行概括（图 8-4）。

在 MCS 中，工作流体是人体血液，这与其他泵的应用（如泵送水、石油和刺激性化学品）产生了明显不同的挑战。因此，用于支撑转子的轴承的类型和性质决定了设计挑战，按轴承类型对连续流泵进行分类是值得的（图 8-5）。

前后机械轴承通常轴向间隔，以允许配合的转子和定子轴承之间有少量间隙（1～10μm），以避免前后轴承夹住转子时可能发生的磨损。从宏观的角度来看，术语"机械"对于血液浸没的机械轴承来说是用词不当的，因为在大多数操作条件下，流体薄膜会中断配合轴承之间

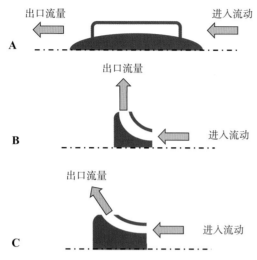

▲ 图 8-4 以流向为特征的连续流泵

该示意图说明了通过各种转子类型的截面。A. 轴向泵的输出与输入方向相同；B. 离心泵的输出垂直于输入；C. 混流泵的输出介于两者之间

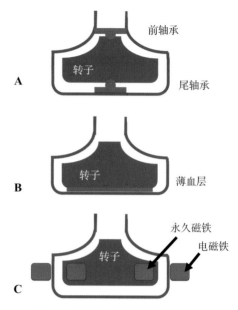

▲ 图 8-5 按轴承类型分类的连续流泵

这个示意图说明了不同轴承类型的泵的截面。A. 机械轴承支持转子前和后†；B. 水动力轴承支持转子薄层血液；C. 磁轴承通过伺服控制的电磁铁与永磁体相互作用使转子悬浮来支持转子。†经典的泵设计包括机械轴承，如球轴承，通过密封与工作流体隔离。然而，有毒密封碎片进入血液和腐蚀性血液进入电机的后果是如此严重，这类轴承一般不使用在机械循环支持

的物理接触。它们在三个方面不同于流体动力轴承：轴承面积小得多，转子在任何方向移动的限制大得多，无论在配合轴承之间产生什么流体力，都不支持所需要的[4, 5]。

流体动力轴承利用精心设计的配合表面，在转子和定子之间夹带一个流体楔，一旦达到临界相对速度，转子就会悬浮起来。流体的性质和表面张力决定静差距（10～100μm）和悬浮力，而电磁力平衡相关电机、液压转子部队如推力、重力、和任何其他作用力，如故意磁偏差，确保转子最初在适当的位置进行轴承[6, 7]。

另一种悬浮方法是用磁悬浮轴承。在电机的轴对称结构中，一个带有封闭永磁体的中心转子在各个方向上被电机的铁部件均匀地吸引。然而，恩萧定理指出，这不是一个稳定的配置，所以电磁铁和转子位置测量被用于负反馈控制方案来悬浮转子。由此产生的转子－定子间隙（100～1000μm）由电磁铁设计决定，

与转子转速无关。事实上，有了磁悬浮轴承，转子根本不需要转动就可以实现悬浮[8, 9]。

（四）基本泵的概念

泵是一种机器，它通过带有叶轮表面或叶片的转子使流体加速，从而将一种现成的动力（如电力）转化为所需的水力动力。水力功率是流体[10]的压力和体积流量的乘积。体积流量很容易测量。从概念上讲，人们可以使用秒表来测量填满一升容器需要多长时间，用 L/min 表示速率，或者更实际地使用测量选项，如热稀释或超声波。压力可以用传感器直接测量。或者，压力可以用一个压力计来推断，即一个垂直的、透明的管子，其中已知密度的流体暴露在两端的压力，由

于压力和重力平衡，这个压力计流体的海拔与压力成比例。压力计是根据其流体进行校准的，因此，例如，高于大气压力的压力可能会导致汞柱（Hg），一种常见的压力计流体，上升一定的毫米（mm）。这种测量不是压力，而是压力头，以长度单位测量，如 mmHg。由于测量技术的普遍存在，压力和压头这两个术语经常不准确地互换。文中（图 8-6）所示的转换对普通的 MCS 单元是有用的。

在正常成人生理中，静息心输出量约为 5L/min，平均主动脉压头和左心室压头分别为 90mmHg 和 10mmHg，因此正常成人全身心输出功率为 $5.0\frac{L}{min}\times(90mmHg-10mmHg)\times0.0022\frac{W}{mmHg\times\frac{L}{min}}=$ 0.88W，或约 1W。由于肺动脉和心室压力的

$$\frac{101\,325Pa}{760mmHg}\times\frac{\left[\frac{N}{m^2}\right]}{Pa}\times\frac{1000cm^3}{L}\times\left[\frac{m}{100cm}\right]^3\times\frac{min}{60s}\times\frac{W}{\left[\frac{N\cdot m}{S}\right]}$$

$$=0.0022\frac{W}{mmHg\times\frac{L}{min}}$$

▲ 图 8-6　由压头和容积流量的乘积计算水力功率的方便换算系数
如果已知 H（mmHg）和 Q（L/min），则转换系数为 0.0022W/mmHg/（L/min）。mmHg. 毫米汞柱；L/min. 升每分钟；Pa. 帕斯卡；N. 牛顿；m. 米；cm. 厘米；L. 升；min. 分钟；s. 秒

差异远低于全身性侧，因此肺动脉的心输出功率也相应地较低。在运动中，需求可能是[11]几倍。

连续流泵的一个非常重要的特性是将容积流量（Q）与压头（H）（图 8-7）联系起来。

这种关系提供了临床洞察力。例如，文中（图 8-3）所示的 LVAD，其流入来源于左心室，流出至主动脉。由于心脏在跳动，泵在整个心动周期中承受的压力随时间变化很大。从文中（图 8-8）可以明显看出，在心脏收缩期，主动脉与心室压力的差异相对较小；相反，在舒张期有更大的差异。由此可见，收缩期的泵流量（主动脉压与心室压的差异较大）比舒张期的泵流量大，这在一定程度上取决于 HQ 特征。

压力和流量之间的关系是相反的，在一定程度上取决于泵的类型。文中（图 8-9）对轴向泵和离心（径向）泵的 HQ 特性进行了概括。由于压头是主动脉压头与左心室压头的差异，因此在临床条件有较大差异时，如主动脉压头为 75mmHg，左心室压头为 10mmHg，主动脉压头为 100mmHg，左心室压头为 35mmHg，则会产生相同的流量。人们经常听到一种泵是

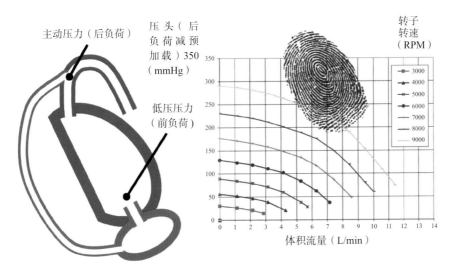

主动压力（后负荷）

压头（后负荷减预加载）350（mmHg）

低压压力（前负荷）

转子转速（RPM）

体积流量（L/min）

◀ 图 8-7　HQ 特性
连续流泵的设计，将一个特定的转子速度，暴露在一个特定的前负荷和后负荷，总会产生相同的容积流量，其他因素（包括流体性质）相等比例的区别后负荷和预加载（H）。实际上，这是一个泵设计的"指纹"。在相同的设置下，相同的泵将服从这个关系

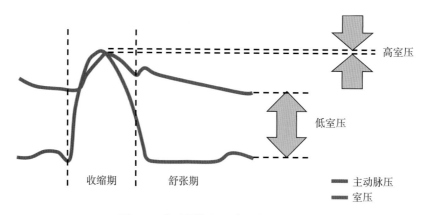

▲ 图 8-8　心动周期主动脉和心室压差的变化

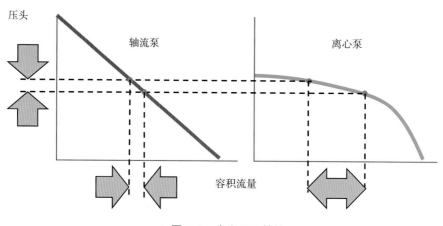

▲ 图 8-9　广义 HQ 特性

"后负荷敏感"，另一种是"预负荷敏感"，但应该清楚的是，所有的泵都对后负荷和预负荷敏感。背景是需要的，所以，如果话题是系统性高血压的小流量，离心泵的特性比轴流泵更平坦，结论可能是离心泵更后负荷敏感。然而，我们应该认识到，在高流量时，离心泵的后负荷敏感性明显较低。

连续流泵的另一个重要特征是将容积流量与电机功率相关联（图 8-10）。

功率和流量之间的关系是直接的，这是能量守恒的结果。某一设计的连续流泵，设定一定的转子转速，在其他因素相同的情况下，总要消耗相同的功率才能产生一定的流量。围绕

这一不变原则存在着一种常见的误解，例如高血压患者的动脉压力升高会造成血流障碍，从而导致运动能力增加。事实上，功率 –Q 特性可以很容易地证明相反的情况，因为高血压导致流量减少，从而导致电机功率减少。这个悖论可能来自于这样的经验：一个新的障碍会引发补偿努力的增加，但一个泵在相同的转子转速下面临着动脉压力的增加，这并不能补偿。它做的功更少，不是更多[12]。

将可用电力转换为所需液压动力的效率不仅涉及泵，还涉及系统的其他耗电部件（图 8-11）。

效率通常被定义为"你所得到的"与"你

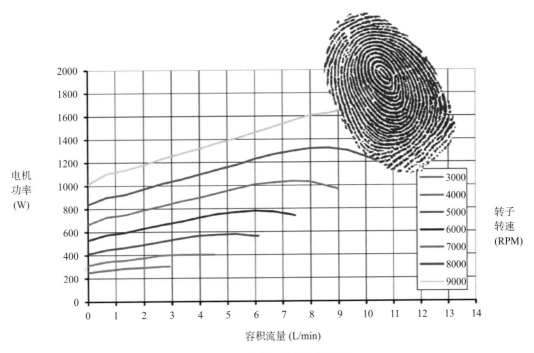

▲ 图 8-10　功率 – 容积流量特性

某一设计的连续流泵，设定一定的转子转速，在其他因素相同的情况下，总要消耗相同的功率才能产生一定的容积流量。实际上，它是泵设计的"指纹"。在相同的设置下，相同的泵将服从这个关系

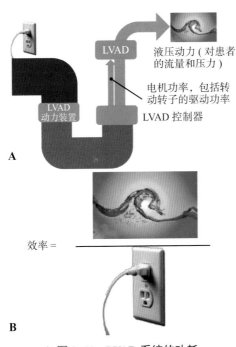

▲ 图 8-11　LVAD 系统的功耗

A. 从代表传递到系统的总功率的壁式电源插座开始，在每个系统组件处路径变窄，表示功率损耗。与壁面出口相比，输送到 LVAD 的功率已经明显减少，而最终由泵转化为液压动力会进一步降低功率。B. 效率是"你所得到的"和"你所付出的"的比值。LVAD. 心室辅助装置

所付出的"的比值，在这种情况下，是液压动力和电力输送到系统的比值。水力能源的生产效率是有限的，MCS 的目标是 25% 的总效率。因此，通常需要约 4W 才能满足之前推导出的 1W 的需求。

（五）泵的设计

收缩期心力衰竭时，原心室无法产生所需的心输出量。许多社会适应和药理学选择可以作为初步治疗，用于治疗有可能出现逐渐加重的疾病，最终导致死亡。在这一进展的晚期，随着治疗选择的数量和有效性的减少，对风险、侵袭性和不良反应的耐受性通常会增加。慢性 MCS 设备的现代应用通常局限于这些后期阶段，因为设备具有内在风险，如初始手术、与治疗相关的不良事件、设备故障，以及在日常生活活动中不断扩大的使用和误用。采

用慢性 MCS 治疗是由死亡率收益和相关发病率之间的权衡驱动的[13]。急性 MCS 设备的使用时间较短，通常是在可获得医疗支持的环境中，这一措施正在缓解。

为了使现代 MCS 装置的性质与目前治疗的临床阈值相一致，有必要进行这一全面的概括：如果泵变小，效率就会低，血液相容性就会降低，能力较低，微创，成本更低，其他因素不变。这些因素之间的平衡，以及可靠性和所需时间之间的平衡，导致了一个无形的障碍，阻止了 MCS 治疗进一步应用到心衰进展的早期阶段。例如，一个人可能在慢性、全面支持的情况下开始使用理想有效的泵，然后假设可以把它变小，结果发现更小的泵现在会产生不良的血液损害。为了避免这种情况，降低泵的容量，使其不再满足应用的需要。或者，如果确定的患者数量较少，但泵的容量足够，那么手术风险和不良事件将不再被接受。显然，工程师的目标应该是否定或扭转对立的权衡，如果不可能的话，可以优化组合。减少不利事件的技术进步显然有利于改变无形的障碍。

连续血流泵的设计与其他应用有一些相似之处，也有一些不同之处。首先定义压头和体积流量等属性。指导泵设计者在此工作的大量参考资料结合了分析物理学和经验建立的封闭形式表达式，如亲和定律和无因次量，如雷诺数，通过量纲分析导出[14]。确定最优设计的挑战在于仔细考虑需求，承认支持一个属性往往会牺牲另一个属性为代价。

传统的泵设计流程是从确定泵的比转速 n_s 开始的。泵的比转速，就像管道流量的雷诺数，可以识别几何上不同设计的性能相似性。比转速定义如下。

$$n_s = \frac{n\sqrt{Q}}{H^{3/4}} \qquad (公式 8\text{-}1)$$

其中，n 为泵转速，单位是转 / 分钟（RPM）；Q 为泵流量，单位是加仑 / 分（GPM）；H 为泵扬程，单位是英尺（ft；1 英尺 =0.3048 米）。当作为类型编号时，Q 和 H 被定义在任何泵速的最佳效率点，因此，比转速是一个常数。比转速是指在 1 英尺扬程时，泵必须旋转以产生 1 加仑 / 分的流量，它可以提示泵的类型——轴向、离心或混合——以优化泵的效率。然而，在 MCS 中，将形状因素与解剖和血液相容性目标相匹配，可以最低限度影响泵的类型选择。

泵的尺寸和形状由几个关键因素决定。泵的尺寸与容量成正比。泵的形状，特别是可植入泵，是由多样的患者习惯，植入过程的特殊点和超过预期支持时间的性能决定的。例如，轴流泵往往是长圆柱形的，而离心泵往往是扁平化的圆盘形。在血管内、心室内和外科袖珍应用中，长圆柱形可能是首选。在少突出的地方，可以选择更平坦的圆盘形（图 8-12）。其他需要考虑的因素还包括所需的切口类型和解剖操作、插管选择及泵回路排气过程。

许多专为特定用途而设计的工业泵都在一个有限的、控制良好的泵扬程范围内运行，MCS 泵也一样，在极端情况下，跨度仅为 100～200mmHg。前面介绍的 HQ 特性随泵的类型而异，在性能属性中起主导作用。例如，如果离心泵的设计导致其特性过于平坦，特别是如果正常运行主要是在平坦区域，那么动脉压相对轻微的增加就可能导致流量显著降低或为零（图 8-13）。这种"泵关闭"情况对依赖泵的患者是有害的，并增加了瘀血和泵血栓形成的风险。但是，如果正常操作更接近陡峭区域，则关闭压头的距离可以适当地远一些。

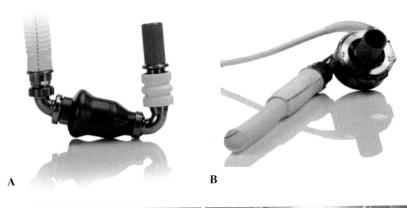

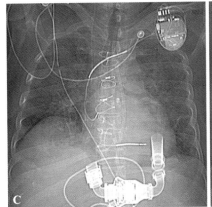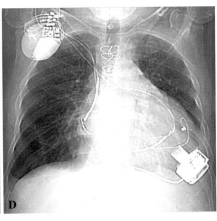

◀ 图 8-12　植入体位置影响泵类型选择的例子

A.Abbott HM Ⅱ LVAD 轴流泵；B.Abbott HM Ⅲ 离心泵；C. 胸片显示膈下袋内 HM Ⅱ；D. 胸片显示 HM Ⅲ 直接位于室外膜胸内。LVAD. 左心室辅助装置；HM Ⅱ .HeartMate Ⅱ ™LVAD；HM Ⅲ .HeartMate Ⅲ ™LVAD（A、B 和 C 经 Abbott 许可转载，©2018 保留所有权利；HeartMate Ⅱ 和 HeartMate Ⅲ 商标是 Abbott 或其相关公司；D. 引自 Schmitto et al.）

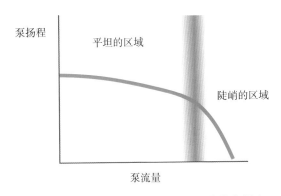

▲ 图 8-13　离心泵扬程 - 泵流量特性曲线变斜率

HQ 特性本身并没有好坏之分，相反，设计者可以根据需要的性能做恰当地利用。

泵的设计者可以通过仔细考虑叶轮和壳体的设计，在一定程度上调整 HQ 特性。叶轮的直径、叶片形状和数量，以及是否有叶冠都会极度影响泵的性能。

叶轮直径直接关系到泵的容量。叶轮叶片的数量与泵的尺寸和压力扬程有关，压力扬程越小的泵需要的叶片越少。叶轮叶片通常向后弯曲，但叶片可以没有径向曲率，或者有前向曲率，这种形态影响着功率 – 容量的关系（图 8-14）。叶轮片形状的一个关键方面是出流角，出流角定义为叶轮片后缘切线与叶轮直径切线交点的夹角。这种角度的定义方式使得后弯叶片为锐角，径向叶片为直角，前弯叶片为钝角。容量一般随出流角的增大而增大，所以该参数与最大输出量与 HQ 曲线的陡度有关。出流角也会影响电机功率与容积流量关系的线性度，从而提高了关系的效用[14]。

泵的常规设计目标是减小所需的电机功率，最大限度提高效率。泄漏是指泵容量的损失，血液没有从泵流到患者体内，而是从叶片的压力测分流到吸力测的循环，以及在定子和转子间的空隙里，从叶片后缘到前缘的循环。发生泄漏时，泵容量小于叶轮容量，泵与叶轮容积的比值称为容积效率。大多数工业泵具有非常高的容积效率，但当血液是工作流体时，避免血液低流动、停滞、高剪切力和长时间停留是特殊要求，牺牲容积效率以避免血栓是常见的。

设计一种与血液兼容的血泵不仅要考虑容积效率，还要考虑一系列被称为血液兼容性的竞争需求，包括血栓形成、出血和卒中[15]。为了更好地理解交互作用（图 8-15），我们可用经典的 Virohow's Triad 特征（改编自 MCS）。在某种程度上，这三个因素都可能受到设计的影响，尽管拮抗要求、不清楚或不了解的生理

机制及患者的可变性使优化极为困难。通过减少与血液的接触面积，精心选择具有生物相容性良好的材料，可最大限度地减少异物的损伤。通过确保所有区域都有充足的流动，避免流动不规律，如层流和涡流，停滞就可以最小化。通过减少溶血，避免血液暴露于高剪切力中，以及通过避免血栓形成的特征性设计，最大限度地减少所需的抗血小板和抗凝药物治疗，可将高凝状态降至最低。所有避免血栓形成的策略也降低了胃肠道和黏膜出血的风险，主要设计目标是降低 MCS 治疗时患者未知的凝血或出血倾向。

血泵设计者必须识别与血液接触的表面材料和流动模式，以最大限度地减少淤血、剪切力或炎症引起的血液不良反应。基本的生物相容性已由国际标准明确规定。泵表面的几何形状、平滑度和涂层可以通过调节来促进与血液的反应。计算工具和经验测试平台可以分别预测和观察流动的不均匀性。

前面描述的泵特性通常用于提供有临床意义的产品特性。由于在运行过程中通常测量电机功率，而系统也知道转速，因此可以利用功率 -Q 的关系来预测容积流量（图 8-16）。这被称为无传感器流量评估，因为不需要传感

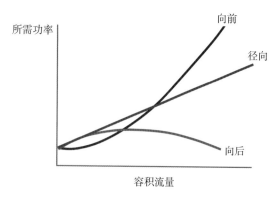

▲ 图 8-14　叶轮叶片扫向对产生流量所需功率的影响

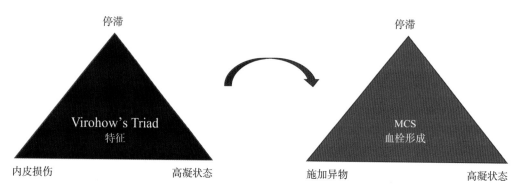

▲ 图 8-15　Virohow's Triad 特征适用于机械循环支持

Virohow 的内皮损伤被异物（装置）损伤所取代。在某种程度上，所有的因素都可以受到设计的影响。MCS. 机械循环支持

器。由于在运行过程中通常测量电机功率，而系统也知道转速，因此可以利用功率 -Q 关系来预测容积流量。由于与转动转子无关的功率消耗会造成不必要的测量误差，因此转子驱动功率测量的关系和隔离是单调线性的，从而提高了测量精度。

因为流量，即泵功率，在整个心动周期中与前负荷和后负荷成正比，因此可以评估泵输出的搏动指数（图 8-17）。该参数可为临床医生提供潜在有用的确证或用来反驳其他临床指标。该参数是一种性能指标，在不同泵之间进行混淆比较时，它对与泵设计的独特性有关的许多因素很敏感，搏动指数可以监测突然的变化，这可能表明心室抽吸。算法已经被用来响应这样的事件，通过快速降低速度预先设定的数量，原则上允许空心室重新填充，然后逐渐回到最初的速度，以恢复预期的支持水平。算法已经被用来响应这样的事件，通过快速降低速度预先设定的量，原则上允许真空心室再充血，然后逐渐恢复到原来恢复预期的支持水平（图 8-18）。经过适当调整，误报（假阳性）是良性的，可以通过使特征有点过于敏感来避免假阴性（错误否定）。

（六）控制器和能量系统设计

MCS 支持可以是急性的，持续数小时或数天，也可以是慢性的，持续数月或数年。对于急性病例，只有临床医生与设备和辅助设备的相互配合，所以患者培训是不必要的。对于慢性病例，患者一般需与系统相互配合才能达到下地行走，这给设计师带来了额外的负担，他们需要确保患者和具有各种健康状况、技能和灵活性的"非专业"护理人员能够安全地与系统相互配合，以保持适当的设备功能，并理解如何响应信息和警报。必须在过多的信息（例如不必要的警报）和太少的信息（例如忽视提醒患者有生命危险的情况）之间找到一个谨慎的平衡。

典型的慢性 MCS 系统由 VAD，即向患者传达系统状态的患者接口装置及临床医生接口装置和电源组成。电源选项通常包括便携式电池和公用线路供电可用的交流电。现代电池通常使用高功率密度的锂离子化学电池。尽管携带电池很不方便，但这种便携式电池可以使患

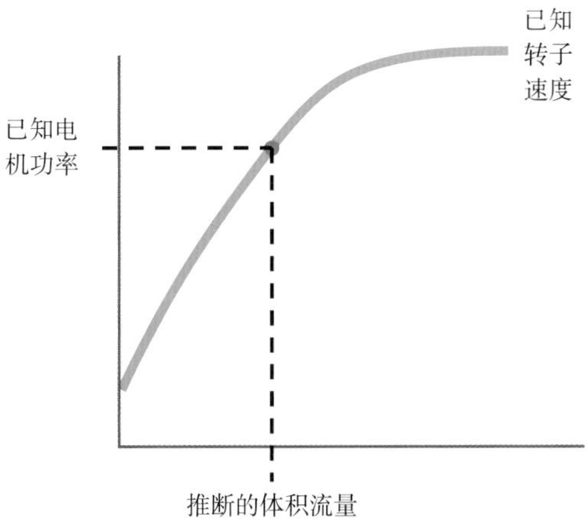

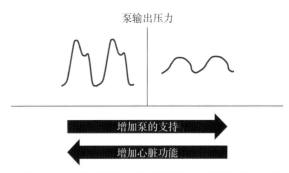

▲ 图 8-17　通过两个心脏周期泵输出的两个例子来说明如何量化搏动度
电机功率的最小值和最大值的差值与心脏原功率和泵输出功率的比值成正比。泵输出的脉动性降低，在图的右边（电机功率变化减少），表明泵支持相对于心脏功能增加，反之亦然

▲ 图 8-16　无传感器流量估计
在泵内部，用转子速度和电机功率推理的容积流量

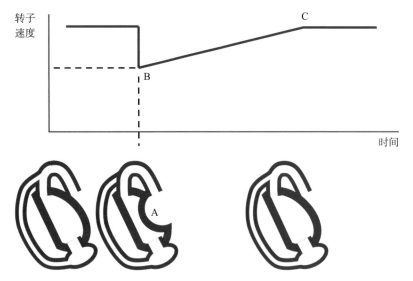

◄ 图 8-18　吸力检测算法
如果检测到搏动程度突然改变，则可能怀疑心室抽吸（A），并将速度迅速降低到预先设定的量（B），原则上允许心室再充血，然后可以逐渐提高速度到先前的治疗水平（C）

者不受电力束缚，使其能够进行许多日常活动。当患者坐着或睡觉的时候，通常会使用公用线路电源，因为这可以减轻在电池没电时睡觉的担心。

该设备需要一个患者接口装置来传达系统的运行状态并提醒患者需要解决的情况，这通常被称为系统控制器，该设备包含决定电源管理、用户界面和告警系统的硬件和软件。一个经过严格验证的警报系统，是确保患者安全的关键组成部分。患者、护理人员、护士和医生利用它来确认病情是否正常，如果病情不正常，则提供故障诊断信息，并在适当时产生声像警报，情况许可时提供舒缓治疗。根据 IEC 60601-1-8，告警按优先级分开。高优先级警报需要立即注意，并通过闪烁的红色发光二极管和高紧急音频提示。中等优先级的警报需要提示但不是立即注意，黄色 LED（闪烁或不闪烁）和较低的紧急音频提示。低优先级警报需要注意，可以适当延迟，可能有或没有相关的音频或视觉信号。

临床医生的操作界面，可根据临床需要调整 LVAD 转子转速和系统参数，并提供方便的图形界面，供临床医生查看系统控制器存储的历史数据。由于患者不使用该设备，它代表了一种向临床医生提供诊断有用信息的方法，同时限制了患者的访问权限，患者从系统控制器获取信息。

一般来说，慢性 LVAD 是针对青少年到老年不同程度的疾病，有潜在的生理或心理障碍，有不同的社会和经济支持的人群设计的。设计师的目标是通过定义用户配置文件来满足绝大多数潜在患者和其他用户，包括患者、护理人员、护士、医生、手术室支持人员、VAD 协调员、护理人员和当地社区的消防员等，以适应绝大多数潜在患者和其他用户。系统必须易于理解和使用，无论他们是受过培训的人还是没有受过培训的人，这是一个重大的设计挑战。设计直观操作的连接组件的连接器一直以来都很困难，由于性能问题、响亮的警报、物理限制或技术上的不理解，断开和建立连接的场景可能会带来压力。

工程师们经过培训，可以在出现故障的情况下评估"万一发生什么情况"，他们必须避免简单的缓解措施使系统过于复杂。旨在减轻远程中可能发生的故障产生的新风险，这种风险可能会降低系统的可靠性。重要的是使用设计失效模式和影响分析（dFMEA）来评估这些概率，以确定风险是否需要减轻。例如，一个不可操作的、低严重性的系统问题应该被适当地归类为比高优先级警报更低的优先级，因为高优先级警报可能导致过度焦虑或不适当的行动，从而触发一个严重得多的事件。重要的是，向患者提出的任何警告都必须具备可被患者充分理解、可操作性和必要性三个特点。

三、开发、验证和确认

MCS 的产品设计和开发工作通常要么是为了满足客户（患者或临床医生）的需求，有时还伴随着补充性的技术进步，或是为了应对现有产品中新发现的缺陷。因此，我们从概念上将新产品开发与产品迭代分开。新产品开发计划可能涉及下一代"改变游戏规则"式的进步，而产品迭代是根据客户反馈或现场调查进行的调整或改进，通常一次只处理一个或几个功能，而新产品开发比产品迭代涉及范围更全面。所有项目都需要跨职能参与，包括项目管理、市场营销、研发、制造、供应链、质量、上市后分析、监管和临床，但新产品开发项目通常有更大的团队。所有项目都遵循相同的质量、合规标准和监管途径，但更大规模的 NPD 项目往往需要更长的时间才能完成。资源的应用和优先级是通过优化患者利益来驱动的。增量式的产品变更可能相对较快地被采用，但更费时新产品开发项目通常会为现有产品的缺陷提供更明确的解决方案，因此我们既需要不追求也需要不过分追求在个别领域的观察结果。

（一）新产品开发

MCS 中的 NPD 的典型特点是持续时间相对较长，这是由设计一个具有植入部件的可靠系统的内在挑战所驱动的。人类稳定的内环境对进化上不熟悉的金属和塑料设备是敌对的，在内环境更加活跃的患者群体中具有更长的支持时间，人类与非植入部分的互动往往是更敌对的。关键任务验证和确认测试的持续时间相对较长（包括一些必须长时间运行的测试），产品发布前一般需要在内部获得广泛的产品性能经验，以及对主动、植入式医疗设备也延长了开发时间。这就产生了将尽可能多的产品纳入新开发项目范围的机会和压力。组织通常会将一部分工程和科学资源投入到发明和创新上，通过建立技术的可行性和实用性，战略性地瞄准预期的新产品开发需求。在减少 MCS 相关不良事件和提高患者生活质量方面，这些发现和突破带来了一些最有意义的飞跃。

（二）维持现有产品

MCS 商业产品中的许多组件都是专门为应用而设计和制造的，但定制化通常都不实用，不适合普通组件，如紧固件和电子组件。因为像移动电话和电脑这样的消费品会产生对医疗设备中许多部件的需求，而且这些市场的生命周期要短得多，频繁的修改是很常见的。零部件报废是供应链风险的一个持续来源，预测即将报废的零部件、寻找替代品、为新部件调试及验证功能都是一个持续的工作。

MCS 组织需要一个正式的、结构化的投诉系统来捕获和管理评论、不满、医疗设备事故、患者受到的伤害和不良事件。对这些经验进行评估，以评估迫在眉睫或未来的危险和潜在的纠正措施，并将吸取的经验教训反馈到潜在的设计和开发改进项目中。

（三）验证和确认

产品开发受"设计管控"原则的管制，这个原则需同时满足商业目标和法规，如 FDA21 CFR820 和欧盟医疗器械法规[16, 17]，两者都依赖于患者安全和产品质量及功效。负责人员在已经明确的项目阶段提供检查机会以进行的正式设计评审，检查已经完成的工作的质量和严谨性，并评估现有计划是否应该继续、调整或取消。

必须建立和验证正式用户的需求，确认已生产出符合用户需求的正确产品。必须建立正式的输入（需求）和输出，并在输入和输出之间有清晰的可追溯性。输入可以直接处理特定的用户需求，也可以来自于系统架构、国际标准或风险管理活动。必须对每一项输入要求进行验证，以确认产品已正确地满足要求。

为了克服在所有可能的使用环境中测试医疗设备的困难，我们使用国际标准作为基准，对差异很大的设备进行比较和分类。从概念上讲，通过一定的测试标准可以保证设备能够在变幻莫测的现实环境中充分发挥作用。遵循一些高级标准是强制性的，根据临床适应证、体质和环境，通过工程判断选择其他范围较窄的病例。VAD 系统的许多方面都没有被现有的标准充分覆盖，所以定制的测试协议和设备必须设计来验证。确保测试方法的充分性是工程团队的责任。

MCS 验证测试通常包括确保长期的可靠性和耐久性。为了在短时间内确定一种设备能够承受长时间临床使用的目标，加速试验被设计出来。例如，如果预计使用连接器 5 年，每

天多达 10 次，可以设计一种设备，通过反复快速地连接和断开连接器来锻炼连接器，以便在几天而不是几年的时间内实施 2 万次循环。这种加速技术的应用范围很广，包括电池充电和放电循环、来回弯曲电缆以引起疲劳等。工程师的责任是适当地解释由于加速技术的作用，结果如何不同于真实世界的经验。采用安全系数是常见的。继续进行超出需求的测试，以了解故障发生在哪里，这提供了对预期失败的边际的洞察，测试失败模式是否与预期的临床失败模式相匹配，以及耐力极限是否存在。

加速试验的时效性具有明显的价值，但在运行条件和负载不加速的情况下，MCS 系统的实时寿命试验在引发临床相关的失效模式方面具有重要的历史意义。即使在使用磨损部件较少的连续流泵时代，在模拟的真实环境中使用该设备也是监管机构的普遍的做法。一项试验可能无限期地运行，可能长达 10 年或更长时间，在重要期间发布的中期报告通常可用于启动临床试验并支持监管部门的批准。

在某种程度上，直接相关性和不断增加的临床患者数量掩盖了实时寿命测试在确定可靠性和耐久性方面的价值。

高加速寿命测试经常在开发早期使用，与实时寿命测试不同。在 HALT 中，异常激进的负载和条件被特意应用于导致失败的测试中，从而引出弱点，并识别出提高设计稳健性的区域。因此，它们有助于产品的可靠性和耐久性设计，但不用于验证。

在前面描述控制器和电力系统设计元素中，强调了用户交互的重要性。实时寿命测试通常是自动化的、无人监管的，对验证 MCS 系统的可用性没有任何作用。人为因素和可用性工程技术领域已经作为一种结构化的方式出

现，以描述用户和他们的环境，以避免现实世界的危险。HFUE 从医院设备库存中取出的那一刻起，通过手术和恢复期，以及在患者返回家中并恢复相对正常的活动后就开始处理。对于 MCS，适用的标准是 AAMI/ANSI HE75：2009 和 ISO/IEC 62366：2007[18, 19] 这是一个有用的指导文件，应用人的因素和可用性工程来优化医疗器械设计，反映了 FDA 目前对主题[20] 的展望。

在 MCS 设备开发中，风险管理是一个普遍存在的概念，它是如此关键，以至于已经从单纯的过程扩展到了文化规范。有许多工具可用，包括失效模式和效果分析，以确保产品风险在设计、开发和生产的每个阶段都最小化。风险管理考虑可以确定统计方法和样本量，导致新需求的识别以减少风险，并帮助在设计权衡之间进行仲裁。ANSI/AAMI/ISO 14971：2007 是 MCS[21] 的适用标准。

四、未来方向

在 MCS 存在的几十年里，本章所涉及的许多原则一直在管理着 MCS，即使经验、见解和技术进步已经促使了新设备的诞生，这种新设备在安全性、可靠性、可用性和治疗效果方面超越早期产品。发病率、死亡率和患者的生活质量由于今天的商业设备的应用而有了极大的改善[22, 23]。然而，这种进步激励的不是自满，而是对未来的进步充满自信和努力，减少或根除与该设备相关的不良事件，使患者在接受治疗时彻底改变为轻松和平静的心态，甚至有助于逆转疾病本身。

在 MCS 相关的主要不良事件中，血栓形成、卒中和出血是相互关联的，通常是拮抗

的，工程师应努力通过应用先前讨论的血液相容性考量，尽量减少已经存在的凝血疾病的加重或产生新的炎症及血栓形成前状态。一个关键的方面是避免设备易发生血栓形成。由于现代泵通常在单一的临床应用环境下运行，术语"智能泵"被创造出来描述有利于改变治疗的增强效果。自动改变转子转速以产生人工脉冲或偶尔中断稳定的流动条件已经可以实现[24, 25]，并且可以通过与心脏周期同步或反同步来优化这些算法。植入式传感器已被应用于表征活动和测量属性，如压力[26]，这些可以被集成到设备中，用于匹配治疗与生理需求的算法。

通过在 MCS 设备中植入电源并通过经皮能量传输系统进行充电，避免了经皮驱动管路的植入，可以消除驱动管路外置部位感染，这种感染在整个支持过程中是持续存在的普遍不良事件。TETS 技术已经在其他应用中成功商业化，但相对较高的功耗、植入设置、安全要求和严格的法规带来了巨大的工程挑战。然而，一个完全植入的左心室辅助系统（FILVAS）最终会出现，因为除了发病率的效益，生活质量的效益是深远的：长时间不受周边设备的束缚，可以自由洗澡、游泳，表面上看起来似乎没有受到心力衰竭的影响。

最后，我们不应该忘记最终目标及工程师潜在的作用。心衰患者希望像癌症患者一样被治愈，尽管这可能不是所有患者的现实目标，但可以想象，心脏缓解和癌症缓解一样可行，未来的成功概率类似。辅助的疾病改变疗法（如药理学、基因改变或其他疗法），可能是必要的，但 MCS 的作用不仅仅是稳定灌注。先进的"智能泵"技术可用于加强疾病改善治疗，评估未植入患者指征或已植入患者的缓解情

况，并为设备移除做好心血管系统的准备。虽然有意义的干预后生活的心理益处是明显的，但是对于那些忍受化疗和放疗以获得无癌生存的患者，还应该注意的是，MCS 装置的最终

移除也消除了相关的风险。

声明

作者是 Abbott 公司的员工。

第二篇
机械循环支持的
适应证及选择
Indications and Selection for
Mechanical Circulatory Support

第9章

机械循环支持的流行病学和患者选择标准
Patient Population and Selection Criteria for Mechanical Circulatory Support

Pavan Bhat　Randall C. Starling　著

魏之瑶　钱海燕　译

许　靖　校

一、概述

得益于近 50 多年来心力衰竭治疗领域的显著进步，世界范围内的心力衰竭患者数量不断增长。然而即便如此，终末期心力衰竭仍意味着极高的死亡率，每年约高达 33%[1]。在此期间，心脏移植可以降低终末期心力衰竭患者的死亡率并提高生活质量，并且是终末期心力衰竭最确切的治疗方式。然而，即便心力衰竭治疗领域的其他方面已经有了巨大进展，迄今为止捐赠心脏供体的数量仍未见明显增加。增加的心脏供体主要来源于鸦片类药物使用者和丙型肝炎病毒感染者[2]。终末期心力衰竭患者数量的不断增加导致了移植心脏的供需失衡，而机械循环支持有助于解决这个问题。世界上每年会进行 5000 多例心脏移植，而据估计，有超过 5 万例患者在等待心脏移植[3]。这种供需失衡导致了越来越多符合条件的患者在等待心脏移植，与此同时，世界上还有越来越多的患者因为年龄和合并症等原因被认为不适宜进行心脏移植。在 20 世纪 90 年代中期前，这些无法进行心脏移植的患者没有什么可选择的治疗。然而幸运的是，机械循环支持的治疗预后不断改善，改变了这种情况。

在近 30 年后的今天，左心室辅助装置成为了终末期心力衰竭患者主流的长期机械循环支持方式（D 级推荐）。左心室辅助装置已经从包含瓣阀和机械轴承的体外短期搏动装置改进为如今常用的小型化体内装置。例如 HeartMate Ⅲ 由离心流泵和磁悬浮转子构成，装配可减少血流淤滞的间歇性减速程序，并提供"排尽"功能以减少不良事件的发生。未来该领域的研究方向集中在装置的进一步小型化，以及开发内生性动力来源以代替经皮的动力系统。

随着左心室辅助装置技术的发展，现在该技术主要适用于三种需求的患者：移植前的过渡支持、终末期治疗、决策前的过渡支持。移植前的过渡支持指患者在等待移植，但等待期无法仅依靠药物治疗维持。终末期治疗指患者因不可逆的合并症或高龄被排除在心脏移植适应范围之外，将终身使用左心室辅助装置作为循环支持。寻求决策前的过度支持的患者是一个异质的群体，包括了患有各种移植禁忌证但有纠正可能，可能可以在未来进行移植治疗的患者。考虑到目前移植手术数量并无法满足庞大需求，终末期治疗成为了左心室辅助装置主要增长的需求领域。从 2010 年至今，用于终末期治疗的左心室辅助装置增加了 10 倍。作为心力衰竭领域的医疗工作者，判断哪些患者适合植入左心室辅助装置以及最佳的植入时间需要不断地积累相关经验。

二、患者选择

机械循环支持的适用患者群可以大致参考 REMATCH、HeartMate Ⅱ 和 MOMENTUM3 三个临床试验的纳入标准。REMATCH 是第一个针对左心室辅助装置的随机对照临床试验，129 位不适合进行心脏移植的患者使用了 HeartMate XVE，这是一款早期的搏动性左心室辅助装置[5]。该试验设计纳入三类患者，分别是在进行指南推荐治疗前提下心功能仍处于纽约心功能分级Ⅳ级（NYHA Ⅳ）的心力衰竭患者，射血分数 < 25% 且峰值耗氧率量 < 12ml/(kg·min) 的心力衰竭患者，或需要持续静脉正性肌力药物治疗的患者。该纳入标准后来经扩大又纳入了使用主动脉内球囊反搏支持超过 14 天的患者。最终纳入的 129 位患者中，73% 存在正性肌力药物依赖的情况。研究结果显示，使用了左心室辅助装置的患者的全因死亡风险降低了 48%。然而，死亡风险的降低伴随着更高的严重不良事件发生率，高于药物治疗组 2.35 倍。而且，这些早期的左心室辅助装置往往在仅 18 个月后即需更换。考虑到上述局限，早期的左心室辅助装置因过高的不良事件发生风险并未得到广泛运用。

后续第一个左心室辅助装置领域具有跨时代意义的改变发生在 HeartMate Ⅱ 研究之后[6]。与搏动性的 HeartMate XVE 相比，HeartMate Ⅱ（HM Ⅱ）左心室辅助装置采取连续性轴流。与 REMATCH 研究相比，HeartMate Ⅱ 研究设计纳入了病情更轻的患者。纳入标准包括了症状为纽约心功能分级Ⅲ B～Ⅳ级的患者、依赖主动脉内球囊反搏支持 ≥ 7 天的患者、依赖正性肌力药物治疗 ≥ 14 天的患者。排除标准主要考虑了不可逆的终末器官损伤，包括肾、肝及肺部疾病。研究最终纳入了 200 多例患者，平均年龄为 62 岁，低于 REMATCH 研究的 68 岁。参与该研究的患者的 1 年生存率为 68%，2 年生存率为 58%，与 REMATCH 研究相比有了显著改善。

下一个左心室辅助装置领域的主要进展发生在研究 HeartMate Ⅲ 的 MOMENTUM3 试验[7]。与 HeartMate Ⅱ 相比，HeartMate Ⅲ 使用了全磁悬浮离心泵。虽然是连续性流动装置，HeartMate Ⅲ 可以改变血流速度从而制造人工性的血流搏动。该研究的纳入标准非常宽泛，包括了纽约心功能分级Ⅲ～Ⅳ级（NYHA Ⅲ～Ⅳ）的患者、射血分数 < 25%、正性肌力药物依赖或不使用正性肌力药物时心指数 < 2.2L/(min·m²) 的患者。MOMENTUM3 研究共纳入了 294 例受试者，其中 152 例使用 HeartMate Ⅲ，142 例使用 HeartMate Ⅱ。研究进行到 6 个月时，使用 HeartMate Ⅲ 的患者表现出了更好的预后，其更低的泵内血栓发生率导致了更少因装置故障导致的再次操作。包括了后续纳入的患者和 24 个月随访的后续公布数据也明确表明了与 HeartMate Ⅱ 相比，使用 HeartMate Ⅲ 导致了更少的泵内血栓、装置更换、卒中和胃肠道出血。

机械循环支持联合注册研究（INTERMACS）

的建立给本领域选择患者和评估结局提供了当代数据[8]。Stevenson 和其团队建立了 7 个的 INTERMACS 患者分型，以识别出有可能在未来适合植入左心室辅助装置的患者[9]（图 9-1）。INTERMACS 分型是帮助选择更佳治疗策略的提供患者分类的标准化工具。INTERMACS 分型的一大关键性优势在于它可以依据患者的心力衰竭严重程度，指导干预时间并揭示干预的急迫程度。INTERMACS 分型也与患者死亡率密切相关（图 9-2）。

使用 INTERMACS 分型可以给有严重心力衰竭的患者进行风险分层，并选择合适的时间植入左心室辅助装置。Boyle 及其团队依据 INTERMACS 分型将 101 位移植前的过渡支持和终末期治疗的患者分为三组[10]。研究显示，与严重心源性休克（INTERMACS1 型）患者相比，依据 INTERMACS 分型不那么紧急的患者（INTERMACS2 型以上）的 36 个月内的生存率更好。该研究显示了使用 INTERMACS 分

型对患者进行风险分级以选择性进行机械循环支持治疗的重要性。尤其是 INTERMACS1～2 型患者的生存率更低，与 INTERMACS3～6 型相比更有可能从植入长期左心室辅助装置中获益。ROADMAP 试验针对研究了 INTERMACS 分型级别更高、非正性肌力药物依赖或病情较轻的患者[4-7]。这是一个前瞻性、非随机性的观察性研究，纳入了 200 例可步行、心功能处在纽约心功能分级 Ⅲ B 或 Ⅳ 级的患者。其中一半的患者在入组时接受左心室辅助装置治疗，另一半接受最佳药物治疗。结果显示不同于药物治疗组，左心室辅助装置组的 1 年生存率更高，同时心功能状态也有所改善[11]（图 9-3）。研究的 2 年结果数据显示，与药物治疗组相比，左心室辅助装置组的 2 年生存率更高，6 分钟步行试验结果更好。此外，左心室辅助装置组与胃肠道出血和心律失常相关的 1 年内不良事件也更低。不过介于 ROADMAP 试验是一个非随机性的研究，需要警惕的是两

分级	描述	NYHA 分级	特点	干预的时间维度	植入数量 2012 年 1—5 月	
					总数	
					n	%
1	严重心源性休克	Ⅳ	TCS/A	小时	1307	19.7
2	强心药物支持时仍病情恶化	Ⅳ	TCS/A	小时 - 天	2664	40.1
3	病情稳定但依赖强心药物支持	Ⅳ	A/FF	周	1515	22.8
4	有平静时症状	Ⅳ	A/FF	周 - 月	791	11.9
5	活动不耐受	Ⅲ B/ Ⅳ	A/FF	不定	184	2.7
6	活动受限	Ⅲ B	A/FF	不定	104	1.5
7	严重 NYHA Ⅲ	Ⅲ / Ⅲ B	A	无指针	61	
总					6633（7 个未分型）	100

A. 频发心律失常；FF. 频繁住院；INTERMACS. 机械循环支持联合注册研究；NYHA. 纽约心功能协会；TCS. 临时性循环支持
改编自 Stevenson et al. [11] and from Table 4 of the 2013 Annual INTERMACS Report

▲ 图 9-1　INTERMACS 分型

改编自 Kirklin et al. [4] 获取，经 Elsevier 许可转载，©2013 版权所有；改编自 Stevenson et al. [9] 获取，经 Elsevier 许可转载，©2009 版权所有

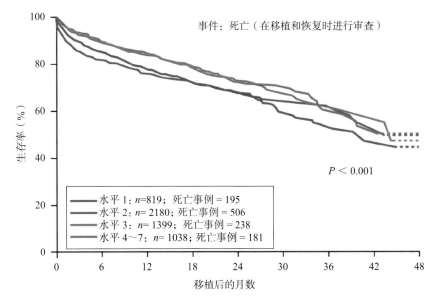

◀ 图 9-2　不同 INTERMACS 分型的生存情况：成人持续原发 LVADS 和 BIVAD、DT 和 BTT（2006 年 5 月 —2012 年 5 月）

引自 Kirklin et al.[4]，经 Elsevier 许可转载，©2013 版权所有

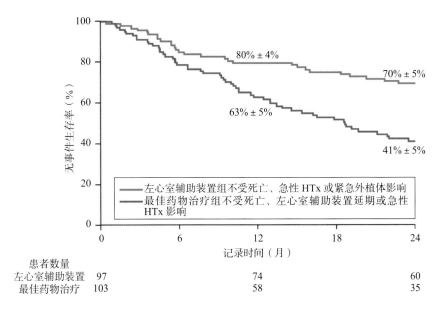

◀ 图 9-3　治疗后的生存情况：最佳药物治疗与左心室辅助装置质量相比较（2006 年 5 月—2012 年 5 月）

引自 Estep et al.[11]，经 Elsevier 许可转载，©2015 版权所有

组患者的基线特征并不一致。植入了左心室辅助装置的患者往往有更差的基线情况，更低的西雅图心力衰竭模型 1 年生存率，且主要是 INTERMACS4 型患者，而药物治疗组通常是 5～7 型患者。ROADMAP 试验的数据提供了至关重要的信息，即有选择地在可步行的严重心力衰竭患者中植入左心室辅助装置可以提高患者的无事件生存率并改善患者的生活质量。

三、识别警报：确定恶化的表现

先前的研究数据表明，早期识别终末期心力衰竭患者的临床恶化是左心室辅助装置治疗成功、改善生存并提升生活质量的前提。识别合适的患者并确定合适的植入时间是使用机械循环装置治疗终末期心力衰竭患者的关键所在。识别警报，即一些早期临床恶化的表现，可以在策略上选出最能从中机械循环装置中获益的患者。

（一）反复住院

反复住院的心力衰竭患者需要及时转交给终末期心力衰竭专家。在 CHARM 研究中，研究者们发现慢性心力衰竭患者在因心力衰竭恶化而住院后出院早期死亡风险最高[13]，且死亡风险与因心力衰竭住院的时长和频率直接相关。这些结果表明反复住院的患者作为高死亡风险人群，可能从早期机械循环装置的干预中获益。

（二）药物不耐受

血管紧张素受体阻滞药、血管紧张素受体/脑啡肽酶抑制药和 β 受体阻滞药仍是心力衰竭最佳药物治疗的基石。无法耐受 ACEI/ARNI 或 β 受体阻滞药的患者往往病情更重，应进行机械循环装置和其他终末期心力衰竭治疗的评估。Patel 等进行的 ASCEND-HF 研究显示，低血压伴随急性失代偿性心力衰竭是 30 天内死亡及心力衰竭再入院的独立危险因素[14]。关于 β 受体阻滞药，Fonarow 等的研究发现，在住院期间因急性失代偿性心力衰竭停用 β 受体阻滞药的患者的死亡风险比持续使用 β 受体阻滞药的患者高 2.3 倍[15]。总而言之，如果患者无法耐受心力衰竭的最佳药物治疗，医生应当因此类患者有更高的风险而提高警惕，且考虑启动终末期心力衰竭治疗。

（三）运动心肺压力测试

正规的运动心肺压力测试可以客观地、标准化地检测出心力衰竭患者进行有氧运动的能力，提供重要的预后信息。Mancini 和其团队研究了 114 个可以行走的心力衰竭患者，确定了 14ml/(kg·min) 为峰 VO₂ 的截断值。对

于 < 14ml/(kg·min) 的患者，1 年生存率比移植患者低了 70%[16]。相反，> 14ml/(kg·min) 的患者 1 年死亡率仅为 6%。这提示了峰 VO₂ 可以用于对可能从机械循环装置中受益的可行走的心力衰竭患者进行危险分级。

（四）心脏血流动力学

心源性休克的动力学诊断标准包括经肺动脉导管测量的心指数 < 2.2L/(min·m²)。这些患者通常需要短期支持治疗，包括强心药物和以主动脉球囊反搏或经皮左心室辅助装置为代表的机械性支持。本章前述的 MOMENTUM3 研究的纳入标准就包括了心指数 < 2.2L/(min·m²) 的患者，但这并不是植入左心室辅助装置的严格标准之一。通常来说，侵入性血流动力学检测显示有心源性休克的心力衰竭患者需要考虑植入机械循环装置。

（五）正性肌力药物依赖

前文提到的 REMATCH、HeartMate Ⅱ 和 MOMENTUM3 研究均纳入了正性肌力药物依赖的患者，因为长期使用正性肌力药物是与高死亡率相关的已知因素。Hauptman 等的一项回顾性研究显示，使用米力农与更高的 12 个月全因死亡率相关（高达 58.8%），也与更高的医疗花费相关。介丁在 REMATCH 研究中，使用最佳药物治疗和正性肌力药物治疗与高死亡率相关，如果可行，正性肌力药物依赖的患者需考虑机械循环支持。Gorodeski 等之前也做过一项研究，显示出院时使用了多巴酚丁胺和米力农的患者 6 个月内死亡率高达约 50%，并推荐这些患者中不能使用机械循环支持的患者停止 ICD 运转，采取终末期治疗或姑息治疗[17]。

（六）终末期器官功能不全

早期启用机械循环支持的目的之一是避免给其他器官造成长期损害。肾损伤和肝损伤是在评价患者是否可以进行机械循环支持的两个着重考虑的系统。终末期肾病（end-stage renal disease，ESRD）是不良预后的标志，也常常是患者无法进行机械循环支持的原因。类似的是，患者基础肾功能差且是非心源性的、不可逆转的，在进行机械循环支持后可能会进展至透析，与高死亡率相关。在 Bansal 等进行的一项回顾性研究中，在植入左心室辅助装置前患有终末期肾病的患者有 81.9% 在随访中死亡，中位生存时间为装置植入后 16 天[18]。患者肝功能异常可能由于淤血性肝病。肝硬化、肝酶升高、胆红素升高都需考虑淤血性肝病的可能性。终末期肝病模型（end-stage liver disease，MELD）评分纳入了患者的肌酐、总胆红素、国际标准化比值（international normalized ratio，INR），该评分系统之前被用于评估肝移植优先程度。Kim 等的研究工作显示，MELD 评分对于正在进行心力衰竭评估的患者而言，可以准确预测其 1 年预后[19]。总而言之，早期的终末期器官功能不全意味着患者应及时进行循环支持或心脏移植的评估。

四、时机

确定植入左心室辅助装置的适宜时间需考虑多方面因素，因为不同的心力衰竭患者的预后不同。根据之前的研究，纽约心功能分级仍是针对可步行的心力衰竭患者有力的预后预测工具[20]。然而，后续研究发现在区分 NYHA Ⅱ 级～Ⅲ 级的时候，不同医生之间有着显著差异[21]。最佳的植入时间需要平衡与左心室辅助装置治疗相关的不良事件风险和进展期心力衰竭相关的患病与死亡风险。

ROADMAP 研究显示，等患者发展到 INTERMACS1～2 型时再进行装置植入可能会导致更差的预后。西雅图心力衰竭模型（SHFM）是前 - 左心室辅助装置时代用于评价心力衰竭患者预后的模型。Lanfear 等对 ROADMAP 研究数据进行了分析，在非正性肌力药物依赖的终末期心力衰竭患者中，SHFM 可以预测总的生存情况，但会低估病情加重和左心室辅助装置植入的可能性[22]。在同一项研究中，HeartMate Ⅱ 风险评分模型（HMRS）预测能力低，会低估植入左心室辅助装置后患者的生存率。而 Cowger 等分析了 HeartMate 风险评分（HMRS）用于左心室辅助装置植入后的风险预测，结果显示 HMRS 可以很好地预测死亡率，预测的 ROC 曲线下面积 0.71，95%CI 为 0.65～0.75[20]。

在考虑进行循环装置植入的合适时间时，其他需要考虑在内的排除因素包括了年龄、既往心脏手术史、肾衰竭和右心室心力衰竭。尤其是右心室功能障碍，常表现为肝硬化、右心房压力增加和胆红素＞ 2mg，意味着左心室辅助装置植入后早期死亡可能性大，因此必须进行仔细的右心室功能评估。右心室功能可以使用心脏超声进行定性评估，或使用定量评估如三尖瓣环收缩期位移（tricuspid annular plane systolic excursion，TAPSE）、右心室做功指数（right ventricular work index，RVSWI），以及侵入性使用肺动脉导管进行血流动力学检测。总而言之，做决策时需要考虑且平衡若干因素。正确评价右心室功能十分困难，需要与外科团队一起进行仔细评估。现在的新手段包括了术前经皮左心室辅助装置，目的是减轻右心室负担并评估右心室恢复情况。还有一个重要决策应在术前与心脏外科医生一起决定，即在左心室辅助装置植入同时植入临时性的右心室辅助装置并在5～7天后取出。目的是避免以下情况：若患者需要更长时间的双室支持，会导致无法撤机，届时心脏移植将成为唯一可行的选择[23, 24]。

五、结论

选择适合机械循环装置的患者的选择标准是复杂的，因为需要考虑到INTERMACS分型、临床因素、侵入性血流动力学评价表现和近期住院情况，在患者出现终末期器官衰竭前识别是关键。一个简单的记忆口诀"I NEED HELP"列出了提示临床医生患者出现了终末期心力衰竭的重要表现[25]（图9-4）。而近期，有发现称非正性肌力药物依赖的、可步行的"稳

> **I-NEED-HELP**
>
> I- 静脉使用强心药物
> N- NYHA Ⅲ B/ Ⅳ伴持续升高的钠尿肽
> E- 终末期器官功能不全
> E- 射血分数 ≤ 35%
> D- 除颤后休克
> H- 一次以上住院
> E- 不断增加利尿剂使用却仍水肿
> L- 低血压，快心率
> P- 预后提示性治疗表现：对指导的药物治疗越来越不耐受

▲ 图 9-4 "I NEED HELP"

引自 Yancy et al.[25]，经 Elsevier 许可转载，©2018 版权所有

定"心力衰竭患者的事件发生率惊人的高[25]。

据我们从 ROADMAP 研究数据中得到的经验，与 INTERMACS1～2 型的患者不同，INTERMACS4～6 型的可步行心力衰竭患者早期启用机械循环装置有利于更好的预后。SHFM 和 HMRS 等风险评价评分都不足以合理地为这些患者进行风险分级，合适的风险分级需要包括心力衰竭专家、心外科医生、患者管理者和社区工作者的多学科多方参与。

机械循环支持治疗：正确的时机与预后考虑

Mechanical Circulatory Support Therapies: Right Timing and Prognosis Considerations

Felix Schoenrath　Evgenij Potapov　著

许　靖　译

魏之瑶　校

第10章

一、短期机械循环支持治疗

心源性休克（cardiogenic shock，CS）是由于心脏功能障碍导致的终末器官组织灌注不足及功能结构损害的临床综合征。2003—2010年，美国因急性心肌梗死（acute myocardial infarction，AMI）引起的心源性休克发病率从6.5% 上升到10.1%，但住院死亡率却从44.6% 显著下降到33.8%[1]。在充血性心力衰竭患者中，心源性休克的发生率从0.5% 上升到1%，死亡率从44.2% 下降到26.1%[2]。心源性休克的定义包括全身灌注减少，左心室或右心室或双心室残余容积增加，导致心腔内充盈压力增加[3]。如果这些血流动力学失常持续存在，引起多器官缺血、乳酸蓄积增加、肝脏和静脉充血，这些因素将最初可逆的血流动力学问题转变为多器官代谢问题，单靠血流动力学支持是无法治疗的。这种延续性现象在不同形式的休克中是相似的，如失血性、败血性及心源性休克。为了克服这种现象，需要早期的、目标导向的治疗，"休克的黄金时间"一词证明了这一点。急性心肌梗死是心源性休克最重

要的基础疾病，其他重要病因包括各种慢性疾病如缺血性、瓣膜性心脏病或扩张型心肌病等引起的失代偿性心功能不全，以及中毒性心肌病、Takotsubo 心肌病、心肌炎或产褥期心肌病等其他急性情况[4]。为了识别潜在的急性心源性休克病因，目前欧洲心脏病学会指南使用 CHAMP 缩写，即急性冠脉综合征（acute coronary syndrome）、高血压急症（hypertension emergency）、心律失常（arrhythmia）、机械原因（mechanical cause）、肺栓塞（pulmonary embolism）。慢性病急性失代偿的重要诱因包括感染、心律失常、药物或饮食不适应，指南中还提到了更多的潜在诱因[5]。理论上，经过特定的治疗，并且在尽可能的情况下用了创伤性较小的策略（特别是正性肌力药物的使用）而无法使患者基础疾病稳定，此时对于这种难治性心源性休克，应该在出现严重的终末器官功能障碍之前评估机械循环支持的应用（对少数患者及在某些国家 / 地区可以选择紧急心脏移植），因此需要尽快确保转诊到具有短期和长期机械循环支持治疗专业知识的三级枢纽中心。与慢性心力衰竭相比，对于这些

病例来说，时间是关键的决策因素[6]。区域性心力衰竭网络和心脏骤停中心应致力于缩短开始支持前的时间。转诊后，迅速评估患者是必要的，在此基础上作出的治疗决策包括短期或长期的机械循环支持、心脏移植，或在某些情况下最终选择姑息治疗。在 GUSTO-I 数据库中发现，灌注不足、既往心肌梗死和少尿症是30 天生存期受损的预测因素，并因此进一步表明了机械循环支持治疗策略的先进性[7]。特别是在终末器官和心肌功能可能恢复的情况下（包括急性冠状动脉综合征和早期适当的血管重建、暴发性心肌炎、应激性心肌病或药物中毒），在积极的风险 / 效益平衡下，短期机械循环支持是一种有效且可行的治疗选择[8]。然而，难治性心脏骤停和进一步累积进展的临床情况（表 10-1，见第 39 章）因为缺乏长期预后的结果，可能不适合机械循环支持。指南中仅提及了主动脉内球囊反搏（Ⅲ级，LOE：B）和机械循环支持（Ⅱb级，LOE：C），没有对两者进行比较，也未提出任何选择偏好[5]。

根据指南的观点并考虑到前面提到的病理生理学因素，选择进行机械循环支持的患者是至关重要的。急诊环境下，在患者入院时准确评估其预后和（或）对治疗的反应，从而确定每个病例的最佳治疗方案是非常困难的。在某些情况下，由于对初始预后的未知而考虑短期机械循环支持，但长期策略必须在适当的时间段后重新考虑（桥接概念）。在一个单中心队列中回顾性地对桥接长期机械循环支持概念进行了评价[9]。31 个月后的生存率与首次植入长期机械循环支持结果相当（约 52%），尽管 BTB 队列最初的病情更严重。乳酸水平和肝功能受损是生存受损的预

表 10-1　可影响短期机械循环支持决策的临床情况

禁忌证	具体考虑的因素
年龄	＞ 75 岁
衰弱状态	
精神疾病	无法受控
成瘾习惯	无法受控
既有因素	
严重的肾脏疾病	
肝硬化	
脑卒中	有残余的神经系统病灶
肿瘤	
痴呆患者	
治疗中的病情	
多器官衰竭	持续进展的
严重酸中毒	pH ＜ 7.0
心脏骤停	时长大于 5 分钟或无人发现
严重败血症	
神经系统损害	CPR 后

CPR. 心肺复苏术；pH. 酸碱度

测因素，但总体上 Lebreton 等表明，桥接概念允许在重症患者中使用长期机械循环支持，并与首次就直接使用长期机械循环支持的患者没有明显的生存率差异[9]。Tsyganenko 等在某三级中心的一个全人群队列中对术后效果受损的危险因素进行了进一步评估。经过对 618 名主要为难治性心源性休克住院并接受体外生命支持（extracorporeal life support，ECLS）的患者进行评估，发现肝功能障碍、炎症状态和肥胖会增加植入长期机械循环支持后的中期死亡风险[10]。在确定给患者进行短期机械循环支持的治疗后，设备的选择是关键性的，由于引起心源性休克的多种病因和心肌受累的不同程度（如左心室、右心室、

双心室），没有一种设备就能适合所有的策略。目前短期机械循环支持的模式主要包括以下四种电路配置：①左心室到主动脉辅助设备（CentriMag 和 Impella）；②左心房到体循环动脉辅助设备（TandemHeart）；③右心房到体循环动脉辅助设备（静脉 - 动脉体外生命支持）；④RA 到肺动脉辅助设备（Impella RP、Levitronix、TandemHeart）。所有可用的设备都能在一定程度上改善心输出量和血压，但它们的功能特殊性导致了不同的血流动力学特征。到目前为止，这些对临床结果的影响尚未在足够有力的随机试验中进行研究[11]。在合并休克的情况下，或如果需要进行氧合或脱羧时，ECLS 是一种实用的方法，因为它具有全面的循环和呼吸机支持的优势，并且在需要时可以于床边快速进行。其安装费用也比其他设备低，并提供了延长或缩短治疗时程的选择，因此得到了广泛的应用。此外，对于肥厚型心肌病和保留射血分数的限制型心肌病患者，左心室吸引装置不能正常工作，应避免使用。对于主要是左心室功能受损的患者，Impella 装置（Impella CP 最大可提供 3.7L/min，Impella 5.0/5.5 可提供 5～5.5L/min 的心输出量支持）、TandemHeart（4L/min）或再次 ECLS 是可能的治疗方案。Impella（Abiomed，Danvers，MA）是一种连续的、非脉动的、轴流式的阿基米德螺旋泵，通过将吸出的血液从左心室排入升主动脉提供主动支持。重要的是，即使在快速性心律失常或机电失调的情况下，Impella 也能协助血流稳定性。然而，考虑到已报道的并发症，包括装置脱位和因血栓形成导致装置失灵造成的溶血，根据右心室功能情况选择患者和及时关注装置的情况是至关重要的。其他的并发症主要包括需要输血的出血、心律失常、肢体缺血、抽搐、主动脉或二尖瓣损伤和卒中[11]。

尽管泵送装置（Impella）应优于增强型装置（IABP）这一结论似乎合乎逻辑，但较小的 Impella2.5 并未证明这一概念。ISAR Shock 试验比较了 IABP 和 Impella2.5 在心源性休克并发的急性心肌梗死中的应用，结果显示 2 组患者 30 天的总死亡率均为 46%[12]。即使更有效的 Impella CP 装置也没有更好的表现。Ouweneel 等在类似的环境下比较了 Impella CP 和 IABP，发现 30 天（46%vs.50%）和 6 个月（50%vs.50%）的死亡率没有差异[13]。将 TandemHeart 与 IABP 进行比较，也表现出类似的结果[14-16]。RECOVER Ⅰ 可行性研究显示[17]，插入 Impella5.0 后，心肌切开术后的血流动力学得到改善，但由于是无对照组的单组设计，无法与其他设备进行比较。迄今为止，大多数比较不同的短期机械循环支持装置在急性心源性休克中的试验都存在重大的方法学限制，包括样本量小、非随机化和选择性选择。因此，短期心脏辅助装置的实际获益应与相关费用相平衡，而且到目前为止，并发症的风险还没有被完全了解。此外，在迄今为止为数不多的心源性休克大型前瞻性随机试验之一的 IABP shock Ⅱ 试验中，30 天的死亡率约为 40%，IABP 组和对照组（无装置支持）患者的死亡率相似[18]。由于没有一个完全理想的设备，它们的使用应主要由临床判断和经验指导[19]。我们机构使用的一种潜在的选择方法显示在文中（图 10-1，见第 39 章）。

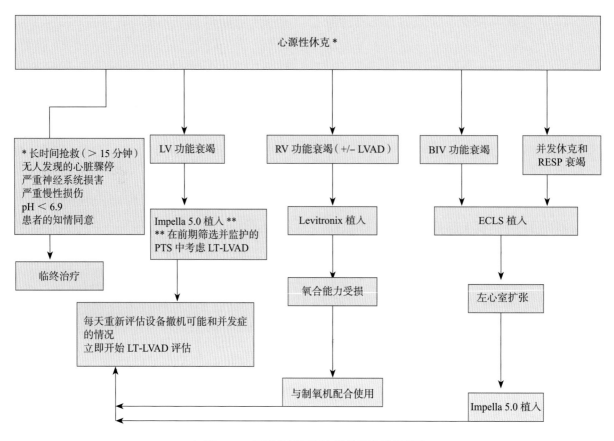

▲ 图 10–1　短期机械循环支持的潜在选择策略

LV. 左心室；RV. 右心室；BIV. 双心室；RESP. 呼吸系统；LT-LVAD. 长期左心室辅助装置；PTS. 患者；
ECLS. 体外生命支持系统；pH. 酸碱度

二、长期机械循环支持治疗

寻找长期机械循环支持植入的合适时机是在衰竭心脏的机械支持对生存和（或）生活质量（quality of life，QoL）的积极影响和这种治疗所继承的潜在不良影响之间的平衡。在 NYHA Ⅱ级～Ⅲ级的患者中，与生存率和 QoL 改善方面的获益相比，手术本身相关的并发症、所需的抗凝和感染的风险目前可能高得多。另一方面，对于生命受到威胁的心源性休克患者，其获益是绝对明确的[20]，但无论是否提供机械循环支持，由于本身病情的严重性，生存率结果都可能受到削弱。本章的目标是找到一个独立的途径来确定每个患者植入长期机

械循环支持的正确时间点。应该记住的是，随着新技术的发展，如经皮能量转移，消除了感染的主要来源，改善了 QoL，这个最佳时间点很可能更为提前。在合适的患者中，持久性机械循环支持可以继短期机械循环支持之后，在客观地评估后，长期机械循环支持通常植入在情况更稳定一些的患者中。欧美心力衰竭指南指出，如果急性心力衰竭患者无法通过药物治疗稳定病情，可以使用机械循环支持系统来解除衰竭心室的负荷，维持足够的终末器官灌注[6, 21]。为了更准确地定义这种情况，使用了 INTERMACS 分类标准。INTERMACS（IM）分类标准是在 2009 年首次发布 INTERMACS 报告时提出的，因为广泛使用的 NYHA 分类

对是否使用长期机械循环支持不能提供适当的区分，尤其是在 NYHA 的 III 级和 IV 级患者中。在 2009 年，当引入该分类描述后，在 IM 的 I 类和 II 类患者中进行了 80% 的长期器械循环支持治疗[22]。由于 I 类（52%）和 II 类（63%）患者的生存率较差，ESC 指南指出，I 类患者明确倾向于 ECLS 或短期装置，即使在 II 类患者中，ECLS 也在指南中占有一席之地（与左心辅助装置治疗一起）。对于 IM III 类至 V 类患者，指南明确指出优先选择左心辅助装置，存活率为 78%～93%，对于晚期 NYHA III 级患者（IM 标准的 VI 类和 VII 类）的部分病例，左心辅助装置植入也是一种选择。如果与目前的植入率和过去 10 年的植入率相比，情况已经迅速转变。2009 年，80% 的植入来源于 IM 标准的 I 类和 II 类。I 类的植入比例从 2006 年的 41% 下降到 2011 年的 14%，此后一直保持在这一水平，但近几年 IM 标准 II 类患者的植入比例进一步下降[23, 24]。2012 年，有 20% 的患者进行了脉冲装置植入，而现在 INTERMACS 注册研究中记录的植入物中只有 5% 是脉冲装置。由于这两个方面（脉冲装置和 INTERMACS 低类型）在很多模型或注册研究中都是相关的风险因素，所以减少植入后应该会导致生存率的提高，但事实上多年来个别危险因素较高的患者，1 年后的生存率相对稳定，达到 80%[23]。相比之下，在欧洲注册研究中，脉冲式心室辅助装置的植入数量较低（3.5%），而不同 IM 等级内的百分比相当相似（14%IM I，30%IM II）[25]。两个大型注册研究的结果都与当前的指南相反，因为每 6～7 次植入中都有 1 次是在 IM I 类患者中进行的。在特定的患者中，如已在移植名单上或已安排左心辅助装置植入的患者，之前使用

正性肌力药物可保持稳定的患者而在等待期间心功能快速下降，IM I 类患者中植入可能是合理的，但在其他情况下，初始的短期器械辅助循环支持必须得到青睐。在讨论了疾病严重程度较重的患者植入的潜在局限性后，同样的关注点也必须给予疾病严重程度较轻的患者。ROADMAP 研究是一个研究这个问题的非随机试验[26]。本研究发现，与 IM IV～VII 类中的患者的最佳药物治疗相比，HeartMate II 左心辅助装置植入后生存率提高，功能状态改善。左心辅助装置植入的患者经历的不良事件更频繁，但在生活质量和抑郁量表中得到了更多的改善。2017 年 ROADMAP 研究者重新评估了之前入选的患者，并将 IM 分类 IV 患者的 2 年结局与 IM V～VII 类患者进行了比较[27]。在研究了更平衡的队列（IM IV 类和 V～VII 类）后，两组患者使用左心辅助装置的无事件生存期均优于药物治疗，但生存期与生活质量改善的复合终点仅在 IM IV 类的患者中达到意义。由于该队列是在 2011—2013 年入组，且研究组接受的是 HM II 泵，鉴于当代左心室辅助系统（HM III，HeartWare），这些结果可能有新的讨论。为了填补这一空白，目前正在进行早期与急诊在等待心脏移植的患者种植入左心室辅助装置的对比试验（ClinicalTrials.gov 识别号：NCT02387112），前瞻性地比较在最佳医疗护理下待移植名单上的 IM IV～VII 类患者，与接受急诊或者病情进一步恶化的待移植患者左心室辅助装置植入后的结果。在类似背景下的另一项试验，即 2016 年发表的 REVIVE-IT 研究，是为了研究与药物治疗相比，在 IM IV～VII 类患者中植入左心辅助装置的永久替代治疗是否可以改善结局，但在接受左心室辅助装置植入的患者中连续观察到一系列泵血栓事件

后，FDA 于 2015 年将该试验搁置[28]。另一个临床高度相关的患者队列是无法进行移植和植入左心室辅助装置的患者群体，这些患者在 MEDAMACS 注册中进行了研究[29]。这些患者在 10 个月内的死亡率高达 23%，说明他们属于非常高危的群体。尽管他们的预后很差，但只有 30% 的人接受了适当的评估，接受了先进的治疗。这一点特别值得关注，因为临床医生判断的其他对结果有不利影响的风险因素，至今没有得到解决，导致他们无法接受治疗，特别是较差的依从性与有限的社会层面支持。这些因素值得进一步研究，因为它们目前不是经典左心室辅助装置的禁忌证，但显然似乎与较差的预后有关。目前用于个体化患者风险特征的参数有：年龄、（女性）性别、慢性肺部疾病、外周血管疾病、肾功能障碍及整体营养状态等[24]。导致早期死亡的最大因素是需要右心室辅助装置和植入前需要慢性肾脏替代治疗[24]。正如预期的那样，前期的心脏手术史或通过与植入手术同时进行的心脏手术，增加了手术的复杂性，增加了早期风险[24]。虽然这些方面是明确的，但当代器械没有广泛使用的具体风险评分。因此，一个有趣的方法是预测生存率的贝叶斯模型，如 Kanwar 等利用 INTERMACS 数据发表的模型[30]。这样的模型可能特别有意义，因为它有一个很大的优势，就是在不知道每个变量的情况下，显示临床变量如何共同影响预测死亡率。此外，即使只有关键变量已知，也能评估出合理的预测。在这项工作中，肾脏和肝脏功能障碍、较低的 INTERMACS 类型和临时机械循环支持是短期结果的预测因素，而虚弱、年龄和慢性肾脏疾病是 12 个月结果的重要预测因素。最近公布的一个来自单中心队列的风险评分是

PENN-Columbia 风险评分，该评分同样包括年龄、肌酐、胆红素、体重指数及右心室功能障碍和主动脉瓣关闭不全的等级，但低、中危队列与高危队列相比的辨识度仅仅达到能够被初步接受的标准，因此获益有限[31]。两种简单的评估评分是 MELD 和 MELD XI 评分，使用肌酐和胆红素作为风险标志，MELD 评分与国际标准化比值 INR 一起，MELD XI 评分则不使用。它们在使用左心室辅助装置的人群中的应用只在小规模试验中进行，未在大型注册研究中进行评估，但提示肌酐和胆红素值可以预测左心室辅助装置植入后的结局[32, 33]。此外，HeartMate II 风险评分，在 INTERMACS 注册研究上进行了评估，使用年龄、肌酐、白蛋白和 INR 对 90 天死亡率有预测价值[34]。需要注意的是，在所有风险模型中使用的两个参数，即肌酐和胆红素，或者更一般的肾脏和肝脏终末器官损伤，都是风险因素和风险的主要来源。随着时间的推移，两者的影响越来越大，双心室受累的心力衰竭越来越严重。因此，肌酐和胆红素升高的患者生存受损在一定程度上只是因为植入心室辅助装置进行得太晚。心力衰竭导致肾脏灌注减少，肾素 - 血管紧张素 - 醛固酮系统激活，通过 II 型心肾综合征和静脉充血引起炎症反应[35, 36]。由心力衰竭介导的炎症和充血，可形成非酒精性肝病，后期可导致肝硬化[37, 38]。根据 ISHLT 指南[39]的 I 级建议，如果肝功能检查异常，应进行肝脏超声检查，以排除原发性肝病。这对于 Fontan 生理状态的患者最为重要（证据级别：C）。对于疑似肝硬化的患者，应结合肝病学会诊进一步进行影像学和病理确诊（证据级别：C）。到目前为止，有关肝脏活检及其对可逆性的预测价值的文献很少[40, 41]，对于无创性的方法，如肝脏瞬时弹

性硬度检查 Fibroscan 和基于超声的肝脏僵硬度扫描（振动测量），或 LiMAx 试验（实时呼吸试验）来测量 CYP1A2 进而测量最大肝功能，均未做出推荐。因此，预防急性肾损伤和肝功能损害在一定程度上等同于预防右心衰竭。在临床上，虽然没有随机对照试验，但维持内脏灌注压，降低中心静脉压，维持右心室输出量甚至应用右心室机械支持，可以改善终末器官的功能，因此可能具有积极的预后意义。因此可以得出的结论是右心功能起着至关重要的作用，因为术后短期和长期死亡率取决于右心功能及可能需要双心室支持，但由于左心室辅助装置仅支持左心室，而植入装置后，右心室立即面临发生严重功能障碍的风险，即右心室衰竭[42]。左心室辅助装置减压左心室，导致室间隔左移，使右心室形状更呈球形，从而降低右侧心室的机械收缩性。此外，左心室辅助装置植入后，右心室血流动力学发生变化，因为右心室输出必须与装置产生的输出相匹配。右心室衰竭是一种致命的并发症，通常在装置植入后 2 周内出现[43]。遗憾的是，右心室衰竭植入后引起右心室衰竭的几个方面仍不确定，甚至该人群中右心室衰竭的发生率也不尽相同（13%～51%）[44]。目前有 5%～10% 的患者需要临时的机械性右心室辅助治疗[24]。Bellavia 等回顾了目前已有的有关右心衰竭的文献，认为一些临床特征，特别是需要肾脏替代治疗或机械通气，对右心衰竭的发生有足够的特异性，但它们的敏感性很低。在体液标志物中，INR（即使略微增加超过 1.1）、NT-proBNP 和白细胞计数可能有助于识别高危患者。有创血流动力学评估应关注中心静脉压、右心室心搏工作指数和平均动脉压。最后，在对这些患者进行常规超声心动图评估时，可采用定性评估

右心室结构和功能、RV/LV 舒张末心室内径比值、右心室游离壁纵向二维应变等[45]。所有这些研究结果的问题是如何将其恰当地应用于患者，尤其是在没有充分调查的医学治疗方案的情况下。到目前为止，一些标志物是可以测量或估计的，但如果患者表现出右心衰竭的高风险，那么什么策略是最好的（直接的长期双心室支持还是左心室支持，术中和术后早期决策临时还是后期可能的长期右心室支持）仍然不清楚。由于目前可用的持续流设备未被批准用于右心室支持，且各国的医保情况不同，因此这方面变得更加困难。Eulert-Grehn 等和 Vierecke 等最近发表的两项研究就针对这一问题[46, 47]。Eulert-Grehn 等认为使用两个持续流量泵的双心室支持是可行的，Vierecke 等没有发现双心室辅助装置植入和左心室辅助装置和（或）临时右心室辅助装置植入在结果上有任何差异。考虑到左心室辅助装置和（或）临时右心室辅助装置植入具有更高的灵活性（在术中和潜在的阶段期），之前[48]也描述的这一概念可能是有利的，只要没有结果数据显示对两种方法中的一种更有优势。关于目前使用的左心室支持的持续流类型，MOMENTUM Ⅲ 试验显示，在更换或移除故障装置的再次手术方面，2 年后全磁悬浮离心流泵 HeartMate Ⅲ 装置优于机械轴承轴流泵 HeartMate Ⅱ 装置[49]。到目前为止，INTERMACS 报告还没有说明装置类型（轴流与离心流）是早期或晚期死亡的危险因素[24]，Mueller 等在一个大型单中心队列中比较 HM Ⅲ 和 HeartWare HVAD 用于 200 例患者的左心室支持，也没有发现在 1 年生存率和并发症情况方面有任何差异[50]。ENDURANCE 试验[51]调查了无法进行心脏移植的患者关于 HM Ⅱ 或 HVAD 的植入情况。

该研究发现 HVAD 在无致残性卒中或因故障或失效而取出装置的复合生存率方面是没有劣势的。研究队列中的高卒中率（HVAD vs. HM Ⅱ：29.7% vs. 12.1%）具有统计学意义，并且发现平均动脉血压升高是一个独立的危险因素。因此，设计了 ENDURANCE 补充试验，再次在严格控制血压的情况下比较了 HM Ⅱ 和 HVAD，证实充分控制血压与降低 HVAD 受试者的卒中风险相关。此外，在无致残性卒中和不需要更换器械或紧急移植或死亡的复合终点方面，HVAD 系统优于对照组[52]。

LVAD 植入围术期考虑
Perioperative Considerations in Left Ventricular Assist Device Placement

Ranjani Venkataramani   Michael Zhen-Yu Tong   Shiva Sale   著

胡梦巾   译

龚钊婷   校

第11章

一、概述

机械循环支持已成为终末期心力衰竭患者可行的治疗选择。虽然心脏移植是治疗的金标准，但不能及时获得供体心脏已经限制了心脏移植的普遍应用。此外，并非所有患者都适合移植，耐用的现代辅助设备提供的循环支持可以改善心力衰竭状态。连续血流左心室辅助装置（continuous flow left ventricular assist device，cF-LVAD）是晚期心力衰竭患者常用的持久支持系统，可以改善患者的生存率和生活质量[1]。在本章中，我们将关注心力衰竭患者在植入辅助装置期间的围术期麻醉护理。

当今的扶轮 cF-LVAD 泵分为如 HeartMate II（Abbott，Abbott Park IL）的轴向泵或由 HVAD（Medtronic，Minneapolis，MN）和 HeartMate III（Abbott，Abbott Park IL）组成的离心泵。这些装置具有可变的流动能力，并通过不同的技术植入人体。这些装置具有相同的原理：在整个心动周期产生从左心室到主动脉的连续血流。

二、术前麻醉注意事项

植入辅助装置的是终末期心力衰竭患者，有不同程度的循环失代偿。对于 LVAD 植入患者的选择并没有普遍的标准。通常把 FDA 批准的永久替代治疗看作高级器械治疗的选择标准（表 11-1）。

表 11-1   FDA 批准的永久替代治疗要求（HeartMate II -DT 试验）

- 过去 60 天中至少有 45 天出现了 NYHA III B 级～IV 级症状
- 最佳药物治疗不能缓解心力衰竭症状
- LVEF < 25%
- 峰值 VO₂ < 14ml/(kg·min) 或因症状性低血压、肾功能下降或肺充血恶化而持续需要静脉强心药物治疗
- 静脉强心药物治疗≥ 14 天
- 主动脉内球囊反搏支持≥ 7 天

FDA. 美国食品药品管理局；NYHA. 美国纽约心脏病协会；LVFE. 左室射血分数；VO₂. 氧耗

在实践中，我们想观察在这些严格定义的标准之外，植入辅助装置个体的结局。

许多患者都处于心力衰竭的快速进展状态，决定进一步治疗是基于该设备预期的生存效益。考虑到未经治疗心力衰竭的暗淡前景，对这些患者的治疗决策具有挑战性。为了根据心力衰

竭的严重程度对患者进行分层，INTERMACS 对晚期心力衰竭患者进行了分类（表 11-2）。该分类也有助于在这些急性患者中建立先进的治疗决策。使用临时循环辅助设备发生心源性休克的重症患者归类为 INTERMACS1 型。由于病情加剧，该类患者的预后较差[2]。因此，在考虑使用耐用设备之前，许多患者在使用临时辅助设备时血流动力学稳定。INTERMACS4 型及以上为门诊患者。大多数考虑使用耐用 MCS 辅助装置的患者为 2～3 型。在轻症的患者中植入设备似乎有生存获益[3]。

根据来自心脏辅助装置全球数据库的第二版（International Society for Heart and lung Transplantation Mechanically Assisted Circulatory Support，IMACS）报告，永久替代治疗仍然是常见的治疗策略（表 11-3）。

使用 LVAD 治疗的绝对禁忌证包括预期寿命不到 2 年的系统性疾病或预期寿命在 5 年内的恶性肿瘤、不可逆肾或肝功能障碍、严重的阻塞性肺疾病、活动的严重系统性感染、多器官参与的其他系统性疾病。所有的患者必须经过全面的心理评估来确定候选患者，在对特定的患者植入设备之前要考虑适当的补救措施。营养状况不良是不良预后的重要预测因素，在考虑植入手术前应予以解决。但是，对于新近发生癌症且理论上或许可以治愈的患者，LVAD 或许是可以接受的选择，该类患者不能在心脏移植所需的 5 年无病间隔期存活。同样，已经控制的人类免疫缺陷病毒的感染[4] 或继发于心力衰竭的终末器官功能障碍也不能排除 LVAD 的植入。

急性心功能恶化引起的循环障碍可导致某些终末器官灌注不足，引起依赖于器官自动调节储备的器官功能障碍。在心源性休克器官衰

表 11-2 晚期心力衰竭 INTERMACS 概要及植入装置概要

水 平	定 义	描 述	植入装置（2013 年 1 月 12 日—2016 年 12 月 31 日）
1	严重休克	"彻底失败"	17%
2	进行性降低	"快速变动"	34%
3	稳定但依赖于肌张力	稳定但依赖	32%
4	复发性晚期心力衰竭	频繁发作	13%
5	不能活动	困于家中	2%
6	体力受限	能够行走的伤员	0.6%
7	NYHA Ⅲ级	NYHA Ⅲ级	0.5%

NYHA. 美国纽约心脏病协会

表 11-3 设备策略 @implantation（IMACS2013 年 1 月 1 日—12 月，n=14062）

设备策略	%
等待移植	28
桥接	29
永久替代治疗	41
其他	2

IMACS. 国际心肺移植学会机械循环支持

竭状态中，重要的是观察循环支持下器官功能的改善，在辅助设备植入前排除内在疾病。

三、肝功能不全

由心力衰竭或三尖瓣反流引起的肝被动充血往往导致转氨酶升高 2 倍，有时伴有胆红素升高。在不确定的情况下，建议在植入 LVAD 之前，检查入口压力，进行肝脏活检以排除原始肝功能异常。

四、肾功能不全

肾功能不全见于晚期心力衰竭，通常是由于心输出量减少肾灌注减低、心肾综合征（高静脉压力）、大剂量利尿剂治疗容量超负荷导致的内源性肾脏疾病。因此，鉴于晚期心力衰竭进行 LVAD 治疗的患者可能发生一定程度的肾功能损害。LVAD 可以优化肾脏灌注，在植入后肾功能有改善的趋势。在植入 1～6 个月肾功能初步改善后，在达到稳定的"平台期"之前，出现肾功能恶化并不罕见[5]。在接受永久 LVAD 的肾功能不全患者中，术前 eGFR 有助于判断预后。在当前的一项回顾性分析中，作者指出，eGFR $\neq$ 60ml/1.73m^2 的患者 12 个月时风险调整后的生存具有可比性[6]。通常，GFR > 30ml/min 是可以接受的，并且在没有明显的肾脏疾病的情况下，植入 LVAD 后，GFR 可以得到改善。尽管许多中心认为 eGFR < 30ml/1.73m^2 是相对禁忌证，但考虑到肾功能恢复可以改善灌注，因而这一观点由于过于保守而受到挑战。如果内源性肾脏疾病可以被排除，并且随着心力衰竭治疗的优化有肾功能恢复的证据，则可以考虑植入 LVAD。考虑到门诊透析中心患者管理的复杂性和感染风险的增加，透析依赖的终末期肾病仍然是 LVAD 植入的禁忌证。既往肾功能不全与 LVAD 植入后右心衰竭风险增加相关[7]。

五、治疗药物

终末期心力衰竭患者通常接受降低后负荷药物的联合治疗，如血管紧张素转化酶抑制药、血管紧张素受体阻滞药和血管舒张药如硝普钠，以推动前向血流。偶尔也会输注如多巴酚丁胺和米力农等正性肌力药物。ACEI/ARB 可能与难治性低血压有关，在安排 LVAD 手术时需要考虑时间。继续使用血管扩张剂，直到患者到达手术室，在预期麻醉诱导时停用血管扩张剂或减少剂量，以免伴随正压通气而加剧血压下降。已使用的强心药物仍继续使用，直到患者接受体外循环（cardiopulmonary bypass，CPB）。

六、抗凝状态

很多要接受 LVAD 治疗的患者也在接受抗凝治疗或抗血小板治疗。病情严重的患者通常初始使用肝素，如果没有胸骨再入的担忧，则一直使用到手术时。口服抗凝药在非急诊手术之前停用，以恢复正常的止血功能。止血功能的恢复取决于药代动力学改变的程度，而这在肾功能或肝功能不全的患者中是难以预测的。对门诊患者和重做胸骨切开术的患者，凝血和血小板功能应在正常范围内。在多次输血的患者中，出血风险应该与右心衰竭的风险进行权衡。

七、手术前

随着心脏手术的进步，很多患者既往都做过心脏手术。这些手术包括瓣膜置换、修补、冠脉搭桥，在进行手术规划前必须考虑到。胸部 CT 扫描有助于寻找胸骨切开术中可能贴壁或靠近胸骨的结构如右心室、右心房、主动脉、肺或大静脉。出现这样的结果会指导外科医生在胸骨切开术中考虑改变穿刺位点如股动脉和提前放置导丝，或在大出血时插管进行 CPB。在手术计划中应讨论胸骨再入的计划。考虑到纵隔腔粘连的出血风险和进入胸骨的困难性，这些患者有输血的风险。对于既往植入 LVAD 的患者，如果在打开胸腔前需要进行 CPB，应该降低 RPM 以防止左心室抽吸，但也要足够高以克服 AI。

八、术前左心室危险分层

LVAD 植入后右心衰竭是预后的一个重要决定因素。其与围术期高发病率和高死亡率持续相关[8, 9]。在 BTT 患者中，右心衰竭的患者比非右心衰竭的患者存活概率低[10]。因此，了解左心室 LVAD 支持后右心衰竭的病理生理学具有重要意义。右心衰竭的病因学是多因素的，包含 LVAD 诱导的生理学改变，负荷状态改变和心肌功能障碍导致的复杂的交互作用（表 11-4）。

表 11-4　LVAD 植入术中影响右心室
功能的围术期因素

- 静脉回流增加
- LVAD 对右心室后负荷的不同影响
- 左心室去负荷后间隔移位
- 既往右心室收缩功能障碍
- 围术期因素
  - 空气栓塞
  - 未治疗的冠心病
  - 大量输血
  - 心脏压塞
  - 正压通气

LVAD. 左心室辅助装置

围术期右心室功能主要取决于右心室适应围术期不良状况的能力。根据 INTERMACS，LVAD 植入后的右心衰竭定义为存在持续的右心衰竭的症状和体征。根据循环衰竭状态持续时间的不同，分为轻度（≤ 7 天）、中度（8～14 天）和重度（> 14 天）[8]。最广泛使用的定义是基于血流动力学和持续需要高强度支持：① CVP 增高（> 18mmHg），心脏指数下降

[< 2L/(min·m²)]；②肺毛细血管楔压不升高（PCWP < 18mmHg）；③植入右心室辅助装置（right ventricular assist device，RVAD）或需要延长一氧化氮或强心药物治疗（> 1 周）。

随着多年来 LVAD 植入经验的丰富，众所周知，大多数 LVAD 植入后发生的右心室衰竭是暂时的。随着右心室的适应和不良生理条件的改善，右心室功能也随着时间的推移而改善[11]。因此，识别出围术期右心衰竭高风险的患者，及时识别右心功能的下降，实施适当的支持以改善心室功能，对于阻止右心衰竭的进展非常重要。

（一）手术后右心室衰竭危险分层

考虑到各种相关因素复杂的相互作用，预测接受 LVAD 植入的患者发生右心衰竭还不是很明确。在对这些患者进行危险分层时，考虑临床、血流动力学、影像学和实验室因素是很重要的（表 11-5 和表 11-6）。虽然有几个评分系统[12-14]旨在解决右心衰竭的术前危险分层，但由于以下原因，很难将这些评分系统应用到日常实践中：①近些年设备类型的改变；②评分由单一机构推导；③对右心衰竭缺乏统一的定义。

当在验证队列之外应用这些评分系统时，许多评分系统表现中等。Soliman 等[15]在连续流动的设备中设计了 EUROMACS 右心衰竭风险评分来预测右心衰竭。

该评分系统是在比较大的同时代患者人群队列中推导和验证的，具有应用简单的优点。预测组和验证组右心衰竭的预测率相似，0～2分的预测率为 12.5%，> 4 分的预测率为 42.4%。

对这些患者进行风险分层可以帮助医生识别出高风险患者，并尽早应用积极的治疗策

表 11-5　LVAD 植入后与右心衰竭相关的因素

患者特点	实验室	血流动力学	影　像
女性 小 BSA 非缺血性病因 重新胸骨切开术 围术期强心药物 机械通气 术前机械循环支持	肝功能不全 肾功能不全（Scr ≥ 2mg/dl）	CI < 2.2L/(min·m²) RVSWI < 250 CVP/PCWP > 0.64 术中 CVP > 18 术中 PAP 低	术前右心室功能不全 严重三尖瓣反流 右心室 SAX/LAX > 0.6

BSA. 体表面积；Scr. 血肌酐；CI. 心指数；RVSWI. 右室做功指数；CVP. 中心静脉压；PCWP. 肺毛细血管楔压；PAP. 肺动脉压；SAX. 短轴；LAX. 长轴

表 11-6　右心衰竭患者 EUROMACS 风险评分：术前风险模型

参　数	分　值
严重的右心功能不全	2
RA/PCWP ≥ 0.54	2
INTERMACS 1 级～3 级	2
静脉注射强心药物 ≥ 3 次	2.5
血红蛋白 ≤ 10g/dl	1
低风险	0～2
中风险	2.5～4
高风险	> 4

RA. 右心房；PCWP. 肺毛细血管楔压

略，以改善预后。

（二）术中管理

所有晚期心力衰竭患者都有较高的血流动力学不稳定风险，在进行有创手术时常见负荷状况的变化。因此，在进行诱导前必须放置大口径静脉输液通道和侵入性血压监测动脉线。通常患者病情极度恶化，术前在重症监护室使用强心药物和血管舒张药进行治疗。原有的强心药物应继续输注，以避免血流动力学衰竭，但应减少或停止血管舒张剂的剂量，以避免药物引起的低血压。在植入 LVAD 之前，有时会放置临时心室辅助装置来优化循环状态，以稳定患者。此类患者的运送需要经过相关培训的人员来操作设备，并需要制定合适的计划以避免意外的拔管或断开。

（三）诱导

麻醉诱导可能与麻醉剂的负性肌力作用、相关的血管舒张、交感神经张力降低和正压通气有关，这可能会进一步抑制心脏，应予以监测。心输出量降低会导致循环时间延长，药物起效时间延长。所有的诱导药物都有负性肌力作用，应该滴定效果。在未接受过阿片类药物的患者中应避免大剂量的阿片类药物，以免降低心率，降低交感兴奋性。镁这样的辅助药物因其显著特点，可用于如血管舒张和减少所需的诱导剂剂量。

尽管采取了上述措施，因为血管扩张和交感神经张力丧失，低血压在麻醉诱导时仍很常见。由于大量利尿、体液限制和手术时禁食，患者血管内容量也会减少。突然从自主通气转变为正压通风可导致前负荷显著降低。如果没有禁忌证，可使用吸入诱导逐步过渡到正压通气。应注意避免低通气和由此引起的高碳酸血症。如有必要，应谨慎进行静脉输液，以维持很少需要的前负荷。

许多患者在有明显腹水的情况下应考虑饱

腹，在这种情况下首选改良的快速序列诱导。胸骨切开术是植入 LVAD 的标准方法，然而左胸廓切开术有时可用于放置器械，为了充分暴露，可能需要隔离肺。

由于术后有出血风险，诱导后应增加外周静脉通路口径和中心静脉通路。尽管没有证据表明侵入线路随时间改变，但在植入设备前改变长期存在的侵入线路是明智的。我们的做法是更换任何超过 7 天的中心线路和导管，以避免对新植入的泵造成潜在污染。

通常放置 Swan Ganz 导管，因为它提供了关于肺动脉压和左心室充盈力的宝贵信息。因为右心室扩张和三尖瓣反流会增加导管放置的难度，放置 Swan Ganz 导管可能需要经食管超声心动图检查（transesophageal echocardiographic examination，TEE）引导。

九、术中超声

（一）心肺旁路移植前评估

美国超声协会（American Society of Echocardiography，ASE）发表了 LVAD 超声评估推荐[16]，包括植入期间的术中成像，由经验丰富的心脏病专家或具有先进围术期 TEE 专业知识的心脏麻醉专家进行检查。在诱导麻醉和植入 TEE 探头后，应详细全面地检查 TEE 以证实术前发现，发现错过的诊断，识别任何额外新的病态，从最近一次 ECHO 检查到手术右心室功能改变可能影响手术或治疗方案。文中（表 11-7）强调了 LVAD 植入过程中 TEE 检查的要点。

右心室功能障碍是 LVAD 植入后的常见并发症，因此在 LVAD 植入时评估右心室功能至

表 11-7　LVAD 植入期间 TEE 检查的要点

LVAD 特异的 TEE 检查
心腔
• 右心室功能
• 内在血栓
• 分流术 – 卵圆孔未闭、房间隔缺损或室间隔缺损
瓣膜功能
• 轻度以上主动脉功能不全
• 轻度以上二尖瓣狭窄
• 中度以上二尖瓣关闭不全
• 轻度以上三尖瓣反流
• 如考虑植入 RVAD 出现肺动脉瓣反流
主动脉
• 升主动脉和主动脉弓非固定斑块

LVAD. 左心室辅助装置；TEE. 经食管超声心动图；RVAD. 右心室辅助装置

关重要。TEE 有助于风险评估并采取适当的措施支持右心室功能。必须使用多个 TEE 视图对右心室进行全面评估。定性评估、心室形状、部分区域变化、TAPSE、右心室组织多普勒速度和右心室应力常用于评估右心室功能。右心室组织多普勒速度 < 10cm/s 和右心室游离壁应力 < –14% 是 LVAD 植入后右心衰竭的敏感指标[15]。右心室游离壁纵向应力 ≤ –9.0 与 LVAD 植入后右心衰竭风险增加相关[16]。根据现有的证据和测量的限制，很难提出右心室应力和组织多普勒测量的截尾值，以准确预测术后右心衰竭。

（二）预测 LVAD 植入后右心衰竭的血流动力学因素

很多术前血流动力学因素如 CVP、肺动脉压、CVP/PCWP 比值、右心室射血分数指数和肺动脉搏动指数都被提出用于评估和预测 LVAD 植入后严重的右心衰竭。所有的这些参数都能洞悉已存在的右心室功能并衡量心力衰竭的治疗（表 11-4）。除了收缩和负荷状态，在不良条件下，心室 – 动脉耦合也是决定右心输

出量的重要因素。这些因素尤其有助于滴定治疗，以评估功能改善，改善患者术前情况。在目前的文献中，这些因素预测 LVAD 植入后右心衰竭的表现存在差异。因此，这些血流动力学因素应与其他临床和影像学参数结合，以识别有右心衰竭风险的患者，并对风险进行分层。

十、肺动脉压力指数

肺动脉压力指数（pulmonary artery pressure index，PAPi）已演变为识别和监控右心室风险的重要参数。PAPi〔（收缩期肺动脉压 – 舒张期肺动脉压）/ 中心静脉压〕是预测严重右心衰竭的血流动力学指标[17]。PAPi < 2 与 LVAD 植入后右心衰竭风险增加相关。因为 PAPi 独立于搏出量，从而避免了精确测量心输出量的需要，其临床价值进一步增强。

PAPi 是纯右侧心脏测量，可测量右心室收缩期的有效性，在血流动力学上不受左侧心脏的影响。作者指出，在接受强心药物和 CVP/PCWP 预测价值差的患者中，PAPi 预测 LVAD 植入后右心衰竭的价值更高。这主要是由于强心药物改善左心室功能，左心房压力降低，而左心房压力降低并不影响 PAPi 分值所致。该反应对于在手术室测量右心室储备具有实际意义。在体外循环前使用强心药物将 PAPi 升高到 2 以上，可能提示具有足够储备的适应性右心室，并有助于做出支持右心室功能的治疗决策（表 11-5）。

在装置植入期间，有必要使用 TEE 对瓣膜进行全面的检查，以确定需要干预治疗的共存病变。术前主动脉瓣闭合性不全需要使用标准的评分系统对严重程度进行分级。如果出现中度或重度主动脉瓣反流，无论有无 LVAD 植入的指征，均需要进行主动脉瓣修补或换瓣。这是为了防止血液返回泵时主动脉供血不足造成的无效循环。这种闭路循环导致左心室减压不足，并增加壁面应力。主动脉瓣应在食管中段长轴、食管中段短轴、经胃深部等多个视图进行评估。AI 的程度应该用新的 ASE 指南来评估，新指南特别强调静脉收缩、反流射流宽度 /LVOT 宽度和面积的比值，以及降主动脉舒张期血流逆转。然而，尽管尽了最大努力，依然可能低估 AI，因为心力衰竭和全身血管阻力降低导致左心室舒张压增加，而全身麻醉下较低的平均动脉压将导致反流量减少。如果需要行主动脉瓣置换术，则用生物瓣膜辅助血栓栓塞后遗症的机械瓣膜。在植入 LVAD 时，任何位置的现有机械瓣都需要用生物瓣替换。连续血流装置（continuous flow devices，CFD）通过房室的血流减少可导致房室结构改变，导致先前存在的主动脉供血不足再次发生或恶化[18]。主动脉功能不全的发生率随着支持时间的延长而增加，1 年后达到 10%，18 个月后达到 50%[19-20]。值得注意的是，LVAD 植入前发生主动脉反流的患者进展为明显反流的比例更高[19, 21]。因此，在 CFD 治疗时间和永久替代治疗时间相同的情况下，应修复轻度及以上的主动脉反流，以提高治疗的疗效。其他可能有助于做出决策的患者因素包括房室持续闭合、体表面积小、泵速过高导致超负荷、老年、高血压和主动脉面积增大[19, 21, 22]。

任何左、右心脏之间的直接联系都可能在激活设备时导致左向右分流，应在启动泵前识别。卵圆孔未闭（patent foramen ovale，PFO）是心内分流最常见的原因，应仔细检查房间隔卵圆孔的开放。由于左侧压力升高，流经 PFO 的血流可能不容易识别。为了提高 PFO 的检测概率，改进的 Valsalva 技术可以与搅拌生理盐水一起使用。然而，尽管尽了最大努力，也可能无法识别 PFO，直到出现左侧压力降低，应该在 CPB 后立即观察 PFO。在 LVAD 植入期间检测到的任何 PFO 必须手术治疗。

与心力衰竭相关的低血流量和心律失常易发生心内血栓。虽然血栓可在任何心室形成，但左心耳和左心尖特别容易形成血栓。未发现的血栓产生的全身栓塞会产生不良后果。在接受临时循环支持的患者中，由于瘀血和促血栓形成的表面，血栓往往在套管内和套管周围形成；然而，由于回声伪影的存在，很难看到血栓。在取出设备或套管之前和之后，应该对心腔进行多视图检查。

心力衰竭的三尖瓣反流通常继发于瓣环扩张和心内导管穿过瓣膜。与二尖瓣反流不同的是，三尖瓣反流在左心室去负荷并植入 LVAD 后没有改善。既往发生三尖瓣反流的患者往往需要更长时间的强心药物支持，住院时间更长，并且 LVAD 植入后死亡率增加[17]。术前应定量评估三尖瓣反流，LVAD 植入期间中度到重度的三尖瓣反流应考虑修补[18]。三尖瓣手术也与接受连续血流 LVAD 的患者术后早期右心室收缩末期和舒张末期面积减少有关[23]。三尖瓣手术治疗反流和右心室功能的有益结果并不能始终改善右心室功能或生存[18, 24]。

由于左心室扩张和栓系，患者很容易发生二尖瓣反流（mitral regurgitation，MR），在 LVAD 植入左心室负荷降低后，继发于心室栓系的 MR 改善。关于 LVAD 植入期间严重 MR 的手术瓣膜修补还没有统一的意见。基于 INTERMACS 数据库的多因素分析，研究者发现同时行二尖瓣手术并不影响 LVAD 植入后的早期和晚期生存率[23]。作者还指出同时接受二

尖瓣脱垂（mitral valve prolapse，MVP）治疗的患者生存率有增加的趋势。二尖瓣手术的患者生活质量的视觉模拟评分更好，再住院的可能性降低。这些结果表明在特定的患者中，同时 MVP 比单独的 LVAD 植入更能改善患者的结局。这些选定的患者中二尖瓣手术改善预后的特点还有待确定，导致中重度反流的原发性二尖瓣病变应予以鉴别和修复。应评估二尖瓣狭窄（mitral stenosis，MS），因为中度 / 重度二尖瓣狭窄会限制血流流入 LVAD。如果发现 MS，在 LVAD 植入期间需要对二尖瓣进行置换。随着二尖瓣夹持续用于治疗二尖瓣反流，必须评估二尖瓣狭窄。在选择的病例中，可以通过心室顶端切开术在不损伤小叶的情况下移植二尖瓣夹。同样，应评估肺动脉瓣明显 PI 的证据，其可以干扰 RVAD 功能。此外，任何假体瓣膜都应进行结构变性评估。

需要扫描主动脉以发现升主动脉和主动脉弓的明显动脉粥样硬化斑块，这些斑块会影响导管和流出端移植物的放置策略。TEE 扫描升主动脉的能力有限，当不确定时可使用 EPI 主动脉扫描。

在微创设备放置中，采用左侧开胸入路放置流入套管。在重构的衰竭心脏中，肋间隙和心尖之间的正常关系将发生改变。经胸超声心动图可识别肋间隙和胸部上进入心尖的有利切口位置。TEE 也有助于通过在心尖引入回声针来确定心尖取芯的位置和方向，并确定针在心室中相对于心室壁的位置（图 11-1）。

脱离 CPB

在分离 CPB 时应使用术中超声心动图，以确定适当的装置放置，并根据心脏和装置之间的联系，协助脱离 CPB。随着心脏负荷，

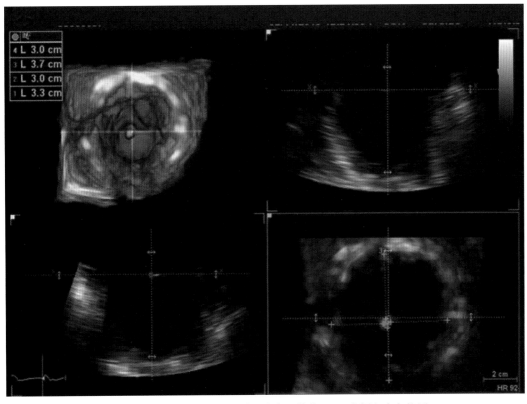

▲ 图 11-1　内流套管植入时，心尖取芯的 TEE 空间和方向指引

TEE. 经食管超声心电图

旋转速度逐渐增加。当室间隔保持中立位置，不偏向任何一个心室，左心室变小。当血管内体积增加，应监视右心室扩张和形状的改变。分离 CPB 期间常见右心室功能障碍，每搏量对前负荷增加的反应可能不正常。室间隔（interventricular septum，IVS）向左偏移是负荷条件下相对泵速高或右心室功能恶化的标志。随着 IVS 移向左侧，不能进一步增加泵的速度，直到在血管舒张的条件下后负荷适应性或逐渐增加，液体管理改变了负荷状态。

右心室衰竭患者应积极使用强心药物和选择性肺血管扩张药，避免持续性血管扩张。在耐药病例中，应在胸腔闭合前尽早考虑使用 RVAD。在多药物支持的严重右心衰竭患者中，应密切关注任何暗示需要进行机械支持的损害。在左侧血压下降后，应再次检查房间隔是否有卵圆孔未闭。

十一、流入和流出套管的审视

（一）流入套管

流入套管插入左心室尖以与二尖瓣流入道同轴。利用现有的三维探头在正交轴上进行双平面成像，可以识别套管的错乱排列。此外，流入套管的 3D 视图可以很容易地提供与心室壁有关的空间和方向信息。理想情况下，在正常运行速度下，流入套管必须与左心室壁等距离；流入套管的彩色多普勒检查应显示从二尖瓣到套管的层流，没有血流加速或回流的迹象[25]。在较低的泵速和一些具有调速程序的泵中，很容易观察到短暂的回流（图 11-2）。

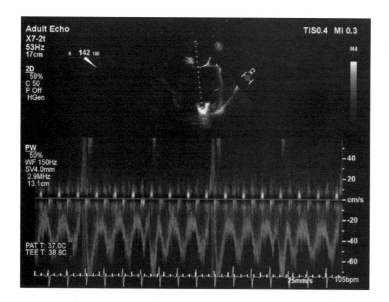

◀ 图 11-2　在 HeartMate Ⅲ 中程序性降低速度观察到的短暂逆流

A

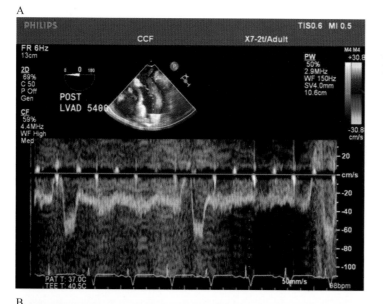

B

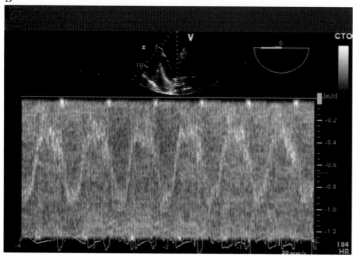

◀ 图 11-3　在速度 < 1.5m/s 的情况下
A. HeartMate Ⅲ 流入套管的频谱多普勒信号；
B. HVAD 流入套管的频谱多普勒信号

频谱多普勒成像应显示流入套管中的血流速度＜ 1.5m/s，取决于左心室的收缩状态，血流是脉动的。

由于伪影的存在，可能很难用多普勒检测离心泵的流入套管。由于泵本身施加的信号干扰，导致无法准确测量速度，这就是之前所说的瀑布伪影[26]。通过增加彩色多普勒扇区大小和减小混叠速度来增加多普勒信号的通过时间，减小这种干扰的影响（图 11-3）。

（二）流出套管

升主动脉食管中段长轴可观察到流出套管。

为了测量流出道移植物内的血流速度，后壁应在主动脉吻合口近端 1cm 处。轴流泵出口的峰值流速一般为 1.0～2.0m/s。当流出套管阻塞时，彩色多普勒显示升主动脉内流速＞ 2m/s 的高速加速血流。在现代离心泵中，尚未获得套管速度的任何标准值（图 11-4 和图 11-5）。

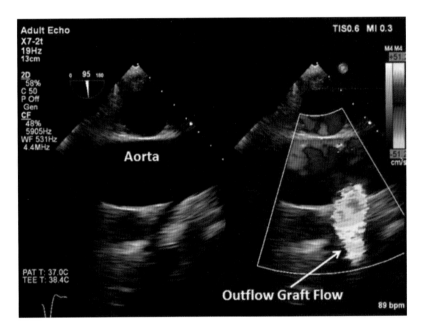

◀ 图 11-4　升主动脉长轴视图下流出套管彩色血流多普勒

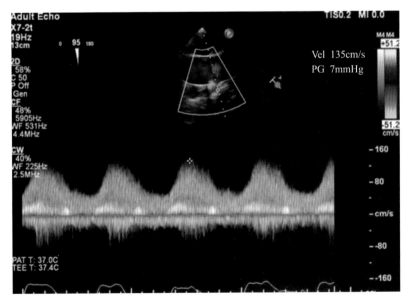

◀ 图 11-5　预计速度＜ 1.5m/s 的情况下，穿过流出套管的连续波多普勒

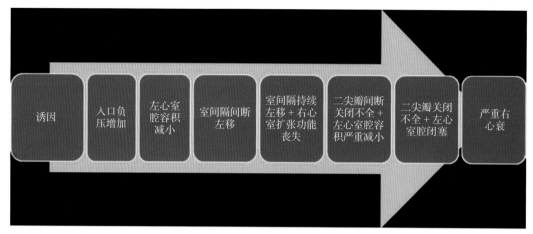

▲ 图 11-6　在给定前负荷下，误吸事件的进展与左心室负荷降低不成比例

十二、CPB 后和 ICU 管理

吸入事件

在有诱发因素的情况下 CPB 后误吸很常见。相关因素包括泵转速高、持续出血、房室衰竭、血管舒张不当、重复的心脏手术操作。误吸是一个渐进现象（图 11-6），其进展速度取决于诱发因素的严重程度。在严重的误吸事件中，左心室腔闭塞，二尖瓣用支架打开。重要的是要在早期阶段识别误吸事件，误吸通常会对泵速降低做出反应，并逆转诱因（表 11-8）。误吸的恢复取决于右心室在不利条件下的表现。严重且顽固的误吸可能需要短暂的体外心肺支持。大多数误吸事件导致右心室功能的药物支持升级。

表 11-8　误吸事件的治疗

• 早期至少将泵速降低 200RPM，或在严重情况下降到允许的最低值
• 治疗诱因
• 考虑增加右心室辅助以提高右心室输出
• 根据右心室的形状和功能给予容积管理
• 如果肺动脉无搏动则行高级生命支持
• 持续右心室衰竭时实施体外支持

十三、右心室衰竭

10%～30% 的患者在 LVAD 植入后发生急性右心室衰竭[8]，并与高死亡率相关。在 CVP 升高和左心室压力降低的情况下，右心室衰竭的主要特点是 LVAD 血流降低。在需要 LVAD 治疗的患者中，左心室负荷降低和前向血流增加会对右心室功能不良结果。

1. 功能失调的右心室可能无法应对 LVAD 植入后产生的血流负荷增加。

2. 左心室过度减压伴室间隔左移改变了右心室的大小和形状，这可能导致右心室有效收缩受损，也可能减少室间隔收缩对右心室输出的重要贡献。此外，室间隔移位可能加重三尖瓣反流。

可能引起术后右心室衰竭的其他因素如下。

• 手术中对心肌的保护效果不佳，特别是在右冠状动脉（right coronary artery，RCA）已被移植的情况下。

• LAD 大包绕的患者流入套管插入损伤 LAD。

• CPB 时间长。

- 冠脉空气或血栓栓塞导致右心室心肌缺血。
- 房性心律失常或房室同步消失。
- 右心室不能耐受继发于血管舒张的低血压。
- 由于以下原因肺动脉高压加重：①对 CPB 的炎症反应；②血液和血液制品的过多使用；③鱼精蛋白反应；④与缺氧、高碳酸、酸中毒、气道高压和大量胸腔积液相关的不良环境。

LVAD 植入的患者右心衰竭的管理取决于术前危险分层和制定合适的循环支持（表 11-9）。

- 维持窦性节律和收缩。
- 优化前负荷。
- 保持足够的右心室灌注压。
- 避免导致心室形状改变的因素。

- 避免右心室后负荷突然改变。

（一）药物支持

在脱离 CPB 期间，在确保所有影响右心室功能的生理变量都优化后，正性肌力药物是一线治疗（表 11-10）。肾上腺素是一种强效的 β 受体激动药，在扩张剂之前使用。然而由于它的 β 受体激动药特性，可能会引起心律失常。米力农和（或）多巴酚丁胺在提供有效收缩的同时，也有效降低了肺血管阻力（pulmonary vascular resistance，PVR）。米力农较少引起心律失常，对肺动脉高压患者的肺血管舒张有益。必须密切监测患者全身血管扩张的低血压和半衰期延长。使用去甲肾上腺素或加压素等血管升压药物来对抗扩张药物引起的全身血管舒张的现象并不罕见。

表 11-9　根据术前右心室功能对右心室支持分层心室支持分层

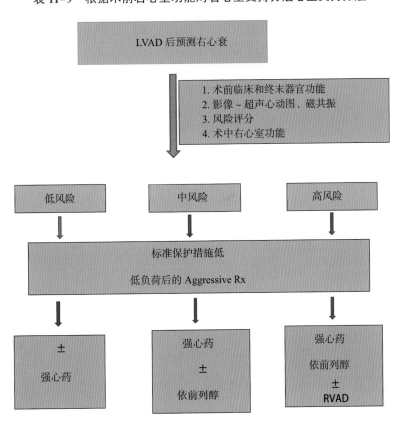

表 11-10　右心衰竭的常用支持药物

药　物	药理作用	剂量范围
肾上腺素	β 受体激动药，增加收缩力	0.05～0.15μg/（kg·min）
米力农	PDE 抑制药，增加收缩力，降低后负荷	0.175～0.5μg/（kg·min）
去甲肾上腺素	α 和 β 受体激动药，增加收缩力，收缩血管	0.05～0.15μg/（kg·min）
加压素	激活 V_1 受体，收缩血管	0.02～0.1μg/min
多巴酚丁胺	β 受体激动药，增加收缩力	5～15μg/（kg·min）
吸入性依前列醇	激活腺苷酸环化酶，舒张肺血管	0.01～0.05μg/（kg·min）
吸入性一氧化氮	激活鸟苷酸环化酶，舒张肺血管	4～40ppm

在需要进一步降低 PVR 以改善右心功能的情况下，选择性肺血管扩张剂如吸入性一氧化氮或吸入性依前列醇可能是最有效的治疗方法。血红蛋白与一氧化氮的大量结合可使肺血管舒张，而不会产生负性肌力作用或扩张全身血管。受益于该疗法的患者预期的血流动力学反应包括 LVAD 血流增加，CVP 降低。然而，由于经肺血流改善，肺动脉压（pulmonary artery，PA）可能降低[27, 28]或不变。在手术室开始选择性肺血管扩张剂的时间存在争议，一些早期证据表明在 CPB 前比旁路终止后开始使用药物效果更好[27]。在这些手术中，依前列醇与出血增加的关系肯定是值得关注的，还需要进一步的证据来确定诱导血小板功能障碍对输血需求的影响。

（二）液体管理

植入前避免容量超负荷：术前 CVP 应 < 15mmHg。

植入后血管内容积管理：其目标是优化右心室的血管内容量，以维持足够的前负荷，以实现目标输出。在 CPB 后出血的情况下，因为持续的失血和反复处理出血部位的心脏手术，容积管理可能有挑战。通常的做法是关胸后

CVP 维持在 10～15mmhg。设备低负荷状态下心室有被吸缩的危险，尤其是在左心室腔容积较小的情况下。因此，建议在允许的较低速度下运行设备，以减少过度负荷降低的不良影响。

如果左心室血流持续低，患者血流动力学不稳定，有明显的右心室功能障碍的证据，并需要大剂量的强心剂和血管加压药物，可以考虑对右心室进行机械支持。没有专门为耐用的右心室支持设计和批准的设备。因此，右心室机械支持是临时措施，有计划地早期实施 RVAD 有助于更好的治疗[29]。

如果尽管有药物支持，但心脏指数 < 2.0L/（min·m²），CVP > 15mmHg，且超声心动图显示严重右心室功能障碍，则应考虑在离开手术室前临时行 RVAD[30]。在转到 ICU 之前，应识别右心室功能进一步恶化的高危患者，进一步制定手术后右心室机械支持或循环状态进一步恶化后加强机械支持的决策。临时 RVAD 应有助于右心室重构，并使功能失调的右心室适应不断变化的工作环境。右心室机械支持是建立在体外连续流泵的股血管和肺动脉套管中。移植物缝合在主肺动脉上，通过直接插入导管的开胸手术将动脉切开。该方法首次由 Strauch 等[31]提出，胸腔可以闭合，并且 RVAD 可

以在不开胸的情况下脱机。双腔 RVAD 导管（Protek Duo，Livanova PLC，UK）的设计使单导管可以通过右颈内静脉（右心房到肺动脉）引入，从而可以早期下床活动。一些中心更倾向于经皮放置导管，经股动脉的 IMPELLA RP（Abiomed Inc.，Danvers，USA）具有微创入路的优点。该导管的放置除了需要 TEE 引导外，还需要透视。这个微轴泵将血液从下腔静脉排出并输送到肺动脉。需要密切监测泵的位置，从股血管引入导管时患者不能移动。

取决于右心室本身的功能，RVAD 血流通常维持在 2～3.5L/min。通过监测左右充盈压和超声心动图来调节血流。左心房线对于监测 RVAD 前负荷特别有价值。CVP 应 < 15mmHg，并且超声心动图显示右心室压力下降。当双心室支持 48～72h，通常不尝试 RVAD 脱机[11]。右心室的恢复取决于心肌功能障碍的程度、全身因素和 LVAD 的管理策略。恢复的程度具有可变性，当机械支持足以维持全身输出时，应谨慎脱机。增加药物支持以达到目标右心室输出并不罕见。

十四、左心房压力监测的效用

左心室的前负荷根据血管内容积、右心室功能和泵速差异而不同。考虑到肺动脉舒张压和左心房压之间的梯度，使用肺动脉导管并不总是能对临床情况做出确定的解释。具有压力监测功能的左心房线可以直接测量设备的前负荷并评估左心室负荷降低。大概的原理图如文中（表 11-11）所示。同时监测左、右心房压力能在血流动力学改变之前早期发现右心衰竭或误吸事件。左心房线通常由外科医生经右上肺静脉或 Sondergaard 沟插入，位置需经超声

表 11-11　左心房压力监测

左心房压力（mmHg）	含　义
< 8	前负荷低，早期误吸事件
8～15	最佳前负荷
> 15	暗示前负荷增加，负荷降低不足

心动图确认。如果尖部非常靠近二尖瓣，则可能会对左心房线读取错误的高值，其中 MR 导致导管记录的左心房压高于正常值。

左心房压在以下情况有益：①滴定 RVAD 血流到左心房压力 12～15mmHg；②左心室腔小（误吸风险高）；③右心室衰竭风险高，预期需要 RVAD 管理。

出血

出血是 LVAD 术后"回收"的常见原因。术后早期出血通常是多因素导致的，包括长时间的旁路手术、止血功能障碍、术前多器官功能障碍、术前抗凝、既往心脏手术合并广泛纵隔夹层、手术失误。纵隔出血对低血容量的装置充盈和心脏受压有显著影响，即使是局部心包积液也会导致不良的血流动力学影响。如果右侧压缩，充盈压力增加，但局部左侧积液在 CVP 增加之前通过减少设备充盈，导致低血压。使用原位装置可能看不到传统的压力均衡的血流动力学信号，在这种情况下，如果存在左心房线，结合及时的床边超声 /TEE 则有助于诊断。及时的胸腔探查和减压是缓解不稳定的关键。如果经胸超声心动图不满意，应高度怀疑并提示早期 TEE。未识别的明显心包积液会导致吸入事件，并提示紧急手术排液。

出血引起的低血容量也使患者处于吸缩效应的危险中，尤其是在较高的转速下。在替换容积和监测后续的右心衰竭发展之前，将泵速

降低到给定的前负荷低值是重要的初始措施。

十五、LVAD 血流高、搏动低、血压低：血管舒张、败血症

血管舒张可能是全身炎症反应或大量输血引起。在严重怀疑脓毒症导致后负荷减少的情况下，培养后使用抗生素治疗的阈值偏低。

（一）高血压

ISHLT 建议将平均动脉压控制在 80mmHg 以下。在 LVAD 控制台上，平均动脉压高的高血压明显表现为低血流、高搏动。在出血量减少、镇静和拔管产生内在交感神经反应的情况下，高血压相当常见。血管舒张剂如硝普钠或硝化甘油可作为快速滴定药物来评估血管舒张反应。不受控制的系统性高血压与神经系统并发症增加有关[32]。

（二）心律失常

近 50%LVAD 患者的心律失常较为常见，据报道多达 22%~59% 的患者患有室性心律失常[33]。大多数植入 LVAD 且射血分数低的患者需要植入式心脏复律除颤器或心脏再同步化治疗，这些设备需要在手术期间重新检查或在激活后重新打开。心室腔的"吸缩"可触发室性心律失常，尤其是在低前负荷状态下。因此必须认识到这一点，并根据上述机制使用液体和（或）右心室支持进行处理。除了要将护垫放置在远离 LVAD 泵的区域外，心脏复律可以按常规方式进行。

左心室辅助装置：围术期管理和外科植入技术

Left Ventricular Assist Devices: Management and Surgical Techniques

Robert J. Steffen　Benjamin C. Sun　著

汤瑞杰　译

姜文阳　校

在植入术前、术中和术后制定详尽的手术计划并准确实施对于左心室辅助装置的成功植入是十分重要的。在本章节中，我们将借助指南、最新研究成果及手术摄像详细介绍左心室辅助装置植入术各个阶段的最佳操作规范。

一、术前患者病情评估与优化

术前评估冠状动脉解剖结构、瓣膜功能、卵圆孔未闭或房间隔缺损、右心室功能优化、肺血管阻力、容量状态、营养状态和感染状态都是左心室辅助装置植入手术成功的关键。在左心室辅助装置植入患者体内之前，应当对所有患者进行双侧心导管检查。需要注意的是，右心导管检查可增加右心室的前负荷和后负荷。装置植入前的中心静脉压应小于15mmHg。术前体液容量管理对于接受植入的患者是十分重要的，因此，此类患者很有必要在重症监护下接受正性肌力药物、利尿剂、主动脉球囊反搏甚至血液透析治疗。此外，肺动脉压及其反应性也需要充分重视。平均肺动脉压接近中心静脉压被认为与晚期终末右心衰竭

有关。肺动脉高压可能会导致术后右心衰竭。以上因素都会显著抑制右心功能，最终引发左心室充盈不足和术后低心排状态。

左心导管检查可用于评估冠状动脉解剖结构及既往旁路移植术后桥血管的位置和通畅性。对于冠状动脉右优势型患者，右侧冠状动脉严重病变可能会引发右心心肌缺血并继发心力衰竭。尽管在这一领域尚无共识，但在实际操作中我们通常会选择绕过严重的右侧病变。

在左心室压力较低时，患者对主动脉瓣关闭不全的耐受性较差，并且随着时间推移病情很可能会恶化。因此，严重程度高于轻度的主动脉瓣关闭不全应在手术时及时解决。由于大多数前向血流流经左心室辅助装置，因此对主动脉瓣狭窄通常耐受性较好。对于不合并主动脉瓣关闭不全的严重主动脉瓣狭窄患者，外科医生可根据经验和临床实际决定干预方式。二尖瓣关闭不全由于几乎都是功能性的所以很少得到治疗。然而，二尖瓣狭窄限制了心室充盈，因此中度及中度以上的二尖瓣狭窄需要治疗。此外，中度以上三尖瓣关闭不全推荐进行

手术修复。

应评估患者房间隔缺损和卵圆孔未闭的发生情况，如果发现，应在手术时修补。由于左心室辅助装置对左心室进行减压，因此在设备启动后，右向左分流可能会增加。

瓣膜替换术几乎统一采用组织型瓣膜。与传统心室卸载相比，安装心室辅助装置的患者主动脉瓣相对固定。如果既往使用机械瓣进行主动脉瓣置换，则应该用组织瓣膜代替机械瓣。同时，既往植入的正常功能组织瓣膜可以保留在原位。

植入左心室辅助装置之前，应对任何已知的感染进行治疗。

明确患者营养状况，如有营养不良需按指南进行治疗。

有心脏手术既往史或已知动脉瘤疾病患者在接受植入手术之前，应完善 CT 或磁共振横截面成像检查。

动力传动系统的出口部位的选择应与患者进行术前讨论。通常情况下，右利手患者更喜欢将其放在左侧以方便换药。

二、术前准备

将患者推入手术室并准备监测线路，其中包括动脉检测线、中心监测线和 Swan-Ganz 导管。然后经食管超声探头应提前放置于食管中并进行下颌至踝关节术前皮肤消毒。此外，需在术前预防性静脉内应用如头孢菌素类对革兰阳性细菌有杀灭抑制作用的抗生素。同时术前对患者进行鼻拭子检查是否有耐甲氧西林金黄色葡萄球菌感染，如果存在，则需鼻腔内用莫匹罗星并静脉联用万古霉素和头孢菌素。

三、手术路径选择

有多种手术路径可以植入当前设计生产的左心室辅助装置。手术路径一般需要通向左心室心尖和升主动脉。传统手术路径是通过正中胸骨切口，同时也可通过左胸第 4 肋间隙切口轻松进入左心室。如要采用升主动脉入路则可以进行右胸廓切开术、半胸骨切开术或全胸骨切开术。与上述手术路径不同，非胸骨切开术植入左心室辅助装置的潜在优势在于后期拟行心脏移植患者免于经受 2 次胸骨切开术。

一些老型泵需要泵袋安放左心室辅助装置。这些泵袋一般是用装订器或电热烧灼将左胸壁附件和横膈膜处理后得到的。由于接受植入的患者经常伴有凝血功能障碍及肌肉边缘出血，因此泵袋止血才是关键。

四、动力传动系统通道建立

通过上述方法之一将泵植入心包，动力传动系统穿过腹壁（图 12-1）。绝大部分的传动管线是走行于皮下组织，而最后一部分则是穿过心包边缘的腹直肌鞘。有腹部手术或疝气既往史的患者可能需要内窥镜下辅助穿行，防止

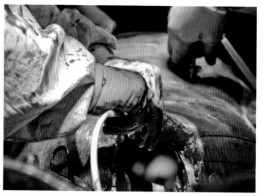

▲ 图 12-1　动力传动管线穿过直肌离开心包并穿行于皮下组织直到出口部位

内脏损伤。在动力传动系统的外部部分，整个绒布敷料应在皮肤边缘以下，防止局部感染灶沿着管线累及设备。

五、泵植入

此时心包已被打开，植入装置也已进入左心室和升主动脉。此时通常会进行附带中央插管的不停跳体外循环以配合和支持植入。但是如要更换主动脉瓣或主动脉空间不足以放置侧向咬合夹，则需心脏停搏。如遇卵圆孔未闭、房间隔缺损或严重三尖瓣关闭不全，则需采用双腔插管支持下的右心房切开术进行修复。对于脉管空间较大且无主动脉钙化的患者，可采用外周插管。同时，也有一些中心报道在不使用体外循环的情况下植入左心室辅助装置。

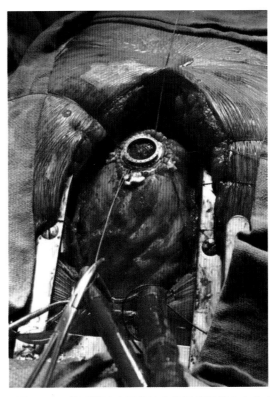

▲ 图 12-2　利用褶皱水平垫片和普灵缝线缝合左心室与连接口

六、连接口缝合

视觉检查和超声心动图检查均用于确定连接口的位置。泵应位于心尖部，面向二尖瓣，并远离室间隔。将左心尖置于手术视野中，同时推动左心尖并持续超声引导探明泵在心脏上的位置。这个位置通常位于左前降支动脉侧面 1～2cm 处，然后将连接口缝在左心室上（图 12-2）。术者需要根据植入泵的特点而采用不同的技术。其中最常用的是先用间断折叠的，2-0 水平垫片缝合线将连接口固定在位，随后用普灵缝线将心外膜与连接口缝合。需要注意的是，此时确保缝合线止血是关键，因为一旦泵就位，应用修补缝合线将变得更加困难。

七、连接口取芯

然后将心尖的肌肉核心移除。该技术因所植入的设备的特点而异，因为有些设备本身包括取芯装置（图 12-3）。如果设备本身没有特别的取芯设备，一种方法是在连接口中心的肌肉上做切口。将 Foley 导管穿过切口放入左心室，然后将球囊释放。取芯装置置于 Foley 导管上方，通过心肌并进入左心室。确保取芯成功并且没有心肌组织掉入左心室对于避免栓塞至关重要（图 12-4）。同时也应该评估左心室是否血栓形成，如有发现应及时清除。若有肌小梁阻碍泵功能，也可以进行必要的修剪（图 12-5）。

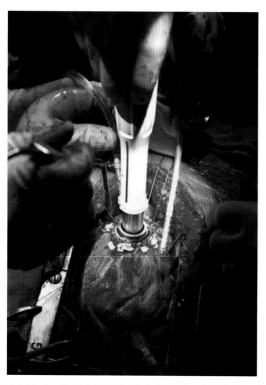

▲ 图 12-3　利用心尖取芯器去除连接口内的心肌组织

八、左心室辅助装置植入

然后通过连接口将泵放入左心室心尖部。每个设备都有其独特的方法将泵固定到连接口（图 12-6）。确保将设备牢固地锁定在接口上至关重要，之后抬高流出道使植入泵和流出道充分排气。如果进行体外循环，则可以通过充盈心脏来完成排气。

九、流出道植入

然后在侧咬钳辅助下将流出道缝到升主动脉上（图 12-7）。植入流出道的长度应满足其沿横膈膜和心脏右侧延伸，而不是直接在胸骨下方穿行（图 12-8）。本步骤结束后，左心室辅助装置已植入完成并准备就绪，但要注意泵和植入流出道应仔细排气。

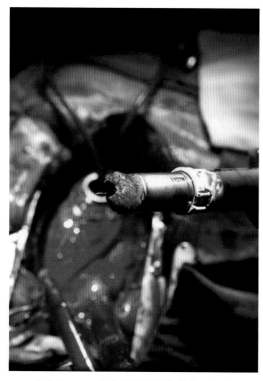

▲ 图 12-4　心尖部取芯器中的心肌组织

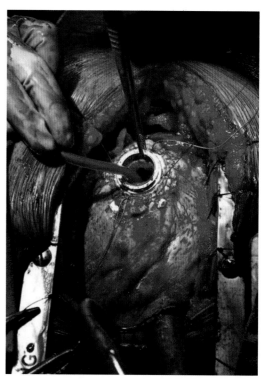

▲ 图 12-5　取芯后，检查左心室腔内是否有血栓形成和能够造成梗阻的肌小梁

在撤掉体外循环、启动左心室辅助装置之前，必须确保右心室功能足以支持左心室充盈。任何可能导致酸中毒或高碳酸血症的代谢异常均应纠正。合并有右心室功能障碍或肺动脉高压的患者可能需要接受静脉正性肌力药物和吸入式肺血管扩张药的治疗。

准备就绪后，撤去体外循环，然后启动泵。在提高泵速的同时，持续性评估室间隔位置，右心室功能和动脉压至关重要。

大多数泵对后负荷敏感意味着泵流量与平均动脉压间接成比例。在接受心脏外科手术之后，患者可能会出现体液转移和血管麻痹导致的低血压和明显泵流量波动。随着泵流量的增加，右心室被迫向左心射出更多血液以维持流量平衡。如果右心室无法维持心输出量以平衡左心流量和心室压力，则室间隔会被推入左心室腔并堵塞左心输出道，因此，在此期间必

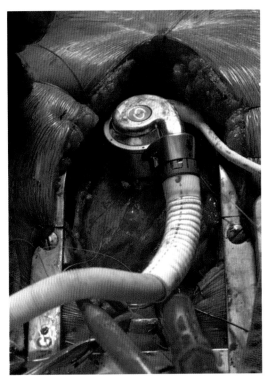

▲ 图 12-6　泵放置于左心室心尖部并与连接口相连

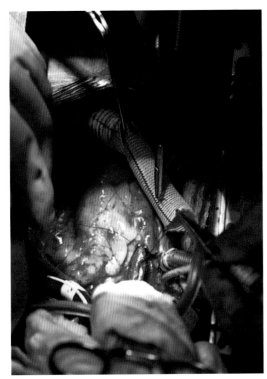

▲ 图 12-7　通过使用侧向咬合钳夹住部分主动脉，在主动脉上开窗，然后将流出道与升主动脉吻合

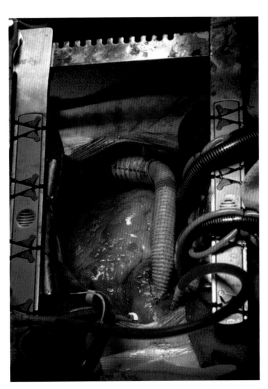

▲ 图 12-8　左心室辅助装置植入，流出道沿着心包侧后方走行

须不断监测并调整泵速，以防止发生"吸入事件"。当左心室心肌组织卷入泵中并抑制泵流量时，就会发生吸入事件。吸入事件一旦发生，应立即关闭泵，降低左心压力，然后缓慢重启泵。在此期间要特别注意右心功能以预防右心衰竭，判断是否需要安装临时右心室辅助装置。

十、临时右心室辅助装置应用

如术者在术前担心患者出现严重右心功能障碍或右心衰竭可以植入临时右心室辅助装置进行治疗。手术中，将 7mm 或 8mm 的移植物与远端主肺动脉吻合，并从胸部穿出。进而将动脉套管穿过移植物作为右心室辅助装置的流出道，同时将静脉套管连接股静脉作为右心室辅助装置的流入道。这种装置可以缓慢间次撤出，一旦右心室功能恢复，就可以在不用开胸的情况下拔除套管。如果患者非常需要临时右心室辅助装置，则在左心室辅助装置植入前进行肺动脉 – 移植物吻合，可降低术者的手术

操作难度，因为夹闭肺动脉会导致右心输出量降低。

十一、关闭胸腔

在离开手术室之前，泵的流量和搏动指数应保持稳定，超声检测必须确定室间隔居中并应充分止血。在植入手术过程中，有的术者主张在泵周围包裹 Gore-Tex 膜以最大程度地减少胸腔内粘连。动力传动系统和流出道移植物应远离胸骨后，以免再次开胸时损伤。

十二、术后心室辅助装置管理

左心室辅助装置植入术患者需在手术后立即接受密切监测。应常规进行重症监护室内胸部 X 线检查以评估心室辅助装置的位置。泵参数、动脉血压和容量状态需要持续性监测和纠正。搏动指数或泵流量下降需要经食管超声检查进行评估，如无法在重症监护室中对其进行纠正，应考虑返回手术室进行外科探查。

双心室衰竭的机械循环支持：患者选择与管理方案

Mechanical Circulatory Support for Biventricular Failure: Patient Selection and Management Options

Kimberly N. Hong　Hao A. Tran　Victor Pretorius　Eric D. Adler　著

姜文阳　译

汤瑞杰　校

第13章

缩略语

BiVAD	biventricular assist device	双心室辅助装置
CVP	central venous pressure	中心静脉压
EF	ejection fraction	射血分数
LVAD	left ventricular assist device	左心室辅助装置
iNO	inhaled nitric oxide	吸入一氧化氮
INTERMACS	Interagency Registry for Mechanically Assisted Circulatory Support	国际机械循环支持协会
ISHLT	International Society for Heart and Lung Transplantation	国际心肺移植学会
PAPi	pulmonary artery pulsatility index	肺动脉搏动指数
PCWP	pulmonary capillary wedge pressure	肺毛细血管楔压
PVR	pulmonary vascular resistance	肺血管阻力
MAP	mean arterial pressure	平均动脉压
MR	mitral regurgitation	二尖瓣反流
MVS	mitral valve surgery	二尖瓣手术
RAP	right atrial pressure	右心房压
RHC	right heart catheterization	右心导管插入术
RVAD	right ventricular assist device	右心室辅助装置
RVF	right ventricular failure	右心室衰竭
RVSWI	right ventricular stroke work index	右心室心搏作功指数
TR	tricuspid regurgitation	三尖瓣反流

一、概述

双心室衰竭是一种异质性临床症状，包括累及双心室的原发限制性和（或）扩张性心肌病，以及慢性左心室功能不全导致的右心室衰竭。无论病因如何，它都会增加发病率和死亡率，其治疗关键是通过药物治疗或仅通过左心室支持对心肌前负荷、后负荷和收缩性进行改善后，右心室重塑的可逆性。对于原发性双心室功能不全，尤其是在非扩张性限制性心肌病中，解剖学上的约束可能会限制左心室辅助装置的使用，因此需要进行心脏移植或全人工心脏的植入。本章将重点介绍慢性左心室衰竭或扩张性心肌病的既有双心室衰竭患者，以及在使用 LVAD 后出现 RVF 的患者选择及其治疗[1, 2]；同时我们也会讨论对双心室功能不全患者进行风险分层的方法，以及针对这些患者术前、围术期和术后的管理策略，以改善右心室功能，提高其移植存活率。

在解剖学上，右心室紧靠左心室。横肌纤维构成较薄的游离壁，纵肌纤维在室间隔壁与左心室肌纤维交织，室间隔壁的这些肌纤维通过室上嵴到达三尖瓣环和游离壁[3-6]。因此，右心室主要通过左心室和室间隔的纵向收缩来被动实现射血。因此，左心室和右心室之间的几何关系受损，会对右心室功能造成影响。此外，在正常情况下，肺血管床是一个高度顺应的低压系统，当负荷条件和氧合发生变化时，可以补充额外的脉管系统以降低回路阻力。不同于左心室，右心室面对的是一个低压系统，主要起到容积泵的作用。右心室没有等容收缩期和舒张期，在收缩期和舒张期都会灌注血液。基于这些原因，在生理条件不变的情况下，右心室只需要较少的能量就能产生等效的左心室搏出量，但这种输出量可能会对灌注造成影响，因而它对后负荷更加敏感。理解维持右心室功能的正常生理条件，为我们了解既往左心室衰竭、负荷条件急性变化和 LVAD 支持如何导致 RVF 提供了一个框架。

二、流行病学

对于射血分数降低的心力衰竭患者，其 RVF 的发生率大约为 48%。同时，一系列报道显示，在扩张性非缺血性心肌病人群中，其 RVF 的发生率高于 60%[7]。通过减少左心室负荷和降低左心房压力，肺动脉的顺应性会增强，右心室后负荷会降低。因此，在植入 LVAD 后，尽管右心室功能可能会根据其重塑和纤维化的程度有所恢复，但也正是由于 LVAD 的植入，左右心室输出量之间会不匹配，这会造成 RVF，进而病情发展甚至恶化。

从历史上看，LVAD 植入后的 RVF 其定义发生了变化[8]。国际机械循环支持协会将 LVAD 植入后的 RVF 定义为一系列需要正性肌力或机械支持的症状（如水肿）和体征（如胆红素升高）的集合[9]。据估计，LVAD 植入后 RVF 的总发生率在 20%～35%[3, 10-12]，其中约 20% 发生在术后早期（术后 30 天内），约 10% 发生在后期[6, 13, 14]。尽管 RVF 的发生率可能因病因而异，但其存在会导致死亡率的增加和移植存活率的降低[15-19]。在一项队列研究中，先进行 LVAD 植入，后需要体外右心室辅助装置提供额外右心室支持的患者其 3 个月的存活率为 59%，而不需要 RVAD 提供支持的患者其 3 个月的存活率为 95%[20]。此外，国际心肺移植学会机械循环支持登记系统中 35 个国家的数据显示，接受双心室支持作为初始治疗策略的患者 1 年存活率仅为 53%[17]。

改善既往双心室功能衰竭患者的治疗效果，需要区分哪些人可选择双心室支持作为其初始过渡策略，哪些人只能通过 LVAD 进行治疗。此外，还可进行适当的血流动力学和超声心动图监测，这对于治疗 LVAD 植入后出现晚期 RVF 的患者至关重要。

三、风险分层

目前，已有人尝试将超声心动图（表13-1）和有创血流动力学（表 13-2）与其他临床参数（表 13-3）相结合进行风险分层。

通常，超声心动图可用于量化既往右心室功能不全，并预测 LVAD 植入后 RVF 的发生。虽然超声心动图是一种无创且相对低廉的成像方式，但是右心室位于胸骨后，其不对称的形状和不同的收缩机制可能会给超声心动图的精确测量带来挑战。评估右心室功能的超声心动图参数可分为评估收缩功能的指标，以及评估生理性重塑严重程度的容积指标。评估收缩性的指标包括三尖瓣环收缩期位移、组织多普勒成像中的收缩速度、右心室射血分数、右心室变化分数和组织多普勒成像中的心肌变形指标[22–25, 27–29, 31, 34–39]。这些参数依赖于传感器角度的变化，对负荷条件也较为敏感，因此备受争议[21]。散斑成像是一种测量心肌变形 / 应变

表 13-1　评估右心室衰竭的超声心动图参数

参　数	详　情	正常值	支持证据	否定证据	不足[21]
TAPSE	四腔心切面 M-mode 侧环	< 7.5mm	[23–25]	[26–34]	取决于传感器角度 受既往 CTS 影响
RV E/E'	三尖瓣环流入口脉冲多普勒 / 侧环 TDI 呼气末测量	> 10	[23]		取决于传感器角度 受既往 CTS 和 TR 影响
RV 应变		−9.6%~ −14%	[23, 25, 28, 35–37]	[30]	取决于切面
FAC	四腔心切面 应排除小梁形成	< 31%	[23, 32]	[24, 29, 30, 35, 38]	RV 形状不对称
S'	侧环基节 TDI 必须与多普勒相一致	< 4.4	[38]	[23, 28, 29]	取决于传感器角度 受既往 CTS 影响
球形指数	四腔心切面 RV 心室中部与纵轴测量值之间的比值	> 0.6 或 1 年后升高	[38, 39]		RV 形状不对称
3D RV 应变		> −10.1	[26]		RV 形状不对称
3D RVEF			[26]		
TR		等级Ⅲ / Ⅳ	[39]	[30]	取决于负荷
RVEDD	四腔心切面 基底部或心室中部	> 50mm	[30]		RV 形状不对称
RV∶LV	收缩期心室中部短轴切面 RV 直径与 LV 直径之比	> 0.75	[29, 40]	[31, 32, 34, 35]	

CTS. 心胸外科手术；FAC. 右心室面积变化分数；LV. 左心室；RVEDD. 右心室舒张末期内径；RV. 右心室；TAPSE. 三尖瓣环收缩期位移；TDI. 组织多普勒指数；TR. 三尖瓣反流

表 13-2 评估右心室衰竭的血流动力学参数

参　数	详　情	正常值	支持证据	否定证据
RAP		＞15mmHg	[19, 31, 33]	[41, 42]
RAP：PCWP	RAP与PCWP之比	＞0.63	[19, 31-33, 43]	
RVSWI	（mPAP-RAP）×SVI；SVI=CI/HR	＜250～402mmHg·ml/m²	[19, 31, 33, 34, 41, 42, 44]	
PVR	（mPAP-PCWP）/CO		[33]	[31, 41, 42]
PAPI	（PASP-PADP）/CVP	＜2	[31-33]	
TPG	mPAP-PCWP		[33, 45]	[31]
mPAP			[41]	[42]
dPAP			[41]	[31]
CO/CI			[44]	[31, 33, 42]
PCWP				[31]

CI. 心脏指数；CO. 心输出量；CVP. 中心静脉压；dPAP. 舒张期肺动脉压；mPAP. 平均肺动脉压；PAPI. 肺动脉搏动指数；PADP. 肺动脉舒张压；PASP. 肺动脉收缩压；PCWP. 肺毛细血管楔压；PVR. 肺血管阻力；RAP. 右心房压；RVSWI. 右心室心搏做功指数；TPG. 跨肺压

的极具前途的替代方法，并且不受传感器角度的影响[27, 35, 37]。容积指标包括二维和三维上测量右心腔容积、右心室球形指数和三尖瓣反流[21, 25, 36, 37, 48, 49]。值得注意的是，在观察性数据中，上述指标均未显示可持续预测 LVAD 植入后的右心室功能不全[36]。

因此，由于缺乏证据，目前指南不建议采用任何单一的超声心动图参数来预测 LVAD 植入后 RVF[50]。尽管磁共振成像仍是量化右心室射血分数和容量的目前最佳标准，但其不兼容老式埋藏式自动复律除颤器和 LVAD，因此应用受到限制[4]。另外，有文献报道，计算机断层扫描与右心室面积变化分数有很好的相关性，是评估无肾功能不全患者心脏功能和容积的另一种潜在方法[51]。最近，有证据表明，计算机断层扫描和放射性核素心室显像对评估右心室射血分值有良好的相关性[52]。

四、有创血流动力学监测

右心导管检查可提供重要的有创血流动力学数据，包括心输出量、左侧和右侧充盈压，以及通过计算肺血管床和全身血管床阻力后而获得的后负荷。值得注意的是，这些变量本身都不与 LVAD 植入后的 RVF 相关（表13-2），这可能是由于这些变量与 RVF 呈现非线性关系，或者这些值之间存在重要的关联性。例如，肺血管阻力既取决于肺动脉与左心房之间的压力梯度，也取决于心输出量，因此，对高压力梯度引起的高 PVR 与低心输出量引起的高 PVR 的解释有很大的不同。同样，高中心静脉压伴高肺毛细血管楔压比单纯高 CVP 伴低 PCWP 更为危险。结果表明，CVP：PCWP 等变量可反映左右两侧充盈压关系，而肺动脉搏动指数和右心室心搏做功指数可以衡量右心室做功能力，这些参数能

表 13-3　评估左心室辅助装置植入后右心室衰竭的风险评分

风险评分	N（%CVAD[a]）	评分变量	结　局	C 统计量	C 统计量验证	参考文献
Fitzpatrick 等	266（2.2%）	RVSW、CI、RVD、Cr、既往 CTS、SBP	RVAD	–	0.63	[43, 45]
Michigan Score	197（15%）	血管加压素、AST、胆红素、Cr	ECMO/RVAD, iNOx48h 或强心剂 ×14 天或出院，iNO ≥ 48h	0.73	0.50	[26, 44, 45]
Drakos 等	175（14%）	PVR, IABP、终末治疗、强心剂依赖、肥胖、术前 ACEI 或 ARB，术前 β 受体阻滞药	RVAD, iNO ≥ 48h, 强心剂 > 14 天	0.743	0.55	[45, 46]
Pittsburgh Decision Tree	183（22%）	TPG、年龄、RA 压力、HR、INR、ALT、白细胞计数、强心剂	RVAD	0.87	–	[44]
CRITI	218（36%）	CVP、RVD、插管、TR、心动过速	RVAD	0.8	0.6	[41, 47]
EUROMACS	2000（100%）	RA/PCWP、HGB、> 1 强心剂、INTERMACS1～3、严重 RVD	ECMO/RVAD, iNO ≥ 48h, 强心剂 ×14 天 或出院 /30 天内	0.7	0.67	[32]
HeartrMate II	484（100%）	CVP: PCWP、BUN、插管	RVAD, 强心剂 > 14 天，14 天后强心剂	0.68	0.58	[18, 47]
INTERMACS	9976（100%）	INTERMACS、既往 CTS、Cr、透析、ECMO、INR、总胆红素、WBC、PA 脉压、RAP、SV、LVEDD、TR、伴随手术	RVAD/14 天内	0.78	–	[15]

ACEI. 血管紧张素转化酶抑制药；ARB. 血管紧张素受体阻滞药；CI. 心脏指数；Cr. 肌酐；CTS. 心胸外科手术；CVP. 中心静脉压；ECMO. 体外膜氧合；HR. 心率；iNO. 吸入一氧化氮；INR. 国际标准化比值；LVEDD. 左心室舒张末期内径；PA. 肺动脉压；PCWP. 肺毛细血管楔压；PVR. 肺血管阻力；RA. 右心房；RVSWI. 右心室心搏作功指数；RVD. 右心室舒张；RVAD. 右心室辅助装置；SV. 每搏量；TPG. 跨肺压；TR. 三尖瓣反流
a. 研究人群中持续流动装置的百分比

较好地预测 LVAD 植入后右心室功能的恢复情况[18, 30, 33, 40–43]。最后，使用米力农、硝普钠或吸入一氧化氮等改善血流动力学的方法，以降低左侧充盈压或优先扩张肺血管床，有助于确定影响 LVAD 植入后右心室功能恢复情况的固定 PVR，以及对具有收缩储备能力的右心室和无法通过负荷条件变化进行功能改善的右心室进行区分。

五、风险评分

如上所述，有几种风险评分将影像学和血流动力学参数与人口统计学、临床特征及终末器官功能指标结合起来，可用来预测 LVAD 植入后 RVF 的发生（表 13-3）。所有这些风险评分均来自回顾性数据集，遗憾的是，这些风险评分没有一个在原始数据集之外获得成功验证，其外部验证队列中的 C 统计量介于

$0.5 \sim 0.67$[44, 45, 47]。这些模型的性能属于中等水平，可能是由于研究人群之间存在差异，如心室辅助装置的设备指数和类型不同，以及对RVF的定义不同[47]。因此，虽然这些风险评分有助于对待植入 LVAD 的患者进行风险分层，但应将其与影像学和血流动力学参数合用。

六、管理

（一）术前改善

所有在 LVAD 植入前出现双心室功能不全的患者，无论采用何种装置策略（BiVAD 及单独的 LVAD），都应在手术前对其心肌前负荷、后负荷及收缩力进行改善。如前所述，右心室的薄壁解剖结构使其容量能够更大；然而，在某些时候，肌原纤维的过度拉伸及三尖瓣反流的出现都会导致心输出量下降。尽管最佳充盈压取决于多种因素，但通过积极的静脉利尿辅以强心剂的使用，如果需要甚至是超滤或持续性血液透析的方法，CVP 可达到 15mmHg 以下[11, 12, 53, 54]。在降低后负荷方面，可以尝试采取适当的氧合策略，以补充肺血管床并减少血管收缩。同样，强心剂也具有双重作用，既可以增强右心室功能，也可起到肺血管扩张的作用[53]。即使在高肺动脉压和 PVR 升高的情况下，直接肺血管扩张剂的作用仍不明确，很可能是左侧充盈压非常高造成的[11]。尽管如此，虽然缺乏证据，但 LVAD 植入后 RVF 的患者仍经常采用吸入性肺血管扩张剂进行治疗[55-57]。最后，保持右心室的充分灌注是很重要的，因此更高的平均动脉压目标值依赖于右心室的充盈及肺动脉压。有证据表明，在双心室衰竭患者中采用主动脉内球囊反搏泵有助于增加灌注压，解除左心室负荷的同时可改善右心室后负荷，从而提高右心室功能[58, 59]。

（二）手术和术中管理策略

当术前监测指标得到改善后，就可以重新评估患者的状态。如果有证据表明双心室功能持续不佳，则应考虑将双心室支持作为首选治疗策略。多项研究表明，在接受双心室支持作为首选治疗策略的患者中，其治疗结果有所改善或有改善的趋势[60-62]。在 Fitzpatrick 等一项关于永久性与临时性体外 RVAD 的研究中，按期行 BiVAD 植入与延迟 BiVAD 植入组患者之间只有心率和舒张压不同[62]，但按期行 BiVAD 植入组的出院存活率却高于延迟行 BiVAD 植入组（51% vs. 29%，$P=0.046$）。在 Takeda 等的另一项研究中，与未按期行 BiVAD 植入组相比，按期行 BiVAD 植入组患者的出院存活率有升高的趋势，但差异没有达到统计学意义（50% vs. 30%，$P=0.064$）[61]。这项研究包括永久性与临时性装置（所有装置均采用中心置管），且是否按期接受 BiVAD 植入患者的术前指标如年龄、体重指数、糖尿病、高血压、心力衰竭病因、白蛋白和红细胞比容差异较大。同样，Shah 等的一项多中心注册研究显示，与未按期接受 BiVAD 植入患者相比，按期接受 BiVAD 植入患者 1 年存活率有升高的趋势（74% vs. 40%，$P=0.11$）[60]。值得注意的是，在这项研究中，尽管未按期接受 BiVAD 植入的患者年龄较大，但其 RAP、PAPI 和 RAP：PCWP 水平相对较低，这表明与按期接受 BiVAD 植入的患者相比，其前负荷和右心室储备情况更好[60]。尽管这些数据是回顾性的，并且受小样本量的限制，但可以表明，对于那些具备适应证的患者，采取更积极的

BiVAD 支持策略可能会使其受益。

除了决定采取双心室支持还是单纯左心支持策略外，手术计划还包括对手术方案及方式的考虑。无论病因是功能性、缺血性，甚至是起搏器导线撞击这种原发性的病因，这些患者经常会出现明显的二尖瓣反流和三尖瓣反流。因此，需要考虑对他们同时进行瓣膜手术。随着 LVAD 的植入和左心室负荷的解除，功能性 MR 有望减少。一项观察性研究显示，在没有任何二尖瓣干预的情况下，在植入 LVAD 后患者中重度 MR 降到中度以下 MR 的比值为 58%[63]。然而，基于一项观察性数据，在 LVAD 植入后，中度以上残留 MR 的患者其 RVF 的发生率较高[64]。在另外一项回顾性研究中，作者将接受二尖瓣手术的患者与未接受 MVS 但植入 LVAD 后立即发生自发性 MR 减少的患者进行比较后发现，接受 MVS 组患者的 1 年累计存活率较高（69% vs. 59%，P=0.028）[65]。就术前指标而言，虽然接受 MVS 组与未接受 MVS 组相比，只有 LVAD 的 BTT 指征明显较高（P=0.017），但超声心动图显示对未接受 MVS 组而言其术后 MR 的残留率较高[65]。

关于 TR，在 2016 年发表的一项关于 LVAD 临床试验的系统综述中，一项研究发现 LVAD 植入伴三尖瓣手术后患者 RVAD 植入的风险降低[66]。然而，在 6 项研究的汇总分析中，接受 TVS 和未接受 TVS 的患者在 LVAD 植入后是否植入 RVAD 方面没有差异（RR=1.42，95%CI 0.54～3.76）[66]。随后的观察性研究比较了 LVAD 植入是否伴 TVS 治疗的中度以上 TR 患者的临床结局，结果发现尽管接受 TVS 治疗后患者 TR 减少，但与未接受 TVS 治疗的患者相比，其死亡率和 RVAD 植入率没有差异[67, 68]。Nakanishi 等的另一项研究发现 LVAD 植入后患者出现三尖瓣环扩张伴残余 TR 与其死亡率的增加有关[48, 49]，然而，该研究未对患者是否接受 TVS 治疗进行评估。虽然在有原发病变的情况下，患者接受二 / 三尖瓣成形或置换手术可能是合理的，但由于缺乏良好的随机对照试验来评估 LVAD 植入伴 MVS/TVS 的疗效，特别是它们可能会增加体外循环时间和心肌缺血的风险，也可能会影响术后右心室的功能，因此我们很难仅基于瓣膜的功能缺陷来推荐任何的瓣膜手术治疗[65, 66]。

最后，手术方式（如胸骨切开术或侧胸切开术）是手术的另一考虑因素。美国食品药品管理局最近批准 HeartWare HVAD（Medtronic，Framingham，MA）这种永久性心室辅助装置可经侧胸切口植入。这种植入方式可最大限度减少心前部流入管道插入操作中心尖的暴露，并能保留心包的前部，从而防止出现右心室功能不全。在经侧胸切口植入的临床试验中，患者 30 天右心功能不全的发生率及 RVAD 的植入率分别为 22.1% 和 0.7%；在经胸骨正中切口植入的关键性研究中，上述数据分别为 23.3% 和 2.6%[69, 70]。因为经侧胸切口植入的临床试验是单独针对存活率而设计的非劣效性试验，即使这些数据是基于假设生成的，但为了减少右心室功能不全的发生，目前我们并不支持经侧胸切口进行辅助装置的植入。

术中应进行经食管超声心动图检查，以确保流入管道与室间隔平行，从而在不增加抽吸事件发生风险的情况下最大限度地保留左心室[54]。此外，还应调整 LVAD 泵速使室间隔保持在中线，以保持右心室的纵向收缩性，同时不破坏左右心室之间的相互依存性。此外，尽管建议在允许主动脉瓣间歇性打开的情况下尽量减少二尖瓣反流，但如果担心右心室功能不全发生，可以将 LVAD 泵速设置得更低，以减少右心室负荷过载的风险[39]。最后，在体外循环结束前，应密切监测充盈压和 PVR，因为心肺分流、机械通气和容量变化都可以引起肺血管的收缩。如果需要，应添加强心剂和吸入性肺血管扩张剂（如 iNO），以帮助脱离体外循环机[71]。

（三）术后优化

1. 监测

对于 LVAD 植入后发生 RVF 的患者，其处理方式取决于右心衰竭的病因及 LVAD 支持的初始指征，例如是终末治疗还是过渡移植的方式。对于那些既往双心室衰竭伴渐进性右心室功能不全的患者，因为持久性双心室支持方案有限，如果不适合移植的话，内科治疗可能是他们唯一的选择。

Rich 等的研究支持了 LVAD 植入后 RVF 患者的异质性，他们将 LVAD 作为终末治疗的患者出现 RVF 的时间分为早期（出院后 30 天内）和晚期（出院后 30 天)[13]，并且所有患者出院后必须存活 30 天才能被纳入研究人群。研究发现与未发生 RVF 的患者相比，发生晚期 RVF 的患者具有更高的体重指数、血尿素氮和 CVP ∶ PCWP（$P < 0.05$）。值得注意的是，他们的 HMII-RV 和 Michigan 风险评分也较高（$P < 0.05$)[13]，然而他们发生 RVF 的中位时间达到了 480 天。这表明，这些风险评分适合预测住院期间发生的 RVF，有助于甄别 LVAD 植入后发生 RVF 的高风险人群，但不能很好地预测其急性程度和时间进程。同样值得注意的是，在该研究中，早期 RVF 的发生并不能预测晚期 RVF。尽管该研究中没有对发生早期 RVF 患者的术前预测因素进行比较，但

这仍可表明早期和晚期 RVF 之间并不存在连续性，对于预防晚期 RVF，管理策略应侧重于防止右心室功能不全进一步的发展。因此，应进行常规右心房平均压监测（包括采取有创及超声心动图的方式），并优化 LVAD 设置，采取右心室保护性策略，即在保持室间隔中线的前提下，平衡左心室卸荷和右心室前负荷[72]。另外，常规 RAMP 监测还有助于早期发现 PVR 增加，并在必要时进行肺血管扩张治疗。

2. 内科治疗

如前所述，由于右心室输出量与其后负荷有关，因此降低肺动脉压和 PVR 是增强右心室功能的策略之一。术前，有 WHO Ⅱ 级症状的肺动脉高压患者采用肺血管扩张剂的最大顾虑是当 PVR 降低和左心血流负荷增加时，有发生肺水肿的风险。一旦植入 LVAD，并适当解除左心负荷，这种风险就会降低。术后，导致右心室功能恶化的因素可分为两个阶段。在早期阶段，手术直接相关因素如体外循环、通气策略和血液制品介导的肺血管收缩，可导致 RVF；在后期阶段，比较可能的原因是毛细血管后压力升高造成的既存血管功能不全，或者心室辅助装置植入后右心室负荷增加引起的慢性重塑[56, 57]。大量数据表明，术后即刻应用 iNO 和前列环素类药物可减少右心室后负荷[55-57, 73, 74]。在这些药物中，尽管前列环素类药物因费用降低而受到青睐[56]，但是 iNO 的临床数据却是最可靠的。观察性和随机对照研究中均显示，iNO 能在术后即刻降低 PVR[75, 76]。另一项以右心室功能不全为主要临床结局的随机对照试验却发现，术后 48 小时内，用 iNO 过渡治疗的患者与未过渡者相比在 RVAD 植入方面无差异（9.6% vs. 15.6%，$P=0.33$）。这项研究的一个主要局限性在于意向性治疗分析中

出现混杂因素，即有超过 25% 的安慰剂组交叉进入了 iNO 组[73]。同样需要注意的是，当停止应用 iNO 时，肺血管可能出现反弹性收缩加强，因此根据正在处理的右心室功能不全的严重程度，可能需要采取密切的有创血流动力学监测手段[77]。因此，在术后即刻阶段，在改善患者容量状态和拔管的同时，考虑应用 iNO 或前列环素类药物进行过渡治疗是合理的。

在术后即刻阶段后，有数据表明，采用磷酸二酯酶 -5 抑制药，特别是西地那非，可以降低 LVAD 植入后 PVR[74, 78, 79]。在一项前瞻性研究中，研究者对 PCWP 达到 < 15mmHg 后 PVR 仍然升高的患者给予西地那非治疗，并将肺动脉压和 PVR 与历史对照组进行了比较[79]。研究发现，患者在 LVAD 植入后 2～4 周出现 PVR 降低，并持续到术后 12～15 周的最后一次随访[79]。值得关注的是，除了有一项研究指出西地那非可使患者在 LVAD 植入后发生 MAP 升高外，其他研究均未发现西地那非对 MAP 有影响[74, 78]。同样，也没有研究发现西地那非可使 PCWP 升高，这表明 LVAD 的植入适当降低了负荷。尽管所有这些研究都是观察性的，还需要进行更多的研究，但考虑到西地那非是一种口服药物，其不良反应相对安全，因而在 LVAD 植入后血流动力学稳定的患者中，应用西地那非作为降低 PVR 和增强右心室功能的手段是合理的[74, 78, 79]。

3. 机械循环支持选择

尽管越来越多的人将 HVAD 装置作为 RVAD 来应用，但除了 SynCardia 全人工心脏之外，其他永久性双心室装置的应用仍然受限。此外，与这些装置相关的并发症也很常见。一项多中心注册登记研究发现，在作为 RVAD 植入的 HVAD 中，有 37% 的植入装置发生了装置内血栓，并且血栓形成的中位时间只有 47 天[60]。因此，大多数接受 BiVAD 支持的患者都会适当进行过渡恢复或过渡移植治疗[60, 80-82]。对于临时性支持，可以选择的方式包括体外、体旁和经皮装置[60, 82-91]。因此，对药物治疗无效的 LVAD 植入后双心室衰竭或 RVF 而言，需要作出的最重要判定是：RVF 的可逆性，如果不可逆，则患者是否可以进行移植。

我们很难对 RVAD 植入后右心室功能的恢复进行预测，经回顾性研究统计，RVAD 的成功撤概率在 40%～75%[61, 87, 88]。同样，由于这些研究不是随机化的，因而这些数值高度依赖于入选的患者。Takeda 等的研究发现高白细胞计数与较低的肌酐水平和成功撤机相关，Saito 等的研究又发现成功撤机也与 CVP 和 RVSWI 水平有关。这些研究表明，右心室功能的成功恢复取决于围术期终末器官功能的保留、右心室负荷条件的改善及 RVSWI 的提高。

七、结论

治疗双心室衰竭的第一步是对患者进行恰当的风险分层，以便采取适当的内科或手术治疗方案。这不仅对于区分可能需要右心机械支持的患者来说很重要，而且对于确定 RVF 的严重性和可逆性同样重要。一旦确定需要对患者进行 BiVAD 植入，术前、术中和术后右心室负荷条件的改善和监测就显得至关重要。尽管未来的研究应集中在新兴生物标志物和成像模式上，以改善目前的指标参数和风险评分，但随着设计技术的改进，RVAD 能够在体内留置更久，因此，提高对其不良反应方面的管理变得同样重要。

第 14 章

全人工心脏的现状及可用性
Status and Availability of a Total Artificial Heart

Katherine G. Phillips　　Neel K. Ranganath　　Nader Moazami　著

王建一　译

张　旻　校

一、概述

全人工心脏的发明是现代医学伟大的标志性进展之一。尽管自 1982 年植入第 1 例永久性 TAH-Jarvik-7 以来发生了重大的技术进步，TAH 在 2016 年仍只应用于 1.4% 的成人受体中[1]。心脏疾病是全世界最常见的死亡原因之一。2012—2030 年，心脏疾病的发病率可能会

增加 46%[2, 3]。心脏移植在严格入选的患者中拥有卓越的短期和长期预后，中位生存时间为 10.7 年[4, 5]。但该手段有若干局限性，最常见的就是供体不足。

2012 年，约一半（41%）的等待心脏移植的患者接受了机械循环支持，这意味着发明更符合生理的、更耐用的循环支持装置迫在眉睫[5]。现有的机械循环支持装置不仅提高了等

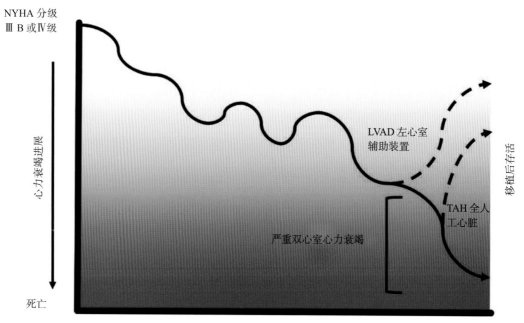

▲ 图 14–1　器械辅助支持设备在进展性心力衰竭患者中的作用

这些装置不仅能增加在等待移植期间的存活率，还能改善血流动力学，增加移植后存活率，从而优化供心的使用（模型于 2004 年由 Renlund et al. 提出[6]）

待移植期间的生存率，同时也改善了血流动力学，减少其他器官功能障碍，提高移植后生存率，优化了供体心脏的使用（图 14–1）[6]。由于辅助衰竭的心脏比完全替代它更容易，临床上使用最多的充血性心力衰竭循环支持设备是左心室辅助装置。TAH 主要应用于 LVAD 不能解决的双心室心力衰竭患者的移植前桥接治疗。TAH 也能应用于不能用 LVAD 治疗的其他临床疾病，如心律失常、严重的联合瓣膜病、心室血栓、心梗后较大的室间隔缺损、左心室破裂，甚至局限型的心脏肿瘤。此外，未来的 TAH 装置作为不适合移植的终末期心力衰竭患者的永久替代治疗方案可能是最有价值的。

从一开始，TAH 就被设计成通过一个双心室系统来模拟人类心脏的固有生理机能，该系统具有连接心房的单向入口和出口瓣膜，并通过容积位移提供搏动输出。耐用性差、体积大、抗凝方案复杂、植入后并发症显著等原因限制了早期 TAH 的广泛应用[7]。尽管研制出多种类型的 TAH，但只有 SynCardia 临时 TAH 在临床上应用较多（图 14–2）。

在过去 10 年里，LVAD 的范式向更小更简单的连续流动旋转式血泵的模式转变，创造了独特的非脉动的、非层流的血流模式，更新了人们对 TAH 的认知。更小的体积、更高的能效和连续流动血泵固有的耐用性为未来 TAH 的设计提供了无限可能。尽管如此，连续流动血泵有自己相应的并发症，可能与违背正常生理性心搏的血流动力学有关[8]。对于这种关系的进一步研究可能会为降低 TAH 置入后并发症提供宝贵的见解。本章节将通过回顾 TAH 技术的前世今生来探讨 TAH 的历史、现状及未来的发展方向。

二、历史

（一）最初的灵感来源

TAH 的出现汇集了科技、哲学、道德、政治的巅峰。在 15 世纪，Leonardo da Vinci 第一个提出了 TAH 的概念[9]。这个概念被 M. Le Gallois 扩展，他相信 "……如果在心腔内……人造形成……，生命可能会无限期延长"[10]。

	AbioCor	ReinHeart	SynCardia	CARMAT	BiVACOR	Cleveland CFTAH
血流方式	搏动式	搏动式	搏动式	搏动式	连续式	连续式
治疗目标	永久替代治疗	移植前桥接	均可	均可	移植前桥接	移植前桥接
流量（L/min）	4~8	4.8~7.5	70cm³ 型号：7±1 50cm³ 型号：5±1	2~9	最大 16，无溶血	＜9
更小的体积			√ 50cm³ 型号：体表面积 ≥ 1.2m²	无，体表面积 ≥ 1.7m²	√	√ P-CFTAH 体表面积 ≥ 0.3m²
便携式驱动器		√ 2kg，12h	√ 6kg，12h	√ 3kg，5h	√	
全内置	√	√		否，8mm 驱动管路		
特殊特点				生物相容性 自主调节	耐用性	高效 耐久性 远程监控
临床人群应用	√ 14 例	动物实验，存活 2 天	√ ＞ 1700 例	√ 10 例	动物实验，存活 30 天	动物实验，存活 90 天

▲ 图 14–2　目前临床应用和实验阶段的全人工心脏的特点

尽管如此，这个想法数个世纪后才实现。直到 1957 年，Tetsuzo Akutso 医生和 Willem Kloff 医生才在克利夫兰医学中心将首个 TAH 置入一只狗体内[11]。这一里程碑式的手术启发了越来越多的关于 TAH 的研究，Michael DeBakey 医生也由此成功请求 Lyndon B. Johnson 总统成立了一个国家级科研项目，其宏伟目标是在人类踏上月球之时发明一个功能完善的人工心脏[9]。1969 年 4 月，在人类踏上月球之前的 3 个月，Dennis Cooley 医生（得克萨斯心脏机构）成为世界上首个将 TAH 植入人类患者的外科医生，这个 TAH 在患者进行心脏移植前帮助其生存了 64 个小时。令人振奋的是，13 年后的 1982 年，Barney Clark 医生被植入了全球第 1 个以它的发明者之一 Robert Jarvik 医生命名的永久性 TAH：Jarvik-7。主刀医师 DeVries 相信，"我们仅用了很短时间就已见证到了那些比我们每个人都伟大的东西。许多人，甚至是那些不迷信的人也虔诚得将此归功于上帝。当我们看到人工心脏在 Clark 医生的体内跳动，这种感觉不是我们是否伟大，而是我们是否渺小"。

（二）AbioCor®

2001 年 7 月 2 日，Gray 医生和 Dowling 医生（路易斯维尔大学健康科学中心）历史性地在人体中植入了第 1 个全内置式 TAH，即 AbioCor 可植入性替代心脏（implantable replacement heart，IRH）。自此，可植入性 TAH 成为许多早期设计方案的研究重点，如 Sarns-3M TAH（3M Health Care，USA，联合 the Pennsylvania State University，University Park，PA，USA）和 Nimbus TAH（Nimbus，USA，联合 Cleveland Clinic，Cleveland，OH，

USA）。1993 年，Sarns-3M TAH 在 14 头小牛身上进行动物实验并存活 150 天，但考虑到体积、可靠性和耐用性，该装置从未应用于临床。

自 1981 年以来，ABIOMED 公司一直致力于设计一款可作为永久替代治疗方案的装置。与早期 TAH 作为移植前桥接治疗方案不同，AbioCor TAH 旨在应用于存在移植禁忌的终末期双心室心力衰竭的患者。

Robert Tools 是第 1 个接受 AbioCor TAH 植入并且存活的患者，他是一名非常合适的候选人。在 TAH 植入之前，他的心功能在短时间内迅速恶化且被判定只有不到 1 个月的生存期。他衰弱到几乎不能从枕头上抬起头来。对 Tools 来说，尽管时间短暂，AbioCor TAH 在他生命的最后数月中为他极大地改善了生活质量。尽管他最终死于卒中和腹腔出血，但他仍存活了 151 天，远远超过 ABIOMED 公司原本设计的 60 天术后生存目标[12]。运动量的改善使得他出院后进行了 20 次外出。他在采访中说他能够连续步行 1 个街区，能够散步去冰淇淋店和烧烤店。AbioCor TAH 也使他与他的孙子孙女度过了宝贵的时光[13, 14]。Robert Tools 的故事充分的体现出了 AbioCor TAH 的成功之处和局限性。

历时 12 年的 120 例小牛动物实验初步显示出该装置的成功潜力，许多小牛存活超过了实验设计的 90 天研究期限，甚至能在跑步机上运动。随 FDA 便批准了 AbioCor TAH 于 2001 年 1 月起进行多中心临床研究（路易斯维尔大学、亚利桑那大学医学中心、哈尼曼大学、马萨诸塞州综合医院 / 布列根和妇女医院、得克萨斯心脏病研究机构）[9]。该装置被批准用于 30 天预期死亡率＜ 70% 的不适宜进行心

脏移植的终末期双心室心力衰竭患者。由于受试者均处于移植前终末期状态，因此该装置的设计理念着重强调改善生活质量并延长生存时间[14, 15]。

1. 技术参数

作为全内置式 TAH，AbioCor TAH 由完全独立的内外两部分装置组成，不需要通过经皮穿出的电路或其他线路来连接，因此大大消除了细菌感染的风险。体内部分由胸腔内部件、电池、控制器和经皮能量传输线路组成。胸腔内部件的体积约西柚大小，由两个交互式心室腔组成，两腔中间有一个能够依据体肺循环不同阻力和收缩期不同射血时间来提供 4000～8000RPM 转速的高效泵。开关阀的设计使液压流体能够在两个独立的心室腔中交替流动，从而使 TAH 成为一个主动流体装置。当流体进入一侧心室腔时，它能够创造一个负压，这个负压可以将相应量的血液从对侧心室腔抽吸过来，从而形成交替式左右心室收缩。开关阀的开关速率决定心率，一般设置在 75～100 次 / 分，形成 4～8L/min 的流量。

为了代偿左右心室不同的每搏输出量，该装置设计了一个心房平衡腔，当左心房压力到达一定水平时，该腔将吸收部分液压流体，进而使右心腔被填充、形成下一次输出。由此，左心房的静脉回心血量减少，左心房压也就随着肺体循环平衡的重建而下降。这个直观的系统能够进行基本的自动调节，使 AbioCor TAH 中的血流量无须像早期的气动血泵一样需要进行手动调整[9]。

AbioCor TAH 的所有内表面均由聚氨酯材料（Angioflex）无缝制作而成，从而保证了血流平滑度。但是，由于胸腔内部件重达 0.908kg 且体积大如西柚，该装置只能在胸腔容积足够大的男性中使用。

AbioCor TAH 动力系统的设计使用了一个最具颠覆性的全新经皮能量传输技术。这个动力系统由内置和外置锂电池组成，从而实现装置的全植入设计。由床旁插座或便携式组件供能的外置电池的电能通过转化为电磁波而无线传输至内置电池中。当暂时断电时，内置电池可最长提供 20 分钟能源供应。

2. 临床效果

在接下来的 2 年里，AbioCor TAH 先后植入到 14 名患者中，不幸的是，很少有人能达到 Robert Tools 那样的良好预后。所有入组患者均为男性，有严重的合并症且无法下地活动。其中 Dowley 及其同事首次报道的 7 例患者中有 6 例预估 30 天死亡率高达 89%。全部 14 例患者中，由于出血（n=2）、气体栓塞（n=1）和卒中（n=1）等原因，2 例在手术过程中死亡，另有 2 例没有达到 60 天的生存目标。10 例生存超过 60 天的患者的生活质量都得到不同程度的改善，4 例患者能够离开医院活动。

AbioCor TAH 的平均使用寿命是 4.5 个月，有 5 例患者生存超过 9 个月。脑血管事件非常常见（n=9），其中 6 例患者因此终止辅助。3 例脑血管事件的发生归因于左心房内流支柱的并发症，该支柱在动物模型中使用没有并发症。后续设计中移除了该零件。多脏器功能衰竭和败血症是另外 2 个常见死亡原因（n=4）。2 例患者出现设备故障。1 例患者生存了 512 天，虽然他的 TAH 后续很可能失效，但他没有选择再植入第 2 个 TAH[16]。

尽管 AbioCor TAH 可能没有达到它的设计初衷——成为心力衰竭患者的永久治疗方案，但它仍然能够延长数月的生存时间，为那些濒死的没有其他治疗方案可选择的患者带来显著的生活质量的改善，延长他们与家人相处的时间。2006 年 9 月 AbioCor TAH 正式获批作为终末期心力衰竭患者的姑息疗法，从而达到了 42 年前 Lyndon B. Johnson 总统发起的人工心脏项目的最终目标[17]。尽管如此，ABIOMED 公司发现 AbioCor TAH 价格高昂难以进一步发展，故这个设备没有再生产或用于临床。

三、目前的临床应用

SynCardia 临时 TAH

SynCardia 临时 TAH 是唯一一个得到临床广泛应用的人工心脏。过去 35 年以来临床应用超过 1700 例。它也是唯一取得商业使用许可的 TAH。不同于 AbioCor TAH，SynCaridia 临时 TAH 最初是为移植前桥接治疗设计的。

1. SynCardia 临时 TAH 的发展

SynCardia 临时 TAH 历史悠久，前身是由兽医 Don Olsen 博士、医学工程师 Robert Jarvik 博士、犹他大学人造器官设计部主席 Willem Kloff 医生和外科医生 William DeVries 共同设计的 Jarvik 人工心脏。在一头植入 Jarvik 7 TAH 的小牛存活 268 天后，FDA 批准该团队进行临床实验。尽管对术后存活没有抱太大期望，患终末期缺血性心力衰竭的 Barney Clark 于 1982 年 12 月 1 日成为第一名植入 Jarvik 7 TAH 的患者，并且存活 112 天。他出于对科学的热爱而加入这个临床实验。另外一名患者植入 Jarvik 7 TAH 后存活 620 天，在当时是接受 TAH 植入的患者中存活时间最长的[18]。

尽管初始实验结果充满希望，但在早期植入 Jarvik 7 TAH 的 6 名患者中，感染是延长支

持时间的主要限制因素，其中 4 名患者死于败血症。同时，环孢霉素被证实是第一个能够显著提高移植后生存率的免疫抑制药，它的出现也使得人们越来越关注终末期心力衰竭患者的移植前的桥接治疗[9]。但此后，Jarvik TAH 由于违背 FDA 管理条款而多次易主或更名。该装置起先更名为 Symbion TAH，后又更名为 CardioWest TAH，15 年前起更名为 SynCardia 临时 TAH。

2. 技术参数

SynCardia 临时 TAH 的设计初衷是作为终末期双心室心力衰竭患者的移植前桥接治疗。它是一个气体驱动型的双心室搏动泵，容积 400ml，重达 160g，大约相当于 1 个冰球的重量。它由 2 个心室腔和 4 个 SynHall 机械阀门（SynCardia 公司）组成，能够在收缩期和舒张期保证血流向单一方向流动。

每个心室腔中都有一个 4 层的聚氨酯隔膜将心室腔中的气体和血液分开。这个气球一样的隔膜帮助形成了搏动式血流：排气时能够使血液通过内流阀进入心室腔，膨胀时能够将心室腔中的血液排空（图 14-3）。连接两个气腔与体外的导管促使该装置能够实现交互式运转。与 AbioCor TAH 的经皮能量传输系统不同，这些导管从腹壁穿出，连接到体外的驱动器上。

尽管这种内外连通的架构增加了感染风险，但它也有优势。由于可以直接与外部组件相连，需要放置在体内的各个泵组件就能尽量精简和缩小。此外，由于那些很可能发生磨损的零件都设置在体外，维护和维修就变得更加容易。这些外部组件最多每 6~12 周更换 1 次。

SynCardia 临时 TAH 可以连接到一个重达 181.6kg 的体外驱动器上。该驱动器主要

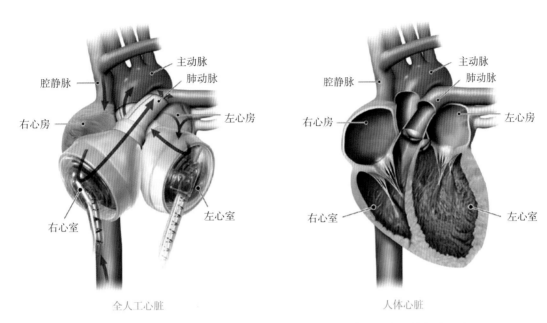

全人工心脏　　　　　　　　　人体心脏

▲ 图 14-3　**SynCardia** 全人工心脏是一个随收缩期和舒张期变化的气动驱动泵

图片由 SynCardia 提供，SynCardia 版权所有

用来维持控制心率及血泵收缩时长的驱动压。最近，SynCardia 临时 TAH 也可以连接在 Freedom 驱动器上，该驱动器被设计为体外驱动器的便携形式，从而使其可以在门诊使用。Freedom 便携式驱动器可续航 2h，重 5.95kg，能够背在单肩或双肩包里（图 14-4）。目前正在开发中的下一代驱动器将延长电池寿命并进一步减轻重量。尽管已有相当进步，但由于社会支持不足、血流动力学不稳定或可能导致其他并发症，多数患者仍需要接受住院治疗。对于驱动器安全性方面的担忧为 Freedom 便携式驱动器和第二代非便携式 Companion2 驱动系统（C2）蒙上了一层阴影。有 29 名患者回忆，Freedom 便携式驱动器在泵故障时没有任何警示音来提示。而与一代系统相比，二代 C2 系统会增加术后 1 年的死亡率和卒中风险（31% vs. 16%）。

3. 一个尺寸不能应用于所有患者

SynCardia 临时 TAH 已延伸应用于因胸腔

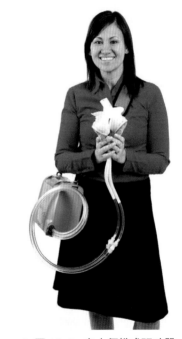

▲ 图 14-4　自由便携式驱动器

图片由 SynCardia 提供，SynCardia 版权所有

体积过小不适合传统 TAH 设备的患者中。以外置的驱动电路代替全内置式系统，可以减小需要放置在体内的各电子装置的体积。此外，两个心室腔由魔术贴相连的设计使外科医

153

生能够依据患者解剖结构将设备更好的固定。SynCardia 临时 TAH 有两种型号：70cm³ 型号和更小的 50cm³ 型号，后者已经应用于体表面积在 1.2～1.85m² 的儿童及青少年中（图 14-5）。该装置通过调节心率和驱动压来维持两个心室腔部分充盈，从而在维持充足的泵血功能的情况下减少血栓的形成。70cm³ 排量的型号可以产生高达 9L/min 的心排量[19]。

4. SynCardia 临时 TAH 的临床应用

2018 年 4 月，10 岁的 Gabriel Gonzalez 成为植入 TAH 的年龄最小的患者。自从被诊断为左心室心肌致密化不全，50cm³ 排量的 TAH 作为重要的移植前桥接治疗手段，支持他坚持到了 3 个月后的心脏移植。Gabriel 是众多在等待理想供体期间植入 SynCardia 临时 TAH 的儿童之一。自从 2004 年 FDA 批准 TAH 应用于不可逆的双心室心力衰竭患者，超过 75 名患者植入了更小的 50cm³ TAH，超过 1700 名患者植入了 70cm³ TAH。超过 80% 的患者可在术后 2 周内下地，许多患者可以依赖器械生存超过 4.5 年。

另外发明 50cm³ 型号的最大成就在于使 TAH 的受众面拓展至许多胸腔较小的患者。70cm³ 型号的受众仅有 11% 为女性，而 50cm³

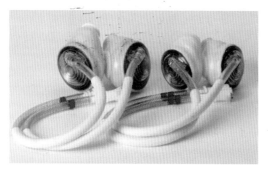

▲ 图 14-5 **SynCardia 临时全人工心脏有两种型号**
70cm³ 型号（左）和最新的可以将应用人群拓展至过去由于体积过大不能使用全人工心脏的女性及儿童患者的 50cm³ 型号（右）（图片由 SynCardia 提供）

型号有 61% 植入于女性患者。此外，50cm³ 型号中 18% 应用于小于 18 岁的儿科患者。

四、患者特点及预后

植入 TAH 的患者与植入其他器械辅助装置的患者相比往往病情更严重。由机械循环支持装置注册机构（INTERMACS）提供的数据显示，植入 TAH 的患者 50% 患扩张型心肌病，20% 患缺血性心肌病，大多数患者都有右心室心力衰竭（82%）。

术后 1 年，超过半数（53.3%）的植入 TAH 的患者接受了心脏移植，32.3% 的患者在移植前过世，14.4% 的患者在 TAH 植入后 12 个月仍存活。1/4（24%）的患者在器械支持下出院。主要死亡原因为多器官功能衰竭（36.4%），其次为神经系统功能障碍（17.9%）和器械移除（11.7%）。严重感染（70%）、卒中（22.7%）和胃肠道出血（20%）是植入后 6 个月的常见死因。7.1% 的患者会出现严重的器械故障。在经验较少（≤ 10 例）的中心植入 TAH 的患者死亡风险更高，经验丰富的中心术后 1 年生存率为 71%、经验较少的中心术后 1 年生存率为 57%[20]。

与只接受左心室辅助的患者相比，接受双心室辅助的患者术前病情更重[20]，植入后生存率也更低（图 14-6）。除设备故障外，许多并发症如肺动脉高压、肝衰竭等在需要双心室辅助的患者中本来发生率就较高。因此，考虑到受众群体病情严重程度的差异和植入前适应证不同，直接比较接受双心室辅助和接受单纯左心室辅助的患者预后可能不够恰当。一项在接受双心室辅助的 383 名患者中的研究显示，植入体外双心室辅助装置、植入式双心室辅助装置和 TAH 的患者在支持期间及接受心脏移植术后的生存率上没有差别。但是在需要长期器械辅助（超过 90 天）的患者中，可能由于神经系统并发症发生比例低，植入 TAH 的患者生存率更高[15]。

五、其他研究

（一）连续流动式 TAH

多数原始的 TAH 试图通过改变收缩期和舒张期的泵形态来模仿心脏的固有搏动。但是，搏动式血泵需要一个与心搏量同等大小的腔室来完成工作，这就使该装置只能用于胸腔大的患者。而连续流动式血泵不需要一个大的腔室来完成工作，因此设备体积要小得多。20

世纪 80 年代，Golding 及其团队在哺乳动物模型中展示了非搏动式血流可以维持更长的灌注时间[21]。1987 年，Qian 医生及其团队发明了一种单旋式 TAH，但该机器存在平衡左右心室血流量的问题[22]。

在此次发展暂时停滞后，许多研究小组开始使用双旋左心室辅助装置用以治疗不能植入 TAH 或传统 LVAD 的患者。2012 年，Frazier 和 Cohn 在一个 55 岁的因为技术障碍而无法植入 SynCardia 临时 TAH 的系统性淀粉样变的患者身上，用定制的带涤纶套导管植入了一个双腔 HeartMate Ⅱ 心室辅助装置（图 14-7）。患者术后血流动力学稳定，但最终在器械移除后 5 周死于淀粉样变在肝脏和肺脏的进展[23]。尽管如此，Frazier 和 Cohn 的工作证明了完全非

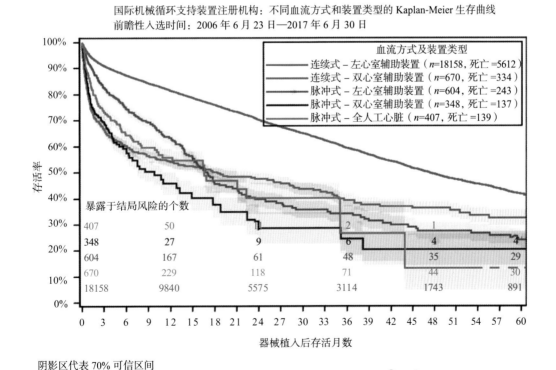

▲ 图 14-6　国际机械循环支持装置注册机构的不同机械辅助装置的存活率数据

经 INTERMACS 许可转载

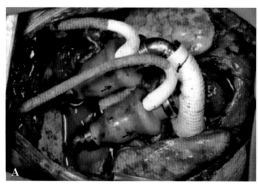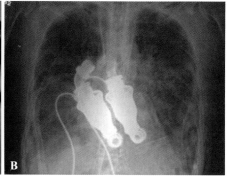

▲ 图 14-7　双螺旋 HeartMate Ⅱ 装置放置于 1 例无法适用其他治疗方案的淀粉样变患者，这是首个连续流动双心室辅助装置应用于人类的案例

经 Frazier 许可转载 [23]

搏动式循环支持装置的可行性。

目前有两种试验中的 CFTAH，BiVACOR（Houston，TX，USA）[24] 和克利夫兰人工心脏，后者现命名为 SmartHeart（Cleveland，OH，USA）[25]，两者均拥有独特的平衡左右心室血流的机制。两种装置均包含一个拥有左右两叶轮的转子泵。尽管单旋泵提供的是恒定的叶轮转速，但肺循环和体循环的血液可因叶轮大小和结构的不同而分别输出。CFTAH 比搏动式更为简单，通过减少机械轴承和叶轮的数量达到可穿戴的目的。此外，单泵也是一个更便捷节能的设计。

（二）克利夫兰医学中心 SmartHeart CFTAH

克利夫兰心脏中心和克利夫兰医学中心共同研发了一种在 SmartHeart LVAD 设计原则基础上制造的 CFTAH，即 SmartHeart CFTAH。单向连续运转电机由血液作为润滑剂的液膜轴承支撑，没有感应器或隔膜。它通过驱动分布在轴承两端的离心式叶轮来实现血液的连续流动。缺乏对体 – 肺循环失衡而导致的前负荷变化的灵敏感知是 CFTAH 的一大挑战，解决方案是使用一个被动自平衡流量系统。当体肺循环出现不平衡时，旋转轴会转向压力低的心房，从而调节该侧的心排量。例如在运动过程中，生理性的体循环阻力增高会导致左心室泵流速下降、左心房压升高。此时，泵的被动液压反馈机制通过将转子转向压力低的右心房来适应心房压力梯度的变化，从而限制肺循环血量，直到左心房压下降、压力梯度恢复。同样的机制也能保护 TAH 不受心房抽吸作用影响 [25, 26]。这个创新性的设计可以减少叶轮和感应器等会增加血栓风险，降低耐久性零件的体积。此外，小巧的体积也使该装置能够应用于无法植入 AbioCor 或 SynCardia TAH 的身材瘦小的患者。其他特点如远程追踪，将使临床团队能够监测重点患者的数据。

尽管这个装置尚未进行人体试验，但动物试验已在进行过程中且前景光明。在 17 头小牛中进行的体内试验证实它具有可靠的自我调节能力和血流动力学稳定性，至今没有出现泵衰竭或慢性溶血的现象。在 3 例最新的实验体中，已经实现了在无术后抗凝的情况下体内实验结果存活 90 天的目标，3 例实验体均生物相容性良好且没有器官栓塞的证据 [27]。

体积更小的儿童版 CFTAH（P-CFTAH）[28]减小了 30% 的体积，从而能应用于体表面积大于 0.3m² 的婴幼儿。在 4 只小羊中进行的初期实验显示了良好的解剖适应性和血流动力学稳定性。P-CFTAH 通过调节泵速来产生动脉搏动[28]。该装置或许会为先心病患儿的移植前桥接治疗做出重大贡献。

（三）BiVACOR

澳大利亚在 2008 年发明的 BiVACOR 连续流动泵是现今临床实验中最重要的 TAH 之一。它的设计与克利夫兰医学中心的 SmartHeart 相近，中央转盘通过磁悬浮装置悬浮，从而维持体肺循环的平衡[24]。BiVACOR 装置使用多个作用在电磁轴承系统的正反馈感受器来微调轴承位置，从而改变泵的效能。当感受器感受到压力阶差时，转子被拉向不工作的一侧，增加这一侧的相对效能，直到重新达到稳态。这种设计简洁高效且持久性强。

在体外实验中，此泵能够产生 16L/min 的转速，维持 100mmHg 的压力。在一头小牛身上进行的体内预实验中，实验者针对不同泵速配置分别测试 30s 来判定他们产生搏动的能力。通过调节泵速，可以在模拟心率 30 次 / 分的情况下产生一个 86～115mmHg 的生理性血压[29]。另外 7 头小牛植入装置，最长维持了 30 天。维持 100mmHg 血压的平均流速是 12L/min，功率 13W，但流速即便调整至 16L/min 也没有出现溶血的情况[9]。

（四）CARMAT

CARMAT 人造心脏（C-TAH）是在 2008 年由 Matra Defense 科技公司（空客集团）和心外科医生 Alain Carpentier 共同研发的。这个装置设计的关键创新点在于，在所有接触血液的表面使用人造材料，从而减少在生物瓣上形成血栓的风险（2011 年起与 Edwards 合作）。它通过电动液压泵系统维持搏动式血流，与在 SynCardia 临时 TAH 中应用的气动驱动泵相比降低了噪音。此外，它创造了一些整合了由心肌、体位变化来调节血压的算法，从而更好地模拟人体生理学[30]。这些特点均是为 C-TAH 成为永久替代疗法而设计的。

C-TAH 除电池外所有的零件均设计在一个装置里，借助一根 8mm 的驱动管路离开表皮。该装置包括左右心室两腔，每个腔均包含一个贮存血液的空间和一个贮存硅油的空间，两者由一层复合膜隔开（图 14-8）。当膜被通过旋转泵带动的硅油来回推动时，就可以产生脉搏。复合膜由一层接触血液的戊二醛化的牛的心包组织和底层的接触硅油的聚氨酯组成。4 个 Carpentier Edwards 人造瓣膜（Edwards Lifesciences；Irvine，CA，USA）和心房连接装置位于流入和流出道口部[31]。

C-TAH 的黏性收缩力能模拟人体心脏来调节血压，从而保持了瓣膜的耐久性。位于心室液压腔内部的超声压力感受器能够使用一个内部加速度计来连续监控设备位置，同时监测压力阶差来计算前后负荷。为了产生医生要求的流入及流出压力，该装置依据感受器的反馈来

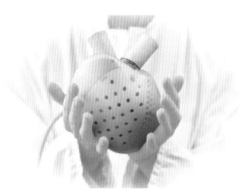

▲ 图 14-8　CARMAT 全人工心脏
经 Carmat 许可转载

调节心率（35～150 次/分，左右一致）和心搏量（30～65ml，两边不同），从而调节心排量在 2～9L/min。这与 SynCardia 临时 TAH 仅能通过增加上限最高 70cm³ 的前负荷来调节心搏量不同[32]。C-TAH 的独特反馈机制也设计了一个"充填–排空"的泵模式，能够保证血液完全排出，从而防止血流淤滞或血栓形成。与 SynCardia 临时 TAH 相似，这个泵有一个重达 3kg 的包含 5 小时电量电池的控制器。C-TAH 的主要缺陷之一是体积过大，CT 扫描分析表明，它只能在大约 84% 的男性和 16% 的女性中使用[31]。

临床应用

在动物试验中成功达到 10 天存活后，最初的可行性研究在欧盟的 4 例患者中进行，其中 3 例患者存活超过 30 天（74 天 vs.270 天 vs.254 天）[30, 33, 34]。这些患者均因不可逆的双心室心力衰竭濒临死亡，绝大多数植入后不良事件均与合并症有关。2 例患者能够通过可穿戴式系统返家居住，其 6 分钟步行试验结果也有一定程度的改善。2 例患者由于器械相关并发症死亡，1 例死于呼吸衰竭，另 1 例死于多脏器功能衰竭。这 2 例器械功能障碍的原因是电子感受器失灵导致心排量突然下降，这个缺陷在后续型号中被修正。所有患者均出现肾功能不全[30]。

C-TAH 的设计优势之一是使用牛心包组织，它能通过内源性蛋白质和纤维蛋白素在人造瓣膜上的沉积来获得血液相容性，数周后便基本上不再形成血栓。由于表面积大约是生物瓣的 24 倍大，C-TAH 人造心脏植入后的抗凝方案仍需要优化。该装置的优势是不会在重要脏器或设备自身中出现血栓栓塞。然而，第 1 例植入该设备的患者出现了输血不能纠正的血小板减少症，纤维蛋白单体和 D- 二聚体升高，提示弥散性血管内凝血。后续的患者均使用肝素进行早期抗凝，直到装置表面能够形成纤维蛋白帽[30]。

2018 年 6 月，首次有患者使用 C-TAH 作为移植前桥接治疗。最初由于该患者有肺动脉高压，所以没能成为心脏移植的候选者，但是在 C-TAH 8 个月的支持下他的肺动脉高压恢复，从而具备了移植条件。患者是参加由捷克、法国、丹麦、哈萨克斯坦共同组织的 PIVOTAL 临床实验的 10 名患者之一。来自两个队列的各 10 名患者将植入 CARMAT 人工心脏，主要终点为术后存活 180 天或在 180 天内进行心脏移植。手术成功率为 100%，第一批的 10 名患者取得良好效果后，另外 10 名患者继续进行植入[35]。

（五）ReinHeart® TAH

尽管没有继续生产，AbioCor TAH 的设计方案显示全经皮能源是可行的。但是由于系统复杂、耐久性差，这些装置的使用非常有限。自 2009 年提出后，ReinHeart TAH（Aachen University, Germany）旨在实现完全可植入式设计，保持一定的活动度，且拥有适应大多数人体的足够小的体积[36]。

可植入部分由泵、内置控制器、内置线圈和顺应性腔室组成（图 14-9）。与其他搏动式 TAH 相似，泵由两室组成，两室均有一个将它们与带有盘状推板的中心驱动器相分隔开的聚氨酯膜。这个驱动器通过改变它的中央轴向定位达到一次排空一个腔室的血液的目的，从而以最大 60cm³ 的心排量产生交替式搏动。这个线性驱动器上唯一的可活动零件是一个绕线筒和一个弹簧，两者依赖起自位置和温度感受器

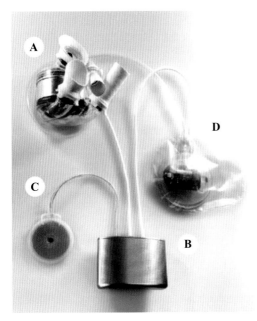

▲ 图 14-9 **ReinHeart** 全人工心脏组件

A. 泵；B. 内置控制器；C. 内置线圈；D. 顺应性腔室（经 Oxford University Press 许可转载，引自 Pelletier et al[36]）

的输入电路而活动。分隔开双心室的聚氨酯膜并不直接与电机的盘状推板相连，因此可以感知前负荷，减轻心房抽吸作用。此外，植入式的顺应性腔室通过内置控制器的导向来调节左右心室的容量平衡。而内置控制器则通过与类似于 AbioCor TAH 中的 TET 能量转换系统相连来为泵供能。当将 TET 系统与体外损耗的电源断开时，内置电池能够支持 45min。两个重量小于 2kg 的外置电池可以为 TET 系统提供多达 12h 的能量，再添加第 3 块（1kg）的电池则可提供 18h 的电量。每个腔室有 4 个单向的机械双叶瓣，各腔以新颖的咬合模式连接于贴合个体解剖的假体之上。

ReinHeart TAH 仍在早期临床实验阶段。模拟循环回路展示出适当的前负荷敏感性，即当泵循环 120 次 / 分时可以产生一个 5L/min 的心排量，每 3 个循环可以排空心腔内 99.4% 的血液，足以防止血栓形成。小牛体内实验正在进行中。至 2015 年，12 个动物实验报道了该

装置可以完全实现循环支持多达 2 天。该装置的植入比预期更复杂，甚至比目前临床使用的 SynCardia 临时 TAH 更复杂。出血、肺部并发症和技术困难曾是终止早期动物实验的主要原因。这个模型的下一步进展包括延长动物实验至 90 天，进行线性驱动器更长时间的耐久性测试（4～7 年），以及减轻装置重量至 800g[36]。

六、未来的发展策略

（一）扩大患者群

尽管 TAH 目前主要应用于双心室心力衰竭的患者，但这个适用群体仍可扩大。在过去数年中，移植后急慢性心力衰竭、心脏恶性肿瘤、限制性和浸润性心肌病、局限性心室血栓及其他疾病已经越来越多地成为应用 TAH 的常见病因[20]。此外，TAH 已经成功成为植入 LVAD 和 BiVAD 后心力衰竭患者的过渡治疗手段[37]。

TAH 目前主要用作移植前或进入移植候选前的桥接治疗手段（比例分别为 59.3% 和 37.6%）。然而近年来，作为永久替代治疗方案成为器械辅助增长最快的指征，也是许多如 CARMAT TAH 的发展目标[38]。也有临床实验正在研究使用 70cm³ 型号的 SynCardia 临时 TAH 作为永久替代治疗方案。假如未来 TAH 被证实可以作为永久替代治疗方案，这将在终末期心力衰竭的治疗方面产生深远意义。

50cm³ 型号的 SynCardia 临时 TAH 用于移植前桥接治疗目前尚在临床研究中，它将原有的适用人群扩展到儿科患者群体[39]。改良的先心病内外科治疗手段大幅度提高了先心病患者的生存率，从而使这些患者顺利过渡到心脏移植[40]。越来越多的先心病患者通过心室辅

助装置过渡到移植治疗，但由于先心病患者解剖变异的复杂性，移植仍具有很大挑战。目前 TAH 已经成功在特定患者中作为移植前桥接使用，并且可以作为先心病移植前桥接的首选措施[41-45]。尤其是 TAH 能够为 Fontan 循环衰竭患者提供支持，可以同时增加心排量、降低中心静脉压来治疗限制性心力衰竭[40]。除气动驱动泵尚在临床实验阶段外，其他正在研究中的 TAH，如 P-CFTAH，也可能适用于这类患者[28]。

（二）搏动性的重要性

尽管连续流动式装置改善了耐久性，缩小了体积，提高了患者的生活质量，但它与早期辅助装置相比也有自己独有的不良反应，包括胃肠道出血、主动脉瓣关闭不全、肾功能损伤和血栓栓塞并发症等[46]。我们知道在人类进化史的自然选择中保留下来了搏动式血流，我们尚不能完全理解减低或消除这种搏动性可能带来的影响，就像连续流动式装置中体现的那样。尽管连续流动式装置在 TAH 的研究中有很大前景，但更加深入了解与连续流动式血流生理有关的血管改变，或许能改良装置设计和改善患者预后[8]。CF-TAH 装置是第一个显示

出可以用速度调节使体循环动脉压上产生变化的设备，可能减少连续流动式装置的部分不良反应。

七、结论

过去半个世纪以来，终末期心力衰竭的替代疗法获得了里程碑式的发展。目前唯一应用于临床的 TAH 使用气动驱动泵来产生搏动式血流。TAH 的设计理念已经开始倾向于比搏动式装置更小、耐久性更强的连续流动式装置，但这需要建立在对放弃"搏动性"的更深层次的理解之上，生物相容性问题也需要解决。尽管 TAH 的使用目前仅限于不能耐受其他治疗方案的终末期双心室心力衰竭患者，新一代 TAH 的设计方案显示出它作为永久替代治疗方案的可能性，这将大大减少心力衰竭患者日益增加的临床负担。尽管该领域创新不断，但制造一个与心脏移植相似，不出现严重并发症且改善生活质量的 TAH 仍是一个远大的目标。未来指南的变化可能扩大心脏移植在严重双心室心力衰竭患者中的应用。届时 TAH 技术将用于不可进行心脏移植的终末期心力衰竭患者中。

体外膜氧合技术及现代考虑
Extracorporeal Membrane Oxygenation Techniques and Modern Considerations

Aly El Banayosy　著

龚钊婷　译

胡梦巾　校

第 15 章

一、概述

体外生命支持包括支持患有严重心力衰竭和（或）肺衰竭的患者的各种技术。近年来，在心肺功能衰竭患者中，ECLS 的使用已大量增加[1]。体外膜氧合可以配置为用于心脏支持的静脉 – 动脉 ECMO（VA–ECMO）、用于呼吸支持的静脉 – 静脉 ECMO（VV–ECMO）、用于心脏和呼吸衰竭的静脉 – 动脉 – 静脉 ECMO（VAV–ECMO）或体外二氧化碳去除（ECCO$_2$R）来保护肺部[2]。在心脏骤停期间恢复循环的 ECMO 被称为体外心肺复苏。近年来，VA–ECMO 用于心源性休克的使用急剧增加。关于 ECMO 的这种变化是本章讨论的主要重点。

当患者临近死亡且无其他的治疗选择时，ECMO 支持可挽救患者的生命。ECMO 技术是对标准心肺旁路技术的改进，与常规心脏外科手术相比，支持时间更长（通常为数天至数周）。ECMO 支持使得患者有时间恢复心脏或肺功能，或将患者桥接至其他最终治疗方法，例如心脏移植或持久性左心室辅助设备支持。

ECMO 是一种高风险且复杂的治疗方法，需要大量资源进行启动和持续治疗支持。有效的 ECMO 需要在高级心肺护理的所有阶段均具有医学和技术专长的基础设施或护理系统。理想情况下，由提供所有高级护理要素的三级护理中心组成的网络与社区医疗保健提供者合作，以允许对各个社区中的广泛患者进行治疗[3-5]。如今，利用最佳药物治疗使患者获得先进的心肺护理（包括 ECMO、移植、持久性 LVAD 和其他设备）是一项重要的挑战。

自从 20 世纪 70 年代中期引入 ECMO 以来，ECMO 的使用已发生了广泛变化，主要应用于儿科，直到 2009 年影响了许多成年人的 H1N1 流感流行为止[6-8]。ECMO 技术的进步提高了它的安全性和便携性，从而大大增加了它的使用[9]。ECMO 环路比通常的心肺旁路小，可轻松获得专为 ECMO 设计的套管，并且整个系统都是便携式的。这些进步使它可以扩展到多个医院环境，如重症监护室、心脏导管实验室、急诊室和手术室，而且还允许在社区医院中进行 ECMO 治疗，从而可以稳定并安全地运送至三级护理中心。近年来，VA–ECMO

在心源性休克中的应用已大大增加。在各种情况下提供支持的能力对于通过充足的氧气快速恢复循环非常重要。及时获得 ECMO 支持可避免多器官衰竭，这是治疗成功的关键[10-12]。ECMO 支持使患者的病情稳定，从而有时间进行必要的运输，准确诊断潜在的病理状况并在可控的环境中进行明确的治疗。

ECMO 当前的增长率超过了支持当前临床应用和管理实践的证据[13, 14]。ECMO 的护理标准尚未建立，大多数实践没有随机对照临床研究的支持[15]。本章的目的是对在严重心源性休克和肺功能衰竭期间使用 ECMO 作为心肺支持提供当代评论。

二、ECMO 适应证和禁忌证

（一）适应证

ECMO 可能适用于患有严重肺功能或心力衰竭或两者兼而有之的患者的心肺支持。由于 ECMO 并非旨在解决心脏或肺衰竭的主要病因，因此它是患者康复或其他确定性治疗的临时桥梁手段[16]。VA-ECMO 用于心力衰竭的适应证包括心源性休克、难治性室性心律不齐、心搏停止时持续进行心肺复苏和急性失代偿性心力衰竭（表 15-1)[15]。心源性休克的主要原因是急性心肌梗死（70%~80%）和急性失代偿性慢性心力衰竭（高达 30%），这些情况构成了需要 ECMO 支持的大多数患者。在我们的多机构大容量休克网络中，这一比例约为50%[17-31]。如果有合理的可能性推测患者神经系统功能完整，则在心脏骤停并进行心肺复苏的患者中，可以选择 VA-ECMO。在许多患者中，ECMO 支持作为确定其他治疗方法的可行

性的桥梁手段是必要的。终末器官功能不可逆的患者可能不适合进行移植或持久的机械循环支持。患者可能需要一段时间的稳定和神经功能评估。过渡到心力衰竭可以使脱机成功，而无须进一步的机械辅助，并且可以对患者进行药物治疗。桥对桥方法可能适用于无法脱机的患者，并且是持久性 LVAD 或人工心脏的候选人。少数患者可以选择移植桥，但供体的可获得性使这种治疗方法局限在少数患者中。

应用 VV-ECMO 治疗心功能正常的原发性肺功能衰竭一直被认为是当肺部从感染或其他导致严重成人呼吸窘迫综合征的原因中恢复时机体恢复的重要手段（表 15-1)。可能需要应用 VV-ECMO 的严重呼吸衰竭的病因包括病毒性、细菌性或真菌性肺部感染、原发性肺部疾病（如囊性纤维化、原发性肺动脉高压、特发性纤维化）、胸部创伤和闭塞性细支气管炎。对于任何原因导致肺部严重漏气的患者，当不能维持足够的氧合和二氧化碳清除时，应立即给予 VV-ECMO 支持。哮喘或慢性阻塞性肺疾病的急性严重呼吸衰竭也可能受益于该疗法。

（二）ECMO 禁忌证

ECMO 支持的大多数禁忌证是相对的，而风险是与个体患者的潜在获益一起考虑的。相对禁忌证包括不可逆的器官功能损伤（特别是大脑）、降低生活质量的情况（神经损伤、恶性肿瘤、抗凝治疗有严重出血风险）、高龄、长期接受常规治疗的患者、主动脉夹层。尽管年龄越大死亡率越高，但不应将其视为绝对禁忌证[20]。缺乏退出策略应被视为禁忌证。

表 15-1　ECMO 适应证

VA-ECMO 的适应证

- 源自以下原因的严重难治性心源性休克
  - 心肌梗死
  - 心脏切开术后 / 未能脱离体外循环
  - 心肌炎
  - 急性失代偿性慢性心力衰竭（心肌病和先天性心脏病）
  - 急性同种异体移植物衰竭 / 排斥
  - 顽固性室性心动过速
  - 心脏毒性 / 药物过量
  - LVAD 或移植后严重右心室衰竭
  - 感染性休克
  - 肺栓塞
- 心搏骤停伴 CPR 进行中

VV-ECMO 适应证

- 任何病因的 ARDS，并伴有在 $FiO_2>90\%$ 基础上 PaO_2 / $FiO_2<100$
- 峰值压力 > $30cmH_2O$ 时机械通气的 CO_2 潴留
- 严重漏气综合征
- 肺移植等待名单上患者需要机械通气
- 标准治疗无效的快速呼吸和（或）心脏代偿失调（如肺栓塞、气道阻塞）

VA-ECMO. 静脉 – 动脉体外膜氧合；CPR. 心肺复苏；LVAD. 左心室辅助装置；PaO_2. 动脉血氧分压；FiO_2. 吸入氧的氧分率

三、ECMO 体系

基础的 ECMO 系统有离心血泵、膜式氧合器、热交换器、流入和流出套管，以及在这些部件和患者循环系统之间建立回路的管道（图 15-1）。最常用的泵包括 CentriMag（Abbott, Chicago, Illinois, USA）、Rotaflow（Maquet, Rastatt, Germany）或 TandemHeart（TandemLife, Pittsburgh, Pennsylvania, USA）。血液从流入套管中排出，通过充氧器泵入，并通过流出套管流回患者体内。通过充氧器的气体流速和吸入氧气的比例控制着血液中的氧气和二氧化碳。VA-ECMO 从静脉循环中抽取血液，并将充氧的血液返回到动脉循环中。它主要用于心脏支持，同时提供肺辅助。VV-ECMO 的不同之处在于将氧合血返回到肺循

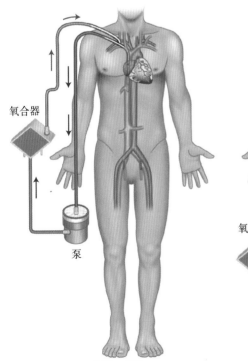
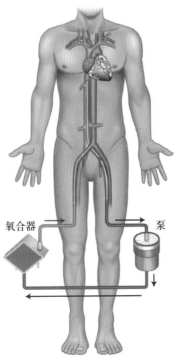

◀ 图 15-1　静脉 – 静脉 ECMO（左）从腔静脉接收脱氧的血液，并将氧合的血液返回到肺动脉。静脉 – 动脉 ECMO 接收来自腔静脉的脱氧血液，并将含氧血液返回到降主动脉

氧合器

泵

静脉 – 静脉 ECMO

氧合器

泵

静脉 – 动脉 ECMO

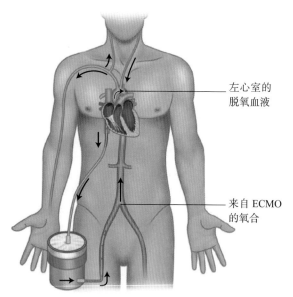

左心室的
脱氧血液

来自 ECMO
的氧合

▲ 图 15-2　ECMO 支持期间的 Harlequin 综合征发生在左心室将脱氧血泵送到头部和上肢，而氧合血仅到达下肢的情况下

环，并用于存在足够的自然心脏功能的严重肺衰竭（图 15-2）。

四、ECMO 的管理

（一）管道

对于心脏术后休克病例，可在手术室采用开胸插管进行 VA-ECMO 支持；然而，大多数病例是在手术室外开始的[21]。在多种医院环境中，如心导管实验室、手术室、急诊科和重症监护病房，使用经皮插管可快速启动 VA-ECMO 支持。ECMO 的适当插管对成功结局至关重要。中心插管通常在开胸时进行，用于心脏切开术后的支持；外周插管最常用于非手术病例。只有在所有团队成员和系统组件都在床边时，才开始插管。就在插管前，给予一剂肝素，剂量为 50～100U/kg。VA-ECMO 的插管最常用于经股静脉（流入）和股动脉（流出）。静脉插管直径为 19～25Fr，长度可达 60cm，

可为单级或多级配置。放置在动脉系统中的流出套管直径为 15～19Fr，长度为 20～25cm。插管大小随患者的大小而变化，适当的插管直径可通过使用血管超声评估血管直径来确定。所用的 Fr 量具大小应为目标血管大小的 3 倍，单位为 mm[22]。血管超声有助于定位目标血管和评估解剖问题。股动脉插管理想情况下至少比血管直径小 2mm，以允许血流到达下肢。适当选择插管大小可使足够的血液流向腿部，避免局部缺血。近红外光谱提供了组织氧合的评估，可用于评估腿部缺血[23]。

除非已经开始进行 ECPR 超声检查，否则应进行插管，以在插管部位远端提供血流。远端插管是通过插入一个连接到动脉流出道的 5～7Fr 鞘管完成的。逆行和顺行插管可通过在股动脉上放置 T 形涤纶移植物来完成。当插入较大尺寸的套管或进行单侧股动脉和静脉插管时，应使用这种方法。

当远端动脉血流不足时，应在远端浅股动脉切开放置一个单独的灌注套管，或在胫后动脉逆行灌注。当静脉引流不充分时，可能需要通过不同静脉的额外静脉引流套管。尽管移除和更换套管有时非常困难，但是可以将套管改变成更大的尺寸。受损、扭结或凝结的插管必须更换为新插管。

（二）启动 ECMO 支持

实施 VA-ECMO 治疗心力衰竭通常比实施 VV-ECMO 治疗呼吸衰竭更为迫切[24, 25]。ECMO 团队完成对患者病情的全面评估后，会仔细考虑风险和获益，以避免资源的无效使用。一旦决定继续进行 ECMO 支持，主治医师将协调插管和支持的开始。ECMO 疗法的开始对时间极其敏感，许多活动同时发生或快速

连续发生，直至患者病情稳定[26]。灌注医师为 ECMO 环路做准备，护士根据指示提供医疗治疗。植入医生确定插管位置和插管大小。套管尺寸的适当选择应允许成人的全支持流速为 $50\sim70ml/(kg\cdot min)$。开始支持后，应将 VA-ECMO 流速维持在适当范围内，以允许足够的组织灌注或氧合，通常为 $4\sim6L/min$。

（三）监测

应使用动脉压管和肺动脉导管监测患者。对混合静脉血氧饱和度的连续监测可提供系统灌注的实时评估。肺动脉压有助于评估左心室扩张和心室通气的需要。自由使用超声心动图在评估心室扩张和左心室通气需求方面具有很大价值[27]。评估心脏瓣膜功能和血栓形成也很重要。

（四）血气

在标准通气支持下来自 ECMO 的输氧应提供大于 95%（VA-ECMO）或至少 80%（VV-ECMO）的动脉血氧饱和度。当有足够的氧气输送和消耗时，动脉血氧饱和度和静脉血氧饱和度之间的差异通常在 20%～30% 的范围内。血细胞比容至少为 40% 可确保充足的氧气输送。CO_2 的去除由通过 ECMO 膜的吹扫气体流速控制。气体流速与血液流速之比最初设定为 1∶1，然后滴定以将 $PaCO_2$ 保持在所需范围内。碳源（$5\%CO_2/95\%O_2$）可用作吹扫气体，以帮助将出口 $PaCO_2$ 保持在约 40mmHg。如果 $PaCO_2$ 大于 70mmHg，则在数小时内逐渐增加吹扫气体有助于防止动脉 pH 值快速变化。

（五）抗凝

大多数现代 ECMO 循环需要低水平的全

身抗凝治疗，以防止循环内血栓形成。肝素是最常见的抗凝剂，通过活化凝血活酶时间（$40\sim60s$）、活化凝血时间（基线的 1.5～2.5 倍）或凝血因子 X a 的间接肝素浓度（$0.3\sim0.5U/ml$）进行监测[28]。血栓弹性成像也可用于评估高岭土引起的血栓形成时间和密度。凝血密度受凝血因子、血小板和纤溶系统的影响，因此 TEG 提供的信息比活化凝血时间更多。TEG 可以在使用或不使用使肝素失活的试剂的情况下进行，以将肝素的抗凝作用与其他因素分开。在肝素诱导的血小板减少症患者中，可使用直接凝血酶抑制药，如胃肠外比伐卢定和阿加曲班[29]。当使用替代抗凝剂时，活化部分凝血活酶时间应保持在 $50\sim60s$。

（六）呼吸机管理

由于 ECMO 提供全面的气体交换，机械通气在全面支持期间不太重要。然而，在开始停机前，充分的呼吸功能是必要的。气管插管通常是维持气道所必需的。低潮气量（$3\sim5ml/kg$）和低气道压力的机械通气是预防肺损伤的理想方法。$10\sim15mmHg$ 的呼气末正压有助于保持肺泡扩张。二氧化硅应该保持在 0.40 以下。

五、ECMO 并发症

（一）出血

由于必要的抗凝治疗和血液异常，出血是 ECMO 支持的常见并发症。输血应保持血红蛋白浓度至少为 10mg/dl。通过仔细注意插管插入部位的止血和仔细监测抗凝治疗，可以最大限度地减少出血。在某些情况下，抗凝治疗可能会减少或停止，以帮助控制过度出血[30,31]。

（二）卒中

ECMO 期间缺血性和出血性卒中的发生率约为 4%[32]。卒中的原因是由于抗凝治疗、ECMO 回路的人工表面和血流动力学不稳定。保持足够的流速和通过调整治疗仔细监测抗凝状态至关重要。在低流量状态和脱机期间，应增加抗凝治疗，必须避免过量服用抗凝剂。股动脉插管比颈动脉插管的卒中率低得多。

（三）感染

感染在 ECMO 支持的患者中很常见，超过 50% 的患者出现菌血症，其死亡率超过 60%[16]。在紧急插管期间，应尽可能使用无菌技术，并在整个支持过程中提供抗生素治疗。必须采用常用的外科感染控制措施。

（四）肢体缺血

当外插管直径几乎等于血管内径时，可能发生股动脉插管的潜在并发症，导致远端血流非常低或缺失[31]。虽然这种并发症发生率不到 5%，但只要正确识别和治疗，可以有效治疗[23]。当时间允许时，对插管目标血管执行超声程序以测量其直径，从而允许最佳的插管尺寸选择。合适的插管大小将允许足够的血液流向腿部。可使用腿部近红外光谱监测腿部缺血，从而评估组织氧合情况。逆行和顺行插管是将 T 形涤纶移植物放置在股动脉上，插管指向两个方向。

（五）左心室超负荷

在某些情况下，VA-ECMO 期间主动脉逆行血流可能增加左心室后负荷，从而增加左心室舒张末期压力、左心房压力和肺楔压[23, 33]。

左心室及左心房压力升高可导致肺水肿、咯血和气体交换不良[34]。低氧血症可能变得严重，并且来自左心室氧合不良的血液进入脑和冠状动脉循环，导致神经功能障碍和心肌功能恶化。由于高后负荷导致的左心室输出减少可能会抑制主动脉瓣开放，增加左心室或主动脉根部内血栓形成的可能性[35]。

15%～20% 接受 VA-ECMO 支持的患者使用左心室通气[36]。应使用肺动脉导管和右桡动脉压管对患者进行密切监测，以评估是否存在过度的后负荷，并防止左心室超负荷。肺动脉舒张压应保持在 22mmHg 以下。使用右桡动脉压波形评估左心室收缩力、脉压和主动脉瓣开口。脉搏压低或无脉搏压且无双曲切迹，表明 VA-ECMO 血流和左心室后负荷超过左心室喷射血液的能力，主动脉瓣保持关闭。超声心动图应用于评估左心室和左心房的大小，并有助于血管内容量管理。

最小化 VA-ECMO 血流可能有助于避免左心室扩张，但流速应始终保持在通过乳酸盐水平、动脉 pH 值和中心静脉血氧饱和度评估的达到足够全身灌注的水平。左心室后负荷也可通过调整 VA-ECMO 血流来控制，同时谨慎给予血管扩张剂和营养剂，并适当平衡血管内容积。

在外周 VA-ECMO 期间，采用了各种方法来进行左心减压。主动脉内球囊反搏支架植入简单，在某些情况下有效。经中隔置入 8～15Fr 插管进入左心房，血液排入静脉流入物，效果良好[34]。另一种经皮左心室减压的方法是采用刀片－球囊隔膜造口术来创建一个从左向右的分流[37]。心房支架植入术可减少左心房容积，但在 VA-ECMO 终止后需要手术闭合。通过经皮放置的 15Fr 套管将肺动脉引流至 ECMO 血流中，在 2 例报告的病例中取得了有效效果[38]。另一种有效方法是通过小切口或肋下入路在心尖部进行直接插管手术，并在左心室中放置 21～23Fr 插管[35, 39, 40]。叶轮 2.5 和 5.0 心室辅助装置（Abiomed Inc., Danvers, MA, USA）可用于心源性休克的主要机械支持或 VA-ECMO 支持期间的左心室卸载。单中心研究显示血流动力学改善，然而，尚未进行评价该技术的对照多中心试验[41-44]。值得注意的是，目前尚无比较左心室减压术各种技术的研究。所采用的技术应基于个别中心的专业知识和培训水平。

（六）Harlequin 综合征

Harlequin 综合征是一种并发症，可能发生在 VA-ECMO 联合外周插管期间，此时呼吸功能差，左心室的脱氧血液被泵入动脉循环，是冠状动脉和颈动脉的主要血流来源[23, 45]。在严重病例中，心肌恢复受阻，脑缺血可能导致神经功能缺损。由于右桡动脉是 VA-ECMO 血流的最远端点，因此可以通过监测右桡动脉的动脉血氧饱和度来检测是否存在 Harlequin 综合征。右手上的手指脉搏血氧计可给出氧去饱和的早期指示。在 Harlequin 综合征病例中，采用适当 FiO_2 和 PEEP 的机械通气可帮助维持动脉血氧饱和度至少 90%。当右侧径向血氧饱和度低于 88% 时，VA-ECMO 流量可能过低，可以增加。减少正性肌力药物也可能有用。使用 β 受体阻断药降低心率可能有助于降低左心输出量。当这些措施未能解决低桡动脉饱和度时，应采用升主动脉插管术治疗 VA-ECMO 流出道。此外，VA-ECMO 流出液可在股动脉和上腔静脉中的新插管之间分流。分流流出液时，股动脉中的插管大小应为 17～19Fr，SVC 位置中的插管大小应为 15～17Fr[31]。

（七）再循环

当 VV-ECMO- 氧合血从 ECMO 外流入引流套管而不通过体循环时，可能发生再循环[46]。再循环血液对氧输送没有贡献，会降低 ECMO 支持的整体效率。发生再循环时，需要评估泵速及流入和流出套管的位置。增加两个套管之间的距离和降低流速可将再循环效应降至最低。此外，较大的插管可允许以最小的再循环实现高流速。在不同位置添加第二个引流套管也可以解决该问题。

六、ECMO 脱离

脱离 VA-ECMO 与 VV-ECMO 有很大不同，两者的技术在不同机构间差异很大[47]。ECMO 脱离的最佳方法尚未确定，通常基于经验。脱离评估在初始稳定后不久开始，应每天进行脱离试验。当考虑患者脱离时，心力衰竭或肺衰竭的主要原因必须是可逆的，其他器官衰竭必须解决或消退[48]。对于没有可恢复病因的患者，必须考虑进行移植、持久的机械循环支持或临终关怀。脱离 VV-ECMO 需要恢复足够的肺功能，而脱离 VA-ECMO 需要足够的心功能。一般来说，脱离 VV-ECMO 是比较渐进的，要慎重考虑机械通气的充分性[47]。VA-ECMO 脱离要求患者在整个脱离过程中保持足够的心输出量和血压。

从 VA-ECMO 脱离要求患者在脱离前和整个脱离过程中保持满意的血流动力学。肌力支持应降至最低，并应停用 IABP 或 PVAD 机械支持。脱离试验最常在手术室进行，为使脱离试验成功，进行了拔管和适当止血。超声心动图用于评估任何心室扩张，并持续评估血压。VA-ECMO 血流以基线流速的 25%～33% 的增量下降，同时平均动脉血压保持在 > 65mmHg。当 ECMO 血流低于 1.5L/min 时，患者应保持至少 65% 的混合静脉饱和度和大于 90% 的动脉饱和度。一些中心提倡几个小时甚至几天的缓慢脱离期，而其他中心将在 1～2 个小时内进行脱离试验[16, 48]。

一旦患者稳定下来，就开始脱离 VV-ECMO，并根据患者的情况设定最低血流量和冲扫气体。随着患者病情改善和呼吸功能恢复，VV-ECMO 支持水平降低。当 VV-ECMO 支持低于最大或初始支持量的 30% 时，心脏和呼吸功能可允许移除支持。当患者以小于 50% 的 FiO_2 自主呼吸时，ECMO 血流以 1L/min 的增量减少至最小 1L/min。当患者 $PaCO_2$ 维持在 50mmHg 以下且动脉血氧饱和度大于 95% 持续至少 1 小时，可移除支持[49]。

七、ECMO 计划组织

ECMO 是一种复杂的治疗方法，应在具有适当经验和资源的中心进行管理，以确保其得到有效利用[24, 50]。需要 ECMO 支持的患者需要多学科团队提供的最高级别的重症监护。新的发展中项目需要与有经验的项目合作，以提供最先进的护理系统。三级护理中心的全面晚期心力衰竭护理项目是与区域性中心相关的 ECMO 中心的中枢。区域性组织的 ECMO 项目可为尽可能多的患者提供高质量的护理。参与中枢 - 轮辐式护理系统的中心应遵守标准化方案，该方案详述了开始 ECMO 支持的标准、禁忌证、随访护理和退出策略。

ECMO 项目应有一名在重症监护、晚期心力衰竭、胸外科、心脏外科、血管外科或创伤外科具有专业知识的经委员会认证的主任，或在 ECMO 具有特定培训和经验的其他经委员会认证的专家[24, 51, 52]。由 ECMO 协调员、灌注师、重症监护护士和呼吸治疗师提供技术和医疗护理。理想情况下，机构协议指导团队组织和个人团队成员的责任。

团队成员应完成 ECMO 培训并定期展示能力[53]。ECMO 团队协调员是组织和沟通的重要组成部分。ECMO 计划可使专科医生、执业护士或注册护士来协调团队活动，并在中枢辐射中心之间提供分流。支持 ECMO 计划所需的专业包括介入心脏病学、心胸外科、肺病学、神经病学、肾病学、放射学、传染病、社会工作者、牧师、姑息治疗、财务顾问和医院管理人员。必须定义并商定每个团队成员的责任[15]。

ECMO 计划的质量保证必须是该机构的优先事项。在开始 ECMO 计划之前，必须完成对所有团队成员的基本培训和能力测试。与团队成员举行例行会议，以审查培训和设备需求、人员配备水平、患者数量和病例审查，这很重要。推荐发言人中心应参加这些审查会议。应召开发病率和死亡率会议，审查 ECMO 支持期间的任何严重并发症或死亡。参与体外生命支持组织注册有助于中心与其他机构之间的数据比较。新 ECMO 计划应完成对潜在患者容量的全面分析，以确保存在适当的支持量。医院管理层应承诺为该计划的费用提供资金支持，并准备好在病例数量变化时调整资源。

八、ECMO 运输

越来越多的患者在社区医院接受 ECMO

治疗。理想情况下，患有严重难治性心源性休克或肺衰竭的患者将在提供全面晚期心力衰竭护理的主要中心接受 ECMO 支持[24]。然而，许多需要紧急心肺支持的社区医院患者可以由当地专家或中心的 ECMO 团队在现场启动。无论 ECMO 支持在何处开始，患者的随访护理都应在具有完全晚期心力衰竭护理和（或）肺部护理的中心进行。

ELSO 已经发布了 ECMO 交通指南，参与交通计划的中心应该考虑这些指南[54]。高效的先进心脏护理系统，包括大容量中枢医院、急诊医疗服务和基于社区的轮辐中心，可能会影响严重心功能和（或）肺功能衰竭患者的结局[50]。轮辐式区域网络需要三级护理（图 15-3）[55]。一级中心提供全面的护理，包括心脏移植、长期 LVAD、全人工心脏和短期循环支持。二级中心提供心导管插入术和手术及经皮短期机械支持。三级中心提供复苏和药物治疗以稳定患者病情。此类网络的有效参与需要各种医疗保健专业人员的承诺和沟通。所有参与中心必须建立并严格遵守概述通信、分诊和患者选择、患者管理和运送流程的协议。既定

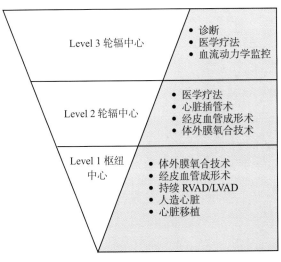

▲ 图 15-3　高级护理网络中心中枢中心以及轮辐中心的护理水平

的患者选择标准将有助于减少分诊过程中的争论。一级医院负责 ECMO 计划的总体协调。

必须有一个来自二级中心的流动 ECMO 团队，其人员接受了插管、运送患者、开始支持和患者管理方面的培训，且每天 24 小时待命。

由于延误会增加死亡率，因此运送接受 ECMO 支持或需要支持的危重患者时必须快速高效[56]。流动 ECMO 团队应由 ECMO 专家、ECMO 协调员、灌注师、护理人员和呼吸治疗师组成。团队必须能够立即运送到患者所在地点。枢纽中心的 ECMO 协调员必须有选择最合适的交通工具的能力和权威。根据市区的距离和大小，适当使用地面救护车、直升机或固定翼飞机。在三级中心接受治疗的严重心源性休克或肺功能衰竭患者，如果病情稳定，应及时转运至枢纽中心。对于不稳定的病例，派遣一个 ECMO 运输团队在现场开始治疗。在移动 ECMO 团队稳定了患者之后，就可以将患者安全送往中枢医院。

九、未来发展方向

与其他医疗保健技术相比，ECMO 支持有其独特之处，因为它不是专门为当前的临床应用开发的。ECMO 是心肺旁路移植术的延伸，已常规用于心脏手术。如今，ECMO 正应用于多种不同的情况，而没有支持使用适应证的随机对照临床试验。因此，需要明确适应证和禁忌证，并制定护理标准。由于难治性心力衰竭或肺衰竭患者的病情极端，因此通常很难或不可能与患者或其近亲讨论护理事宜。在未来的研究中，需要更彻底地考虑与这种疗法相关的伦理困境。ECMO 体外心肺复苏术可为大

量经历院内和院前心脏骤停的患者提供生存保障[57, 58]。ECMO 提供了一种快速恢复循环的方法，循环是严重心源性休克或心脏骤停患者实现存活的关键因素。初步报告显示了由紧急医疗服务启动的院前 ECMO 支持的可能益处[59]。由于医院环境中缺乏多学科团队，院前 ECMO 支持尤其困难。

随着越来越多的急性心肺功能衰竭患者在社区医院接受治疗，需要建立更先进的护理网络[4, 5, 60]。这包括更多专科医生在更多医院使用 ECMO 技术。目前，有大量患者无法获得这种救命疗法，随着技术的进步和更多的医疗专业人员被训练来提供治疗，这种情况将会改善。三级保健中心的外联方案可以启动网络的发展，社会也需要促进这些活动。

有必要进行临床研究，以更好地确定将从此治疗中受益的患者群体。因为患者的死亡风险很高，所以几乎不可能进行随机对照试验；然而，需要专注于评估风险和益处的研究，以更好地定义对患者的选择。需要更好地定义管理和脱离支持的协议，以建立更统一的做法。体外生命支持组织登记处提供了一些关于实践和结果的有用信息，但需要扩充以提供更精确的指南。

左心室辅助装置的微创心包外置入
Less Invasive Extra-pericardial Placement (LIEPP) of LVAD

Areo Saffarzadeh　Pramod Bonde　著

饶辰飞　译

翟　琳　校

第 16 章

一、概述

传统的左心室辅助装置安装是经胸骨正中切口[1]。早年，保留胸骨完整性的手术方法主要用于高危患者[2-4]。然而，左心室辅助装置在技术迭代过程中越来越小，各种微创方法得以成为常规[5, 6]。保留胸骨完整性，或所谓的微创方法被提倡用于避免未来二次 LVAD 或者心脏移植手术中的开胸风险。但是，目前缺乏探讨微创技术和传统技术的高质量随机研究，有些证据提示微创技术可能与较短的体外循环时间、较低的输血率和较低的 30 天死亡率相关[7, 8]。最近的证据显示微创技术可能更好地保护右心室功能[9, 10]。本章主要介绍我中心心包外 LVAD 微创置入手术的术前计划、手术技术。

二、术前计划

术前 CT 和胸片用于确定理想的手术切口。对于 LVAD 的置入，我们采用三切口入路（图 16-1）。该方法包括：①左侧第 5 肋或第 6 肋间切口用于暴露左心室心尖；②剑突下的切口用来辅助流出道管道的走行隧道建立；③右侧第 2 肋或第 3 肋间小切口用于完成流出道和升主动脉的吻合。在 CT 上寻找左心室心尖跟胸壁接触的位置可以帮助确定左侧肋间切口的位置。对于右侧肋间切口，可寻找与升主动脉最接近的位置。

在多数情况下，我们使用单腔气管插管、Swan-Ganz 漂浮导管、经食管超声和经股动脉插管的体外循环。我们在术前会同麻醉团队沟

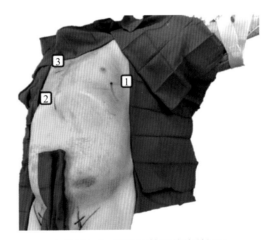

▲ 图 16-1　LVAD 放置的外科切口

皮肤标记显示的是微创心包外装置放置的切口位置。1. 左侧第 5 肋间小切口用于显露左心室心尖，帮助左心室辅助装置流入道的建立，左心室心尖部用蓝点标记；2. 剑突下切口用于建立流出道管道和驱动线缆的走行隧道。3. 右侧第二肋间切口用于流出道管道和升主动脉的吻合。注意：腹股沟的标记指示通过股动脉建立体外循环。右上肢收在身侧，左上肢外展

通确认方案。如果 IABP 或者 Impella 心室辅助装置曾被置入，我们常使用同侧股动脉进行插管。我们采用仰卧位，左上肢伸展、右上肢收在身侧。两个 500ml 的压力袋分别置于双侧胸廓下，在术中必要时可以充气来抬高胸廓，帮助显露。

三、手术步骤

（一）左心室心尖的显露

我们首先从一个剑突下的切口进入双侧胸腔。当进入左侧胸腔后，确定心尖和胸壁接触的位置，作为左侧肋间切口。该切口常位于第 5 肋间或第 6 肋间。为了更好的使用这个左侧切口显露左心室心尖，用肋间牵开器在后方充分牵开肋间切口非常重要。

一旦左侧切口完成，我们会在心包上作 "H" 形切口来充分显露左心室心尖（图 16-2）。触诊和经食管超声的辅助可以帮助确认心尖部缝合环中心、心室切开的位置，确定后用笔标记。

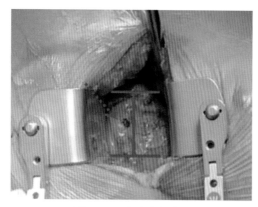

▲ 图 16-2　左心室心尖显露

该图显示的是一个位于左侧第 5 肋间的切口，长度 4～5cm，并用肋骨牵开器帮助左心室心尖的显露。用 H 形切口切开心包。虚线指示的蓝点是左心室心尖。该患者之前接受了冠状动脉旁路移植术，心包周围有很多纤维组织粘连

（二）心尖缝合环的放置

缝合环可以将流入道装置固定在心脏上，放置位置应该是左心室心尖部。该缝合环有一个 38mm 直径的毡片固定在装置外环上，它被用于加固内层缝合线。该环形毡片上有一个 33mm 直径的圆形标记线（图 16-3A），用于指示进针点。心尖缝合环的缝线呈放射状置入心肌。为了进一步加强缝合线出针点的稳固性，也会在缝合片外再加一层环形毡片（图 16-3B）。

采用 "先置线，再切开" 的方法留置心尖部缝合环，意思是先置入缝线，再切开心尖。在每个象限缝合一针 3/0 滑线，总共 4 针。从 12 点的位置开始第 1 针，首先是缝合环毡片上从表面向下面进针（图 16-4A）。随后是心尖部全程放射状朝外全层缝合置线（用左心室心尖上的标记线和一个 33mm St. Jude 测定器作为导引）。进针点是蓝色点，出针点是绿色点（图 16-4B）。最后，缝线从深向浅穿过第二层环形毡片（图 16-4C）。

上述三步分别在 11 点方向、10 点方向和 9 点方向重复 1 次（图 16-5A）。第 2 针开始于第 1 针在 9 点位置结束的地方，两针用橡胶皮套固定在一起（图 16-5A，黄星）。上述步骤再重复至 6 点钟方向。随后在从 6 点到 3 点方向重复 1 次，然后从 3 点回到 12 点方向。缝合袖呈降落伞形落下（图 16-5B）。用神经勾拉近缝线，并将 3 点、6 点、9 点和 12 点方向的缝线靠近（图 16-5C）。当缝合环与心尖贴紧后，开始建立驱动线缆隧道和流出道，随后再进行心室切开和体外循环。

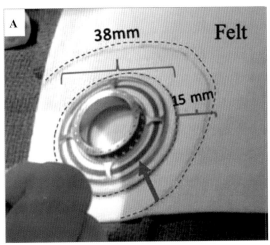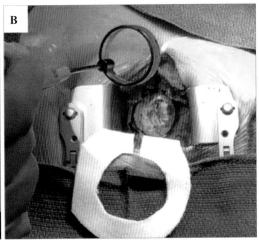

▲ 图 16-3　制作缝合毡片来进一步加强心尖缝合环的外侧缝线

A. 制造商会在心尖缝合环上标记一个黑色的圆圈（红箭），指示缝合的内侧进针点，用于加强内侧缝线强度。心尖缝合环的直径大约是 38mm，黑色圆圈的直径为 33mm。我们会将缝合环放在另一个位于前述毡片外围、宽度 15mm（红虚线）的环形毡片来加强外侧缝线。B.St Jude 公司的 33mm 圆形标尺和缝合环上的黑色圆圈一样大小，可用它来在左心室心尖上画一个圆圈，指导置线（内侧缝线）。该图也显示这个比黑色圆圈要宽 15mm 的环形毡片，这个毡片是用于加强外侧出针点缝线的

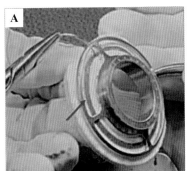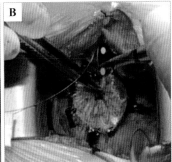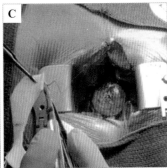

▲ 图 16-4　将心尖缝合环和左心室心尖固定的三步法

A. 第一步，在缝合环的黑线上（红箭）从浅到深置线；B. 第二步，在心肌内从内侧向外侧行"放射状"置线，进针点用蓝色点标记，出针点用绿色点标记；C. 第三步，在 15mm 宽的环形毡片上从深向浅进针置线（右），这一个毡片进一步加强了外侧缝线

（三）驱动系统的隧道建立

驱动系统是唯一需要穿出皮肤的部件，包含对泵进行供电及控制的线缆（图 16-6A）。驱动系统的感染会明显增加并发症发生率，因此感染的预防和管理在置入人工装置时非常重要。用隧道器建立一个从左侧切口到剑突下的隧道，然后在剑突下从右上腹部穿出皮肤。一组评估 HeartMate Ⅱ 驱动系统感染情况的注册

登记研究数据显示，当使用聚酯丝绒 - 皮肤界面时，传动系统的感染率在第 1 年为 23%，第 2 年为 35%，而使用硅胶界面时，感染率分别下降到 9% 和 19%[11]。为了进一步降低感染风险，我们建议驱动线缆尽量长，使得组织在丝绒材料表面的内向生长有足够的空间。同样重要的是，皮肤切口要避免做得太大，否则可能成为感染的入口，这类感染常难以处理。在确定出口时要充分考虑患者的体型和生活习惯，

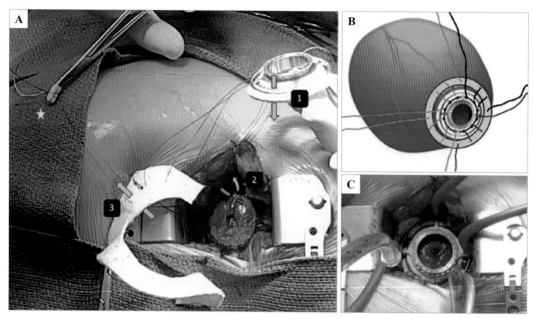

▲ 图 16-5　每一个象限用一根缝线的方法：左心室心尖部的降落伞结构

A. 左图：显示了第一根缝线从 12 点开始，次序经过：①心尖缝合环；②心肌；③外层毡片。上述步骤在 11 点钟、10 点钟和 9 点钟位置重复。注意第一根缝线的针头和第二根缝线的尾端固定在一起。第二根缝线从 9 点钟方向开始。B. 右侧上方图：每个象限用一根缝线（分别用 4 种颜色标识）。随后缝合袖被类似降落伞样落在左心室上。注意，每一根缝线的尾端都和下一根缝线的头端配对留置套管。C. 右侧下方图：留置套管将缝线固定，保证心尖缝合环的位置固定

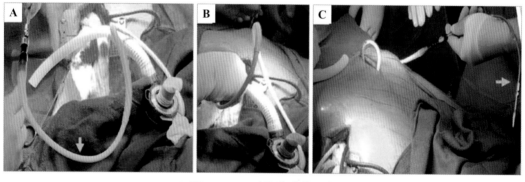

▲ 图 16-6　驱动线缆隧道的建立

A. 展示了丝绒多聚物覆盖的驱动线缆（红箭）。丝绒覆盖物将留在体内。需要注意：流出道管道已经跟泵体连接。B. 隧道从左侧切口开始，经过膈肌进入剑突下切口。C. 驱动线缆在剑突下切口的皮下走行，在腹部右上象限穿出皮肤。橙箭指示隧道器

避免不必要的弯折或者撕裂。

（四）流出道管道的隧道建立和主动脉吻合

流出道管道连接 LVAD 和升主动脉。升主动脉的显露多依靠一个位于右侧第 2 肋或第 3 肋间的小切口。这个切口多是在手术开始时同左侧肋间切口和剑突下切口一起完成的。纵行切开心包，充分显露上缘的心包反折，并留置两根牵引线以获得更好的显露。最理想的显露状态是使右心耳位于下方，无名静脉位于上方，它们都不阻碍升主动脉的显露。

为了建立流出道管道的隧道，首先用电刀在膈肌上制作一个切口，要注意避免损伤膈神经。流出道管道从左侧肋间切口引入（图16-7A），经过膈肌到剑突下切口。随后，从剑突下的切口到右侧肋间切口建立第二个隧道（图16-7B），在这里流出道管道将与升主动脉吻合。流出道管道位于右肺和心包右侧的纵隔旁。在切除多余长度的管道前，应先固定管道近段的螺旋环，这是与心尖连接的位置。随后，轻柔地拉伸管道，确保没有多余的管道材料或扭曲。在进行吻合时，需要在主动脉上夹侧壁钳，然后用4-0滑线连续缝合的方法进行端侧吻合。

（五）心室切开，以及泵体和心尖缝合环的连接

为了进行心室切开，首先要通过股动脉插管建立体外循环来进行心脏减压。在这时，之前在心尖缝合环上每个象限留置的总共4根缝线需要相互打结充分固定，从3点钟方向开始，到6点钟、9点钟和12点方向。多用11号刀片来切开心室肌肉（图16-8A），也可以用打孔器。切口的方向需要确保LVAD的流入道管道对准二尖瓣而不是室间隔。当缝合环中心的心室肌肉被切除后，要充分探查左心室，切除横跨切口的肌小梁和附壁血栓（图16-8B）。

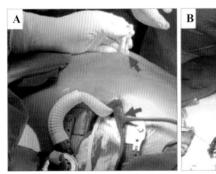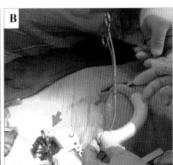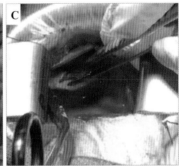

▲ 图 16-7　流出道管道隧道的建立和主动脉吻合

A. 该图展示的是流出道管道从左侧切口（红箭）到达剑突下切口（蓝箭）；B. 该图显示流出道管道在纵隔右侧的位置走行的路径，它位于剑突下切口（蓝箭）和第 2 肋间右侧切口（绿箭）之间；C. 主动脉上夹侧壁钳，随后切开主动脉进行吻合

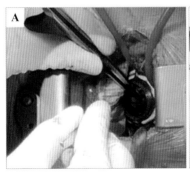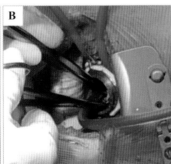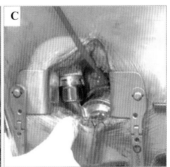

▲ 图 16-8　心室肌切开，泵体和心尖缝合环的连接

A. 该图展示用 11 号刀片（也可以用打孔器）进行心室肌的切开。B. 交叉通过的肌小梁可能阻碍血液向泵体流动，如果有这种情况，需要切除肌小梁。C. 左心室辅助装置和缝合环固定在一起。注意，流出道管道在与装置连接前被放置在指向中线的位置，以避免弯折

在 LVAD 与心尖缝合环连接时，要确保流出道管道和驱动线缆的方向是朝着中线的，避免不必要的弯曲（图 16-8C）。

（六）排气

在泵体和心尖缝合环稳固连接后，在流出道接近剑突切口的位置加一个阻断钳（图16-9）。将患者调整到头低脚高位，流出道管道垂直放置，确保最高点呈弓状弯曲。随后，释放主动脉的侧壁钳，让血液逆流入流出道管道。再在流出道管道的泵体和阻断钳之间用18G 针头做一个排气孔。增加 LVAD 的流量，调整体外循环来还血，进一步排气。将阻断钳松开一些（只夹一部分管道），用经食管超声来评价气泡数量。一旦排气孔和食管超声下都看不到气泡了就可以将排气针头拔掉，如有需要可以缝合修补针眼。

（七）HeartMate Ⅱ 装置的改进

上述描述主要针对 HeartMate Ⅲ 和 HVAD

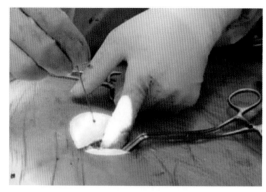

▲ 图 16-9 流出道管道的排气

在剑突下切口处，在流出道管道上夹阻断钳。将患者调整到头低脚高位，主动脉上的侧壁钳打开。用一个 16G 的针头在流出道管道的泵体和阻断钳之间做一个排气孔

的放置。对于 HM Ⅱ 的微创留置，我们采用类似的方法；不同点是，我们首先做心室切口，然后用间断褥式缝合的方法将整个缝合环固定到心室上（先切开，再缝合）。驱动线缆和流出道管道的隧道走行和吻合方法类似。排气是在泵体和流出道连接后通过逆流的血液实现的。

第三篇
生理和非生理血流的参数
Parameters of Physiologic and Non-physiologic Blood Flow

第 17 章

搏动机械循环、生理和泵技术
Pulsatile Mechanical Circulation, Physiology, and Pump Technology

Jack Copeland   Hannah Copeland   著

刘 刚 译

滕 媛 校

一、概述

心脏的出现可追溯至五亿年前，脊椎动物门（有脊椎或脊索）的特征之一即是具备心脏。大约 3.5 亿年前，两栖动物的心脏和肺进化成了独立的呼吸系统和循环系统。在哺乳动物进化的时间轴中，人类的祖先出现在 5000 多万年前，最终进化成智人（人类）的类人猿出现于 25 万～50 万年前[1]。进化创造出了人类极其复杂的生物学特性，但同时也存在着一致性和简单性。所有高等动物存在着一个惊人的相似之处，即搏动的心脏循环。人类心脏在早期的胚胎发育中经历了类似鱼的纵向两腔心脏。经过漫长的进化我们的心血管系统具备复杂的物理学、生物学、解剖学和生理学特性，它可为成人提供 4～8L/min 氧合血流量。静息状态下心脏的搏动频率为 70～100 次 / 分，每搏输出量为 60～100ml。动脉血压为 120/70mmHg，当血液从左心室排出时，压力变化的峰值速率超过 1200mmHg/s。大约 80% 的血流阻力来自于微动脉。肾脏血流大约占心输出量的 23%，脑血流约占心输出量的 14%[2]，其余的则分配给其他器官和组织。此外还进化出了处于动态平衡中的凝血系统，但血小板和凝血系统仍复杂且充满许多未知。良好的平衡既可以防止出血所致的低凝状态，又可以防止凝血所致的高凝状态。当接触到外来物质（如血泵中的各种材料表面等）时，将促进血小板和促凝成分的激活和消耗，因此有必要进行抗血小板和抗凝治疗，但这也可能会导致出血。另外连续性血流泵破坏 vWF 多聚体也会引发出血[3]。

1954 年，首例用于心内直视手术的循环辅助 "装置" 其实是患儿的父亲[4]。在心脏手术过程中，当患儿的心脏停跳时，由其父亲通过 "交叉循环" 的方式维持其循环，C. W. Lillehei 医生的这项工作引发了人们对心内直视手术的兴趣。在 Gibbon 最初成功地使用了屏式氧合器实现血液的气体交换之后，很多人都开始寻求使用 "泵式氧合器" 的概念[5]。此后，一系列不同型号的氧合器，包括碟式氧合器、通过 "金属细管" 在血液中吹出小气泡的鼓泡式氧合器，到现在的中空纤维氧合器成功的应用于体外循环灌注中。体外循环最初使用滚压泵，后来使用离心泵输出连续性血流。为了弥补连续性血流灌注的不足，外科医生采取提高手术速度及低温来减缓全身新陈代谢的方法。搏动灌注体外循环最初是热门话题，但后来却鲜有人提及，其实并非搏动灌注不重要，而是实现搏动灌注较连续性血流灌注难度更高。

目前临床上使用的机械循环辅助血泵和既往的各类血泵在挽救患者生命的同时也需付出相应代价。连续性血流灌注的心室辅助装置因体积更小、更易植入（Cheng 等）等特点而得到应用，并且比电控搏动泵 HeartMate XVe 更耐用，后者的平均使用寿命仅为 15～20 个月。这些连续性血流辅助泵的评估因自身心脏的功能而变得复杂。在一些患者中，存在自然的心脏搏动，可用袖带触诊进行标准血压测量。这些患者的心脏在自然收缩状态下每次搏动主动脉瓣均可正常打开。分析所有连续性血流灌注患者数据发现，保留更多自身心脏搏动性的患者预后更好，尤其在不良事件方面发生率会更低。现在有人称 LVAD 辅助下的血流为"低搏动血流"，这是基于观察到很大一部分患者可测量到脉压差[6]。有报道指出[7]，非搏动泵的临床并发症包括泵血栓形成[8]、升主动脉血栓形成、溶血、主动脉瓣关闭不全、出血性和缺血性卒中、消化道出血、感染、右心衰竭、主动脉瓣融合、外周血管壁变薄、内皮损伤及与高血压相关的交感神经系统兴奋性升高[9, 10]。此外，可能还会出现其他难以预测的、微妙的急性和慢性并发症[11]。持续性血流对循环系统和终末器官的中远期影响的病理生理尚未明确。目前使用这些设备的心力衰竭患者短期存活率相对于单纯药物治疗有所提高，故而在全球范围内已植入了 2 万多个该种设备，其中美国和德国的数量最多[12]。大多数患者在一定的时间内状况良好，大部分患者似乎神经学功能

完好，且终末器官功能正常。但通过对 2008—2014 年超过 12000 名连续性血流 VAD 患者的研究发现，死亡、卒中、出血（主要是消化道）、设备故障和设备相关感染[13]的复合终点事件在 3 个月的发生率为 50%，2 年为 80%，30 个月为 90%，但这一终点忽略了可能伴随的其他并发症，包括主动脉瓣关闭不全、右心衰竭、主动脉瓣叶融合、血管壁病理改变、内皮损伤和高血压。此外，连续性血流灌注患者 1 年后桥接至移植的概率仅为 31%，在 21 个月时移植的概率仅略高于 40%，桥接治疗 2 年的患者只有 25% 的机会进行移植。在植入后 1 年、2 年、3 年和 4 年，连续性血流 LVAD 的存活率分别为 80%、70%、59% 和 48%。因此，非搏动设备长期临床经验暴露了问题。临床医生现在正在观察和跟踪脉搏受限或无脉搏的患者，这和我们尚未完全了解的复杂循环系统相叠加。连续性血流灌注是否真的是一种良好的长期干预措施仍是个需要解答的问题[14]。到目前为止，连续性血流灌注设备的经验已经让一些人[15-17]重新对搏动灌注产生了兴趣。Moazami 及其同事[15]的结论是："长期减弱的搏动性对凝血功能、外周血管系统和终末器官功能的真正影响在很大程度上是未知的。"他们同时回顾了连续性血流灌注设备在凝血、溶血、心室功能恢复、血管变薄、终末器官功能方面存在的问题，同时介绍搏动特性及提出流量调节方法，他们的结论是，在 LVAD 中加入搏动可能会改善以上问题。

搏动灌注装置的并发症情况与连续性血流灌注装置有显著不同。最明显的就是消化道出血、出血性卒中、主动脉瓣关闭不全、主动脉瓣融合、血管病变和泵血栓的发生率非常低。Cheng 及其同事[16]回顾了搏动灌注装置和连续

性血流灌注装置关于左心室减压、左心室重构、桥接移植、主动脉融合和反流、胃肠道出血和右心衰竭等并发症方面的差异。他们的结论是，连续性血流灌注装置的主要进步是体积更小，耐久性更高，这些都是提高生存率的原因。此外，他们还建议对连续性血流灌注装置进行改造，使其成为搏动灌注装置。为了进一步分析搏动和非搏动性的区别，可能需要长期的临床结果。此外可能还需要更严格地评估两者对微循环的影响。本章将重点从大循环和微循环两方面来介绍搏动灌注装置对循环系统的影响。

二、基础知识

（一）微血管循环

当血液流经血管树时，动脉分支逐渐变细，直到到达毛细血管床（表 17-1）[18]。

表 17-1　相对尺寸（μm）

毛细血管	4～9
红细胞	6～8
淋巴细胞	7～20
单核细胞	15～20
中性粒细胞	12～15

脉搏变得细弱。毛细血管跨壁压从肝脏的 4mmHg 到肾小球的 40mmHg 不等。毛细血管是单层内皮细胞构成的微小血管。正常情况下毛细血管内血容量仅占总容量的 5%，但毛细血管床的横截面积约为 4500cm² [19]，成人毛细血管壁的总表面积 > 70m² [20]。这个巨大的空间促进了气体、分子、液体、营养物质、代谢废物和激素的交换。近端毛细血管直径约为 5μm，远端约为 9μm [19]。微血管壁衬有 1～2μm 的糖萼或"内皮表面层"（图 17-1）[21]。红细胞倾向于从较大的血管内迁移出来并聚集，通过毛细血管的红细胞呈单列移动（图 17-1）。红细胞直径 8～10μm，变形并挤过毛细血管（图 17-2）。通常在分支点红细胞从血浆中分离出来，从而导致分流和毛细血管床的不均匀灌注。当血液通过逐渐变细的血管时，黏滞度会下降，直到到达直径接近红细胞大小的血管。之后在到达比红细胞直径更细的血管时，红细胞变形为降落伞状或不对称的波纹状，此时黏滞度增加。白细胞，包括淋巴细胞、单核细胞和中性粒细胞，比红细胞稍大，细胞膜柔韧性差，细胞质更黏稠 [22]。在低流量或炎症条件下，它们可能形成伪足并附着在毛细血管前内皮细胞上阻塞近端毛细血管 [22]。在正常情况下，白细胞会变形并剥离内皮表层，

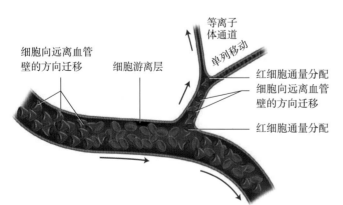

▲ 图 17-1　红细胞变形并选择性地在一个毛细血管分支中流动

经 Annual Reviews, Inc. 许可转载 [21]，引自 Secomb，通过 Copyright Clearance Center, Inc. 转达许可

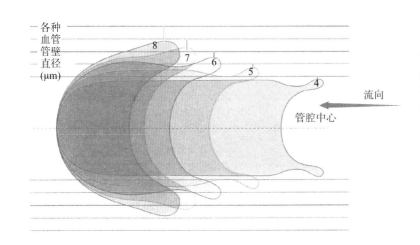

◀ 图 17-2　红细胞变形量随毛细血管直径变化

经 Annual Reviews, Inc. 许可转载[21]，引自 Secomb，通过 Copyright Clearance Center, Inc 转达许可

由于白细胞在毛细血管中的移动速度比红细胞慢。当红细胞跟随白细胞时会形成一列缓慢移动的"列车"，此即毛细血管阻塞的机制。低能量、低流量或低压力可能会造成微梗死，这可以解释一些观察到的与连续性血流灌注装置支持有关的临床问题，小血管可能因红细胞聚集和白细胞沿血管壁缓慢蠕动而增加系统内阻力。

搏动性可能是达到理想毛细血管床灌注所必需的。非搏动性循环支持中的微血管灌注不足可能是出血性卒中、动静脉畸形、消化道出血及其他器官损伤或功能障碍的病因，连续性血流泵对微循环的慢性影响尚不清楚。人们想知道单纯的非搏动灌注模式是否可以长期有效的维持系统的运行，以及在没有搏动的情况下，平均压力必须达到多少才能使血细胞通过毛细血管床。

除了细胞成分的大小和毛细血管直径的限制外，小动脉、后微动脉和毛细血管前括约肌可能会因神经或体液因素刺激而收缩，从而限制血流。循环的主要阻力来自于小动脉和后微动脉，它们在压力升高时收缩，在压力降低时扩张，从而调节血管张力[21]。调节阻力的其他搏动相关的机制包括整合蛋白机械受体对钙的调节和内皮细胞对剪切力的反应释形 NO。这种血流的自动调节可以维持充足的大脑和肾脏血流。在毛细血管入口处的压力非常低的情况下，这些微小的血管会受到临界闭合压的影响。由于周围的间质压力大于毛细血管入口处的压力，它们会自发闭合。搏动促进淋巴流动。间质的体积和压力在无搏动性的情况下可能会增加[22]。

（二）搏动灌注

长期连续性血流灌注的病理生理改变正在逐步显现，矛盾的是，自身心脏搏动能力更强的患者其连续性血流灌注治疗效果更好。微循环可能是病理部位。我的印象是，在这个有着强大代偿能力的系统中，病理损害一开始可能很难显现，可能随着时间的推移达到临界值之后才能出现相应临床表现。与连续性血流不同，搏动泵在人体和动物身上产生的搏动与将每搏量输送到主动脉近端时的心脏搏动非常相似。波的传播和血流都在正常范围内[22]。

自然搏动从心脏开始，并沿着主动脉和其他弹性动脉传播（图 17-3）。

波速随着血管硬度的增加而增快，因此，在僵硬和老化的钙化血管系统中波速更快[23]。由于前向波和反射波的作用，搏动产生的波在向远处传播时变得更加突出[23]。这种复杂的波相互作用产生依赖于分支部位和反射波的压

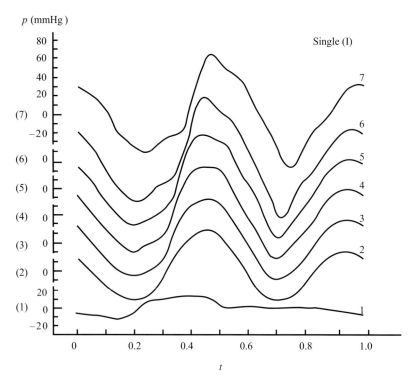

◀ 图 17-3　复合压力波沿着动脉树的七个级别的传播图

当波从主动脉近端（1）行进到主动脉远端（7）时，它会改变形状并被波反射放大（经 Springer Nature："Wave reflections" in Zamir[23] 许可转载）

力 - 流量关系。此波与血液在较大血管中以层流方式流动有关，并产生剪切力、轴向和径向应力和应变（图 17-4）。

内皮细胞上的这些力、剪切力、循环应变和拉伸，激活了控制信号分子产生的基因，包括与内皮细胞凋亡和整合蛋白相关的生长因子。全身血管舒张由 NO 介导并与血管张力有关[24]。搏动性对动脉粥样硬化的保护作用，也会影响平滑肌中蛋白质产生和胶原合成。

从心脏或搏动装置排出的血液容量到达较大的血管时，弹性膜会被拉伸，引起局部血液运动，从而导致波的传播。主动脉在心脏收缩期通过扩张贮存血量，舒张期通过收缩排出血量，即温克塞尔效应（图 17-5）。

Reynolds[25] 描述了随着容器内流速的增加，会出现层流到湍流转变的趋势，这是一种流的平行矢量变成能量在随机方向振动的流体现象。雷诺数将流体密度和速度与容器直径和流体黏度相关联，常用于评估这一趋势。

在弹性管中，压力的变化引起流体和管壁的局部运动，然后向下游传播形成波

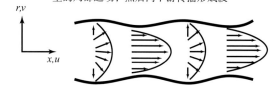

$$u = u(x,r,t),\ v = v(x,r,t)$$

▲ 图 17-4　脉搏波在弹性血管中的传播力

经 Springer Nature："Pulsatile flow in an elastic tube" in Zamir[23] 许可转载

> 2000 点是层流流动的保守上限。在正常生理条件下，主动脉内径为 2.5cm，流量为 5L/min，雷诺数为 1063。在相同的条件和流量下，内径 1.2cm 的 HeartMate Ⅱ 流出管道的雷诺数为 2211。临床上用现有的测量方法来定义搏动性通常是采用脉压（收缩压 / 舒张压）这一指标。器官灌注压的定义是平均动脉压和平均静脉压的差值。危重病患者终末器官功能的恢复有赖于充分的器官灌注。如果动脉压充足，但中心静脉压高（即器官灌注压低），则灌注可

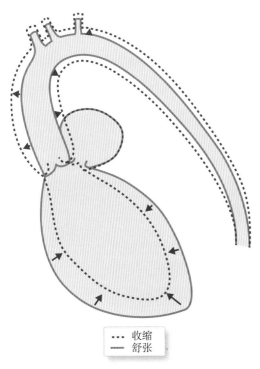

--- 收缩
—— 舒张

▲ 图 17-5　**Windkessel 效应**
主动脉在心脏收缩时扩张，舒张期缩小，从而在心脏舒张期泵血

能不足以促进恢复。这一概念似乎对肾脏恢复至关重要，这可在全人工心脏中有所体现。对于 TAH，平均动脉压 70mmHg 是正常的，而CVP 通常在 10mmHg 左右或更低，因此肾脏灌注压为 60mmHg。如果 MAP 为 70mmHg，但 CVP 为 25mmHg（来自 LVAD 植入术后右心衰竭），则肾灌注压为 45mmHg。在急性肾损伤患者中，TAH 治疗后肾脏基本都完全恢复。在多中心 TAH 研究中[26]，2 周内肾功能恢复正常。弗吉尼亚联邦大学最近对植入前肾功能不全的患者进行了一项研究[27]，在 TAH 支持下 75% 患者的肾功能从估计的 48ml/min 提高到 56～66ml/min，并进行了 6 个月的随访。

搏动指数已用于 HeartMate Ⅱ 连续性血流型 LVAD 患者搏动的量化（最大泵流量 – 最小泵流量/超过 15s 的平均流量 ×10）。自然心脏搏动的强度可以开放主动脉瓣，也可以弱到

只在收缩时增加泵的流量，通过 LVAD 排出。对于消化道出血的不良事件，搏动指数较低（循环中的搏动减弱）与出血较多相关[28]。主动脉瓣关闭不全也是如此，搏动指数越低，主动脉瓣关闭不全的发生率越高。

（三）搏动能量

连续性血流泵与搏动泵驱动力的对比

1966 年，Shepard 等将"能量等效压力"描述为泵出每毫升血的血流动力学功[29]。该测量是基于压力和流量的瞬时测量。EEP 以mmHg 为单位。对于连续的血流，EEP 等于平均动脉压，即随时间变化的直线。在正常患者中，在一个心动周期内搏动血流 EEP 比平均值高 40mmHg 以内。在一个收缩周期内，这个差值的大小是连续性血流直线和搏动曲线之间的面积，显而易见，搏动的能量要大得多。

观察这一差异的另一种方法是剩余血流动力学能量，它等于 EEP 减去平均动脉压乘1332［将压力转换为能量单位（erg/ml）］。文中（图 17-6）显示了正常心脏、衰竭心脏、搏动式心室辅助装置和连续性血流式 VAD 的搏动性比较。Soucy、Slaughter 等在对连续性血流 VAD 搏动性定义的综述中概括道，连续性血流几乎没有 SHE[30]。

搏动提供的额外能量似乎是一种优势。随着生理条件的改变，微循环可能需要这些额外的能量来维持足够的毛细血管灌注。例如从坐姿变为站姿的体位改变，连续性血流可能就会导致大脑灌注不足。

三、搏动体外循环和 ECMO

目前体外循环机已具备搏动功能，可用

于常规心脏手术，也可用于心脏支持的体外膜氧合，但搏动性会有明显衰减，最可能的原因是主动脉插管过细[31]。选择更粗的插管（24～28Fr）或者植入一段人工血管（内径8～12mm）似乎是更好的方法。外周血管操作可能会简化手术过程。

滚轴泵的速度变化能产生搏动，同时使用主动脉内球囊反搏也可以产生搏动，但这些都并非生理搏动，也未得到广泛应用，不过有许多关于改善结果的报道。Sunagawa 和他的同事的综述回顾了该争论[32]。

体外循环中的搏动血流可以改善血管活性物质的内皮释放，防止肾素血管紧张素系统激活，减少微循环异质性，降低加压素和儿茶酚胺水平，增加支气管血流，改善室颤心脏的心内膜下灌注。在临床应用中，一些研究发现搏动灌注可以降低死亡率[33]，减少心肌梗死的发生率，改善全身血流，减少促炎细胞因子的释放，改善术后肾功能，缩短住院时间，并降低术后机械循环支持的比例。一项 Meta 分析回顾了 200 多篇搏动灌注和连续性血流灌注对比的文献，结论是"产生搏动性的技术之间有很大的变异性"，但是搏动灌注术后的肌酐清除率更高，血清乳酸水平更低[34]。在儿科研究中

报道了更佳的结果[35]。应用搏动灌注的 ECMO 病例也取得了一些良好的初步结果[36]。

目前使用的离心泵通过速度控制来增加搏动性的问题包括：要求"最低泵速"以防止逆流和维持压力，可能因从低速到高速的突然变化而产生微气栓，以及对后负荷的敏感性。随着后负荷的增加，离心泵和轴流泵的输出都会下降。目前的滚轴泵可以抵抗高阻力，产生高压，但是泵入口端可能会形成负压。这两种类型的泵都无法产生生理的搏动。一种类似心脏的体外循环泵〔VentriFlo True Pulse Pump（Design Mentor，Pelham，NH）〕目前正在进行动物试验[37]。它首次提出在常规体外循环中会产生真正的搏动血流（图 17-7）。VentriFlo 搏动泵和 Rotoflow 连续性血流离心泵通过动物实验比较在相同平均流量和压力下毛细管灌注的差异。常温转流 6h，VentriFlo 可维持正常的毛细血管灌注，而 Rotoflow 的异常毛细血管灌

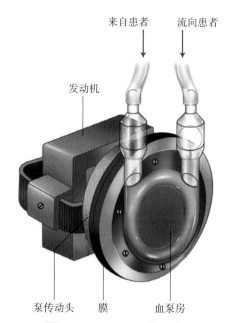

▲ 图 17-7　VentriFlo 仿真搏动泵
输入和输出通路单向阀确保血液单向流动。隔膜推动血液，并由马达控制，从而产生仿生搏动（经 Design Mentor，Inc. 许可转载，©2018 Design Mentor，Inc. 版权所有）

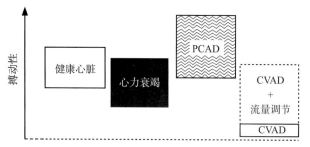

▲ 图 17-6　在自身心脏无搏动的情况下，连续性血流泵的 SHE 为零

PCAD. 搏动式心室辅助装置；CVAD. 连续性血流心室辅助装置（经 Elsevier Soucy et al.[30] 许可转载，这篇文章认同改进当前连续性血流泵增加其搏动性的观点）

注则包括高流量分流、低流量、缓慢流量和无流量区域[38]。

四、主动脉内球囊反搏

主动脉内球囊反搏泵已经广泛使用了 50 多年。这种气动辅助技术在外科手术前后的严重缺血性心脏病的治疗中非常重要。经股动脉将带有球囊（通常为 30～40ml）的 IABP 导管置入降主动脉。根据压力或 EKG 检测到的心动周期，对球囊进行定时充放气。泵的工作形式为反搏，即搏动的触发在心脏收缩末期（主动脉瓣关闭）开始，球囊快速充气，从而提高舒张压和增加冠状动脉血流量。第二个主要作用是通过在收缩前对球囊放气降低主动脉内压力，从而减少左心室的后负荷。这是冠心病患者、心力衰竭合并冠心病患者及部分单纯心力衰竭患者的标准治疗手段。如果仅作为一个血泵，IABP 可以增加 500～800ml/min 的心输出量，这对大多数心力衰竭患者来说都是不足的。在仔猪模型中进行了 ECMO、IABP、CFVAD 和 PFVAD 的比较实验[39]，结果显示在 CFVAD、PFVAD 和 ECMO 辅助期间左心室血供增加，但 IABP 未见改善；PFVAD 和 CFVAD 辅助期间整体心肌供血改善，但 ECMO 或 IABP 未见改善。

在用于治疗非心肌缺血相关的严重心力衰竭时，IABP 增加 500～800ml/min 的流量所带来的益处往往被其并发症和死亡率所掩盖。但是，对于心肌缺血相关心力衰竭的患者，IABP 可显著改善心功能。IABP 最常见的并发症是动脉内导管置入导致的血管损伤或闭塞[40]。少数情况下，患者还会出现接受肝素化超过一定时间后出血、血小板减少、主动脉损伤、远端栓塞、罕见的主动脉穿孔（通常是致命的）。

五、外置式搏动心室辅助装置

目前有内置式和外置式两种类型的搏动 VAD，两者都挽救了成千上万人的生命。由 Donachy 及其同事开发的 Pierce-Donachy（Thoratec）泵是应用最广泛的外置式泵[41]，首例辅助泵由 Hill 和 Farrar 及其同事[42] 置入，之后有其他许多中心[43] 及我们自己的中心植入。外置式泵放置于体外。输入和输出管路连接到患者心脏和人工心室。因为不需要装进体内，所以使用灵活，可以以各种方式连接到自身心脏。血液通过经皮管路从心脏引出，经单向阀进入泵腔，并由气囊外部的空气压力泵出。当血液经流出单向阀及管路进入主动脉或肺动脉时，即产生 1 次搏动血流。脉搏与自身心脏搏动不同步（图 17-8）[44]。

由于植入只需在心脏内放置管路，对外科医生来说技术上是容易的，对患者来说也不会有太大的风险。连接方式为从心房或心室引流，输出端连接至相应的动脉（主动脉或肺动脉）。安装双心室支持也很容易。在双心室支持中，可从心房或心室引流。RVAD 可以经右心房或自身右心室引流血液至人工心室。同样，

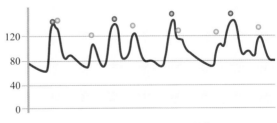

▲ 图 17-8 非同步 VAD 上的标记

动脉压波形显示自身心脏收缩压力峰值用绿点标记，LVAD 压力峰值用红点标记。自身心率约为 90 次 / 分，LVAD 速率约为 60 次 / 分。LVAD 速率与自身心率不一致（异步），同步搏动会产生较高收缩压

LVAD 可以从左心房或左心室（心尖）引流血液充盈人工左心室。输出端管路通过人工血管桥缝合到肺动脉或主动脉上。直接经心室引流时，心室减压效果更好，装置的心输出量更高，在双心室辅助中，结果优于心房引流。LVAD 可提供足够的搏动血流来维持生命，并通过便携式驱动器为成年患者提供较好的移动性。

当前在双心室辅助和左心室辅助之间做出选择并不是难题。识别右心衰竭也并不困难。目前双心室辅助的应用比单心室更多见[45, 46]。根据高中心静脉压（> 15mmHg）和低右心室射血分数（多门控采集扫描 < 20%）的判断，当最大剂量药物治疗无效时，则立即转为右心室辅助。

VAD 的搏动与自身心跳是非同步的。在成人中，很少有单心室或双心室辅助的泵的输出量超过 5l/min。细长的管路可能是限制因素。我们在体表面积 > 2.5m² 的大体重患者中遇到的问题之一是，无论是单心室或双心室辅助，治疗期间心力衰竭都会进展。此外，危重患者在接受机械支持时，CI ≤ 2.0L/（min·m²）对生存不利，CI > 2.5L/（min·m²）生存率更高[47, 48]。在我们使用 Thoratec VAD 的经验中，这对于大多数体型较小的患者（体表面积 < 2m²）可以实现[49]。

六、儿童搏动式体外心室辅助装置

我们在一个 17kg 的小男孩身上使用了 Thoratec PVAD[50]，他是使用 Thoratec LVAD 的最小患者。该装置的每搏量为 70ml，全负荷运行时可引起严重的收缩期高血压，峰值压力为 170mmHg。为了解决这个问题，我们将完全充盈模式（仅在人工心室充满时才泵血）转换为部分充盈模式（仅充盈到约 40ml，然后通过控制搏动频率和收缩百分比排出），通过减少每搏量解决了高血压问题。后来他通过移植一名 35 岁女性的供体长期存活。

Thoratec 泵的基本功能是通过霍尔效应传感器检测到人工心室的被动完全充盈，然后完全排出。因此，泵血速度取决于人工心室充盈速度。在成人中，这种方法效果很好，但幼儿需要的每搏量远小于 70ml，故而效果不佳。

2000 年 10 月，我们有幸为 1 名 7 岁儿童植入美国首例 Berlin Heart 心室辅助泵[51]。该患者 1 个月后实施心脏移植，目前存活已超过 18 年。该泵主要是为不同心脏大小的儿童设计的，每搏量为 10～60ml。该装置植入方法和 Thoratec 泵相同。泵体包括一个硬壳、聚氨酯材质的输入和输出三叶单向阀，以及由聚氨酯隔膜分隔的血腔和气室。目前已经在数百名儿童中使用，在心肌病和心脏扩张患儿中的应用效果优于复杂先天性心脏病患儿[52]。我们在儿童和新生儿中使用了 Berlin Heart、Medos Heart（均为搏动式）及连续性血流的 Rotoflow 泵来治疗急性失代偿性充血性心力衰竭。在婴儿和 < 2 岁的儿童失代偿性心肌病的患者中，LVAD 通过左心室心尖部插管[53, 54]获得了良好的左心室减压效果，心肌基本在数小时到数天均匀迅速恢复。70% 的患儿自身心脏功能恢复并撤除装置，没有再发生心力衰竭。无论是何种类型的泵，左心室减压似乎是成功的关键。一旦左心室缩小，左心室壁厚度增加，心脏几乎立即开始射血。LVAD 支持为几乎完全的心室反向重构创造了机会。支持的平均时间为 2 周，撤除后心力衰竭没有复发。

患有心肌病的儿童使用小型搏动 VAD 的并发症包括出血（44%）、高血压（34.5%）、严重感染（25%）、卒中（11%～24%）、终末器官衰竭（30%～50%）和更换辅助泵（30%～100%）[55]。心肌病患者和先天性心脏病患者植入后 1 年生存率分别为 80% 和 30%。泵头更换率高的原因主要是血栓形成，如流量低、管路尺寸小及聚氨酯材质的输入和输出阀。我们的抗凝方案在超过 15 年的时间里是一致的，并且已经对儿童[56]和成人[57]进行了全面的评估。该方案的血栓栓塞和出血率均在可接受的范围内，但儿童比成人更具挑战性，可能是管路细、流量低、聚氨酯阀、设备体积小及血流对装置的冲洗较少。

七、植入式搏动灌注左心室辅助装置

曾经广泛使用的植入式搏动 LVAD 有两种，HeartMate（两种型号：HeartMate Ⅰ 和 HeartMate XVe）和 Novacor。取而代之的是更小、更容易植入的连续性血流泵：HeartMate Ⅱ、HeartWare 和现在的 HeartMate Ⅲ。搏动 HeartMate 设备（HeartMate Ⅰ 和 XVe）存在耐久性问题，而 Novacor 存在栓塞问题。Bad Oeynhausen 公司对两种设备进行了临床比较并记录了每种设备特有的不良事件，Novacor 组存活率略有优势[58]。

第三种装置是独特的唯一完全可植入的 LVAD，无电线或管路穿过皮肤。它的特点是通过感应线圈进行经皮能量传输。此外还需要在胸腔中放置一个体积补偿器，这是防止泵隔膜从满到空时出现负压的必要措施。补偿器是一个气囊，当泵隔膜来回移动时，空气可以从补偿器进出泵维持压力平衡。完整的植入装置包括泵、带电池的控制器（设备的电子大脑）、放置在左胸腔的体积补偿器，以及位于右乳房上方的皮下能量接收器。首席研究员 Walter Pae 博士[59]很好地总结了这个名为"Lion Heart"的装置的简史。与所有其他具有经皮"驱动线"的装置相比，这种完全植入的装置显著减少感染的发生[59]。

（一）Novacor 心室辅助系统

1984 年，Philip Oyer 博士首次成功地将 Novacor 左心室辅助系统（Peer Portner 博士发明）用作移植的桥接，几乎与 Donald Hill 的第一个 Thoratec BTT 同步进行[60, 61]。这种新型的弹簧驱动的被动充盈装置包含表面覆盖光滑的聚氨酯的双推板、牛心包输入和输出阀及涤纶管输入和输出管道（后来的流入管道材质改为聚四氟乙烯 PTFE）。Novacor 由电磁马达驱动，在左心室心尖部放置引流管路，在升主动脉放置输出管道。自身心脏收缩时泵腔充盈，并在舒张期推送血液向前流动（反搏泵机制）。泵的最大输出为 6L/min。最初推荐的用于 Novacor 和 HeartMate 搏动泵的植入技术比体外 VAD 更困难，需要在左侧腹壁的肌肉层和筋膜层之间形成一个口袋，该口袋的尾部延伸到靠近髂嵴的位置。我们采用了 Icenogle 描述的另一种技术（T.Icenogle，个人通讯）。该技术用大块的厚的打孔 PTFE 片钉在腹壁内侧，像袋鼠一样分割前腹腔。装置被置入到片和前腹壁肌肉之间，将腹部脏器隔在片的后面。将片的上端订或缝到横膈膜上，以使装置植入腔与心包腔直接连通。泵与腹部脏器完全隔离，避免在植入和撤除时的腹壁手术，从而有效减少了出血。这项技术未发现感染。

使用 Novacor 设备，无消化道出血、主动脉瓣关闭不全或泵血栓形成的问题。有研究发现栓塞性卒中是主要问题，发生率

20%～47%[62]。栓子的来源很可能是从左心室心尖到泵的流入管道。管道长6～9cm，里面有一个瓣膜，材质初始为涤纶，后改用PTFE。据报道，在这条管道中假膜形成可能与卒中有关。但卒中发病率在不同中心间差异很大，这表明不同的手术和管理技术可能会有重大影响。该装置的另一个部件成功地在绵羊身上进行了试验，但尚未在人类中尝试。它是一个经皮能量转换器，可以将装置完全植入体内。斯坦福大学的研究小组撰写了一篇关于其应用的临床经验综述[63]。

（二）HeartMate 左心辅助装置

HeartMate LVAD（HeartMate Ⅰ和HeartMate XVe两个型号）是可植入的，大小与Novacor（直径11cm、厚度4cm的圆饼形）大致相同，植入技术和位置同Novacor一样。其先后以两种形式出现，第一种是气动的，单个推板由脉冲气压推动[64]。泵腔的另一侧由硬质钛外壳的一部分构成。泵室内的隔膜和硬质壁在显微镜下都有"纹理"，硬质侧是钛材质，推板是植绒聚氨酯。引流侧和输出侧的导管内都带有异种猪瓣膜。之后设计改进更名为HeartMate XVe，内置电动机[65]。设计之初认为纹理内衬可能会阻止血栓形成，但实际上它会引发随机分布的蛋白质和血液成分的凝固，导致以纤维蛋白溶解和凝血酶形成为特征的局部凝血障碍[66]。因此，患者不需要任何抗凝剂，通常只需单独服用阿司匹林或联合服用双嘧达莫。泵的纹理内表面造成的另一个问题是免疫损害，导致患者感染机会性致病菌。28%的患者在植入后3个月内感染念珠菌[67]。发现使用该装置的患者CD4 T细胞对细胞凋亡的易感性增加，但在光滑表面的泵内衬上未发现此问题。不过

虽然如此，REMATCH试验[68]发现LVAD治疗重症终末期心力衰竭患者可有效提高生存率，该试验对129名重症终末期心力衰竭患者进行了研究，患者随机分为LVAD组和药物治疗组，发现LVAD组1年生存率显著提高（药物组生存率为25%，LVAD组为52%）。LVAD的并发症包括感染、出血、装置故障和神经系统功能障碍，比较所有并发症的数量，LVAD组的并发症是药物治疗组的2.35倍。17%的植入患者出现右心衰竭。到2005年，尽管REMATCH试验掀起了一波热潮，但很高比例的HeartMate泵在植入后12～18个月内失功，主要是由于引流管路瓣膜故障（反流）和电机故障。因此人们不再将此设备作为长期疗法。值得注意的是，该泵很少出现消化道出血和主动脉瓣关闭不全，也无泵血栓形成。

八、全人工心脏

自1969年Cooley发明Akutsu Heart以来，截至2019年8月1日，总共有1920颗人工心脏被植入人体。SynCardia（以前称为HearoWest和Jarvik-7）的植入数量占总量的97%，666名患者植入SynCardia的年限超过1年，其中最长时间已超过5年[69]。这是一种原位双心室（图17-9）气动搏动泵，内衬光滑的节段聚氨酯，引流和输出管路分别内置碳质瓣膜（SynHall瓣膜）。四层隔膜将血液侧和空气侧分开（图17-10）。驱动线自半硬质心腔至左肋缘下方约12cm处的皮肤穿出，并连接到驱动器，该驱动器对每个心室进行气压、心率、负压和收缩百分比的调整（这决定了1次心跳的收缩时长，通常设置为50%）。用气动流速计测量从每个心室流出的空气的流量。即时测量

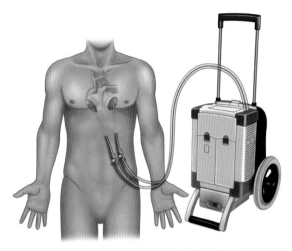

▲ 图 17-9 SynCardia 全人工心脏

切除患者心室，代之以人工左右心室，左心室和右心室各有引流和输出管路瓣膜（碳质 SynHall 瓣膜）。驱动线从纵隔内的装置穿过肌肉、皮下脂肪和皮肤。住院期间人工心脏连接到放置在可移动架车上的驱动器。在出院前转换为可穿戴驱动装置（Freedom driver）（于 2010 年经 Elsevier "Total artificial heart" in Selke 等[70] 许可转载）

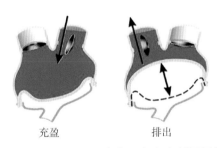

充盈　　　　　　排出

▲ 图 17-10 SynCardia 全人工左心室剖面图显示部分充盈（充盈量为 50~60ml）和完全排出（隔膜每搏动 1 次即完全排出）

于 2010 年经 Elsevier "Total artificial heart" in Selke 等[70] 许可转载

气流量曲线下的面积可反映每搏量，因为排出的空气量等于进入泵的血量（充盈血量），由此自动计算瞬时心输出量。此外，用户使用时设置心室仅充盈 70%~80%（部分充盈）。部分充盈是气动技术在全人工心脏中的一大优势，它保证左心室和右心室始终保持平衡，允许患者有一个自动的"Starling"机制，还可以控制大量输血时可能出现的较大的血容量波动影响。人工心腔最大容量为 70ml，如果部分充盈至 50ml（70% 充盈），充盈期结束时，在

隔膜的另一侧仍有 20ml 的空气。如果右心室在下一搏动时泵出更多的血液，增加的容积会使左心室隔膜位移增加一点，如 5ml。如果在下一次搏动时从右心室泵出的血量减少，如 10ml，那么横膈膜的位移相应就会比前一次搏动少 10ml。同样，如果患者活动时肌肉泵的作用会使静脉回流量增加，泵输出量可自动增加 2L/min 以上（20ml 储备量 / 次、120 次 / 分可增加 2400ml/min 的流量）。不需要传感器或反馈，也不需要进行调整。事实证明，充盈体积可以用来评估 CVP。举一位正在接受透析患者的例子，患者每隔 2~3 天透析 1 次，肾功能正常就不会出现较大的容量改变。临床医生可以每天观察 TAH 充盈量，当超过 60~65ml 时，医生会让患者进行血液透析，并在透析过程中滤出适量的液体，使 TAH 充盈量降至 50ml。因此，SynCardia TAH 的口号是"部分充盈，全部排出"。在肾功能正常的患者中，很少需要在植入后的前几天对控制器进行任何调整。

设备共有三种驱动器。最初的驱动器体积非常大，包含一个可移动控制台、一个备份控制台、许多警报装置和压缩空气罐，虽然它功能完备但已被淘汰。目前的驱动器是主要在住院时使用的重约 22.7kg 的驱动器，还有一个自由驱动器，它是重约 6.1kg 的便携式控制台，患者出院时可以携带。

1985 年 8 月我们在 1 名患有双心室衰竭的年轻人身上首次使用此装置[71]。该装置替代了两个心室及四个瓣膜，为没有供体心脏的危重患者维持了终末器官功能。患者在大约 10 天后进行移植，并存活了 5 年，这是 TAH 首次成功过渡到移植。之后我们完成了一项 1993—2002 年的多机构试验[26]，81 名植入 TAH 的患者与匹配的对照组进行了比较。TAH 组移植成

活率为 79%，移植后存活 1 年以上者占 86%，而对照组移植后存活率为 46%，1 年以上存活率为 69%。之后积累了更多的临床数据[72-75]，在这些研究中，就像在多机构研究中一样，患者几乎都是 INTERMAC1 级状态（"非常严重"：预期存活几小时到数天）。自 2008 年以来，只有 15% 的连续性血流 LVAD 患者是 INTERMACS1 级状态[76, 77]。对于连续性血流泵，大多数接受者的病情较轻，38% 的接受者为 INTERMACS3 级（依赖正性肌力药物，可在家中）。植入 TAH 的另一个适应证是中心静脉压。CVP 可能是药物治疗失败的右心衰竭患者需要双心室支持的最重要的决定因素。在我们的多机构研究中，在植入前接受最大剂量药物治疗的患者平均中心静脉压为 20 ± 7mmHg。这与几乎所有关于 LVAD 的报道形成鲜明对比，LVAD 植入前 CVP 一般在 12mmHg 左右，CVP > 16mmHg 是 LVAD 植入后死亡的已知危险因素[78]。我们认为 TAH 植入前的另一个因素是首次通过 MUGA 扫描时的右心室射血分数，射血分数 < 20% 视为右心衰竭。

TAH 的功能

TAH 的功能在目前的临床应用中是独一无二的，因为它替代了原位的两个心室，使临床医生能够完全控制左右心的循环。在超过 9.8L/min 的最大泵流量（140 次搏动频率，70ml 最大充盈）之前，TAH 不会出现右心衰竭。血流和输出不依赖于自身左右心室的形状和功能。为了给人工心室腾出空间，TAH 患者自身心室会被摘除。评估患者胸骨闭合后 TAH 装置是否会压迫下腔静脉或左肺静脉的标准是：BSA > 2m²；超声心动图上的自然心脏 LVEDD ≥ 70mm；胸部 X 线上显示 C/T > 0.5

的"大心脏"；胸部 CT 扫描从胸骨后到 T₁₀ 水平的椎体前部的距离 ≥ 10cm。最近又有新推出的"50ml TAH"，即每个心室小于 20ml。已有 75 名患者植入[79]，其中 53% 为女性，18% 为儿童。如果仍不能确定尺寸是否合适，可进行多次"虚拟植入"[80, 81]，并为放射科医师和外科医生提供 TAH 潜在受体的胸部 CT 扫描获取的三维人工心室叠加视图。作为这类研究的资深顾问，我认为这个方法对于做出"合适"的决定非常有用。

对大多数移植外科医生来说，这只是"新装置"，植入技术本身并不难。它包括在房室沟的心室侧进行心脏切除术，将心室肌修剪到距离房室沟 1cm 以内，关闭冠状窦口，结扎左心耳，缝合心房连接器和大血管桥，将驱动线经皮下穿入，并连接两个心室。Arabia 对植入技术进行了详细描述[82]，还有作者 Jack Copel[83, 84] 报道了其他的设备和管理相关内容。

在植入 SynCardia TAH 后肺动脉和全身会形成生理的搏动灌注。在纳入 95 名 TAH 植入患者的多机构研究[26]中，平均心脏指数从 1.9 提高至 3.2L/(min·m²)，收缩压从 93mmHg 增加至 122mmHg，中心静脉压从 20mmHg 降至 14mmHg，器官灌注压（平均动脉压减平均中心静脉压）从 49mmHg 升至 68mmHg。肾脏和肝脏功能指标在植入后 2 周内下降至正常水平。75% 患者在 1 周内下床，60% 的患者在 2 周后可步行 > 30m。对 15 年来延续的 TAH 抗凝方案经验总结[85] 显示，连续的 99 名患者中有 8 例卒中，大多数发生在植入后 2～6 天内，主要归因于手术。长期抗凝患者在 24 个病例中共发生 2 次卒中，或每年每例患者 0.08 次卒中。有 2 例人工瓣膜感染的患者出现 2 次卒中。有 4 例消化道出血，2 次已知是外伤（食管和胃），2 次原因不明。无泵内血栓形成。抗凝方案采用了抗血小板和抗凝治疗，并对两者进行监测。有记录的亚临床溶血归因于四个机械瓣膜。移植后血细胞比容在 20%～25% 范围内，在这些患者中观察到的慢性贫血原因可能是轻度溶血（游离血红蛋白水平 < 20mg/dl，无明显的血红蛋白尿）和血液与 TAH 的长期接触引起的炎症[86]。中度贫血可能有一些益处，即降低血液黏度，并通过降低阻力和增加泵输出增加血液通过人工心腔的"冲洗效果"。通过 TAH 的高流量（通常为 6～8L/min）是标准流量。可以测量心室内的剪切力[87]。基于血小板激活的血栓形成在连续性血流装置中更多见[88]，并且比搏动装置（M.J.Slepian，个人通讯）中发现的血栓更显著。抗血小板药物可以控制 TAH 中的血小板激活，但不能控制连续性血流装置中的血小板激活[89]。目前尚无 SynCardia TAH 泵血栓形成的病例报道。

虽然在经验丰富的中心使用 SynCardia 设备的患者中有 70%～80% 的患者在 6 个月内进行了移植[75]，而且 FDA 的设备批准仅限于过渡到移植，但长期生存的经验亦是相当丰富的。超过 395 名患者植入时间超过 6 个月，超过 175 名患者植入 1 年，超过 43 名患者植入 2 年，超过 6 名患者植入 4 年。Torregrossa 和多家机构发表了一项关于植入 SynCardia 后 1 年以上的 47 名患者的国际经验[90]，他们提及耐久性问题。47 例患者中有 2 例发生膜穿孔，1 例发生在术后 971 天，另 1 例发生在术后 801 天。他们在搜索全世界文献时找到 2 篇共报道了 6 起事件，其中 3 人死亡。最早的穿孔发生在植入第 2 天，可能与植入前不合规的高温再消毒和 RV 隔膜的一层穿孔有关，这例患者

接受 RV 再植后存活。植入后 4～6 个月内发生 2 起事件，其中 1 例死亡。693 天后发生 3 例，死亡 2 例。0.4% 的患者（以报道当时总计 1400 例植入计算）发生了隔膜破裂，并导致 0.2% 死亡。该公司截至 2018 年 10 月 1 日的最新报道显示，666 个患者每年度发生 8 个穿孔，或每个患者年发生 0.01 起事件（S.Venkataramani，SynCardia Systems，Tucson，个人通讯）。隔膜共有 4 层，未发生过灾难性的泄漏，所以尚有机会及时采取补救措施。

九、搏动装置的比较：外置式 VAD、LVAD 和 TAH

1985—2000 年，我们在亚利桑那大学植入了 48 个外置式 VAD（18 个 Symbion 和 30 个 Thoratec）、37 个植入式 LVAD（Novacor）及 55 个人工心脏（SynCardia，CardioWest）。患者的选择基于药物治疗失败、临床条件、患者体型大小、是否有右心衰竭及是否有肾功能衰竭。该研究比较了外置式 Thoratec［n=26（18 例 BIVAD 和 8 例 LVAD）］、Novacor LVAD（n=23）和 TAH（n=43）[91]。比较其他两组，TAH 受者体型较大，心输出量较低，中心静脉压较高（20±7mmHg）。移植存活率分别为 TAH 组 75%、LVAD 组 56% 及 BIVAD 组 38%。卒中发生率 TAH 组 8%、LVAD 组 25% 及 BIVAD 组 12%。这项独特的单中心研究比较了三种设备，入选和管理方案统一，我们的结论是，对右心衰竭的不稳定患者应使用双心室支持。体型太小不适于 TAH 者可选择 Thoratec，若无右心衰竭或肾功能衰竭的稳定患者可选择 Novacor LVAD。

十、危险因素分析

在缺乏直接比较同一机构内设备的研究的情况下，试图通过风险因素研究来了解不同设备类型对患者生理的影响。2008 年，我们总结了 10 项搏动 VAD 和 TAH 风险因素研究[92]：两项 TAH、四项 Thoratec、两项 HeartMate 和两项 Novacor。对于 TAH 而言，和死亡相关的重要多变量危险因素包括吸烟史、凝血酶原时间 ≥ 16s、比值比分别为 10 和 4。对于 Novacor、HeartMate 和 Thoratec 而言，高死亡率的重要预测因素包括 CVP ≥ 16mmHg 的右心衰竭、肾衰标志物（BUN > 40mg/dl，肌酐升高）、再次手术和机械通气。这些研究结果支持我们的选择方法，双心室衰竭的潜在移植候选者采用全人工心脏治疗最佳，如果安装 TAH 困难，则选择 Thoratec BIVAD 支持。

十一、结论

在未对连续性血流和搏动血流进行比较前，很难考虑到灌注方式问题。连续性血流设备有着非常丰富的应用经验，但也的确存在很多问题。搏动装置中未发现的问题在连续性血流装置中显现。连续性血流装置优点为尺寸较小、易于植入和耐久性较高。导致并发症的原因可能是设备内的剪切力太高，并且大部分情况下搏动性降低甚至无搏动性。此外，LVAD 不能治疗右心衰竭，既往的右心衰竭治疗是优先考虑置入搏动性 BIVAD 或 TAH。根据 INTERMACS 注册数据，在危重症患者和右心衰竭患者中 LVAD 的使用率已经下降[13, 77]。INTERMACS1 级患者 10 年的使用率稳定在 15%，INTERMACS2 级患者的使用率从 40% 下降到 36%，INTERMACS3 级患者的使用率从 25% 增加到 38%。同时，在 17000 例植入中，LVAD 后发生右心衰竭会导致死亡率增加 3.76 倍[77]。我们已经知道 LVAD 患者有搏动是更有利的，自身心脏仍有搏动性的患者并发症较少，可以考虑在 LVAD 中增加自身心脏搏动性，如降低泵速和让主动脉瓣每 3 次心室收缩就开放 1 次[12]。

搏动装置的生理学接近心脏，TAH 则几乎复制了心脏。装置内的剪切力更低，较少引起血小板活化，而且血小板活化可以通过抗血小板治疗控制。外置型 VAD 较容易植入，尺寸不是问题。植入式搏动 LVAD 比目前的 LVAD 手术操作稍复杂。在植入 HeartMate 的气动和电动模式后 12～18 个月，耐久性问题会变得非常显著。但从积极的一面来看，设备的"自动抗凝"是由低水平的纤溶状态来维持。如果需要抗血小板治疗，应用最小剂量即可。Novacor LVAD 经久耐用，但其较长的流入管道有时候会产生大量的血栓栓塞。TAH 的植入和撤除如若遵循合适的指导原则及推荐的技术并不困难[77]。原位植入的血流路径最短，泵输出量最高。对于危重症和右心衰竭的患者来说，TAH 可以作为移植的桥接治疗，也可以支持 INTERMACS 分级 1 级患者即 CVP 较高的危重的潜在移植受者（表 17-2）。目前正在积极进行 TAH 作为终点治疗的研究。

植入 12 个月后，TAH 患者的移植比例大约是 LVAD 的 2 倍。TAH 的优势包括切除病变的心肌和完全控制左右两侧的循环。

本章的引言中提到了持续性血流灌注的病理结果，基于这些问题的关注及在 INTERMACS 登记[9]中发现的高死亡率和多个终点事件，应开发新的或重新评估既往的搏动系统。解决双

表 17-2　全人工心脏作为移植桥接治疗（BTT）在潜在移植候选者的成年人中的适应证

体型合适（可容纳 70ml 人工心室）
• BSA > 2m²
• CT 扫描 T_{10} 胸骨后至椎体前 ≥ 10cm
• TTE 或 TEE 示 LVEDD ≥ 70mm
• 胸片示心胸比 > 0.5
移植等待期间猝死
移植失败的受者
• 急性原发性移植物衰竭
• 慢性：冠状动脉病变
- 慢性排斥反应
INTERMACS 分级 1 级
右心衰竭合并最大药物治疗（利尿药，正性肌力药）
• 接受最大剂量的药物治疗后 CVP ≥ 20mmHg
• MUGA 检查 RVEF < 0.2
不可逆的结构问题
• 缺血性心肌病
• 大面积心肌梗死
• 心梗后室间隔穿孔
• 手术意外
• 左心室血栓形成
• 特定的心肌肿瘤
• 肥厚型和浸润型限制性心肌病
LVAD 故障

心室衰竭问题很简单，使用双心室装置即可。

自 Lillehei 和 Gibbon 时代以来，寻找可行的解决方案一直是机械灌注的标准。连续性血流更容易实现，先后使用了滚轴泵和离心泵，采用连续性血流技术的体外循环已经停滞了几十年。目前在实现真正的体外循环搏动性方面取得了一些显著进展[37, 38]。在历史上，HeartMate Ⅱ 是在轴流泵出现很久以后才问世。持续性血流的应用挽救了很多生命，但也带来很多意想不到的不良后果，人们基于此提出了有关基本生理学的问题。与搏动性血流相比，持续性血流能否提供足够的能量来推动血液通过循环系统？毛细血管床灌注不足是否是持续性血流灌注装置中胃肠道出血的一个原因？如果是，那是否其他器官也存在此问题，例如出血性脑梗等问题？我们能在早期发现微循环疾病吗？持续性血流可能导致搏动血流对交感神经系统功能、神经体液信号、血管和瓣膜功能的有益影响丧失。

连续性血流灌注装置和搏动灌注装置的另一个主要区别是对血液的破坏。对血小板和红细胞以及蛋白质（如 vWF 多聚体）的作用力是通过转速在 2500～10 000RPM 的旋转装置产生，这显著强于搏动泵产生的真正生理搏动剪切力。因此，使用持续性血流泵时可以看到血小板活化和溶血，并且会导致凝血。

耐久性是另一个考虑因素。如果 1 年内 6%～10% 的连续性血流泵形成血栓且需要更换，那么次年的死亡率将显著升高（30%）[93]，耐久性是一个问题。连续性血流装置植入的患者，5 年生存率仅为 48%。唯一有耐久性问题的搏动设备是 HeartMate XVe。

总结搏动灌注特点，即效果良好，可成功桥接移植。通过模仿正常人体的循环系统实现搏动性并非难事。如前所述，一些装置的问题在于耐久性、大小和血栓栓塞。广义上的耐久性是指在指定的年数内不会出现设备故障，但目前没有任何机械装置可以接近移植心脏的耐久性。现有的持续性血流泵的尺寸缩小是以高速旋转对血液破坏作为代价，更不用说缺乏搏动性和保留病变心室所固有的问题。现在 LVAD 有必要重新审视搏动技术了。

搏动性灌注的机制是容积置换。技术不一定需要电气化和微型化，气动 TAH 中的左右平衡和 Starling 调节机制就是一个例子。到目前为止，其他植入型技术一直在努力实现这种平衡，因为这种平衡对双心室支持至关重要，事实上只需使用气动技术和泵的"部分充盈完全排空"方法即可实现。

第18章

血泵控制相关病理生理学因素
Pathophysiological Determinants Relevant in Blood Pump Control

Marianne Schmid Daners　Seraina Anne Dual　著

王　建　译
刘　刚　校

缩略语

AoP	aortic pressure	主动脉压
AoVF	aortic valve flow	主动脉瓣流量
CO	cardiac output	心输出量
CVM	cardiovascular model	心血管模型
CVP	central venous pressure	中心静脉压
CVS	cardiovascular system	心血管系统
ECG	electrocardiogram	心电图
EDP	end-diastolic pressure	舒张末期压力
EDPVR	end-diastolic pressure-volume relation	舒张末期压力－容积曲线
EDV	end-diastolic volume	舒张末期容积
EF	ejection fraction	射血分数
ESPVR	end-systolic pressure-volume relation	EDP压力－容积曲线
HIL	hardware-in-the-loop	硬件在环模拟仿真
HMC	hybrid mock circulation	混合模拟循环
HR	heart rate	心率
ITP	intrathoracic pressure	胸腔内压
LAP	left atrial pressure	左心房压
LV	left ventricular, left ventricle	左心室
LVEDD	left ventricular end-diastolic diameter	左心室舒张末期内径
LVP	left ventricular pressure	左心室压力
LVV	left ventricular volume	左心室容积
MAP	mean arterial pressure	平均动脉压力

mPAP	mean pulmonary arterial pressure	平均肺动脉压力
MVM	mean-value model	均值模型
OCP	optimal control problem	理想控制问题
PF	pump flow	泵流量
PIP	pump inlet pressure	泵入口压力
PP	pump power	泵功率
PPLUT	pump-power lookup table	泵功率对照表
PRS	preload-responsive speed	前负荷响应速度
PRSW	preload recruitable stroke work	前负荷再充盈搏功
PS	pump speed	泵速度
PV	pressure-volume	压力 – 容积
PVC	premature ventricular contraction	室性期前收缩
PW	pump work	泵功
SP	systolic pressure	收缩压
SW	stroke work	每搏功
TVEM	time-varying elastance model	时变弹性模型
VAD	ventricular assist device	心室辅助装置
VM	valsalva maneuver	瓦萨瓦动作

一、概述

在健康受试者中，心输出量取决于心脏前负荷与后负荷情况及左心室收缩力和心率[1]。在心力衰竭时，为了保持足够的器官灌注，心室辅助装置作为心脏移植的替代治疗方法[2]，并行植入衰竭心脏中。当前 VAD 在由临床医师设计的恒定设置下工作，即在恒定泵速下叠加自身残余心功能产生脉动[3]或由 VAD 变速产生间断脉动[4, 5]。泵速从手术中置入后即开始调整，临床医师根据在特定时间点的评估进行调整。住院期间针对泵速的进一步评估和调整旨在提供预估最佳心输出量，同时避免不良事件。直至今日泵速仍然不能随着灌注需求的改变而自我调整，例如当患者锻炼或休息时，

以及活动增多或减少时。应用生理控制器可根据灌注需求变化主动调整泵速。这种主动调整需要预估或有创性测量信号来通知控制器，以此模仿正常心脏的自然反馈机制。最有前景的控制器是基于 Frank-Starling 机制，它需要一个侵入式测量信号的传感器[6]，然而其仅为监测而在 VAD 中集成传感器在临床实践中从未使用[7]。VAD 中的集成传感器的目的是生理性动态调整泵速和改善临床预后[8]。

二、病理生理学因素

（一）心脏状况

相对于整个心力衰竭患者人群来说，在

VAD 患者中左心室的大小、形状、解剖和功能更具有异质性，更容易发生变化。在心力衰竭患者中，原生心脏会出现多种缺陷。大约53%的心力衰竭患者出现射血分数降低，而47%的患者射血分数保持不变[9]。射血分数降低与左心室收缩力降低相关，而射血分数保留与左心室弹性降低相关。在第一种情况下，收缩功能障碍是其主要的病理生理机制，而舒张功能障碍在第二种情况更为常见。因为 VAD 泵弥补了血流量的不足，因此该疗法针对射血分数降低的患者获益最多。事实上约59%的 VAD 患者射血分数低于20%。大部分植入 VAD 患者都患有心肌病，且伴有严重扩张的左心室。在植入前，此组患者的平均左心室内径为 6 ± 1.4cm[10]，根据 Teichholoz 公式[11]，估算左心室容积197～289ml，因此高于临床扩张阈值。正常情况下植入 VAD 后扩张的左心室尺寸有所减小，考虑与功能性反向重塑相关[12]。

除了左心室形状，二尖瓣和主动脉瓣也受到基础疾病和 VAD 植入的影响。二尖瓣关闭不全通常与瓣环扩张后的心脏扩张一起发生或作为心脏扩张的结果发生。瓣膜关闭不全导致左心室收缩时二尖瓣反流。尽管扩张且虚弱的心脏以二尖瓣关闭不全为减压机制，但反流的血液最终导致左心室超负荷。扩张的左心室负荷过重进一步在二尖瓣环上施加机械压力，因此加重二尖瓣反流。VAD 植入通常通过减少左心室容积来改善二尖瓣关闭不全[13]。

VAD 的植入对主动脉瓣产生负面影响。由于 VAD 植入产生的左心室心尖到主动脉的分流，在主动脉根部产生非自然的血流模式。在 VAD 全流量支持情况下，因为在整个心动周期中，左心室内压力低于主动脉压力，故主动脉瓣保持关闭。若主动脉瓣长时间保持关闭状态，可能会导致主动脉瓣钙化和主动脉瓣关闭不全[14]。在 VAD 部分支持情况下，自身心脏可经由主动脉瓣射出部分血液，此时心输出量是由 VAD 泵出血液和经主动脉瓣射出血液两部分组成，因此可保证主动脉瓣顺利打开。支持模式很大程度上取决于自身心脏的左心室残余收缩力和 VAD 泵速设置。在植入 VAD 后，最好立即进行全流量支持，因为其可以对衰竭心室进行完全减压。在心室功能恢复后，应用部分流量支持可能更有利，以便使主动脉瓣开放和左心室功能锻炼[15]。

心脏的弹性和收缩性可通过左心室压力和容积关系来阐述。在每个心动周期中，心脏会进行一段时间的收缩和舒张。记录一个心动周期中的压力和容积变化，描绘压力－容积曲线（图18-1A）。在 PV 曲线下的面积是每搏功。PV 曲线取决于以下两个因素：舒张期的舒张末期压力－容积曲线和收缩期的收缩末期压力－容积曲线。Klotz 等[16] 用一个简单指数模型描述了舒张末期压力和舒张末期容积之间的关系，该模型使用于健康患者和患病的离体心脏。

$$EDV = a_1 \left(\frac{EDP}{A} \right)^{1/B} + b_1, \quad （公式 18-1）$$

a_1、b_1 为患者特异性，A 和 B 分别为22.8mmHg 和 2.79mmHg。ESPVR 体现了心脏的收缩性。心脏的收缩力受神经系统影响，可能会在短期内波动。

原生心脏的收缩性取决于多种因素。40%的患者在植入 VAD 之前有缺血事件发生[10]。缺血心肌可能会变成纤维化、僵硬的瘢痕组织。反之，非缺血的和过度扩张的部分心肌可能仍具有足够的弹性。相较于健康心脏，心力衰竭患者在这两种情况同时发生时心脏收缩性更可能呈现出不均匀降低的情况。在健康心脏中，收缩力估算在 3.5mmHg/ml 左右，而在心力衰竭时，收缩力估算降至 0.25mmHg/ml[17-19]。

健康心脏针对前后负荷的变化具有复杂的调节机制，同时针对不同需求来不断调整 CO 变化。前负荷相当于心房中的压力，后负荷相当于主动脉中的压力[1]。前负荷会在中到高强度运动时增加，同时在其他原因（如大量液体摄入）引起的血管内容量增加（高容量状态）时前负荷也会增加。Frank-Starling 机制阐释了心肌对于前负荷增加的内在生理变化。若动脉血管阻力增加，后负荷随之增加。压力反射表明了感知动脉后负荷变化后，对心率和心脏收缩力增加作出调整的反馈回路。在健康心脏高强度运动时，通过调整前负荷变化使 CO 增加到平时的 3 倍[20]，这比调整后负荷引起的变化多得多。然而，目前 VAD 针对前负荷的改变可调整范围较小[17, 21-23]。

（二）前负荷因素

Frank-Starling 机制阐释了随着前负荷增加，每搏功增加（图 18-1B）。健康心脏的每搏功是每一根心肌纤维收缩工作的总和。在高前负荷状态下，因左心室充盈增加，心肌纤维的拉伸随之增加。心肌纤维因拉伸增加释放能量更多，导致做功增加。最终导致总体每搏功增加。压力 – 容积曲线表明前负荷增加导致收缩末期压力和收缩末期容积增加，以及如何导致等容收缩曲线向右移动（图 18-1A）。同时若其他条件不变，每搏功也会同时增加[1]。

收缩末期压力和收缩末期容积反映了 Frank-Starling 机制相关的每搏功增加。因此，评估左心室前负荷最直接的指标即收缩末期压力和收缩末期容积。由于舒张末期压力 – 容积关系相对稳定，因此在前后负荷变化期间收缩末期压力相对于收缩末期容积的变化相对较小。因此收缩末期压力的测量较收缩末期容积的测量更精确。若肺循环无阻塞，肺阻力无升高，病情没有随之变化，平均肺动脉压测量也可以间接反应前负荷。临床上应用 CardioMEMS 系统通过植入式压力传感器连续测量 mPAP[24]。

测量收缩压作为测量收缩末期压力和平均肺动脉压力的替代方法，收缩压变化较大，整体振幅大，尽管它取决于后负荷，但之前仍建议作为应用机械循环支持患者的前负荷的间接

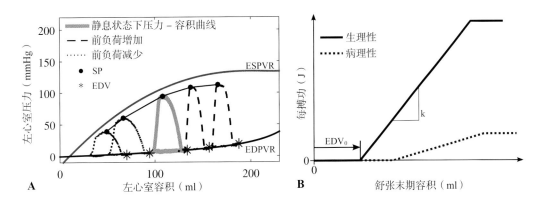

▲ 图 18-1　A. 压力 – 容积相关生理性调节机制。B. 基于前负荷的每搏功
ESPVR. 收缩末期压力 – 容积曲线；EDPVR. 舒张末期压力 – 容积曲线；SP. 收缩压；EDV. 舒张末期容积；k. 舒张末期容积所得每搏功

测量方法[25]。在健康心脏中，收缩压取决于后负荷和心肌收缩力。然而在混合模拟循环中表明，一旦左心室被 VAD 持续减压，收缩压直接取决于前负荷。与收缩末期压力和收缩末期容积相反，在健康心脏和应用机械循环支持情况下，收缩压对原生心脏的收缩力更敏感。除了对收缩力的敏感性外，因收缩压相较于收缩末期压力经历的压力变化更明显，其对前负荷变化的敏感性较收缩末期压力更好，故可作为评估前负荷的重要指标。

VAD 的泵数据可间接反应左心室前负荷。因为没有对左心室压力和左心室容积侵入性测量，采用 VAD 泵数据间接测量左心室前负荷是最理想的。已经提出多种方法估算泵流量[26]来间接测量前负荷，或者应用流量探针[7, 28]直接测量流量[27]。泵流量随左心室前负荷增加而增加，且泵流量脉动随左心室前负荷增加[29]。有人建议，在平均泵流量与动脉搏动间保持线性关系以模仿 Frank-Starling 机制[30]。但是，目前泵流量的计算仍缺乏稳定性和准确性[26, 31]。

（三）后负荷因素

后负荷相当于主动脉中的压力，由平均动脉氧和动脉搏动叠加而成。AoP 的短期波动通常可达 20mmHg[32]。健康的心脏会随着 AoP 内压力增加而立即调整增加心肌收缩力以维持心输出量。在压力 - 容积曲线中，当收缩末期压力 - 容积曲线右移时收缩压升高（图 18-1A）。在 VAD 患者中，其泵流量直接取决于泵前后的压力差，即左心室压力和主动脉内压力。与健康心脏相比，AoP 内压力增加会加大泵前后压差从而立即降低 VAD 泵流量。因此，由于 VAD 对于后负荷过于敏感，促成了针对前负荷敏感性调整理念的实施。

外周动脉血管硬化会增加血管系统的阻力，从而进一步增加 AoP。血管硬化是心力衰竭的常见病因，并且也多见于 VAD 患者人群中。此外，相较于未应用 VAD 的心力衰竭患者，全流量支持下的 VAD 患者主动脉壁硬化增加[33]。在模拟 VAD 与心血管系统相互作用时，以上两种情况均需考虑[19]。

在植入 VAD 后动脉搏动明显降低，主要因为 VAD 提供持续的平流泵灌注模式决定的。离心泵在临床应用已超过 10 年，器官功能似乎不太依赖于搏动的血流灌注。然而非搏动性的 VAD 血流仍存在不良事件，例如血管性血友病因子降低相关的消化道出血[34]、溶血或系统血栓形成[35]。最近，新型 VAD 可编程产生叠加脉动血流[4, 5]。搏动性血流相对于平流血流的优势仍不确定，其应用仍存争议[36]。然而，在无额外风险的情况下，在平流血流的 VAD 中增加搏动血流会更符合生理性动脉血流的灌注方式。

（四）病理生理学因素

如上所述，一个理想的生理控制器可像正常心脏一样感知前后负荷的变化，并进行相应的调整。通过改变血管内容量（非张力静脉内容量）和全身阻力来分离前、后负荷的变化是检测生理控制器的首选目标。此外，VAD 患者的日常生活可概述为前负荷、后负荷、收缩力变化的组合。从休息状态到锻炼状态，肺阻力和全身阻力降低，同时非张力静脉内容量增加。从睡眠状态到清醒状态，全身阻力增加并伴随收缩力增加。最后尤为重要的是，生理控制器不应受到原生心脏收缩力改变的影响。在功能性左心室反向重塑的情况下，收缩力将增加到 51%（EF=44%），而在进行性心力衰竭情况下，收缩力将降低至 17%（EF=22%）[6]。

目前所述的所有前负荷、后负荷、收缩力的变化都发生在 10 分钟、几小时范围内，或者对于动脉硬化或左心室重构的患者来说发生在一生内。相比之下，VAD 患者的日常生活中有许多突发事件会影响他 / 她的血流动力学状态[37]。突发事件与血流动力学（急性失血、直立倾斜试验或 VAD 泵负压抽吸）、呼吸（深吸气或呼气）、躯体症状（瓦萨瓦或穆勒试验、咳嗽、负重或排便）或心律失常（心房颤动或室性期前收缩）相关[38]。躯体紧张度的增加伴随着胸腔内压力的增加。即使突发事件不影响原生心脏，它也可能破坏了基础反馈调节机制的生理控制系统的稳定性，并导致 VAD 泵的急性负压抽吸、泵过载、泵速失衡事件发生[6, 38]。

VAD 内血栓形成[39] 或急性红细胞比容变化不仅会导致血流动力学变化，还会引起 VAD 马达和传感器测量信号的准确性。目前此类信号用作监测目的，但若将来作为输入信号应用，其可能会影响生理控制器的稳定性。由于红细胞比容会影响血液黏滞度，因此用于估算泵流量的马达电流严重依赖于红细胞比容。红细胞比容可迅速变化，例如出血时，其变化范围从 15%（贫血）到 65%（红细胞增多症）[1, 40]。血栓对于马达电流的影响是显而易见的，因为在临床实践中通过监测马达电流的增加来识别血栓事件[41]。

影响传感器测量准确性的突发事件，取决于其不同的测量原理。压力传感器目前集成于泵插入口端[42]。相反，目前仍无植入式容量传感器问世[17, 43]。最有前景的左心室容积测量传感器是电阻抗[44] 和超声测距[45]，但数据

漂移是植入式压力传感器发展中面临的共同挑战。据报道，其数值漂移范围在每年 2mmHg 到 50mmHg[46, 47]。容量传感器的数值漂移不可测，但根据超声心动图测量的容量估计，可以推断为 10%～20%[48]。基于电阻抗的容量测量受到红细胞比容和传感器位置变化所影响。心内超声心动图对传感器位置像电阻抗测量技术一样敏感。

三、生理性自适应泵控制系统

（一）驱动

目前的 VAD 泵以预设速度运行。若以最佳方式设置，则左心室处于生理状态（图 18-2A）。然而，由于 VAD 泵没有根据患者前负荷的变化来调整泵速，容易导致不良事件发生。休息、咳嗽、排便等日常活动会减少回心血量，从而降低前负荷。固定泵速的 VAD 对于前负荷减少没有反应，从而导致泵速过快。这种泵超速情况（图 18-2B）在临床上见于低流量报警或左心室低容量。非生理性的高泵流量可能会降低左心室容量，从而导致左心室负压抽吸的事件发生[50]。另一方面，运动会增加回心血量，进而增加前负荷。增加的血容量使心腔扩张，导致容量和压力过负荷，从而导致肺充血甚至水肿，以及全身静脉充血。这种泵速不足情况（图 18-2C）在临床上见于心室过度扩张，其特征是室间隔向右移位[51]。

生理控制器还应包括临床医生预设的不同级别的辅助模式。在 VAD 全流量支持期间，因为左心室压力持续低于主动脉瓣内压力，故主动脉瓣保持关闭状态，这不利于其机械完整性[14]。在 VAD 部分流量支持期间，由于受到

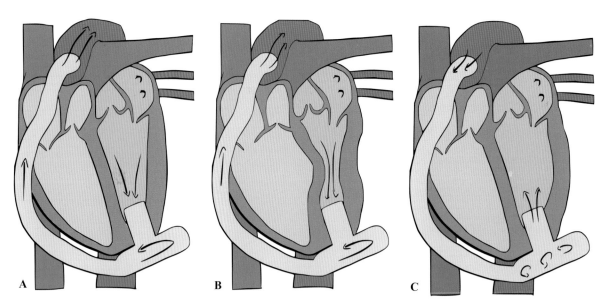

▲ 图 18-2　将离心泵动力心室辅助装置植入左心室心尖部，与患病心脏并行工作示意图，流出道与升主动脉吻合
A. 常规 VAD 运行；B.VAD 泵血过多；C. 活动变化[49] 导致的前负荷改变引起的泵血不足（图片由 Gregor Ochsner 提供）

VAD 的部分支持，衰竭的心脏可能不能提供足够的每搏功。在主动脉瓣开放和左心室每搏功之间维持动态平衡。在重度心力衰竭期间，VAD 的全流量支持保证率充足的器官灌注和心肺系统的减压。左心室完全减压后导致了最小的左心室每搏功和主动脉瓣关闭。在心功能恢复期，VAD 部分流量支持可使左心室再充盈并且开放主动脉瓣[52]。VAD 运行模式的调整需要以调整适宜的左心室容量状态为治疗目标。

此外，VAD 的运行提供了非生理性、非搏动性的动脉血流。VAD 研发机构近期提出一种泵速调节方案，它将人造的间歇性脉动和均匀泵速叠加产生一种脉动波形（图 18-3B）。对于 HeartMate Ⅲ（Abbott, Abbott Park, IL, USA）来说，"人工脉搏"[4] 叠加于平均泵速产生脉动波形。而 HVAD（Medtronic, Minneapolis, MN, USA）是通过"拉瓦雷循环"产生脉动波形[5]。两种脉动波形的目标都是在低泵速期间出现间歇性主动脉瓣开放，并在高泵速期间产生泵冲击效应[53]。然而，人工脉动波形与心动周期并不同步。不同条件下的左心室状态和主动脉内压力随机叠加人工脉动，是否会产生生理性搏动并不确定。同时，"人工脉搏"和"拉瓦雷循环"为预设波形，不会针对患者的血流动力学状态做出调整。

为了有效地减少泵血不足和泵血过多等不良事件的发生（图 18-2B 和 C），VAD 需要针对前负荷做出相应调整，并在动脉血流上加入与原生心脏同步的搏动性。这需要应用准确测量或预估前负荷的传感器，以便同步调整泵速。

（二）基于反馈机制的生理控制器综述

泵速控制器不能针对患者血流动力学做出反应，生理控制器以测量或估算的信号作为控制器的输入信号。将其与参考信号进行比较并计算两者之间的差值，控制器根据该差值进一步计算出所需泵速变化，并进一步调整泵速（图 18-4）。通过以上方法完成反馈闭环机制，泵速可以根据测量或估算信号进行自动调节。

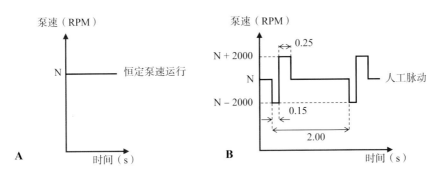

▲ 图 18-3　A. 临床医师在特定时间点预设恒定泵速；B. HeartMate Ⅲ（Abbott, Abbott Park, IL, USA）通过泵"冲击"来让主动脉瓣尖端开放来产生"人工脉搏"[4]，HVAD（Medtronic, Minneapolis, MN, USA）应用"拉瓦雷循环"来达到同样的效果[5]。这两种方法都是通过软件设置改变泵速来达到产生脉动血流的目的，但都没有考虑患者的血流动力学状态

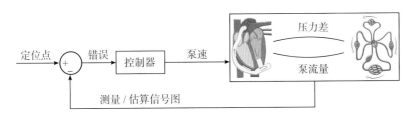

▲ 图 18-4　反馈机制控制回路

控制器通过测量和（或）估算的信号计算出所需泵速，传输到 VAD 泵中（图片由 Gregor Ochsner 提供）

大部分文献中提出的用于 VAD 生理控制的控制器都依赖于前负荷信号输入，如收缩末期容量[17] 或收缩末期压力[29]。与健康心脏功能的相似性促使前负荷作为调整 VAD 泵速的有利参数。基于前负荷参数的控制器旨在模仿 Frank-Staring 机制。控制器的区别主要在于输入信号的不同，具体将在下文详述。前负荷反馈型控制器可以与后负荷传感器混合应用，目的是保持灌注在生理范围内[24, 23, 54—56]。

生理性后负荷的条件可以与 VAD 泵速调节相匹配，可以增加体循环动脉搏动性[57—59]。理想状态下，搏动周期可以与心动周期同步，增加搏动性的同时减轻左心室负荷[52, 60]。在同步期间，减轻左心室负荷与主动脉瓣开放之间的取舍可以根据左心室容量状态作为治疗目标来评估。通过系统性调整搏动时间，心室负荷

和动脉搏动性可以像容量 – 位移 VAD 的活体研究表明那样进行调整[61]。作为同步搏动性的替代方法，若压力监测信号可用的情况下，VAD 辅助水平（部分流量辅助到全流量辅助）可以直接作为生理控制器的输入信号[23]。这可以实现定义上的左心室和 VAD 之间的负荷共享。辅助效果取决于 VAD 流量与总心输出量的平均时间比值。

前负荷响应控制器需要根据泵信号或放置容量或压力传感器来估算前负荷。前负荷响应控制应用示例是，通过泵的磁轴承双侧[62] 测得的压力差，或者来自泵流量、泵速度、马达电流的组合信号[63]。左心室或泵入口的压力传感器可测量收缩末期压力和收缩压，在 VAD 患者中与前负荷状态直接相关[25, 64]。收缩末期容量可以反映前负荷，可以通过左心室容量传

感器来测量。但是目前该传感器在 VAD 中没有应用。

理想状态下，传感器应集成在 VAD 流入管道中，因此可以直接进行数据采集且不增加额外的外科手术操作，但传感器集成于 VAD 上目前仍存在挑战。集成压力传感器 [8] 和左心室容量测量的相关新技术正在研发中。左心室容量测量可以采用超声测距 [45]、电阻抗 [44]、心内除极幅度校准 [43]（应用 Brody 效应 [65]）等技术，最后结合收缩末期容积与左心室容量的相关性 [16] 来获得。基于超声测距技术进行左心室容量测量目前被证实是一种可行方法。

心力衰竭患者的体外心脏模型的准确性与应用 2D 和 3D 超声心动图对左心室容量进行点对点校准的准确性效果是一致的 [45]。目前有几款植入左心室型传感器正在研发 [8, 46]。将市售的压力传感器通过派瑞林 –C 膜塑形集成到 VAD 的流入口是可行的 [66]。该方法已被证实了短期稳定性，可进行长期的无误差压力数据记录 [42]。另外一种可以长期评估左心室前负荷的方式是应用 CardioMEMS（Abbott，AbbottPark，IL，USA），这是一款已上市的可短期应用的测量肺动脉压力的传感器 [67]。

（三）安装

介绍 3 种 VAD 的前负荷依赖型生理控制器及其最佳控制策略。所有策略应以保证患者的灌注需求为基本要求，因此所有控制器都需要考虑 Frank-Starling 机制 [1]，VAD 泵速度需要根据左心室的前负荷状态进行动态调整（图 18-1）。泵速度根据左心室容量或左心室压力进行调整。控制器之一用于施加与心动周期同步的搏动来增加人造脉动。此外，优化速度调节方案可以达成不同目标，如最大化主动脉血流与最小化左心室每搏功。

前负荷响应速度控制器以测量左心室容量为输入信号，计算 VAD 所需泵速 [17]。控制器原理如文中（图 18-5）所示，基于前负荷再充盈每搏功概念设计（图 18-1B）[68]。该概念表明在健康心脏中，每搏功与收缩末期容量成线性相关关系。同样，在机械循环支持时，泵功应随着收缩末期容量的增加而增加。PRS 控制器会模拟 PRSW 概念，线性引导每搏功随收缩末期容量增加而增加。PRSW 的 k 值斜率与控制器的增益直接相关。收缩末期容量的增加，导致泵功的增加。最后，通过泵速与泵功率相

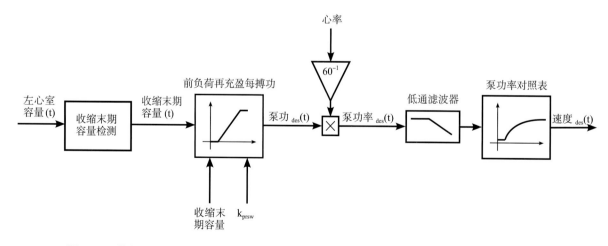

▲ 图 18-5　前负荷响应型速度控制器控制方案，以左心室容量为输入值，计算所需泵速作为输出 [17]

关的泵功率对照表（PPLUT）得出所需泵功率，进一步计算得出所需泵速度。

收缩压控制器基于泵入口端的压力[21]，其控制方案如文中（图 18-6）所示。根据泵入口压力，可以检测到左心室收缩压，并以比例增益 k 计算得出所需泵速。由于收缩压与 VAD 患者的前负荷相关，因此收缩压控制器可以模拟 Frank-Starling 机制。

多目标生理控制器[59]基于泵入口压力值的测量，并且同时结合了实时泵速度（N）和泵流量（PF）信号。综合所有测量和估算信号计算出所需泵速度，从而产生生理性血流。每次心跳都会采集收缩末期压力，作为控制器的输入信号。此外，可以通过泵入口压力检测到

主动脉瓣的开放。通过检测主动脉瓣的开放可以让临床医师预设不同支持水平的 VAD 辅助模式。更换不同的模式可以针对左心室负荷情况进行增加或减少（左心室功能锻炼）。此外，控制器通过产生正弦波脉动可以叠加与心动周期同步的主动脉搏动压力。同步技术通过监测每次心跳的收缩压来实现，该技术在 Amacher 等的"主动脉搏动压力位移的影响"研究中提及[52]。控制器还应具有安全算法，如左心室负压监测、左心室过载和泵反流及各自的解决方案（图 18-7）。

VAD 的最佳控制策略可使 VAD 的搏动 - 速度分配可以在多目标控制器的各级别辅助情况下针对每次心跳[69]进行优化（图 18-8）。与

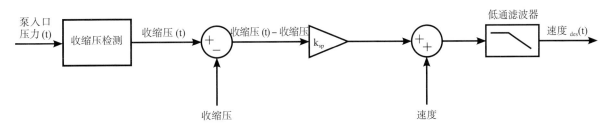

▲ 图 18-6　比例收缩压控制器的控制方案，以泵入口压力为输入，计算期望泵速作为输出[21]

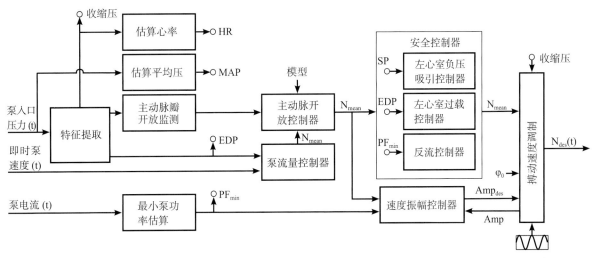

▲ 图 18-7　多目标生理控制器方案，以泵入口压力，即时泵速度（N）和泵电流（I）作为输入信号，计算出所需泵速度作为输出信号。控制器可以根据临床医师设置针对左心室负荷情况进行调节。此外，将正弦波脉动叠加到受控泵速中以增加动脉压。该生理控制器具有安全算法，如左心室负压吸引、左心室过载和反流等情况的监测和解决方案[59]

目前的人工脉搏曲线相比[4, 5]，该策略可以针对任意目标进行心动周期同步的速度优化。通过这种方式，可以实现 VAD 与自身心血管系统的有效交互。最佳控制问题需考虑肺动脉和全身静脉压力及全身动脉阻力。在该 OCP 策略下，通过调节主动脉瓣血流量和心室负荷并使之与心动周期同步，以此平衡主动脉开放和左心室每搏功之间的矛盾。这个关于自身心血管系统与 VAD 协作的典型的最优控制问题可通过数学建模问题解决，并且在体外进行试验测试。这种建模的优势在于可以根据患者的即时生理需求自动调整 VAD 辅助水平。如果可以采集到患者心血管系统的特定信息，则控制策略可以研发出强有力的针对患者定制化的VAD 支持策略。

四、生理泵控制器的可行性

（一）标准

VAD 的新型控制方法需要适用与 VAD 患者的各种病理生理条件，并且对血流动力学变化做出准备反应。可以设计体内和体外的试验

来评估生理控制器对于血流动力学变化和突发事件抵抗力的敏感性。控制器的敏感性应通过比较健康心脏的响应速率和 VAD 响应速度。稳定性测试则通过左心负压吸引事件、左心过载事件发生和控制器输出引起的泵速度变化来评估。

体外测试生理控制器的有效环境必须模拟心血管系统的病理生理变化，如心率、收缩末期容量和左心室收缩力的变化。前负荷和后负荷需要分别通过控制非应力静脉容量和全身动脉阻力来调节。理想情况下，可以应用生理控制机制，例如心输出量自动调节和压力反射。心血管系统的数学模型必须包括从睡眠到清醒状态的改变，室性期前收缩或增加胸腔内压力的 Valsalva 动作（VM）导致心输出量突然改变等情况。泵速度的变化应实时调整，且与模拟心血管系统产生交互作用。因此，传感器信号应采集准确且考虑数据漂移情况。用以研究生理控制器的 VAD 设备必须易于访问和控制。最后，应用模拟的液体需模拟血液黏滞度非常重要。

在体内测试时，试验方案设计需尽可能接

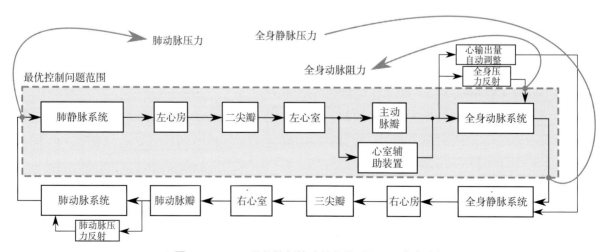

▲ 图 18-8 VAD 最佳控制策略简化模型显示于灰色方框

经 CC BY 3.0，2014 Bioengineering 许可转载，引自 Amacher et al.[69]

近相关体外研究，以使得研究具有可比性。所应用动物模型应尽可能精确地模仿人体的解剖结构和大小。因此，选择羊、牛或猪模型为宜。理想状态下，动物模型的病理生理状态应模仿心力衰竭患者的基线心率、收缩末期容量和左心室收缩力。动物的前负荷、后负荷均可相应调整，例如随着血液或血液类似物的注射或排出调整前负荷，或者在主动脉内球囊导管置入后或应用药物后增加后负荷。这些干预措施会影响心率和收缩末期容量的短期变化。VAD 和传感器之类的所有电子设备均应与体外测试所用设备相同，以便进行实时交互和记录。在体外模拟试验和动物试验中的设备放置应在同一位置，此外传感器的置入必须是外科医师操作可及的位置。

（二）混合模拟循环测试

混合模拟循环可模拟不同的病理生理情况，并且可以进行 VAD 和生理控制的实时交互。文中（图 18-9A）所示的 HMC 基于硬件在环仿真模拟概念[70]，且包含了左心室负压吸引的模拟[71]。它由心血管系统的硬件部分和数学模型两部分组成，VAD 连接在液压接口上，该接口由气动结构的贮液器组成（硬件部分），并与心血管系统的数学模型（软件部分）实时交互。模拟 VAD 的泵（Deltastream DP2）配有编码器和电机控制器，可根据需要控制调整泵的速度[70]。运行的数学模型基于 Colacino 等建模的心血管模型[73]。

两个回流室添加了从数学模型中导出的左心室压力（左接口）和主动脉内压力（右接口），并与硬件回路相接。这两个接口的压力模拟了 VAD 植入患者的体内条件，同时可以与心血管循环相互作用。其压力可实时测量且可主

动控制。这种快速的压力控制可以复制由心脏收缩产生的生理性的压力波动。通过 VAD 的流量可应用超声探头测量，两个回流室的水位由回流泵来平衡。此外，通过用甘油 - 水混合物的温度依赖性产生的不同黏度来控制流体黏度[74]。文中（图 18-9B）描绘了如何产生、测量左心室压力和主动脉内压力。

心血管系统的数学模型可根据所需测试条件更改相关试验设置。VAD 可以恒定速度或生理控制速度运行。通过改变全身静脉的非张力静脉容量和全身动脉压力反射来调节前负荷。后负荷可以通过调整全身动脉阻力和心输出量自动调节引起全身静脉非张力静脉容量改变来实现。心率和左心室收缩力的参数设置可根据需要单独更改。通过这种方法，心血管系统的独立因素可以对 VAD 的生理控制器进行全面测试。

测试生理控制器的特定条件如下：在前负荷变化期间，全身静脉的非张力静脉容量在 2200~2900ml 之间变化。心率在生理循环条件下从 60 次 / 分提高到 80 次 / 分，在病例循环条件下由 65 次 / 分提高到 135 次 / 分，同时全身动脉阻力由压力反射控制。在后负荷变化期间，全身动脉阻力从 0.5 提高到 1.8mmHg·s/ml，心率在生理状态下保持在 60 次 / 分，病理状态下保持在 80 次 / 分，而全身静脉非张力静脉容量由心输出量自动调节。PRS 控制器设置的左心室收缩力弹性系数分别为 3.5mmHg/ml、0.25mmHg/ml 和 0.125mmHg/ml，而收缩压和多目标控制器的左心室收缩力设置分别为 60%、34%、10% 和 51%、34%、17%。针对三个控制器稳定性进行分析，以明确传感器误差和左心室收缩力改变的问题。

此外，在标准化测试中，多种针对涡轮

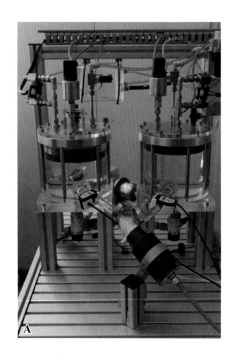

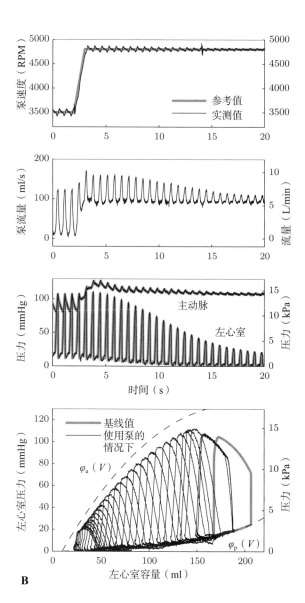

▲ 图18-9 A. 混合模拟循环可以动态测试和验证一种研发的新控制器，该控制器通过软件模拟心血管系统的交互作用。两个回流室中的压力分别对应左心室压力和主动脉内压力，并实时调整[70]。此外还集成了心室负压吸引[71]。在 YouTube 上可观看 HMC 运行影片[72]。B. HMC 模拟情况下的泵速、泵流量、主动脉内压力和左心室压力参考值（灰线）和实测值（黑线）。HMC 在 VAD 从部分流量支持到全流量支持的情况下，调高泵速度，从而导致泵流量相应增加。随着时间延长，左心室压力逐渐降低，主动脉内压力在泵速增加时明显上升，且脉动逐渐减小。在底部，描绘了 HMC 上研究健康心脏（粗灰线）和 VAD 支持心脏（黑线）的左心室压力容量关系

经 IEEE 许可转载，引自 Ochnser et al.[70]，©2013 版权所有

动力的 VAD 开发的生理控制器已在 HMC 上进行了体外测试[6]。涉及研究的控制器以主动脉内压力和心率[56]（con1）、泵流量和收缩末期压力（con2）、左心室压力[75]（con3）、泵压力和速度差[76]（con4）、收缩末期容量[17]（con5）和收缩压[21]（con6）等数据为基准。该研究考虑到了日常活动期间的前后负荷变化，模仿了心力衰竭或心肌恢复期的心肌收缩力变化，以及考虑到由于材料原因引起的传感器误差。

（三）体内测试

在体内测试中，血流动力学条件必须与 HMC 测试的条件相同，以确保与体外测试结果的准确性相验证。同时应用与体外试验同种驱动泵（Deltastream DP2）作为 VAD 装置，对其生理控制器进行前、后负荷变化相关测试，并对比其相对于恒定泵速运行的相关性能进行比较。通过心肺机加入或排出 500ml 血液来增加或减少前负荷，通过阻塞降主动脉的球囊导管来增加后负荷。

左心室容量的测量是通过超声晶体探头连

续测量左心室的长轴和短轴得出。三枚晶体探头放置于左心室壁，一枚晶体探头放置于 VAD 输入口（图 18-10）。泵入口压力是通过猪尾导管测量 VAD 输入口和左心室的压力。经主动脉内的超声流量探头测定总心输出量。所有信号均以 500Hz 使用 MF624 输入 / 输出卡，MATLAB Real-Time Windows Target 软件记录于电子计算机上。

（四）混合模拟循环的性能

三种基于前负荷的生理控制器在前负荷、后负荷、收缩力变化方面的体外试验表现良好，同时很好的模仿了健康心脏的心输出量功能。

针对前负荷响应型速度控制器进行了测试，其结果与前后负荷变化期间恒定泵速型 VAD 进行对比[17]。其结果表明，前负荷响应型速度控制器产生的 VAD 速度变化调节更接近生理循环（图 18-11）。前负荷增加时，在恒定泵速运行的情况下（C3），心输出量仅略微增加，导致左心室容量显著增加，引发左心

室过载，这种情况可以通过前负荷响应型速度控制器来预防。前负荷响应型速度控制器可以根据生理条件（C1）调节泵速（C4）来维持合理的心输出量水平。反之，在前负荷降低期间，恒定泵速型 VAD 不能进行适当的调节会引起左心室负压吸引事件，该情况也可以通过生理控制器预防。在后负荷降低或增加期间，恒定泵速型 VAD 的泵流量非生理性增加或减少，而前负荷响应型速度控制器控制的泵流量会模拟心脏生理性流量的变化。前负荷响应型速度控制器其主要优势在于预防左心室过载和左心室负压吸引。由于前负荷响应型速度控制器与前负荷状态改变直接相关，因此它对于原生心脏的收缩力变化并不敏感。

此外，前负荷响应型速度控制器还在急性病例生理事件中进行测试，如室性期前收缩会导致心输出量的急剧变化，或通过 Valsalva 动作增加胸腔内压力。测试结果表明，前负荷响应型速度控制器可以预防在 Valsalva 动作期间左心室负压吸引问题，而恒定泵速型 VAD 做不到这一点。前负荷响应型速度控制器通过减

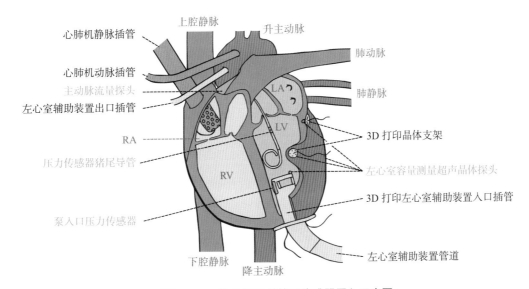

▲ 图 18-10 体内试验插管其传感器置入示意图

RA. 右心房；RV. 右心室；LA. 左心房；LV. 左心室（经 Wolters Kluwer Health Inc. 许可转载，引自 Ochsner et al.[77]）

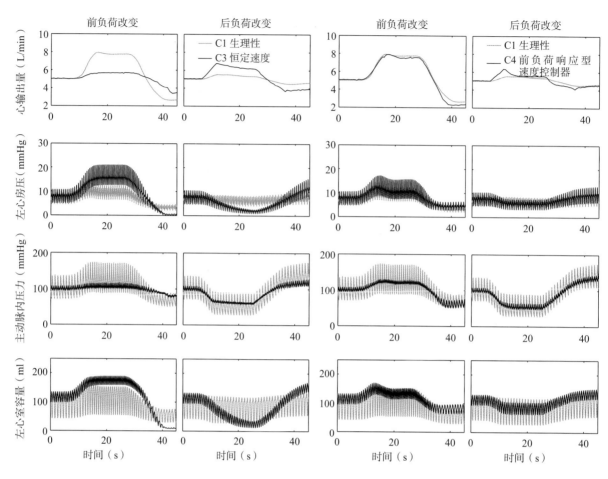

▲ 图 18-11　前负荷响应型速度控制器对前、后负荷改变的调整

在病理情况下，将前负荷响应型速度控制器 VAD（C4）与恒定速度型 VAD（C3）进行性能比较，同时以无 VAD 支持的健康心脏功能（C1）作为对照（经 John Wiley and Sons 许可转载，引自 Ochsner et al.[17]）

小泵流量来降低主动脉内压力，同时在以恒定速度维持生理需求灌注量。在室性期前收缩期间，前负荷响应型速度控制器避免了急剧的泵速变化，但同时泵反流量也会增加。总体而言，即使在诸如胸腔内压改变或心律不齐等影响血流动力学的情况下，前负荷响应型速度控制器也可以快速、安全、生理性地调整 VAD 泵速，以满足患者的灌注需求。然而，前负荷响应型速度控制器需要与有效的左心室容量传感器联合应用，从而有效预防泵过载或灌注不足，例如主动脉端引起的左心室负压事件和左心室端引起的泵反流事件。

收缩压控制器与前负荷响应型速度控制器应用相同条件进行测试[21]。结果表明，应用收缩压控制器的 VAD 对于病理循环的调节与正常生理循环适配良好（图 18-12）。在前负荷增加时，应用收缩压控制器的 VAD 产生的心输出量与正常生理性心输出量相当，并且可有效预防左心室负压吸引事件，但在此期间产生的收缩压与恒定速度型 VAD 效应类似。在后负荷降低时，心输出量像健康心脏一样随之增加。在收缩力极为低下的情况下，收缩压控制器无法良好调节 VAD 泵速度，从而可能发生左心负压吸引事件。因为收缩压控制器对于后

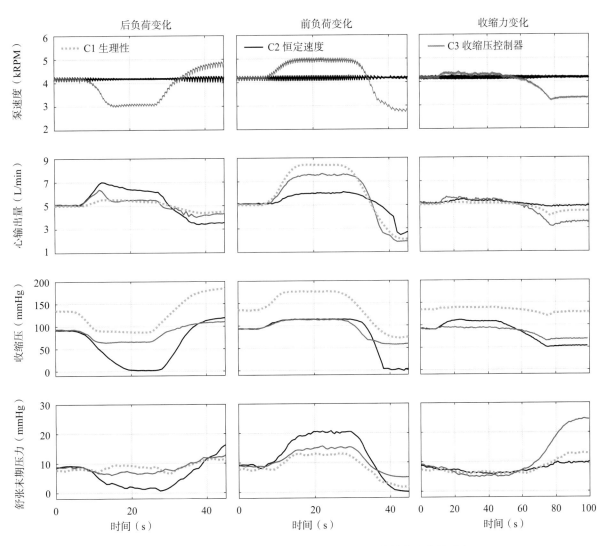

▲ 图 18-12　收缩压控制器对前、后负荷以及收缩力变化的反应

在病例条件下，将收缩压控制器 VAD（C3）与恒定速度型 VAD 进行性能比较，并与无 VAD 支持的健康心脏的生理状态（C1）进行对照（经 John Wiley and Sons 许可转载，引自 Petrou et al.[21]）

负荷敏感，其准确性依赖于后负荷的估算，因此与收缩性变化直接相关。所以在收缩力变化时，收缩压控制器的反应会更加积极，并且引起更大的心输出量变化。

多目标生理控制器可以允许临床医师决定在严重心力衰竭时应用 VAD 对心脏降低负荷，或在心脏功能恢复期应用 VAD 对心脏增加负荷以进行功能锻炼[59]。该控制器以泵入口压力、泵速度及估算泵功率等信号为基础。针对心血管系统与 VAD 的相互作用，该控制器

基于不同目标有三种不同优化模式，即模式 1 到模式 3。在模式 1 中，控制器旨在定期开关主动脉瓣膜，而忽视生理循环的灌注需求（图 18-13）。在模式 2 中，控制器维持预设好的舒张末期容量状态，VAD 负责大部分的灌注流量，使原生心脏的每搏功最小化，主动脉瓣几乎保持关闭状态。在模式 3 中，控制器主要通过心肌锻炼来协助心功能恢复。舒张末期容量随着主动脉瓣的开放次数增多而增加。此外，脉动速度的调节引起主动脉内压力增加。该控制器

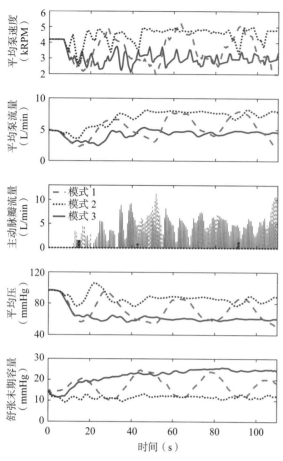

▲ 图 18-13　运动模式下多目标生理控制器示意图，收缩力为 17%

经 Springer Nature：Petrou et al.[59] 许可转载，©2017 版权所有

可能有利于支持危重患者的功能锻炼。

此外，应用防止左心负压吸引、泵过载或泵反流的安全算法可以确保 VAD 泵的安全运行。多目标控制器的最大优势在于它能够控制心脏的负荷状态，其可以是心脏的负荷在空载到功能训练状态之间切换，以及循环动脉搏动压的增加。

VAD 的最佳控制策略必须拥有生理目标驱动功能并且使 VAD 的搏动速度优化策略精确到每次心跳[69]。与具有固定的正弦速度曲线的多目标控制器相比，最优控制策略的辅助功能是基础最优控制问题优化得出的搏动速度曲

线。在计算机上测试并通过 HMC 验证的 VAD 和心血管系统之间的功能交互作用试验证明，最佳控制策略的性能优于恒定速度或正弦速度曲线。优化后的速度曲线缺点是泵速可能会在一个心动周期内迅速变化。血液相容性可能会由于高剪切力的存在而降低[53]。此外，因为流体惯性的原因，快速的速度变化对于 VAD 的转子进行加速或减速是一个挑战。应用 VAD 的最佳控制策略，VAD 的性能可以针对患者的不同个体化目标进行调整，例如针对为了恢复原生心脏功能或终生应用 VAD 支持治疗两种情况采取不同支持策略。

混合模拟循环可以对各种控制器及其与心血管系统的交互进行标准化比较。因为仅与恒定泵速型 VAD 进行比较不足以评估最佳控制策略，所以混合模拟循环的这一特点尤为重要。通常在前负荷变化期间，所测 6 款生理控制器（Con1~6）的表现均与健康心脏反应相似，且均优于恒定速度型 VAD[6]。但是在后负荷和收缩力变化或数据误差期间，各控制器性能有所不同，从而导致左心室负压吸引或泵过载时间。控制器对于数据误差收缩力变化的敏感性存在问题，因此需要进行额外的校准。例如，控制 1 号和 2 号需要在传感器误差时进行传感器校准，控制器 3 号和 6 号需要在收缩力改变时进行偏移校准。Tchantchaleishvili 发表的对照研究表明[8]，基于前负荷响应的控制器（如控制器 1 号、2 号和 5 号）的功能在可靠的临床应用上仍面临挑战。

（五）体内性能测试

通过 8 只猪体内试验[77] 评估前负荷响应型控制器[17] 和收缩压控制器[21]，以及评估恒定速度 VAD 的运行。评估了以上 3 种不同

VAD 控制方法在前后负荷周期性增加时的性能，并与体外试验结果相验证。此外，也对放置在 VAD 血流入口处进行左心室容量测量的超声和压力传感器进行了测试，该传感器作为上述控制器的信号输入[42]，并且有 3 只猪在试验全程中应用猪尾导管监测心内心电图与舒张末期压力 - 容量曲线。Dual SA 的 "心室辅助装置输入信号的对比" 研究[43] 探究了去极化幅度（通过布罗迪效应[65]）与收缩末期容量和左心室容量之间的相关性。

前负荷响应型控制器和收缩压控制器均具有稳定的性能，并且可以模拟心脏的 Frank-Starling 机制调整 VAD 的流量（图 18-14）。以上两种控制器可以有效预防左心室负压吸引和泵超载。在应用前负荷响应型控制器时，在两个心动周期中只出现 1 次短时间负压吸引；在应用收缩压控制器时，没有出现负压吸引现象；而应用恒定速度型 VAD 时，出了 5 次负压吸引事件。两种控制器均可对血流动力学变化产生良好响应。例如，作为对前负荷降低的响应，前负荷响应型控制器和收缩压控制器有效降低泵速度，从而减低泵流量。敏感性分析显示，两种控制器对于前负荷减少的敏感性与健康心脏相同。但对于前负荷的增加的敏感性则较低，这种表现考虑与健康猪心的生理收缩性较强相关，它可以通过增加主动脉瓣流量来代偿前负荷的增加，因此 VAD 的流量没有预期中的有效增加。

在后负荷增加期间，前负荷响应型控制器通过提高泵速来代偿减少的泵流量。但是，收缩压控制器对后负荷增加的反应太强，可能导致动脉压过高。在病理情况下，收缩压控制器的性能有待进一步提高。试验过程中没有因控制器故障导致试验终止。试验结果未受到传感

器置入位置不同的负面影响，例如超声晶体探头的置入位置不同。此外，在 8 头猪中有 2 头出现心律失常，但是对试验结果无影响。

集成于 VAD 入口插管的压力传感器[42] 和测量左心室容量的超声晶体探头两者所记录的数据是生理控制器的可靠输入信号。但是，传感器探头的包装和插管之间的集成技术在长期研究过程中仍需进一步调整。收缩末期容量通过心内心电图信号去极化幅度和收缩末期压力之间相关性进行估算，并校正了左心室容量估算的准确性。其结果表明，为了有效通过去极化幅度和收缩末期压力估算收缩末期容量，需要反复校准传感器[43]。这两种信号对于红细胞比容和左心室收缩力的变化的稳定性仍待评估。理想状态下，基于以上两种信号组合所测得的左心室容量被用作固定的生理控制器的信号输入。

（六）体内与体外试验结果比较

前负荷响应型控制器和收缩压控制器与恒定速度型 VAD 相比，其有效性在体外试验得到了验证。两者的性能差异在体内试验中有所体现。一方面，数学心血管模型（CVM）与拥有健康的生理反馈机制猪心血管系统（CVS）相比具有一定的局限性。在体外试验环境下，不能模拟或体内发生的短期负压吸引事件。理解导致不同结果的关键动力学机制有助于改进当前的体外研究使用的数学心血管模型。例如在数学心血管模型中，右心室和左心室充盈之间的相互作用没有建模，这可能导致出现上述错误。另一方面，混合模拟循环测试可以进行 VAD 生理控制器在标准化和可重复性方面进行比较研究[6]。

此外，由于猪心脏是健康的，其收缩性在

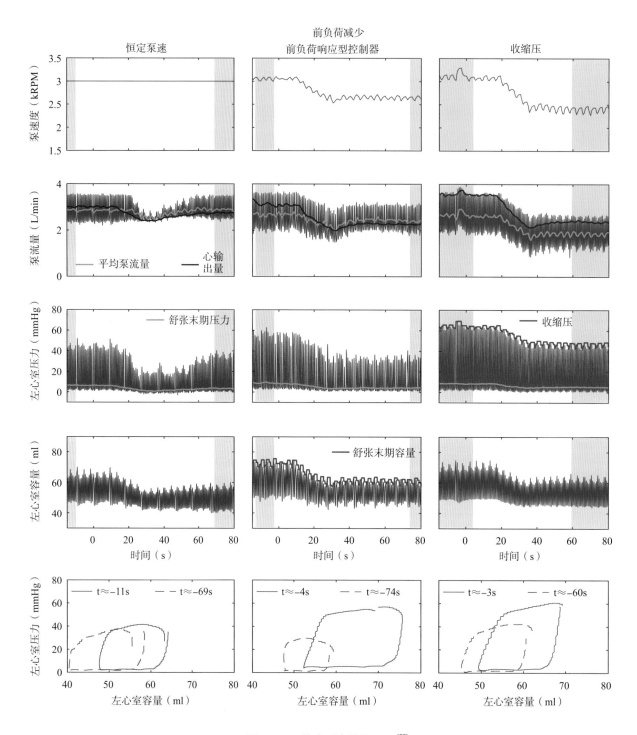

▲ 图 18-14　体内研究结果展示 [77]

将两种控制器（基于左心室容量测量的前负荷响应型控制器 [17] 和基于左心室收缩压的收缩压控制器 [21]）的性能与恒定速度型 VAD 进行比较，描绘了 80s 内的泵速、泵流量、左心室压力和左心室容量的信号，并且展示了平均泵流量、心输出量和舒张末期压力数据。舒张末期容量和收缩压是两种控制器的输入信号。压力 - 容量曲线显示通过引流 500ml 血液前负荷减少前后的稳态变化。结果表明了前负荷响应型控制器和收缩压控制器的有效性（经 Wolters Kluwer Health Inc. 许可转载，引自 Ochsner et al. [77]）

体内试验时不能改变，但可以在混合模拟循环上模拟。病理状态的血流动力学液不容易在体内试验模拟。因此，VAD 系统与健康心脏的相互作用比心力衰竭患者更敏感，以至于体内试验和体外试验研究结果在这方面出现差异。例如在体内试验中，健康心脏的强收缩能力可能导致了收缩压控制器对后负荷增加产生的强烈反应，这与体外试验结果不符。

在体外试验中，任意信号都可通过数学心血管模型计算，也可以用传感器测量，传感器可以置入在混合模拟循环系统的任意位置。在体内试验中，由于操作受限，传感器只能置入在适宜的位置。例如，在混合模拟循环系统上的左心室容量是通过数学计算得出的，而猪的左心室容量则是通过集成在猪尾导管的传感器或超声晶体探头测量得出。此外，由于动物特殊的生理条件，传感器的校准和控制器的增益调整是强制性的，这也导致了体外实验和体内试验在左心室负压吸引事件数据上的差异。

根据短期体外实验研究的集成在 VAD 入口插管的压力传感器的功能可以通过体内试验验证[42]。但是，传感器的长期稳定性和数据误差只有在长期动物实验中侧能进一步验证。此外，基于目前的混合模拟循环系统不可能研究新的左心室容量传感器及其测量原理。数学模型和混合模拟循环系统的唯一接口是基于压力信号而来，而不是模仿胸腔内完整的心脏功能。因此必须进行额外的测试，而这需要心脏的物理模型[45]。

五、展望

三个前负荷响应型生理控制器及各自的压力和容量传感器将会集成到最先进的 VAD 中，

这使得目前的泵可以适应患者的灌注需求，并保证泵的安全运行，最终目标是显著改善患者的健康状况并提高生存率。基于多维度测量数据综合控制的控制策略是有利的，例如结合左心室容量和左心室压力综合作为输入信号。理想情况下，这些传感器均集成在 VAD 的入口插管中[42, 45]。未来仍需研发完全集成的、长期稳定的、血液和生物相容性好的传感器系统，为相关控制器提供所需相关信号输入。

利用经典控制理论中的稳定性分析和鲁棒性分析可以促进生理控制器的发展和演进。需要一个线性时变模型来完成上述目标。该系统包括心血管系统的均值模型，并且与 VAD 系统相结合。该模型具有两个优点：①它比光法使用的时变弹性模型对计算的要求更低；②它允许提取线性时不变对象，可以用于基于该模型设计的生理控制器[78]。

此外，右心室动力相关的病理生理学[79]及其与室间隔的相互作用仍需要更深入的研究，因为在左心室辅助装置支持下可能会出现右心室衰竭[80]。由 VAD 支持的左心室提供的心输出量也需要右心系统处理。右心室可能因为左心室辅助装置支持引流的前负荷增加而过载，或因缺乏泵速调节而出现室间隔移位。因此，右心室和左心室的充盈必须通过提供最佳心输出量的 VAD 速度设置来进行匹配。因此，左右心室之间的室间隔相互作用应进一步详细研究。右心室支持这一临床问题可以应用双心室系统的混合模拟循环系统来解决，因为该系统在模拟的数学心血管模型中含有在右心的第二个接口。此外，扩展混合模拟循环系统提供了相应的接口，以便进一步测试 VAD 对右心室的支持[81]。

理想状态下，试验设备是标准化的，因

此可以在不同组之间定量比较实验结果。混合模拟循环系统的结构和病理生理测试，例如模拟心脏的收缩性或前后负荷的变化量，都应该标准化，以测试新传感器或生理控制器的有效性。为了研究利用速度调节来改善动脉压力的 VAD 对于血流动力学的影响，一种与心动周期同步的 VAD 正在研发 [52, 59]。最后，迫切需要建立能够准确模拟病理性心功能的动物心力衰竭模型，使体内试验和体外试验的结果具有可比性。

连续血流机械循环支持下的终末器官生理
End-Organ Physiology Under Continuous-Flow Mechanical Circulatory Support

第 19 章

Egemen Tuzun　著

王　茜　译
王　建　校

当你冒险进入荒野时，别期望能找到一条铺好的路。

——C. Walton Lillehei

一、概述

在美国，心力衰竭是患者死亡和住院的主要原因之一，目前有近 650 万美国人患有充血性心力衰竭[1]。晚期心力衰竭的治疗通常需要频繁住院和长期重症监护，每年住院人数超过了所有形式癌症住院人数的总和，成为医疗花费的主要构成之一。50% 的 CHF 患者，要么开始就对药物治疗没有反应，要么在确诊 5 年内变得对药物治疗没有反应。虽然心脏移植是治疗心力衰竭的最佳方法，但机械循环支持已经成为一种重要的替代方案，因为每年能获得的供体心脏数量有限[2]。另外，越来越多的患者需要心脏支持，却并不具备心脏移植的资格。心室辅助装置的临床成功为延长 CHF 患者的预期寿命提供了一种新策略。具有里程碑意义的 REMATCH 试验，确立了左心室辅助装置作为药物治疗成功替代方案的地位。LVAD 接受者的 1 年和 2 年存活率比单纯接受药物治疗的患者高 2 倍[3]。

虽然搏动灌注被认为是最接近生理的，但连续血流（非搏动）心室辅助装置也在研发改进中，用以减少与搏动技术相关的一些并发症，如感染、外科出血和机械设备故障，并满足那些因为体型太小无法安装当前搏动设备患者的需求。在最近发表的一项研究中，CFVAD 接受者在 6 个月、1 年和 2 年的随访中显示存活率改善，分别为 92%±4%、81%±6% 和 74%±6%[4]。

当使用连续血流泵作为 LVAD 时，所产生的主动脉压力波形的脉搏幅度减小，形状变圆。因此，连续血流泵并不是真正的"无脉动"泵，尽管它们确实会减少搏动灌注。由于 CFVAD 输出的流量与泵前后的压力梯度成比例，故而主动脉中的压力和流量波形具有残余的搏动性。只要左心室在每次收缩过程中产生一定的压力，那么压力梯度也将是搏动性的，由此产生的泵流量的周期性增加将赋予动脉波形某种程度的搏动性[5]（图 19-1）。

最近，我们遇到一些晚期心力衰竭患者，尽管没有心力衰竭症状，但由于心脏负荷卸载不良和心室功能严重受损，脉搏微弱或监测

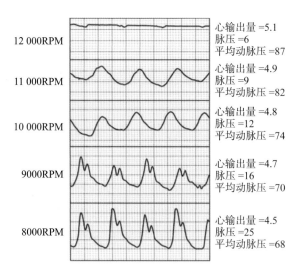

心输出量 =5.1
脉压 =6
平均动脉压 =87

心输出量 =4.9
脉压 =9
平均动脉压 =82

心输出量 =4.8
脉压 =12
平均动脉压 =74

心输出量 =4.7
脉压 =16
平均动脉压 =70

心输出量 =4.5
脉压 =25
平均动脉压 =68

▲ 图 19-1 连续血流左心室辅助装置植入术后的动脉血压描记

随着速度的加快，随着从左心室心尖排出大量血液，脉压降低。主动脉瓣开口逐渐减小，直至完全关闭，最后提供持续的全身血流。RPM. 每分钟转数（经 McGraw-Hill Education 许可转载，引自 Fuster 等 [5]，通过 Copyright Clearance Center, Inc 转达许可）

不到。随着世界范围内 CFVAD 使用经验的增加，现在有相当多的证据表明，应用连续血流和（或）搏动减少的循环辅助设备进行慢性支持在临床上是可行的。先前的研究表明，非搏动性循环支持会导致某些血管舒缩、代谢、血流动力学、激素、功能和形态的改变，目前这一主题仍然存在争议 [6]。搏动性与 VAD 的临床相关性尚不清楚，特别是因为大多数证据主要来自体外循环研究。更令人困惑的是，对是什么构成了有生理意义脉搏的统一定义阻碍了不同研究之间的比较。事实上，与心脏停搏的 CPB 设备不同，CFVAD 循环通常反映了与患者的自然心室功能成正比、与机械循环支持程度成反比的自然脉搏成分。搏动在长期 MCS 中的重要性是一个相对较新的话题。至少，在某些情况下，可能可以通过产生人工脉搏暂时或偶尔产生或增强 CFVAD 患者的自身脉搏 [7, 8]。

尽管技术进步，但长期使用 CFVAD 对血

流特性和终末器官生理的长期影响引起了人们的关注，如主动脉瓣叶融合、脑和胃肠道出血并发症增加和（或）心肌逆向重构缺乏。因此，外科医生的技能和专业知识显然是确保手术长期成功率的基本要求，应该得到临床和临床前研究提供的新的预测方法的支持。在这个概念下，特定的患者模拟（体外、体内或离体模型）是必要的，用以评估连续血流心脏辅助生理学、各种可能治疗方法的有效性，并根据这些模型提供的结果及预测来计划和设计最佳手术或设备解决方案。为了实现上述目标，心脏外科医生、心脏病专家、工程师、基础科学家、放射科医生和兽医组成了学术界和产业界的基础团队，他们需要严谨合作，为逼真的模拟和解决方案建立准确的模型。尽管存活率显著提高，但 CFVAD 的重要不良事件仍然影响患者生活质量、再住院率和死亡率 / 发病率。为了减少和（或）预防这些不良影响，在微循环和分子水平上了解连续血流生理学的机制无疑是至关重要的。遗憾的是，到目前为止，对连续血流生理机制的基础科学研究仍然非常有限。本章旨在总结现有的在器官水平上比较连续血流和搏动血流生理学的文献，并提供一些已发表 / 待定的初步数据，以阐明这一复杂的、相对未知的生理学。

二、CFVAD 血流对血管功能和结构适应性的影响

CFVAD 以并联或者串联的方式卸载心脏负荷。已通过 FDA 批准的装置，如 HeartMate Ⅱ（轴流泵）、HeartMate Ⅲ（离心泵）和 HeartWare（离心泵），通过一条替代通路（流出道移植物）与自然心脏并联进行工作，并根据输入导管的

位置从左心室或左心房向主动脉提供血流（图19-2）。另一方面，一些短期使用的经皮植入的 CFVAD 装置，如 Impella2.5（轴流泵）以串联方式卸载心脏负荷。这两种技术下的泵差压，即左心室和主动脉压力之间的差值，与泵流量成反比[9]（图 19-3）。由于 CFVAD 在收缩期和舒张期持续卸载心室负荷，泵流量在心动周期中随时变化，收缩期达到最大值，舒张期达到最小值。考虑到舒张压和平均动脉压随着泵支持的增加而增加，同时主动脉收缩压与舒张压之差——主动脉脉压（AoPP=AoS-AoD）随着泵速增加而减小，导致动脉系统中脉压降低或没有脉压，同时压力 – 容积曲线[9, 10]左移（图 19-4）。

　　与健康天然心脏相比，CFVAD 是对前负荷和后负荷更敏感的泵。在正常心脏，心输出量随前负荷的增加而增加（通过补液、静脉回流增加等），但对后负荷的增加（由于低血容量、高血压、外周血管阻力增加等）相对不敏感。相反，CFVAD 流量会因前负荷和后负荷减少而迅速下降[9]。

　　主动脉脉压来自心脏、全身动脉系统和外周微循环的相互作用。血流动力学和动脉重构之间复杂的相互作用使我们无法用实验将主

动脉脉压的变化归因于特定的适应性反应。在年轻人和老年人，血压和血流的慢性变化（即高血压、心力衰竭）均与动脉壁结构重建相关，包括管腔半径（主要由切应力决定）、管壁厚度和动脉壁硬度（主要由周壁应力决定）在几天或几周内的变化[11]。自然而然，基于 CFVAD 独特的压力和流动特性，在动脉系统引入减少或无搏动的血流生理后，血管适应性深受期待。然而遗憾的是，由于在活体实验中建立特定机械性能变化与特定应力之间的因果关系很困难，投资者们依靠数学建模来描述血管系统的结构适应性[12-15]。这样的模型证实了内皮剪切力和周壁应力所起的关键作用，他们得到了关键见解，即一个复杂结构可以从普遍适用于每根血管的相同适应规则中得出。也许考虑到脉搏波在动脉网络中传播和反射的复杂性，大多数模型都专注于非搏动血流动力学，没有模型提出动脉硬度的适应性[16-18]。要同时预测观察到的不均质的力学特性、搏动血流动力学和血管应力，就需要定义一套适应性规则，而不需要事先假设平衡。由于在体实验观察到，适应性能够减少血管应力的初始混乱[19]，旨在解释血管网络结构适应性的数学模型普遍假定血管对目标应力"设定点"的适应性[12, 20-22]。然而，Cecchini 等[23]质疑了设定点是否在生物调控中是一个独特的结构实体，并且是否没有必要解释生理系统的调控。取而代之的是，当具有竞争过程（提供负反馈）的系统达到均衡的"平衡点"时，动态平衡就实现了。基于这种达到平衡点的方法，Nguyen 等[11, 24]测试了脉压稳态可以在系统动脉对局部机械应力的生理适应中出现的假设。他们在研究中发现，搏动流量减少 50% 对动脉的顺应性没有明显影响（图 19-5A，银条），因为

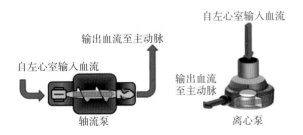

▲ 图 19-2　根据血流方向与设备轴线的关系，连续血流左心室辅助装置可分为轴流（左）或离心（右）两种类型

（经 Elsevier Science and Technology Journals 许可转载，引自 Lim et al.[9]，通过 Copyright Clearance Center, Inc. 转达许可）

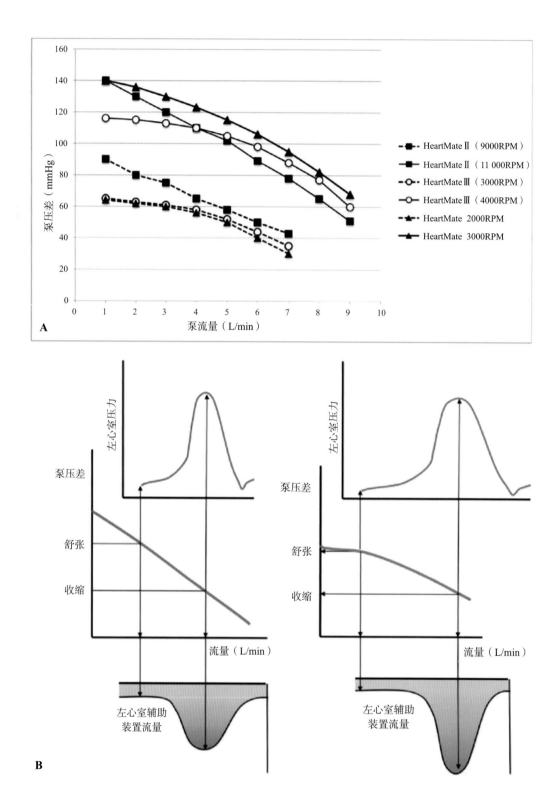

▲ 图 19-3　A. 压力（泵压差）- 流量关系，轴流泵 HeartMate Ⅱ、离心泵 HeartMate Ⅲ 和 HeartWare。泵压差是主动脉（全身）血压和心室压力之间的绝对差值。B. 与轴流泵（左）相比，离心泵的压力 - 流量曲线（右）更平坦，导致：①由于泵压差更高，收缩期和舒张期之间的流量变化更大（假设全身动脉血压不变）；②与轴流泵相比，对于给定的泵流量变化，泵压差变化较小，这可能会降低抽吸事件的可能性。LV. 左心室；LVAD. 左心室辅助装置

经 Elsevier Science and Technology Journals 许可转载，引自 Lim et al.[9]，通过 Copyright Clearance Center, Inc. 转达许可

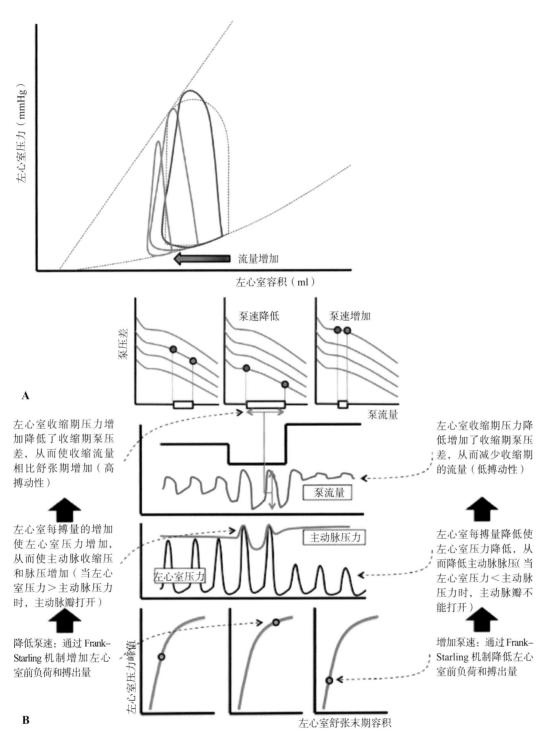

▲ 图 19-4　**A.** 增加泵速 / 流量对左心室压力 – 容积环的影响。无支持的左心室压力 – 容积环如图所示（细虚线）。注意，由于等容相的损失，压力 – 容积环呈三角形。泵流量越大，左心室容积越小。由于舒张末期压力 – 容积的非线性关系，左心室舒张容积较低时，左心室充盈改善。**B.** 泵速对左心室输出量和血压的影响。从上到下：泵压差 – 流量曲线（蓝点，舒张期；红点，收缩期），泵速和流量，动脉压和左心室压，以及原发左心室压 – 左心室舒张末期容积的关系。在原发左心室收缩功能存在的情况下，泵速降低，通过 Frank-Starling 效应（下图）增加左心室压力（第 3 图），从而增加收缩 – 舒张泵压差和流量。这反映在 LVAD 流量的较大搏动性上。较高的泵速下，左心室舒张末期容积下降，降低了原发左心室的射血和压力，从而降低了 LVAD 血流的搏动性。由于舒张压升高，动脉血压在较高的泵速时升高，但脉压降低，尤其是当左心室不能射血时（主动脉瓣不能打开）

经 Elsevier Science and Technology Journals 许可转载，引自 Lim et al.[9]，通过 Copyright Clearance Center, Inc. 转达许可

阻力会调整以维持平均动脉压。然而，所有动脉的急性期脉压值均下降（图 19-5B，银条），内皮剪切力和周壁应力值也下降。动脉适应性使动脉半径和厚度减小，动脉弹性模量增加。总的来说，这些适应导致所有动脉顺应性降低（图 19-5A，黑条），这反过来又使脉压回升到基线值（图 19-5B，黑条）。脉压恢复最明显的是升主动脉和降主动脉（与急性期数值相比接近 50%），而髂动脉和股动脉恢复不明显。动脉适应也增加了所有血管的切应力，使其接近基线值。

然而遗憾的是，尽管在数学和体内模型方面取得了进展，CFVAD 生理对血管结构的长期影响仍然是未知的。长期动物实验初步结果表明，CFVAD 支持的动物，主动脉壁厚度减小，血管平滑肌（vascular smooth muscle，VSM）细胞体积比减小，低活性和低收缩性的 VSM 细胞比例增加[25, 26]。一些研究报道了肾皮质动脉中 VSM 细胞的肥大，然而，在类似的其他研究中没有观察到变化[27, 28]。在为数不多的评价 CFVAD 对血管适应性和结构反应的临床研究中，Potapov 等[29, 30] 报道，在 CFVAD 支持过程中，所有患者的动脉搏动在术后即刻较低，而在整个支持过程中稳步增加。虽然作者将搏动性增加归因于心肌的恢复，但极有可能的是由于动脉系统硬度增加导致了动脉搏动性增加，正如 Nguyen 等所预测的那样[11, 24]。

三、CFVAD 血流对左右心室血流动力学、几何结构和微循环的影响

卸载左心室负荷和恢复心输出量是终末期

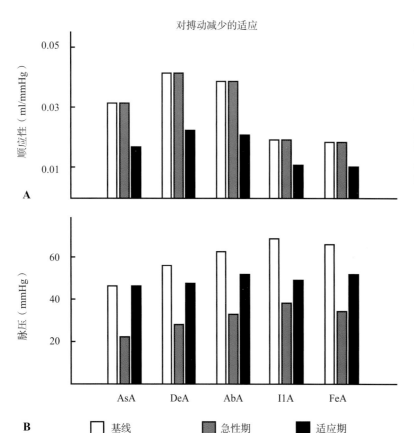

◀ 图 19-5　主动脉 – 股动脉通路血管脉压稳态对输入流量变化的反应

AsA. 升主动脉；DeA. 降主动脉；AbA. 腹主动脉；IlA. 髂动脉；FeA. 股动脉。A. 峰值和平均输入流量减少 50% 对动脉顺应性没有明显影响，适应降低了所有动脉的顺应性；B. 入口搏动流量减少导致脉压急剧下降，但适应中动脉顺应性降低导致脉压回升至基线值（引自 Nguyen et al.[11]）

心力衰竭患者植入 CFVAD 的重要目的。已经证明，在急性和慢性支持下，CFVAD 都成功地降低了左心室舒张末 / 收缩末压力和尺寸、心肌负荷、室壁张力和心肌耗氧量[31-33]。作为中长期 CFVAD 支持的结果，在逆向重构的患者，其左心室壁厚度和心肌细胞大小减少，同时胶原含量和基因表达增加[34, 35]。考虑到 CFVAD 前负荷与右心输出量、肺血管阻力和经肺血流密切相关，左心室负荷卸载过度或经肺血流不足的结局是心室抽吸和右心室几何结构改变。而室间隔抽吸可造成严重心律失常，也可导致严重的右心室功能障碍[36]。然而，最佳的 CFVAD 流量将使右心室后负荷降低，右心室几何结构和功能改善[37, 38]。CFVAD 增加左心室输出量，增加静脉回流和右心室前负荷，从而增加右心室收缩储备充足时的右心室输出量。这种效应将降低慢性支持患者的肺动脉高压和肺血管阻力[39, 40]。另一方面，右心室收缩储备严重障碍或不足会导致心室壁压力增高和三尖瓣反流，从而导致右心衰竭[41]。

冠状动脉血流和局部心肌灌注常被用作同义词，尽管它们并不完全相同。局部心肌灌注依赖于冠状动脉血流，输送血管为心外膜冠状动脉干，阻力血管为冠状动脉穿支、小动脉和毛细血管。血容量分布贯穿整个心肌壁，但主要分布于心内膜下，约占心肌血容量的 80%[8]。最终，冠状动脉血液通过三种类型的通路引流：心外膜下静脉、心最小静脉和动脉血窦小管[42]。尽管局部心肌灌注部分取决于心外膜血流，其他因素如心外膜冠状动脉狭窄、灌注压、心室内压力、血流模式（搏动 vs. 连续）、心肌几何结构（壁形状和厚度）和壁内压力（缩短分数）可能影响局部心肌灌注特性[8]。

心肌氧需求的主要决定因素是壁张力、收缩力和心率[43]。在健康和衰竭的心脏，心肌耗氧量和冠状动脉血流量之间复杂的相互作用是由冠状动脉直径变化及其导致的冠状动脉血管阻力的变化来调节的。心外膜动脉仅占总冠状血管阻力的 5%，而心肌内冠状动脉占总冠状血管阻力的 95%[44]。由于心肌灌注主要在舒张期，因此心肌收缩模式的任何变化都可能影响心外和心肌内冠状动脉的流量[45]。在一项使用轴流泵辅助的离体不停跳心脏的研究中[46]，健康和衰竭心脏的 dP/dt_{max}、心肌耗氧量、左心室舒张末期尺寸和更高速度下的压力显著降低，特别是在广泛的左心室减负时更是如此，这在身体健康和（或）心力衰竭的动物模型中已有报道[31, 32, 47]。dP/dt_{max} 的降低可能归因于左心室舒张延迟和左心室广泛减负导致的时间 – 张力指数（time-tension index，TTI）降低。不变的组织二氧化碳生成量（tissue CO_2 production，TCO_2）是心肌细胞代谢的间接指标，尽管在泵支持增加时，心外膜冠状动脉流量增加，但这可能归因于冠状动脉阻力和 TTI 降低导致的心肌内动静脉分流，以及得到良好保护的心肌细胞代谢[42, 46, 48-50]。在结扎主要冠状动脉引起的心力衰竭的条件下，泵速较低时，左心室负荷部分卸载导致收缩增强，表现为 dP/dt_{max} 增加，但广泛减负则使心室舒张延迟和收缩下降，如在健康心脏所观察到的那样。尽管增加泵支持对 TCO_2 有保护作用，但左冠状动脉流量的显著增加和动静脉氧分压差的降低表明，与健康心脏相比，心肌内动静脉分流更为明显，这可能是心肌硬度和心肌内压降低所致。使用微球或正电子发射断层扫描技术进行的有限研究表明，在 CFVAD 支持下，健康或患病心肌的局部心肌灌注没有变化或者降低，但无法概述这种现象的机制[31, 32, 51, 52]。这项特殊的体外不停跳心脏研究表明，较高的CFVAD流量会导致心肌力学性质的积极改变，局部心肌灌注与一些内在或外在的因素，如心肌硬度、冠状动脉血管阻力、TTI和心肌动静脉分流的开放程度密切相关。由于组织中的静脉高氧可能导致两种情况同时存在，即动静脉分流和氧利用低下，因此有必要区分这两种情况。众所周知，在正常的组织灌注条件下，一个氧分子的利用伴随一个二氧化碳分子的产生；不管怎样，低氧利用率与低二氧化碳生成率相关。因此，心肌动静脉分流可能与二氧化碳生成量不变或增加的现象有关。根据这项研究，尽管冠状动脉血流量增加或保持不变，在心肌细胞代谢不变的情况下，即刻出现的静脉高氧，很可能是连续血流生理下心肌内动静脉分流开放的有力证据[46]。现有或新发的动静脉分流对左心室恢复和逆向重构的影响还有待进一步研究。

值得注意的是，尽管CFVAD不能降低右心室负荷，但随着泵支持的增加，右冠状动脉流量显著增加，伴随局部心肌灌注略有减少或保持不变，这是由微球测量得到的，与左心室情况类似。在这项双腔体外模拟循环研究中，右心室壁功能和张力不受全身静脉回流或肺血管阻力增加的影响，因为右心室每搏量仅受冠状静脉窦回流的限制。因此，有人可能会推测，由这种搏动减少的或非搏动性的血流的增加而导致的平均动脉压升高是造成这种现象的唯一原因，因为在增加CFVAD支持的情况下，与基线条件相比，右心室的代谢状态和机械壁特性并没有改变。考虑到有40%的CFVAD植入患者术后会出现右心衰竭，在CFVAD支持下可能出现的心肌内动静脉分流及其中长期影响可能尤其重要，尤其是在术前即存在右心室功能储备有限的患者，这种复杂的相互作用需

要进一步评价[46]。

由于其小巧紧凑的设计，CFVAD是微创和二次心脏手术的最佳选择，因为它们可以通过小切口植入升主动脉、降主动脉、腹主动脉或锁骨下动脉吻合口[53-58]。尽管升主动脉吻合法是大多数临床医生的主要选择，但其他部位吻合方法能够保留胸骨，以备后续心脏移植和（或）其他需要胸骨正中切开的心脏手术。

然而，到目前为止，一些动物和体外研究的结果仍存在争议，使得替代方法不能广泛应用，即使初次植入同样受限[59-61]。Kar及其同事[59]报道，流出道移植物与降主动脉吻合的CFVAD植入存在潜在缺陷，如主动脉瓣融合和主动脉根部血流停滞，这可能改变心肌灌注。同样，Litwak及其同事[61]报道，在他们的实验研究中，当CFVAD流出道移植物吻合部位是降主动脉时，与吻合部位是升主动脉相比，主动脉弓平均血流量减少。他们还报道，尽管主动脉根部和颈动脉的平均流量与CFVAD流出道移植物的位置无关，但是如果CFVAD流出道移植物吻合口位于降主动脉，则天然心脏和CFVAD之间的流量竞争可能导致主动脉弓部湍流混合或停滞。因此，他们认为将流出道移植物与升主动脉吻合可能是CFVAD的最佳选择。然而，这些研究者中没有人提出停滞对局部心肌灌注的影响。由于这些争议，替代性吻合主要在经历过胸骨切开术的患者、使用静脉桥的冠状动脉旁路移植术患者、纵隔感染患者和（或）升主动脉粥样硬化疾病患者中进行[59, 62]。只有一项体内研究比较了流出道移植物位置在升主动脉与降主动脉对心肌灌注的不同影响，结果显示，流出道移植物位置不同，心肌灌注并没有差异[63]。

四、CFVAD 血流对主动脉瓣结构和功能的影响

主动脉瓣反流和融合是 CFVAD 植入后的常见并发症，植入后 6 个月和 18 个月的发生率分别为 11% 和 52%[64-69]。众所周知，CFVAD 以更高的速度运行和（或）显著降低左心室收缩力，可通过设备流出量引起广泛的左心室负荷卸载，从而降低壁应力、心肌收缩力和心输出量[54, 70]。泵入主动脉的流量增加导致的通过主动脉瓣的前向射血减少及主动脉舒张压升高，可能会损害主动脉瓣的开放，导致主动脉血流停滞，进而导致血栓形成、融合，或长期支持下的主动脉瓣反流[71]。基于有限的临床前和临床研究，新生主动脉瓣反流和（或）小叶融合的机制可能是多因素的。在一项模拟循环研究中，我们研究小组发现，即使在健康的心室收缩条件下，主动脉瓣占空比（通常为 30%）在泵流量增加时下降到 15%，主动脉小叶流量显著减少[72]。在一项体外 CFVAD 辅助不停跳心脏的研究中，我们还证明，在健康心脏实验中，当 CFVAD 为左心室减负完全时，主动脉瓣上的压力负荷几乎是基线的 2.5 倍，而在心力衰竭的情况下，压力负荷是基线的 7 倍[73]。同一研究中的超声心动图数据表明，在 CFVAD 支持之前，与健康心脏相比，衰竭离体心脏的主动脉根部直径明显更小，这可能是由于左心室衰竭导致的主动脉根部压力和壁张力降低所致。CFVAD 的启动导致主动脉瓣上方的压力超负荷，从而导致主动脉瓣叶变平，舒张期间主动脉根部直径增加，以及无论健康和衰竭心脏都发生的瓣叶粘连改变，最终导致主动脉瓣逆流。当左心室在 CFVAD 的最大速度下过度卸载时，由于左心室流出道塌陷和主动脉逆流增加，主动脉根部直径降低到基线水平以下[73]。在生理条件下，主动脉瓣叶的径向长度在主动脉收缩期没有显著变化；然而，当瓣叶在舒张压升高的情况下关闭并粘连时，径向长度在舒张期增加[74]，并且主动脉瓣上、瓣下血流动力学变化可能导致主动脉根部扩张，瓣叶变形，连续血流 VAD 植入后即刻出现主动脉瓣反流。

主动脉瓣融合和由此引起的功能不全已经开始被认为是长期使用搏动性或非搏动性左心室辅助装置的并发症，这可能导致患者预后不良[75-77]。主动脉瓣是由三个瓣叶、相应的窦和窦管交界组成的功能性组件。它不仅具有形态特征，而且还具有功能特性，共同创造了一个最适合舒张压力负荷分布的环境，确保正确及时地打开和关闭瓣膜[78]。在生理条件下，主动脉瓣叶的组织不断更新，而机械力的改变（即高血压）导致其结构和生物学特性的改变[74, 79, 80]。一般倾向于推测 CFVAD 植入患者的主动脉瓣结构也会发生类似的变化[65, 81-83]。

五、CFVAD 血流对血液学参数的影响

CFVAD 在血管内或心室内的定植导致其与止血系统不可避免的持续相互作用，出血和血栓形成仍然是发病率、死亡率和设备故障的主要原因。据报道，CFVAD 会改变血液流变学，并导致剪切力增加[84]。由于轴流泵或离心泵产生的高速血流，CFVAD 患者的血液切变水平增加[85]。过度的剪切力是导致正常止血机制改变的主要因素。机械力改变的确切效果很复杂，这些变化既可以通过激活血小板而促进血栓形成，也可以通过耗尽高

分子量的 vWF 多聚体或通过诱导血小板受体脱落来危害止血[86-88]。有充分证据证明高剪切力对 vWF 的结构和功能均有影响，vWF 通过结合 GPIb-Ⅸ～Ⅴ复合物的血小板 GPIbα 对血小板产生影响[89]。vWF 作为大的多聚体环，被 ADAMTS-13（一种具有血小板反应蛋白基序 –13 的解聚素和金属蛋白酶）切割成更小的多聚体。在高剪切力的条件下，这些力可以改变 vWF 结构的构象，使分子张开，导致 CFVAD 患者 vWF 缺乏或发展为 vWF 综合征。高剪切力引起的受体脱落导致正常血小板功能发生快速且不可逆的紊乱，这也与 CFVAD 患者临床出血风险升高相关[90]。在接受 CFVAD 的患者中，vWF 水平通常升高，这反映了内皮细胞活性和（或）慢性炎症状态[91, 92]。

CFVAD 还可能与血小板中的细胞内活性氧（reactive oxygen species，ROS）变化和线粒体损伤有关，而这些可能导致患者非手术性出血增加[93, 94]。许多细胞，特别是血小板，释放出微小的亚微米质膜碎片，称为微粒。这些片段具有多种功能，如刺激血管生成、表达炎症介质和催化凝血级联反应。在接受 CFVAD 治疗的患者中，微粒持续增加，细胞黏附分子表达和炎性细胞因子随之增加，这可能带来血管损伤和止血改变的无限循环[85, 95, 96]。

高速运转的 CFVAD 所产生的高剪切力、流速和与人工表面的相互作用，也会对循环的红细胞造成损伤（溶血），这在 CFVAD 植入的前几天尤为明显。尽管有实验室证据表明 CFVAD 植入早期溶血水平较高，但这对大多数患者并未产生临床影响，并且溶血率在后续支持中相对下降。据报道，凝血酶原片段 1.2 和 D- 二聚体水平升高是 CFVAD 植入术后最常见的情况，可能持续 6～12 个月[97]。

六、CFVAD 血流对肾、肝和肺系统的影响

这是早期 CFVAD 植入最热门的研究课题之一。几位作者研究了连续血流生理对健康和衰竭动物模型肾脏的影响，并比较了非搏动和搏动血流生理学。大多数初步研究报告了对肾脏的有害影响，如近端肾小管扩张，肾小球内血液细胞滞留和毛细血管扩张，肾血管平滑肌肥大和动脉周围炎，肾素 – 血管紧张素系统上调[98-101]；相反，最近发表的实验和临床研究表明，在短期或长期 CFVAD 支持后，肾脏的微循环、功能和结构没有受到负面影响[26, 30-32, 102]。来自 INTERMACS 注册中心的数据显示，与其竞争者搏动血流装置相比，CFVAD 患者的肾功能不全发生率降低了约 50%[103]。不幸的是，由于伦理问题和术前危险因素，如年龄、高血压、存在肾功能不全、糖尿病、右心衰竭和（或）恶病质，很难单纯评估 CFVAD 对患者慢性肾脏组织病理学的影响。因此，目前我们的大部分所知是基于长期的临床研究，通过肾小球滤过率、肌酐和尿素氮水平监测肾功能[104]。

CFVAD 患者群体肝功能实验和临床研究得出了与肾功能相似的结果。几位研究人员报告，在绵羊和牛模型中，CFVAD 支持 3～7 个月后，肝功能测试和组织学均正常[26, 105, 106]。虽然心力衰竭患者术前肝功能评估困难，但血清总胆红素、血清谷草转氨酶（serum glutamicoxaloacetic transaminase，SGOT）、血清谷丙转氨酶（glutamic-pyruvic transaminase，SGPT）、丙氨酸氨基转移酶（alanine aminotransferase，ALT）和天冬氨酸氨基转移酶（aspartate aminotransferase，AST）

可作为监测肝功能的有用指标。研究表明，即使是门静脉周围纤维化的患者，在连续血流 LVAD 支持长达 3 年时，肝功能也得到了改善或维持[103, 107-110]。对于连续血流和搏动血流的 LVAD 直接比较肝脏灌注，使用了相同的肝功能测试来测量长期结果，没有显示两组之间存在任何差异[111, 112]。有趣的是，与其他终末器官不同，Yoshioka 等[104] 报道，心力衰竭、并存疾病和不良事件并没有显著改变肝功能，可能是由于其来自门静脉和肝动脉的双重血液供应及其强大的储备 / 再生能力。

在 CFVAD 的实验和临床研究中，肺脏系统和连续血流的相互作用可能是最缺乏研究的课题。在为期 30 天的牛研究中，Ootaki 等[113]证明，作为右心室辅助装置植入的 CFVAD 导致了中等大小的肺内动脉壁增厚，大量的单核细胞浸润动脉周围区域和内皮层。动脉结构相对完整，血管壁中层平滑肌层广泛增生，炎症细胞少。肺动脉周围间质浸润的内皮细胞和炎性细胞中发现血管紧张素 II 1 型受体（Angiotensin II type 1 receptor，AT1R）植入后，所有动物血清血管紧张素转化酶活性显著降低。显示炎症反应的 PA 大小的形态学表现与原发性肺动脉高压患者相似，内皮生物力学刺激的减少和增加是共同的线索。相比之下，在一项为期 14 天的山羊研究中，Sakaki 等[114] 报道说在第 14 天，与非搏动泵相比，搏动泵支持期间的平均肺动脉压或肺血管阻力指数均未观察到显著变化。血气、肺血管外含水量、血清血管紧张素转化酶水平均在正常范围内，但未进行组织病理学检查。在 Ootaki 等的上述慢性（22～95 天）牛研究中，在肾脏观察到类似的变化，但在肺组织学上没有变化[113]。

在植入 RVAD 和 LVAD 的患者，由于伦理问题及伴发右心衰竭、肺血管疾病、存在肾功能不全等因素，很难详细研究连续血流和肺结构的相互作用。根据大量的临床报道，CFVAD 作为 LVAD 植入可以为肺循环减压，降低肺动脉压力，甚至对肺动脉高压患者也是如此，并对患者的长期预后产生积极影响[115-118]。单一的 CFVAD 支持作为 RVAD 是非常罕见的，它主要与氧合器联合应用，例如以 ECMO 的形式。RVAD 主要与 LVAD 一起用作双心室（biventricular，BiVAD）辅助。这种机械支持技术的血流生理学和左右循环平衡非常复杂，不是本章节研究的主题。

七、CFVAD 血流对全身炎症反应和内分泌系统的影响

在 CFVAD 植入患者，低搏动性对炎症介质的影响尚不完全清楚。众所周知，炎症介质在心力衰竭的发生和发展中起重要作用[119, 120]。其中包括细胞因子［白细胞介素 6（interleukin 6，IL-6）、白细胞介素 1β（interleukin 1 beta，IL-1β）和肿瘤坏死因子 α（tumor necrosis factor alpha，TNF-α）］，它们是调节炎症反应的细胞信号蛋白分子；趋化因子［白细胞介素 8（IL-8）、单核细胞趋化蛋白 -1（monocyte chemoattractant protein-1，MCP-1）、巨噬细胞炎症蛋白 -1β（macrophage inflammatory protein-1β，MIP-1β）］、干扰素 γ 诱导蛋白 -10（interferon γ-induced protein-10，IP-10）、 粒细胞 - 巨噬细胞集落刺激因子（granulocyte-macrophage colony-stimulating factor，GM-CSF）和巨噬细胞衍生趋化因子（macrophage-derived chemokine，MDC），引导白细胞向炎症部位迁移。从临床角度来看，炎症介质水

平的增加与纽约心脏病协会功能分级的恶化有关[121-124]。

先前的研究表明，血液暴露于人工表面会导致系统性炎症，IL-8、MCP-1、MIP-1β、IP-10 和 GM-CSF 增加，但传统的促炎因子（TNF-α、IL-1β、IL-6）却不增加[125-128]。与搏动设备相比，CF-LVAD 患者的肾素 - 血管紧张素 - 醛固酮系统神经激素水平升高[129]，已知这些神经激素会增加心力衰竭时的炎症标志物水平，包括 TNF-α、IL-1β、IL-6、IL-8 和 MCP-1，以及全身炎症标志物 C- 反应蛋白（C-reactive protein，CRP）[130-135]。然而，炎症因子的增加也可能与低搏动血流生理有关，其可能增加神经激素。一些研究人员已经证实神经激素参与了心力衰竭炎症途径的激活。在动物模型中，低搏动血流上调了肾素 - 血管紧张素 - 醛固酮系统[26]。此外，在另外的低搏动和搏动血流条件对比的实验模型中，在 CFVAD 支持的动物中检测到交感肾神经活动和全身去甲肾上腺素水平增加[136, 137]。这些发现表明，在连续血流的作用下，交感神经元和肾上腺髓质释放的去甲肾上腺素和肾上腺素增加，激活 RAAS，从而导致心力衰竭患者炎症标记物增加[138]。因此，神经激素水平的升高也可能导致 CFVAD 植入患者炎症的增加。目前，炎症标志物已用于在心脏恢复和（或）终末器官功能方面监测 CFVAD 患者的预后[139]。

小规模的回顾性研究报道，CFVAD 植入后，血红蛋白 A1c（A1c）、快速血糖、循环皮质醇和儿茶酚胺水平改善，同时胰岛素使用减少[140-143]。其他研究报道 CFVAD 植入后，脑钠尿肽（brain natriuretic peptide，BNP）和内皮素 -1（endothelin-1，ET-1）浓度降低，这被认为是心室功能恢复的标志[144-146]。与健康对照组相比，下丘脑释放激素注射后，CFVAD 患者促肾上腺皮质激素（adrenocorticotropic hormone，ACTH）、促甲状腺激素（thyroid-stimulating hormone，TSH）、生长激素（growth hormone，GH）、促卵泡激素（follicle stimulating hormone，FSH）和黄体生成激素（luteinizing hormone，LH）无明显下调或上调。外周激素水平（总 T_4、总 T_3、游离 T_4、游离 T_3、睾酮）也在正常范围内[147]。

八、CFVAD 血流对脑血管系统的影响

尽管动脉血压在较大范围不断变化，涉及多种血管和神经机制的大脑自动调节，能够调节大脑血流量相对恒定[148]。血管成分的主要特征是血管平滑肌细胞在管腔内压力变化时的收缩和舒张[149]，以及内皮细胞会释放调节动脉压力变化的血管活性物质（如一氧化氮）[148]。交感神经的激活可能会改变自动调节平台，以响应动脉压力的波动[148]。由于所有这些机制对动脉压和脉搏的变化都很敏感，了解这种调节机制对植入 CFVAD 患者的少搏动或非搏动血流状况的反应极为重要。

大脑自动调节受损是神经系统不良预后的标志[150-152]，可能导致失控的高血压[5, 10]及脑充血[153]。有报道说非搏动性血流会导致内皮功能障碍和一氧化氮减少[154, 155]，而一氧化氮是动态大脑自动调节的重要调节因子[156]。研究还表明，搏动性降低会导致交感神经活动水平升高[157]，从而减弱 CFVAD 患者中心动脉压突然升高后出现的脑流量增加，也有人认为交感神经活动增加可能是平均动脉压急性升高时对脑血管损伤的保护[158, 159]。

文献中有一些临床前和临床研究评估了 CFVAD 植入对象的脑血流，取得了相反的结果。在健康和心力衰竭条件下的急性动物实验中，Tuzun 和 Eya 用微球研究了搏动和非搏动条件下的脑微循环，但没有发现研究组之间存在差异[31, 32]。在短期和长期研究中，评估 CFVAD 血流和脑灌注相互作用的其他研究者也发表了类似的临床前数据[160-162]。相反，一些研究者声称在搏动血流下大脑血流更好[163]，但有趣的是，同一个研究团队在另一项研究中发现搏动血流和非搏动血流条件下的灌注没有差异[164]。

最近的临床研究报道了 CFVAD 患者长期支持后，脑血流自动调节[165, 166]和神经认知功能的维持[167]。在一项人体尸检研究中，搏动性和 CF-LVAD 患者的脑动脉组织学也没有发现差异[30]。尽管在临床前和临床研究中取得了良好的结果，但众所周知，植入 CFVAD 的患者第 1 年的卒中率为 10%～15%，第 2 年下降到 5%～7%[168]。研究表明，几乎所有 CFVAD 患者在 MRI 中至少有一处脑微出血病变，推测是由脑中脆弱的小血管破裂引起的[169]。Tabit 等[170]报道 CFVAD 导致血管生成改变，并因为导致血管生成素 –2 水平升高而与非手术性出血相关。CFVAD 植入患者脑部新生血管异常和血管脆性增加的确切机制仍不清楚，另外还需要进行更多的研究，以减少卒中的发生率。

九、CFVAD 血流对胃肠系统的影响

胃肠道出血发生在 15%～30% 的 CFVAD 植入患者中，在 CFVAD 支持患者中发生率是搏动泵患者的 10 倍[171, 172]。这种出血似乎与搏动性血流减少直接相关，因为在植入机械瓣膜和抗凝水平相当的患者中没有发现类似出血[173]。遗憾的是，胃肠道出血的潜在机制仍然不能很好地概述。对于胃肠道出血与 CFVAD 相互作用之间的关联，提出了几种解释[174]，其中包括：①由于 CFVAD 植入患者的剪切力增加而导致了获得性血管性血友病[175-177]；②管腔内压力增加与肌肉收缩相结合，可能导致黏膜静脉扩张和动静脉交通的发展[171]；③神经血管病因学，其中交感神经张力增加导致平滑肌松弛，进而导致肠道血管发育不良或融合不良；④剪切力和 vWF 减少导致血小板聚集受损[178]。无论胃肠道出血的原因与这些因素中的某一个还是几个相关，胃肠道灌注评估对于理解胃肠道出血与 CFVAD 生理学之间的复杂相互作用及改进设备设计以预防或减少这种严重的并发症是至关重要的。

评价连续血流生理下胃肠道灌注的临床前研究很少。Tuzun 等[179]在健康绵羊模型中，用 PETCT（使用 ^{62}Cu 放射性同位素）和微球技术评估证明，与基线的无泵支持情况相比，在连续流动或诱导搏动条件下，胃肠微灌注并没有降低。这项研究的第二个重要观察结果是，在 CFVAD 支持开始后，选择性插管的肠系膜上静脉氧分压在连续血流和诱导搏动模式下立即显著增加。考虑到他们使用的是健康的心脏模型，在连续血流或诱导搏动支持下，理论上在有泵支持后，总的心输出量和肠道血流量不应该发生变化，PETCT 和微球研究证实了这一点。该研究数据显示，根据 Rozin 等提出的公式计算，在连续血流和诱导搏动支持模式下，肠道区域的总二氧化碳生成量显著增加[180]。如微球和 PET/CT 测量所证实的，这

是在连续和（或）诱导搏动的生理条件下，肠AVS立即开放的有力证据，没有肠道组织灌注不足。虽然有人认为胃肠道水平AVS立即开放可能与肠动静脉畸形和肠出血并发症有关，但作者没有在并无长期在体研究的前提下做这样的预测。

十、结论

CFVAD治疗已经成为治疗终末期心力衰竭的既定方式。因此，连续血流相关并发症随之出现。尽管长期CFVAD治疗取得了显著成功，但是胃肠道出血、出血性/缺血性卒中和泵血栓仍然是这一脆弱人群发病率和死亡率的主要来源。随着CFVAD机械循环支持的进展，对出血/血栓风险的生理学机制、患者风险分层、新型抗凝剂的应用潜力和诱导搏动模式的理解将在减少不良事件和死亡率方面发挥重要作用。

机械循环支持中的搏动量化

Quantification of Pulsatility During Mechanical Circulatory Support

Shigang Wang　Morgan K. Moroi　Akif Ündar　著

闫姝洁　译

王　茜　校

第

20

章

一、概述

数百万年进化后，人类仍然产生搏动性血流。心脏跳动产生搏动性血压和血流，在高压下提供高心输出量，并可以耐受高血管阻力。人类的心脏似乎充分适应了我们的需求[1]。在收缩期，左心室收缩，射出血液进入主动脉，产生收缩期峰压。与此同时，右心室同步射血进入肺脏。在舒张期，左心室和右心室充盈，主动脉压力降至最低舒张压。大血管弹性回缩促使血液进入小动脉。总之，心血管系统是一个理想且高效的系统，具备了将血液以搏动的形式输送至全身组织的能力。血流搏动性减弱或消失对临床的可能影响不清楚[2]。急性或慢性心力衰竭是指心脏无法泵出足够的血液满足机体的需求，低血流和低血压导致多器官功能不全。临床医生常使用简单的血流动力学参数，如心输出量、平均动脉压、收缩压、舒张压，评估心血管功能，做出快速心血管系统诊断，而往往会忽略对血流动力学的搏动性的评估。

目前，机械循环支持用于治疗患者的心肺功能，以满足机体的代谢需求，直至心/肺功能恢复，作为长期治疗，或过渡至心脏移植。MCS 设备包括主动脉内球囊反搏、经皮或植入心室辅助装置、体外膜氧合或体外生命支持。这些设备都可用于改善心/肺功能，但是他们的工作机制有所区别。例如，MCS 设备可产生连续性（非搏动）血流或搏动血流。第一代气动 VAD 采用压缩气体驱动产生搏动血流，而一些第三代旋转泵可产生非搏动或搏动血流。搏动和非搏动 MCS 的主要生理学区别是非搏动 MCS 在整个心动周期中持续减轻左心室负荷，而搏动 MCS 间断非同步减轻左心室负荷。这一差异可能对心血管系统搏动性和重要器官灌注产生影响。

关于急性和慢性辅助中搏动性血流的争议已经持续了半个多世纪。急性辅助期时，滚压泵常作为血泵，它们中大多数可在搏动模式中设置脉冲宽度和频率参数以产生轻度搏动血流。这种搏动血流的压力和流量波形与正常生理情况下显著不同。搏动 MCS 设备一般指慢性辅助时使用的气动辅助装置。一些研究者建议急性或慢性 MCS 辅助期间搏动血流有更多优势，可能有利于器官灌注。而一些研究者认为，搏动模式对重要器官恢复无影响。因此，在心衰患者和 MCS 设备评估中进行搏动性的精确量化是很关键的。

二、搏动血流的量化

比较不同灌注模式或不同类型的搏动血流的关键问题是对 MCS 压力 - 流量波的精确量化缺乏认识[4]。搏动的程度取决于泵的类型、泵速、左心室收缩力、前负荷和后负荷压力[3]。目前还没有通用的标准来描述搏动的变化。通常，收缩压、舒张压和平均动脉压用于描述搏动。然而，这种方法不考虑流速和血流动力学特征。因此，建立通用的描述搏动的常用参数是很重要的，包括压力、流量、能量水平等。没有对搏动的精确量化，就无法对不同的灌注模式和设备进行有意义的比较以达到研究和临床的目的[4]。以下各节概述了可用于评估 CPB 和 MCS 期间搏动程度的各种参数。

（一）收缩压、舒张压和 MAP

每个心跳包括收缩期和舒张期。收缩期是心脏的收缩期，血液从心脏泵出进入循环。舒张期是心脏舒张期，此时心室充盈。收缩压是心室收缩时产生的最大压力，舒张压是心室舒张时产生的最小压力。它们的测量单位是高于周围大气压力的毫米汞柱（mmHg）。MAP 是一个心动周期的平均压力，可根据收缩压和舒张压估算（公式 20-1）。

这些压力与心脏输出量、外周阻力和血管弹性有关。例如，在心力衰竭患者中，患者的心输出量减少，收缩压和平均动脉压降低。幸运的是，MCS 能够帮助这些患者增加心输出量。因此，体循环血压升高可作为植入 MCS 装置后血流动力学改善的临床指标。

（二）脉压

通常，搏动性被量化为最大收缩压（P_{max}）和最小舒张压（P_{min}）的差值，该差值即是脉压（pulse pressure，PP）（图 20-1）。体循环和肺循环脉压的定义参见文中（公式 20-2 和公式 20-3）。根据 PP 的定义，当 PP 消失时，血流为连续性血流。

PP 是一个公认的血流动力学参数，与心输出量相关，重症监护下可获得实时数据。PP 值反映心室收缩强度和心输出量。低体循环 PP（小于主动脉收缩压的 25%）通常由左心室低心搏量引起，可见于充血性心力衰竭、心源性休克或创伤（如大量失血）。低 PP 被认为是心力衰竭患者全因死亡和心血管相关死亡的一个重要的独立预测因素[5]。在连续性血流 MCS 患者中，高流量辅助也会导致体循环 PP 降低[3]。泵流量增加伴搏动性降低可能会影响主动脉瓣开放时间、主动脉根部血流、左心房和左心室容积、右心室功能及血液成分所受的剪切力，从而增加连续性血流 LVAD 患者并发症发生的风险[6]。ECMO 患者最初 6h 内的平均 PP 是唯一的血流动力学方面的独立危险因素，可较准确地预测院内死亡和撤机失败[7]。

高体循环 PP（静息时超过 100mmHg）可

$$MAP（mmHg）\approx \frac{收缩压 +2 \times 舒张压}{3} \qquad （公式 20-1）$$

$$体循环 PP（mmHg）= 主动脉 P_{max} - 主动脉 P_{min} \qquad （公式 20-2）$$

$$肺循环 PP（mmHg）= 肺动脉 P_{max} - 肺动脉 P_{min} \qquad （公式 20-3）$$

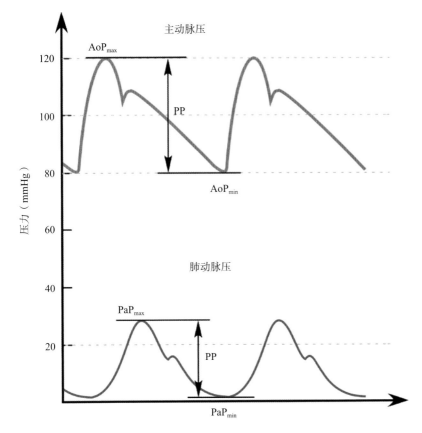

能由主动脉硬化、主动脉瓣反流和甲状腺功能亢进引起。对于 MCS 辅助的患者，人工搏动血流与患者心脏产生的固有搏动血流叠加，也可能产生高 PP。尽管如此，PP 并不是最有效的量化搏动的参数，因为它没有考虑血流的血流动力学特性。

（三）搏动指数

搏动指数（pulsatility index，PI）对搏动循环的量化基于血流流速的变化，与心血管阻力的直接相关。它是血流最大流速（V$_{max}$）和最小流速（V$_{min}$）之间的差值，标准化为平均流速（V$_{mean}$）（公式 20-4）（图 20-2）。PI 是搏动血流的无单位测量参数。与 PP 相比，PI 计算需要更先进的测量设备和技术，如超声导管

$$PAPi = \frac{\text{肺动脉收缩压} - \text{肺动脉舒张压}}{\text{中心静脉压}}$$

（公式 20-5）

或跨音速流量探头。

$$PI = \frac{(V_{MAX} - V_{MIN})}{V_{MEAN}}$$

（公式 20-4）

低 PI 表示搏动性降低。左心室功能非常差的患者可能搏动性极低，可低至 V$_{max}$-V$_{min}$ ≈ 0。对于左心室功能尚可的患者，MCS 泵流量过大可导致左心室空虚（即前负荷卸载过快），也可能产生低 PI。PI 越低，泵可提供的辅助越大。PI 越高，固有心脏的射血能力越强[8]。VA-ECMO 患者 PI 升高可反映心功能改善[8]。

肺动脉搏动指数（PAPi，公式 20-5）是特定的血流动力学指标，可预测严重右心室衰竭（right ventricular failure，RVF），并可作为识别 LVAD 植入前后需要右心室辅助装置支持

的患者的关键参数[9]。

（四）最大压力变化率

最大压力变化率（dP/dt$_{max}$）是从压力导出的参数，表示压力（P$_2$–P$_1$）随时间（t$_2$–t$_1$）的变化（即压力波形的最大上升斜率）[图 20-3

和公式 20-6（v 是速度）]。通常左心室 dP/dt$_{max}$ 用超声心动图测量，作为评价左心室收缩力的指标，它取决于心脏充盈和心率。较高的左心室 dP/dt$_{max}$ 值可能反映了较强的心肌收缩力、更好的搏动性、较大的血管阻力或正性肌力药物的作用。主动脉 dP/dt$_{max}$ 也可用于评

$$\frac{dP}{dt_{max}}\left(mmHg\,/\,s\right)=\frac{P_2-P_1}{t_2-t_1}=\frac{4V_2^2-4V_1^2}{t_2-t_1}$$

（公式 20-6）

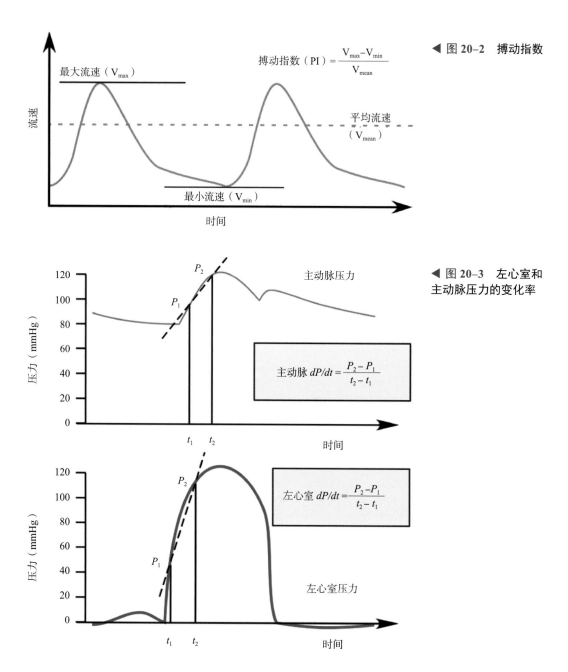

◀ 图 20-2　搏动指数

$$搏动指数（PI）=\frac{V_{max}-V_{min}}{V_{mean}}$$

◀ 图 20-3　左心室和主动脉压力的变化率

$$主动脉\ dP/dt=\frac{P_2-P_1}{t_2-t_1}$$

$$左心室\ dP/dt=\frac{P_2-P_1}{t_2-t_1}$$

估心室收缩力，因为它与左心室 dP/dt$_{max}$ 密切相关。

心力衰竭患者的 LV dP/dt$_{max}$ 较低[10]。动物实验表明，连续性血流 LVAD 可显著降低 PP 和平均 dP/dt$_{max}$。而搏动性 LVAD 可以产生比连续性血流 LVAD 更大的 dP/dt$_{max}$[11]。

（五）脉冲功率指数

脉冲功率指数（pulse power Index，PPI）量化了搏动波形相对于非搏动等效血流的相对功率。它基于快速傅里叶变换将搏动血流波形转换成一系列简单正弦波（公式 20-7）[12]。

$$\text{PPI}\left[\left(\frac{周期}{秒}\right)^2\right] = \sum_{i=0}^{n}\frac{A_i^2 \cdot w_i^2}{A_0^2} \quad （公式 20\text{-}7）$$

A$_i$ 指血流第 i 个正弦波的振幅，A$_0$ 指平均血流波幅，指搏动频率（周期 / 秒）。

PPI 的计算基于血流波形而非压力波形，以避免血管张力和动脉壁弹性的影响。PPI 采用搏动血流波形和搏动频率两个变量，而 PI 只反映了脉冲波形的相对"锐度"，未反映其频率。连续性血流的 PPI 为 0。随着搏动性或搏动频率的增加，PPI 增加（图 20-4）。离体和动物实验表明，增加连续性血流 LVAD 辅助比值可显著降低 PI 和 PPI[13, 14]。PPI 是判断连续性血流 LVAD 是否达到生理支持的有效指标。

（六）等效能量压力和额外搏动血流动力能

上文中的指标通常用于临床评价固有心室的搏动性，然而，它们可能无法充分量化 MCS 装置患者的搏动性。这是因为患者动脉波形和设备血流波形叠加产生的波形和心脏生理产生的波形显著不同（即形状、振幅、频率和时项）。更重要的是，搏动流量是由能量梯度而不是压力梯度产生的。换句话说，应同

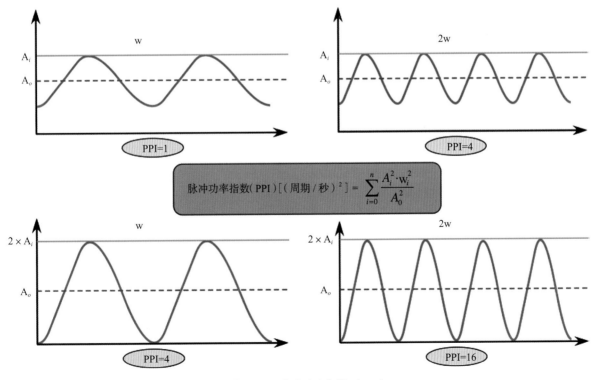

▲ 图 20-4 脉冲功率指数（PPI）

A. 振幅；w. 频率

时采用动脉压和血流波形来量化不同的灌注模式。

为了更充分地量化搏动血流，Shepard等引入了等效能量压力（energy equivalent pressure，EEP）的概念[15]。EEP用于定量测量平流和搏动血流的差异（公式20-8）。EEP是每单位血容量泵送的能量，是基于每个搏动周期血流动力功率曲线下面积（pdt）和泵流量曲线下面积（dt）之间的比值。

$$EEP(mmHg) = \int_{t_1}^{t_2} \frac{f \cdot pdt}{fdt} \qquad （公式20-8）$$

其中 f 是泵流量（ml/s），p 是动脉压（mmHg），dt 是时间的增量。EEP取决于压力和流量波形的形态，而不仅仅是压力波形。在非搏动血流下，EEP等于平均主动脉压，而在搏动血流下，EEP通常大于MAP。搏动能量百分比（percentage pulsatile energy，PPE）和EEP和MAP的比值有关（公式20-9）[16]。

$$PPE(\%) = \left[\frac{EEP}{MAP} - 1 \right] \times 100 \qquad （公式20-9）$$

在正常人心脏中，MAP和EEP之间的差异为10%～12%[17]。如果血泵输出的PPE大于10%，则可认为血泵能够产生类似生理性搏动血流。

额外搏动血流动力能（surplus hemodynamic energy，SHE）定义为EEP和MAP之间的差值，使用常数因子将其转换为erg/cm³单位[15, 18]（公式20-10和图20-5）。SHE是搏动血流产生的能量和相同条件下（相同MAP、平均流量）平流血流的能量差值。SHE是衡量由于搏动所产生的额外能量的指标。因此，SHE是指单纯由搏动血流产生的额外血流动力学能量。在

100%非搏动血流下，SHE为0[19]（图20-6）。搏动越大，SHE值越高。

压力（p）和流量（f）必须是瞬时值，分别以mmHg和cm³/s表示。以s为单位的时间点由t_1和t_2表示。常数1332将单位为mmHg的压力转换为dyne/cm²（1mmHg=1332dyn/cm²）。erg等于dyne×cm（即1dyne作用1cm所产生的功）。文中（图20-7）[20]显示了非搏动和搏动VAD辅助SHE水平和变化百分比的差异。EEP和SHE是量化和比较不同灌注模式和搏动类型的有用参数[18, 21, 22]。

总血流动力能（total hemodynamic energy，THE）是指血流携带的能量，定义为作用在横截面积（A）上的力与在单位时间内（Δt）通过该面积的血柱长度的乘积[15]。力等于横截面积A（cm²）乘瞬时压力P（mmHg）。血柱长度是Δt时间内通过横截面积A的血液长度。从数学上讲，血柱是由血流量（F，cm³/s）乘时间Δt（s）除以横截面积A（cm²）得出的，用厘米表示距离。加速血液的净做功为（PA）×[（FΔt）/A]，简化为PFΔt。因此，每立方厘米血液通过横截面积的总血流动力能是值在单

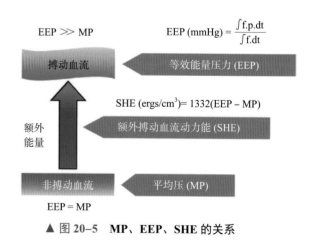

▲ 图20-5 MP、EEP、SHE 的关系

$$SHE\left(\frac{ergs}{cm^3} \right) = 1332 \int_{t_1}^{t_2} \frac{f \cdot pdt}{fdt} - 1332 \ MAP = 1332 \ (EEP - MAP) \qquad （公式20-10）$$

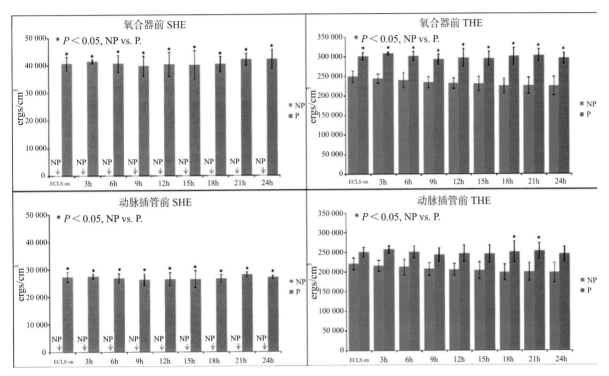

▲ 图 20-6　非搏动（NP）ECLS 和搏动（P）ECLS 的额外搏动血流动力能（SHE）和总血流动力能（THE）

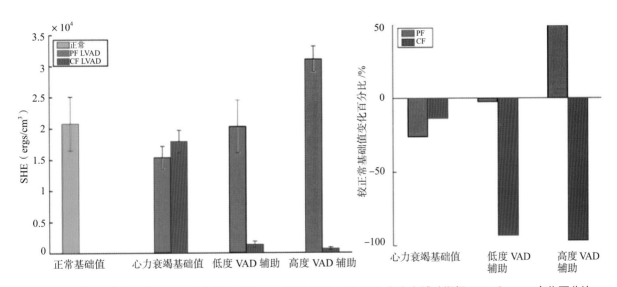

▲ 图 20-7　低度搏动血流 (PF)、高度搏动血流 (PF) 和连续性血流 (CF) 左心室辅助期间 SHE 和 SHE 变化百分比

位时间 Δt 内产生的总功与该时间内通过横截面积的血液体积的比值（公式 20-11）。如果忽略常数 1332erg/（cm³·mmHg），则总血流动力能表示为等效能量压力，以 mmHg 为单位。

$$THE\left(\frac{ergs}{cm^3}\right) = 1332\left[\int_{t_1}^{t_2}\frac{f \cdot pdt}{fdt}\right] \quad （公式 20\text{-}11）$$

相比于非搏动血流，搏动血流给患者提供更高的 THE 和 SHE[19]（图 20-6）。额外的血流动力能可能增加毛细血管微循环血流[23]。

三、当前 MCS 搏动设备

IABP 是目前应用最广泛的治疗心力衰竭的 MCS 设备。球囊经皮插入大血管（通常是股动脉）并直接进入升主动脉或胸主动脉。理论上，舒张期开始时球囊充气，增加冠脉灌注，舒张期结束时球囊放气使舒张末期和收缩期主动脉压力降低，从而降低左心室后负荷，减少心脏做功，降低心肌耗氧量，增加心输出量。IABP 可单独使用或与 VA-ECMO 联合使用。目前，大多数 ECMO 系统提供持续性血流，当 VA-ECMO 与 IABP 联合应用时，IABP 可产生一定程度搏动辅助，有助于增加冠状动脉灌注。IABP 也可以抵消 VA-ECMO 的一些不良作用，如后负荷增加[24]。IABP 和 VA-ECMO 的联合应用可以降低死亡率，增加 VA-ECMO 撤机几率[25]。IABP 和 ECMO 联合应用也可能降低左心室舒张末期直径和肺动脉压[26]。

气动泵被称为第一代设备，通常用于左心室、右心室或双心室支持。因其较高的系统阻力，气动泵不用于 ECMO 系统。这些泵由流入和流出管、单向阀、泵室、电池组和控制器组成，可以通过管道发送预定气压气动驱动，以周期性地充盈囊（如 Berlin Heart Excor VAD、Thartec PVAD 和 IVAD、SynCardia total arti-ficial Heart）或用电动推板驱动血液流动（如 Thoratec HeartMate XVE）。这些泵所产生的内置搏动血流可用于儿童和成人心力衰竭患者的长期心室辅助[27]。

目前，在 MCS 系统中，滚压泵已基本被旋转泵所取代。滚压泵在非搏动模式下产生"波纹式"搏动，随着滚轴的加速和减速，也可以产生搏动血流。尽管如此，由于它们的阻闭特性和安全性因素，很少在 MCS 期间用于提供搏动血流。

旋转泵包括三种基本类型：轴流泵、对角泵和离心泵。由于旋转泵为非阻闭性泵，可用于所有 MCS 系统。轴流泵泵送能力强、尺寸小，通常用于 VAD。离心泵比轴流泵具有更好的水力效率，技术上的改进使离心泵能够维持更长时间的 MCS 应用，减少出血和血栓栓塞并发症。对角泵是混流泵，集合了轴流和离心泵的优点。旋转泵产生真正的非搏动血流。ECLS 泵产生的非搏动血流与患者心脏产生的搏动血流混合，减弱了患者循环的搏动性。虽然连续性 ECLS 血流能够提供全身灌注，但同时会增加左心室后负荷，甚至会导致左心室扩张和主动脉功能不全，这取决于 MCS 支持程度和心脏功能状态[28, 29]。尽管如此，在临床实践中，连续血流旋转泵已经成功用于终末期心力衰竭的治疗。幸运的是，一些旋转泵可以通过改变转速产生搏动血流。MCS 辅助期间，搏动血流被认为优于平流血流。搏动性 MCS 在临床上应用增多，需要对搏动 MCS 作进一步的评估。

四、正在开发的 MCS 搏动设备

（一）搏动离心泵

一种用于连续血流 LVAD（EVAHEART；Sun Medical Technology Research Corporation，Nagano，Japan）的新型泵控制系统，现在处于产生搏动血流的在体模型的研发阶段[30-32]。控制器可探测到心电图信号的 R 波，并在 R 波后设定的延迟时间点立即将泵转速提高或降低至目标转速，以使搏动与患者的固有心跳同步。该泵的搏动设置包括搏动转速、收缩期和舒张期时长、R 波后延迟时间。动物实验表明，这种改进的离心泵可以为连续血流 MCS 提供 ECG 同步搏动血流[30-32]。它显示了连续血流 LVAD 提供生理性血流的可能性。

（二）TORVAD

TORVAD（Windmill Cardiovascular Systems, Inc., Austin, TX）LVAD 是一种无阀活塞泵，泵室为带有入口和出口的环形泵室，两个活塞在泵室内独立运动，周期性驱动其中一个活塞移动推动血液，同时保持第二个活塞处于静止位置以阻断入口和出口之间的血液流动。每次泵喷射后，活塞功能互换。这种特殊的设计使其能够为小儿（每搏量 15ml，最大流速 4L/min）和成人（每搏量 30ml，最大流速 8L/min）循环辅助提供同步的搏动血流。体外和动物实验显示，与连续性血流 MCS 装置相比，TORVAD 能够产生低剪切应力水平的同步搏动血流，产生更好的左心室卸载，并保持主动脉的固有血流和搏动[33-35]。

（三）i-cor 对角泵

i-cor 系统（Xenios AG, Heilbronn, Germany）是世界上第一个 ECG 同步对角泵，通过改变转速产生搏动血流。i-cor 对角泵包括：一个独立的泵头；叶轮和驱动器之间的磁力耦合；高科技陶瓷轴承，以提高耐用性和减少血液破坏。泵预充量为 16ml，以减少血液稀释，减少血液 - 人工材料表明接触。泵适用范围广（最大流速 8L/min，转速范围 0～10 000RPM），可适用于新生儿至成人，并具有零流量模式可避免泵回流，流量测量探头带集成气泡探测器可确保安全，可选搏动血流模式模拟生理流况。

虽然 i-cor 系统尚未获得 FDA 的批准，但它已在欧洲临床应用（欧洲已批准非搏动模式）。

i-cor 对角泵可以产生非搏动和搏动血流，可在两种模式之间轻松切换。搏动设置包括搏动幅度（100～5000RPM，递进 100RPM）、搏动脉冲宽度（默认 200ms）和搏动延迟时间（-50～90ms）。搏动设置直接影响搏动性能，搏动幅度越大、搏动强度越强（图 20-8）[36]，搏动脉冲宽度约窄、脉冲时长越短。通过调整搏动延迟时间可使泵搏动血流与患者固有心跳同步。最重要的是，i-cor 对角泵可通过 ECG 信号使泵搏动与心脏节律同步。泵控制器可识别 ECG 信号的 R 波，触发泵产生脉冲。搏动血流可与每个检测到的 R 波、每 2 个 R 波或每 3 个 R 波同步，从而产生 1:1、1:2 或 1:3 的搏动辅助比例。如果 i-cor 控制器检测到较快的心率，它可以自动调整搏动辅助比例，以降低搏动频率，以使心室充分充盈。i-cor 系统设置为在舒张期传递脉冲，在收缩期减少体外血流量（图 20-9）[19]。该设计可提供搏动血流，以改善冠状动脉和外周灌注而不影响体循环。这也有利于 ECLS 期间减轻 LV 后负荷。动物实验和体外实验表明，i-cor 对角泵能在正常窦性心律和各种房性、室性心律失常情况下产生 ECG 同步的、生理性的搏动血流。猪的动物实验显示，ECG 同步泵与标准连续性血流泵相比，增加心室颤动时冠状动脉血流、心输出量和平均动脉压（图 20-10）[37-42]。

进一步改进 i-cor 搏动算法可改善搏动性。i-cor 泵由 Medos Deltastream DP3 泵改进而来。两台泵具有相同的泵头，但两台泵控制器所嵌入的控制系统却大不相同。Medos 控制台使用内置搏动频率（40～90 次 / 分）和搏动脉冲宽度，而 i-cor 系统可由 ECG 触发。Medos 泵的

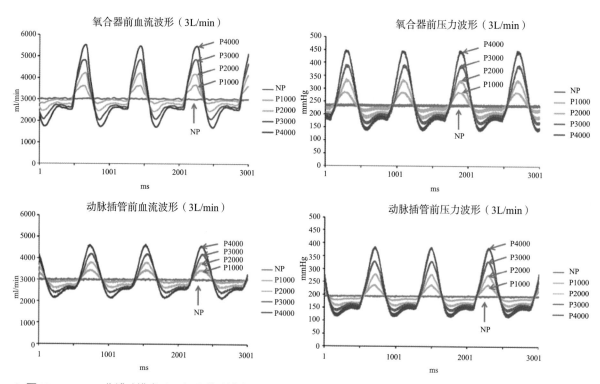

▲ 图 20-8　ECLS 非搏动模式（NP）和搏动模式（P1000～P4000）下氧合器前和动脉插管前血流和压力波形（3L/min）

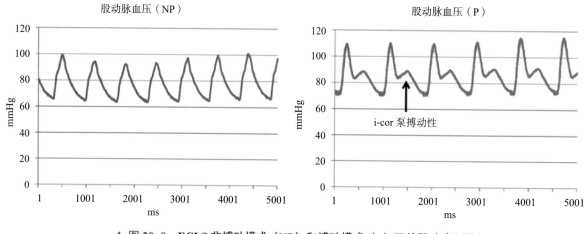

▲ 图 20-9　ECLS 非搏动模式（NP）和搏动模式（P）下的股动脉血压

搏动脉冲宽度（心脏周期 RR 间期的百分比，30%～70%）必须手动调整，而 i-cor 泵能够随着心率变化自动调整搏动间隔。此外，Medos 泵的搏动幅度低于 i-cor 泵。

这两台泵的搏动波形也有显著差异[43]。体外研究表明，在血流动力学能量产生和传递方面，i-cor 泵在低流量时表现更好，而 Medos 泵在高流量时表现更佳。因此，有必要对搏动控制算法进行进一步优化，以获得临床上最接近生理的搏动血流。

对于新生儿和儿童 MCS 患者，高心率、低流量和小口径动脉插管的应用可能会限制搏动血流的提供。我们的体外研究显示，在搏动模式下，i-cor 泵可以在较高心率下通过增加

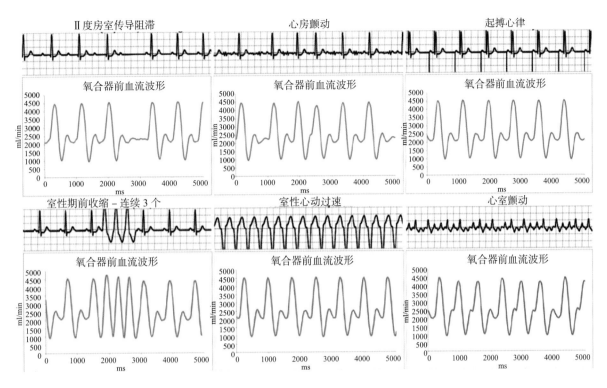

▲ 图 20-10　模拟 ECLS 模型中房性和室性心律失常下 ECG 同步搏动血流

搏动辅助比例自动降低搏动频率[44]。低流量下的低转速使 i-cor 泵有更大的空间产生搏动血流。根据我们的体外实验评估，搏动幅度 2000～3000RPM 推荐用于新生儿和儿童 MCS 患者[45]。i-cor 泵也可用于新生儿和儿童患者的非搏动或搏动性短期心脏辅助[46]。

目前，i-cor 泵和搏动血流的 ECLS 在体实验数据有限。有研究显示，这种泵在高转速和高搏动血流下，会显著增加血浆游离血红蛋白水平[43]。搏动 ECLS 系统在临床应用以前，必须完成更多长支持时间（＞7 天）的 ECLS 动物实验。在对该系统的搏动算法进行必要的修改后，还应进行额外的溶血试验。基于我们目前的认识，使用 i-cor 对角泵搏动灌注用于儿童和成人 ECLS 患者是不安全的。

五、结论

MCS 是治疗儿童和成人急性或慢性心力衰竭的一个可行的选择。随着对 MCS 期间搏动灌注的关注的增加，临床即产生了对血流动力的搏动性精确量化的需求。虽然许多参数可用于搏动性的量化，但推荐使用 EEP 和 SHE 指数来衡量血流动力学能量和搏动性。这将有助于对不同 MCS 设备及患者结局进行比较，并有利于 MCS 设备的选择，进而改善患者预后和生活质量。

第21章

连续血流机械循环支持装置的搏动灌注选择

Pulsatility as an Option with Continuous-Flow Mechanical Circulatory Support Devices

Chelsea Lancaster　Michael A. Sobieski　Mark S. Slaughter　Steven Koenig　著

滕　媛　译

闫姝洁　校

一、概述

在美国约 650 万人存在重度心力衰竭，其中 25 万～30 万的患者经药物治疗无效[1, 2]。心脏移植是治疗终末期心力衰竭的金标准，但因可用供体来源受限，全世界每年接受心脏移植的人数不足 3500 名。此外，超过 10% 的患者会在心脏移植等待期死亡[3, 4]。随着医学和外科治疗方法的不断进步，以及长期机械循环支持的出现，此类患者的生存率和生活质量均得到显著提高。具体而言，MCS 设备的技术和临床管理水平的提高，改变了现有的临床治疗方法。可移动心力衰竭患者的风险评估和有效性对比管理（ROADMAP）的最新研究数据表明，与药物治疗的终末期 HF 患者（NYHA 分级 Ⅲ 或 Ⅳ 级）相比，接受 MCS 治疗的患者生存率显著提高[4]。

虽然原始的容积式泵可以救治患者，但在尺寸兼容性、耐用性和可靠性方面存在重大问题，连续血流泵的开发和临床使用则会逐一规避上述问题。由于耐用性和可靠性提高，在较小的成年人和一些儿童群体中也逐渐扩大应用，并使更多的患者存活超过 2 年[5]，但长期搏动减弱会影响终末器官功能和导致不良事件发生，目前这已成为人们关注的焦点。CF-LVAD 最初的治疗目的并非在于产生血管搏动性或阶段性卸载心室容量负荷，但缺少这些作用又可能导致临床上出现不良事件，包括胃肠道出血[6, 7]、动静脉畸形[8]、出血性卒中和泵血栓[9]、主动脉瓣关闭不全、血管硬化和舒张压升高[10-15]。为了降低上述临床风险并提高心血管治疗水平，临床上引入了旋转泵速度调控算法。此外，许多研究仍在继续尝试并开发其他新颖的算法，试图优化血管搏动性（血管血流动力学和组织学改变），减轻心脏容量负荷，改善与终末器官灌注相关的血液相容性，从而进一步减少不良事件的发生。在本章中，我们对 LVAD 的发展和潜在临床需求进行了综述，包括 LVAD 的生理行为、搏动性的定义方法及连续流式旋转血泵实现搏动性灌注的方法。

二、搏动灌注的支持理由

在短期（CPB）和长期（LVAD）的机械循环支持方面，关于生理性血管搏动压力与流量的潜在益处和需求一直是争论的热点。Ji

等将成人和儿童 CPB 期间搏动血流（pulsatile flow，PF）与连续血流（continuous flow，CF）相比较，发现 PF 在改善终末器官血流、减轻系统炎性反应、降低术后死亡率等方面优势更显著，这可能是由于 PF 会产生更多的残余搏动能[16]。同样，在"旋转血泵会降低搏动性：我们是否仍需要搏动"的文章中，Soucy 提出旋转泵会降低血管搏动性和减少心室容积，这种非生理状态可能与临床上显著的不良事件有关，如出血、卒中和血液破坏，而在既往的搏动装置研究中无此现象[10]。文中（表 21-1）总结了搏动性和连续血流 LVAD 装置的临床要点，以便进行比较。

此外，还需要积极的进行血压管理，以保持平均动脉压低于 80mmHg，并采取适当的抗凝方案，以及联合血管活性药，降低血栓及卒中的风险[17]。积极调控旋转泵速度（Jarvik-2000，带有 Lavare 循环的 HVAD 和 HM Ⅲ），有助于周期性开放主动脉瓣，防止

室间隔移位和心室抽吸，避免低血流导致的血栓形成和高剪切力带来的血液破坏[13, 18]。

人工血泵技术的进步及在终末期心力衰竭治疗中的应用是美国国家心肺和血液研究所的重中之重，其中一个重要研究方向是制定 LVAD 控制策略，包括泵速调节算法，以模仿自然健康的心脏功能，产生接近生理性的血管搏动、阶段性心室容量卸载、最小的血液破坏，减少不良事件发生，促进心肌重构和恢复。具体而言，LVAD 控制策略应产生搏动性血压和血流，以抵消由于体循环血管阻力高和血管顺应性差（可能与非生理性搏动减弱有关）而引起的间歇性低血流情况，保证左心室和心房血流正常化，减少左心室心尖部（流入插管）和主动脉根部（无冠窦）出现血栓，同时还可以最大程度地减少血液破坏。为了达到上述设计标准，LVAD 泵速调节算法还需确保血流动力学、血管和血液成分的有效性、安全性和可靠性，或许这还有利于发现新型生物标志物，

表 21-1　搏动性和连续血流左心室辅助设备及其操作方式的要点，包括核心技术参数、实现近生理性搏动和心室容量卸载相关的优势和局限性[37, 53-56]

设　备	操作模式	压力曲线	技术参数	参　考
HeartMate XVE（Abbott, Chicago, IL）	电机驱动		每搏量：83ml 最大流量 10L/min 最高转速 120 次 / 分	
HeartMate Ⅱ（Abbott, Chicago, IL）	轴流（定速）		7000～12000RPM 最大流量 10L/min	
HeartMate Ⅲ（Abbott, Chicago, IL）	离心（+人工搏动设置）		3000～9000RPM 最大流量 10L/min	
HVAD（Medtronic, Minneapolis, MN）	离心（定速）		1800～4000RPM 最大流量 10L/min	
	Lavare 循环		1800～4000RPM 最大流量 10L/min	
Jarvik 2000（Jarvik Heart, New York, NY）	轴流（定速）		8000～12000RPM 最大流量 7L/min	

以及进一步阐明心血管重构的生理机制。

三、搏动性的定义方法和指标

在健康人体内，连续时变的血压和流量波形，其幅度、周期和相位会随着许多生理因素的变化而变化，包括前负荷（充盈）、后负荷（血管阻力、顺应性和惯性）、心肌收缩性、容量和心率。搏动波的特点是具备收缩期峰值（最大）和舒张末期谷值（最小）的标志和形态，它们是一种有效的监测治疗手段。然而在旋转血泵辅助的终末期 HF 患者中，这些基本参数可能不足以完全量化血管搏动性，例如，在 Travis 等的一项临床研究中，分别植入

搏动性（HeartMate XVE，PVAD）和旋转式（HeartMate Ⅱ，HVAD）装置的 HF 患者，在低速（主动脉瓣打开）和高速（主动脉瓣关闭）期间均可产生主动脉、心室和 LVAD 的压力和血流波形，证明了 CF- 和 PF-LVAD 在低速和高速支持下都具有搏动性（图 21-1）。但是，当作者以残余搏动能评价 CF- 和 PF-LVAD，却发现 PF-LVAD 可使 SHE 恢复到健康的生理值，而 CF-LVAD 则显著降低 SHE（非生理性）[22]，这一结论与 Undar 的发现类似。SHE 概念由 Shepard 等首先提出 [19]，并由 Undar 等扩展应用于描述 CPB 设备中小儿和成人的搏动灌注 [14, 20, 21]。随后 Soucy 在发表的"持续血流 LVAD 设备期间搏动性定义"一文中，作

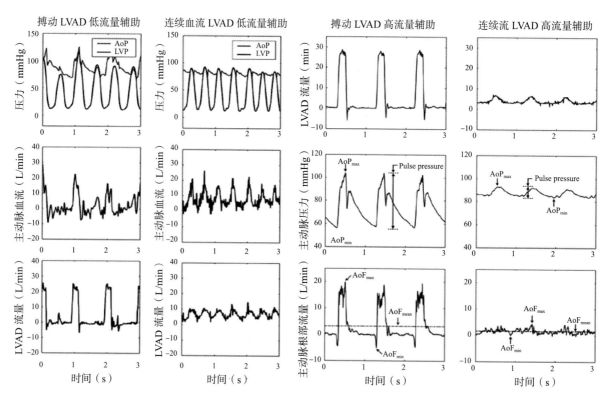

▲ 图 21-1　植入连续血流和搏动血流左心室辅助装置的临床心力衰竭患者在低速（主动脉瓣开放）和高速（主动脉瓣关闭）期间血流动力学波形

使用高保真压力导管（Millar Instruments，Houston，TX）和流量探头（Transonic，Ithaca，NY）记录主动脉压力、左心室压力、主动脉血流和 LVAD 流量，使用梯度（ΔP，ΔQ）和残余搏动能量化压力和血流搏动。波形形态表明存在不同程度的搏动，然而无论是低速还是高速辅助，SHE 在旋转泵下是非生理性的，而在 PF-LVAD 下是近生理性（引自 Travis et al. [22] and Soucy et al. [23]）

者详细描述并推荐一种严格定义血管搏动性的标准化指标，用于衡量后续研发设备和速度调节算法[23]。下文会简要回顾在 MCS 设备文献中已报告的四个标准指标（脉压、搏动指数、SHE 和输入阻抗），以及每种技术的潜在优势和局限性。

脉压（PP 或 ΔP）是临床上最常用的量化动脉搏动幅度的指标，它是主动脉收缩压峰值（最大 AoP）与主动脉舒张末压谷值（最小 AoP）的差值（图 21-2A 和公式 21-1）。该指标通过无创方式（听诊、示波法、触诊、血压计）或在 LVAD 支持期间通过有创置入动脉测压管（充满液体的换能器）很容易获得，在监护仪上显示为连续的动脉波形，但是结果的准确性会受信号调节干扰（增益和相位失真、低通滤波、传感器频率 < 40Hz）。

$$脉压\ PP/\Delta P= [\ 主动脉收缩压峰值\ AOP_{max} - 主动脉舒张末压谷值\ AOP_{min}\ ]$$
（公式 21-1）

搏动指数是动脉血流速度在收缩期峰值（V_{max}）与舒张末期谷值（V_{min}）之间的差值，再除以一个心动周期的平均血流速度（V_{mean}）（图 21-2B 和公式 21-2）。该算法可以通过无创超声仪获得，但峰值和谷值的准确识别难度较大。

$$PI = \left[\frac{V_{MAX} - V_{MIN}}{V_{MEAN}}\right]$$
（公式 12-2）

HM Ⅱ 和 HM Ⅲ 是根据泵头消耗的功率和估算的泵流量计算 PI，该估算的泵流量约为最大流量与最小流量之差除以平均流量乘 10 或 [（最大 - 最小）÷ 平均]×10（图 21-3A 和 B）。HVAD 显示瞬时估计的、随时间变化的流量波形，其具有明显的峰值和谷值，有助于观察搏动水平（图 21-3C）。

残余搏动能由 Shepard 等最先提出[19]，用于量化心脏产生的动能（来源）并传递到血管系统和末梢器官（负荷）。从图形上看，等效能量压力是用一个心动周期内搏动压力和流量波形下的面积表示（图 21-2C），而 SHE 是 EEP 和平均动脉压之间的差值（公式 21-3）。在完全平流波中，EEP 等于 MAP，因而不会产生 SHE（0erg/cm³）；而在旋转泵中，随着泵速的提高，血管压力和血流波形的搏动强度会不断降低，以及波形形态（形状、振幅、相位和频率）也会发生改变，Shepard、Undar 和 Soucy 等专家强烈建议在量化搏动、MCS 设备比较及未来泵速调制算法中将 SHE 作为标准衡量指标。为了提高量化 EEP 和 SHE 准确性，需有创放置高保真压力和流量传感器、信号调理，以及具备数据采集和分析技术。

$$SHE = 1332*[EEP - MAP],$$
$$where\ EEP = \frac{\int Q*P*dt}{\int Q*dt}$$
（公式 21-3）

输入阻抗（Z_{art}）是一个工程参数，通过阻力、顺应性和惯性的函数来表示血管负荷，输入阻抗调控血流动力学能量的消耗。血管阻抗的计算是通过快速傅里叶变换，将连续时变的主动脉压力和流量波形转换为离散的幅度和相位分量，作为频率（或谐波）的函数（公式 21-4）。在图形上，FFT 是正弦波形的累积总和，随振幅、相位和频率而变化（图 21-2D）。

$$Z_{ART} = \frac{FFT(P)}{FFT(Q)}$$
（公式 21-4）

在时域中，血管阻力（R）是平均动脉压（MAP）与中心静脉压（CVP）的差值再除以心输出量（CO）；在频域中，R 是均值的幅度（DC 或第 0 个频率 / 谐波），无相位（0°）。血管顺应性（C）和惯性（L）可以从频率分量

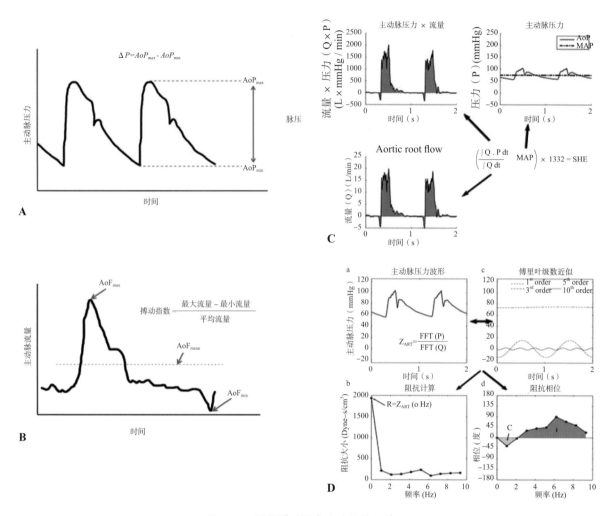

▲ 图 21-2　量化搏动压力和流量的 4 种图示

A. 脉压（ΔP），即主动脉收缩压峰值（最大 AoP）与主动脉舒张末压谷值（最小 AoP）的差值。B. 搏动指数（PI），收缩期峰值动脉血流速度（AOF_max）与舒张末期谷值（AOF_min）之间的差值，再除以平均血流速度（AOF_mean）。C. 能量等效压力（EEP），是主动脉压力波形下的面积乘主动脉血流波形下的面积除以主动脉血流波形下的面积得出。SHE 是 EEP 和平均动脉压之间的差值，EEP 是由心动周期主动脉压（P）和血流（Q）得出。D. 通过对时变主动脉压力和主动脉血流（AoF）进行快速傅里叶变换来计算血管输入阻抗（Z_art），幅度和相位是基于频率，其中 0 次谐波表示电阻（R），低谐波柔量（C）和高谐波惯量（L）（引自 Soucy et al. [23]）

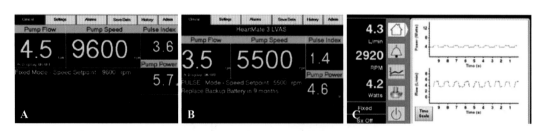

▲ 图 21-3　左心室辅助设备控制面板

A. HeartMate Ⅱ（Abbott，Abbott Park，IL）；B. HeartMate Ⅲ（Abbott，Abbott Park，IL）；C. HVAD（Medtronic，Minneapolis，MN），显示泵流量（L/min）、泵速（RPM）、功率（W）和搏动指数（PI）[57-59][引自 Abbott and Medtronic Instructions for Use（IFU）documents]

中得出，其中 C 幅度和负相角出现在较低的频率，而 L 幅度和正相角出现在较高的频率。R、L 和 C 在生理上可以调节最大（高损失）和有效（低损失）的血压及血流输送。在非搏动（或脉搏减弱）旋转血泵中，由于血管结构、功能和表型变化，血管阻抗将以阻力为主，并且可能具有较低的 C（较高的硬度），计算血管输入阻抗还需具备高保真压力和流量传感器、信号调理及复杂的数据采集和分析技术。

四、旋转血泵泵速调节

从第一代容积位移 LVAD（HM XVE、PVAD、IVAD）过渡到第二代连续血流（CF）LVAD（Jarvik-2000、HM Ⅱ、HVAD）的过程中，设备的可靠性、安全性、功效和寿命一直是研究的重点。临床上 CF-LVAD 以固定的泵速（RPM）运行，设备管理需重点调节泵的固有参数，例如预估的流量和速度（终末器官灌注）、搏动指数和功率（早期血栓检测），以及对患者平均血压、主动脉瓣功能、室间隔位置和抗凝方案的管理。虽然 LVAD 设备和临床管理技术在不断进步，但临床上仍会发生一些重大不良事件。泵速调节被认为是防治泵血栓（清洗）、出血（血管搏动）和促进心肌重构（阶段性心室容量卸载）的潜在治疗手段。泵速调节通过改变 LVAD 速度（RPM）的如下参数完成：范围（最大和最小 RPM）、轮廓 / 形状（正弦、阶跃响应）、时间段（固定或生理，s）和频率（单个或多个心动周期，Hz）。然而泵速调节还需要权衡利弊和额外的系统要求，如设备设计（轴流、离心）、集成的物理传感器和（或）用于实时诊断控制泵速的固有参数、泵功率增加及高时变（非生理性）剪切力。在

"LVAD 患者特殊的血压和搏动性管理"一文中，Castagna 认为诸如 HM Ⅲ 人工搏动泵的泵速调节，可能需要"对（病理）生理后果进行准确的评估和解释，以优化装置的安全性和有效性"[24]。在本节中，我们将介绍实现该目标的设计标准和工程学参数（清洗、设备结构、搏动性 / 阶段性心室容量卸载、功率 / 传感器 / 剪切力）。

最佳泵速调节算法的设计标准是避免出现旋转血泵相关的严重不良事件（血栓、卒中、出血和血液破坏）。目前开发的泵速调节算法致力于改善泵清洗，提高容量负荷卸载，定期开放主动脉瓣，以及产生搏动，消除低流量 / 停滞血流，降低剪切力至最小化。但是实现生理（或接近生理）搏动和阶段性容量卸载的基准尚不明确，对维持心肌壁和动脉血管组织结构功能的要求也尚不清楚。最理想的 MCS 设备是可以模仿健康心血管功能，产生等效的心室和动脉血流动力学（如搏动性、相位性心室容量卸载和血液剪切力），例如在一个心动周期（60～80 次 / 分）内，健康人正常的血压和血流波形会随时间而变化，其特征是 MAP60～85mmHg、脉压 $\Delta P30～50mmHg$、心输出量 5～6L/min，以及 SHE 维持 15 000～20 000erg/cm³。在旋转血泵支持的终末期 HF 患者中，不论有无血管疾病（阻力和僵硬度增加），上述参数均会发生明显改变，尤其是在 LVAD 速度（RPM）增加的情况下。为了最大限度地减少不良事件的发生，是否需要调节泵速将血流动力学恢复到健康的生理范围？或复制波形形态（幅度、相位、形状、频率）？或者是否有一个可接受的近生理范围？这些设想都是合理的。旋转泵持续卸载心室容量负荷，缩小左心室容积，心室收缩压

峰值、舒张末期压力和容量均降低，这与健康人生理情况均存在差异。如果心室收缩压峰值低于主动脉收缩压，则主动脉瓣可能打不开，心室内血不能经主动脉瓣射出。收缩末期和舒张末期容积的绝对值和差值，特别是在较高的泵速下，与健康人的生理状态不同。目前含泵速调节的旋转泵（HM Ⅲ 人工搏动泵、HVAD Lavare 循环、Jarvik 2000），可以提供改善泵清洗效果的周期性循环，但并未实现生理搏动或阶段性容量负荷卸载，长期支持下不良事件的潜在影响或持续风险仍存在，但仍需进一步研究。

采用泵速调节算法的清洗模式已在 Jarvan 2000（New York，NY）、HeartMate Ⅲ（Abbott，Abbott Park，IL）和 HVAD（Medtronic，Minneapolis，MN）设备中临床应用，其目的是减少主动脉瓣和泵头血栓形成风险，并促进主动脉瓣周期性开放。轴流旋转泵 Jarvik-2000 是首款采用周期性泵速减速（每分钟 1 次周期）的 LVAD，使心脏经主动脉瓣进行周期性自主射血，从而最大程度减少无冠窦血栓形成风险。HM Ⅲ 是具有磁悬浮转子的离心式旋转泵，通过人工搏动模式算法，可以快速（图 21-4）提高和降低泵速度来模拟搏动，以减少血液淤积，提供周期性泵清洗，增加泵的搏动性。在人工搏动模式下，泵速从初始设定的数值迅速下降 2000RPM（T=150ms），然后快速上升 4000RPM（T=200ms），最后再下降 2000RPM 回到固定转速。人工搏动每 2 秒（30 个周期 / 分）重复 1 次，与自身心脏不同步，这可能会导致动脉压波形产生 4 个不同标志（自身心脏收缩压和舒张压、泵的最大和最小压力）。MOMENTUM3 临床试验初步证实泵头无血栓形成，且有卒中发生率降低的趋势[25]。HVAD（Medtronic，Minneapolis，MN）是带有液压推力轴承的离心式旋转泵，它将 Lavare 循环集成到其控制策略中，以提供间歇性的清洗。Lavare 循环算法是先将泵速降低 200RPM（T=2s）再增加 400RPM（T=1s），最后再降低 200RPM 返回初始设定的固定速度（图 21-5），Lavare 循环每分钟重复 1 次，与自身心脏不同步，理论上在波形斜坡下降阶段有助于清洗，在波形斜坡上升阶段有助于减轻心室容积。Zimpfer 等报道若采用具备 Lavare 循环的

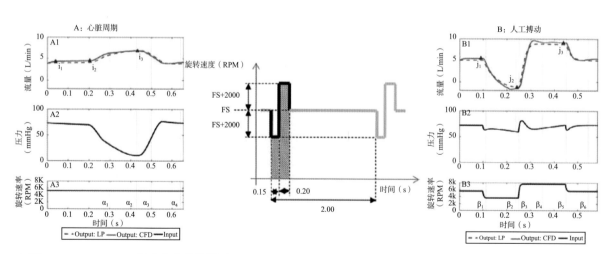

▲ 图 21-4　HeartMate Ⅲ 离心式旋转泵（Abbott，Abbott Park，IL）在 5mmHg 恒定泵速脉压差（ΔP）下产生的预测压力和流量波形图（左），通过人工搏动算法（中）证明了产生 ΔP 为 11mmHg（右）时的压力和流量波形图
经 John Wiley and Sons 许可转载，引自 Wiegmann et al.[25]，引自 Essandoh et al.[60]

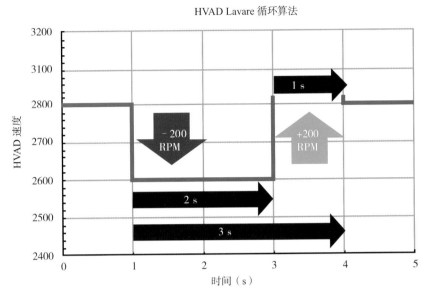

◀ 图 21-5　HVAD 离心式旋转泵（Medtronic, Minneapolis, MN）的 Lavare 循环算法演示图

Lavare 算法每 3 秒循环 1 次，每分钟重复 1 次循环，包括：①泵速降低 200RPM 持续 2s，增加前负荷进行充分混合，促进更好的清洗和降低血栓风险；②泵速增加 400RPM 持续 1s，排空增加的血液并进行泵清洗；③泵速降低 200RPM 恢复到初始泵速（引自 Kumar et al.[26]）

HVAD 治疗 HF 患者，可降低卒中和右心衰竭的发生率[26]。

Jarvik-2000、HM Ⅲ 和 HVAD 均采用非同步泵速调节算法，其优点是不需要物理传感器或与自身心动周期同步的泵参数。未来实施新型泵速调节算法可能会进一步优化泵的性能，降低不良事件风险，提供更多的生理益处。例如促使左心室舒张末容积减少和舒张末期流速增加的算法，可能会改善左心室心尖部 LVAD 流入道的清洗效果，以减少血栓形成和栓塞性卒中；在舒张期模仿左心室近生理流场的能力，可保证在心尖周围循环清洗更完善，从而减少血栓和栓塞性卒中的发生；可以控制主动脉瓣开放以最大程度地清洗叶轮，降低主动脉根部（无冠窦）血栓形成风险。

泵结构（轴流、离心）。目前 LVAD 的容量卸载与跨泵压力梯度和自身心脏收缩力下降有关。电机控制维持设定的泵速，但旋转血泵在设定速度下输送的流量是由压力梯度决定。旋转泵存在与后负荷相关的固有低效，在较高的泵压下，前向流量显著降低，两者是直接关系（即随着后负荷的增加，流量减少），换而言之，如果没有泵速控制，心动周期内的前向血流分布会发生改变。具备心动周期内调节泵速功能的 CF-LVAD，控制能力会更精确（速度、幅度、定时），例如在舒张期采用更高的泵速、收缩期采用更低的泵速，可提高泵的辅助效率和维持血流动力学稳定。压摆率的概念是单位时间内泵速度的改变（RPM/s），它的数值由电机设计决定，原则上取决于电机转矩和物理特性。轴流泵的转矩明显低于离心泵，部分原因是因尺寸限制，电机磁体的直径较小。离心泵的电机磁体直径较大，可以产生更大的转矩和更高的压摆率。例如，以 2400RPM 泵速运行的离心设备在 100mmHg 的扬程（H）下会产生 2L/min 的流量（Q），以 3000RPM 运行时在 100mmHg 的扬程（H）下流量增加到 6L/min（Q）。改变泵速的总时间将为 600~2000RPM/s 或 300ms，这在心率高达 100 次/分的患者中可以动态实现。

在"轴流和离心式连续血流旋转泵"[27]一文中，Moazami 对泵的工程设计及对患者管理相关的生理影响进行详细总结。与形成切线（或垂直）血流的离心式设备相比，轴流式设备（阿基米德螺杆原理）与心脏自身血流一致。跨泵压力梯度在泵的入口（前负荷）和出口（后负荷）处测得，其中扬程（H）是左心室和主动脉压力之间的瞬时差值，前向流量（Q）与相应的扬程成反比。旋转泵对前负荷的灵敏度是自身心脏的 1/3，而对后负荷灵敏度则是自身心脏的 3 倍[28]。与具有平坦 HQ 曲线的离心泵相比，轴流泵 HQ 曲线更陡峭且对后负荷敏感性较差（图 21-6A）。离心泵的设计特征可能更适合于泵速调节策略，它能产生更强的搏动性（与自身心脏收缩能力无关，图 21-6B），更好地控制泵的速度调节（压摆率）和阶段性心室容量卸载（在单个心动周期中通过改变泵的速度获得最佳的泵流量），并且在较低前负荷下不容易发生心室抽吸事件[27]。在"连续血流 LVAD 的生理特点"一文中，Lim 总结了第二代轴流泵（HeartMate Ⅱ）和第三代离心泵（HeartMate Ⅲ、HVAD）与患者管理相关的关键因素[29]。泵速提高会削

弱泵的搏动性，除此之外，心室压力 - 容积关系（PV 环）也会出现改变，主要特点是形状、相位和位置变化。一般情况下，泵速提高会引起左心室压力降低和容积减少，但是连续血流 LVAD 下 PV 环会出现三角形（自身心脏失去等容收缩和舒张能力）和狭窄的（心脏自身每搏量减少）形状，且收缩压峰值降低（无喷射、主动脉瓣关闭），从而将心室从喷射泵转变为储血库。此外，心室内和主动脉根部的流场会随着泵的主要血液流动路径而改变，心脏既往经主动脉瓣射血，现改为通过泵流入导管进行射血。总的来说，连续流动装置和流动路径的生理变化（搏动和容量负荷减少）可能会导致血管顺应性下降，肺血管阻力增加，心肌灌注减少，炎性标志物增加和心脏失用性萎缩[6, 10, 11, 14, 30]。

通过调节泵速增强血管搏动和阶段性心室容量卸载，有助于解决旋转泵在固定转速下运行的局限性，或主要针对清洗进一步改进优化

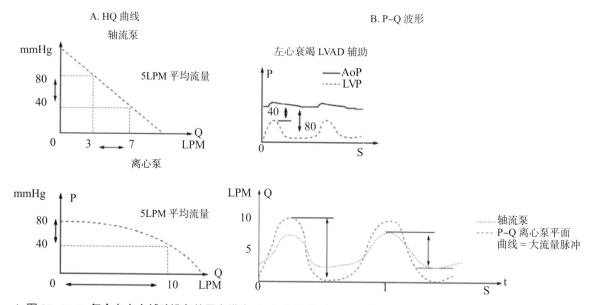

▲ 图 21-6　A. 每个左心室辅助设备的压力梯度（H）和流量（Q）关系曲线差异说明，与离心泵（左下）相比，轴流泵（左上）对前负荷和后负荷敏感性更高；B. 比轴流泵相比，离心泵产生的脉压（ΔP）更高
AoP. 主动脉压；LVP. 左心室压（引自 Mancini and Colombo[61]）

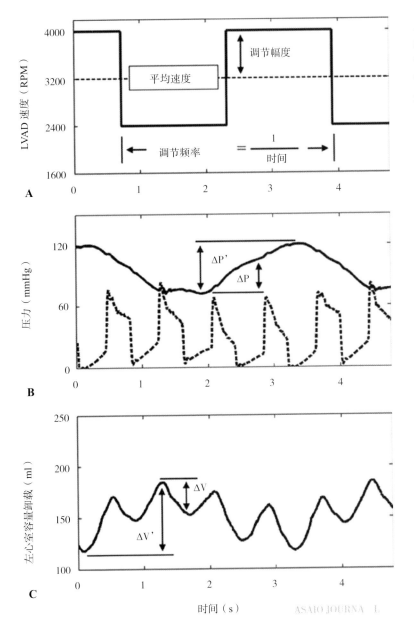

▲ 图 21-7　**A.** 左心室辅助设备的频率（Hz）和幅度（RPM）变量视图（顶部）；**B.** LVAD 产生的脉压差和流量；**C.** LVAD 产生的相位性心室容量卸载

经 Wolters Kluwer, Health Inc. 许可转载，引自 Ising et al.[62]

当前的算法。泵速调节的设计可以采用以下参数实现搏动性和容量卸载：形状（正弦波、三角形、任意）、范围（均值、最大和最小速度）、心动周期内的时间、泵速调节频率（周期每分钟）（图 21-7）。在"旋转泵泵速调节产生搏动血流和阶段性左心室容量负荷卸载"的临床前实验中[31]，Soucy 展示并比较了固定泵速和 3 种不同搏动发送模式的泵速调节算法（同步共搏动、同步反搏动和非同步定时搏动）的有

效性，4 种模式的潜在生理益处和局限性不同（表 21-2）。同步共搏动，是指在自身心脏收缩期泵速增加、心脏舒张期泵速降低，这可能有利于提高搏动性。同步反搏动，则是在心脏收缩期泵速减低，心脏舒张期泵速增加，有助于降低外在做功（小体积），降低后负荷，增加心肌灌注。在非同步定时搏动中，泵速的增加和减少与自身心脏周期无关，从而最大程度地增加脉压（ΔP，SHE）和阶段性心室容量卸

表21-2 总结左心室辅助装置的工作模式，通过旋转泵的速度调节实现，阐明搏动性和心室容量卸载的工作原理；采集血流动力学波形，生理益处及局限性[31]

搏动模式式总结

搏动形式	血流动力学波形	PV环	优点	缺点	参考
定速	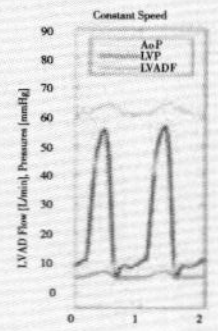	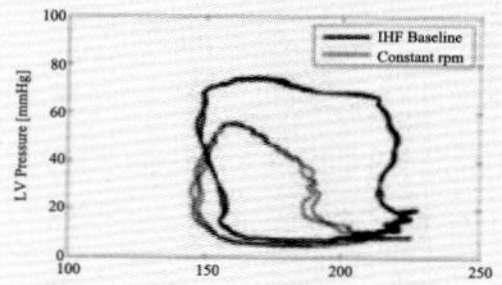		搏动性减弱 不良事件增加	
同步（同步搏动）	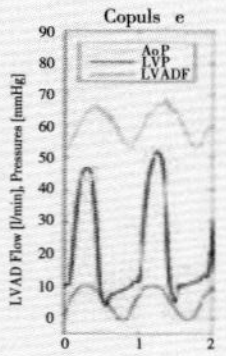	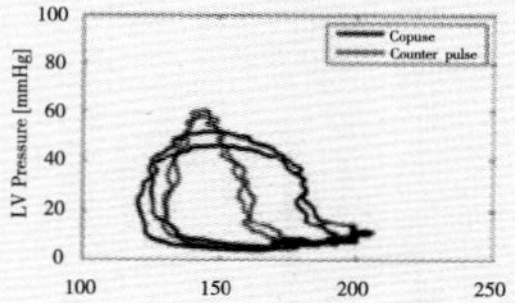	增加搏动性	需要传感器触发／时间	
同步（反搏动）	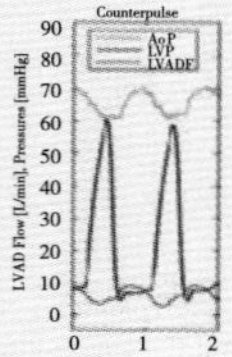	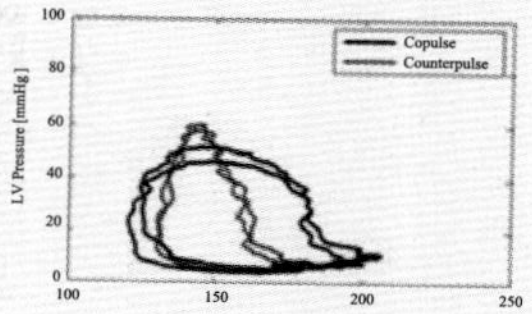	减少外在做功 降低后负荷 增加心肌灌注	需要传感器触发／时间	
非同步	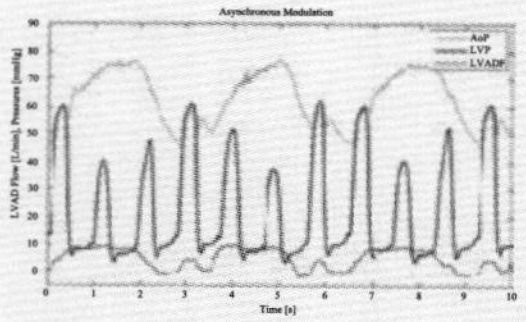	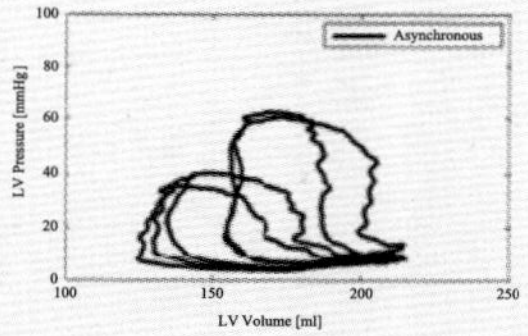	无须传感器控制 增加搏动主动脉瓣的定期打开 增加清洗能力		

PV环. 压力容积环

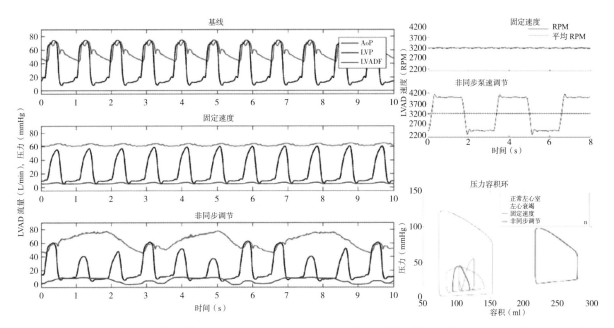

▲ 图 21-8　血流动力学波形的采集，包括主动脉压、左心室压、左心室辅助装置流量（左），以及产生的左心室压力－容积关系（右下），LVAD 关闭作为基线，并以恒定泵速和非同步泵速调节下运行（右上）。这些数据表明，与固定泵速运行的 LVAD 相比，非同步泵速调节会产生接近生理的搏动性和相位心室容量卸载

引自 Soucy et al. [31]

载（ΔV）（图 21-8）。而非同步模式也会在多个心动周期中出现间歇性的同步搏动和反搏动（同相位和反相位），从而产生各自的优势，定期开放主动脉瓣，以及对泵头、流入导管、心室内腔和主动脉根部进行清洗。同步调节需要依赖物理传感器或固有泵参数触发，它的可靠性不确定，而非同步调节则不存在此类问题。

在研发最佳的旋转泵泵速调节算法时，若是试图通过更改泵速、速度改变时机和持续时间来控制心动周期中的舒张期－收缩期血流比，那么工程师和临床医生均需要仔细考虑并权衡这一利弊，上述方法可以提高泵的清洗效率，在低泵速下提升流量，优化血流动力学，以产生最大程度的生理搏动性（同步搏动）或阶段性心室容量卸载（反搏动）。接近生理搏动的血压和流量有助于维持正常的血管阻力和顺应性；避免低流量或抽吸事件的发生，减少血栓形成（卒中）；维持正常的血管结构和功

能，以减少动静脉畸形发生风险，AVM 可能会导致胃肠道出血和（或）神经系统出血。

泵速调节的工程学权衡可能需要考虑以下因素：物理传感器或用于定时的泵内在参数、功耗增加、潜在的高（非生理）剪切力。寻找精确、可靠（增益、偏移漂移）和安全的物理传感器，与 MCS 设备反馈控制集成，此项工作已经持续数十年 [32]。在 MicroMed DeBakey 系统（轴流 LVAD）流出管道上安装一个瞬时流量探头，用于连续实时测量泵的流量，但是该泵已经经历了多次设计迭代，并且尚未获得广泛的临床应用。Intellect2 临床试验正在研究将肺动脉压力传感器（CardioMEMS）与 HeartMate Ⅲ 结合使用，目的是通过监测右心功能来进行患者管理 [33]。在临床前实验中，正在尝试将监测压力和流量的多个传感器集成使用 [32]。目前，泵显性指标和多普勒超声的无创血压测量技术常规用于泵搏动性的评

估，但多普勒超声的功效尚不清楚，潜在的问题包括信号干扰（噪声），不能准确区分峰值收缩压和平均压的界标，易于高估平均压而使结果不准确，尤其是在搏动减弱时平均压会高估9mmHg左右。此外，还需考虑泵的固有参数（功率、速度、电流、预计流量、搏动指数）。与固定泵速相比，泵速调节算法的功率要求（20%～40%）更高，具体取决于扬程（100mmHg）[31]。许多研究结果表明，虽然固定泵速下剪切力较高（非生理性），但轴流泵和离心泵支持的HF患者溶血水平无显著差异[34-36]。反之，泵速调节时平均剪切力与固定泵速相似，但在较短的时间内存在较高的峰值和较低的最小剪切力。另外需要注意的是，溶血是已知的评估血液破坏的主要指标，目前还正在研究获得性vWF、血小板活化、凝血酶形成和细胞变形指标，以确定其他可能导致不良事件的重要临床因素[12, 13, 37]。

五、泵速调节算法的临床前研究

通过在体（大型动物模型）实验来研究CF-LVAD（CentriMag、EVAHEART、HeartMate Ⅱ、HeartMate Ⅲ、HVAD和TORVAD）泵速调节算法的形状、振幅和相位函数时，建议采用大型动物模型（牛、羊和猪）作为临床前研究。Bourque等使用HeartMate Ⅲ快速更改泵速（1500～5500RPM），排除自身心脏做功（切除心室）外，认为在胸腹主动脉中仍可达到接近生理的脉压（ΔP26～34mmHg，dP/dt 139～238mmHg/s），以及MAP > 30mmHg[38]。在使用与自身心电图同步的CentriMag时，Pirbodaghi分别在两个相位条件下（0°、180°）研究了4种可选择的波形形状（正弦波、锯齿

形、三角形和正方形），认为可优化搏动性和心室容量卸载。波形形态的差异对搏动水平无影响，但相位条件却有差异。同步搏动可以增加搏动性和减少舒张末期容积，反搏动会增加心肌灌注[39]。随后的多个研究显示，与固定泵速相比，同步（同步搏动和反搏动）和非同步泵速调节存在生理益处和局限性[40]，此外，Kishimoto等在泵速调节中增加相位延迟，以尽可能减少主动脉瓣关闭不全，从而保证主动脉瓣在较高的EVAHEART LVAD流量下仍会开放[41]。

在MCS设备泵速调节算法的临床前研发中（BiVACORTAH、HeartMate Ⅱ、HVAD、MicroMed DeBakey LVAD、TAH和tVAD），算法的形状、相位及单心室或双心室支持的功能可采用体外实验和计算机测试，将各种算法通过计算机仿真和模拟回路模型进行测试验证。Kleinheyer等在BiVACORTAH设备上，通过实施多种搏动调控方法（正弦波、方波20%和50%、锯齿波、LUT1和LUT2）成功模拟出生理搏动，脉压10～35mmHg，MAP90mmHg，流量5L/min[42]。作者还指出在速度曲线形状中，SHE水平和流速搏动性之间的权衡取舍与相对收缩期有关。在模拟轻度心力衰竭（CO3.5L/min，SV50ml，EF28%）和中度心力衰竭（CO2.8L/min，SV40ml，EF22%）的情况下，Tolpen等将泵速从10 000RPM降低到7000RPM，持续6s，主动脉瓣可以周期性开放，且未降低心输出量[43]。Khalil将一对MicroMed DeBakey泵组成TAH结构，通过更改泵速（8000～11000RPM）和运行4种搏动模式（非同步左泵或右泵、左右泵同步搏动及左右泵反搏动）的方法，达到近生理的脉压（ΔP16～61mmHg），以及左心房压力降低[44]。

Shiose 将 TAH 泵 的 转 速（1500～4500RPM）变化 25% 会产生脉压，但为了维持心输出量，泵功率也会相应增加 16%。Bozkurt 在一个独立的猪心脏模型上研究被动反馈控制的速度控制算法，此方法可以促使搏动增加和舒张末期容积减少[45]。Horobin 等在 HVAD 运行期间，分别在固定和可调泵速（3273±430RPM）下比较血液破坏指数，得出以下几个结论：①常规的血液相容性生物标志物（溶血、血小板聚集、vWF、ADAMTS13）无明显差异；②确定了新的潜在生物标志物（RBC-NOS 活性）；③ RBC 变形的风险更高[46]。通过计算模型评估泵速调节算法是一种经济有效的、检验理论分析的临床前方法。目前已有许多集成参数模型，它们显示通过泵速调节产生的搏动性灌注在血流动力学方面会产生相似的益处[47-52]。

六、结论

CF-LVAD 设备在心力衰竭患者中的应用经验已达 15 年之久，与第一代搏动血流辅助设备相比，它可明显改善生活质量，提高生存率和功能状态。大量临床和临床前研究已经证实，连续和搏动血流设备在左心室容量卸载、全身支持和终末器官功能保护方面无显著差异。然而在 LVAD 治疗的患者中严重不良事件（卒中、出血或血栓）也比较常见，不良事件发生率与设备选择（HeartMate Ⅱ、Ⅲ和 HVAD）和适应证（BTT 或 DT）有关。未来将搏动调控策略与目前新兴的连续血流设备相互结合，有利于进一步减少不良事件的发生。

第四篇
当前技术和方法
Current Technology and Methods

<table>
<tbody>
<tr><td></td><td></td></tr>
</tbody>
</table>

第22章

植入式连续流血泵技术与特点
Implantable Continuous-Flow Blood Pump Technology and Features

Matthew L. Goodwin   Peter H. U. Lee   Nahush A. Mokadam   著

杜 娟 译

黄劲松 校

缩略语

AC	alternating current	交流电
BTT	bridge to transplant	移植前过渡
DC	direct current	直流电
DT	destination therapy	最终治疗
FDA	US Food and Drug Administration	美国食品药品管理局
IDE	investigational device exemption	研究器械豁免
ILS	intermittent low speed	间歇性低转速
LVAD	left ventricular assist devce	左心室辅助装置
LVAS	left ventricular assist system	左心室辅助系统
MCS	mechanical circulatory support	机械循环支持
NIH	National Institute of Health	美国国立卫生研究院
PMDA	Pharmaceuticals and Medical Devices Agency	日本药品和医疗器械管理局
PTFE	polytetrafluoroethylene	聚四氟乙烯
VAD	ventricular assist device	心室辅助装置
VAS	ventricular assist system	心室辅助系统

一、概述

针对足量药物治疗无效的终末期心力衰竭患者等待心脏移植期间的过渡治疗或永久性替代治疗，持续机械循环支持（MCS）作为一种标准治疗方法应运而生。由于近年来可供移植的心脏供体数量相对恒定[1]，因此将 MCS 装置作为终末期心力衰竭治疗模式的需求增加，这使得近 40 年来在其设计和技术方面取得了长足的进步。随着 1964 年人工心脏研究的开展，美国国立卫生研究院（NIH）将用于心力衰竭的循环支持装置作为优先发展的项目[2]。

左心室辅助装置（LVAD）于 1994 年被美国食品药品管理局（FDA）批准作为心脏移植的过渡治疗[3]。最初的 LVAD 技术应用体积较大的空气驱动搏动泵来提供足够的循环支持。长期的搏动 LVAD 作为对心力衰竭患者的终末治疗提高了患者的生存率和生活质量[4]。然而，受制于较大的体积、有限的支持时间及一系列并发症，这类早期的搏动性血流装置很难保证远期生存[5]。连续流 LVAD 技术作为早期搏动血流装置的替代选择被设计研发出来。

连续流 LVAD 在泵的设计方面具有很多优势，有助于将与 LVAD 支持相关的并发症尽可能减到最少[5]。连续流 LVAD 采用轴流和离心旋转泵设计，摒弃了泵血囊和容积补偿的早期设计，使这些装置体积明显缩小以适用于体格更小的患者[5]。这类泵没有内置瓣膜，只有运动转子，因此增强了持久性，运行起来无噪音[5]。与早期的搏动血流装置相比，连续流血流装置提高了患者的生存率，并降低了与 MCS 相关的不良事件发生[6]。这一章节对连续流 LVAD 进行了综述，重点回顾已在美国和欧洲被批准用于研究和商业用途的可植入式轴流以及离心旋转泵设计特征和技术（表 22-1）。同时回顾已有的临床数据，以说明连续流装置的设计和技术对患者预后方面的影响。

二、轴流 LVAD

（一）HeartMate Ⅱ

HeartMate Ⅱ 左心室辅助系统（LVAS）（Abbott，Abbott Park，IL）是一种轴流、旋转式持续左心室辅助装置。该装置于 1991 年开始由 Nimbus 公司和匹兹堡大学 McGowan 器官工程中心合作研制，并于 2000 年首次进行了人体植入[7]。HeartMate Ⅱ 于 2005 年获得了欧盟认证，于 2008 年获得了 FDA 批准，作为移植前过渡（BTT）装置；于 2010 年获得了 FDA 批准，作为永久性最终治疗（DT）。LVAS 由 HeartMate Ⅱ LVAD、泵配件、系统控制器、适配器、患者电缆、电池、电池夹、通用电池充电器和带电缆的系统监控器组成[8]（图 22-1）。

HeartMate Ⅱ LVAD 通过电动机产生扭矩来驱动转子，最大可提供 10L/min 的心输出量。电机产生磁场，驱动位于转子内的永磁体旋转。该磁性转子被置于一段穿过电机钻孔的直径为 12mm 的薄壁钛金属管内。入口处的定子将进入转子的血流场调直，转子使用 3 个叶片将动能以径向速率的方式传递给血流。当血液流出转子时，出口定子将转子产生的径向速率转化为轴向速率[8]。血泵的转子装置为光滑、抛光的钛金属表面，由血流直接冲刷，减少血栓的形成。血泵装置重 281g，大小为 8.1cm×4.3cm，总容量 63ml（图 22-2）。泵流量取决于转子的转速以及泵入口端与出口端的压力差。

血液通过直径 14mm 由聚丙烯加强的明胶浸渍机织涤纶血管流入管道进入泵内[9]。流入管道的近端是直径 19mm 钛金属粗糙表面插入延长管，刺激组织生长，形成自然的衬里，减少血栓栓塞并发症[10]。流入管道连接到柔软的硅胶套和螺丝环上，再连接至泵体。流出管道由直径 14mm 密封的明胶浸渍机织涤纶人造血管及外层聚四氟乙烯防过度弯曲打折套管组成[9]。与流入管道一样，流出管道通过一个蓝色的螺丝环连接至泵体。

表 22-1　植入式连续流 VAD

装置	制造商	血流	轴承	尺寸	重量	心脏支持	CE Mark	批准
HeartMate II	Abbott	轴流	机械轴承、血液浸润	8.1cm×4.3cm	281g	3~10L/min	CE Mark 2005	FDA 2008（BTT）FDA 2010（DT）
Jarvik 2000	Jarvik Heart, Inc.	轴流	机械锥形轴承、血液浸润	7.8cm×2.6cm	90g	2~8.5L/min	CE Mark 2005 PMDA 2013	FDA IDE
HeartAssist 5	ReliantHeart Inc.	轴流	机械球头轴承、血液浸润	7.1cm×3cm	92g	2~10L/min	CE Mark 2010	FDA IDE
aVAD	ReliantHeart Inc.	轴流	机械球头轴承、血液浸润	外径 2.48cm	84g	2~7L/min	CE Mark 2016	
INCOR	Berlin heart GmbH	轴流	磁浮轴承	12cm×3cm	200g	<6L/min	CE Mark 2003	
HVAD	Medtronic Inc.	离心	磁悬浮和液力悬浮轴承	6cm×2.8cm	145g	10L/min	CE Mark 2009（BTT）CE Mark 2012（DT）	FDA 2012（BTT）FDA 2017（DT）FDA 2018（Thoracotomy）
HeartMate III	Abbott	离心	磁悬浮轴承	5.03cm×3.4cm	200g	10L/min	CE Mark 2015	FDA 2017（BTT）FDA 2018（DT）
EVAHEART 2	Sun Medical Technology Research Corp.	离心	液力悬浮轴承	5.1cm×6.7cm	262g	<14L/min	PMDA 2008	FDA IDE

VAD. 心室辅助装置；CE Mark. 欧盟认证；FDA. 美国食品药品管理局；IDE. 研究器械豁免；PMDA. 日本药品和医疗器械管理局；BTT. 移植前过渡；DT. 终末治疗

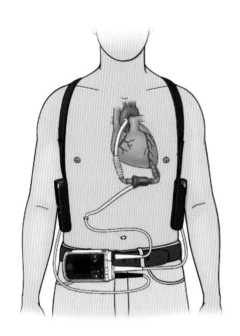

▲ 图 22-1　轴流旋转泵 HeartMate II LVAS

血液经由植入左心室心尖部的流入管进入血泵，被连续地泵入升主动脉。泵置于膈下，通过经皮电缆连接系统控制器(Abbott 及其附属公司享有 HeartMate II 及 HeartMate III 商标权，经 Abbott 许可转载，©2019. 版权所有)

HeartMate II LVAD 由单根电缆驱动管路穿过皮肤连接至系统控制器。这个驱动管路包含 3 根主要电线和 3 根备用电线，由硅胶护套屏蔽并覆有涤纶织物[9]。由一个电插件将驱动管路连接至系统控制器。驱动管路在右侧腹直肌鞘内潜行，在右上腹 1/4 象限区域穿出皮下组织。系统控制器可以通过连接到交流电源插座的适配器或者两块 HeartMate 12V 镍氢电池或 14V 直流锂电池向 LVAD 供电。应急电源箱是在紧急情况下可选的第三种供电方式。

HeartMate II LVAD 通过外科手术植入膈下腹膜前或腹腔内的位置。流入管道插入左心室的心尖并连接到泵装置。心尖开孔刀和缝合环可用来准备左心室心尖插入流入管道。流入插管应避开左前降支动脉并指向二尖瓣口以优化流入血流，并在术中经食管超声的直视辅助下远离室间隔和左心室游离壁。流入道的位置

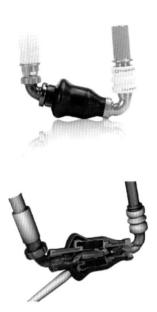

▲ 图 22-2　HeartMat II 轴流旋转泵在 12mm 直径钛金属管道中的入口定子、机械轴承系统、三叶式磁性转子和出口定子

HeartMate II 流入管道由直径 19mm 钛金属粗糙表面延长管、弹性硅胶套和螺丝环组成。HeartMate II 流出管道由直径 14mm 密封的明胶浸渍机织涤纶人造血管以及外层的聚四氟乙烯防过度弯曲打折套管组成（Abbott 及其附属公司享有 HeartMate II 及 HeartMate III 商标权，经 Abbott 许可转载，©2019. 版权所有)

对左心室卸负荷以及减少泵内血栓形成或溶血至关重要[5, 11, 12]。可自由弯曲防打折的流出道人造血管以端侧吻合的方式吻合至升主动脉。针织涤纶人造血管应适当拉伸以防止冗余，并沿着右侧胸骨心包槽内没有打折和扭曲的方向放置[5]。流出管道的位置在维持泵的功能以及减少并发症方面同样重要。随着流出管道一起走行的防打折系统是 2010 年从卡环设计上改进而来[13, 14]。

系统控制器是 HeartMate II LVAS 的主要用户界面（图 22-3）。它提供了多种监控功能，实现选定的操作模式，并发出系统警报通知。监控功能包括运行数据处理和存储，电池余量指示，双向数据链接，驱动管路的连续性检查和故障检测[9]。系统控制器能够执行两种操作

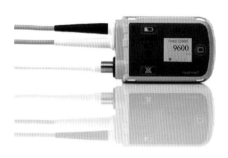

▲ 图 22-3 HeartMate Ⅱ 系统控制器

模式之一。主要的操作模式是定速模式，它由医疗团队通过系统控制器或外部监控器来设置。定速模式可以使泵保持 6000～15 000RPM 的恒定速度，以 200RPM 的增量进行调节。当电池电量低于临界电压时，进入省电模式。另外，当主要操作模式出现故障时，系统会提供备用操作系统。警报系统可以通知用户低流量或停泵，断电，电池低电压，低速运行。警报通知系统分为危险警报和提示警报。危险警报提示血流动力学支持已经或即将停止。

系统控制器包含两根线缆，一根连接电源，另一根连接 HeartMate Ⅱ 血泵的经皮线缆。HeartMate Ⅱ 的供电选择包括电源适配器、移动电源或电池供电。电源适配器是在临床使用系统监控器时为系统控制器和泵装置提供供电。使用系统监控器的临床情况包括泵启动，更改泵设置，回顾泵的诊断、警报和历史记录，以及大部分住院期间的状况。系统监控器将显示泵的流量、速度、功耗和搏动指数。

Miller 等报道的 HeartMate Ⅱ 装置最初的 BTT 试验[15] 和 Pagani 等的扩招协议[16] 显示了其持续有效的血流动力学支持，显著改善等待心脏移植患者的生活质量和功能状态。针对不适合移植的患者开展的 DT 临床试验将患者以 2∶1 比例随机分配至 HeartMate Ⅱ LVAD 和搏

动血流 HeartMate XVE LVAD[6]。HeartMate Ⅱ 装置提高了生存率以及 2 年内免于脑卒中或再次手术[6]。同样，非随机观察性研究显示，与接受足量药物治疗的终末期心力衰竭患者比较，接受 HeartMate Ⅱ LVAD 治疗的患者改善了无事件生存率和功能状态，2 年生存率可达 70%±5%[17, 18]（图 22-4）。然而，这项技术也并非没有并发症。出血是 HeartMate Ⅱ 最常见的并发症[6, 15, 16]。轴流泵接触血液的轴承设计必须抗凝并且影响血小板功能[19]。泵的设计还使其易于形成血栓。2011 年后发现 HeartMate Ⅱ 泵内血栓形成的发病率增加[20, 21]。危险因素分析揭示了若干患者相关因素和患者管理策略，包括抗凝治疗，可能导致泵血栓形成的增加[20]。在接受 HeartMate Ⅱ 治疗 2 年的患者中其他的不良事件包括感染（17%）和再住院（86%）的发生率与接受药物治疗的患者相比显著增加[18]。接受 LVAD 植入的患者植入后 1 年卒中的风险增加（12%），这在药物治疗的患者中并未见到[18]。

（二）Jarvik 2000

Jarvik 2000 心室辅助系统（VAS）是一种小型的轴流泵装置（Jarvik Heart, Inc., New York, NY）。1977 年，犹他大学的 Robert Jarvik 医生开始研究轴流泵技术，并随之发展成 Jarvik 7 heart 装置[22]。Jarvik 2000 VAS 的开发始于 1987 年，并在 20 世纪 90 年代初获得了 NIH 和纽约州研究经费的支持。2000 年进行了第一例人体植入。该装置在 2005 年获得了欧盟批准用于 BTT 和 DT。2000 年，FDA 以研究器械豁免（IDE）批准了该装置的 BTT 应用，作为 Jarvik 2000 预试验研究的一部分[23]。2012 年，FDA 批准了名为 RELIVE 的最终治

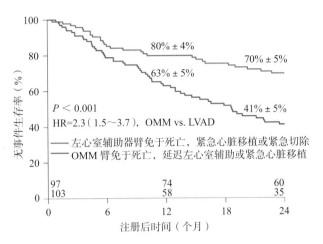

▲ 图 22-4　非随机接受 HeartMate Ⅱ LVAD 或最佳药物治疗（OMM）的患者 2 年无事件生存率比较（转载自 Starling 等 [18]）

疗试验，以评价 Jarvik 2000 在永久治疗方面的表现。该系统由 Jarvik 2000 VAD、一根可区分两种 Jarvik 2000 VAS 型号的植入耳后或腹部出口的电缆、流出道人造血管、流量控制器和可充电锂电池组组成。

　　Jarvik 2000 LVAD 自应用以来经历了一系列系统的改进，以增强其功能和减少并发症 [24]（表 22-2）。在此将描述当前使用装置的几个独特的设计和技术特征。Jarvik LVAD 的血泵与其他市售的连续流泵相比是比较小的。成人泵大小为 7.8cm×2.6cm，重 90g，总容量 30ml。这种设计实现了泵的小型化。微型泵直接植入心包内的心室中，不需要流入管道和囊袋。一个硅胶缝合环放置于左心室心尖部，将泵固定在心肌内 [25]。血液通过心室内的入口泵笼进入泵内。泵的外表面有钛金属微粒涂层，可防止在泵的流入口和心内膜之间形成血栓 [24]。圆锥轴承设计支持有叶片的旋转钛金属转子。带有流线型立柱的固定环与轴承的圆锥形匹配，并且保持转子居中 [22]。圆锥轴承设计取代了销轴承系统，改善了泵的血流动力学特征并消除了轴承中血栓形成的空间 [24]（图 22-5）。

表 22-2　Jarvik 2000 发展的里程碑

年　份	事　件
2000	FDA 批准 IDE，开始预试验
2002	使用 Y 型电缆允许泵运转的同时更换电池
2003	开始采用非体外循环下左侧胸腔入路心尖植入术式
	研制出间歇低速（ILS）控制器，以改善主动脉根部血流
2004	将体外驱动电缆抗拉强度由 35 磅增加至 200 磅（1 磅 ≈0.45kg）
2005	获欧盟认证批准
	获 FDA 批准进行关键的 BTT 患者试验
	心脏恢复的病例，保留心尖泵体、结扎主动脉人造血管和撤除电缆
2006	采用径向加强的聚四氟乙烯人造血管防止打折和粘连
2008	增加钛金属微粒涂层表面，减少心室内血栓形成
2009	应用双心室泵进行全心辅助
	采用锥形轴承降低泵内血栓形成
2010	获 FDA 研究器械豁免，补充批准采用锥形轴承取代销轴承
	增加电缆弹性，以减少驱动管路故障

IDE. 研究器械豁免；FDA. 美国食品药品管理局；BTT. 移植前过渡（经 Selzman 许可转载自 Selzman, CH[24]）

　　泵的血液接触表面由碳化硅（Sic）和钛合金（Ti-6Al-4V）制成 [26]。这种材质具有机械耐久性、易塑形、相对较低的成本及良好的生物相容性特点 [26]。转子由钕铁硼磁铁制成，在磁场中可以 8000～12 000RPM 的速度旋转 [25]。该泵能够提供高达 8.5L/min 的支持。

　　Jarvik 2000 泵的流出管路是一段直径 16mm 的双绒编织人造血管。血液经过转子下游的出口定子叶片进入流出管路。径向支撑的聚四氟乙烯（PTFE）人造血管缝合到流出管路的外缘可防止流出道打折并减少粘连 [24]。流出道人造血管可以吻合到升主动脉或降主动脉。

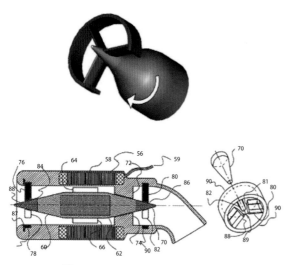

▲ 图 22-5 Jarvik 2000 锥形轴承设计

机械锥形轴承取代了销轴承系统，提高了泵的血流动力学表现，降低了血栓形成。锥形轴承在带有流线型立柱的固定环中旋转，保持快速旋转的磁转子居中（转载自 Jarvik [22]）

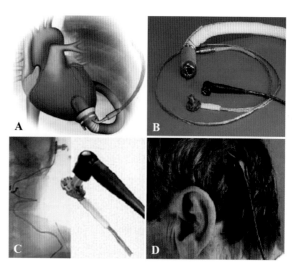

▲ 图 22-6 Jarvik 2000 VAS 头戴式耳后出口型

A. Jarvik 2000 放置在心包腔内，泵直接植入左心室心尖，不需要流入管路，流出管路吻合至降主动脉；B. 16mm 直径流出管路与近端防过度弯曲打折人造血管，以及带有耳后基座的经皮植入电源线；C. 透视检查显示电源线在体内潜行穿入耳后头皮；D. 隐藏的耳后基座连接外部电源线（转载自 Jarvik [22]）

经皮电源线给装置提供电源。电缆备有 3 根备用电线，包裹聚氨酯绝缘材料，并部分覆盖涤纶布 [25]。Jarvik 2000 VAS 有两种型号，使用腹部出口电缆或新型的头戴式耳后出口型号。这基于人工耳蜗底座植入的耳后出口型号，抗感染能力强，可以正常的淋浴和泡澡，并且更为美观 [27, 28]（图 22-6）。植入方式多种多样，包括正中开胸、体外循环下或非体外循环的侧开胸 [29]。另外，可以安装双心室装置以提供全心辅助 [30, 31]。

Jarvik 2000 由外部的流量控制器和电池组供电。控制器可通过体外电缆连接到耳后基座。这种控制器的独特之处在于患者可以自行调整速度设置以及提供间歇低速度（ILS）模式。泵速在 8000～12 000RPM 的范围内有 5 挡可供调节。控制器提供一个速度设定旋钮，患者可以根据活动强度和症状来调整转速。ILS 模式间歇性地每分钟将泵速降至 7000RPM，持续 8s，其余时间泵将按设定转速运行。这种间歇地速度下调将增加心室的前负荷和收缩性，

理论上可以开放主动脉瓣冲刷淤滞血流并提供全身搏动性血流（图 22-7）。在正常运转条件下，锂电池可为 Jarvik 2000 VAS 供电 7～12h。Y 型电缆将流量控制器连接到电池，以保证更换电池不会影响泵的运转。

Jarvik 2000 VAS 独特的技术和创新进步已经被其他植入式连续流血泵所效仿。Jarvik 2000 提供了小型的持续心包内辅助装置以及新型耳郭后电源接口。该设备允许患者自行调节转速并提供间歇低速模式。泵可以用多种外科技术植入，并且在心脏恢复的患者不需要移除泵体。此外，Jarvik 2000 具备婴幼儿和儿童型号。Jarvik 2015 VAD 作为儿童型号，目前正在移植前过渡或过渡至恢复的儿童患者中进行前瞻性、多中心、单臂可行性研究，即 PumpKIN 临床试验。

随着 2005 年获得欧盟批准以及 2013 年获得日本药品和医疗器械管理局批准，Jarvik 2000 VAS 在美国以外地区正获得越来越多的

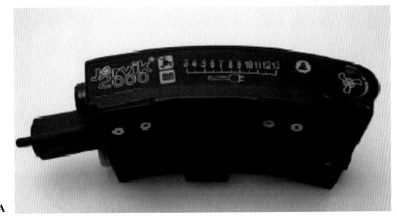

◀ 图 22-7 **Jarvik 2000 VAD 及其控制面板和参数**

A. Jarvik 2000 间歇低速（ILS）流量控制器为 LVAD 提供电源；B. 流量控制器面板上包含自我调节转速旋钮；C. Jarvik 2000 五个速度设定对应的转速和估计流量（转载自 Jarvik [22]）

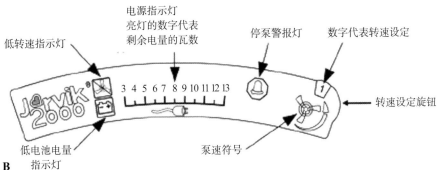

C

设定挡位	Jarvik 2000 VAD 估计转速（RPM）	估计流量（L/min）
1	8000	1～2
2	9000	2～3
3	10 000	4～5
4	11 000	5～7
5	12 000	7～8.5

临床结果数据。在欧盟批准以后，Westaby 等报道了 74% 的 2 年生存率，以及该装置的估计学习曲线 [32]。这项研究中，46 例患者中的 38 例（83%）在 2 年内没有发生血栓栓塞事件，未发生 LVAD 故障、驱动电缆感染及头颅底座感染的概率分别为 100%、100% 和 94% [32]。类似地，日本机械循环支持注册登记数据库报道的 1 年和 2 年生存率分别为 85.0% 和 79.3% [33]。出血、感染和神经系统并发症是植入 Jarvik 2000 以后最常发生的不良事件 [33]。在美国 BTT 试验中，纳入了 150 名在

2005—2011 年接受 Jarvik 2000 植入的患者，首要终点是成功移植或植入后 180 天免于移植 [34]。在研究期间，为减少不良事件，Jarvik 2000 泵的设计改进极大地改变了结果。总体而言，有 67.3% 的患者达到了首要终点 [34]。在采用了锥形轴承之后，这一数字增加到了 90.9% [34]。

（三）HeartAssist 5

The HeartAssist 5（ReliantHeart Inc.，Houston，TX）是一种小型的连续轴流 VAD。1988 年，最初的设计是由心外科医生 Michael

E. DeBakey 和 George P. Noon，与 Baylor 医学院和 NASA 的工程师合作研发。该设备最初被称为 MicroMed DeBakey Noon VAD，1998 年在德国柏林首次植入，标志着第一个植入人体的连续流装置的诞生 [35]。2002 年在美国进行了移植前过渡的首次人体植入 [35]。HeartAssist 5 作为此装置的最新一代产品，于 2010 年获得欧盟批准。在美国，HeartAssist 5 装置仅限于试验用途。2014 年 FDA 准许以 IDE 开展临床试验，但此后因入组率低而终止。该泵只有 7.1cm×3cm 大小，重 92g，预充量 25ml，能够提供 2～10L/min 的支持。HeartAssist 5 为连续流血泵技术提供了几个独特的功能。

HeartAssist 5 VAD 包含一个轴流泵系统。血液被直接引入流入管路。HeartAssist 5 的独特之处在于提供了两种流入管路的选择以适应不同的体型。对于体表面积小（不超过 0.7m²）或体重不超过 18kg 的儿童患者，可选择 140° 流入角度的钛金属流入管路和 60mm 的流出道人造血管。对体型大的患者，可选择 115° 的流入管路和 90mm 的流出道人造血管。泵体是由钛金属管制成。它包含一个入口的三叶整流栅，然后血液通过导流器接触到磁性的六叶片叶轮。另有导流叶片位于叶轮的下游。叶轮连接在碳化硅材质的球头轴承上，由位于轴承箱中的三相直流电（DC）电机驱动。

流入管路固定在心尖缝合环上。缝合环是外面包裹涤纶的硅胶环，用一条 0 聚丙烯缝线将插管固定到左心室心尖部。流入管路表面为烧结钛珠形成的粗糙面，利于组织内皮生长，能与心室融为一体。流出管路有两种如上文所述的尺寸可供选择，是覆以明胶的织物制成的人造血管。其一端通过楔形螺母连接至泵体，另一端吻合至升主动脉。流出管路的近段外套塑料保护套，防止打折，并直接连接到流量探头。这个流量探头是 HeartAssist 5 VAD 的另一个特点。探头是特制的超声波实时流量传感器，环绕流出管路，可准确测量血流量。不同于其他连续流装置的估测流量，直接测量血流量消除了影响血流估测的外部因素并协助患者管理 [36]。

HeartAssist 5 植入心包内，避免了安装大型泵体需要进行的膈肌或腹壁切开。泵组件包含穿过腹壁经皮植入的电缆。经皮电缆包含光流探测线缆，均连接至体外控制器。控制器通过两块锂电池向 LVAD 供电，并且在液晶显示屏上展示装置的运行参数。它包含电源管理系统、电机控制器、数据采集内存、微处理器和超声波流量测量系统。HeartAssist 5 控制器的独特之处在于用内置的无线电设备连接至单向无线 GSM 手机，传输泵数据以进行远程监控。HeartAssst 5 远程监控技术可使医生安全访问无线电设备传输的实时和历史 VAD 参数和警报。临床医生可以通过接收文字信息或电子邮件获得连接至实时数据的泵警报。远程监控和无线数据传输为临床医生提供有用的信息 [37]，但全部的泵参数是由 HeartAttendant 控制台来管理。

HeartAttendant 是一种便携式控制台，用来对控制器进行编程并设置 LVAD 转速和警报级别。设备速度可在 7500～12 500RPM 范围内调节，最高能产生 10L/min 流量。HeartAttendant 显示 LVAD 运行参数、电池电量、电源使用情况和警报历史记录。它也能够无线传输 HeartAsssist 5 的运行数据。如果未连接至 HeartAttendant，患者使用一种符合人体工程学设计的强化织物容器，称为 VADPAK，来放置控制器和电池，以便于活动。

目前，HeartAssist 5 装置的前瞻性临床数据有限。美国 BTT IDE 试验因为入组病例数太少已终止。HeartAssist 5 的技术已经转化为更小的新型 aVAD 设备（RelianceHeart Inc., Houston, TX）（表 22-1）。该泵采用了类似它的前身 HeartAssist 5 的转子和轴承设计，但它放置于左心室心尖内通过 90° 弯头连接到流出管路人造血管。该设备于 2016 年获得了欧盟认证批准，同年获批进行了第一例人体植入[38]。目前，aVAD 正在接受美国审查，尚未获批进行研究或商业用途。

（四）INCOR

Berlin Heart INCOR（Berlin Heart GmbH, Berlin, Germany）是一种植入式轴流旋转式 LVAD。该装置由 Berlin Heart 公司与德国柏林的德国心脏研究院合作开发[39]，于 2003 年获得了欧盟认证批准用于 BTT 和 DT。泵体的大小为 12cm×3cm，重约 200g，血容量 60ml。泵速可在 5000～10 000RPM 范围内调节，可提供 6L/min 的流量。2002 年进行了首次泵植入，迄今已有超过 670 例心力衰竭患者获得了心脏支持。INCOR LVAD 包含很多与之前提到的轴流装置相同的特征，但也具有一些独特的技术特点。

INCOR 流入管路位于左心室心尖部，由医疗级别的硅胶制成，带有一个插入心肌内的粗糙的钛金属头部，具有以下优点：硅胶套管的材质有防漏作用，植入前不需做预凝结处理；套管有弹性，不受心脏搏动带来的移位影响，减少了流入道梗阻。2005 年，流入管路被加长以减少血栓栓塞并发症[40]。移植过程中，套管通过嵌入方式与 INCOR 泵体相连。

INCOR 泵是一种轴流泵，由具有生物相容性的钛金属制成，表面带有肝素涂层。血流通过一个静态入口引导叶片进入泵管，这将层流引入转子。转子是一个磁悬浮叶轮，带有磁浮轴承，两者均不与泵管接触。泵管内的电磁场和轮轴使轴向的转子保持在泵管中心，并使其不断往复运动以充分冲刷泵管。另外，泵装置内的感受器可控制磁浮轴承，并测量压力差及通过泵的血流[41]。一个固定扩散器可将来自叶轮的涡流转化成层流。叶轮的设计和叶片都经过优化以防止溶血[42]。泵与防过度弯曲打折的人造血管由硅胶制的流出管路相连。INCOR 提供的人造血管或硅胶流出管路均可吻合至升主动脉。泵与包裹涤纶绒布和硅胶的经皮电源线相连。之后的设计改进缩短了涤纶绒布的长度，以确保只有硅胶部分露出腹部出口皮肤之外从而减少感染[43, 44]。INCOR 泵体的大小使其必须通过腹壁囊袋膈下植入。

驱动电缆穿过腹壁，与 INCOR 控制器的电源线相连。INCOR 控制器调节泵速、磁浮轴承、警报系统与电力供应，其具有一些提升泵功能的特征。搏动控制调节左心室充盈，使心室收缩、主动脉瓣开放。抽吸保护限制心室壁的抽吸事件。活动磁浮轴承产生周期性流量变化，有利于对泵管和心室的冲刷。控制器可储存泵运行数据，并将其传输给带有 INCOR 监测程序的便携式电脑，以便优化治疗方案。主电源和备用电池连接于控制器，为 LVAD 供电。

INCOR 旋转泵的悬浮系统加速了连续血流 LVAD 设计和技术进步，为后来的离心式血流泵设计所吸纳。INCOR LVAD 的早期临床经验证实了泵的有效性，显示无不良事件生存、移植和不良事件发生率与其他轴流装置类似[39, 45]。意大利的一项心力衰竭注册登记回顾性研究显示，2006—2012 年有 42 名患者植入了 INCOR LVAD。根据 Log Rank 检验和 Kaplan- Meier 生存曲线分析，1 年和 2 年的生存率分别为 74% 和 60%[40]。该研究显示，在 372 天的中位支持时间内，没有发现胃肠道出血或泵血栓形成[40]。INCOR 装置的商业供应于 2018 年终止。然而，该装置以磁悬浮式轴向转子为特征的设计却值得注意，目前采用这项技术的连续血流装置仍在不断研发。

在本章节中已充分讨论的轴流设计的持续血流旋转泵以创新的设计和技术为特征，提高了终末期心力衰竭患者的生存率、生活质量以及对于 LVAD 治疗作为长期机械循环支持手段的接受度。然而，轴流泵设计的局限性导致了并发症，并暴露了 MCS 的缺陷。除了 INCOR LVAD，其他轴流泵大都采用接触式轴承系统和入口及出口定子的设计，导致了摩擦力、泵损耗或故障、产热及血栓形成的增加。而且，轴流泵的设计极大增加了泵两端的压力差，导致充盈压急剧降低时心室过度排空和抽吸事件的发生[46]。随着离心泵设计的技术进步，许多轴流泵的缺陷都已得到了解决。

三、离心式 LVAD

离心式连续流 LVAD 采用悬浮于血流中的转子或叶轮以及非接触式轴承或无轴承系统。离心泵采用磁悬浮或液力悬浮的内置叶轮，引导血流通过磁耦合到达泵电动机[46]。取消接触式轴承系统显著延长了泵的耐久性[46]。带有磁悬浮或液力悬浮叶轮的离心泵设计扩大了叶轮周围的血流通道，促进了血液对泵的冲刷，显著减少了血栓形成的风险[46]。随着摩擦力的减小和叶轮周围血流量的增加，离心泵的设计提

高了对压力 - 血流相互关系的敏感性，从而减少了抽吸事件的发生，增加了通过泵功耗和速度参数估算泵血流量的可靠性[46-48]。以下关于现在已投入使用的离心式 LVAD 的综述强调了这些装置的技术和特征。

（一）HVAD

HeartWare HVAD（Medtronic Inc., Minneapolis, MN）是一种采用离心泵设计的植入式连续流 LVAD（图 22-8）。该装置于 2009 年获得欧盟认证批准用作 BTT，2012 年获批用于 DT。FDA 于 2012 年批准该装置用于 BTT，2017 年批准用于 DT。2018 年，FDA 批准了 HVAD 的微创左侧开胸植入技术[49]。该装置相对较小，直径约 6cm，高 2.8cm，重 145g，泵容积 50ml。HeartWare HVAD 系统由血泵、控制器、HeartWare 监视器、电源和电池组成。

HVAD 泵包含几个离心泵独特的设计特

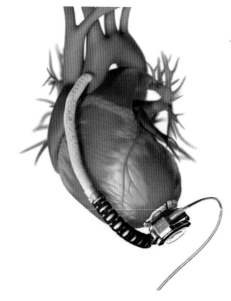

▲ 图 22-8 HVAD 是一种离心泵设计的植入式 LVAD，分别于 2012 年和 2017 年获得了 FDA 的 BTT 和 DT 批准。HVAD 的微创侧开胸植入技术最近被 FDA 批准。该装置直径约 6cm，长 2.8cm，重 145g，泵容积 50ml（经 Medtronic Inc. 许可转载）

征。泵体包含整合一体并部分烧结的流入管路（图 22-9）。流入管路及其相连的泵体直接固定在左心室心尖部。流入套管外径 2.1cm，长 2.5cm，含有一个圆形硅胶环防止渗漏。整合的套管避免了弯折、入口定子和轴流装置的阻力，有助于改善血流动力学并缩小泵装置的体积。装置的体积允许泵直接放置于心包内。泵体由钛金属制的较小的圆环形前、后外壳组装而成，内部包含叶轮、中心柱和电磁电动机。泵设计采用了糅合磁浮和液力悬浮叶轮产生无摩擦的旋转[50]。一个宽叶片叶轮包含外部旋转的磁悬浮轴承（图 22-9）。内部静态磁浮轴承包含于穿过叶轮中央的中心柱内。液力悬浮轴承位于叶轮的流入面为其提供浮力。电机定子电磁体对称地组装在机壳内以限制作用于叶轮的轴向力。叶轮的转速可在 1800～4000RPM 范围内调节，最大可提供 10L/min 的支持。流出管路位于泵的后壳体，是一个直径 10mm 的明胶浸渍的人造血管，带有较硬的防弯折系统，吻合于升主动脉。连接泵体的柔韧的驱动电缆潜行至皮下从腹壁穿出。

驱动电缆连接至 HVAD 控制器。控制器使用 LED 显示屏，包含电池指示器、警报指示器、电源指示器和滚动按键。控制器的设置菜单可显示电池周期、警报设置、红细胞比容、泵速率、峰值及谷值流率（图 22-10）。控制器有两个电源线插口、一个数据线接口和一个驱动电缆接口，可接受电池、交流电或直流适配器供电，并且任何时候都应与两个电源相连（例如，两个电池或一个电池和一个交流电适配器）。控制器含有一个心室抽吸检测系统，可持续追踪低谷血流速，并在血流速比预估的基线血流降低 40% 时触发警报[51]。控制器可使系统打开或关闭。另一个可通过控制器获取的独特的系统是 Lavare Cycle，这是一个速度调节算法，设计用来减少左心室内血流停滞以防止血栓形成[51]。系统使泵速度比设定速率减少 200RPM 并维持 2s，其后再增加 200RPM 并维持 1s[51]。该循环每 60s 运行一次，使装置产生一定的搏动性。

HVAD 监控器为触摸屏装置，为使用者提供了对 HVAD 系统进行监测和控制的友好界面（图 22-11）。监控器可显示泵信息，使用者可对泵的参数进行调节，可监测并报告系统错误及警示状态，还可升级控制器软件信息。监视器还可显示能量及流量波形，有助于 HVAD 支持患者的临床评估与管理[52, 53]。监视器被设计使用壁装电源插座的交流电能量，但内部也包

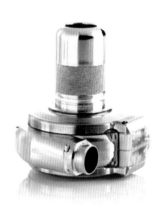
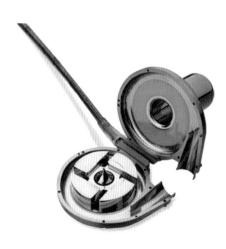

◀ 图 22-9　HVAD 离心连续血流泵的特点是一个部分烧结的流入管路（图 22-9）。泵体由钛金属制的前、后外壳组装而成，内部包含叶轮、中心柱和电磁电动机。泵采用了磁悬浮和液力悬浮叶轮（经 Medtronic Inc. 许可转载）

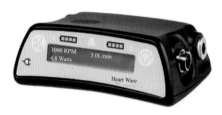

▲ 图 22-10 HVAD 控制器小而紧凑，使用 LED 显示屏。控制器软件含有一个心室抽吸检测系统及一个速度调节系统，即 Lavare Cycle（经 Medtronic Inc. 许可转载）

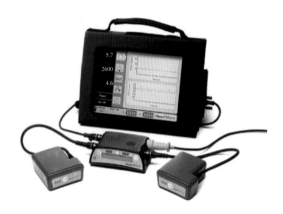

▲ 图 22-11 HVAD 监控器连接控制器和电池

触摸屏监视器可显示泵信息，使用者可对泵的参数进行调节，可监测并报告系统错误及警示状态；监视器还可显示能量及流量波形（经 Medtronic Inc. 许可转载）

含电池可对装置进行短期支持。

HeartWare HVAD 离心泵设计特征及技术具有一些临床意义。最初欧洲和澳大利亚开展的 HVAD BTT 临床研究是一项多中心的、前瞻性的、非随机的、单臂研究，以评估该装置的安全性和有效性[54]。50 名患者达到了研究终点，该装置提供了安全有效的循环支持，与药物治疗相比改善了患者的血流动力学、生活质量和神经认知功能，2 年生存率与心脏移植接近[54]。美国 BTT 试验，即 ADVANCE 试验，是非随机的非劣效研究，比较植入 HVAD 和在 INTERMACS 注册登记中同期安装轴流装置的患者。试验与后续的随访结果显示为非劣效及与历史对照相似的较低不良事件发生率[50, 55]。180 天生存率为 91%，1 年生存率为

84%[50]。一个比较 HVAD 和 HeartMate II 的多中心的随机的非劣效研究（ENDURANCE）奠定了 HVAD 作为最终治疗的地位[56]。在该研究中，HVAD 与 HeartMate II 相比，在生存率、无致残性脑卒中以及免于因故障或失效导致装置移除等方面均为非劣效的[56]。在该试验中，HVAD 相对于 HeartMate II，因血栓导致的装置更换的发生率更低，但总体脑卒中的发生率更高[56, 57]。对 ADVANCE 和 ENDURANCE 试验的 Post hoc 分析显示 HVAD 支持期间的高血压与脑卒中发生的增加存在相关性[57]。在 ENDURANCE 补充试验中对 HVAD 支持患者进行血压监测管理，再与 HeartMate II 患者比较。结果显示，血压管理与 HVAD 支持患者脑卒中发生率的降低相关[58]。然而，在预设的 12 个月的研究终点，与 HeartMate II 相比，HVAD 并未显示出在短暂性脑缺血发作和脑卒中发生率方面的非劣性[58]。

（二）HeartMate III

HeartMate III LVAS（Abbott, Abbott Park, IL）是 HeartMate II 制造厂家的新一代 LVAS 产品。这种泵不同于 HeartMate II，采用了磁悬浮式的离心连续流泵设计。HeartMate III 在 2015 年获欧盟批准用于 BTT 和 DT。在美国，2017 年获 FDA 批准用于 BTT，2018 年获批用于 DT。泵体直径 5.03cm，加上流入管路高 5.58cm（不包括流入管路高 3.38cm）。装置重 200g，排血容积 80ml，预冲容积 21ml。HeartMate III 系统包含 LVAD、系统控制器、系统监控器以及包括电池、便携式电源和电源模块在内的供电选择（图 22-12）。

HeartMate III 的磁悬浮离心连续流泵设计起始于流入管路（图 22-13）。套管由钛金属和

融合的钛微粒整合制成，牢固地固定于泵壳。流入管路长 20.5mm，直接植入左心室心尖部。套管由聚四氟乙烯毛毡缝合环与心尖部的心外膜缝合，并由滑动锁固定防止出血。泵外壳由钛金属制成，容纳有转子或叶片、一个单独的定子和电动机。转子完全由磁悬浮驱动，不需要机械或液压轴承来增加泵的耐久性[59]。转子

包含一个永磁体，围绕中心定子旋转。定子由铁磁极片、护铁、铜线圈及位置传感器组成。转子与铁定子之间的磁场相互作用被精确调控，实现转子的驱动和悬浮[59]。传感器可检测转子中磁体的位置，调节线圈的电流可控制转子的径向位置和旋转速度[59]。控制电动机驱动和悬浮转子的电路和软件与定子一起被整合于泵壳底部的泵室中[59]。

泵速在 3000～9000RPM 范围内，操作电压为 10～17V 直流电，额定功耗一般为 4W，可产生最大 10L/min 的流量。泵的供电由两件套的驱动电缆提供。连接泵壳的驱动电缆是带硅胶绝缘保护鞘的六芯电缆，包含 3 根主要电线和 3 根备用电线。驱动电缆外面包裹机织涤纶布，以减少感染并促进皮肤组织的生长。电缆穿过前腹壁与控制器相连。血液离开泵体后进入近端带有防打折保护的密封明胶浸渍机织涤纶流出道人造血管。流出道人造血管以端侧吻合的方式吻合于升主动脉上。由于其较小的体积和离心泵的设计，泵可直接植入心包内。可以使用微创的侧开胸植入术式[60]。

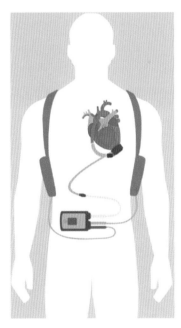

▲ 图 22-12　HeartMate Ⅲ LVAS 系统

HeartMate Ⅲ LVAS 系统包含 LVAD、系统控制器、系统监控器以及包括电池、便携式电源和电源模块在内的供电选择（Abbott 及其附属公司享有 HeartMate Ⅱ 及 HeartMate Ⅲ 商标权。经 Abbott 许可转载）

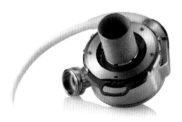

▲ 图 22-13　HeartMate Ⅲ 磁悬浮离心连续流泵设计起始于流入管路

HeartMate Ⅲ 的特点是表面有钛微粒的钛金属流入管路整合至泵体。泵壳容纳着一个离心流转子、一个单独的定子和电磁电动机。转子完全由磁悬浮驱动（Abbott 及其附属公司享有 HeartMate Ⅱ 及 HeartMate Ⅲ 商标权。经 Abbott 许可转载）

泵由 HeartMate Ⅲ 系统控制器进行控制，后者是 LVAS 的电源管理中心和通讯枢纽[59]（图 22-14）。控制器持续监控着系统的运行、电池电量及警报状态。控制器接收电源模块、便携电源或锂电池提供的能量并将其传递给泵装置。充满电量的电池可为系统供电17h，具体取决于患者的活动情况。控制器也配备有紧急备用电源，可支持短时间使用。与HeartMate Ⅱ 类似，HeartMate Ⅲ 应用能量模块和控制器显示大范围的系统运行状态，以便医生对系统设置和操作参数进行调节。

HeartMate Ⅲ LVAS 在提高性能方面有几个独到之处。系统可监测在心动周期中因心室

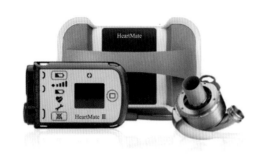

▲ 图 22-14 **HeartMate Ⅲ 系统控制器、电源模块及泵**

控制器监控着系统的运行、电池电量及预警状态。技术特征包括搏动指数检测和人工脉搏系统（HeartMate Ⅱ 和 HeartMate Ⅲ 是 Abbott 及其相关公司的标志性产品；经 Abbott 许可转载，©2019. 版权所有）

收缩或心室充盈压增加引起的泵估计血流量的增加。这些泵流量波动的程度以 15s 的间隔被测量并平均化，产生搏动指数（pulsatility index，PI）[59]。在这个系统中，泵血流可通过直接测量泵能量进行预估。搏动指数监测可识别搏动性的减低并降低转子速率使其达到预设的低限，以避免心室抽吸事件及可能诱发的心律失常。然后泵可逐渐回调到程序设定的速率。另外，泵还有一种叫作人工脉搏的特点。在该设定中，在 2s 周期内，泵速度将比设定值增加 2000RPM，并维持 0.2s；比设定速度减少 2000RPM，并维持 0.15s。这一效果将在 1min 内产生 30 个人工心跳。这种搏动防止了血流停滞，并可对泵的血流通道进行冲刷。

关于 HeartMate Ⅲ 的早期临床经验显示这种泵的设计和技术特征改善了患者的预后。2015 年德国首次进行了 HeartMate Ⅲ 的人体植入 [61]。欧盟批准的临床实验（ELEVATE）已完成的 6 个月、12 个月和 24 个月随访数据显示，生存率分别为 82%±2%、81%±6% 和 74%±6% [62-64]。2 年内没有发生泵故障和泵血栓事件 [64]。植入 2 年的不良事件包括需手术干预的出血（16%）、胃肠道出血（20%）、驱动

电缆感染（24%）、缺血性卒中（16%）、出血性卒中（8%）、右心衰竭（14%）和流出道人工血管血栓（2%）[64]。

美国开展了一项非盲性的随机临床对照实验，比较离心式连续流泵 HeartMate Ⅲ 和轴流旋转泵 HeartMate Ⅱ 对终末期心力衰竭患者的作用（MOMENTUM 3）[65]。临床试验的主要终点是复合终点，包括未发生致残性脑卒中的生存，以及不需要再次手术拆除或更换泵装置的生存 [65]。在 6 个月时，HeartMate Ⅲ 无可疑的或明确的泵血栓形成，因泵故障造成的再次手术率显著降低 [65]。两组患者的死亡率和致残性脑卒中的发生率没有明显差异 [65]。这些结果在 2 年的随访期限内一直维持不变，然而，脑卒中总发生率 HeartMate Ⅲ 组却低于 HeartMate Ⅱ 组（10.1% vs. 19.2%，HR=0.47；95%CI 0.27～0.84，P=0.02）[66]。在 MOMENTUM 3 试验中，应用 HeartMate Ⅲ 的患者精算的全因 2 年存活率为 82.8% [66]。HeartMate Ⅲ 的离心泵设计与 HeartMate Ⅱ 相比降低了泵内血栓和功能障碍的发生率，可能归功于更宽的血液流道和更好的血液相容性 [57, 67]。

（三）EVAHEART 2

EVAHEART 2 是最新一代的液力悬浮离心 LVAS（Sun Medical Technology Research Corporation，Nagano，Japan）（图 22-15）。一代及二代 EVAHEART 技术由日本 Sun 医学技术研究所与 Kenji Yamazaki 教授合作开发。Yamazaki 教授提出了 EVAHEART LVAS 的理念，并与多所大学合作，于 2002 年首次实现了临床设计。于 2005 年日本完成了首例 EVAHEART LVAS 人体植入。该装置在进行了最初的临床试验后于 2008 年获得了 PMDA 批

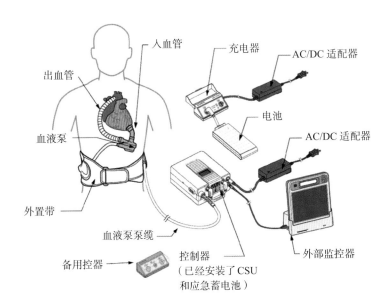

准应用[68]。FDA 已给予该装置 IDE 批准，并允许在美国发起 EVAHEART 2 移植前过渡临床试验。该泵体大小 5.1cm×6.7cm，重 262g。

EVAHEART 2 具有一些不同于其他离心式连续流血泵技术的独特的新颖设计特点。血液通过一个双封边、无插入部的流入管路进入泵体（图 22-16）。这种流入设计使得流入套管与左心室心尖部心内膜平齐，增强了组织生长，使套管位置异常和血栓形成的风险最小化。泵壳和叶轮由钛金属制成。泵体与血液接触的表面覆盖着一层 MPC（2- 甲基丙烯酰氧乙基磷酸胆碱），后者是一种商用的可减少血栓形成的涂层。开放式叶片叶轮围绕中心轴旋转。EVAHEART 2 泵一个很有趣的特点是叶轮的纯水密封系统（图 22-17）。叶轮通过薄层循环无菌水进行液力悬浮，后者对叶轮和传动轴之间的相互作用进行了润滑，因此减少了摩擦和产热。血液通过一个直径 16mm 表面，由螺纹形状加强，以防止打折的聚四氟乙烯人造血管流出泵体。流出道人造血管吻合于升主动脉上。泵可产生最高 14L/min 的流量。若将转子转速设置在 2200RPM，泵可产生 8L/min 的

流量，对抗最高 90mmHg 的压力。

EVAHEART 2 LVAS 由控制器管理和供电。控制器在使用者界面显示为 LVAS 提供的服务，提供关于泵速（RPM）、能量（WATT）、能量来源、电池电量及警报系统等信息。EVAHEART LAVS 的另一个特征是纯水密封系统（Cool Seal Unit，CSU）。CSU 使无菌水在泵中往返运动，在泵的液力悬浮轴承中形成润滑层。CSU 内部包含有无菌水超滤过滤器，水通过 LVAS 驱动线缆中的 2 条管道被往返传输于泵体内。EVAHEART 2 LVAS 还整合了其他

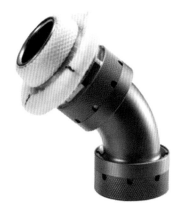

▲ 图 22-16　EVAHEART 2 的双封边无插入部流入管路与左心室心尖部心内膜平齐，增强了组织生长，使血栓形成的风险最小化（经 Evaheart Inc. 许可转载）

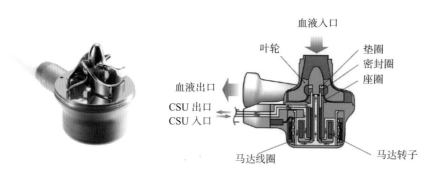

◀ 图 22-17　EVAHEART 2 连续血流泵的特点是一个开放式叶片叶轮，通过控制器的纯水密封系统泵出一层循环无菌水进行液力悬浮（经 Evaheart Inc. 许可转载）

几项技术系统，包括转速调节系统和心电图同步技术[69, 70]。这些技术提高了装置的血液相容性[71]，改善了动脉搏动和心肌灌注[72]。

在最初的日本的临床试验中，2005—2008 年共 18 名患者植入了 EVAHEART 装置（Yamazaki）。在该小样本研究中，6 个月、12 个月和 24 个月的 Kaplan-Meier 生存率分别为 89%、83% 和 70%[68]。获批后的一项研究对 96 名连续入组的患者植入了该装置。该研究中患者的 1 年总体生存率为 87.4%[73]。在 2 年的研究期间内，出现的主要不良事件包括缺血性卒中（17.7%）、出血性卒中（13.5%）、感染（14.6%）及泵血栓形成（1%）[73]。

四、结论

连续流 LVAD 的设计和技术特征已使得这类装置成为终末期心力衰竭患者的标准治疗。以上对连续流 LVAD 的回顾揭示了泵设计和技术的进步，改善了患者的预后，提高了生存质量。在 2006—2016 年的 10 年间，在 INTERMACS 的注册登记系统中已有超过 2 万名患者接受了 FDA 批准的 MCS 装置治疗[74]。事实上在这些患者中超过 95% 植入的是连续流装置[74]。除了因其体积小使得手术创伤更小之外，离心式连续血流泵在减少泵血栓和泵故障导致的再次手术方面的优势使得这些泵设计特征已成为了当前的行业基准。连续血流泵重新引入了搏动系统，以增加血液相容性，限制出血并发症。然而，包括脑卒中、感染、出血和心力衰竭在内的不良事件仍在继续限制当前 LVAD 技术的成功率和持久性[74]。随着连续流 LVAD 泵技术和设计的发展，患者的存活率将有望进一步提高，那时焦点将继续关注减少与植入式持续性 MCS 植入相关的并发症发病率，并降低这类装置的医疗花费[75]。未来植入式连续流循环支持系统还面临着很多挑战。

机械循环支持装置的治疗
Partial Support with Mechanical Circulatory Support Devices

Jordan R. H. Hoffman　Joseph C. Cleveland Jr　著

杨　滔　张海涛　译

杜　雨　校

第23章

缩略语

ECLS	extracorporeal life support	体外生命支持
EDP	end-diastolic pressure	舒张末期压力
EDPVR	end-diastolic pressure-volume relationship	舒张末期压力 – 容量关系
EDV	end-diastolic volume	舒张末期容量
ESP	end-systolic pressure	收缩末期压力
ESPVR	end-systolic pressure-volume relation	收缩末期压力 – 容量关系
ESV	end-systolic volume	收缩末期容量
IABP	intra-aortic balloon pump	主动脉内球囊反搏
IVC	inferior vena cava	下腔静脉
LA	left atrium	左心房
LV	left ventricle	左心室
LVAD	left ventricular assist device	左心室辅助装置
LVEDP	left ventricular end-diastolic pressure	左心室舒张末期压力
MAP	mean arterial pressure	平均动脉压
MCS	mechanical circulatory support	机械循环支持
NHLBI	National Heart，Lung，and Blood Institute	美国国家心肺和血液研究所
NIH	National Institute of Health	美国国立卫生研究院
PA	pulmonary artery	肺动脉
PCI	percutaneous interventions	经皮介入治疗
PCWP	pulmonary capillary wedge pressure	肺毛细血管楔压
PVA	pressure-volume area	压力 - 容量面积
PVL	pressure-volume loop	压力 - 容量环
RA	right atrium	右心房

RV	right ventricle	右心室
SV	stroke volume	每搏输出量
SVR	systemic vascular resistance	全身血管阻力
VSD	ventricular septal defect	室间隔缺损（本章多指急性心肌梗死后的室间隔穿孔）

一、概况

20 世纪 50 年代初，急性机械循环支持装置（MCS）的使用与心脏直视手术体外循环技术的发展密切相关。也就是说，随着体外循环技术的进步，针对急性心力衰竭的各种辅助装置的应用越来越广泛，发展也越来越迅猛。

目前，可短期内进行部分支持治疗的辅助装置，使团队有时间为接下来的内科治疗和内科治疗基础上的长期机械支持治疗制订相关计划。此治疗期间内的目标是纠正多系统的器官功能障碍，治疗代谢性或呼吸性酸碱失衡，以及使血流动力学趋于稳定。

据报道，许多"短期"机械辅助装置的中期使用都达到了满意的效果，即终末器官的灌注都得以恢复。因此，人们开始重新考虑心力衰竭治疗中辅助时间的长短。

MCS 最广泛的适应证包括呼吸衰竭、心力衰竭或合并心肺衰竭。支持使用急性机械辅助的很多早期临床试验都是关于创伤后心肺衰竭或"休克肺"的个案报道或病例系列报道[1]。由于缺乏严格的证据和研究经费，机械心肺辅助的使用受到了一定程度的限制。然而，在过去的几十年里，多项严谨设计的随机对照试验已经证实了机械循环支持在提高患者生存率、改善生活质量和其他重要终点事件方面的获益。正因为如此，过去的 10 年里见证了短期机械辅助装置的适应证的不断扩大以及临床应用的不断增多。

二、历史

外科医生第一次使用体外循环技术是在 20 世纪 50 年代初，其应用使得更长时间和更复杂的心脏手术成为可能。因此，很多因手术失败引起心脏术后休克的患者得到了更长时间的循环支持。心脏外科历史上，三个因素促进了短期或长期机械辅助装置的进一步发展：① 20 世纪 50 年代和 60 年代初心脏外科手术的复杂程度日益增加；② 20 世纪 60 年代末心脏移植手术的出现；③人们认识到捐赠的器官是稀缺资源，20 世纪 70—80 年代"人工"心脏发展得以推动。

最早使用球囊泵进行临时性心脏辅助治疗是在 1962 年，由此开启了心脏辅助装置治疗的时代[2]。1963 年，人们第一次使用临时性心脏术后辅助装置，当时 Liotta 医生植入了一个"人工心室"[3]。此后不久，美国国立卫生研究院（NIH）通过美国国家心肺和血液研究所（NHLBI）制订了人工心脏项目计划，表明机械辅助装置的研发在国家层面具有极其重要的战略意义。这也是政府主导人工器官研发的最早尝试之一。20 世纪 70—80 年代致力于研发"可卸载"式辅助装置，包括全人工心脏和单侧心室辅助装置的改进[4]。

在 20 世纪 90 年代，人们对于临时性心脏辅助和永久性心脏辅助治疗概念的理解都在不断变化。在此之前，心脏辅助方面的大部分研究都聚焦于短期或长期的完全心脏支持治疗（政府规定被批准的心脏辅助装置应该能维持最多 10L/min 的流量）。然而在 21 世纪初，随着能够长期应用的心室辅助装置的研发，能够提供部分心脏支持的短期机械辅助装置的临床应用也在不断增加 [5]。

时至今日，机械循环支持治疗的适应证和治疗策略多种多样，而且还在不断增加。许多"过去的"理念再次被人提及，促使人们不断努力研发新的临时辅助模式——一个重新引起人们兴趣的领域。在对长期辅助装置不断升级的同时，短期辅助装置也在不断更新，这导致长期辅助治疗仅仅是一种选择。人们对辅助支持治疗充满着兴趣，所以急性心力衰竭的治疗策略在未来 10 年内肯定会发生翻天覆地的变化。

三、机械循环支持的生理学基础

心力衰竭是指心脏不能以合适的心率泵出血液以满足外周组织代谢的需要。按照射血分数分类，心力衰竭可分为射血分数减低型和射血分数正常型。另一方面，心力衰竭还可以按照受影响的心室（右心室、左心室或双心室衰竭）或心力衰竭发作时相（急性心力衰竭、慢性心力衰竭及慢性心力衰竭的急性发作）进一步细分 [6]。一些心力衰竭并不是由于自身的心肌损伤，而是由于全身性疾病、心脏结构异常导致功能障碍，抑或引起外源性压迫的病理学异常。

心脏已经演化出了几种适应性代偿机制来对抗持续性损伤，这些机制包括通过增加前负荷来增强心肌的收缩力（Frank-Starling 定律）（图 23-1），通过结构变化来引起心脏收缩力增加（心室肥大）和神经体液反应的启动（儿茶酚胺的释放以及肾素－血管紧张素－醛固酮系统的激活）[7]。

当心脏突然承受的容量负荷超过其维持足够前向血流的能力或者舒张期心室充盈功能受损时可以引起急性心力衰竭。而心肌收缩能力方面的固有缺陷缓慢发展则会引起慢性心力衰竭 [7]。

心力衰竭和机械循环支持的病理生理学可以通过压力－容量环（PVL）和 Frank-Starling 定律来理解，绘制出沿 y 轴的心输出量或静脉回流以及沿 x 轴的心房压力（图 23-1 和图 23-2）。左、右心室和心房都有各自不同的 PVL，代表每个心腔的基本生理特点不同（图 23-3）[8, 9]。了解患者个体的 PVL 的组成部分可以使临床医生能够处理多个环节并快速预测干预措施带来的结果。

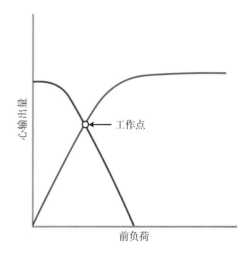

▲ 图 23-1　Frank-Starling 定律定义了一个点，在此点上心输出量和静脉回流是平衡的。此"工作点"确立了正常状态和病理状态下的最佳容量负荷。静脉回流曲线是外周阻力、静脉容纳能力和全身血容量共同作用的结果。心输出量曲线则反映心脏收缩力的变化（通过药物或心肌自身收缩力的改变来实现），与外周张力的变化间接相关

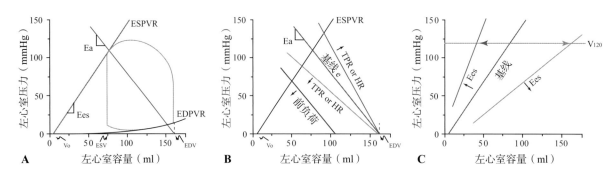

▲ 图 23-2　**A.** 图中展示的是带边界的正常心脏的压力 – 容量环（**PVL**），如文中描述的那样。舒张末期容积（**EDV**）与收缩末期容积（**ESV**）之差即为每搏输出量。**PVL** 的面积表示每搏功。**B.** 动脉壁的弹性取决于外周阻力和心率。容量轴上的具体位置取决于前负荷。**C.** 心脏收缩力的改变可以引起收缩末期压力 – 容量关系（**ESPVR**）的变化

ESPVR. 收缩末期压力 – 容量关系；DPVR. 舒张末期压力 – 容量关系；TPR. 全身外周血管阻力；HR. 心率；Ea. 动脉壁弹性；Ees. 心室收缩末期弹性（转载自 Burkhoff 等 [10]）

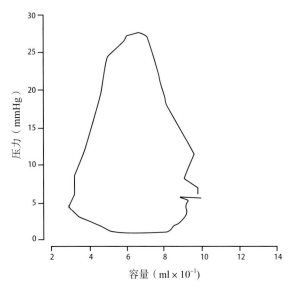

▲ 图 23-3　典型的右心室（RV）压力 – 容量环（PVL）。从右心室到顺应性较好的心室漏斗部和肺血管床的几乎连续的前向血流，使得右心室没有典型的等容收缩期和等容舒张期，因此 PVL 为三角形（经 BMJ Publishing Group Ltd. 许可，转载自 Redington 等 [8]）

（一）左心室

　　标准的左心室（LV）PVL 是一个边缘光滑的梯形，等容收缩期、射血期、等容舒张期和心室充盈期四个不同的时相分别代表着心脏周期的每个阶段。LV PVL 位于收缩末期压力 – 容量关系（ESPVR）和舒张末期压力 – 容量关系（EDPVR）之间。PVL 的位置和大小取决

于前负荷、后负荷和心室收缩力。

　　前负荷大致可以视作舒张末期容量或压力，表示肌小节内肌动蛋白和肌球蛋白不同的重叠程度。正如 Frank-Starling 机制预测的那样，在未扩张的心脏中，舒张末期压力（前负荷）的微小变化会导致心输出量的巨大变化（前负荷依赖性）。因此，如果肌小节"过度伸展"，这种特殊的关系就会消失，增加的前负荷也不会影响心脏的收缩力（前负荷非依赖性）。

　　后负荷在 PVL 上表示有效的动脉壁弹性（Ea），它是从舒张末期容量与 x 轴相交的点通过收缩末期压力 – 容量点绘制的直线的斜率。弹性是指增加容量负荷时心室抵抗改变的倾向性，与动脉壁的顺应性成反比。动脉壁弹性的计算方法是将收缩末期压力 – 容量点除以每搏输出量（SV），SV 用 PVL 的宽度表示。心率、血管阻力和前负荷的变化都会引起这条线旋转、扩展或收缩，从而改变 PVL 的形状。

　　心脏收缩力由 ESPVR 的斜率表示。这条线与 x 轴相交的点是固定的，因此，ESPVR 的旋转就可以表示收缩力的改变。ESPVR 与动脉壁弹性的相交处产生了心室唯一的舒张末期压力与容量。在 starling 曲线和 PVL 上，收

缩力的增加都会使 ESPVR 向左旋转。同样地，收缩力的降低会使 ESPVR 向右旋转。

顺应性是指随着充盈压的增加，心室扩张的趋势（一定压力变化时的容量变化）。如果较小的压力变化会产生一个较大的容量变化，此心室就被认为是高顺应性的。心室顺应性与其僵硬程度成反比，心室僵硬度是非线性 EDPVR 的斜率（dP/dv）。陡峭的 ESPVR（向左移动）表示顺应性降低，而平坦的 ESPVR（向右移动）则表示顺应性增加。

PVL 的边界由心肌组织、全身的动脉和静脉的特性决定。每搏输出量（舒张末期和收缩末期的容量之差）和每搏功（PVL 的面积）可以通过处理上述"独立"变量后的 PVL 计算出来。总而言之，每搏功和心动周期的势能（ESPVR、EDPVR 和舒张期 PVL 的周长之间的面积）构成压力 – 容积面积（PVA），它与心肌耗氧量呈线性相关。PVA 越大，心肌耗氧量越高。降低心肌耗氧量（"使心脏休息"）是各种形式机械循环支持治疗的核心理念[10]。

（二）右心室

右心室（RV）负责维持较低的右心房（RA）压力，从而促进静脉血液回流到心脏，并向肺血管床提供持续的低压血流。由于 RV 心肌和漏斗部的高顺应性，RV PVL 的独特之处在于没有等容收缩期和等容舒张期，形成了一个三角形，类似于应用心室辅助装置（VAD）的患者中常见的连续血流环[11]。在健康人群中，由于肺血管阻力较低，血液持续流向肺血管床。LV 收缩则进一步排空了 RV，同时维持着较低的收缩末期压力。

RV 高度复杂且对前负荷和后负荷的变化异常敏感，并不是一个单纯把血液从体循环输送到肺循环的被动管道。当 RV 暴露于增加的后负荷时，正常的三角形 PVL 开始变得像 LV 的 PVL，外观上类似梯形。例如，肺动脉高压引起较高的后负荷需要一段时间的心脏收缩而不射血，这样才能打开肺动脉瓣。RV 后负荷升高将导致 RV 扩张以维持每搏输出量，从而增加心肌耗氧[9]。以上这些变化的结果是，RV PVL 变成梯形，出现特征性等容收缩期和等容舒张期。

心室间的依赖性是指任何一个心室正常或异常的容量负荷会影响另一侧心室的血流动力学状态和充盈压。这种心室之间的相互作用在病理过程中变得异常显著，如心肌疾病或缩窄性心包炎[12]。接受短期或长期机械循环支持的患者中，心室间的依赖性在维持 RV 前向血流方面起着重要作用。因此，在接受机械循环支持的患者中，经常使用超声心动图进行复查，特别是关注室间隔的几何形态变得愈发重要。当接受机械循环支持时，LV 处于卸负荷状态，室间隔的几何形态也会发生相应改变，最终降低 RV 的顺应性。这一变化，再加上增加的 RV 前负荷（继发于 LV 泵出的充足的前向血流），使功能不全的 RV 容量负荷过重。通过注意室间隔的几何形态以及在早期机械循环支持阶段对 RV 的治疗，可以减弱这一病理生理过程[13]。

正常心脏中，心输出量由前负荷控制，心肌像水泵一样射出一定容量，这些容量通过全身静脉再次回流到心脏内。静脉回流受到三个因素的影响，即 RA 压、平均充盈压和 RA 回流的阻力。心脏可以泵出的血量是有限的，在衰竭的心脏中，心输出量取决于心脏收缩力和后负荷，这些都遵循 Frank-Starling 定律（图 23–1）。

四、短期机械辅助装置

用于心力衰竭患者临时性心脏辅助装置的数量正在增加。这些装置的特别之处在于，虽然它们刚刚被批准应用于短期支持治疗，但也有能力为病情相对较轻的患者提供"长期"支持治疗。许多中心现在使用这些辅助装置来提供短期和中期的心脏卸负荷治疗。这些装置各不相同，不同点包括血流动力学特点、装置大小、植入所需的技术、提供气体交换的能力，以及装置帮助心室卸载负荷的不同生理机制[10]。

超声心动图和肺动脉导管是评估患者是否行机械辅助治疗的重要检查。此外，在机械辅助治疗开始后的最初几小时内，需要经常关注患者的实验室检查结果，以评估组织灌注情况和终末器官功能障碍的改善状况（表23-1）。机械辅助治疗后，患者的血流动力学状态和实验室检查结果的变化可能预示着患者需要继续辅助治疗，或者表明患者可以停止辅助。

主动脉内球囊反搏

应用最广泛的机械辅助装置是主动脉内球囊反搏（intra-aortic balloon pump，IABP）。方便植入和额外的边际效益使IABP成为难治性心力衰竭患者最理想的机械辅助治疗方法之一。反搏原理如下：圆柱形聚乙烯球囊在心脏舒张期迅速充满氦气，在心脏收缩期前迅速放气。球囊放气时产生的真空效应使得后负荷减少。而由于球囊充气，舒张期冠状动脉的血流量是增加的。上述机制结合起来，通过增加舒张期的冠脉血流量来增加心肌氧供，通过降低后负荷，在增加每搏输出量的同时减少心肌氧耗。

从生理学角度来讲，IABP辅助期间，由于收缩末压力（ESP）降低和每搏输出量（SV）的增加，动脉壁的弹性是降低的。同时，在心脏每次收缩过程中泵出一定量的液体所需的力，也就是每搏功，是不变的。这是因为在后负荷降低的情况下，SV会相应增加。上述这些生理变化最终将使压力 – 容量面积（PVA）减少，这种变化也是心室收缩过程中产生的总机械能[14, 15]（图23-4）。后负荷降低带来的另一获益是使衰竭的LV进一步卸负荷，并通过肺循环系统将此种获益传递到RV。因此，IABP也能够使右心功能不全的患者获益。

临床上，IABP波形有助于确定维持最佳血流动力学所需的辅助流量，也有助于确定为达到最佳的后负荷降低所需的充气 / 放气时相。球囊充气应与心电图上的T波或压力波形上的重搏切迹同时发生。同样，气囊放气应发生于R波，或者正好在压力波形上的收缩期开始之前（图23-5）[16]。对于球囊压力波形的解

表23-1 正常的血流动力学参数

血流动力学指标	正常范围
收缩压	100～140mmHg
舒张压	60～80mmHg
平均动脉压	70～105mmHg
心输出量	4～8L/min
中心静脉压	0～6mmHg 0～8cmH$_2$O
心率	60～100次 / 分
收缩期肺动脉压	15～25mmHg
舒张期肺动脉压	8～15mmHg
平均肺动脉压	10～15mmHg
肺毛细血管楔压	4～12mmHg
右心房压	0～6mmHg
右心室舒张末压	0～5mmHg
右心室收缩末压	15～25mmHg

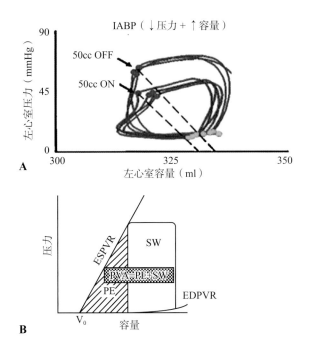

▲ 图 23-4 **A. 主动脉内球囊反搏对血流动力学的影响。IABP** 辅助期间，请注意动脉壁弹性降低，但每搏功不变（转载自 Esposito 等[14]）。B. 压力 - 容量面积（PVA）反映的是心脏自身势能和每搏做功的能量总和。心肌耗氧量与 PVA 呈线性相关（转载自 Kawaguchi 等[15]）

IABP. 主动脉内；ESPVR. 收缩末期压力 - 容量关系；EDPVR. 舒张末期压力 - 容量关系；PE. 势能；SW. 每搏功（译者注：原著图中 EW 疑有误已修改为 SW）

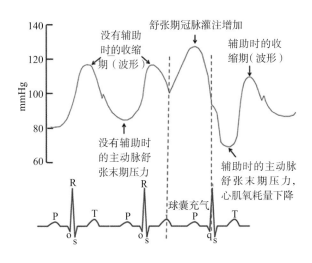

▲ 图 23-5 **IABP 波形与心电图的对照图**
球囊充气应该发生在舒张期，而放气应该在收缩期前。辅助期间或故障排除期间解读血流动力学变化时，应牢记 IABP 波形（经 Wolters Kluwer Health Inc. 许可转载自 Patterson 等[16]）

读还可以帮助了解有关球囊泵的力学状态，抑或根据患者的临床情况给医生提供有价值的信息。球囊压力轨迹中需要注意的重要参数应包括波形的具体形态：一个快速的初始上升期，然后是一个平台期，最后一个下降期回落到基线。还应注意充盈压力、压力波形的宽度和高度，以及与周围波形轨迹的规律性和一致性（图 23-6）。球囊压力波形可以识别出以下情况：球囊大小是否匹配、全身血管阻力（SVR）的改变、球囊错位、血压的突然波动或者机械故障（导管打死结、球囊排空不完全、球囊压力变化、氦气泄漏或氦气供应不足）。

IABP 用于治疗各种疾病，包括 CS、顽固性心绞痛或持续性心肌缺血、心内直视术后的低心输出量状态，对于严重左主干狭窄的患者可以作为高危经皮冠状动脉介入治疗（PCI）期间的辅助治疗，对于难治性心力衰竭可作为

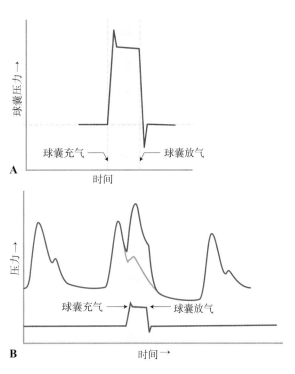

▲ 图 23-6 **A. 正常工作时的 IABP 球囊充盈压力波形；B. 正常工作时 IABP 球囊充盈压力波形与动脉压力波形的融合波形**

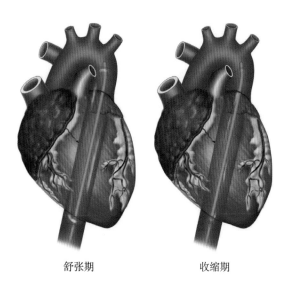

舒张期　　　　　　　收缩期

▲ 图 23-7　上图为收缩期和舒张期球囊泵的工作实例。请注意理想的 IABP 植入后应使其尖端位于左锁骨下动脉远端 1～2cm 处

进一步治疗的过渡阶段。在难治性室性心律失常发作期间可以用于缓解急性心肌梗死的机械并发症，如室间隔穿孔、二尖瓣反流或左心室游离壁破裂，以及等待介入治疗的严重主动脉瓣狭窄。绝对禁忌证包括轻度或中度以上的主动脉瓣关闭不全，主动脉夹层或临床上有意义的主动脉瘤，以及严重的外周血管疾病。相对禁忌证包括不能控制的脓毒血症、难治性出血、主动脉腔内曾有支架植入、主 - 髂动脉或下肢动脉搭桥的手术史。

IABP 的独特之处在于它易于植入，可以在患者床边实施干预。植入前，应重新审阅所有的放射影像学资料，充分了解主动脉 - 髂动脉系统的解剖结构以及可能存在的解剖变异。球囊的选择应该与患者的身高相匹配。避免球囊过大，因为充满气且型号过大的球囊，其长度和宽度都可能导致主动脉或下肢血管的夹层或破裂。IABP 植入所需的所有零件都在 IABP套组中。超声引导的动脉穿刺部位应位于股总动脉水平。或者也可以使用 X 线透视检查来明

确最佳的穿刺部位。最常见的 IABP 植入方法是通过引导鞘来进行植入。另一种则是"无鞘"植入法，此方法更加适合那些轻体重患者或因周围血管细小 / 闭塞而有远端缺血性风险的患者，因为相对较小的横截面更易于植入且不损伤周围组织。浅针刺入可以最大限度地降低导管打结导致其堵塞的风险。理想的球囊位置可通过超声心动图（球囊尖端距左锁骨下动脉远端 2cm）、透视或胸部 X 线检查（球囊尖端位于气管隆嵴水平）以及检查球囊压力波形来确定。初始设置为 1∶1 或 1∶2 IABP 增强模式，如图 23-7 所示。

IABP 辅助期间的维护包括每天 2 次检查IABP 的固定部位，对患者 IABP 植入部位的远端进行神经血管方面的体格检查，确定远端肢体有动脉搏动抑或神经反射，评估有无股动脉周围血肿或穿刺点出血，以及每天至少 2 次的动脉压力追踪和球囊波形分析。应该时常检查 IABP 置管是否有因球囊破裂导致的出血。IABP 辅助期间，如果患者的临床情况有所改善，可以考虑撤除装置。IABP 在大多数患者调整为 1∶1 的工作模式即可，但若患者同时接受其他非搏动性机械辅助的治疗，就考虑使用 1∶2 模式。在球囊位置调整过程中，球囊应停止工作，确定好新的位置后再将装置的管路重新固定于患者腿上。在球囊反搏期间，诸多心脏中心的抗凝策略各不相同，从完全不抗凝到使用肝素进行抗凝抑或其他非肝素类抗凝药物都有使用。

IABP 治疗的并发症并不常见。密切监测和早期干预是减少 IABP 辅助期间血流动力学恶化的关键。球囊错位也会引起并发症，患者有时会因为球囊覆盖了内脏血管导致缺血，进而发展为持续性乳酸血症。这种情况应考虑植

入较小型号的球囊或向头侧方向推进球囊，如有必要甚至可以覆盖左锁骨下动脉作为临时方案，直至情况稳定。另一种与球囊错位有关的并发症是舒张期球囊充气功能障碍。如果球囊没有完全摆脱外层的鞘管，则球囊本身可能会受损，解决这个问题的办法是将球囊进一步送至主动脉中。其他并发症包括菌血症，腹股沟血肿或植入部位出血，植入的血管闭塞导致同侧肢体缺血，或者球囊栓塞导致的对侧肢体缺血，以及由溶血、主动脉夹层、球囊移位、球囊破裂或漏气引起的血小板减少症或贫血。

医生应该每天对是否能撤除 IABP 进行评估。撤机前提条件是在血管活性药物不断减量的情况下患者的临床状态和血流动力学仍有明显改善。如果治疗团队认为患者可以承受 IABP 脱机试验，那么球囊可以暂时停止工作以评估血流动力学变化。决定患者是否可以撤机，评估的参数包括血压、肺动脉压和中心静脉压、终末器官的灌注指标（如生命体征和尿量），以及实验室检查，包括动脉血气、乳酸、混合静脉血氧饱和度、肌酐。试脱机期间，IABP 辅助比例可以降至 1∶3 或 1∶4，同时继续监测上述各项指标。球囊可以停止工作 30min 而无须抗凝治疗。试脱机时，一些人认为可以减少球囊充气量而不是降低辅助比例[17]，这也是一种方法。无论采用哪种方法，IABP 脱机的大致流程都是一样的，保持这种流程的一致性和避免供应商之间的不同意见也是非常重要的。

如果患者病情需求的不只是短期支持，还有其他的插管策略可供选择。理想情况下，另一种插管方式使患者在辅助治疗期间可以进行下地活动。最常用的方法是腋动脉入路的经皮植入或开放手术植入。经皮穿刺技术与股动脉

入路相似，如需短期辅助，可以考虑使用专门设计的植入前闭合装置。开放式手术入路则需要外科医生在腋动脉或锁骨下动脉上缝合人工血管。止血单向阀门固定在人工血管的远端，然后将其穿入皮下。在外科手术和经皮穿刺技术中，使用 X 线摄影和超声引导相结合的方法来操纵主动脉弓并正确定位球囊。考虑到压力传感器在腹主动脉中的位置，顺行植入球囊的压力触发会更加困难，这种情况下，常通过心电图或固有起搏器触发。经腋动脉植入 IABP 的日常维护方法与经股动脉植入相似，需行常规血流动力学监测和实验室检查。如果使用了人工血管移植物并将其经皮下穿入，球囊泵便可以轻松地取出，人工血管则留在皮下，无须外科干预。另一种方法是通过外科方式，患者可以在手术室进行人工血管和球囊泵的取出。如果使用经皮闭合装置，就可以取出球囊泵同时收紧闭合装置。这些都应该在手术室进行，若血肿扩大或闭合装置失效，应行外科探查。取出经皮植入的装置后，应对肢体受限的球囊植入部位进行至少 6h 的监测[18, 19]。

在极其危重的情况下无法为患者提供强有力的心脏支持治疗是使用球囊反搏的主要挑战之一。IABP 易于植入和工作时无须抗凝的优势被其有限的卸负荷能力所抵消，使其成为机械辅助医疗设备中的一线辅助装置。虽然 IABP 不能使患者完全恢复，但在决定进一步升级治疗或降级治疗之前，IABP 的治疗效果还是值得肯定的。

（一）Impella®

Impella® 装置（Abiomed, Inc., Danvers, MA）是一种经皮植入的跨越瓣膜轴流泵，使用叶轮将血液从左心室泵入主动脉（图 23-8）。

Impella®装置是为了在特定条件下临时使用而设计的，其压力－容量环呈三角形，与可以长期应用的左心室辅助装置（LVAD）类似。这是因为等容收缩期和等容舒张期消失，血液从左心室持续泵入主动脉，与心脏周期无关[10]。Impella®装置的优势在于，随着辅助力度的增加，心室卸负荷的程度也逐渐增加。随着心室卸负荷的增加，表现为PVL左移（图23-9）及PVA的缩小，这两种变化归因于心肌耗氧量降低以及冠脉血流增加引起的心肌氧供增加[10, 20]。血液从左心室直接泵入主动脉的其他获益包括降低左心房（LA）压、肺毛细血管楔压，以及减轻肺淤血。这种LV卸负荷的模式使得RV功能在一定程度上也得以改善。

Impella®装置可支持高达5L/min的流量，并根据所选择的装置提供右心或左心系统的辅助治疗。该装置适用于CS，短期辅助最长可达6天或者辅助直至心功能恢复，它支持左心室的前向血流，因此可用于大多数心肌病患者。Impella RP®则用于右心系统的支持治疗，可单独使用或与辅助左心系统的Impella®装置一起用于双心室衰竭的辅助治疗。用于右心系统的装置可辅助长达14天。

Impella®装置的另一特殊适应证包括预计

可能出现冠状动脉急性闭塞的择期，或急诊高危经皮冠状动脉介入治疗（PCI）。

禁忌证包括LV血栓形成，患者已植入主动脉位的机械瓣，严重的主动脉瓣狭窄，中到重度的主动脉瓣关闭不全，严重的周围动脉疾病导致无法植入经皮装置，患者合并有呼吸衰竭，存在房间隔缺损或室间隔缺损（VSD），存在心肌梗死后的机械并发症（包括LV破裂，或梗死后室间隔穿孔）。右心系统的Impella®的使用禁忌证包括髂－股静脉系统血栓、下腔静脉（IVC）或RV血栓、植入了IVC滤器或严重的瓣膜功能障碍。

植入右心或左心系统的Impella®装置首先需要在超声和X线引导下准确放置鞘管。在进行左心系统的植入时，将一根导丝植入股总动脉，通过主动脉瓣沿主动脉向前推进，最终应位于LV心尖部，同时避开二尖瓣装置。导丝被"固定"在幕帘上，Impella®装置则在导丝上继续前进。确定植入部位后，应轻轻向后牵引装置释放张力。放置右心系统的装置时，导丝进入股总静脉，沿下腔静脉向上，进入RV，穿过肺动脉瓣。可能的话，导丝应置于左肺动脉。装置在将导丝"固定"在幕帘上的同时继续前进。操作若不小心，肺动脉（PA）中的导丝向前移动时可能会引起肺动脉破裂和致命性出血。该装置放置的位置应该使流出的血液位于主肺动脉内，这样血液就能够均匀地分布于右肺动脉和左肺动脉。向后轻轻回撤导管使张力消失；可以在X线引导下谨慎操作，防止装置被拉入RV。

Impella®装置也可以通过其他路径进行植入，最常见的是通过人工血管移植物进入腋动脉再进行植入。该技术通常用于植入较大型号的Impella 5.0®，因此需要在X线引导下进行，

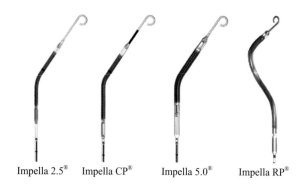

Impella 2.5®　　Impella CP®　　Impella 5.0®　　Impella RP®

▲ 图 23-8　经皮植入的 Impella® 装置用于右心和左心系统的支持（经许可使用，©2019.Abiomed Inc. 版权所有）

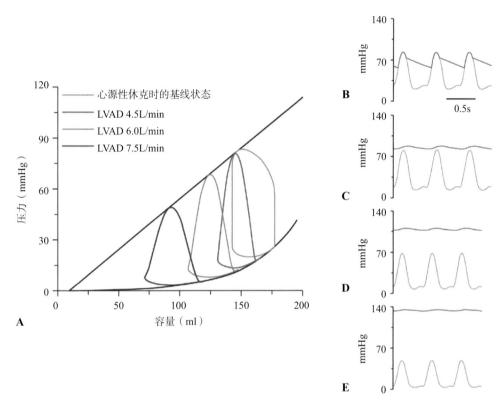

▲ 图 23-9 A. 图中展示了植入 Impella® 装置的患者的典型压力 - 容量环（PVL）图形。由于血液的持续前向流动导致心动周期中等容时相的缺失，所以 PVL 环呈三角形。随着辅助流量的增加，注意 PVL 是逐渐向左移动的。B 至 E. 随着 Impella® 装置的辅助流量增加，将引起心室 - 动脉压力变化不同步，表现为动脉压升高而心室压降低

LVAD. 左心室辅助装置（转载自 Burkhoff 等 [10]）

这一点与植入较小装置相类似。

使用 Impella® 支持治疗的患者，应每天评估其能否顺利脱机。超声心动图、右心导管或实验室检查（乳酸、肌酐、肝功能）的相关指标若提示心功能改善，这些证据将为是否能够撤机提供线索。终末器官功能稳定时才考虑停止支持治疗，特别是肺、肾、脑和胃肠道系统。如果患者未能成功脱机，在进行下一次脱机试验之前，仍需要 24h 的支持治疗。Impella® 装置的拔管操作应在手术室进行，暴露插管的动脉，取出装置，最后缝合切开的动脉。

Impella® 支持治疗的并发症包括主动脉瓣或二尖瓣损伤、心律失常、心肌穿孔、肾功能不全、溶血、出血、脑卒中、肢端缺血、血小板减少和血管损伤。右心系统的辅助装置也存在上述并发症，此外还包括肝功能衰竭、深静脉血栓形成、三尖瓣或肺动脉瓣损伤，以及肺出血合并呼吸衰竭。

（二）TandemHeart®

TandemHeart®（CardiacAssist, Inc., Pittsburgh, PA）心室辅助装置使用离心泵，通过植入股静脉的跨间隔插管将血液从 LA 引出，再通过股动脉泵回体循环。这一机制通过给 LA 减压间接帮助 LV 卸负荷，可提供高达 5L/min 的流量。TandemHeart® 可降低肺毛细血管楔压（PCWP）和左心室舒张末压（LVEDP），同时维持平均动脉压（MAP）。使得正性肌力药物可以停用，心肌供氧增加且耗氧减少 [21]。

PCWP 降低带来的另一获益是增加 RV 的前向血流，以及在出现肺水肿时提升血氧含量[10]。

这种从左心房到股动脉的旁路装置可以持续辅助长达 6h，尽管这些装置也可以在规范之外使用更长的时间。TandemHeart® 泵的最大转速为 7500RPM，可输送高达 4L/min 的流量。适应证包括 CS，心功能恢复前的辅助治疗，或者作为终极治疗前的过渡。与 Impella® 一样，TandemHeart® 也可以在高危冠状动脉介入治疗期间作为临时辅助装置[22-24]。禁忌证与其他用于晚期心力衰竭患者的机械辅助装置一样。另外，植入该装置的外科医生应熟悉经房间隔入路以及 X 线透视的使用，这些都是植入 TandemHeart® 所必需的技术。

植入 TandemHeart® 需要经房间隔穿刺。操作者在植入该装置之前应熟悉这项技术。TandemHeart® 植入术在可使用 X 线透视的导管室中进行。标准的股静脉入路是在超声或 X 线透视的引导帮助下获得的。通过事先穿刺做好的房间隔孔，将一根引导导丝从右心房（RA）送入左心房（LA）。将房间隔孔连续扩张，在 X 线透视引导下，21F 的流入套管顺着引导导丝前进并最终定位。然后，按照标准流程将 15F 或 17F 的动脉回流管植入股总动脉。如果患者的股动脉偏细，可以在双侧股动脉植入小一型号的动脉回流管。在动脉回流管植入侧的下肢，应评估是否需要顺行或逆行灌注插管给肢体远端供血。装置启动前必须进行排气操作。

维护该装置的方法与其他辅助装置类似。必须每天监测终末器官的功能。组织缺血性生物标志物应至少每 6h 检查一次，直至这些指标稳定或呈下降趋势。最后，临床医生应该知道使用该装置的溶血风险相对较低。植入位置可以通过每日胸部 X 线检查和记录插管位置的超声心动图进行监测。使用 TandemHeart® 的一个灾难性并发症是跨间隔的套管被撤回 RA，造成右向左大量分流，引起低氧血症。如果怀疑这种并发症已经发生，应立即停止辅助治疗。

应每日评估患者的脱机能力。心功能恢复的相关证据将为临床医生做撤机决定提供参考。如果终末器官功能稳定，才可以考虑撤机。如果患者未能成功脱机，在下一次试脱机前，还应继续辅助治疗 24h。应通过外科方式暴露插管的动脉，然后进行 TandemHeart® 装置的拔管，撤除装置，缝合动脉。另一种方法是，如果在 TandemHeart® 工作之前就计划好，则可以使用经皮封堵装置进行撤除。

（三）体外膜氧合

体外膜氧合（ECMO），也被称为体外生命支持（ECLS），已越来越多地被用作急性心肺衰竭患者的抢救性治疗[6]。静脉 – 动脉 ECMO（VA-ECMO）从下腔静脉和 RA 引流出非氧合血液，循环驱动这些血液并通过氧合器，最后通过外周或中心动脉将血液泵入体循环。ECMO 回路包括氧合器、气体混合器、热交换器、带控制台的血泵及插管配套的管路系统（图 23-10）[25]。不同医院的血泵和控制台系统各不相同，但所有系统的基本配置都是相似的。目前常用的装置包括 CentriMag™ 急性循环支持系统（Abbott Corporation, Abbott Park, Il）、Revolution® 的离心泵和离心泵控制台（SCP® 和 SCPC®）（LivaNova PLC, London, England, UK），以及 CARDIOHELP® 系统（Maquet, Rastatt, Germany）。

ECMO 对心室的影响包括流量依赖性地增

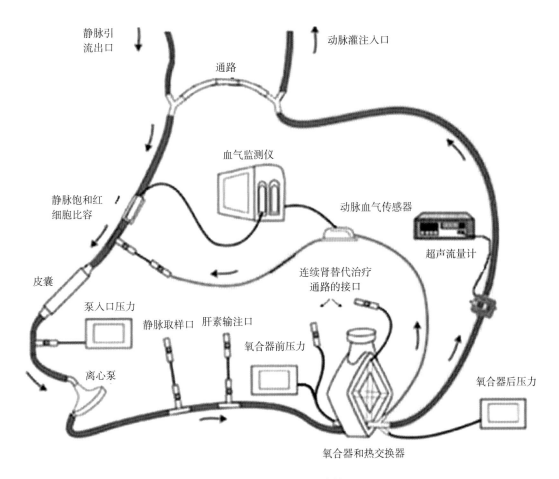

静脉引流出口

动脉灌注入口

通路

血气监测仪

静脉饱和红细胞比容

动脉血气传感器

超声流量计

皮囊

连续肾替代治疗通路的接口

泵入口压力

静脉取样口　肝素输注口

氧合器前压力

离心泵

氧合器后压力

氧合器和热交换器

▲ 图 23–10　ECMO 回路的图示

最简单的形式下，ECMO 回路只能由离心泵、氧合器和管道系统组成（经 Wolters Kluwer Health，Inc. 许可，转载自 LeQuier 等 [25]）

加心室舒张末压力，同时左心室每搏输出量减少。与其他机械辅助装置相比，ECMO 提供最小程度的流量依赖性 LV 卸负荷。如果外周阻力保持不变或无其他的心室减压方式，ECMO 就会增加心肌做功。ECMO 能够提供全身血流量，同时还为患者提供氧合和通气。因此，ECMO 可以通过提供充分氧合的血液来阻止甚至逆转终末器官功能障碍（图 23–11）。

ECMO 转流后的生存状况与启动这种 ECLS 的适应证密切相关，包括患者基本情况、并发症、手术史和 ECLS 持续时间将决定该患者的预后。ECMO 可用于儿童和成人，针对各种药物治疗无效的急性心力衰竭或慢性心力衰

竭急性发作。在准备实施 ECMO 辅助的阶段，就应充分考虑到患者病情稳定后的护理目标及长期治疗计划。存在进行性或不可逆转性的潜在疾病是 ECMO 的绝对禁忌证。其他绝对禁忌证包括永久性神经损伤、严重抑郁和恶性肿瘤晚期。在没有外科支持的情况下，禁止实施 ECMO 辅助。

大多数紧急情况下，医生可以通过外周静脉 - 动脉插管快速启动 ECMO。外周插管指的是在超声或 X 线引导下经皮将导管植入股总动脉和股总静脉。另一种方法是，根据医生的个人治疗偏好，使用外科方式暴露这些血管。血管通过一根长而硬的导丝连续扩张，以适应所

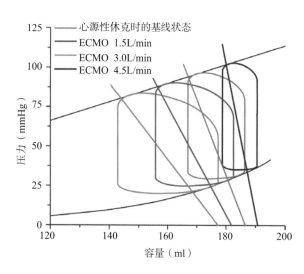

▲ 图 23-11 ECMO 对心室的影响

请注意流量依赖性的心室舒张末期压力增加，伴随着左心室每搏输出量的减少。与其他机械辅助装置相比，ECMO 提供了最小程度的流量依赖性左心室卸负荷。基线 CGS. 心源性休克时的基线状态；ECMO. 体外膜氧合（转载自 Burkhoff 等 [10]）

选的插管尺寸。一旦确定放置位置，便进行管路排气，随后开始转机。静脉置管可通过经食管超声或 X 线透视来确定。动脉插管尖端通常位于腹主动脉的远端，无须再次确认位置。插管和 ECMO 系统的管道应在患者身上多个区域固定牢靠。

顺行灌注管通常用于灌注与几乎闭塞的动脉插管同侧的肢体。顺行灌注管包含一个 5F 的导管鞘，此导管鞘连接到 ECMO 管道系统的返回支路上。若时间允许，应将其置于动脉插管之前，或者可以在胫后动脉植入一个逆行灌注管。

中心置管的 VA-ECMO 常出现在手术室，最常用于心脏术后体外循环撤机失败的 CS。插管策略有多种，关于中心置管的 VA-ECMO 的讨论超出了本章探讨范围。监测、维护和撤机与外周置管的 VA-ECMO 相似。

对外周或中心置管的 VA-ECMO 进行维护时，需注意实验室检查和终末器官功能。应经

常监测动脉血气和乳酸，直至发现相关指标有所改善。心功能应通过经胸超声和漂浮导管进行评估。对于外周或中心置管的患者，其呼吸机管理可能很困难。如果肺功能较差，预计需要长期的呼吸支持，应与家属讨论气管切开的可能。定期评估肾脏替代治疗的需要，评估电解质平衡和固有肾功能，并监测尿量。应该考虑到会出现的一过性肝功能恶化，因此也应密切监测肝功能。神经功能的日常评估也必不可少，如若可能，应先停用镇静药物，然后对患者进行神经系统体格检查来进行详细评估。神经精神状态的任何改变都必须立即进行横断面影像学检查。然而，ECMO 辅助期间的 MRI 检查是禁忌的。

ECMO 辅助时的 LV 减压对降低左心室舒张末压（LVEDP）、肺毛细血管楔压（PCWP）、促进心功能恢复有重要意义。减压可以通过胸部小切口完成，通过该切口减压管可以直接插入 LV 心尖部。然后将该管连接到 ECMO 管路上。Impella® 装置可经皮使用，替代 LV 打孔来进行 LV 减压。IABP 提供的 LV 减压效果微乎其微，若没有其他更好的选择，才可以使用。包括增加心肌收缩力的正性肌力药物在内的药物治疗为 LV 减压提供了无创选择，但对于已经衰竭的心脏却收效甚微，因此不应作为唯一的 LV 卸负荷方式。

应每天评估患者是否能撤除 VA-ECMO。实验室检查的改善、心功能的改善及药物的减少都表明可以尝试撤除 ECMO。如果患者撤机失败，应该采用进一步的置管策略，使患者能够下地活动或脱离呼吸机。长期置管策略不胜枚举，但不在本章讨论范围内。尽管如此，应根据患者的自身需求和偏好来进行个体化制订长期的插管时机和策略。

撤除 ECMO 需要外科协助。最可靠的拔管和修复股血管的方法是将近端和远端可阻断的股血管进行外科显露。ECMO 撤机期间有时需要暂时性地增加正性肌力药物,一旦拔管完成,未来数天便可以逐渐停用血管活性药物和正性肌力药物。

一种被称为"混合云"的现象描述了两种血液的混合,即来自收缩心肌的非氧合的、淤滞的自身血液与 ECMO 通过外周输送的含氧血液。随着心肌收缩力的恢复,血液从衰竭的心脏中被更有力地泵出,这种混合着氧合和非氧合的血液沿着主动脉向更远的方向移动。通常,患者自身心功能恢复的第一个迹象便是右侧桡动脉血氧分压的下降。正因为如此,在 VA-ECMO 辅助期间,右侧桡动脉置管是必需的。对"混合云"显像监测不足可能会使淤滞的非氧合血液泵入大脑,从而导致神经系统灾难性并发症。

主动脉瓣的开放可以用超声心动图来评估,也可以通过动脉波形上的脉压差和重搏切迹来显示。对于外周置管的 VA-ECMO,主动脉瓣常常无法开放,是因为较弱的心肌收缩力还无法对抗较高的 VA-ECMO 流量引起的心脏后负荷增加。在这种情况下,主动脉根部的淤滞血液可以形成血凝块,然后栓塞冠状动脉、头部或内脏的血管。因此在 ECMO 转流期间,应使用尽可能低的流量,只要能给机体提供足够氧合、给终末器官充分灌注以及能使实验室异常指标恢复正常即可。

中心或外周置管的 VA-ECMO 患者也会发生神经系统并发症,可能归因于低流量状态或栓塞事件。临床医生应该对患者 ECMO 辅助期间的神经系统损害保持高度警惕。患者若有神经精神状态的改变,即使是一过性的,也应该行横断面影像学和脑电图检查。

五、结论

机械循环支持治疗在急性心力衰竭或慢性心力衰竭急性发作中起着不可或缺的作用。临时支持治疗的适应证继续扩大,使临床医生有时间对患者进行系统治疗、评估患者预后并做出决策。目前的适应证包括对心力衰竭的支持治疗至患者完全康复,以及心脏移植前的过渡治疗。然而,对于严重心力衰竭患者来说,桥接治疗(bridge to bridge)的策略已经是一个可行的选择,因为他们需要更多的时间来做出治疗上艰难的决定。

机械循环支持包括一系列支持衰竭心脏的装置。充分了解心力衰竭的病理机制以及心力衰竭患者在支持治疗期间的生理机制,对于所有参与治疗心力衰竭患者的临床医生来说都非常重要。进一步的科学研究和装置研发将有助于明确心力衰竭不同阶段所使用的最佳辅助装置和治疗策略。

第24章

经皮机械循环支持技术
Percutaneous Mechanical Circulatory Support Technologies

Jerry D. Estep　著

陈　伊　译

邹　亮　校

一、概述

心源性休克（cardiogenic shock，CS）是一种以低血压为特征合并组织低灌注证据的致死性综合征。既往 CS 的首位病因是急性心肌梗死（acute myocardial infarction，AMI）[1]。最近，非 AMI 相关 CS 的报道呈上升的趋势[2]。用于治疗 CS 最广泛的短期装置是主动脉内球囊反搏（intra-aortic balloon pump，IABP）。然而，在美国 IABP 的使用一直在下降[3]。在过去的 10 年里，包括 Impella 装置和静脉 – 动脉体外膜氧合（venoarterial extracorporeal membrane oxygenation，VA–ECMO） 在 内的替代装置提供了更强有力的血流动力学支持，已被越来越多地用于治疗 CS[3]。尽管使用了这些装置，CS 的死亡率仍然很高。根据机械循环支持的跨机构登记系统（Interagency Registry for Mechanically Assisted Circulatory Support，INTERMACS）的数据，严重的 CS 患者，INTERMACS 分级 1 级（严重难治性 CS）和 2 级（尽管正性肌力药物支持，CS 逐渐恶化），30 天死亡率为 38%[4]。这篇综述的目的是比较和对比用于治疗 CS 的可用的经皮机械循环支持（mechanical circulatory support，

MCS）技术，并重点介绍支持这些装置在 CS 人群中应用的临床数据。

二、经皮 MCS 类型和指导使用策略

目前可用的经皮 MCS 装置包括主动脉内球囊反搏（IABP）（Getinge），微型轴流式 Impella 2.5、CP、5.0 和 5.5 系统（Abiomed Europe，Aachen，Germany），TandemHeart（Cardiac Assist，Inc.，Pittsburgh，PA） 和 ECMO[5]（图 24–1）。右心室支持装置包括 Impella RP（Abiomed，Danvers，MA，USA） 和 TandemHeart RA-PA（LivaNova，London，UK），血液从右心房（RA）或下腔静脉输送到肺动脉。研究装置包括体外搏动型 iVAC 2L（PulseCath BV，Arnhem，the Netherlands） 和 HeartMate Percutaneous Heart Pump（Abbott，Lake Bluff，IL，USA）。经皮 MCS 的选择适应证列于框 24–1。

经皮插入的临时 MCS 装置可用作桥接（bridge to bridge）或功能恢复（bridge to recovery）策略（图 24–2）。桥接是一种常见的策略，特别是在急性或慢性心力衰竭并发 CS

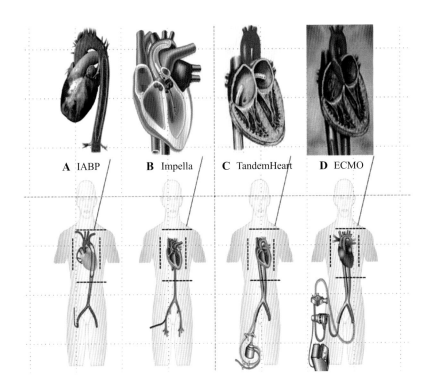

A IABP　　**B** Impella　　**C** TandemHeart　　**D** ECMO

◀ 图 24-1 目前用于心源性休克的经皮机械支持装置的解剖特征示意图

A. 主动脉内球囊反搏（IABP）；
B. Impella 装置；C. TandemHeart；
D. 静脉 - 动脉体外膜氧合（ECMO）
（经 Oxford University Press 许可转载自 Werdan 等 [5]）（译者注：此处原图备注疑有误，已更正）

框 24-1 经皮机械循环支持的选择适应证

经皮机械循环支持的选择适应证
- 高危经皮介入治疗的预防性使用
- 高危室性心动过速消融术的预防性使用
- 高危经皮瓣膜介入治疗的预防性应用
- 急性心肌梗死心源性休克
- 急性慢性心力衰竭（缺血性和非缺血性）并发心源性休克
- 急性心肌梗死的并发症
- 难治性室性心律失常
- 心脏手术后休克或难以脱离体外循环
- 心脏移植后原发性移植物衰竭
- 急性同种异体心脏移植失败并发心源性休克
- 暴发性心肌炎

的患者中，当患者植入临时装置以从临时计划过渡到更明确的干预措施，如持久的左心室辅助装置（left ventricular assist device，LVAD），或作为临床稳定后移植的桥接。在 CS 患者中，基于血流动力学不稳定的程度、神经系统状态、心理社会问题或者对多系统器官衰竭可逆性的担忧，可能存在持久性 MCS 或心脏移植候选人资格的不确定性。临时 MCS 可以实现血流动力学优化和潜在的逆转 CS 介导的终末

器官衰竭，并在转向明确的治疗或姑息照护支持之前为更完整的社会和医学评估提供额外的时间。功能恢复是指植入临时 MCS 装置以支持预期心脏功能可能改善（如急性心肌炎或成功再血管化的急性心肌梗死）和可能移除装置的 CS 患者。

为了最好地协调和管理具有不同潜在病因和严重程度的 CS 患者，三级中心成立了由心胸外科医生、介入心脏病学专家、高级心力衰竭和危重症病学专家以及其他相关医疗专业人员组成的多学科休克团队 [6]。最近的一项观察研究表明，实施基于多学科标准化团队方法的休克团队，强调及时诊断、强制性有创性血流动力学和 MCS 的合理使用，不仅是可行的，而且可能提高 CS 患者的存活率 [7]。管理这些类型患者的机构应定义不同团队成员的角色和责任，并建立管理和解决问题的方案，以减少与这些不同装置相关的出血和缺血并发症。已经提出了 CS 管理的区域性系统，系统由辐射

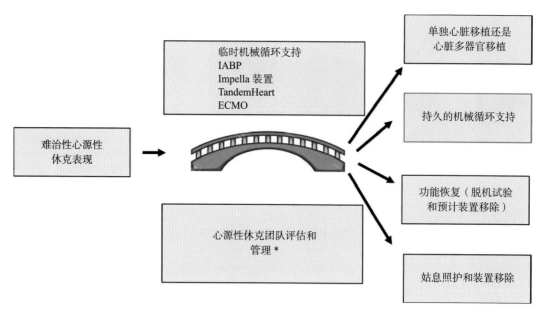

▲ 图 24-2　指导临床应用经皮 MCS 装置技术的策略

*. 包括晚期的心力衰竭检查，以了解患者的期望和持久性 MCS 和（或）心脏移植的益处和风险

模型组成，其中三级高容量心血管中心被指定为 CS 中枢中心，以促进和加快从低灵敏度区域转移 CS 患者[8]。

三、装置类型和特定装置注意事项

（一）IABP

1. IABP 组件和类型

反搏是指球囊于舒张期充气并在收缩期放气。球囊反搏技术最早于 20 世纪 50 年代提出，它通过舒张期时位于降主动脉的球囊充气来增加冠状动脉血流量[9, 10]。IABP 包括由聚氨酯膜制成的气囊，气囊安装在柔韧的双腔 7~8F 导管上，该导管连接至泵控制台。IABP 导丝通过双腔导管中的一个内腔将 IABP 插入胸降主动脉，这个内腔也作为主动脉压力传导的途径。另一个内腔连接到泵控制台，控制台包含一个泵，控制氦气进出气囊。使用氦气，是因为由于氦气的低黏度使其可以快速地进出

气囊，并且在气囊破裂的情况下可以迅速被血液吸收。IABP 位于左锁骨下动脉远端的胸降主动脉。气囊充气和放气的时间是由心电图（electrocardiogram，ECG）或压力触发。舒张期开始时气囊充气，对应于体表 ECG 上 T 波的中间。ECG 上的 R 波顶点用于确定快速气囊放气和左心室（LV）收缩开始的时间（图 24-3）。气囊舒张期充气增加了舒张压和冠状动脉血流，从而增加了心肌氧供给，且收缩期前快速放气降低了 LV 后负荷，降低了心肌氧需求[11-15]。经皮放置 IABP 的另一个位置是腋动脉 – 锁骨下动脉，尽管是在说明书说明以外使用。使用该位置 IABP 的患者允许直坐和（或）步行[16]。

2. IABP 血流动力学效应

在所有类型的 CS 中，LV 的血流动力学状态可以通过压力 – 容积（pressure-volume，PV）环来评价。压力 – 容积环表达了 1 个心动周期和 4 个阶段，并提供了关于心肌舒

张和收缩性能、心脏做功及心肌耗氧量的信息[15, 17-19]。通常在 CS 患者中，由 E_{max}（译者注：E_{max} 为心室最大容积弹性模量，即自等容收缩压峰值作一直线与压力容积环左上角相切，其斜率即为 E_{max}）体现的 LV 收缩力、每搏输出量和 LV 搏出功减少，LV 舒张末期压力（left ventricle end-diastolic pressure，LVEDP）增加，Emax 定义为收缩末期 PV 点的最大斜率。特别是在应用了 IABP 时，反搏降低了 LV 收缩压峰值和舒张压峰值，增加了 LV 每搏输出量[17]（图 24-4）。典型 IABP 支持下，心输出量轻度至中度增加。IABP 引起的收缩期卸负荷和舒张压增加的幅度可以通过从 IABP 控制台获得的波形直接测量（图 24-5 和图 24-6）。平均动脉压和组织低灌注症状可能会得到改善。

　　IABP 提供的血流动力学支持幅度与移位的血液容量多少相关。降主动脉的大小与患者的体重、身高和年龄相关。相对于降主动脉，充气后的 IABP 直径百分比越大，血液移位量越大。IABP 气囊的容量为 34~50cm³，

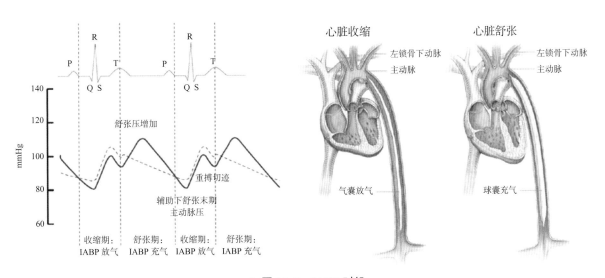

▲ 图 24-3　IABP 时机

经 Wolters Kluwer Health, Inc. 许可，转载自 Abdul 等[14]

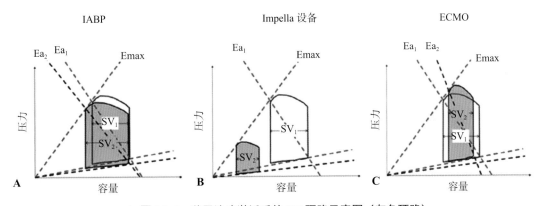

▲ 图 24-4　装置治疗激活后的 PV 环路示意图（灰色环路）

A. 主动脉内球囊反搏（IABP）可降低左心室（LV）收缩压和舒张压峰值并增加 LV 每搏输出量。净效应是动脉弹性（Ea₂）的斜率降低。B. 经皮 LV 辅助装置（pLVAD：Impella 和 TandemHeart）显著降低 LV 压力、LV 容积和 LV 每搏输出量。净效应是显著减少心脏工作负荷。C. 无 LV 引流策略的静脉动脉体外膜氧合（VA-ECMO）增加 LV 收缩压和舒张压，同时减少 LV 每搏输出量。净效应是动脉弹性（Ea）增加。SV. 每搏输出量（经 Elsevier 许可，转载自 Rihal 等[18]）

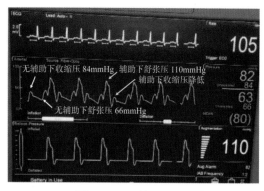

▲ 图 24-5　最佳 IABP 反搏

用 IABP 频率（1∶2）显示 IABP 激活时的主动脉压力。向下和向上的白箭表示无辅助时的收缩压和舒张压；黄箭表示辅助时的舒张压和收缩压。辅助下舒张压从 66mmHg 增加到 110mmHg，辅助下收缩压降低，平均动脉压升高。主动脉收缩压降低是左心室压力机械卸负荷的一个标志

50cm³ 的 IABP 通常被称为 MEGA IABP。与较小容量的气囊（如 40cm³ IABP）相比，较大容量（如 50cm³）的 IABP 提供了更大幅度的舒张压增强和收缩期卸负荷[20-22]。IABP 对血流动力学的影响受其他几个因素的影响，包括 IABP 充气和放气的频率和时间、其在降主动脉的位置、主动脉顺应性、心率和基础血压[23, 24]。不稳定的气囊充气可能是由于 ECG 质量差、电干扰和（或）伴有心动过速的心律失常造成的。基于纤维光学的 IABP 监测可供使用，即使在心动过速的情况下也能提高设备性能[25]。

3. 临床数据与 IABP

IABP 已经应用于合并或不合并 CS 的心肌梗死患者，用于心肌梗死（myocardial infarction，MI）并发症、顽固性室性心律失常、高风险经皮冠状动脉介入治疗、高风险冠状动脉旁路移植术、心脏移植和持久的 LV 辅助装置的桥接[14, 26, 27]。已经有 4 项随机对照试验研究了在伴有或不伴有 CS 的 MI 患者行高危经皮冠状动脉介入治疗和高危冠状动脉旁路移植术患者中 IABP 的应用[28-31]。反搏减少急性心肌梗死面积（counter-pulsation reduces infarct size acute myocardial infarction，CRISP-AMI）试验研究表明，在前壁 ST 段抬高型 MI 行再血管化之前立即进行 IABP 植入并不能减少梗死面积或提高短期生存率[28]。IABP-SHOCK Ⅱ 研究是一项随机、开放性、多中心试验。接受早期血管重建和最佳药物治疗的 CS 合并急性 MI 的患者被随机分配（1∶1）到 IABP 组与对照组（药物治疗）。595 名患者完成了 12 个月的随访，IABP 组的 299 例患者中有 155 例（52%）死亡，对照组的 296 例患者中有 152 例（51%）死亡，相对危险度（RR）值为 1.01，95% CI 0.86～1.18，P=0.91[31]。再梗死（RR=2.60，95% CI 0.95～7.10，P=0.05）、再次血管再血运

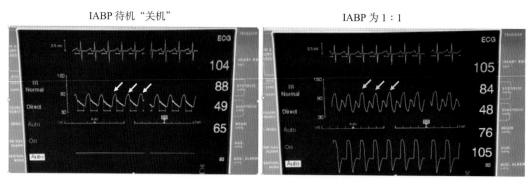

▲ 图 24-6　IABP 使用待机模式的脱机研究

IABP 待机（关机）和 1∶1 辅助时主动脉压力增加的 IABP 控制台示意图。在待机模式下，收缩压和舒张压分别为 88mmHg 和 49mmHg，平均压为 65mmHg（白箭）。随着 IABP 以 1∶1 频率的辅助（黄箭），舒张压增加并平均动脉压增加到 76mmHg

重建（RR=0.91，95% CI 0.58～1.41，P=0.77）或卒中（RR=1.50，95% CI 0.25～8.84，P=1.00）方面没有显著差异。该试验表明，在前壁 ST 段抬高 MI 血运重建前即刻植入 IABP 并不能提高短期或长期生存率[28]。此外，球囊泵支持的冠状动脉介入治疗研究（balloon pump-assisted coronary intervention study-1，BCIS-1）还显示，在高危经皮冠状动脉介入治疗前，植入 IABP 的短期和长期死亡率并没有降低[32]。总的来说，这些数据不支持 IABP 在 CS 合并急性 MI 或首次经皮冠状动脉介入治疗的高危经皮冠状动脉介入治疗患者中的普遍应用。

基于最大的已发表的单中心经验，在急性或慢性心力衰竭合并 CS 的患者（N=132 例）中应用经股动脉 IABP 支持，总 30 天生存率为 84.1%，78.0% 的患者成功过渡到持久的 LVAD 或心脏移植或出院而无须升级支持设备[26]。值得注意的是，这些幸存者中的大多数都需要 LVAD 或心脏移植。这就强调了退出策略在这些患者中的必要性。

类似地，根据最大的单中心的经皮腋动脉 IABP 经验，44 例患者中有 39 例（89%）成功地使用这种新技术桥接了心脏移植或包括心脏在内的多器官移植[16]。在这项研究中，IABP 使用 6～152 天，平均 17 天。肌酐、血尿素氮和总胆红素有显著改善，平均肺动脉压力显著降低，RA 压略降低，这表明在选定的晚期心力衰竭人群中长期使用经腋动脉 IABP 是有益的[16]。IABP 在急性失代偿慢性心力衰竭患者中的总体疗效令人鼓舞，经股动脉 IABP 是慢性心力衰竭合并 CS 患者的合理首选设备。

4. IABP 禁忌证

超过轻度的主动脉瓣反流在传统上被认为是 IABP 的禁忌证，因为舒张期气囊扩张可能会加重反流程度。严重的外周动脉或主动脉疾病增加了血管并发症的风险，如下肢或内脏动脉的血栓栓塞，并且这是使用经股动脉位置使用 IABP 的一项禁忌证[14]。

5. IABP 相关并发症

根据注册数据，与其他临时 MCS 设备相比，IABP 的安全性数据非常令人鼓舞[33]。与 IABP 相关的大多数并发症是血管性原因，包括肢体缺血、血管损伤和卒中。其他并发症包括血小板聚积在 IABP 膜上（或使用肝素）引起的血小板减少症、感染以及使用股动脉入路时与长时间使用 IABP 相关的制动并发症。少见但可能潜在致命的不良反应与主动脉分支或内脏动脉开口损伤有关，包括急性肾损伤、肠缺血和动脉粥样硬化栓塞。经皮放置的经胸 IABP 具有特定的位置相关的并发症风险，包括设备错位、设备扭结、IABP 破裂、左上肢缺血、肠系膜上动脉和肠缺血的潜在危害[16]。

6. IABP 的监管考虑和指南建议

在 2012 年和 2013 年发布的欧洲心脏病学会（European Society of Cardiology，ESC）和美国心脏病学会（American College of Cardiology，ACC）/美国心脏协会（American Heart Association，AHA）指南都下调了 IABP 在 CS 的使用推荐级别[34]。根据最近的指南，即 2017 年 ESC 关于 ST 段抬高 MI 中 CS 管理的指南建议，对于因机械并发症导致血流动力学不稳定/CS 的患者，应考虑使用 IABP（Ⅱa 类，证据等级 C），而常规 IABP 不适用于 CS 和急性 MI 患者或急性发作的慢性心力衰竭合并 CS 的患者（Ⅲ类，证据等级 B）[35, 36]。相比之下，美国的指南不建议在这些 CS 患者人群中使用 IABP。ACC/AHA 指南（上一次于 2013 年更新）和 AHA

于 2017 年发布的关于 CS 当代管理的科学声明都将 IABP 列为可用于治疗慢性心力衰竭急性发作和 CS 的非持久 MCS 设备之一[8, 37]。

（二）Impella 设备

1. Impella 部件和类型

Impella 装置是安装在导管上的轴流泵，采用标准的导管插入术经股动脉插入升主动脉，跨主动脉瓣进入 LV（图 24-1）。Impella 泵基于阿基米德螺旋设计，将血液从 LV 内导管入口推进位于升主动脉的出口。有两种可使用的经皮放置设备类型，12F（Impella 2.5）和 14F 装置（Impella CP），尺寸 F 指的电动泵直径，两种装置均安装在 9F 导管上，可分别输送高达 2.5L/min 和 3.7～4.0L/min 的正向流量[18, 38]。近端 9F 导管容纳电源线以及净化和压力测量腔。导管的近端由位于升主动脉近端的电动泵壳组成。近端还包括一个用于连接控制台电缆的轮轴及侧臂，以便进行净化和压力测量。理想状态下，导管尖端位于 LV 心尖附近，是一个柔性猪尾环，旨在稳定 LV 内的装置并最大限度地减少穿孔。导管最近端连接到控制器，以监控导管性能和警报，并显示实时血流动力学及导管位置信息。

其他经皮入路部位，如锁骨下动脉和腋动脉，已有报道但并不常用[39]。Impella 5.0 设备是最大的微型轴流式血泵，其 21F 电动泵安装在 9F 导管上并提供高达 5L/min 的正向流量。Impella 5.0 可以通过股动脉切开术或者经腋动脉插入 LV，使用类似于小型 Impella 的移植导管，经升主动脉跨过瓣膜进入 LV[18, 38]。经外科腋动脉入路的一个优点是可以直立坐姿和（或）步行，并能得到更好的支撑（图 24-7）。

2. Imeplla 的血流动力学效应

Impella 是一种 LV 至主动脉的辅助装置，直接卸载 LV 负荷并增加前向流量。不同于其他类型的支持设备，Impella 从 LV 移除血液不依赖于通过主动脉瓣的血流。LV 卸负荷程度受设定流速（P_1～P_9）的影响。流速越高，LV 卸负荷增加，压力 - 容积环左移，LV 峰值压力降低，压力 - 容积面积显著减小。这意味着心肌耗氧量（myocardial oxygen consumption，MVO_2）减少，肺毛细血管楔压降低，平均动脉压升高[17, 19]。

几项试验比较了使用 IABP 和 Impella 或 TandemHeart 装置治疗 CS 和高危经皮冠状动脉介入治疗（percutaneous coronary intervention，PCI）患者时的血流动力学支持程度和（或）临床结果（表 24-1）。根据 LV 辅助装置治疗 CS 患者的疗效研究（efficacy study of lv assist device

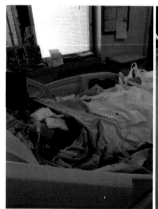
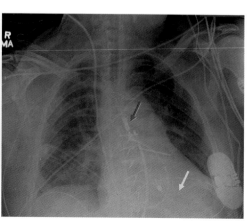

◀ 图 24-7 **Impella 5.0 辅助允许直立坐姿**
便携式平片显示左心室中的 Impella 装置（猪尾）（黄箭）和近端升主动脉中的电动机壳（红箭）

表 24-1　选择的心源性休克和经皮 MCS 的临床研究

选择的设备试验	试验类型和使用的设备	研究对象	样本量	主要终点	结　果
ISAR-SHOCK[40]	随机试验 Impella 2.5 vs. IABP	AMI-CS	$N=25$	从基线至 30min 时 CI 值的变化	有差异 [Impella 组 CI 值（0.49 ± 0.46）L/(min·m^2) vs. IABP 组 CI 值（0.11 ± 0.31）L/(min·m^2)，$P=0.021$]
PROTECT Ⅱ 试验[41]	随机试验 Impella 2.5 vs. IABP	高危 PCI	$N=452$	30 天内主要不良事件的发生率	无差异（Impella 组 35.1% vs. IABP 组 40.1%，$P=0.22$）
IMPRESS 试验[46]	随机试验 Impella CP vs. IABP	STEMI 合并 CS	$N=48$	30 天内全因死亡率	无差异（IABP 组 50% vs. Impella 组 46%）
TandemHeart 试验[52]	随机试验 TandemHeart vs. IABP	AMI 合并 CS	$N=41$	装置植入后 2h 的心脏动力指数	有差异（TandemHeart 组 CPI 由 0.22W/m^2 变化至 0.37W/m^2，相比较 IABP 组由 0.22W/m^2 变化至 0.28W/m^2；组间比较 $P=0.004$）
TandemHeart vs. IABP[53]	随机试验 TandemHeart vs. IABP	CS	$N=42$	PCWP 和 CI	有差异，PCWP 显著下降，CI 和平均动脉压升高（TandemHeart vs. IABP）

CI. 心指数；PCWP. 肺毛细血管契压；CPI. 心脏动力指数；CS. 心源性休克（译者注：原著表格内容疑有误，已更正）

to treat patients with cardiogenic shock，ISAR-SHOCK），研究将患有 AMI 合并 CS 的少量患者随机分配到 Impella 2.5 组或 IABP 组。与 IABP 组相比，Impella 2.5 组的心指数有较大改善 [Impella 2.5 心指数（0.49±0.46）L/(min·m^2) vs. IABP 心指数（0.11±0.31）L/(min·m^2)，$P < 0.01$][40]。类似的，基于 PROTECT Ⅱ 试验，该试验比较了因伴有复杂的三支病变或未受保护的左主干病变接受高危 PCI 治疗的潜在 LV 功能受损的有症状患者中 IABP 与 Impella 2.5 的使用情况。与 IABP 相比，Impella 装置提供了更好的血流动力学支持[41]。与 Impella 2.5 相比，Impella CP 提供了更好的血流动力学支持，但缺乏与基于血流动力学的试验进行比较。

3. 临床数据和 Impella 装置

大型注册研究证实了 Impella 2.5 LP 装置的安全性和有效性[42-45]。USpella 注册研究中，对行 PCI 前的 AMI-CS 患者使用 Impella 装置治疗，即使在调整了潜在的混杂变量后，依旧

显示出 Impella 装置提高了出院生存率[42]。基于 ISAR-SHOCK 研究（AMI 合并 CS 的患者），住院死亡率和 2 年随访数据显示，这两种设备间没有显著差异[40]。

PROTECT Ⅱ 研究将择期行高危 PCI 的心力衰竭患者在 PCI 治疗前随机分配至 Impella 2.5 组或 IABP 组，这项研究因为不能有效预测 30 天主要不良事件复合终点而被提前终止[41]。然而，Impella 支持与更完全地血运重建相关，在 90 天时观察到在意向治疗人群中有事件减少的趋势（Impella 组 40.6% vs.IABP 组 49.3%，$P=0.066$）[42]。

最近，"Impella 与 IABP 降低接受首次 PCI 治疗的 STEMI 合并严重 CS 患者的死亡率"（严重休克中的 IMPRESS）研究，在探索性评估死亡率和其他安全性结果的背景下，比较了 Impella CP 与 IABP 对机械通气下的 AMI-CS 患者的治疗效果[46]。在 30 天时，接受 IABP 治疗（$N=24$ 例）或 Impella CP 治疗（$N=24$

例）的患者死亡率相似［分别为 50% 和 46%，Impella CP 组的危险比（hazard ratio，HR）为 0.96（95% CI 0.42～2.18，*P*=0.92）]。6 个月时，Impella CP 组和 IABP 组的死亡率均为 50%（HR=1.04，95% CI 0.47～2.32，*P*=0.923）。在这一人群中，与 IABP 相比，Impella CP 的常规治疗与降低 30 天死亡率无关[46]。重要的是需要强调，这是一项明显不足的检测危重患者人群主要终点差异的试验。最近，一项对 237 名接受 Impella 治疗的与 237 名接受 IABP 治疗的 CS 患者的匹配死亡率分析证实，Impella 装置对改善死亡率没有益处（30 天死亡率 48.5% vs. 46.4%，*P*=0.64）[55]。

缺乏晚期心力衰竭者使用 Impella 5.0 或 Impella 5.5 的安全性和有效性的数据。在一项回顾性评估分析了三个中心 58 名急性失代偿的晚期心力衰竭并接受 Impella 5.0 治疗桥接至进一步治疗决策的患者，39 名患者存活至下一步治疗（67%），其中大部分患者接受了持久性 MCS（*n*=20）或心脏移植（*n*=15）[47]。Impella 5.0 可为晚期心力衰竭合并急性血流动力学不稳定的患者提供一种桥接策略，然而这还需要进一步的前瞻性研究。

4. Impella 装置的禁忌证

使用 Impella 的禁忌证包括中度至重度主动脉瓣反流、主动脉瓣狭窄 / 钙化（相当于瓣口面积 0.6cm^2 或更小）、人工主动脉瓣膜、主动脉夹层、严重的主动脉或外周血管疾病、左心室血栓、出血倾向或无法耐受全身抗凝治疗，以及左心室破裂。预先存在的室间隔缺损也是一种相对禁忌证，因为直接 LV 卸负荷可能加重右向左分流和低氧血症[18, 38]。

5. Impella 装置的相关并发症

最常报道的 Impella 并发症是血管损伤、出血和肢体缺血[18, 37, 38, 47]。与所有经股动脉手术常见的血管并发症类似，可出现血肿、动静脉瘘、假性动脉瘤和腹膜后出血。据报道，有高达 10% 的患者在使用后的第一个 24h 内出现溶血，这认为是由设备器械错位引起的。与持续性连续血流 LVAD 设备的溶血类似，与色素诱导性肾病和急性肾功能不全相关的持续性溶血是更换或移除装置的指征[37]。其他潜在的并发症包括主动脉瓣损伤、脑血管意外 / 卒中和血小板减少症。

6. Impella 装置的监管考虑和指南建议

美国食品药品管理局对连接自动 Impella 控制台的 Impella 2.5 和 CP 导管的说明书，说明这些设备旨在短期使用（≤ 4 天）并适用于治疗急性心肌梗死（AMI）或心内直视手术后立即发生的（< 48h）进行性 CS，这是由于孤立的左心室衰竭对应用，或者没有应用主动脉内球囊反搏的最佳医疗管理和常规治疗措施没有反应。2019 年 5 月 13 日，美国食品药品管理局将外科手术植入的 Impella 5.0 的使用许可延长至 14 天。关于高风险 PCI，当包括心脏外科医生的心脏团队确定高风险 PCI 治疗是合适的治疗选择时，Impella 2.5 和 Impella CP 适用于血流动力学稳定的严重冠状动脉疾病的择期或急诊（≤ 6h）PCI 患者。

美国心脏病学院、美国心脏协会和心血管血管造影术和干预学会已经发布了专家共识文件和临床实践指南，这些文件和指南定义了高危 PCI 和 STEMI 合并 CS 的血流动力学支持设备的考虑因素。选择性植入适当的血流动力学支持装置，如 Impella 装置，作为 PCI 治疗的辅助手段，在仔细选择的高危患者中可能是合理的，对难治性 CS 患者可考虑使用替代的 LV 辅助装置进行循环支持（Ⅱb 类，证据水平

C）[48, 49]。根 据 2015 年 由 SCAI/ ACC/HFSA/ STS 发布的共识声明，短期 MCS 设备的选择取决于血管解剖、当地专家意见和可用性[18]。欧洲的指南也是相似的。考虑到患者年龄、共病和神经功能，经皮 MCS 设备可考虑用于难治性 CS 的患者而没有任何设备选择偏好（Ⅱa C 建议）[35, 36, 68]。

（三）TandemHeart

1. TandemHeart 组件

与 Impella 装置不同，TandemHeart 装置是一种体外离心泵。这是唯一绕过 LV，将氧合血液从左心房（LA）输送到降主动脉的经皮装置[18, 38]。该系统包括一个由钢丝增强聚氨酯制成的具有一个大的端孔和 14 个侧孔的 21F 经间隔套管、一个离心血泵和一个泵控制台，套管可用于撤出 LA 动脉套管。血液通过 15F、17F 或 19F 股动脉导管从 LA 泵入髂股动脉系统。根据流出（动脉）套管的大小和设定的泵速（3000～7500RPM），TandemHeart 泵 可 提供 3.0～5.0L/min 的流量。离心血泵包含一个由流体动力轴承支撑的旋转叶轮。该泵具有由高分子膜分隔的血液腔和电动机腔。肝素化盐水流入其中一个腔，以防止血栓形成，并起到冷却和润滑作用。外部控制台提供备用电池并控制泵。

2. TandemHeart 的血流动力学效应

从 LA 抽吸血液可降低 LA 和 LV 充盈压、LV 工作负荷和心肌耗氧量[17, 19, 50]。由于自体心脏相关的并行配置，TandemHeart 和自体 LV 都可能有助于前向血流。与 Impella 装置类似，LV 压力、LV 容积和 LV 每搏输出量减少的净效应是心脏工作负荷显著减少。Kar 等在对 117 名 IABP 和（或）升压药物治疗难治

的严重 CS 患者的分析中，观察到在平均植入时间为 6 天的 TandemHeart 支持下，心指数、收缩压和尿量有显著改善。其中，收缩压从 75（IQR 15）mmHg 增加到 100（IQR 15）mmHg （P < 0.001），混 合 静 脉 血 氧 饱 和 度 从 49 （IQR 11.5）mmHg 增加到 69.3（IQR 10）mmHg （P < 0.001）。肺毛细血管楔压也显著降低[51]。Thiel 等和 Burkhoff 等在小型随机试验中比较了 TandemHeart 和 IABP 在 CS 患者中的效果，证明 TandemHeart 装置使心指数增加和肺毛细血管楔压降低更明显[52, 53]。

3. 临床数据与 TandemHeart

有两个小型的多中心随机试验比较了 TandemHeart 和 IABP 心脏在 CS 患者中应用的临床安全性和有效性[52, 53]。与 IABP 相比，虽然 TandemHeart 显著改善了血流动力学参数，但死亡率没有改善[52, 53]。Kar 及其同事报道了 TandemHeart 最大的单中心数据。在 117 名对 IABP 和（或）升压药物支持的严重难治性 CS 患者中，TandemHeart 装置改善了终末器官灌注，但尽管血流动力学和实验室指标有所改善，30 天死亡率仍高达 40%，其中约 50% 的危重患者在住院期间需要心肺复苏[51]。

TandemHeart 用于治疗高危 PCI 的安全性和有效性的数据有限。Alli 等报道了一项纳入了 54 例被认为外科手术高危而接受复杂 PCI 治疗的患者研究结果，其中大多数患者（64%）进行了左主干和多支冠状动脉支架植入术。手术成功率为 97%，6 个月生存率为 87%[54]。

4. TandemHeart 的禁忌证

严重的外周动脉疾病、出血倾向、不能耐受全身抗凝以及 RA 或 LA 血栓是使用 TandemHeart 的禁忌证[18, 38]。与 Impella 相反，在外周动脉疾病病例中，可以将 5F 或 6F 鞘顺

行放置在股浅动脉中并连接到动脉流出套管，作为预防或治疗措施来提供肢体灌注。

5. TandemHeart 相关的并发症

该装置的并发症与需要经间隔穿刺（心脏压塞）相关，以及类似于其他经皮支持装置的其他并发症，包括血管损伤和肢体缺血。其他可能的并发症包括血栓或空气栓塞和溶血。LA 插管移位或撤回至 RA，尤其是在患者移动和（或）转运过程中，将导致严重的右向左分流和难治性低氧血症，此时需要向系统中紧急加入氧合器[18, 38, 51]。套管也可能移位到肺静脉，从而导致设备故障，检查中发现由于获得性血流阻塞导致的插管"震颤"。

6. TandemHeart 的监管考虑和指南建议

监管状态包括美国食品药品管理局（Federal Drug Administration，FDA）批准提供长达 6h 的体外循环支持和长达 30 天的 CE 标志使用。TandemHeart 独有的是，FDA 还批准在其回路中增加一个氧合器，伴随 TandemHeart 的 LV 卸负荷和氧合作用。与 Impella 装置相似，TandemHeart 是支持循环的替代性 LV 辅助装置，可考虑用于难治性 CS 或高危 PCI 治疗的患者[18, 48, 49]。

（四）VA-ECMO

1. VA-ECMO 的组成

静脉 - 动脉体外膜氧合（venoarterial extracorporeal membrane oxygenation，VA-ECMO）是体外循环的一种改进，它包括一个体外离心泵，如 CentriMag（Thoratec，Pleasanton，California）、Rotaflow (Maquet，Rastatt，Germany）、Biomedicus 或 TandemHeart 泵（TandemLife，Pittsburgh，Pennsylvania），将静脉血从 RA 转移到最常为股动脉的套管，以

及一个用于使 PCO_2、PO_2 和 pH 值正常化的气体交换单元[18, 19, 56]。血液流经膜式氧合器，血红蛋白与氧气完全结合，二氧化碳（CO_2）通过弥散被清除。氧化程度由流速和吸入氧浓度决定。CO_2 的清除主要是通过调节吹扫速度或者通过氧合器的逆向气流的速率来控制。这种装置配置可改善心肺衰竭时的全身氧合和（或）双心室衰竭时的稳定性。ECMO 可以在没有透视指导的情况下床旁放置。

2. VA-ECMO 的血流动力学效应

基于压力 - 容积环，无 LV 引流策略的 VA-ECMO 增加了 LV 收缩压和舒张压，降低了 RV 和 LV 容积，并同时增加了平均动脉压。根据插管的尺寸，ECMO 可以提供超过 6L/min 流量的完全循环支持[18, 19, 56]。在基线射血分数显著降低的患者中，VA-ECMO 可能会导致室壁应力和需氧量增加，从而阻碍心肌恢复，可能导致进行性肺水肿和急性肺损伤，并恶化预后。VA-ECMO 引起的 LV 舒张末压、LA 压和肺毛细血管楔压增加，可以通过降低全身血管阻力、增强心室收缩力或者减小 ECMO 流速来降低。对预期或已观察到的 LV 收缩压和舒张末压升高的治疗，包括机械引流（如使用 IABP 或 Impella）或手术 LV 减压[18, 19, 56]。

3. 临床数据和 VA-ECMO

静脉动脉（VA）- ECMO 的适应证包括心内直视手术后休克所致多因素 CS 和（或）心搏骤停。尚没有应用 ECMO 的大型随机对照试验。近期的一项包括仅为前瞻性和回顾性队列研究（4 项 CS 注册研究和 10 项心搏骤停患者进行复苏的注册研究）的 Meta 分析，显示死亡率的显著改善得益于 VA-ECMO 的使用[57]。Nichol 等回顾了 84 项 ECMO 用于 CS

或心搏骤停的研究，显示总生存率为 50%[58]。分析体外生命支持组织（Extracorporeal Life Support Organization，ELSO）的注册登记证实，ECMO 用于成人院外心搏骤停行体外心肺复苏（external cardiopulmonary resuscitation，ECPR）治疗，出院后的总生存率为 27.6%，男性与生存率降低相关[59]。这一观察结果强调了一个最重要的预后决定因素，即基本生命支持 ECPR 的启动时间。ECRP 是一个常用的首字母缩略词，指的是在不能持久性自主循环恢复（return of spontaneous circulation，ROSC）（定义为连续 20min，不需要常规心肺复苏术进行胸外按压）的患者中快速启用 ECMO 来提供循环支持[56]。根据观察到的 LV 收缩压和舒张末压的增加，最近还研究了 VA-ECMO 治疗期间 LV 卸负荷的安全性和有效性。根据最近一个对 17 项观察性研究的 Meta 分析，LV 卸负荷与接受 VA-ECMO 治疗的 CS 成人患者的死亡率降低相关[60]。除了较高的溶血发生率，使用 LV 卸负荷策略没有其他的危害，出血、多器官衰竭、卒中或短暂性脑缺血发作和肢体缺血的发生率相似。

4. VA-ECMO 的禁忌证

VA-ECMO 包括以下禁忌证：限制预期生存率的严重的不可逆非心脏器官衰竭（如严重的缺氧性脑损伤），主动脉夹层，存在抗凝禁忌证或严重的凝血病，严重的外周动脉或入路限制，以及作为心搏骤停初始节律的长期心脏停搏。重度主动脉瓣关闭不全可能会在 VA-ECMO 治疗过程中恶化，并在没有引流策略的情况下增加室壁应力。对于患有严重外周动脉疾病的患者，可以考虑进行中心插管[18, 19, 56, 61]。

5. VA-ECMO 的并发症

并发症包括出血、肢体缺血和卒中在内的

血栓栓塞事件、溶血、感染、血小板减少症、筋膜室综合征和上半身缺氧（Harlequin 综合征）[56]。大直径套管的相关并发症包括静脉血栓形成或远端动脉缺血[18, 56]。与 TandemHeart 使用侧臂相似，作为预防或治疗措施，可以将第二个顺行动脉鞘插入浅股动脉，以提供顺行肢体灌注。Harlequin 综合征表现为上肢发绀，同时下肢呈现粉红色，原因是来自衰竭的自体肺的乏氧血呈前向流动，与来自氧合器的逆向血流不可预测的混合，这可以导致输送到主动脉弓的氧合血液不足，从而导致上半身和脑部缺氧。

6. VA-ECMO 的监管考虑和指南建议

与 Impella 和 TandemHear 相似，VA-ECMO 是医疗设备的一部分，作为一种支持设备用于治疗 CS 和高危 PCI 治疗的患者，这些患者有左主干病变、唯一残余供血动脉病变或严重的多支血管病变，并患有严重 LV 功能障碍（LVEF < 35%）或近期失代偿性心力衰竭，特别是存在低氧血症或 RV 衰竭者[18, 48, 49]。

（五）经皮临时右心室 MCS

右心室衰竭（right ventricular failure，RVF）与发病率和死亡率的增加相关。难治性 RVF 的外科手术治疗选择包括右心室辅助装置（right ventricular assist device，RVAD）植入、VA-ECMO、心脏移植或全人工心脏。在历史上，IABP 是唯一可用于为由左心衰竭引起的右心衰竭患者提供间接支持的经皮装置。这些间接益处是因为 IABP 降低了 LV 后负荷和增加了冠状动脉灌注。最近的观察表明，严重 RVF 的患者不太可能对反搏产生应答。具体而言，尽管采用了 IABP 治疗，由较低的肺动脉搏动指数、较高的中心静脉压以及在 CS 情况下的双心室衰竭所反映的潜在 RV 功能受损越严重，被认为是与临床恶化相关的特征 [15, 26, 27, 62, 63]。

1. 经皮右心 MCS 设备类型

RVF 的非持久性 MCS 选择包括 TandemHeart 和 Impella RP 导管。TandemHeart 泵已被用作 AMI、LVAD 植入术后、严重肺动脉高压和原位心脏移植后心脏排斥反应的 RV 支持系统设备 [38]。这是通过经右侧颈内静脉以及股静脉或双股静脉插管，将一个 21～28F 套管置入 RA 及一个 21F 流出套管置入主肺动脉来实现的 [38]。Impella RP 泵（Abiomed Inc.）是一种轴流式导管，其 22F 电动机安装在 11F 导管上，它允许单个静脉通路（如右股静脉），并将血液从 RA/ 下腔静脉推进到主肺动脉。Recover Right 前瞻性试验纳入了 30 例药物治疗无效的难治性右心衰竭的患者 [64]。这些患者在美国的 15 家机构里接受了 Impella RP 装置置入。研究人群包括两个队列：18 例植入 LV 辅助装置（LVAD）置入后出现 RVF 患者和 12 例心脏手术后或心肌梗死的 RVF 患者。主要终点是存活至 30 天或出院（取较长时间者）。次要终点主要包括安全性和有效性指数。血流动力学在开始 Impella RP 支持后即刻得到改善，心指数由（1.8 ± 0.2）L/（min·m²）增加到（3.3 ± 0.23）L/（min·m²）（$P < 0.001$），中心静脉压由（19.2 ± 4）mmHg 降低到（12.6 ± 1）mmHg（$P < 0.001$）。该设备安全且易于运行，平均支持患者（3.0 ± 1.5）天（范围 0.5～7.8 天）。30 天的总存活率为 73.3%，所有出院患者在 180 天时均存活，这突出表明了在这个危重患者群体中该装置的安全性和有效性 [64]。

最近推出的双腔 PROTEKDuo（CadiacAssist, Inc. Pittsburgh，PA，USA）套管可在使用 CentriMag 或 TandemHeart 离心泵等泵时，作为 RVAD 使用 [65, 66]。该套管包含全向的流入和流出端口，用于同时从右心房引流血液并将其推进至肺动脉进行再灌注，从右心房抽取血液并将其推进肺动脉（图 24-8）。设备是通过透视引导，经右侧颈内静脉使用标准的导丝交换技术和微创经皮入路来放置的。关于使用该装置策略的安全性和有效性的数据仅限于病例报告和单中心观察 [65, 66]。

2. 经皮右心 MCS 设备的禁忌证

右心 TandemHeart、使用 PROTEKDuo 套管和离心泵、Impella RP 的禁忌证包括肺动脉壁疾病，以及妨碍正确定位或放置装置的解剖条件。机械三尖瓣或肺动脉瓣、严重的三尖瓣或肺动脉瓣反流或狭窄、右心房或下腔静脉血栓。

3. 经皮右心 MCS 设备的并发症

与这些设备相关的潜在不良反应包括出血、穿孔、心脏压塞、设备故障、溶血、肝衰竭、感染、深静脉血栓形成、肺动脉瓣和（或）三尖瓣损伤、血小板减少症、血管损伤和静脉血栓形成。

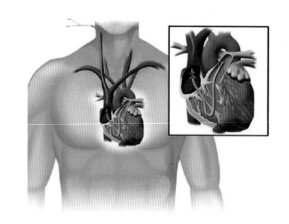

▲ 图 24-8　用于右心衰竭支持的 PROTEKDuo 套管
PROTEKDuo 套管是一个双腔套管。近端引流孔将血液从右心房引流到泵中。远端引流孔将血液送回肺动脉（转载自 Kazui 等 [65]）

4. 经皮右心 MCS 设备的监管考虑

Impella RP 设备适用于在 LV 辅助装置植入、心肌梗死、心脏移植或心内直视手术后出现急性右心衰竭或失代偿的体表面积 ≥ 1.5m^2 的患者，提供长达 14 天的临时 RV 支持。

PROTEKDuo 套管是一种 510K 许可的单独套管，用于体外生命支持（extracorporeal life support，ECLS）期间经颈内静脉的静脉引流和血液再灌注。FDA 没有批准由泵、氧合器和套管组成的 ECLS 设备，因此，以这种方式使用该产品是超适应证使用。类似地，当置入的 TandemHeart 是提供右心支持时，它也是超适应证使用的。最近，提供商将这些右心设备和短期左心辅助设备组合起来以提供双心室支持，作为 VA-ECMO 的替代方案[67]（图 24-9）。

四、结论

经皮 MCS 技术设备在过去数十年里不断发展，目前包括基于轴流和离心的平台可以快速应用于合并急性心肌梗死或慢性心力衰竭急性发作的 CS 患者。为适合的患者和临床情况选择适合的经皮装置受平衡与设备相关的并发症和风险、血流动力学支持需求（LV 或

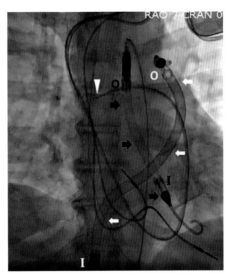

▲ 图 24-9　**Impella RP 和 Impella 5.0 双心室支持**

透视图像显示肺动脉导管（白色箭头），Impella 5.0（黑箭）和 Impella RP（白箭）。Impella 5.0 的入口在左心室内（黑色 "I"），出口位于升主动脉（黑色 "O"），而 Impella RP 的入口在下腔静脉 - 右心房连接处（白色 "I"），出口位于肺动脉内（白色 "O"）（经 John Wiley and Sons 许可，转载自 Varian 等[67]）

RV，或两者均有）、操作者和机构经验以及潜在 CS 的严重程度的影响（表 24-2）。在 CS 的早期阶段可以更自由地选择低并发症发生率的设备，反之，提供更强血流动力学支持的更强劲的设备可以保留给更严重的 CS 患者。除了设备选择之外，现在对 CS 患者的治疗方法需要对个体的血流动力学状态和晚期心力衰竭治疗的候选资格进行多学科认识，包括高风险干预、持久性 LV 辅助设备或心脏移植。

表 24-2　商用短期机械循环支持装置的比较

装　置	IABP	Impella（2.5；CP；5.0；RP）	TandemHeart	VA-ECMO
流量（L/min）	0.5~1	2.5~5	4~6	4~6
套管尺寸（F）	7~8	12~21	流入套管 21 流出套管 15~17	流入套管 18~21 流出套管 15~22
FDA 批准的支持时限	9 天	4 天（2.5，CP）、14 天（5.0）、14 天（RP）	21 天	6h（受氧合器的耐久性限制）

（续表）

装　置	IABP	Impella（2.5；CP；5.0；RP）	TandemHeart	VA-ECMO
支持的心室	LV	LV 或 RV	LV 或 RV	LV 和 RV
额外要求		Impella 5.0 需要外科切开	经间隔穿刺	LV 引流的潜在需求，可能需要切开
优势	易于放置，良好的安全性，不良反应少，尤其是血管相关的不良反应	多种设备可供选择	最高心输出量，与 VA-ECMO 相当，且无 LV 扩张	最高心输出量，完整的心肺支持（包括氧合和 CO_2 清除）
劣势	血流动力学支持有限，严重主动脉瓣反流时禁用	植入较 IABP 更加有创和复杂，位置不稳定，频繁溶血，血管并发症	需要三级或四级专科监护中心，需要经房间隔穿刺以及注意潜在并发症，血管并发症，逆向血流	与其他装置相比，需要更多的资源和支持人员，逆向血流并恶化后负荷（LV 扩张），血管并发症，血小板减少症

CO_2. 二氧化碳；FDA. 美国食品药品管理局；IABP. 主动脉内球囊反搏；LV. 左心室；RV. 右心室；VA-ECMO. 静脉动脉体外膜氧合（改编自 Guglin 等 [56]）

用于机械循环支持装置开发的计算流体动力学
Computational Fluid Dynamics for Mechanical Circulatory Support Device Development

第25章

Roland Graefe Lutz Pauli 著
张志鹏 译
麦明杰 校

一、计算流体动力学模拟基础知识

（一）模拟方法及质量特性

计算流体动力学（computational fluid dynamics，CFD）处理偏微分方程（partial differential equation，PDE）的数值解。特别是当把血液看作连续体时，其总体运动可以用质量、动量和能量守恒来描述。在本章中我们将假定等温流动。我们也将给出随血液运输的标量的守恒。更详细的守恒定律推导如下[1]。

（二）质量守恒

假设在欧拉模型中一个封闭区域 Ω［如心室辅助装置（ventricular assist device，VAD）的液体体积］，在时间实例 t，在 $x(t)$ 位置包含微粒。每一个微粒的速度定义为

$$u\left[x(t),t\right] = \frac{dx(t)}{dt} \qquad （公式25-1）$$

如果总质量随时间保持不变则在 Ω 中质量保持守恒

$$\frac{d}{dt}\int_{\Omega}\rho d\Omega = 0 \qquad （公式25-2）$$

其中 ρ 是流体的密度。应用雷诺（Reynolds）传输定理和散度定理后，上式可表示为

$$\int_{\Omega}\left[\frac{\partial\rho}{\partial t} + \nabla\cdot(\rho u)\right]d\Omega = 0 \qquad （公式25-3）$$

或微分形式

$$\frac{\partial\rho}{\partial t} + \nabla\cdot(\rho u) = 0 \, \text{in} \, \Omega \qquad （公式25-4）$$

微分形式的使用是基于流体控制容积/范围可任意选择的事实，其意味着所有进入 Ω 域的质量都必须再次离开域。

（三）动量守恒

动量可以通过力的作用而发生改变，这个守恒方程是牛顿第二运动定律：

$$\frac{d}{dt}\int_{\Omega}\rho u d\Omega = \int_{\Gamma}\sigma\cdot n d\Gamma + \int_{\Omega}\rho f d\Omega \qquad （公式25-5）$$

根据柯西应力定理，σ 是对称应力张量，n 是外法线指向边界 $\Gamma = \partial\Omega$，f 是单位质量的体积力。此术语可以分别解释为惯性、黏性和外力。应用雷诺传输定理和散度定理后，公式25-5成为

$$\frac{\partial}{\partial t}\int_{\Omega}\rho u d\Omega + \int_{\Omega}\nabla\cdot(\rho u\otimes u)d\Omega = \int_{\Omega}\nabla\cdot\sigma d\Omega + \int_{\Omega}\rho f d\Omega$$

$$（公式25-6）$$

或微分形式：

$$\frac{\partial(\rho\boldsymbol{u})}{\partial t}+\nabla\cdot(\rho\boldsymbol{u}\otimes\boldsymbol{u})-\rho\boldsymbol{f}-\nabla\cdot\boldsymbol{\sigma}=\boldsymbol{0}\,\mathrm{in}\,\Omega$$

（公式 25-7）

公式中 ⊗ 表示张量积（例如在分量符号中 [u ⊗ v]*ij*=*uivj*）。

（四）标量守恒

与动量的变化相似，在 Ω 区域内的标量或浓度 c 随时间推移而变化，其取决于垂直于边界 Γ 的流量 j 和 Ω 内部的汇合点或源位置 s（c）：

$$\frac{d}{dt}\int_{\Omega}c\,d\Omega+\int_{\Gamma}\boldsymbol{j}\cdot\boldsymbol{n}\,d\Gamma+\int_{\Omega}s(c)\,d\Omega=0 \quad （公式 25-8）$$

对于浓度，流量 j 可用描述物质扩散现象的菲克定律（Fick's law）进行描述，就是 j=-vd∇c，vd 是扩散系数。应用菲克定律以及雷诺传输定理和散度定理后，上述方程转变为

$$\frac{\partial}{\partial t}\int_{\Omega}c\,d\Omega+\int_{\Omega}\nabla\cdot(\boldsymbol{u}c)\,d\Omega=\int_{\Omega}\nabla\cdot(v_d\nabla c)\,d\Omega$$
$$-\int_{\Omega}s(c)\,d\Omega$$

（公式 25-9）

或微分形式

$$\frac{\partial c}{\partial t}+\nabla\cdot(\boldsymbol{u}c)-\nabla\cdot(v_d\nabla c)+s(c)=0\,\mathrm{in}\,\Omega$$

（公式 25-10）

（五）离散化方法

以上的 PDE（偏微分方程）都不能在任意域上解析求解。因此，在 CFD（计算流体动力学）采用离散化方法对 PDE 进行数值求解（使用微分或者积分形式）。后文简要介绍最常用的方法。

（六）有限差分法

有限差分法是历史上最古老的离散偏微分方程方法。也是应用于简单几何图形的最容易方法。

让求解区域被结构化的网格所覆盖。在每一个点上，局部 PDE 的导数近似为有限分差公式。这些模块由 Taylor 级数或多项式导出，拟合在相邻网格点上。以这种方式，在每一个网格点上得到一系列简单的代数方程，其中未知数以变量形式出现在网格节点和一定数量的相邻网格点上[1]。

如今，有限差分法已经被具有较高灵活性的有限体积法和有限元法代替。但是，有限差分法经常用于离散时间相关的导数，换言之，其为时间上传播的一个数值。

（七）有限体积法

有限体积法适用于结构化网格、非结构化网格和混合网格。网格定义了有限数量的控制体积和相关的采样点，采样点通常是每个控制体积的中心。从守恒方程的积分开始，每个流量在采样点被离散化。用插值方法来表示控制体积边界的流量，用合适的求积公式来求解积分。

由于所有的近似项都有直接的物理意义，有限体积法很受工程师的欢迎。此外，市场上大多数计算流体力学的商业工具都是基于有限体积法。

（八）有限元法

有限元法也是相似的，它同样适用于结构化网格、非结构化网格和混合网格。PDE 乘以一个加权函数并在求解域上积分。流量和加权项由基本函数离散求解，例如，线性形状函数内每个单元进行积分，并利用合适的求积公式进行积分。

有限元法在固体力学和结构力学领域是一种非常常用的方法，它在 CFD 方面也有强大的用处。虽然看上去很难，但它提供丰富的数学基础，对流 – 固耦合问题尤为有利。

（九）进一步离散法

"经典"有限体积法和有限元法主导着 VAD 的 CFD 模拟软件产品。尽管如此，还有其他计算血流的可能性。其中，晶格玻尔兹曼（Lattice Boltzmann）法、光滑粒子流体动力学、光谱元素方法和不连续的伽辽金（Galerkin）法都是很好的例子。不同方法的组合也可以解决特定的问题。

（十）质量控制

CFD 模拟在新的或现有 VAD 的设计周期方面提供很大帮助。然而，CFD 软件的用户应始终注意，每次模拟只是一个现实的近似值。这样的近似值可能拟合度高，但也可能差距极大。模拟的精度取决于离散化误差、迭代误差和建模误差三种系统误差。

离散化误差与计算网格的精度相关。在 CFD 中，我们区分表面网格和体积网格。假设用一个精确的数字几何模型表示设备，该装置的表面网格只能捕获一小部分几何信息。显然，一个拟合度更高的网格化需更高的精度，同时也要求更多的计算资源。一般来说，用户需要判断网格精度是否足够，而且必须在离散化误差与计算负荷之间找到一个平衡。

对于流量领域的体积离散化，在流场中捕捉较大梯度尤为重要，它通常发生在贴壁区域（边界区）、分流区和湍流强烈的区域。贴近壁边界时，所存在的梯度差要求更细致的网格划分，而对于壁面第一要素层高度的选择取决于壁面定律[2]。自边界层网格划分在很大程度上取决于模型假设，因此在本章中我们亦不予提供严格的指导原则。然而，用户应该知道边界层网格是至关重要的，如高拟合壁面剪切应力的估算。

网格细化研究用来量化离散化误差相关的不确定性是有用且必要的。建立程序在 [3, 4] 中进行了描述，并涉及至少三个级别的网格精细化对比。

迭代误差是求解方程组所引起的。直接求解计算成本太高，无法应用到 CFD 中，因此使用迭代解法。用直接法可以从零开始得到离散系统的精确解，迭代法依赖初始猜测，初始猜测进行迭代改进得到近似解。对于非线性的 CFD 模拟，初始猜测对于正确并且快速的求解非常重要。

数值方法如果是一致且稳定的，那么这个方法就被认为是收敛的。一致性是指如果网格间距为零则意味着得到精确解；稳定性是指迭代解不发散，即离散化误差不会放大。一般来说，用户必须为迭代法定义一个收敛准则（或停止准则），并确保达到质量要求。通常残差应该至少下降 3 个数量级，质量通量应该保持在小于 2%～3% 的范围内。

建模错误是迄今为止最难量化的问题。例如，用户必须区分牛顿材料模型或非牛顿材料模型，不同的湍流模型，特别是流入和流出的边界条件、处理运动部件的不同方法、单相或多相模型等。此外，特定模型的选择与某些参数的假设相关联。在关于 VAD 血液模型的部分中讨论相关的常见模型和参数的选择。后文将讨论 CFD 验证中的一些最佳实践。如何以更开阔的视角看待不确定性量化是一个非常活跃的研究课题，感兴趣的读者可以参考文献[5, 6]。

（十一）校验

如上所述，作为一个重要的说明，必须指出对于CFD结果一定程度上均存在误差。因此，对于研究而言，校验步骤是判断CFD的误差是否可以接受的步骤。这也意味着，对于在CFD推导值和相应的实验结果间的特殊差异，不可能存在特异的通用阈值。这就是工程师、研究人员或读者的任务，即判断剩余误差是否足够低，以及基于CFD的结果是否有效。

设计旋转式血泵的CFD结果，用了不同的实验来验证。金标准提供了流场可视化的结果，与CFD预测的流场结果间进行对比。Triep等在2006年进行一项研究[7]，图25-1为其实验设置，该设备是一个有快速旋转转子的轴流式血泵。在试验箱内，转子是安装在驱动轴上，驱动轴连接一个外部的电动机。这个泵被连接到液压回路。

泵壳是可透过光线的透明材料。激光通过一个光学引导系统照射流场。高速相机是用来拍摄泵内部流动的照片，泵内部光敏示踪剂被激光激发，使内部变得可见。在试验箱用照片来计算流场。这种测量技术叫数字粒子图像测速法（digital particle image velocimetry，DPIV），是一个复杂但公认的流场可视化技术。

图25-2显示了DPIV的测量结果，并与CFD结果进行比较，两者具有相同的图形和动态变化。

实验结果证实，CFD的预测值与实测的流

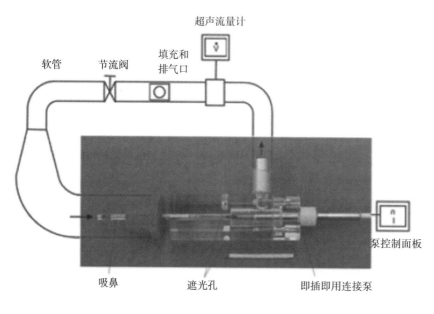

◀ 图 25-1　用于轴流式血泵 DPIV 测量的流体回路（上）和光学系统（下）

经 John Wiley and Sons 的许可，转载自 Siess[7]

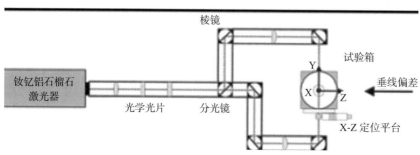

量曲线接近。在入口到转子的流场及叶片前缘的流场（图 25-2A），CFD 预测的速度曲线结果与 DPIV 测量的速度曲线相一致。再往下游区域也是如此，如图 25-2B 所示。只有在高速梯度区域，结果显示会出一些差异。

一般来说，作为 CFD 预测的一个验证步骤，通常的做法是通过实验和数值的比较来确定泵的特征曲线。数值设置时，能准确预测 HQ 曲线（H. head，跨泵压；Q. pump flow，泵流量）被认为是一个充分的验证。第二个研究检测了泵内部的速度分布，结论与之前研究类似 [7]。Marseille 认为正确预测 HQ 曲线是前提条件，同时需确保流量分布与设备的一致性 [8]。但亦存在一种可能，就是对流量预测存在多个错误，而最终仍能得到正确 HQ 曲线预测。而能正确预测 HQ 曲线和速度分布，说明其已实现一个充分的数值预测验证。

使用透明的聚甲基丙烯酸甲酯（polymethylmethacrylate，PMMA）制成 1：1 的液压泵各部件模型，以确保高速摄像机能够捕捉泵内的速度分布。另外，运用特定的牛顿流体混合物（水 – 甘油 – 钠的碘化物，折射率 1.49）以确保与 PMMA 折射率匹配。这再次改善光的射入，从而使速度分布图像质量得到改善。

值得注意的是，由于增加了所使用的流体混合物的密度（1740kg/m³），因此这个过程需要根据相似定律理论，引入泵的无量纲性能参数。无量纲扬程为

$$\psi = \frac{\Delta p}{\rho \cdot \dfrac{u_2^2}{2}} \qquad （公式 25-11）$$

无量纲流量系数为

$$\Phi = \frac{Q}{u_2 \cdot D_2 \cdot b_2 \cdot \pi} \qquad （公式 25-12）$$

根据 Spurk 等的观点，在相同的压力和流量系数条件下，就能够确保不同流体之间在不同的运行条件下（包括尺寸，转速和流体性质）的相似性 [9]。同时匹配泵雷诺系数更将额外增加可比性。图 25-3 显示了实验和数值确定的曲线特性的无量纲比较。测量的特性曲线包括一个标准误差平均值。在压力值 $\Phi=0$ 处，8% 的标准误差代表不同重复测量间的差异值（重复 3 次），是由与雷诺系数不匹配造成的。

除了最高流量以外，预测的特征曲线在流量上总是比实际测量曲线低。但这个差异

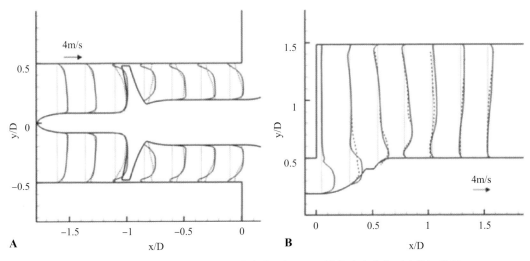

▲ 图 25-2　DPIV（虚线）测量速度曲线与 CFD 模拟速度曲线（实线）比较
在转子入口（A）和下游（B）的结果（经 John Wiley and Sons 的许可，转载自 Siess 等 [7]）

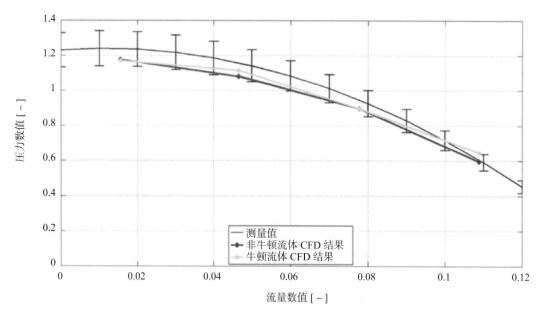

▲ 图 25-3　以无量纲系数表示 HQ 数据，CFD 的模拟数据与实测数据对比
经 Shaker Verlag 允许，改编自 Graefe [10]

仍然在标准误差 8% 范围内，并随流量增大而减小。综上所述，数值上预测的 HQ 曲线能够代表实测的 HQ 曲线。可视化流量的结果请参阅 [10]。速度分布也可以由数值预测代替测量值，因为没有流动现象能够改变未被数字捕获的特性曲线。

二、血液建模和血液相容性

VAD 的血液建模

1. 纳维 - 斯托克斯（Navier-Stokes）方程

在本章中，血液被认为是不可压缩的、恒温、单相的液体，密度不随时间而改变。因此，公式 25-4 和公式 25-7 可以连同边界条件和初始条件简化为不可压缩的 Navier-Stokes 方程。

$$\rho \left(\frac{\partial \boldsymbol{u}}{\partial t} + \boldsymbol{u} \cdot \nabla \boldsymbol{u} - \boldsymbol{f} \right) - \nabla \cdot \boldsymbol{\sigma} = \boldsymbol{0} \, \mathrm{in} \, \Omega$$

（公式 25-13）

$$\nabla \cdot \boldsymbol{u} = 0 \, \mathrm{in} \, \Omega \qquad （公式 25-14）$$

$$\boldsymbol{u} = \boldsymbol{g}_u \, \mathrm{on} \, \Gamma_g \qquad （公式 25-15）$$

$$\boldsymbol{n} \cdot \boldsymbol{\sigma} = \boldsymbol{h} \, \mathrm{on} \, \Gamma_h \qquad （公式 25-16）$$

$$\boldsymbol{u}|_{t=0} = \boldsymbol{u}_0 \qquad （公式 25-17）$$

在上述方程中，Γg 和 Γh 是边界 Γ 和 $\Gamma g \neq$ 互补的子集。边界条件 gu 和 h 分别为狄利克雷（Dirichlet）边界条件和纽曼（Neumann）边界条件。

Navier-Stokes 方程与本构关系接近，限定了材料在运动中的物理特性。一些可能用到的血流相关的公式将在后面章节中介绍。由于这些物理性质总是与应力张量 σ 有关，前文我们已讨论。

2. 应力和应变

根据在"模拟方法及质量特性"部分中所述的守恒定律，运动会引起流体中的颗粒之间发生相互作用。这些相互作用的结果之一就是应力和应变。应力是粒子内部对外部载荷的反应。

在流体动力学中，这些载荷通常是由流体

本身的运动引起的，可以作用于法线和切线方向。从数学上讲，压力可以用二阶对称张量表示，柯西（Cauchy）应力张量 σ 及其分量

$$\sigma = \begin{bmatrix} \sigma_{11} & \sigma_{12} & \sigma_{13} \\ \sigma_{12} & \sigma_{22} & \sigma_{23} \\ \sigma_{13} & \sigma_{23} & \sigma_{33} \end{bmatrix} \quad （公式 25-18）$$

对于大多数流体而言，应力张量取决于压力 p 和应变率张量 E。应变率张量 E 定义为速度梯度的对称部分

$$\nabla u = E + W \quad （公式 25-19）$$

$$E = \frac{1}{2}\left(\nabla u + \nabla u^T\right) \quad （公式 25-20）$$

$$W = \frac{1}{2}\left(\nabla u - \nabla u^T\right) \quad （公式 25-21）$$

其中，W 是速度梯度的反对称部分，称为涡量张量。

张量的一个重要性质是它的不变性。不变量独立于坐标系旋转，因此对于定义本构方程非常有用。对于对称的 3×3 张量 A，如应力和应变率，三个不变量定义如下（推导请参见参考文献 [11]）。

$$I_A = \mathrm{tr}(A) \quad （公式 25-22）$$

$$II_A = \frac{1}{2}\left[\mathrm{tr}(A)^2 - \mathrm{tr}(A^2)\right] \quad （公式 25-23）$$

$$III_A = \det(A) \quad （公式 25-24）$$

其中，$\mathrm{tr}(A)$ 是 A 的轨迹，而 $\det(A)$ 是 A 的行列式。对于应变率张量 E，第二个不变量的定义可以进一步简化。因为其不可压缩性，所以 $\mathrm{tr}(E)=0$。因此，我们得到

$$I_E = -\frac{1}{2}\mathrm{tr}(E^2) = -\frac{1}{2}E:E \quad （公式 25-25）$$

其中，冒号运算符表示由 $A:B = \sum_{i,j} a_{ij} \cdot b_{ij}$ 定义的两个张量的内积。

3. 本构方程

Navier-Stokes 方程（公式 25-13 至公式 25-17）与定义（或建模）应力张量 σ 的本构

定律相近。一般来说，血液具有非常复杂的流变学特性。它表现出剪切稀化、黏弹性和触变性。因此，每个血流的本构方程都基于某些假设。本章将讨论牛顿模型、广义牛顿（剪切稀化）模型和黏弹性模型三类模型。对于非牛顿类，文献提供了大量不同的模型。我们将只讨论广义牛顿模型的两个例子和黏弹性模型的一个例子。可在参考文献 [12] 中找到一些不同模型。其中，参考文献 [13] 对血液流变学建模进行了概述。

4. 牛顿模型

牛顿模型是最简单的本构方程。在公式 25-20 中的应变率张量 E，表现为通过常量黏度 μ 与剪切应力张量间呈线性相关。加上压力 p，应力张量 σ 就变成了

$$\sigma = -pI + 2\mu E \quad （公式 25-26）$$

I 是等同张量。如果剪切速率范围在 $1\times10^2/s \sim 1\times10^4/s$ [14]，血液通常被认为是一种牛顿流体。常见的参数为，45% 的红细胞比容和 37℃时，$\rho = 1050\mathrm{kg/m^3}$ 和 $\mu = 3.5\times10^{-3}\mathrm{Pa \cdot s}$。

5. 广义牛顿（剪切稀化）模型

如果血流受到低剪切率的影响，牛顿理论的假设就不再成立。一种流行的将非牛顿现象引入模型的方法，通常是仅考虑本构方程上的剪切稀化特性，而忽视黏弹性和触变性。这种模型被称为广义牛顿模型，其中应力张量 σ 就变成了

$$\sigma = -pI + 2\mu(G_f)E \quad （公式 25-27）$$

因此，建模假设黏度对标量剪切速率 Gf 具有依赖性，其与简单剪切实验的特性相似。

而对于复杂的流场，则必须定义剪切速率 Gf。借助公式 25-23 和公式 25-25，对于不可压缩的黏性流体，我们可以得出 [15]

$$G_f = \sqrt{-4II_E} = \sqrt{2E:E} \qquad (公式25-28)$$

我们将给出 $\mu(Gf)$ 的两个示例函数。两者都是为了匹配图 25-4 所示的全血黏度函数。交叉模型[16] 如下。

$$\mu(G_f) = \mu_\infty + \frac{\mu_0 - \mu_\infty}{1 + (\lambda_C G_f)^{m_c}} \qquad (公式25-29)$$

其中，μ_0 和 μ_∞ 分别定义了零剪切和无限剪切的极限黏度。

模型参数 λC 和 mc 必须根据实验数据来确定。交叉模型针对简单幂律进行修正，以用来解释高剪切速率下血液的牛顿流动。通常可以通过添加参数来提高实验测量值的符合度。增强函数被称为修正交叉模型，并给出如下表达式。

$$\mu(G_f) = \mu_\infty + \frac{\mu_0 - \mu_\infty}{\left[1 + (\lambda_C G_f)^{m_c}\right]^{a_c}} \qquad (公式25-30)$$

改进后的交叉模型通常可以写作 Carreau-Yasuda 模型[17]。使用表 25-1 中给出的参数设置可能得出与图 25-4 的相符结果。

6. 黏弹性和触变模型

为了同时解释血液的黏性和弹性行为，一般分为两类模型：连续建模和血浆内单个细胞

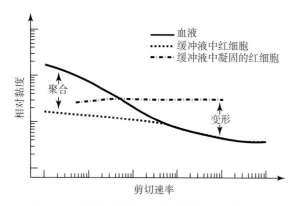

▲ 图 25-4　正常血液（45% 红细胞比容、温度 37℃）的剪切速率 – 黏度曲线

正常红细胞悬浮在不含蛋白质的缓冲液（即防止红细胞聚集），凝固的红细胞悬浮在缓冲液中，显示了血液黏度与溶剂黏度的关系（实验数据基于参考文献[14]）

表 25-1　公式 25-30 中改进的交叉模型的参数设定示例，符合图 25-4 剪切速率 – 黏度曲线

参　数	数　值	描　述
μ_0	0.16	零剪切黏度
μ_∞	0.0035	无限剪切黏度
λ_c	8.2	修正交叉模型系数
m_c	0.64	修正交叉模型指数
a_c	1.23	修正交叉模型指数

的建模，后者可能更准确地模拟血液流变学。但到目前为止，对于复杂的领域，在计算上仍不可行。因此，我们将只关注血液黏弹性的连续模型。单个细胞的建模可在文献中进一步拓展[18, 19]。

文献中可获取的大多数血液黏弹性连续模型都属于广义麦克斯韦（Maxwell）方程一类。在这种模型中，引入了一种新的偏微分方程来预测额外应力张量 T 时间和空间的演化，也就是

$$T + \lambda_e(\cdot)\overset{\triangledown}{T} = 2\mu_e(\cdot)E \text{ in } \Omega \qquad (公式25-31)$$

$$T = G_T \text{ on } \Gamma_g \qquad (公式25-32)$$

$$T\big|_{t=0} = T_0 \qquad (公式25-33)$$

公式中 $\lambda e(\cdot)$ 和 $\mu e(\cdot)$ 分别为弛豫时间和"弹性"黏度。两者都可以是其他量的函数，如剪切速率 Gf 或附加自由度。$\overset{\triangledown}{T}$ 是张量 T 的上对流导数，公式为

$$\overset{\triangledown}{T} = \frac{\partial T}{\partial t} + u \cdot \nabla T - (\nabla u)T + T(\nabla u)^T$$

$$(公式25-34)$$

引入血浆黏度 μp，公式 25-31 可以耦合到总应力张量 σ

$$\sigma = -pI + 2\mu_p E + T \qquad (公式25-35)$$

$$\mu = \mu_p + \mu_e \qquad (公式25-36)$$

当 λe 和 μe 为常数参数时，公式 25-31、公式 25-35 和公式 25-36 与公式 25-13 和公

式 25–14 一起被称为奥伊洛特 –B（Oldroyd-B）模型。Oldroyd-B 模型能够表示黏弹性的材料特性，但不能表示剪切稀化和触变特性。Owens[20] 引入了 Olddroyd – B 模型，其中运用附加的偏微分方程解释了红细胞的聚集和碎裂。

迄今为止，还没有用完全相符的黏弹性模型对 VAD 进行 CFD 模拟。然而，基于我们对黏弹性溶血模型的经验（将在血液破坏部分讨论），我们认为对此建模对于进一步理解 VAD 血液流动的物理现象很重要。特别是如果 VAD 运转超出设计范围时，只有在模型中考虑了黏弹性时，才能充分体现低剪切力和正常应力的影响。

7. 湍流

血液可能受到流态从层流转变到湍流的影响。在健康的循环系统中，湍流这种流态通常仅发生在动脉中。然而，在 VAD 这样的设备中，湍流是普遍存在的。

湍流建模是一个非常广泛的科学领域。在本节中，我们只讨论几个基本的内容。更深入地了解请参阅 Pope 编写的教材[2]。

当雷诺系数超过某一临界值时就会形成湍流，例如，在管道中流动时，该转变临界值为雷诺系数 $Re \approx 2300$ [21] 时。这种湍流流场的特征是在时间和空间维度上，速度在大范围内的随机波动。Navier-Stokes 方程（公式 25–13 和公式 25–14）能够表示所有这些维度。

然而，这种直接数值模拟（direct numerical simulation，DNS）可能会变得非常昂贵，因为需要解决整个能谱［覆盖所谓柯尔莫戈洛夫（Kolmogorov 尺度）］。本文将简要介绍两种基于 Navier-Stokes 方程的时间和空间滤波的替代方法。

8. 时间滤波

根据 Reynolds[21]，u 的波动定义为

$$\tilde{u} = u - \langle u \rangle \Leftrightarrow u = \langle u \rangle + \tilde{u} \qquad （公式 25–37）$$

$\langle u \rangle$ 是一个时间平均值，可定义为

$$\langle u \rangle(x) = \frac{1}{\Delta t} \int_t^{t+\Delta t} u(x(t),t)\,dt \qquad （公式 25–38）$$

图 25–5 说明了将流速分解为时间均值及其波动。

借助公式 25–37，Navier-Stokes 方程（公式 25–13 和公式 25–14）可以用时间均值重写。如果我们假设一个牛顿的本构方程，我们得到

$$\rho\big(\langle u \rangle \cdot \nabla \langle u \rangle - \langle f \rangle\big)$$
$$-\nabla \cdot \big(\langle p \rangle I - \mu\big(\nabla \langle u \rangle + \nabla \langle u \rangle^T\big) + \rho \langle u \otimes u \rangle\big)$$
$$= 0 \text{ in } \Omega \qquad （公式 25–39）$$

$$\nabla \cdot \langle u \rangle = 0 \text{ in } \Omega \qquad （公式 25–40）$$

称为雷诺 Reynolds 方程或雷诺 Navier-Stokes 平均方程式（Reynolds averaged Navier-Stokes，RANS 方程），详细推导过程见参考文献[2]。将雷诺方程与 Navier-Stokes 方程进行比较，唯一区别的一项 $\rho \langle u \otimes u \rangle$，它被称为雷诺应力张量。因此，只有雷诺应力张量将速度随机波动的复杂性引入了动量方程。然而，我们不可能精确的运用 RANS 方程计算应力。因此，在特定假设下，有些模型已经接近雷诺应力。

9. 空间滤波

另一种建模方法是借助大涡模拟（LES）。在 LES 中，只有较大的非稳定湍流运动被明确地计算出来，而较小尺寸的则用简单的模型表

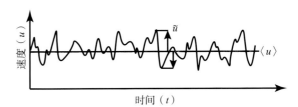

▲ 图 25–5 固定点处湍流速度分量随时间的随机波动

示。因此，空间滤波应用于速度 u，使得剩余速度（或亚网格速度）定义为

$$u' = u - \bar{u} \Leftrightarrow u = \bar{u} + u' \quad （公式 25-41）$$

滤波动量方程简化成

$$\rho\left(\frac{\partial \bar{u}}{\partial t} + \bar{u} \cdot \nabla \bar{u} - f\right)$$
$$- \nabla \cdot \left[pI - \mu\left(\nabla \bar{u} + \nabla \bar{u}^T\right) + \sigma_r\right] = 0 \text{ in } \Omega$$
$$（公式 25-42）$$

其中，σr 是所谓的残余应力张量，因此，类似于公式 25-39 中的雷诺应力张量。常用计算 σr 近似值的方法是用模拟涡旋黏度 ve 的形式表示

$$\sigma_r = -\rho v_e\left(\nabla u + \nabla u^T\right) \quad （公式 25-43）$$

从计算的角度来看，LES 比 DNS 便宜，但比 RANS 昂贵。然而，在流态转变到湍流时，LES 比 RANS 模型更准确。

10. VAD 中的湍流

在常见的 VAD 流量模拟中，使用 RANS 模型是目前的标准方法。由于在商业软件中易于使用且计算成本相对较低，使得 RANS 模型更具优势。尤其是 SST k-ω[22] 模型，在过去的几年里几乎成为首选。由于计算资源的增加，更先进的建模方法如 LES 或 DES（RANS 和 LES 相结合的分离式涡流模拟）也正不断发展。这些模型能够比 RANS 模型[23]更准确地预测局部流动特征，如流动分离或向湍流转变。

11. 血液破坏

诸如 VAD 等设备中，由于血液暴露在非生理性流动条件或部分生物不相容表面，血液可能受到破坏。这种损害包括血液的各种异常改变，包括血小板和白细胞的活化、蛋白质损害、血液凝固（血栓形成）和血栓栓塞，以及对红细胞的破坏（溶血）。

由于溶血的机制和实验是迄今为止研究最多的，这一章将重点讨论。同时也会对血栓形成进行分析。

12. 溶血评估

在血泵等大流量设备下准确可靠的建立溶血模型，是一个有待进一步研究的课题。一方面，导致机械性溶血的微观影响因素尚不完全清楚；另一方面，基于单个红细胞在复杂流中微观表现模型，在计算成本上过于昂贵。因此，在建模时必须考虑精度和计算效率之间的平衡。

下面，我们将介绍两种建模方法来模拟溶血这一宏观现象。这两种建模方法的结果都是以溶血指数（index of hemolysis，IH）表示，与溶血的测量有关并且给出了溶血百分比。溶血指数的公式是（推导过程参考文献[24]）

$$IH = \left(1 - \frac{Hct}{100}\right)\frac{\Delta PHb}{Hb} \cdot 100[\%] \quad （公式 25-44）$$

其中 Hct 是血液样本中红细胞比容。ΔPHb 是增加的血浆游离血红蛋白，Hb 是血红蛋白总含量，以 mg/L 为单位。

13. 基于应力的溶血

根据 Blackshear[25] 的早期研究，Giersiepen 等[26]通过使用简单形式幂律方程将剪应力和暴露时间与溶血指数联系起来。

$$IH = A_{Hb}\sigma_s^{\alpha_{Hb}}t^{\beta_{Hb}} \quad （公式 25-45）$$

公式 25-45 中的 3 个参数由 Wurzinger 等[27]对实验数据进行了拟合。由于在 Wurzinger 的实验中存在继发血液损伤的影响，Giersiepen 等的参数高估了溶血反应。因此，公式 25-45 中的参数存在其他几种回归。表 25-2 列出了文献中经常使用的参数。图 25-6 所示为 Zhang 等[28]利用参数对幂律进行可视化，并附有实验测量的数据点。

幂律是一维模型方程。为了将该模型应用于三维流动问题，从 Navier-Stokes 方程的瞬

表 25-2　用公式 25-45 中的幂律进行
溶血建模的不同参数回归

AHb	αHb	βHb	实验数据
3.62×10^{-5}	2.4160	0.7850	Wurzinger 等 [27]
1.8×10^{-6}	1.9910	0.7650	Heuser 等 [72]
1.228×10^{-5}	1.9918	0.6606	Zhang 等 [28]

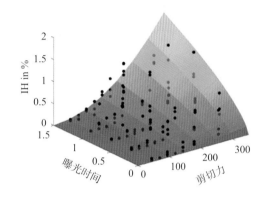

▲ 图 25-6　Zhang 等 [28] 参数回归幂律示意图（比较表 25-2）及实验测量的相应数据点

时应力张量 σ 导出标量剪应力 σs。利用公式 25-28，标量剪应力变为

$$\sigma_s = \mu G_f = \mu \sqrt{2 \boldsymbol{E} : \boldsymbol{E}} \qquad （公式 25-46）$$

幂律在时间和空间上整合，一般有两种方法：欧拉（Eulerian）法和拉格朗日（Lagrangian）法。

在欧拉法中，对流 - 扩散 - 反应方程（如公式 25-10）用来计算在流域中作为场变量的线性化游离血浆血红蛋白比率 f_{Hb}。带有初始和边界条件的控制方程为

$$\frac{\partial f_{Hb}}{\partial t} + \boldsymbol{u} \cdot \nabla f_{Hb} - \nabla \cdot (v_{Hb} \nabla f_{Hb}) - r_{\Delta_{Hb}} = 0 \text{ in } \Omega$$
$$（公式 25-47）$$

$$f_{Hb} = g_{f_{Hb}} \text{ on } \Gamma_g \qquad （公式 25-48）$$

$$\boldsymbol{n} \cdot (v_{Hb} \nabla f_{Hb}) = h_{f_{Hb}} \text{ on } \Gamma_h \qquad （公式 25-49）$$

$$f_{Hb} \big|_{t=0} = f_{Hb}^0 \qquad （公式 25-50）$$

其中，$vHb = 6 \times 10^{-7} \text{cm}^2/\text{s}$ 为血红蛋白 [29] 的自扩散系数。根据 Farinas 等 [30, 31]，反应项或源项可以用

$$r_{\Delta_{Hb}}^a = \left(A_{Hb} \sigma_s^{\alpha_{Hb}} \right)^{1/\beta_{Hb}} （无饱和效应）$$
$$（公式 25-51）$$

$$r_{\Delta_{Hb}}^b = \left(A_{Hb} \sigma_s^{\alpha_{Hb}} \right)^{1/\beta_{Hb}} (1 - f_{Hb}) （有饱和效应）$$
$$（公式 25-52）$$

反应项是在时间上的线性化幂律（公式 25-45），因此溶血指数可以通过 $IH = f_{Hb}^{\beta_{Hb}}$ 计算，或者通过对纽曼边界的速度加权空间平均（公式 25-53）计算。

$$IH_{out} = \frac{\int_{\Gamma_h} (u \cdot n) f_{Hb}^{\beta_{Hb}}(x) d\Gamma}{\int_{\Gamma_h} (u \cdot n) d\Gamma} \qquad （公式 25-53）$$

在拉格朗日（Lagrangian）方法中，溶血指数经过流域后处理迹线积分。有些作者 [32-34] 用无穷小形式写幂律，即：

$$dIH = A_{Hb} \sigma_s^{\alpha_{Hb}} dt^{\beta_{Hb}} \qquad （公式 25-54）$$

使用欧拉（Euler）法沿迹线进行积分。公式 25-54 受到 Grigioni 等 [35] 评议，并针对时间导数进一步改进为

$$dIH = A_{Hb} \beta_{Hb} \sigma_s^{\alpha_{Hb}} t^{\beta_{Hb}-1} dt \qquad （公式 25-55）$$

后来，Grigioni 等 [36] 提出了一种新的公式，能够沿迹线积累机械剂量。新的公式旨在解释作用于红细胞上的应力历史。

$$dIH = A_{Hb} \beta_{Hb} \left(\int_{t_0}^{t_1} \sigma_s(\varepsilon)^{\alpha_{Hb}/\beta_{Hb}} d\varepsilon \right)^{\beta_{Hb}-1} \sigma_s(t)^{\alpha_{Hb}/\beta_{Hb}} dt$$
$$（公式 25-56）$$

然而应该指出的是，Goubergrits 和 Affeld [37] 提出了类似想法，将应力历史整合在迹线中。

从数值角度看，欧拉法比拉格朗日方法更有利 [38]。欧拉法自动覆盖整个流域，而当示踪剂的数目不足时，拉格朗日法会导致有偏估计。此外，在复杂的流场中，一些示踪剂可能会由于驻点或涡流而"丢失"。由于幂律在时间上的非线性，拉格朗日法还存在求解取决于时间步长选择的问题。然而，与欧拉法相比，

一个优势是可以定义迹线的损伤累积。然而，这种应力历史的物理相关性是有限的，因为基于应力的溶血模型隐含了红细胞的瞬时变形。当考虑到红细胞在剪切流作用下表现出非常复杂的黏弹性变形时，这是一个重要的假设。

14. 基于应变的溶血

由于基于应力的溶血模型的局限性，有作者致力于对其进行改进以解决红细胞变形或细胞衰老的黏弹性问题。Yeleswarapu 等[39]提出了考虑细胞衰老的标量损伤累积。但在复杂的流场中，损伤函数的运用仍是未知。Arwatz 和 Smits[40]提出了一个标量黏弹性模型来替代标量幂律，但缺少与多维流量的联系。Chen 和 Sharp[41]在 Rand[42]的细胞膜模型基础上提出了黏弹性阈值模型。这种阈值模型的使用也有局限性，因为它只能估计红细胞的完全破裂，而不能估计亚致死损伤的发生。

在本部分中，我们将介绍 Arora 等[43]基于应变的溶血模型。Arora 等将该模型用于陀螺离心血泵进行溶血评估，发现与实验数据吻合良好[44, 45]。与 Arora 使用拉格朗日方法不同，本部分我们将溶血模型应用于欧拉方法。

该模型的基本思想是，根据红细胞的黏弹性变形（或应变）来计算有效剪切速率 Geff，而不是瞬时剪切速率 Gf（比较公式 25-28）。为了在宏观水平上计算红细胞的变形，假设红细胞在高剪切流中的行为与液滴相似。Arora 等借助对称的正定形状张量 S（又称形态张量），建立了如下方程。

$$\frac{\partial S}{\partial t} + \boldsymbol{u} \cdot \nabla S - (\Omega S - S\Omega)$$
$$= -f_1\left(S - g(S)I\right) \quad （松弛）$$
$$+ f_2\left(ES + SE\right) \quad （伸长）$$
$$+ f_3\left((W - \Omega)S - S(W - \Omega)\right) \text{ in } \Omega \quad （旋转）$$

（公式 25-57）

边界和初始条件如下。

$$S = G_S \text{ on } \Gamma_g \quad （公式 25-58）$$

$$S\big|_{t=0} = S_0 \quad （公式 25-59）$$

张量 E 和 W 在公式 25-20 和公式 25-21 中分别为应变速率张量和涡量张量。张量 Ω 包含运动，函数 g(S)=3IIIS/IIS 确保公式 25-57 保留了液滴的体积，其中 IIS 和 IIIS 是公式 25-23 和公式 25-24 中定义的 S 张量不变量。图 25-7 说明了液滴模型的三个机制（松弛、伸长和旋转）。根据文献[43]的实验结果，通过 f1、f2 和 f3 三个参数将红细胞的力学性能引入公式 25-57。

为了使用公式 25-57 求解近似溶血，计算出的形状张量与幂律耦合，更准确地说，是与公式 25-47 的反应项耦合。椭球液滴的变形可以用下公式计算。

$$D = \frac{L - B}{L + B} \quad （公式 25-60）$$

液滴的最大和最小半轴长度 L 和 B（对照图 25-7）。这两值可以分别由张量 S 的最大特征值和最小特征值来计算。给出了含有变形 D 的有效剪切速率 Geff 方程式。

$$G_{eff} = \frac{2f_1 D}{\left(1 - D^2\right)f_2} \quad （公式 25-61）$$

与瞬时剪切速率 Gf 相比，有效剪切速率 Geff 能够对作用于红细胞本身的应变进行建模。利用标量剪切力 σs 的定义，对公式 25-47 合并，因此，

$$\sigma_s = \mu G_{eff} = \frac{2\mu f_1 D}{\left(1 - D^2\right)f_2} \quad （公式 25-62）$$

假如使用基于应变的模型时，参考文献[46-48]在基准血泵中比较了基于应力和基于应变的溶血模型。两者可见非常显著的差异。在基于应力的模型中，具有较短暴露时间的应力峰值会导致整体溶血，而在基于应变的模型

中，剪切力增加和暴露时间较长的区域是导致损伤的原因（对照图 25-8）。

15. 血栓形成的评估

尽管临床上认为评估血栓形成比溶血更重要，但是成功用于 VAD 设计的 CFD 仅在最近几年才被报道，目前仍然是大家研究的主要关注点。体内或体外血栓测量是非常复杂和具有挑战性。

通常认为血栓的形成和沉积不仅是由高剪应力和暴露时间（类似于溶血）共同引起，也可由低剪应力和停滞区引起。因此，一些 CFD 分析侧重于对 VAD 最大限度地冲刷。CFD 非常有助于发现剪切应力低于某个阈值的局部滞流和泵容积。拉格朗日方法或欧拉方法也被用于分析 VAD 内的局部停留时间[49, 50]。

完整凝血模型或多尺度模拟显示在简单的心血管血流应用中获得初步成功，这些应用对于完整的 VAD 应用程序来说，其计算量要求仍然太高。我们将在这里简要介绍两个成功建模的示例。感兴趣的读者可以参考相关文献[51, 52]。

Bluestein 和同事[53] 引入了设备致血栓形成模拟（DTE）的概念，它将计算机数值研究与体外测量相结合。在 CFD 部分中，假设血液为牛顿流体，血小板为悬浮固体颗粒，进行了流体结构模拟。利用拉格朗日流动轨迹，利用概率密度函数计算血小板所承受的应力载荷过程，并将其作为模型装置的血栓形成过程进

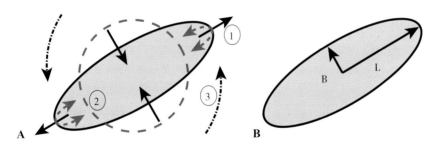

▲ 图 25-7　**A.** 与红细胞相似的液滴变形模型，液滴可以由于应变而被拉长①。如果没有张力，液滴会松弛为球形②，涡流能够使液滴旋转③；**B.** 液滴的变形是通过最长半轴 **L** 和最小 **B** 来计算的

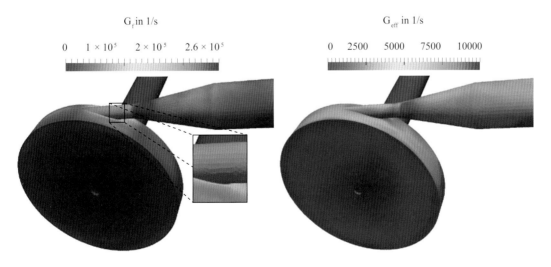

▲ 图 25-8　对应的流量为 **6L/min**，转速为 **3888RPM** 时，离心血泵底部的剪切速率分布。瞬时剪切速率 G_f 与有效剪切速率 G_{eff} 的比较

行评估。实验部分中，在简单血液剪切装置中模拟一定的应力过程，以确定血小板活化率。在此基础上，对 VAD 的设计进行了改进和重新分析，从而得到了迭代优化流程。在参考文献 [53] 中，DTE 概念用于设计 HeartAssist 5VAD。

Antaki 及其同事 [54, 55] 提出了一种用于血栓沉积的欧拉框架，将一个耦合"对流 – 扩散 – 反应"方程组（与公式 25-10 类似）用于整合血栓形成中涉及的 10 种化学和生物类型的迁移和反应，并且描述了血栓形成、迁移和稳定的过程。

对于每一个种类，制订了单独的反应速率和边界条件，并用实验数据进行了校准。对于流体 – 血栓相互作用，计算沉积血小板的体积分数，并通过阻力与动量方程进行耦合。在参考文献 [54] 中列出了所有方程和参数，包括两个实验的比较。在参考文献 [55] 中，该模型也适用于 HeartMate Ⅱ VAD。其结果与 HeartMate Ⅱ 整流器上血栓沉积的临床观察结果进行了比较（图 25-9）。

16. 泵的设计

在这一部分中，介绍了利用 CFD 对泵进行分析和优化的方法。首先，阐述了针对特定应用，设计液压组件的方法和实例结果，明确了液压元件的压头、流量、转速等设计限制范围。还包括有关液压效率和转子转矩的优化工作。

其次，给出了适应泵特征曲线的方法和结果。泵的特征曲线决定了与心脏和循环之间的血流动力学相互作用，因此，对于植入机械循环支持的旋转泵来说具有更高的关注度。

最后，利用计算流体力学为转子轴承设计提供支持。这对于采用非接触轴承系统的第三

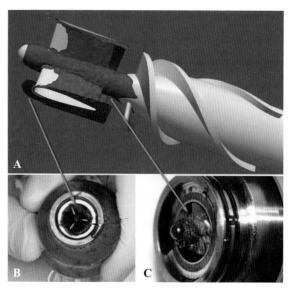

▲ 图 25-9　A. 在 6.25h 后模拟血栓沉积（红色），对应于 4.5L/min 的流速和 9000RPM 的转速；B 和 C. 从患者身上摘除的 HeartMate Ⅱ 中血栓沉积的临床观察，改编自文献 [55]

B. 经 Oxford University Press 许可，转载自 Najib, Mohammad Q, Wong, Raymond K. An unusual presentation of left ventricular assist device thrombus. European Heart Journal-Cardiovascular Imaging. 2019:29;(13)6.；C. 经 Oxford University Press 许可，转载自 Mokadam, Nahush A, Andrus, Shauna. Thrombus formation in a HeartMate Ⅱ. European Journal of Cardio-Thoracic Surgery. 2011;39(3).

代设备更是如此。这一部分的拓展用以说明基于 CFD 设计流体动力轴承结构的可能性。

早在 2001 年，Burgreen 等就讨论了利用 CFD 作为旋转式血泵开发的工具 [56]。图 25-10 说明了设计的流程。

每个 CFD 项目的重要方面是初始几何结构或初始设计，如旋转式血泵的流动部件。这种设计可以是现有泵的计算机辅助设计模型（CAD 模型），也可以是由经验丰富的泵工程师创建的初始几何图形，或者是使用解析方程得到的初始设计的结果。此类设计程序不在本章的讨论范围。然而，在基于 CFD 的优化项目中，初始设计的质量至关重要。较差的设计最好通过定性评估加以改进，并根据直觉和经验加以修改。亦可手动修改几何图形。这用

图 25-10 中的模块选项 "1" 表示。在后期阶段，当几何改进效果不明显时，将进行定量评估、正式优化程序以及基于软件的自动几何修改（图 25-10 中的模块选项 "2"）。

近年来，尤其是基于 CFD 的旋转式血泵设计领域也发生了巨大的变化，特别是在设计评估和几何修改步骤。图 25-11 显示一个基于响应面的设计空间探索和几何优化方法的示例[57]。这些工具在工业中有着广泛的应用，并且可以在商业软件包中使用，如带有 CFX 和 Fluent 的 Ansys 软件包（Ansys, Inc., Canonsburg, USA）。

通常，在 CFD 优化项目中，会存在限制条件，例如希望泵的小型化。这意味着几何参数只能在有限范围内变化。查看所有要优化的几何参数，需要创建多维设计空间或参数空间。在一开始，参数的量化效应是未知的，且设计参数间可能存在相互依赖关系。此外，设计目标可能不止一个。这种复杂性可以通过创建一个所谓的元模型来处理，该模型可将设计参数对设计目标的影响进行建模。如果在一个设计目标参数上说明两个设计参数的相互影响和依赖性，则创建二维响应面，如图 25-11 所示。此元模型还允许优化几何图形，并能够反映单个设计参数的影响。因此，整个过程有时称为基于响应面的优化。

在后文会用示例性研究来说明两种基于 CFD 的设计优化方法，一种更多是手动和直觉的方法，一种基于元模型的方法。

17. 性能、效率和扭矩要求

每个旋转式血泵的核心是由旋转叶片组成的转子。这个组件可以将电机提供的动力从机

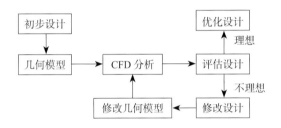

模块选项		
评估设计	修改设计	修改几何模型
1. 定性	1. 直觉与经验	1. 手动
2. 定量	2. 正式优化	2. 自动

▲ 图 25-10　基于 CFD 的设计优化研究中的步骤和选项

经 John Wiley and Sons 许可，转载并改编自 Holmes AJ, Wu ZJ, Antaki JF, et al. Computational fluid dynamics as a development tool for rotary blood Pumps. 2002;25(5).

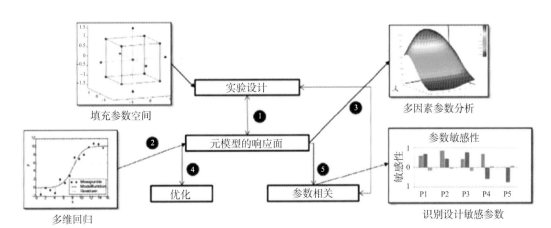

▲ 图 25-11　基于元模型的设计探索与优化

经 Elsevier 许可，转载并改编自 Smith 等[57]

械动力转换为液压动力。随着流量和压力的升高，这个过程可得到更好的观察。旋转叶片的设计，对于实现多个设计目标至关重要，如高效率，而这对于长期植入的机械循环支持的旋转血泵尤为重要。

CFD 是涡轮机械叶片设计的传统开发工具，Steinbrecher[58] 记录了 CFD 在离心式血泵开发项目中的经典应用。通常，CFD 可以用做单个叶片通道中的流动建模。

图 25-12 显示了两个旋转离心叶片之间通道中高质量的结构化网格，并显示了进口角 β_{s1} 和出口角 β_{s2} 的位置。这两个设计参数对整个泵的后期性能都具有非常重要的意义。只研究一个叶片通道就可以快速生成数值结果。借助于特定的边界条件，可以估计整个转子的结果。表 25-3 摘录了本示例的设计研究结果。恒定流量和恒定转速结果表明，旋转泵设计的第一步是流量设计和转速设计。压头定义为

$$H = \frac{\Delta p_t}{\rho \cdot g} \qquad （公式 25-63）$$

效率定义为

$$\eta = \frac{\Delta p_t}{T \cdot \omega} \qquad （公式 25-64）$$

其中，参数 Δp_t、ρ、g、Q、T 和 ω 分别表示总压差、密度、重力加速度、体积流量、转子转矩和角频率。可以看出，设计参数中叶

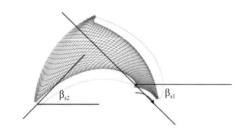

▲ 图 25-12 旋转式血泵两个旋转离心叶片之间通道中高质量的结构化网格
显示了进口角 β_{s1} 和出口角 β_{s2} 的位置（译者注：原著图题有误，已更正）

片数、叶片角度和叶片厚度的变化会对特定的压头 H 和效率 η 这些设计目标产生影响。在这种情况下，仅通过叶片通道的调整，即可实现高达 98.2% 的液压效率。为了更好地理解这些结果，Smith 等收集了旋转式血泵（包括植入式和体外装置）的液压效率数据[59]。如表 25-3 所示，VAD 的设备效率是所有组件效率的叠加，如电机、电子设备和液压效率本身的效率。研究发现，大多数泵的最佳液压效率在 40%~70%，从未达到工业应用中常见的＞90%。这一缺点归因于较小尺寸和摩擦（黏性）损失增加[59]。根据表 25-3 中的结果，工程师团队的任务是决定如何选择这些设计参数。当然，由于 CFD 生成结果的速度很快，通常会进行更多的设计研究。

表 25-3　恒定流量和转速下叶片设计研究示例定量结果摘录[58]

叶片数量	β_{s1}	β_{s2}	最大厚度（mm）	压头 H（m）	效率 η（%）
6	40.1	49.9	2	1.016	95.5
6	31.2	49.8	2	1.027	95.7
5	40.1	42.1	2	1.025	93.9
7	40.1	42.1	2	1.048	97.3
7	40.1	42.1	1.5	1.064	98.2
6	40.1	42.1	2	1.040	98.1
6	40.1	42.1	1.5	1.053	98.0

18. 泵特性曲线

旋转泵的一个主要特性是其特性曲线，通常也称为 HQ 曲线。它表示恒定转速下泵头 H（压差）与泵流量 Q 之间的关系（图 25-13）。特性曲线描述泵对其入口和（或）出口压力变化时所做出的反应。这种基于压力变化而产生的流量变化通常也称为压力灵敏度。平坦的

HQ 曲线表示高的压力灵敏度，而陡峭的 HQ 曲线代表低的压力灵敏度。

在 LVAD 应用中，压力敏感性的影响尚不完全清楚，但它可能对患者预后产生如下重要的影响。

- 提供一种被动的流量控制方法（后文讨论）
- 抽吸现象可能带来的影响[60]
- 影响动脉搏动水平[60]
- 决定左心室卸负荷水平和舒张末期压力[61]

图 25-13 显示了两种不同泵的特性曲线，这两种泵的导流结构（如叶片）设计不同。假设两台泵都在图示的点"1"处运行，很明显它们都为循环提供相同的流量和压力。然而，如果泵的前负荷或后负荷有微小变化，在这种情况下称为"c"，表现为动脉压的小幅降低或左心室压的小幅升高，则具有高压力敏感性的泵的工作点能够产生更多的流量。然后它在点"2"处运行。在前负荷变化的情况下，这个泵可能会如心室样改变，被动地帮助平衡肺循环和体循环之间的流量，这类似 Frank-Starling 机制。压力敏感度低的泵则不能显著增加流

量。它需要一个主动的转速变化来将其运行位置也移动到点"2"处。许多作者已经提出了这样一个主动的生理速度控制，但还没有被用作临床实践[62, 63]。

因此，在设计用于长期机械循环支持的旋转式血泵的过程中，特性曲线的形状是设计目标。在最近的一项研究中，利用 CFD 分析了设计参数对特征曲线形状的影响[10]。此外，将液压效率也同样作为设计目标。因此，本研究是一个多目标优化问题。图 25-14 显示了所研究的几何图形和设计参数，建立了允许的设计空间。这些参数是根据经验所选择的。

图 25-14A 显示叶片出口角 β_2 和叶片缠绕系数 β_u 的定义，即相对半径为 0.6 的叶片角。叶片出口角通过影响叶片出口流速方向影响特征曲线。当 $\beta_2 = 90°$ 时，理论特性曲线也称为欧拉线，是一条水平线。结合叶片缠绕系数 β_u，叶片包角 θ 定义为给定的叶片进口角。叶片包裹系数 β_u 被定义，并将其纳入本研究，是因为假设它能够通过影响流体摩擦力大小，影响特征曲线，尤其是在较高流量时。由于血液是黏性流体，因此在旋转式血泵中，流体摩擦被认为是最重要的。

图 25-14A 说明了蜗壳尺寸 A_{th}、叶片宽度 b_2 和叶尖间隙 c_K 的设计参数。此外，很明显，所研究的设计包含所有主要的泵部件，如入口套管、包括叶片转子、蜗壳和通向出口的扩散器，以及允许液体返回入口区域的二次流动间隙。

与叶片出口角相似，叶片宽度也会影响理论上的欧拉线。在这项研究中，叶片宽度是通过调整出口叶片宽度 b_2 来实现，而入口叶片宽度保持不变。叶片宽度被定义为入口和出口之间的线性函数，因此，改变出口叶片宽度，

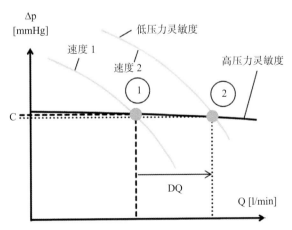

▲ 图 25-13　两种不同设计的旋转式血泵的特征曲线的比较，以及前后负荷变化影响

经 John Wiley and Sons 许可，转载并改编自 Tenich 等[61]
（译者注：原著有误，已更正）

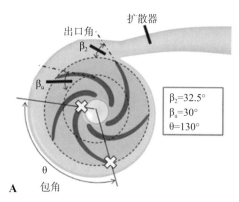

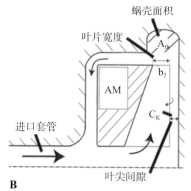

◀ 图 25-14　所研究离心泵的俯视图和横截面示意图

经 Shaker Verlag 许可，改编自 Graefe[10]（译者注：原著有误，已更正）

会影响整个半径上的叶片宽度。通过将此参数纳入研究，研究摩擦损失的其他可能的影响效果。

蜗壳横截面积对泵最佳效率点的位置和压力灵敏度有很大影响[64, 65]。Gaddum 等讨论了随着蜗壳尺寸的增大，离心旋转式血泵的压力灵敏度也会增加。蜗壳尺寸系数 A_{th} 影响着蜗壳各处的横截面积。横截面的面积（mm^2）与喉部面积有关，该喉部面积是蜗壳过渡到扩散器处的最大横截面面积。假设通过蜗壳横截面时，会影响到摩擦损失和再循环的损失。

最后，本文还研究了叶尖间隙 c_K。众所周知，对于本文所研究的半开式叶轮，叶尖上的泄漏流量是一个间隙函数。这种泄漏流量会干扰通过叶片通道的主流，从而导致不必要的湍流和损失。这一参数是否会影响压力灵敏度也同样值得关注。

在实验设计和优化领域，设计参数称为因素。为了确定单个因素（自变量）对目标变量（因变量）的非线性影响，并节约资源，选择了 5 个水平的综合实验设计（图 25-15）。

在图 25-15A 中，可以看到，在由因子 A、B 和 C 创建的示例性三维设计空间中的中心数据点周围，每个因素共有 5 个级别可以选择。必须注意的是，实验的设计是可旋转的，并且不会在任何方向上产生偏差。因此，所有数据

点都可用于分析所有的设计因素。根据最佳实践程序，将实验简化为 5 个层次上具有 5 个因素的分数阶乘设计。这意味着，与图 25-15A 中的实验的全因子设计相比，并非所有可能的数据点（因子组合）都被分析研究，而是遗漏了很多数值[66]。这导致了 27 个（而不是 43 个）因子组合。图 25-15B 说明了基于这种实验设计的响应面。响应面是根据剩余数据点计算，并取决于所选的回归模型。本研究中，采用多项式回归模型或二阶元模型。回归的质量在参考文献[10]中进行了分析。

图 25-16 描述了设计流量为 5L/min 时，叶片几何形状的局部效应对压力敏感性和效率的变化的影响。由于不使图形过载，未进一步显示各个数据点。通过平均 1L/min 步长所形成的流速 1~8L/min 的特性曲线梯度，以量化压力灵敏度。由于资源有限，本研究根据需要选择上限。局部效应是指当某一因素显示出其影响时，其余因素在设计范围内调整到中等水平上（如 $\beta_2 = 57.5°$）。不通过一组单一的响应函数来考虑因素间的相互作用。由于边界处的设计空间分辨率较低，因此在阈值为 20% 和 80% 时，这些区域将因子值标记为"低分辨率"。

目标变量压力灵敏度的响应函数（图 25-16 左栏）显示出所有三个设计因素的类似特征。对于大多数设计空间，随着叶片宽

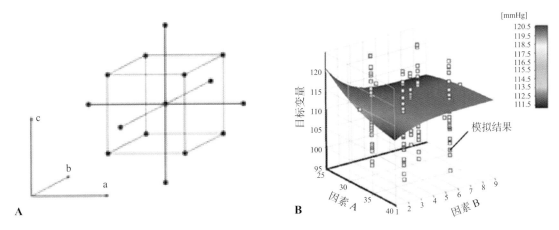

▲ 图 25-15　A. 三因素（a、b 和 c）实验的中心复合设计图；B. 基于两个因素的数据回归形成的响应面
经 Shaker Verlag 许可，改编自 Graefe[10]（译者注：原著有误，已更正）

度（a）、叶片缠绕系数（c）和叶片出口角（e）的增加，压力灵敏度也会增加。另外，最大效应的大小是不同的。当叶片宽度从最小值增加到最大值时，可以实现最大的增加。在高分辨率范围内，根据叶片宽度的影响，作为叶片缠绕系数和叶片出口角的函数，压力灵敏度的最大增加分别为 27% 和 46%。

图 25-16（右栏）显示了设计流量为 5L/min 时对效率的局部效应。随着叶片宽度（b）和叶片出口角（f）增加，大部分设计的局部效应增大。当 $\beta_u \approx 55°$（d）时，存在局部效率最大值。

图 25-17 显示了蜗壳尺寸和叶尖间隙的局部响应函数。

两个目标变量，压力灵敏度和效率都随蜗壳尺寸的增大而增大。叶尖间隙的变化不会对压力敏感性产生影响。但随着间隙的增大，效率明显下降。

由于上面给出的响应函数仅显示局部效应，因此诸如遗传全局优化算法等优化工具的结果可以用作进一步的研究设计。一般来说，在没有数值辅助的情况下确定五维设计空间中最优配置是非常具有挑战性的，因为必须考虑

各因素间相互作用。由于本研究的目的是在效率和压力敏感度（即两个主要目标变量）之间找到一个平衡点，因此采用了遗传优化算法来寻找全局最优解，并能在多个目标间找到一个有利的折中方案。所使用的算法基于 NSGA Ⅱ 算法 [67, 68]。所有必要的评估都是基于元模型的计算结果来进行的。

19. 转子轴承和流体动力轴承

作为第三个应用领域，必须提到使用 CFD 作为转子轴承的设计工具。对于所有的旋转式血泵，无论是体外血泵还是体内血泵，第二代或第三代血泵，都必须了解转子上的液压负载。载荷可以是轴向力、径向力或倾斜力矩。对于使用接触式轴承的第二代设备，了解负载对于限制接触部件的磨损和确保正常运行至关重要。对于第三代设备，液压负载必须通过轴承方式进行补偿，如被动或主动磁性轴承组件或流体动力轴承。

Song 等对液压载荷进行了一项具有代表性的研究。他们关注的重点是开发一个带有主动和被动的磁悬浮轴承的轴流泵，他们称之为"LEV-VAD"[69]。从水力学角度看，LEV-VAD 是一种典型的轴流泵，带有入口流量整流器、

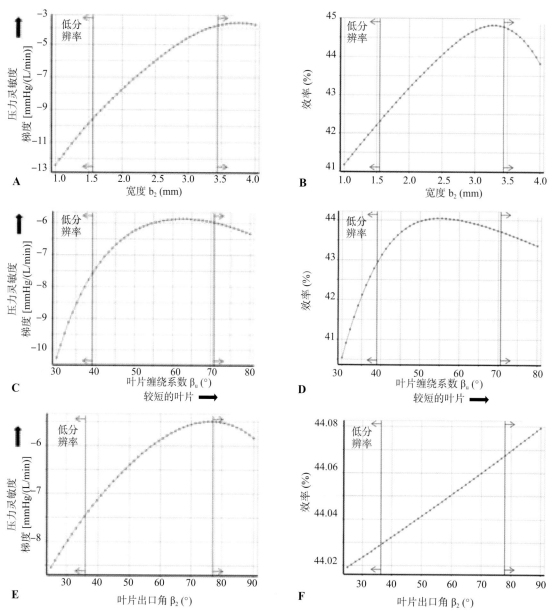

▲ 图 25-16　影响叶片几何形状的因素的响应函数（叶片宽度、叶片缠绕系数和叶片出口角）

经 Shaker Verlag 许可，改编自 Graefe[10]（译者注：原著有误，已更正）

单叶轮部分和出口扩散器。他们使用了带求解器 TASCflow 的 CFD 商业软件，以及 Ansys 公司（Canonsburg，USA）提供的涡轮机械应用专用软件工具。图 25-18 显示，他们通过绘制心跳期间的瞬时水头流动点，对设备的潜在操作窗口进行了详细研究。

图中显示，在一次假设为 0.8s 长的心跳期间里，LVAD 的瞬时工作状态发生了巨大变化。

作者在泵入口建立一个随时间变化的假设边界条件，模拟一次心跳时左心室内压力的自然变化。由于模拟时间较长，这种瞬态模拟比稳态流动的研究需要更高的计算工作量。

图 25-18 说明压力上升和流量形成了一个逆时针方向滞后的关系。这种滞后是由泵内流体的惯性引起的，而滞后的梯度是由泵本身的稳态特性曲线的梯度决定的。压力升高范围为

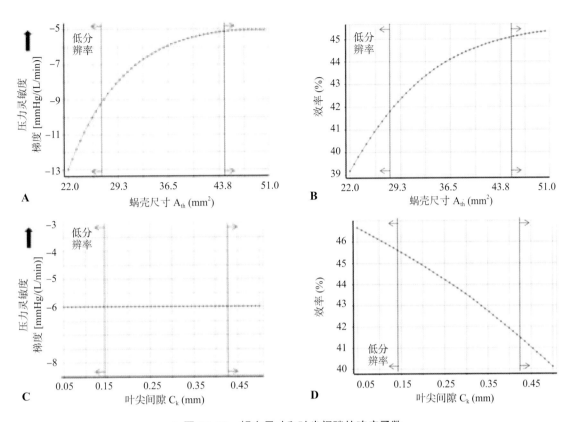

▲ 图 25-17 蜗壳尺寸和叶尖间隙的响应函数

经 Shaker Verlag 许可，改编自 Graefe[10]（译者注：原著有误，已修正）

80～180mmHg，瞬时流速为 3～10L/min，说明了设计机械循环支持用的旋转式血泵具有巨大挑战性，因为 LVAD 从来不会只在一个状态上运行。

图 25-19 显示了瞬态模拟转子上随时间变化的轴向力。该图还显示了转子上的轴向力在一次心跳周期内发生了显性变化。力的范围为 3.5～5.5N。这对于所有轴承技术（如磁悬浮轴承）的设计过程都是重要的信息。此外，图 25-19 显示叠加轴向力的高频振动。这种振动是由于圆周上不同的角度位置引起不同的压力分布，从而产生随时间变化的轴向力。通过 CFD 模拟，在静止体和旋转体之间采用滑动网格界面，并使用较高时间分辨率，可以确定轴承设计的重要信息。

如上所述，一旦发现转子上存在液压或其他负载，就必须使用轴承部件来平衡这些负载。使转子完全悬浮的一种方法是使用流体动力轴承。该方法已通过临床使用的 Ventrasist（Ventracor, Australia）和 HVAD（Medtronic, USA）的实例证明了其适用性。Amaral 等研究了所谓的螺旋凹槽轴承（spiral groove bearing, SGB）的设计，将其作为流体动力轴承的一种变体，并将其应用于第三代旋转式血泵的轴承设计[70]。图 25-20 显示了几何结构和数值网格的示意图，用于孤立 SGB 几何结构的 CFD 研究。

在这项研究中，泵本身省略以减少复杂性并更快的得到结果。因此，只在一个平面上表示流体动力轴承结构，然后该平面相对于第二

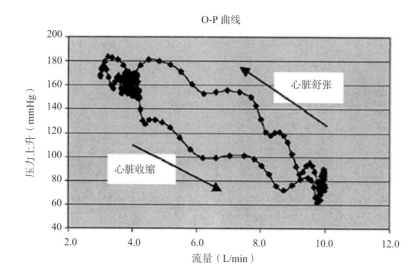

▲ 图 25-18 心跳时轴流血泵瞬时工作点的滞后现象

经 Wolters Kluwer Health，Inc. 许可，转载并改编自 Song 等[69]（译者注：原著有误，已更正）

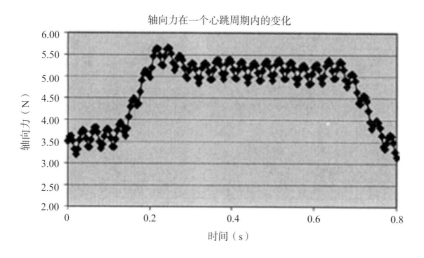

◀ 图 25-19 心跳时轴流泵转子上的轴向力

经 Wolters Kluwer Health，Inc. 许可，转载并改编自 Song 等[69]（译者注：原著有误，已更正）

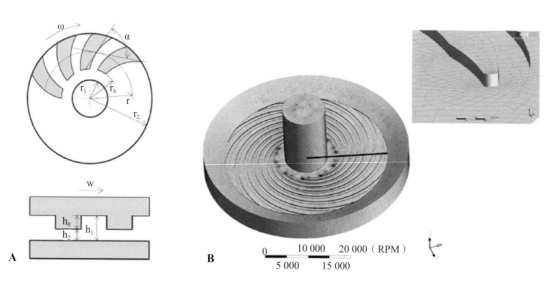

▲ 图 25-20 螺旋凹槽流体动力轴承（左）和数值网格（右）的几何结构示意图

经 John Wiley and Sons 许可，转载并改编自 Schmitz Rode 等[70]（译者注：原著有误，已更正）

个固定平面旋转。包括流体动力轴承结构的转子和代表泵壳的固定平面之间的最小的液膜厚度称为 h_2。此外，Amaral 等进行了力测量，作为数值预测的验证步骤。图 25-21 显示了轴向力和通过二级流道冲刷流的结果，二级流道由 SGB 和相对的套管壁构成。此外，还将结果与基于 Muijderman[71] 理论的预测结果进行了比较。轴向力的结果（图 25-21A）表明，如果

液膜厚度较薄，SGB 就能够产生相当大的轴向力。借助 CFD 的结果，可以通过增加惯性项来改进初始理论方法，从而使 SGB 的分析设计能力更加有效。从冲刷角度（图 25-21A）来看，CFD 的结果与实验测量结果有很好的相关性。通过这一验证步骤，CFD 模型还可以用于优化这种精密几何结构，如旋转式血泵中流体动力轴承的几何结构。

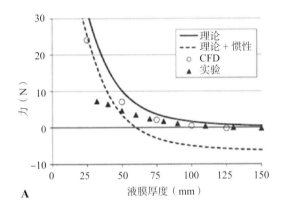
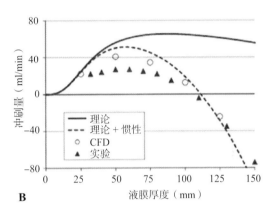

▲ 图 25-21　螺旋凹槽轴承产生的流体动力轴向力，与液膜厚度（A）和轴承冲刷量（B）的函数
CFD. 计算流体动力学（经 John Wiley and Sons 许可，转载并改编自 Schmitz Rode 等[70]）（译者注：原著有误，已更正）

第26章

机械循环支持的血流动力学建模与仿真
Hemodynamic Modelling and Simulations for Mechanical Circulatory Support

Libera Fresiello　Krzysztof Zieliński　著

杨立猛　译

滕　云　校

缩略语

BVAD/LVAD/RVAD	biventricular/left ventricular/right ventricular assist device	双心室 / 左心室 / 右心室辅助装置
CFD	computational fluid dynamics	计算流体动力学
ECMO	extracorporeal membrane oxygenator	体外膜氧合
HCS	hybrid cardiovascular simulator	混合心血管模拟器
HI	hybrid interface	混合接口
IABP	intra-aortic balloon pump	主动脉内球囊泵
LPM	lumped parameters model	集总参数模型
MCL	mock circulatory loop	模拟循环回路
MCS	mechanical circulatory support	机械循环支持
Pap	pulmonary arterial pressure	肺动脉压
Pas	arterial systemic pressure	动脉系统压力
Pla	left atrial pressure	左心房压
Plv	left ventricular pressure	左心室压
Pra	right atrial pressure	右心室压
TAH	total artificial heart	全人工心脏

一、机械循环支持模型

循环模型为测试机械循环支持（MCS）设备与心血管系统的相互作用（在很大程度上）提供了宝贵的平台。它们可以用于评估 MCS 装置在不同血流动力学条件下的设计和性能。其可靠性和可重复性有力证明了其价值，在某些情况下还可以替代动物实验。显然，循环系统模型不能复制整个生物系统的复杂性，但从血流动力学角度来看，它们是研究患者 – 设备相互作用的有效工具。

二、心血管模型

本段将描述计算模拟器的基本原理和组件。我们主要关注集总参数模型（LPM），该模型是将容器集总成具有顺应性和电阻特性的隔室模型。这些模型不适用于复杂的流体 – 结构分析以及设备或患者特定解剖结构中压力和流场的 3D 代表。它们的优点是用相对较小的计算工作量来表示整个循环的压力和流量分布。

LPM 可以用来表示心脏和血管系统以及相对的动脉 – 心室和静脉 – 心房的相互作用。Guyton 系统地研究了这些问题，并定义了心输出量、搏出量和心率之间的关系[1]。他的假设是，在稳定状态下，心输出量必须与静脉回流相对应，因此可以将给定循环条件下的工作点定义为心输出量与静脉回流曲线的交点。

Sagawa[2] 定义了动脉 – 心室和静脉 – 心室部分的相互关系。他提供了一个图表方法和分析模型，表示了左心 – 全身循环 – 右心 – 肺循环之间相互作用，这些就代表了当今心血管建模的基本理论。从血流动力学和心室能量的观点出发，将这些机制引入循环模型是 MCS 装置效果表示的基础。

（一）心室

心室的充盈由静脉回流、心室顺应性和房室瓣状态（如反流、狭窄）调节。舒张期瞬时心室压力与容量之间的关系可以表示为指数函数：

$$Plv(t) = a \cdot e^{bVlv(t)} + c \qquad （公式 26-1）$$

其中 Plv（Vlv）是左心室压力（体积），

a、b 和 c 是常量参数。

心室收缩期排空取决于舒张期所达到的充盈程度。心室行为类似于弹簧，它根据舒张期达到的拉伸水平产生张力，并在收缩末期恢复到未受力的状态。这种现象被称为 Frank Starling 机制，这种机制指出：对于恒定的动脉压水平，心室能够使其输出适应预负荷水平。瞬时左心室压力与收缩期容积的关系可以用时变弹性模型来表示[2]：

$$Plv(t) = Elvs \cdot vc(t) \cdot \left[Vlv(t) - Vlv0 \right] \qquad （公式 26-2）$$

其中 Vlv0 是零压力充盈体积，Elvs 是收缩末期弹性，vc 是心室收缩功能。一些模型在公式 26-2 中还包括一个电阻项，以考虑到收缩期心室肌的黏性[3]。

心室收缩功能的范围从舒张期的 0 到收缩期的 1。它可以由指数[4] 或二阶多项式[3] 或余弦模式表达式[5] 表示。

右心室可用相同的公式。

（二）心房

作为一个近似值，心房可以表示为被动顺应，如下所示：

$$Cla = \frac{dVla(t)}{dPla(t)} \qquad （公式 26-3）$$

其中 Cla 代表左心房的弹性，Vla 和 Pla 分别代表左心房的容积和压力。该模型虽然很容易实施，但不能重现左心房收缩，而左心房收缩造成了心室充盈 10%～30%。考虑到这一点，主动心房的一个模型可以被表示为[5]：

$$Pla(t) = \left[Elam + \frac{(ElaM - Elam)}{2} \cdot ac(t) \right] \cdot \left(Vla(t) - Vla0 \right)$$

$$（公式 26-4）$$

其中 Pla 是左心房压力，Vla 是左心房容积，Vla0 是零压力下的左心房容积，ElaM（Elam）是心房弹性的最大值和最小值，而 ac 是从收缩期 0 到舒张期 2 之间的心房收缩功能。

右心房可以使用相同的方程式。

（三）心脏瓣膜

心脏腔室通过瓣膜连接，这些瓣膜最简单可用二极管和电阻表示。在反流的情况下，可以增加一个电阻特性与正向二极管不同的反向二极管[6]。更复杂的模型包括用于描述瓣膜开启和关闭过程的血流–瓣叶相互作用来表示[5]，或者用于研究特定疾病或人工瓣膜置换术时经瓣膜血流的可变瓣膜面积来表示[7]。

（四）血管

在血管建模方面，集总参数结构旨在表示动脉树的输入阻抗，以再现心室输出的主要压力–流量关系。LPM 用等效电路模拟血管系统，根据该电路，血管特性由一个再现血管黏性特性的电阻元件呈现，一个再现血管弹性特性的顺应性呈现，以及反映血管内血液运动惯性特性的惯量来描述。

奥托·弗兰克（Otto Frank）首先用两元素的 Windkessel 模型描述了动脉树，其中包括电阻性组件和顺应性组件[10]。随后采用三元素和四元素的 Windkessel 模型，引入了额外的阻力[8]，最后引入了惯性分量[9, 11]。

由于其简单性和快速执行性，集总参数方法逐渐发展成多隔室模型，该模型可提供特定外周循环区域的更复杂和详细的表示[12-14]。这些类型的模型适用于在特定条件下（例如在体位压力下）研究不同循环区域之间的血流重新分配[12]。

一个涉及静脉循环部分的重要考虑因素：隔离在静脉床中的血液在 LPM 中的表示至关重要，而简单的恒定顺应模型可以实现这一目的。在诸如出血性研究、体位性研究或运动等特殊应用的情况下，优选静脉顺应性的非线性模型[12]。

$$\Delta V_i(t) = \frac{2 \cdot \Delta V_{maxi}}{\pi} \arctan\left(\frac{\pi \cdot C_{0i}}{2 \cdot \Delta V_{maxi}} \cdot \Delta P_{trans}(t)\right)$$

（公式 26-5）

其中 ΔV_i（ΔV_{maxi}）是第 1 个隔室容积的变化量（最大变化量），ΔP_{trans} 是透壁压力，C_{0i} 是第 1 个隔室在基础透壁压力下的顺应性。

（五）自主控制

更复杂的是，来自心血管参数的观察结果在一段时间内不是恒定不变的，而是为了保持体内稳态而发生变化。模型预测身体对流量/压力的外部刺激反应的能力（例如，由 MCS 设备引起的影响）在一定程度上还取决于模型中是否包含主要的心血管控制机制。

几种自主控制模型被研发出来与 LPM 结合使用，以研究复杂的血流动力学情况，例如在倾斜测试或出血事件中[12, 13, 15, 16]。这些模型可以帮助研究交感神经系统和副交感神经系统的变化及其对心血管系统的影响，例如在心力衰竭、使用 β 受体拮抗药、体位性低血压、慢性高血压或体力消耗等情况下。压力反射（Baroreflex）模型可用于研究改变动脉压波形的 MCS 设备的效果，从而在压力反射工作链中引入"干扰"，并对心血管参数产生潜在影响。用 LPM 与压力感受器反射模型相结合的方式研究主动脉内球囊泵（IABP）或左心室辅助装置（LVAD）等情况[17, 18]。

可以在文献中找到一些关于压力反射表示

的方程，它们都具有 S 型的形状[12, 13, 19]：

$$Y = \frac{A}{1 + e^{B \cdot (P-C)}} + D \quad （公式 26-6）$$

其中 Y 是输出（心血管参数），P 是输入（来自主动脉或颈动脉窦的压力），A 是影响 Y 稳定峰值的常数，B 是增益系数，C 是其中心点，升压或降压刺激会对心血管参数产生同等和相反的作用，而 D 是 Y 的稳定谷值。

Ursino[13, 20] 开发了一个复杂的压力反射控制模型，该模型描述了传入和传出的神经活动，并包括一个基于窦内平均压力及其搏动性的压力感受器刺激模型。压力反射功能的输出用于具有时间延迟和时间常数的一阶系统控制，可以随时间再现心血管参数的变化。

（六）心肺相互作用

LPM 的简单操作也特别适合于研究与呼吸系统的相互作用[21-23]。心肺模型对于研究人类呼吸控制系统[21, 22]、运动生理[24, 25]、复杂的呼吸模式[26] 和医疗设备，如体外膜式氧合器（ECMO）[27] 非常重要。我们在这里简要描述开发心肺模型的基本方法。

我们开发了几种呼吸系统模型，其中有一些非常复杂[28]，对它们的分析已经超出了本章的目的。如果需要重现复杂的呼吸病理生理条件，则需要更复杂的模型。

重现通气机制的一种简单方法是考虑呼吸道的阻力元件（R）和肺的弹性（E）[29, 30]：

$$Pm - Ppl(t) = R\frac{dVlungs(t)}{dt} + Vlungs(t) \cdot E \quad （公式 26-7）$$

其中，Vlungs 是肺部容积，Pm 是设定为等于大气压的口腔压力，Ppl 是胸膜压力。

初步估算，通气作用可以通过 Ppl 的正弦函数来再现：

$$Ppl(t) = Ppl_0 - \frac{E \cdot TV}{2} \cdot \sin\left(\frac{2 \cdot \pi \cdot Freq}{60} \cdot t\right) \quad （公式 26-8）$$

其中 Freq 是通气频率，TV 是潮气量，Ppl_0 是对应于 Ppl 平均值的常数参数。通气机制对于描述通气对胸腔血管的影响很重要。从公式 26-8 中我们可以获得表示吸气和呼气力学对胸腔内血管顺应性影响的胸腔内压力。

更严格的通气机制模型包括呼吸肌产生的压力而不是公式 26-8，通常是表示为吸气的斜率或抛物线方程，以及表示呼气的衰减指数[23, 31]。

通气量由中枢和外周化学感受器调节，旨在维持动脉血氧和二氧化碳（CO_2 及其衍生的 H^+）恒定。Batzel 等[21] 提出了一种简化的实现通气控制的方法。我们在这里阐述了该方法的一种应用，该方法将通气流量（Vent）表示为在大脑和主动脉中感知到的氧气和二氧化碳的张力（P_{O_2} 和 P_{CO_2}）的函数：

$$Vent = G_1 \cdot e^{G_2 \cdot P_{O_2}} \cdot \left(P_{CO_2} - P_{CO_2 tr}\right) + G_3 \cdot \left(P_{CO_2} - P_{CO_2 tr}\right) \quad （公式 26-9）$$

其中，$P_{CO_2 tr}$ 是开始新的通气循环的阈值，而 G_1、G_2 和 G_3 是常量参数，分别描述通气与 P_{O_2} 和 P_{CO_2} 之间的指数关系和线性关系[32, 33]。

（七）气体运输与交换

气体交换可以建模为质量平衡方程式，该模型通常假设人体的温度、湿度及大气压力是恒定的。另外，一些模型假设肺泡和周围血液中的 O_2 和 CO_2 分压相等（除非考虑极端运动的水平，否则该假设成立）[34]。代表气体交换的最简单方法是实现质量平衡方程，该方程将平均血流量（心输出量）与平均通气流量（每分通气量）联系起来[35]。

使用解离曲线可得到分压与离开肺的 O_2 和 CO_2 浓度之间的关系 [36, 37]。

关于外周组织，可以如下实现质量平衡方程：

$$\frac{d\left[C_{O_2iv}\left(t\right)\cdot V_i\left(t\right)\right]}{dt} = C_{O_2ia}\left(t\right)\cdot Q_{ia}\left(t\right) - C_{O_2iv}\left(t\right)$$
$$\cdot Q_{iv}\left(t\right) - \dot{V}_{O_2i}$$

$$\frac{d\left[C_{CO_2iv}\left(t\right)\cdot V_i\left(t\right)\right]}{dt} = C_{CO_2ia}\left(t\right)\cdot Q_{ia}\left(t\right) - C_{CO_2iv}\left(t\right)$$
$$\cdot Q_{iv}\left(t\right) + RQ\cdot\dot{V}_{O_2i}$$

（公式 26-10）

其中，Q_{ia}（Q_{iv}）是循环区的动脉（静脉）血流量，C_{O_2ia}（C_{O_2iv}）是动脉（静脉）血氧浓度，C_{CO_2ia}（C_{CO_2iv}）是动脉（静脉）二氧化碳浓度，V_i 是循环内血容量，$\dot{V}_{O_2i}$ 是耗氧率，RQ 是呼吸商。在公式 26-10 中，我们假设 O_2 和 CO_2 的扩散速度足够快，可以认为它们在组织和静脉血中的浓度相等。

（八）外周代谢控制

公式 26-10 允许在外周循环中局部再生 O_2 和 CO_2。该公式是局部代谢控制操作的基础，如果在特定的血管区域需要更多的氧气供应，该代谢诱导血管舒张。

$$sf_{RiMet}\left(t\right) = Sat\left(\frac{1}{1+e^{k_{MET}\cdot\left(C_{O_2iv}\left(t\right)-\frac{C_{O_2ivRef}}{2}\right)}}\right)$$

（公式 26-11）

其中，C_{CO_2iv} 是血管区域中静脉 O_2 的浓度，C_{O_2ivRef} 是其参考值，k_{MET} 是代表静态函数 sf_{RiMet} 的斜率的常数，Sat 是血管舒张的饱和度。该功能改进自文献 [38]，可以输入到一阶动态模块中，以呈现每个循环区外周阻力的动态控制。公式 26-11 仅将 C_{O_2iv} 视为输入参数。更复杂的控制措施还可以考虑其他代谢性血管扩张药

的作用 [39]。外周代谢类型的控制是至关重要的，尤其对于运动生理学的表示 [39, 40]（在需要大量氧气供应的运动性血管区域发生血管舒张）或一些极端条件下的状况（如体外循环 [38]）。

（九）其他血管控制

可以进行其他控制操作以增加生理模型的保真度。可以根据局部压力对肌源性控制进行建模，以描述小动脉的血管收缩。这样的控制对于研究变化的血流状况非常有用，例如在体外循环期间的血流状况 [38]。

此外，由于其复杂的血流动力学和血流调节机制，某些血管区域需要特定的表示，例如脑循环、肾循环和冠状血管需要专用模型来精确表示 [41, 42]。它们的实现取决于分配给该模型的应用程序以及为其设想的用途。

（十）先天性心脏病模型

LPM 的重要应用是研究先天性心脏病等复杂的血流动力学。例如，LPM 用于代表 Fontan 循环并研究不同疗法的效果。纯 LPM 可用于比较不同的治疗策略，例如对腔肺连接和单心室的连续与脉冲辅助治疗 [43]。在其他情况下，LPM 与腔肺连接的 3D 计算流体动力学（CFD）模型相连接，以评估整个解剖道的血流能量损失，并预测通过植入 MCS 设备可获得的能量增益 [44]。

（十一）模型的复杂性

LPM 的复杂程度不受计算的限制，而是受其参数可靠值分配的限制。多隔室模型包含大量的循环参数，这些参数不能直接根据单个受试者的血流动力学测量来估算。

显然，模型的复杂程度需要针对特定应用进行调整。可以通过在临床收集的血流动力学

测量数据来建立参数数量少的简单模型，并且可以更好地反映患者的具体状况。这些类型的模型可用于解决有关针对特定患者治疗的短期反应基本问题。

另一方面，如果需要解决更复杂的生理问题，则必须使用更复杂的 LPM 模型。作为复杂模型的示例，我们介绍了 Fresiello 等开发的心肺模型 [24, 40]，这个模型用于调查 LVAD 患者的运动反应（图 26-1）。

在复杂的多室模型的情况下，参数表征将涉及取自不同来源的临床和文献数据。该模型将不代表患者的特定状况，而是代表一般患者的个人资料。这些类型的模型适用于对患者人群进行分层，从而确定治疗的最佳人选，或者

了解与患者 -MCS 装置交互作用有关的复杂现象。Fresiello 等试图通过整合来自不同来源的数据并使用自动算法调整模型参数，综合 LPM 对不同患者特征的描述过程 [45]。

三、MCS 设备的计算模型

计算模型可用于测试心血管系统和 MCS 设备之间的相互作用。在这种情况下，循环模型可以与 MCS 设备的计算模型对接。

过去已经开发了复杂容量位移 LVAD 模型，可以代表充盈和排空期存储在设备中的血容量。这些模型还可以考虑驱动器的仿真性（气动或机电 [46, 47]），从而可以研究控制算法并

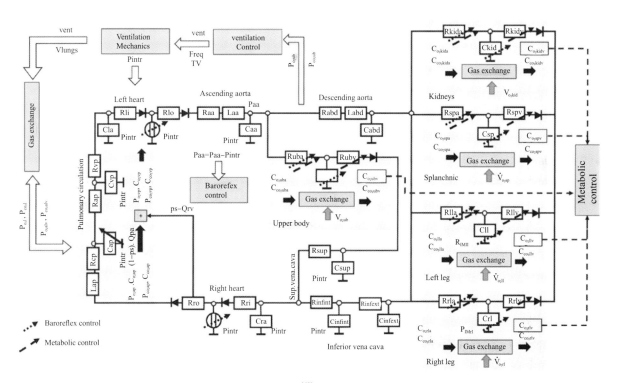

▲ 图 26-1　心肺模型的示意图 [40] 心脏模型包括活动的心房和心室

顺应性，惯性和抵抗力用符号 C、L、R 表示，后缀表示血管区域：动脉 / 静脉肺循环（ap / vp）、升主动脉（aa）、降主动脉（abd）、上肢动脉 / 静脉（uba / ubv）、肾脏动脉 / 静脉（kida / kidv）、动脉 / 静脉内脏循环（spa / spv）、左腿动脉 / 静脉（lla / llv）、右腿动脉 / 静脉（rla / rlv）、上腔静脉（sup）和下腔静脉（inf）。ps 表示肺分流。对于每个血管区域，根据局部流量和局部耗氧量（V_{O_2i}）计算出动脉和静脉的氧浓度（C_{O_2ia}、C_{O_2iv}）。通气控制由上身的氧气和二氧化碳分压（P_{O_2ub}，P_{CO_2ub}）驱动，并提供潮气量（TV）和通气频率（Freq）。所产生的胸腔内压力（Pintr）影响胸部的所有血管。压力反射控制模型可调节外周血管，心脏收缩力和心率。如果检测到较低的 C_{O_2iv} 值，则代谢性外周控制模型可局部调节血管舒张

测试不同的优化驱动策略。

随着滚轴泵的引入，文献中开发了几种模型。LVAD 的血流动力学可以用与泵流量 Q、压头 H 和叶轮速度 ω[48-50] 相关的公式表示：

$$H(t) = \alpha \cdot \omega(t)^2 - a \cdot Q(t) - b \cdot Q(t)^2 - L\frac{dQ(t)}{dt}$$

（公式 26-12）

其中，叶轮速度的二次项是设备产生的压力，a 和 b 是水力阻力参数，导数项代表血液惯性效应。可以将附加的阻力项和惯性项添加到公式中以表示套管的影响，包括可能的湍流现象[51]，以及在抽吸情况下的非线性附加阻力[52]。

除了泵的流体动力学特性外，某些模型还包括电动机[49, 50] 的表示，该电动机将电动机扭矩和电流与流量相关联。该公式使我们能够根据泵的相关信号估算 LVAD 流量。

LVAD 的计算模型可以连接到代表心脏以及肺和肺循环的闭环 LPM。这样的模型可以洞察不同条件下 LVAD 的性能，定义驱动策略来优化血流动力学结果和（或）心室能量，并开发一种生理控制器以使 LVAD 流量适应身体需求[52-54]。

四、适用于 MCS 设备的物理和混合心血管模拟器

在本节中，我们讨论物理心血管模拟器的概念及其在 MCS 设备的应用。物理模拟器通常是基于前面描述的 LPM 理论。他们提供实际连接和测试 MCS 设备的优势，从这个意义上讲，他们克服了计算 LPM 的限制（其中 MCS 设备也必须建模）。许多心室辅助设备数值模型基于静压 - 流量特点并显示一些模拟动力学效果的限制，例如流体的惯性或提供电机及其控制器的精确表示。物理的模拟器能够以更可靠、更现实的方式研究真实的 MCS 设备。

（一）物理心血管模拟器

物理模拟器对于临床医生和工程师都是有用的工具。对临床医生来说，它们可以用于培训和教育目的。模拟器可以支持临床决策和研究活动。它们也可以帮助理解生理学或者建立实践经验和技能。

模拟人体模型 - 纯物理模拟器是更简单的工具，可以用来对医务人员进行技能培训[55]。更复杂的人体模型模拟器，如 HPS 麻醉人体模拟机[56]，它将物理用户界面与一些生理模型结合在一起，目的是为了实现现实中的复杂培训情景（如重症监护）。然而，它们循环系统的代表装置功能相当简单，且不允许与 MCS 设备迭代出复杂的生理性交互。

除了培训应用外，物理模拟器是在研发阶段测试新 MCS 设备的有用工具。物理模拟器允许在 MCS 设备上进行一系列的测试（例如，优化设计、测试控制算法，证明心血管系统血流动力学的有效性和安全性）。从这个意义上说，物理模拟器构成一个有价值的试验台，可以减少或可能取代动物实验。除了经济上的优势，物理模拟机同时克服了与动物实验相关的法律和道德问题。欧盟指令 2010/63/EU[57] 鼓励减少动物实验与寻找替代实验方法。

近几十年许多研究小组已经开发出不同的物理心血管模拟器[58-66]。这些模拟器主要在硬件设计和复杂程度上有所不同，因为它们被用于不同的目的。其中一些是为了理解复杂的人体生理学，也是为了理解心室辅助装置与心脏的相互作用[60, 63, 64, 66]，而另一些则被用作试验台（例如，用于医疗器械评估[59, 62, 65]）。

一些选定的心血管物理模型的简要概述随后在这里介绍，更完整的概述请参考文献[4]。

Kolyva 等用一台物理心血管模拟器进行 IABP 测试应用[64]。这是一个模拟的循环回路（MCL），由聚氨酯管模仿心血管系统解剖学（主动脉干及其分支）。人工动脉的末尾连接注射器来模拟外周血管顺应性，用毛细管模拟外周血管的阻力。左心是由 Abiomed BVS 5000 系统模拟（Abiomed Inc.，Danvers，MA，USA）。这个 MCL 在某种程度上复制了体循环，可用于波形强度分析确定心血管局部反射系数应用程序[67]。

值得一提的是，这个模拟器是开环，意味着只有左心和动脉模拟体循环。右心、静脉回流和肺循环被忽视或被简化为普通管或罐的形式，以允许液体回流到左心。

其他类型的应用程序，包括前负荷 / 后负荷及交互心脏 –MCS 装置的研究，需要闭环模拟器。闭环模拟器是包括完整的心血管系统。

一种闭环物理模拟器由 Timms 等[65] 开发。它是一个非常小型的 MCL（60cm×60cm×60cm，长×宽×高）为 MCS 设备测试而设计。其体循环和肺循环采用 5 种要素的 Windkessel 模型，阻力和惯量以管道尺寸为特征（通过比例控制阀调节）；顺应元件是通过液压室（可通过调节所含气量来调节）来实现的。4 个心腔以电动气动气压调节器为模型模拟心房和心室的收缩力，由四个旋启式止回阀模拟心脏瓣膜。螺线管控制心室之间以及心室和心房之间的连接，可以分别模拟室间隔缺损和瓣膜反流。模拟器还考虑了支气管循环。MCL 曾被使用过，例如，用于双旋转全人工心脏（TAH）[68] 的 Starling-like 控制器开发，或者用于测试旋转 LVAD 作为右心室辅助装置（RVAD）的双

心室辅助[69]。

另一个闭环物理模拟器由 Vukicevic 等[66] 开发，通过应用通气机制适用于复制 Fontan 循环。其体循环分为上循环和下循环，加上受腹式呼吸压力影响的内脏腔室。考虑到呼吸引起胸膜内起伏变化，肺循环分为左肺和右肺腔室。基于患者的磁共振成像数据，将患者特异性腔肺连接接入到模拟器来模拟 Fontan 循环。LVAD 脉动系统（Abiomed Inc.，Danvers，MA，USA）是用来模拟左心室。整个系统被用来模拟和测试患者 Fontan 术后呼吸对膈下静脉回流的影响。

作为 Kolyva 等方法的替代方法[64]，后两个模拟器中，心血管系统遵循 Windkessel 模型相同元的集成液压元件复制而成。Windkessel 组件使模拟器更为袖珍且可调节心血管系统病理生理状态。如果需要对特定的血管区域进行更多的研究，该模拟器可以与患者磁共振数据重建的 3D 解剖模型交互。尽管物理模拟器有许多优点，但还有一些局限性：在模拟不同的血流动力学条件（例如，要改变阻力，必须替换物理元素，或者需要执行器）时，引入不必要的寄生分量、非线性和低灵活性的物理元件的存在。

这些限制导致模拟器的硬件更新或修改变得耗时，同时具有长期的不稳定性。基于这些发现，下面介绍混合模拟器的概念。

（二）混合动力（液压计算）心血管模拟器

1992 年，Pillon 在[70] 中提出了混合心血管模拟器的概念及原型。术语"混合"是指两种不同的模拟环境：第一个环境是软件（计算模拟器的一个领域），第二个是物理水力结构（一个模拟仿真器领域）。因此"混合模拟器"表示

一个模拟系统，分为物理部分和计算部分。

这两部分通过一个混合（液压计算）接口连接，该接口提供了水力和数值分量（即压力、流量或体积信号）之间的双向实时信号转换。由于相互间的实时通信使得计算心血管模型能够实时执行，LPM 更适合于临床应用建立一个混合心血管模拟器。虽然有 CFD 实时模拟工具[71]，它们通常在服务器上"在线"执行与经典的 CFD 模型相比，它们的精度更低。

关于混合接口，不同的技术实现是可能的，但它们都有共同的目标，即确保从计算部分到液压部分的实时压力和流量/体积转换，反之亦然。在液压部分，压力、流量或体积变化（例如由 LVAD 引起的）进行测量并传输到计算部分并在数值计算中加以考量。计算部分的压力、流量或体积变化（例如由心室引起的）通过驱动器转移到液压部分，驱动器可以是齿轮泵、活塞、膜或推板，或其他外部受控元件[72]。

混合模拟器具有计算模型的优点，如模拟精度和灵活性，MCS 器件测试的内容几乎涵盖了 MCL 的所有优点。

（三）用于 MCS 设备测试的混合心血管模拟器

在过去的 30 年里，许多不同品种的心血管模拟器是为各种应用而开发的[72-80]。它们嵌入的心血管模型的复杂程度不同。此外，它们的液压和计算部分有不同分工，从半液压半数值模拟器到全混合模拟器。根据作者的经验，全混合方法代表了一个更好的选择，以尽量减少 MCL 的缺点与实现计算模拟器优势最大化。有关混合模拟器的技术细节如下[72]所述。

全混合模拟器的一个例子是波兰科学院 Nalecz 生物控制学和生物医学工程研究所

（IBBE-PAS）与意大利国家研究委员会临床生理学研究所在欧洲项目 SensorART 框架下合作开发的一个模拟器[81]。现在，混合心血管模拟器（HCS）继续在 IBBE-PAS 和 Katholieke 鲁汶大学（KUL）之间发展。这个模拟器提出了一种新的混合接口方法（HI）。其想法是开发一个可配置的、模块化、多用途液压计算 HI，适用于测试不同的 MCS 设备。

对于混合接口，术语"通道"涉及到一个驱动器，即信号转换和交换。在这种情况下 LVAD/RVAD 系统的两个连接点是心血管模拟器所需的。因此，混合接口中的两个通道是必需，一个用于与设备通信输入，另一个通信输出。显然，对于连接和测试在双心室辅助装置（BVAD）系统中需要 4 个通道的 HI。

（四）全混合心血管模拟器说明

IBBE-PAS 和 KUL 使用的 HCS 具有 LPM 表示的计算部分包括心房、心室、肺和体循环。该模型嵌入了前面描述的 LPM 的大部分特性，如多室循环模型（上肢循环、肾循环、内脏循环和下肢循环）、心室的时变弹性模型、压力反射控制。更多细节在文献[82]中被报道。

HCS 的水力计算（图 26-2）包括 4 个单独的通道，每个通道由一个液压操作系统组成腔室与齿轮泵相连，齿轮泵由伺服直流电机（液压执行器）。它还配有压力传感器和一套安全阀和操作阀。HI 设计开发为尽可能通用和可配置以适用于不同的应用。

为强调 HI 通用形式，已开发的 HCS 应用程序在以下段落中描述。

（五）混合心血管系统模拟器应用综述

在以下段落中简要介绍了 HCS。

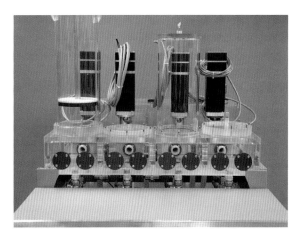

▲ 图 26-2　混合接口的前视图，带有 4 个通道，每个通道配备一个直流电机、一个齿轮泵、一个压力传感器和液压室。专用正面外圈用于连接外部设备（如 LVAD）。腔室（通道）由内部盖隔开可以移除，以减少操作系统的通道数量或人工阀门等连接组件。附加附件，如可变或固定气动顺应性，可安装在每个腔室

（六）LVAD 测试

HCS 可配置为测试房室 – 主动脉连接中搏动性 LVAD[83]，示例如图 26-3 所示，HCS 用于研究左心室与气动膜基成人 MCS 装置（其气动驱动器由 IBBE-PAS 公司自行开发）气囊之间的血流动力学相互作用。HCS 的 LPM 配置为提供一个数字心电类似的信号同步 MCS 设备。HI 配置如图 26-3 所示，包括一个输入套管连接到第一个 HI 通道，左心房压力（Pla）被复制；输出套管连接到第二个通道，在其中模拟全身动脉血压（Pas）。

使用相同的 HI 配置，工程师们研究了 LVAD（CircuLite Synergy Mircropump，HeartWare Inc.）[82]。虽然在文献 [83] 中使用了一个简单动脉和静脉系统循环的 Windkessel 模型，但这里引入了更复杂的 LPM 模型，包括前面介绍的自主控件。混合模拟器被调整到特定的动物情况下的基线条件（LVAD 关闭），并可以模拟 LVAD 支持值增加时血流动力学演变（LVAD 速度逐步增加）。这项研究表明由于最

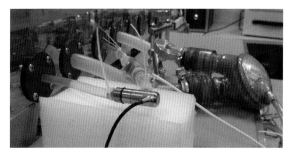

▲ 图 26-3　连接到 Pla 和 Pas 通道之间混合接口的脉冲式和旋转式 LVAD。每个 LVAD 可以通过夹紧另一个进行测试

小化液压元件及引入计算部分，混合模拟器方法确保足够的灵活性重现特定的血流动力学状况。此外，左心室负荷进行性增加，LVAD 支持级别随之增加，扩大了 HCS 用于测试 LVAD 生理控制算法的应用[84]。

HCS 有一定的灵活性，由于包含了计算系统部分，允许它适用于搏动性和旋转性儿童 LVAD 测试。与纯 MCL 的硬件组件相比，将计算心血管模型缩放到儿童大小的过程要简单得多。

HCS 是用来测试小儿气动 LVAD（EXCOR Berlin Heart，Berlin，Germany）[85]。本研究探讨了异步机械支持下最佳 LVAD 脉冲率与本机心率的关系。HCS 配置如图 26-4 所示。与 HCS 的 LVAD 连接类似于上述的心房 – 主动脉辅助，但是输入套管与 HI 相连模拟左心室的液压室压力（Plv）。

同样的配置用于调查 EXCOR Berlin Heart LVAD（Berlin，Germany）临床观察到的膜破裂[86]。对于此应用程序，HCS 调整以重现破裂发生时特定儿童的血流动力学状况。然后连接 LVAD 并进行了测试。

在儿科应用之后，一个新的旋转 LVAD 原型（Jarvik 2015，Jarvik Heart Inc.，NY，USA）使用 HCS 测试[87]。HCS 允许对不同体重

（2～7kg）的儿童患者使用该辅助装置的可行性和潜在的血流动力学结果进行研究。

（七）BVAD 和 TAH 测试

为了将 HCS 配置为支持双心室，需要 4 个 HI 通道（2 个用于左心室，2 个用于右心室辅助）。BVAD 应用的 HCS 配置在文献[88] 中进行了阐述，包括左、右心室压以及 4 个通道上的主动脉和肺干压力。

显然，可以使用类似的 HI 配置将 TAH 连接到 HCS。它的不同之处在于，心室的数值模型在这种情况下会被删除，TAH 的 HI 配置变为 Pas、Pla，右心房压力（Pra）和肺动脉压力（Pap）（图 26-5）。此配置需要使用 TAH 和 HCS 之间的涡流管连接，但要尽可能地减少寄生管的使用。

（八）人工心脏瓣膜测试

对于心室辅助设备和 TAH 应用，HCS 的混合接口腔室通常由壁隔开，以便独立工作。为了进行阀门测试，可以从壁上拆下内部盖，以在两个腔室之间开一个孔，并相应地连接一个人工阀。该解决方案允许将阀直接连接在两个腔室之间，以避免阀和 HCS 之间的寄生液压元件。通过从 LPM 中删除阀门的数值模型来调整 HCS 的计算模型。文献[89] 中详细介绍了用于主动脉瓣测试的 HCS 应用程序（图 26-6）。可以扩展 HCS 配置以测试两个人造瓣膜（如二尖瓣和主动脉）或主动脉生物瓣膜。

（九）体外设备测试

体外应用通常需要两个 HI 通道，一个用

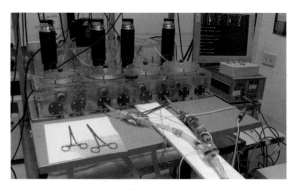

▲ 图 26-4　一个气动的 EXCOR Berlin Heart LVAD 连接到 Pas 和 Plv 室 (左起第二室和第三室) 之间的混合接口

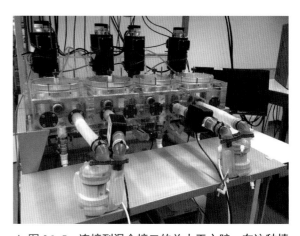

▲ 图 26-5　连接到混合接口的总人工心脏。在这种情况下，所有 4 个腔室均用于再现（从左到右）：Pra、Pap、Pas 和 Pla。该设备是 Realheart TAH 版本 11c（Scandinavian Realheart®, Västerås, Sweden）。针对此特定实验版本，已在设备上添加了硅垫，以实现内部压力监控

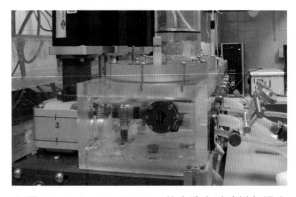

▲ 图 26-6　St. Jude Medical 的人造主动脉瓣与混合型心血管模拟器相连

第一个通路重现 Plv，第二个通路重现 Pas

于引流套管，另一个用于输液套管。但是，当使用两个引流套管时，需要第三个 HI 通道。此配置适用于体外 LVAD、RVAD、ECMO 和心肺机。对于 ECMO，可以模拟静脉 – 静脉和静脉 – 动脉插管。但是，HCS 仅允许调查 ECMO 的液压部分。其他方面（如血液氧合）在 HCS 上进行了计算模拟，因此无法与 ECMO 的氧合器进行物理组合。文献[90] 中提供了有关 ECMO 在静脉 – 静脉和静脉 – 动脉连接中的 HCS 配置的更多详细信息。图 26-7

给出了连接到 ECMO 电路的 HCS 的概述。

（十）主动脉内球囊泵测试

用于 IABP 的 HCS 的配置在 HI 中需要额外的硬件组件（特别是模拟主动脉的管），可以在其中插入球囊并将其连接到心血管模拟器的其余部分（如文献[64] 中所示）。图 26-8 显示了 IABP 的 HI 配置，在液压箱内还有一个柔顺管作为附加组件。模拟降主动脉的导管分别与上行模拟升主动脉的 HI 通道和下行模拟降主动脉的其余 HI 通道相连。第三个 HI 通道可以调节围绕管的盒子内部的压力，以模拟插入 IABP 的主动脉的不同弹性。

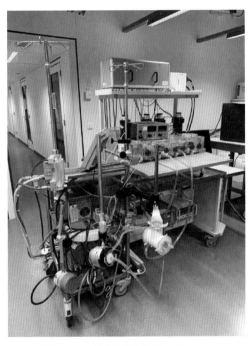

▲ 图 26-7　连接到混合接口的 ECMO
静脉管线连接至模拟 Pra 的第二个 HI 通道，动脉线连接到模仿 Pas 的第三个 HI 通道

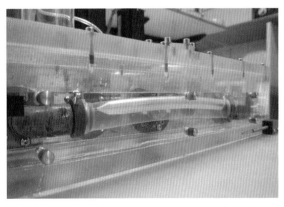

▲ 图 26-8　连接到混合接口的管内主动脉内球囊泵（模拟主动脉）

第27章

机械循环支持开发中的建模和模拟技术选择
Options for Modeling and Simulations Used in Mechanical Circulatory Support Development

David J. Horvath　Kiyotaka Fukamachi　Jamshid H. Karimov　著

施　野　译

吴怡锦　校

概述

目前心血管血流动力学的研究包括各种机械循环支持（MCS）血泵的使用，如左心室、右心室和双心室辅助装置（LVAD、RVAD、BVAD）和全人工心脏（TAH）。这些设备需精心设计，以适应各种疾病和患者状态，在泵端口呈现出的不同血流动力学环境。由于模拟技术可以在概念和方案制订前进行分析，因而在开发早期阶段减少探索性的体内实验中，显示出模拟技术的额外优势。

了解泵的特性和血流动力学间的相互作用以及这些因素与泵的选择、设计之间的关系，对于我们构思、探索和开发新的应用非常有帮助，尤其是在资源有限的情况下。所有的开发都是从一个尚不存在的设备开始的，因此不能进行物理模拟回路测试。此外，涉及心室和瓣膜疾病状态的实验研究通常不适合在基本测试上重复。因此，需要一个能够完全控制的物理回路、回路控制系统和泵装置，同时需要配置操作和维护其所需的资源和专业人员。模拟的一个主要目的是让没有参与创建操作软件的人员在实验室之外也尽可能便于携带、易于使用。

不同方法的应用和相对局限性

以下模拟方法代表了可应用于整个 MCS 设备开发过程的一系列工具。

数字模拟	基本模拟回路	混合模拟回路
开始，探索应用，体内模拟，模拟超出实际实验的状态	确定早期 MCS 设备特征，验证性能	探索复杂疾病状态，重复测试，控制器开发

1. 数字模拟

正如本章下文所述，计算机模拟能够克服一些基本模拟回路的应用限制，尤其是在开发的早期阶段。首先，有了可用的软件就能以较低的成本和相同的速度来开发应用程序。MCS 设备和专门的测试设置不需预先存在。用 MCS 设备能够模拟复杂疾病或联合疾病的状态，使各种运行特征能够适应各种类型的患者。它可以随身携带，并且可用在实验室外的办公室或教学环境中使用。如果可以用数学术语描述，则可以包含或加强自主反应。体内实验方案可以作为设备选择和血流动力学测试的结构化思维手段预先运行。该软件也可以专门用于教学或诊断。然而，血泵性能的数字模拟存在以下限制。

- 系统模拟软件需要对比实际数据进行验证。最初的数据可以通过分析之前的实验研究获得。
- 不能用于验证设备或 MCS 系统。
- 不能直接解决生物相容性问题。
- 有大量的输入参数，用户必须具备选择的能力。
- 自主神经系统反射中的心室相互依赖参数和生物感受器对收缩力、血管阻力和心率的反射参数需要包括数学算法。

虽然数字模拟不能直接解决生物相容性的问题，但它可用于比较不同患者的操作条件。针对特定设备的体内性能进行验证，即可用于比较不同疾病状态的操作条件，从而为测试或计算流体力学分析提供输入条件。

模拟输出仅对明确的条件和疾病状态有效。例如，如果对坐在椅子上的患者"微调"模拟输入，那么该输入仅在患者坐在椅子上时（坐姿）有效。由于这些限制，不能将模拟视为"虚拟患者"。

用于模拟泵口血流动力学的运算核心主要基于电子模拟[1-5]。这种集成阻抗的分布提供了足够的保真度来模拟泵口的血流动力学条件，这对于设备开发已经足够。如果要模拟血流在整个心血管系统到各个器官或肢体的分布，还需要一个更复杂的网络。

考虑到设备开发以外的用途，Fresiello 等提供了一个针对培训和临床用途而设计的更详细、更先进的模拟示例[6]。该模型具有更广泛的阻抗分布，以解决流向内脏器官的血流。软

件模块包括预设疾病模块和压力反射模块、心室辅助装置（VAD）使用模块、药物输注模块和血容量控制模块。另外，还有一个模块允许将模拟输入调整为临床患者状态，以帮助临床决策。Capoccia 等提供了另一个正在开发的用于临床 MCS 心血管模拟（CARDIOSIM©）的示例[7]。该示例能作为信息辅助手段帮助指导MCS 治疗的决策。该软件还可针对患者进行建模（根据患者情况进行调整），并包括各种MCS 设备。

2. 基本物理模拟环路

模拟不能取代开发程序中的物理模拟环路。泵装置在所需操作条件内的性能必须在物理模拟环路上表示，以验证泵的性能，并显示模拟的实际输入。基础系统包含一个 MCS 装置的流量回路，其中的阻抗需通过手动方式施加和控制。

- 阻力：调节手动阀门可释放 MCS 装置上的压力负荷。这些阀门可以是简单的流量限制阀、压力调节阀或两者并联的组合，以便微调阻力。
- 顺应性：蓄水池可使容积随压力成比例地变化，可模拟体循环和肺循环的总顺应性。这些装置可以通过气动加压来提高（全身和肺部）压力，通过立管与大气相通或者使用弹簧活塞来降低（心房）压力。
- 惯性：不同直径和长度的管路可以用来模拟显著的惯性阻抗。

加入活化元件才能为测试 MCS 装置提供一个搏动环境，从而模拟心室的输入。活塞式设备或搏动型 VAD 通常用于模拟心室输入。4种心脏瓣膜均采用普通的单向阀或临床人工瓣膜来模拟。

基本物理模拟环路包括以下几种局限性。

- MCS 设备和应用程序必须预先存在，才能使用物理模拟回路。
- 复杂或联合疾病状态的建模比较困难，需要特殊的组件，并可能超出实际实验的范围。
- 由于是人工操作，很难在不同的 MCS 设备上精确地重复测试方案。
- 不能直接证明生物相容性，尽管可以通过专门的血液循环回路识别溶血迹象。
- 生物感受器反射和心室相互依赖作用等自主反应需手动输入。
- 必须在实验室环境中使用。
- 根据系统的复杂性，开发和维护测试回路和仪器系统的成本非常高。

3. 受控物理模拟环路（混合模拟环路）

该模拟环路结合了前两种方法。在系统的数字模拟指导下，通过在具有电激活的基本模拟环路中增强手动控制来创建混合模拟环路。这克服了基本模拟环路和数字模拟的一些限制。首先，实际硬件可以在一系列模拟的复杂、联合疾病状态下进行精确的重复测试，并通过开发控制系统进行实时测试。相关研究[8-10]使用了一种物理模拟环路与模拟模型驱动控制系统相耦合的混合系统，该系统可以产生各种生理测试条件，包括自动调节反应，而这些在基本模拟环路是无法实现的。这些混合系统具有使真正的 MCS 设备代替泵模拟以及作为开发实时生理控制方案的优秀平台的巨大优势。

混合系统的明显缺点是用户需要完全控制所有元件、物理模拟环路、仪表、控制系统和预先存在的 MCS 设备，并须承担开发、维护和使用系统的成本。

4. 数字模拟实例：虚拟模拟环路（VML）

本研究所开发了一种数字模拟工具来研究 MCS 的所有应用[11-14]，包括 LVAD、RVAD、BVAD 和恒流全人工心脏（CFTAH）。最近一个报道描述了 VML 的使用[15]，包括一个模拟疾病进展的示例，以及 LVAD 和 BVAD 辅助下的左心室收缩、右心室收缩及与主动脉瓣反流的相互作用。通过使用 CFTAH 工作台模拟循环回路，我们的 CFTAH 已成功进行基于 VML 广泛条件下的泵性能和设备自我调节能力评估[16]。

5. 运算核心

该模拟是专门针对泵口的血流动力学环境开发的。软件由 MATLAB（MathWorks®，Natick，MA，USA）编程，使用体循环和肺循环阻抗的集总参数分布以及心腔、瓣膜和机械支持设备的特性，来模拟人体心血管系统的血流动力学。文献[1-10]中有许多心血管模拟示例可供借鉴。运算模型通常用电模拟来描述。电阻、电容和电感用于表示全身和肺部血管的集总参数进行建模。4 个心腔可以用电容来表示，电容随时间连续变化，其模式近似于搏动的心室和心房。4 个瓣膜的模型是在 Korakianitis 和 Shi 的工作基础上建立的[1]。

输入参数包括阻抗值、收缩期和舒张期心脏房室顺应性、搏动频率、血容量变化和泵特性。我们选择这些参考文献[1, 2]来指导创建心血管阻抗是因为它们内容全面。模拟示意图（图 27-1）显示了电学类比的阻抗分布，包括电阻（代表血管阻力）、电容（顺应性）和电感（惯性）。

弹性血管间的流体加速

$$\frac{dQ}{dt} = \frac{v_1/c_1 - v_2/c_2 - Q \cdot r}{i} \qquad (\text{公式 27-1})$$

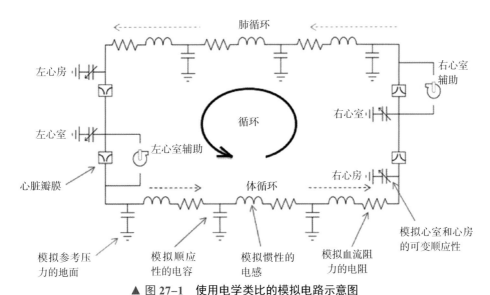

▲ 图 27-1　使用电学类比的模拟电路示意图

公式 27-2 和公式 27-3 中，bpm= 每分钟心跳次数；sys= 收缩期百分比；ed 和 es 分别为舒张期弹性和收缩期弹性(mmHg/ml)。图 27-2 显示了心室和心房弹性波形，例如收缩期和舒张期弹性、心率和收缩期百分比的输入值。注意收缩期和舒张期弹性的峰值和最低值等于 es 和 ed

公式 27-1 中，Q = 流量（ml/s）；v_1、v_2 分别为输出和输入血管容积（ml）；c_1、c_2 分别为输出和输入血管顺应性（ml/mmHg）；i = 与流量相关的惯性（mmHg·s^2/ml）；r = 与流量相关的阻力（mmHg·s/ml）。

左右心室和心房的弹性建模是通过按公式 27-2 和公式 27-3 与输入心率同步调节顺应性来模拟的。

心室弹性

$$e_v(t) = \begin{cases} 1-\cos\left(\dfrac{t}{t_a}\cdot\pi\right) & t < t_a \\[2mm] 1+\cos\left(\dfrac{t-t_a}{t_b-t_a}\cdot\pi\right) & t_a < t < t_b \\[2mm] 0 & t_b < t \end{cases}$$

$$t_a = \frac{2}{3}\cdot sys\cdot\left(\frac{60}{bpm}\right)$$

$$t_b = sys\cdot\left(\frac{60}{bpm}\right)$$

（公式 27-2 ）

心房弹性 $(t) = e_d + (e_s - e_d)\cdot e_a(t)$

$$e_a(t) = \begin{cases} 1-\dfrac{\cos\left(\dfrac{2\pi(t-t_c+1)}{t_d}\right)}{2} & t < t_c + t_d - 1 \\[4mm] 0 & t < t_c \\[4mm] 1-\dfrac{\cos\left(\dfrac{2\pi(t-t_c)}{t_d}\right)}{2} & t \geq t_c \end{cases}$$

$$t_c = 0.92\frac{60}{bpm}$$

$$t_d = 0.09\frac{60}{bpm}$$

（公式 27-3 ）

当接近舒张末期容积时，心室弹性的增加是由公式 27-4 的关系所决定的。即舒张末期的弹性为，

心室容积弹性模量（t）= 心室弹性模量（t）

$$+\frac{1}{5}\left(\frac{v}{edvl}\right)^6$$

（公式 27-4 ）

其中，v = 心室容积（ml），edvl = 舒张末

期容积极限（ml）。

4个瓣膜均建模为摆动式单向阀，特征输入包括孔板损失系数、泄漏面积（反流）、阻塞面积（狭窄）以及与惯性和阻尼相关的动态特性。公式27-5和公式27-6为阀门和流体加速度的控制方程，阀门静压降作为流量和阀门位置的函数方程如公式27-7所示。通过对阀门施加下限防止阀门完全关闭来模拟瓣膜反流，通过施加上限阻止阀门完全打开模拟瓣膜狭窄。

阀门位置加速度为

$$\frac{d^2\theta}{dt^2} = c_p \cdot \Delta P - c_f \cdot \frac{d\theta}{dt} \qquad （公式27-5）$$

阀门流体加速度为

$$\frac{dQ}{dt} = \frac{\Delta P - P(Q)}{c_i} \qquad （公式27-6）$$

阀门静压降为

$$P(Q) = \frac{|Q| \cdot Q}{\left[c_v \cdot \left(\frac{1-\cos\theta}{1-\cos 1.3} \right)^2 \right]^2} \qquad （公式27-7）$$

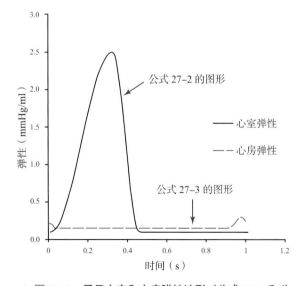

▲ 图 27-2 显示心室和心房弹性波形（公式 27-2 和公式 27-3）输入示例：心室收缩弹性 =2.5mmHg/ml，心室舒张弹性 =0.1mmHg/ml，心房收缩弹性 =0.25mmHg/ml，心房舒张弹性 =0.15mmHg/ml，脉搏 =60bpm，收缩期百分率 =45%

在公式27-5至公式27-7中，θ= 阀门位置［范围 $0\sim1.3$rad（rad弧度单位；1rad $\approx$ 57.3°）］；Q= 通过阀门的流量（ml/s）；$P(Q)$= 静态压降，作为流量和阀门位置的函数（mmHg）；ΔP= 通过阀门的压差（mmHg）；c_p= 阀门动态压力常数［rad/（$s^2 \cdot$ mmHg）］；c_f= 阀门动态摩擦常数（1/s）；c_i = 阀门动态惯性常数（ml $\cdot s^2$/ml）；c_v = 瓣口常数［ml/（$s \cdot$ mmHg）^{5}］。

循环辅助泵的性能模型是基于转子动力泵的相似特性建立的。根据扬程曲线的形状、流量、压力上升和速度方面的设定点，可以计算出不同速度下的扬程曲线（压力上升与流量）（图27-3）。选择一个通用的扬程曲线形状，或者将特定泵的扬程曲线形状作为公式输入，按设定点百分比标准化（流量/设定点流量，压力上升/设定点压力上升），并映射到（1，1）的值。所有流量的静态泵压力上升和泵速度可以从标准化扬程曲线中计算出来。由于泵内流体的惯性，动态扬程曲线（由于心室输入而产生的脉冲血流）有一个滞后回路。公式27-8中使用了一个惯性项来模拟动态扬程曲线中压力与流量之间的动态传输滞后，以获得脉冲流量下瞬时的泵压上升。

跨泵的动态压力上升

$$\Delta P = P(Q) - |Q| \cdot Q \cdot r - \frac{dQ}{dt} \cdot i \qquad （公式27-8）$$

其中，ΔP= 跨泵的瞬时上升压力（mmHg）；Q= 泵流量（ml/s）；$P(Q)$= 泵静态扬程曲线上的压力上升（mmHg）；r= 泵管阻力（泵口综合损失）（mmHg $\cdot s^2$/ml^2）；i= 泵内流体惯性（ml $\cdot s^2$/mmHg）。该公式还考虑到通过泵的反流（负的 Q 值）引起的压差增加。

模拟输入的"正常"值取自参考文献，主要来自 Korakianitis 和 Shi 的文献[1]。输入的可

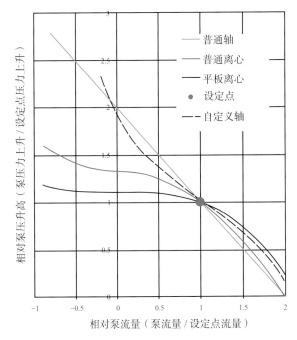

▲ 图 27-3　输入泵性能的静态扬程曲线形状

选分布与基于疾病的输入面板相关联，与疾病状态的严重程度相对应。该系统的输出包括整个心血管系统/泵环境的压力、容积和流量。一个用户输入界面允许选择各种单一或多种疾病情况，包括 4 个瓣膜的狭窄或反流情况。

6. 模拟输入

系统输入由用户界面面板完成，该面板允许预先定义的基于疾病的模式或通过输入详细的阻抗分布的值来模拟患者情况。

7. 基于疾病输入

基于疾病的输入（图 27-4）允许用户指定影响患者的各种不同情况。病情可以单独选择或组合选择。测量功能可以输入适应受试者体重，其标准血容量为 80ml/kg。在进行选择时，下面窗口输入详细的血流动力学参数，可使用与疾病条件和血容量一致的默认值。所有的默认值都可以通过手动输入来覆盖。

8. MCS 设备输入

在选择血泵类型的菜单下，可以输入左心室和（或）右心室辅助装置（VAD）压力、流量和转速（图 27-5）。可添加特定泵的特征性能。设定点和操作点都可以输入，以便测量在不同速度下泵流量与压力特性的变化。例如，如果选择一种“通用离心”泵类型，其设定点为 78mmHg、4LPM 和 2800RPM，得到的扬程曲线与 HVAD 左心室辅助装置（Medtronic，Inc.，Fridley，MN，USA）的非常类似。BVAD 支持是通过输入左心室辅助装置（LVAD）和右心室辅助装置（RVAD）来模拟。恒流全人工心脏（continuous-flow total artificial heart，CFTAH）可以通过 BVAD 来模拟，只要输入左心室和右心室收缩力，并将二尖瓣和三尖瓣压力降都设置为零。为了模拟自我调节的 CFTAH，在 4 个泵口的压力和流量的基础上建立了左/右平衡功能[16]。

9. 瓣膜输入

公式 27-5 至公式 27-7 的变量包括了瓣膜输入。每个瓣膜分别输入阀门阻力、反流百分比、狭窄百分比和动态常数，从而模拟各种组合的瓣膜疾病。

10. 心脏参数输入

输入 4 个心腔的顺应性、舒张末期容积、心率和收缩期百分比。收缩期和舒张期顺应性控制着心房和心室收缩的强度。顺应性是弹性的倒数。

11. 血管阻抗输入

作为顺应性、阻力和惯性的一系列数值的输入，阻抗值的分布集中在体循环和肺循环的大动脉、小动脉和毛细血管。血管阻力值是线性的，这意味着压力下降与流速成正比。

12. 与临床 LVAD 流量和压力波形的比较

基于最近发表的临床经验[17]，模拟显示了真实的流量和压力反应。HeartWare HVAD 可

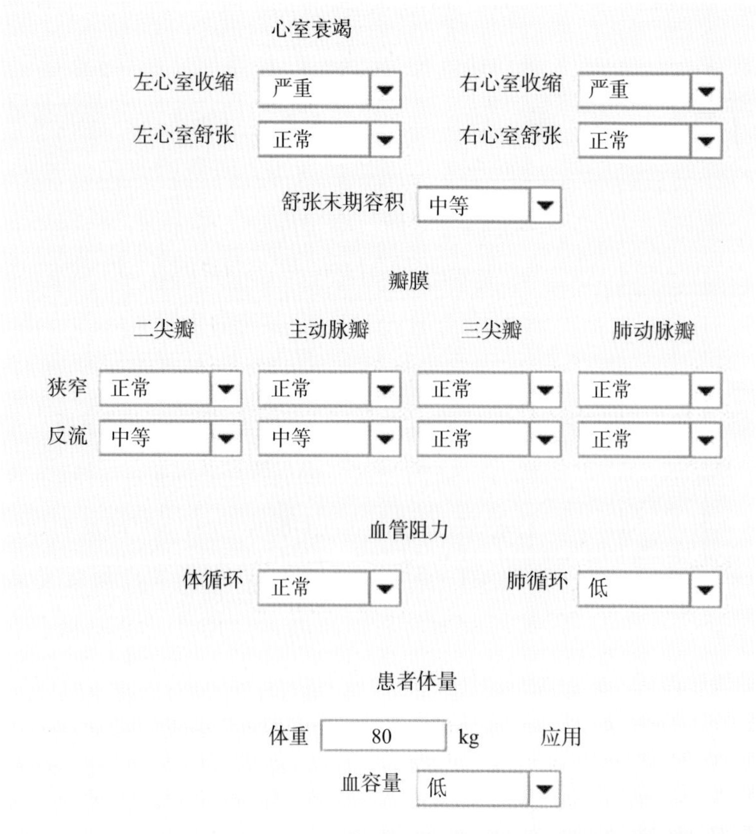

心室衰竭

| 左心室收缩 | 严重 | 右心室收缩 | 严重 |
| 左心室舒张 | 正常 | 右心室舒张 | 正常 |

舒张末期容积　中等

◀ 图 27-4　基于疾病的模拟输入，允许组合不同严重程度的指定疾病

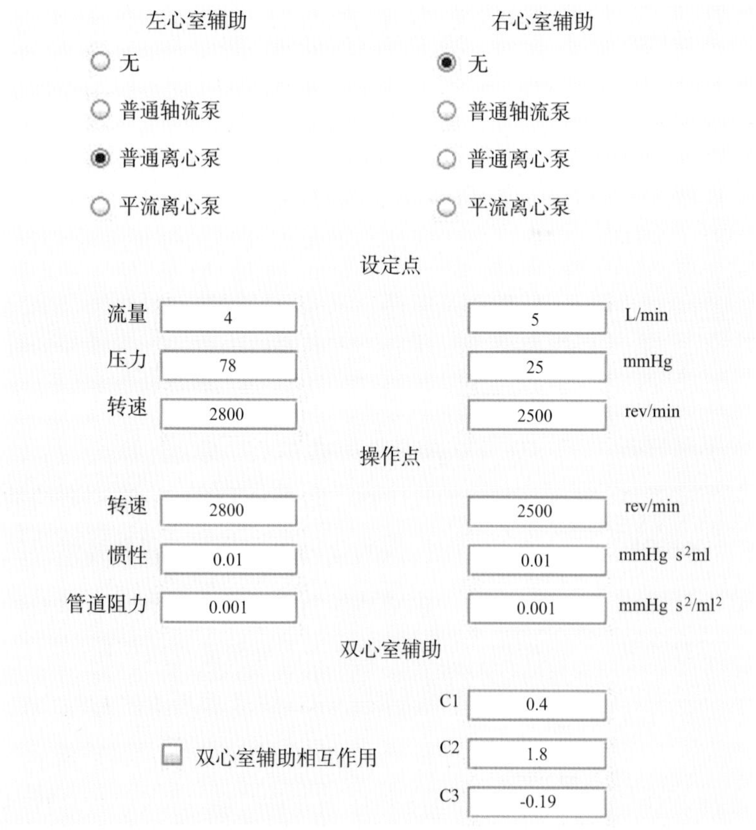

瓣膜

	二尖瓣	主动脉瓣	三尖瓣	肺动脉瓣
狭窄	正常	正常	正常	正常
反流	中等	中等	正常	正常

血管阻力

体循环　正常　　　　　肺循环　低

患者体量

体重　　80　　kg　　应用

血容量　低

左心室辅助
- ○ 无
- ○ 普通轴流泵
- ● 普通离心泵
- ○ 平流离心泵

右心室辅助
- ● 无
- ○ 普通轴流泵
- ○ 普通离心泵
- ○ 平流离心泵

◀ 图 27-5　使用右 VAD 的输入来模拟 MCS 设备

建立 CFTAH 模型时，同时选择左、右心室辅助，二尖瓣、三尖瓣反流率设为 100%，心室顺应性设置为低值

设定点

流量	4	5	L/min
压力	78	25	mmHg
转速	2800	2500	rev/min

操作点

转速	2800	2500	rev/min
惯性	0.01	0.01	mmHg s^{2}ml
管道阻力	0.001	0.001	mmHg s^2/ml^2

双心室辅助

	C1	0.4
☐ 双心室辅助相互作用	C2	1.8
	C3	-0.19

用于比较泵流量、心室压力和全身压力的模拟波形与实际波形。

通过设置 LVAD 输入来模拟 HVAD 性能静态扬程曲线，对收缩功能衰竭进行了比较（图 27-6）。为了创建静态扬程曲线，首先将泵的惯性输入设为接近零，这样动态条件引起的滞后也将接近零。然后将泵的惯性输入设为估计值 0.01mmHg·s²/ml 进行模拟。其他输入反映了表 27-1 所示的正常基线情况，只是收缩期顺应性从 0.4ml/mmHg 改为 1.4ml/mmHg，从而模拟中度收缩性心力衰竭，并将心率设置为 92bpm。主动脉压力和左心室压力的模拟结果和实际波形（图 27-7）以及相应的泵流量波形（图 27-8）显示出相似特征。

13. VML 的应用示例：疾病进展

为了展示如何使用虚拟模拟循环模型，在 MCS 设备支持水平不断提高的情况下，表 27-1 和图 27-9 至图 27-14 显示了一个疾病进展导致严重双心室疾病的解决方案示例。在正常基线（病例 A）之后，随着左心室舒张容积的增加，左心室收缩功能衰竭（病例 B）。然后加入左心室辅助（病例 C），接着是严重的右心衰竭（病例 D）。引入严重主动脉瓣反流（病例 E），随后 LVAD 转速增加（病例 F）。接下来通过增加 RVAD 支持来模拟 BVAD 支持（病例 G）。最后，通过去除 LVAD 和 RVAD 来显示 BVAD 支持的作用（病例 H）。

每一个病例的血流动力学摘要都会通过一个显示平均系统压力和流量的图形菜单来输出。图 27-9A 显示血流动力学摘要，图 27-9B 显示基线病例 A 的心室内和动脉内压力。

选择的压力和流量可以通过绘图来比较不同的模拟病例（图 27-10）以及比较正常和 BVAD 病例。有或无 BVAD 支持时 BVAD 对主动脉和肺动脉压力的影响如图 27-11。LVAD 和 RVAD 动态扬程曲线（图 27-12）显示了病例 G 在 BVAD 支持下的泵压力和流量搏动。左心室内压力与容积环（图 27-13）提示了疾病进展及 LVAD 支持对心室负荷和主动脉瓣开放时的影响。绘制模拟的动态扬程曲线（图 27-14）来比较不同疾病病例，显示了泵流量和压力搏动的变化。

进一步工作需要在 VML 核心的基础上继续开发这种方法，包括可自我调节的 CFTAH 和 BVAD、体外膜氧合系统、心房插管和搏动装置。这种方法也正被改造为 CFTAH 患者的监测应用。

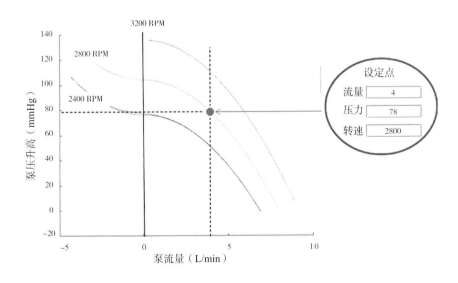

◀ 图 27-6 创建 HeartWare HVAD 静态扬程曲线的模拟输入示例

由模拟输入回路创建的示例静态泵扬程曲线来模拟 HVAD 泵。泵的惯性设置为接近零，以消除滞后曲线来显示静态性能

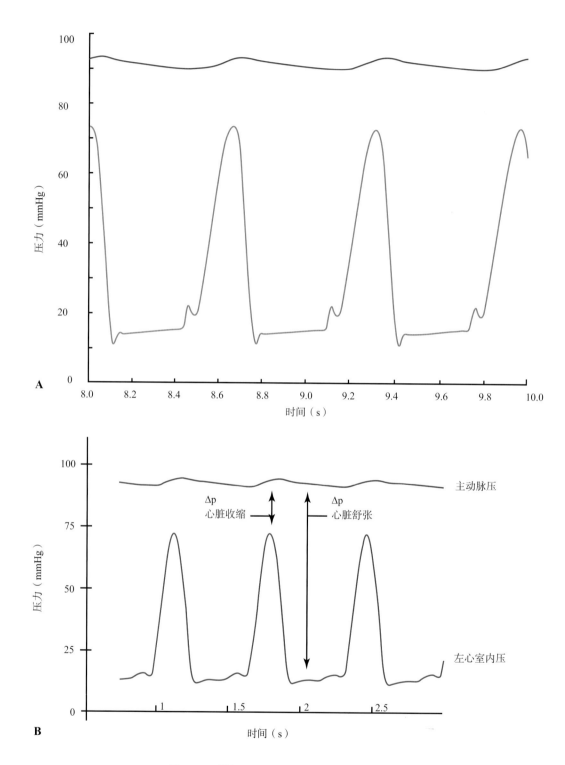

▲ 图 27-7　模拟的主动脉和左心室波形与临床对比

A. 模拟输出（92BPM，收缩顺应性 =1.4ml/mmHg）；B. 经 Wolters Kluwer Health，Inc. 的许可，转载自 Rich JD, Burkhoff et al. [17]

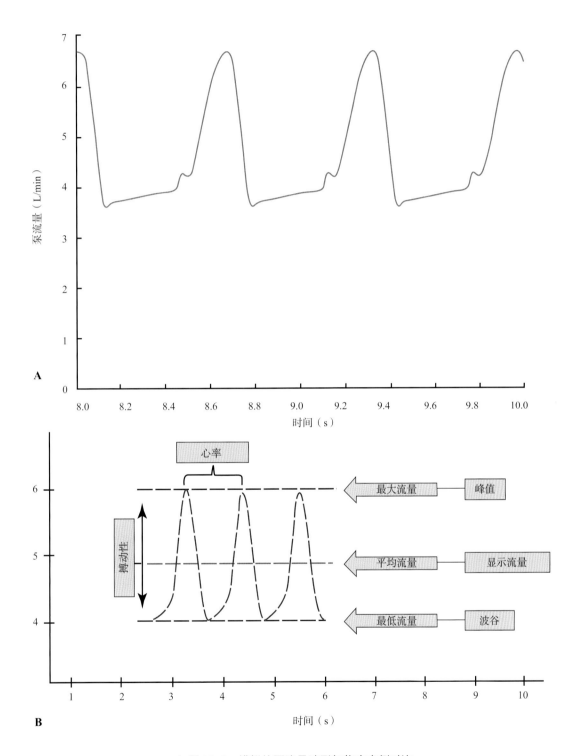

▲ 图 27-8 模拟的泵流量波形与临床实例对比

A. 模拟输出（92BPM，收缩压顺应性 =1.4ml/mmHg）；B. 经 Wolters Kluwer Health, Inc. 许可，转载自 Rich et al. [17]

表 27-1 虚拟输出模拟使用 LVAD 和 BVAD 的疾病进展情况

病例	疾 病	心室辅助	结 果	总流量（L/min）	泵流量（L/min）	平均动脉压（mmHg）	肺动脉压（mmHg）	左右心房压差（mmHg）	左心房压（mmHg）	右心房压（mmHg）
A	没有心脏病的患者	无	默认正常值 EF60%	5.5	N/A	99	26	3.1	10.3	7.2
B	左心室收缩功能衰竭伴舒张末期容量增加	无	流量减低 EF24%，左心房压升高	2.9	N/A	54	30	19.4	20.0	6
C	与 B 一样，应用 LVAD	离心泵正常转速	主动脉瓣关闭，流量及平均动脉压升高	4.6	4.9	92	28	11.5	14.0	2.5
D	由于 LVAD/IVS 限制导致严重右心衰竭	离心泵正常转速	右心房压升高，左心房压降低	4.2	4.4	89	21	−1.2	8.5	9.7
E	与 D 一样，+严重的主动脉瓣反流	与 D 一样	泵流量增加，平均动脉压降低	3.3	6.2	72	22	0.3	11.1	7.2
F	增加心室辅助，转速增加 20%	离心泵增加转速 20%	流量及平均动脉压降低，左心房压升高，右心房压升高	4.0	7.5	87	21	−1.8	8.5	9.8
G	与 F 一样，+右心室辅助（双心室辅助）	左心室辅助+右心室辅助（双心室辅助）	增加流量及肺动脉压，左心房压降低，右心房压增加	4.4	左 7.7 右 4.7	89	28	8.8	12.4	3.6
H	与 G 一样，没有双心室辅助	无	重度双心室衰竭和主动脉瓣反流	2.0	N/A	41	20	8.8	14.5	5.7

心跳 %，收缩率；LVAD. 左心室辅助装置；IVS. 室间隔；EF. 射血分数；N/A. 不适用

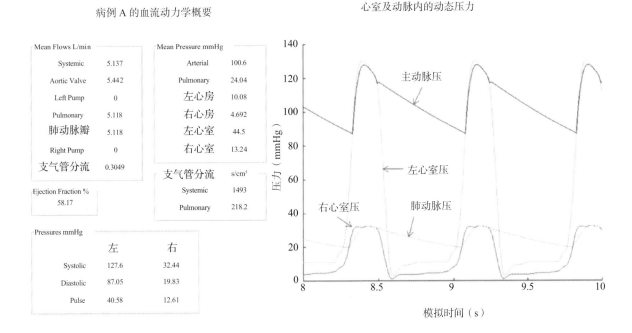

▲ 图 27-9　评估的基线条件

A. 模拟病例 A 的血流动力学概要；B. 系统压力与模拟病例 A 的模拟时间

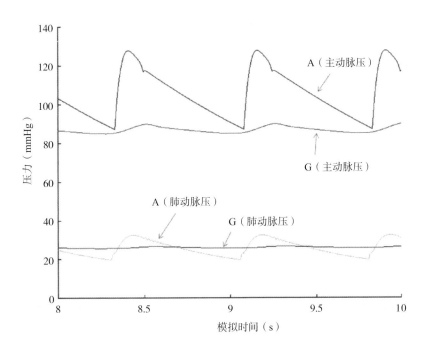

▲ 图 27-10　正常病例（A）和 BVAD 患者（G）在模拟条件下体循环和肺循环压力的比较

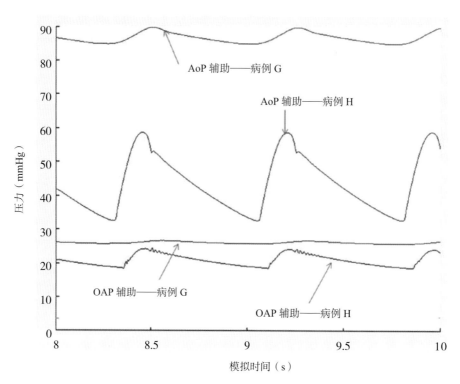

▲ 图 27-11　模拟病例 G（BVAD）与病例 H（在病例 G 的基础上去除 BVAD）的系统压力比较

AoP. 主动脉压；BVAD. 双心室辅助装置

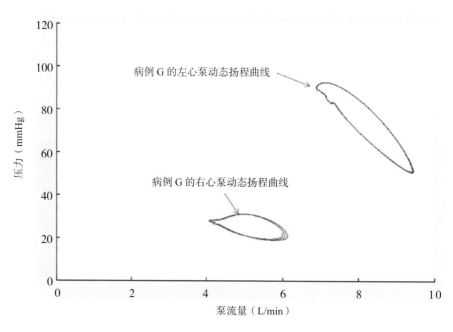

▲ 图 27-12　模拟病例 G 的左、右 BVAD 泵的动态扬程曲线

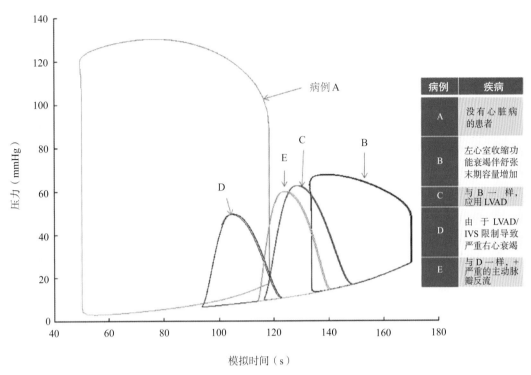

▲ 图 27-13　模拟病例 A 至 E 的左心室压力与容积环对比

LVAD. 左心室辅助装置；IVS. 室间隔

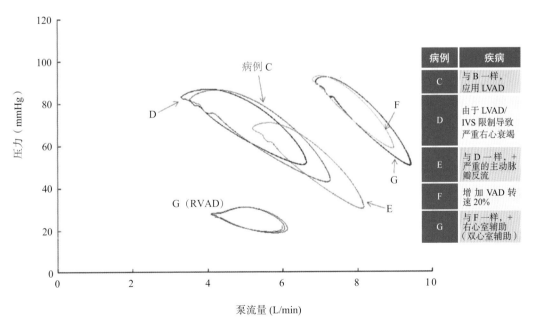

▲ 图 27-14　模拟病例 C 至 G 的 VAD 泵的动态扬程曲线对比

LVAD. 左心室辅助装置；VAD. 心室辅助装置；IVS. 室间隔

第五篇

不断发展的技术和设备概念

Evolving Technologies and Device Concepts

第28章 连续流血泵技术新进展
Emerging Continuous-Flow Blood Pump Technologies

Harveen K. Lamba　Jeffrey A. Morgan　著

周宏艳　张海涛　译

曹芳芳　校

一、概述

虽然心脏移植被认为是治疗晚期心力衰竭的"金标准"，但因其只适用于有限的一组患者，所以流行病学影响仍很低[1, 2]。鉴于供体分配过程的日益复杂，植入左心室辅助装置（left ventricular assist device，LVAD）很可能成为晚期心力衰竭患者的主要治疗方法[3]。自从具有里程碑意义的机械辅助治疗正性肌力药物依赖的充血性心力衰竭（Randomized Evaluation of Mechanical Assistance for the Treatment of Congestive Heart Failure，REMATCH）随机试验发表以来，从搏动性心室辅助装置到连续流心室辅助装置（continuous-flowleft ventricular assist devices，CF-LVAD）的发展提高了长期循环支持患者的生存率[4, 5]。左心室辅助装置和药物治疗在非卧床心力衰竭患者中的风险评估和相对有效性试验的初步结果也表明，即使在非正性肌力依赖的非卧床患者中，植入CF-LVAD也具有良好的效果。

目前该领域面临的挑战是与传动系感染、设备故障、血栓形成、溶血相关的耐久性问题，以及具有解剖学适应性的永久性循环支持系统的开发。旋转式连续流泵是为了改进搏动式泵或第1代设备而发展起来的。由于移动部件最小，它们的体积更小，耐久性更好[6]。以非生理方式产生的连续血流避免了对瓣膜和顺应室结构的需求。需要与血液接触的机械轴承和密封件的连续轴流泵被称为第2代泵，而基于磁悬浮叶轮的连续流旋转泵被称为第3代装置。

二、发展历史

对终末期心力衰竭的外科干预始于20世纪60年代，主动脉内球囊反搏的第一次应用于临床、心脏外科术后休克的患者心室辅助装置的植入，以及第一次成功的心脏移植[7-9]。最初的LVAD设计旨在通过创建具有1/3收缩期和2/3舒张期的生理性周期的搏动来模拟心脏功能。搏动泵的缺点是体积大和重量大，最终，由于膜失功导致耐久性差，限制了临床应用。自LVAD问世以来，随着技术的进步、生物相容性的提高、患者选择、手术技术和围术期管理等方面的进步，促进了该领域的长足发展。尽管取得了很大进步，但与设备携带不便、电池寿命短、需要经皮传动系，以及设备特定的并发症等相关的问题一直是其广泛应用的障碍。这些设备最常见的死亡原因与感染、出血、右心衰竭、神经系统并发症和设备故障有关[10]。连续流机械循环系统（mechanical circulatory systems，MCS）中的新技术是基于改进过去和现在的问题，特别是与以前的连续流技术的优点和缺点相关的问题。

三、技术创新

第 3 代新型 LVAD 设备采用磁悬浮非接触式轴承，可在无摩擦或磨损的情况下旋转。此外，这些泵具有远程监控功能，可以根据人体需求优化流量，并为临床医生提供额外的无创性工具来监控设备功能以优化治疗。目前 FDA 批准的采用这种设计的设备只有 HeartWare HVAD 和 HeartMate Ⅲ，而其他还在研究的设备包括 HeartAssiste 5。

HeartWare HVAD 是一种微型心包内离心装置，具有磁流体悬浮功能。流入端插管直接进入左心室心尖部，因此，装置位于膈肌上方。叶轮的离心旋转速度比轴向旋转装置慢，以减少溶血和血栓形成，并提高机械耐久性。HVAD 在 2012 年被 FDA 批准用于移植前过渡（bridge to transplantation，BTT）治疗，研究显示其 6 个月及 1 年的生存率分别为 91% 和 84%[11]。ENDURANCE 试验旨在评估 HVAD 作为终点治疗（destination therapy，DT）的效果，结果显示与 HeartMate Ⅱ 相比，HeartWare HVAD 同样有效。然而，在 HVAD 受试者中脑卒中的并发症更为常见，事后分析显示平均动脉压升高是脑卒中发生的独立危险因素[12]。ENDURANCE 补充试验前瞻性地确定了血压管理策略，该试验证实严格的血压管理可以降低 HVAD 受试者脑卒中发生率[13]。

HeartMate Ⅲ 是第 3 代离心式心包内 VAD，具有全磁悬浮转子，具有更宽的血流间隙，可以最大限度地降低溶血、血栓形成和 von Willebrand 综合征的风险[14]。此外，叶轮速度每 2 秒变化 1 次，以促进血流"搏动"。Momentum 3 临床试验旨在评估 HeartMate Ⅲ 在 BTT 和 DT 治疗方面的效果，并与轴流泵 HeartMate Ⅱ 泵进行对比[15]。2 年后，完全磁悬浮的 HeartMate Ⅲ 在无致残脑卒中或者再次手术以更换或移除故障装置方面优于机械轴承轴流式的 HeartMate Ⅱ[16]。

除更小的心包内设计和更少的设备故障优点外，新一代 LVAD 还可以实现对泵功能和流量的无创性监测。HVAD 流量波形可以提供有关 HVAD 功能和患者血流动力学的信息。HeartAssist 5 泵是第 5 代轴流叶轮装置，其配置与 HeartMate Ⅱ 相似，但体积更小，放置在心包外的膈肌上囊袋中。它目前正在进行临床试验，作为 BTT 使用，并通过控制器内的"手机系统"（无线）提供直接的流量测量，从而进一步进行远程监控。手机系统是一种无线发射器，每 15 分钟传输一次流量、功率和速度数据。这些参数及警报通知可以通过文本消息或电子邮件迅速传递给医疗保健提供者。除了流量数据，HeartAssist 5 还跟踪泵电动机的速度和电池使用情况，提供有关血流量及其流动性的信息。一项正在进行的前瞻性随机试验比较 HeartAssist 5、HeartMate Ⅱ 和 HVAD（ClinicalTrials.gov NCT02205411）辅助患者 180 天的成功率。

HeartWare MVAD 是一种小型化 VAD（78g），比其他替代容积为 20ml 的设备小得多。相比之下，Thoratec HeartMate Ⅱ 和 HVAD 的重量分别为 290g 和 160g。MVAD 系统将离心流和轴向流结合到一个纵向泵中。它提供顺行喷射和自然流量，可通过调节泵速从完全辅助转换到部分辅助[17]。铂合金叶轮在被动磁力和流体动力的作用下悬浮在陶瓷管中。万向节缝合环可以修改设备方向和泵深度，具有右心室放置和双心室辅助设备（biventricular assist device，BiVAD）支持的潜力。然而，由于泵血栓等技术问题，MVAD 的上市已被推迟。非随机 MVAdvantage 试验（临床试验 GOV NCT01831544），旨在评估超过 24 个月的 MVAD 安全性和性能，主要终点为 6 个月生存率，目前试验被搁置。

四、患者选择

新的设备设计和未来的创新为晚期心力衰竭患者的治疗开拓了巨大的空间。此外，适当的患者选择和 LVAD 植入时机可以最大限度地提高治疗效果。充分了解从 LVAD 技术中取得最大获益处的患者情况，可以提高生存率。近年来，植入 INTERMACS Profile 1（"彻底失败"）患者的比例从 44% 降至 14%，而 6 个月生存率提高到 90% 或更高[18]，这就是这种变化的例证。最近，路线图研究显示，在病情较轻、未住院的患者中，早期植入会有更高的生存率[19]。在这组患者中，LVAD 组的 12 个月生存率高于药物治疗组，生活质量改善，尽管 LVAD 组出现更多的不良事件和住院治疗。

另外，评估在正性肌力药物治疗前置入 VAD 的效果的随机试验研究（Randomized Evaluation of VAD InterVEntion before Inotropic Therapy，REVIVE-IT）最近被取消，原因是设备血栓形成的风险增加。REVIVE-IT 研究始于 2009 年，目的是评估积极 LVAD 植入策略与药物治疗对心力衰竭患者的治疗效果，入选的患者心力衰竭程度低于目前的 LVAD 适应证，以确定在病情较轻的人群中更早地植入 LVAD 作为终点治疗是否会提高生存率、生活质量或功能容量[20, 21]。该试验于 2015 年没有开始就终止了[22]。这些研究提供了 LVAD 治疗的风险 – 获益信息，以帮助患者和医生制订非正性肌力药物依赖患者的治疗决策，但在 LVAD 和药物治疗之间做出临床选择仍然是一个挑战。

在过去的 10 年里，已经制订了患者风险评估并经过验证，以帮助筛选合适患者[23-26]。由于心力衰竭是一种异质性的疾病，风险分层复杂需要个体化，虽然已经公布了心脏移植患者选择的指南，但对 LVAD 治疗的患者选择的指导意义有限。经过验证的工具如西雅图心力衰竭模型和心力衰竭生存评分，往往低估了绝对风险，高估了终末期心力衰竭的生存率。纽约心脏协会心功能分级带有主观性，而且容易受到观察者间显著差异的影响。允许根据患者在 LVAD 植入时的 INTERMACS 情况进行预后判断，INTERMACS profile 1 的患者预后最差[27]。HeartMate Ⅱ 风险评分（HMRS）被引入作为预测接受连续流血泵 HeartMate Ⅱ（Thoratec，Pleasanton，CA，USA）患者，在 90 天和 1 年死亡率的工具[25]。该评分来源于最初的 HeartMate Ⅱ 临床试验中登记的 1122 例患者，并进行了验证。该评分简单且易于计算，但对于 LVAD 不同患者群体，它在常规临床实践中的适用性有限[28]。使用贝叶斯分析的机器学习方法可以克服现有风险评分的一些局限性，目前正在评估 LVAD 植入后死亡率和主要不良事件的风险分层[29]。该风险分层模型是对 HMRS 的改进，无论设备类型或设备指示如何，都能保持其准确性。这种风险工具与电子健康记录的未来集成将允许在床边进行简单、快速的风险评估，有效帮助 LVAD 治疗的患者选择和临床决策制订。

五、外科微创技术

随着 VAD 小型化的不断发展，近几年来，人们对低有创性 LVAD 植入术的兴趣与日俱增。其潜在的优势包括减少创伤、失血和凝血障碍、致心律失常的并发症，缩短住院时间，以及移植时更安全的二次开胸[30-34]。低有创性入路的另一个优点是最大限度地减少了右心室功能障碍，由于心包保持完好，右心室功能保持不变，因此右心室保持在其自然位置。

最常见的微创手术策略包括部分胸骨切开显露升主动脉，左开胸显露左心室心尖，使用中心插管或外周插管建立体外循环。LVAD 经左心室心尖部流入，流出至升主动脉。保留胸骨的技术是将流出道的移植物缝合到升主动脉（通过右侧小切口）或腋动脉[35, 36]。虽然这种方法避免了全胸骨切开，但右侧开胸手术可能会引起更多的术后疼痛，并可能导致升主动脉显露困难，这在再次手术或联合心脏手术中至关重要[37]。

最近，基于 LATERAL 研究的结果，Medtronic 公司的 HVAD 获得了开胸植入资质，该研究是一项前瞻性临床试验，在美国和加拿大的 26 个中心纳入 144 例有资格接受心脏移植的终末期心力衰竭患者[38]。研究表明，通过开胸手术植入 HVAD 的患者，88.1% 在 6 个月内无致残性脑卒中或因设备机械故障更换机械。由于结果超过了预先指定的 77.5% 的性能目标，试验达到了主要终点（$P=0.0012$）。关键的次要终点显示住院时间显著减少，从平均 26.1 天降至 18 天（$P < 0.001$）。通过开胸植入 HVAD 治疗的患者 1 年内总生存率为 88.8%。

即使采用"低有创性"的技术，由于目前可用的最小泵的外形，仍需要进行大的开胸手术，并进行肌肉切开和肋骨劈开。胸部小切口可能会使直接进入左心室心尖在技术上更具挑战性，并导致流入导管放置不当。同样，有限的暴露 / 进入升主动脉路径可能会导致紧急体外循环建立困难[30]。对合适的患者微创植入 LVAD 具有较好的可行性和安全性，随着新一代泵技术的改进，其结果将继续改善。

六、非体外循环技术

VAD 的植入通常是在患者接受体外循环（cardiopulmonary bypass，CPB）的情况下进行的。然而，体外循环存在一些不良反应，如炎症介质的激活、肺血管阻力增加、血小板激活、凝血障碍和肾功能损伤[39]。在体外循环下放置 VAD 会加重原有的终末器官功能障碍，导致术后凝血障碍、出血和右心衰竭恶化。在不使用 CPB 的情况下植入 VAD 将有助于降低这些并发症，且植入过程中血流动力学影响小，也不会造成大量出血。非体外循环 VAD 植入术指所有手术步骤的完成（包括传动系统隧道建立、流出端移植物吻合术和心尖闭合前充分排气）均无体外循环辅助。心尖排血是在快速心室起搏期间完成的，以最大限度地减少失血并有利于 LVAD 流入端植入。非体外循环策略的好处包括减少输血、出血再次开胸手术、急性肾损伤和呼吸系统并发症。最大限度地减少输血和减少对血液抗原的暴露降低了受者致敏的风险，从而保护了供体库可用性，有利于后期移植。

七、右心室辅助装置

虽然 LVAD 的患者选择和围术期管理都在不断进步，右心衰竭（right heart failure，RHF）和右心室辅助装置的使用率有所下降，但 RHF 仍然是一个严重的并发症[40]。据报道，CF-LVAD 植入后需要右心室辅助装置的 RHF 发生率在 5%～20%，这些患者较仅接受永久 LVAD 支持治疗的患者死亡率更高[41]。虽然已经开发出很多风险评分来预测术后右心衰竭，但对右心衰竭的预测仍不完善。目前用于短期右心室支持的辅助装置包括各种外科放置或经皮装置，即 Abbott CentriMag、Abied Impella 和 TandemHeart。

CentriMag 设备由体外磁悬浮血泵组成，可提供 RV、LV 或体外膜氧合（extracorporeal membrane oxygenation，ECMO）支持，具体取决于插管策略和电路中是否有氧合器。带有 CentriMag 的 RVAD 支架可以配置经皮套管，右心房静脉引流和经胸骨切开的肺动脉流出。目前有一种解决方案是通过股静脉引流和肺动脉（PA）插管灌注，停止 RV 辅助时不需要胸骨切开。该装置可以与氧合器相结合，以提供呼吸 ECMO 支持和 RV 支持。这种装置可以维持数周，溶血发生率低，支持效果好。患者可以救护车转运但必须留在医院。

Abiomed Impella 2.5 是一种经皮股静脉穿刺植入的轴流泵。它可以通过股静脉穿刺泵放置在位于右心室流出道，导管穿过肺动脉瓣，将血液输送到肺动脉。然而，它的输出量有限仅为 2.5L/min，批准的适应证为短期 RV 辅助（10 天）[42, 43]。虽然易于植入，但也存在局限性，包括无法救护车转运、系统不能与氧合器联合使用、位置不稳定和溶血。

Tandem Life Protek Duo 是为 RV 辅助设计的系统。它可以通过股静脉或颈内静脉放置，在透视引导下穿过右心放置于 PA。其是由 Tandem Life 体外泵驱动的。其需要持续输注肝素化盐水以防止泵中的轴承发热。

为了获得更持久、长期的心室支持，可以考虑全人工心脏置换术。一些中心超说明书使用 Jarvik 2000 或 HeartWare HVAD 来延长右心室支持时间，但这种方法的一个主要问题是这些 LVAD 更适合于压力和阻力更高的体循环。右心室在一个压力更低、阻力更小、顺应性更强的系统中工作，连接到右心房和肺动脉的 LVAD 可能更容易发生 suction 事件。

新出现的永久右心室支持装置包括 HeartWare MVAD（见上文）。它的小尺寸和独特的流出口（与叶轮成 90°）使其适合右心室和双心室支持[44]。Circuit Lite Synergy 微泵（Circuit Lite Inc.，Saddle Brook，新泽西州）有 AA 电池大小，最大输出能力为 4.25L/min，小到可以放在皮下囊袋里。Synergy 微泵是一种新型泵，它结合了轴向、离心式和正交流道，最大流量为 7.5ml，转速为 20 000～28 000 转 / 分。它使用磁性和流体力学稳定的转子，通过右侧小切口植入皮下囊袋。流入端的插管置于左心房，流出端的移植物连接到右侧锁骨下动脉[45]。虽然目前的临床经验仅限于左心室使用，但最近尸体和动物模型的结果令人振奋[46]。

八、部分支持

以往的临时性经皮机械循环支持（如主动脉内气球囊反搏）作为移植前过渡治疗的经验表明，部分机械支持对终末期心力衰竭患者是有效的。除了具有支持右心室的潜力外，

HeartWare MVAD 和 Synergy 微泵还可以提供部分心脏支持。

Aortix 系统是一种小型的轴流泵，与目前多数经皮辅助装置有很大的不同，它为病情较轻的患者提供部分循环支持（NYHA Ⅲ）。它通过股动脉植入，带有可扩展的侧锚，将泵固定在肾动脉上方的膈上降主动脉上。它有携带血液的喷射装置，以增加与循环串联的流量（"喷射泵"），从而减少左心室后负荷，同时最大限度地降低中心血栓栓塞的风险。在缺血性心力衰竭绵羊模型中，Aortix 系统不仅降低了心肌耗氧量，增加了左心室射血分数和 CO，还增加了肾脏血流量和尿量[47]。

得克萨斯心脏研究所也在开发一种小型化的 LVAD（MicroVasc），它可以部分辅助左心室。MicroVasc 包括 1 个主叶轮、1 个电机、1 个冲刷槽面和 1 个磁悬浮轴承。与其他临床上可用的 LVAD 不同，MicroVasc 的所有组件都是串联对齐的，以将泵直径降至最小。此外，MicroVasc 是第一个允许在介入导管室植入的微 LVAD。装置固定在房间隔上，在早期心力衰竭患者中支持受损的左心室，从而避免左心组织进一步损伤。

九、患者管理

在可预见的未来，减少并发症的一个重要障碍将是各中心就如何更好地管理机械辅助装置支持的患者达成共识。通过临床管理（PREVENT）试验预防 HeartMate Ⅱ 泵血栓形成，以及根据 US-TRACE 注册结果所描述的抗凝血与出血风险的长期平衡，强调了对这些患者采取更系统和有组织的治疗方法的必要性[48]。

手术技术的重要性最近备受关注，一些中心报道 LVAD 植入后泵血栓形成的发病率上升，特别是 HeartMate Ⅱ [49, 50]。PREVENT 研究是前瞻、多中心、单臂非随机性研究，纳入了 24 个中心的 300 例患者，评估了 HeartMate 的临床应用情况。它推荐包括植入技术、术后抗凝血策略和泵速管理结构化的临床管理策略。执行结构化临床管理策略，可显著降低泵血栓形成的风险，降低 6 个月疑似血栓形成、溶血和缺血性脑卒中的综合风险[51]。

十、全人工心脏

严重的双心室衰竭和（或）复杂的情况不能植入 LVAD 是 TAH 支持的指征。目前，唯一可用于提供双心室辅助的设备是 SynCardia 全人工心脏支持系统（SynCardia Systems Inc.，美国），SynCardia 是一种搏动设备，其功能类似于第 1 代 LVAD。目前广泛使用的连续流技术如 LVAD，也可能为全心脏置换提供最佳答案。然而，因为血流模式与自然生理的偏离更加明显，与 LVAD 辅助循环中搏动性减弱相关的问题在连续流式全人工心脏中可能发挥了更大的作用。大多数接受双心室 VAD 支持的患者都保留了一定程度的心功能，因此保持了一定的搏动性。在连续流全人工心脏植入的情况下，心室被移除并替换为辅助装置。因此，患者无残余心室收缩功能，持续流出的 TAH 产生完全无搏动性的血流。

得克萨斯心脏研究所（美国得克萨斯州休斯敦）通过一系列的在体研究，对连续流全心脏灌注进行了最广泛的研究。为了准备向连续流技术的转变，得克萨斯心脏研究所于 2005 年开始研究小牛的双心室辅助装置。

每只动物切除心脏后植入 2 个连续流人工心脏（CF-LVADS），形成一个连续流全人工心脏（CF-TAH）[52, 53]。在一项为期 8 年的研究过程中，共 65 头小牛植入各种类型泵组成的 CF-TAH[54-61]。其中生存时间最长的 2 头小牛为 90 天，有 29 头至少活了 1 周。

这些研究引起了人们研发真正的连续流式全人工心脏的兴趣。BiVACOR（美国得克萨斯州休斯敦）和 Cleveland Heart 公司（美国俄亥俄州克利夫兰）各自开发了利用离心泵优势的旋转式全人工心脏[62-64]。这些旋转泵没有任何机械轴承或其他机械磨损来源，也没有柔性部件或阀门，而且都采用双面叶轮。这些设备更小，能效更高，并且有一种内在机制可以自动调节和维持全身和肺的平衡。

Cleveland Heart 使用一个单一的、位于中心位置的旋转组件，该组件具有用于左、右离心泵的叶轮。它根据单个活动部件的位置改变左右泵的相对效率，以平衡左右泵的灌装压力和输出量，从而实现对泵流量和灌注压力的被动、无传感器自动调节。位于中心的旋转组件的位置主要由作用在叶轮上的左右泵灌装压力之间的差力决定。2012 年成功进行了动物实验，共植入 12 头小牛，Cleveland 全人工心脏显示出良好的血流动力学特征。1 头小牛在辅助 30 天后被处死，血流动力学曲线理想，没有出现泵故障。近期成功完成了两项为期 90 天的生物相容性研究[65]。

BiVACOR 对小牛模型进行了为期 7 周的慢性研究，证实了小牛 90 天的正常生理参数[61, 66]。终止后正常的终末器官功能和组织学的发现支持了持续血流灌注可以充分支持哺乳动物生命的基本假设。此外，BiVACOR 在活体研究中的脉冲式操作证明了其将脉冲的可能

生理益处与旋转泵的益处相结合的能力[67]。

十一、维持动脉搏动性

非搏动性连续血流可能促进了整个胃肠道的动静脉畸形的发展，容易导致反复的胃肠道出血[68]。获得性血管性血友病综合征（Von Willebrand Syndrome）会加剧出血，其原因是一种金属蛋白酶，即 ADAMTS-13 在应激状态下被激活，该酶能分解 von Willebrand 因子激活血小板所必需的高分子量多聚体[69]。主动脉瓣无开放的持续血流易导致瓣膜血栓形成。随着时间的推移，主动脉瓣交界处开始融合，大约 30% 的长期 VAD 患者出现不同程度的主动脉瓣反流，可能需要手术治疗。已经开发了多种策略来增强搏动性和促进间歇性主动脉瓣开放，可以通过减少血液淤滞或再循环区来防止瓣膜或腔血栓的形成。这些策略包括周期性转速减慢（Jarvic 2000）或泵速度调节（HeartWare HVAD 和 HeartMate Ⅲ），从而产生搏动血流。

Jarvik 2000 间歇性低睡眠系统通过降低泵速 8s/min 来发挥作用。体内研究表明，ILS 系统允许主动脉瓣打开，因此可以进行充分的冲刷[70]。然而，获得性主动脉瓣关闭不全已有报道，可能是因为减速持续时间太短[71]。

泵速调整可以是非同步的或同步的，即独立于心率或与自身心率一致。同步泵速控制可以最大限度地提高左心室收缩或舒张时的 LVAD 流量。后者有利于 LV 卸负荷，减少 LV 做功，增加 LV 重塑和恢复的可能性。HeartWare HVAD Lavare 循环每分钟非同步运行一次，减速 2s，然后增加 1s，然后返回基线。Lavare 周期的目的是减少血流淤滞。HeartMate Ⅱ 使用人工脉搏，将泵速降低 1.15s，

每 2 秒增加 0.2s。Momentum 3 研究表明，与 HeartMate Ⅱ 相比，HeartMate Ⅲ 泵血栓发生率更低。也有报道称，与 HeartMate Ⅱ 相比，HeartMate Ⅲ 保存了更多的高分子量多聚体，剪切力更小[72]。目前尚不清楚这些结果是由人工搏动、材料生物相容性还是这些因素的组合造成的。

十二、经皮能量转移

目前的 LVAD 需要一个经皮传动系统才能从外部电池或电源插座获得能量。传动系会阻碍患者的行动能力，可能会损坏，而且经常会引起感染，随着时间的推移可能会导致设备故障。与其他心血管植入物和骨科植入物相比，LVAD 患者的感染率高得令人望而却步[73-79]。这种感染可能导致脓毒症、反复住院和生存率降低[78, 80-82]。

由于传动系统感染经常是由于传动系统出口部位的创伤引起的，理想的解决方案是用一种可持续患者一生或能够在不刺穿皮肤的情况下充电的完全植入式能源来更换传动系统。用于长期心室支持装置的安全、有效的经皮能量转移（ranscutaneous energy transfer，TET）系统的开发已经进行了 30 多年[83]。TET 的物理原理是基于来自控制模块或电池的外部直流（direct current，DC）电源，该电源由电源逆变器转换成高频交流电流。接下来，主发射线圈通过皮肤感应耦合将交流电能传输到植入皮下的次级接收线圈。一次线圈的激励产生交变电磁场，在二次线圈的端子处感应电压。结果可以在没有任何导电连接的情况下供应设备并为植入的电池充电。TET 可以为 LVAD 提供足够的功率支持，闭合线圈分离效率高达 72%[84]。

HeartWare-Dualis 系统（根据新闻稿）和共面技术（Leviticus Cardio Inc.）都是基于 TET 原理的技术示例[85, 86]。

感应充电方法将消除传动系统及其感染的可能性，并改善整个装置的可植入性，显著提高患者的接受度和生活质量。然而仍然存在一些挑战，包括由于断电而可能导致的组织加热、植入材料的感染、应用材料的生物相容性及组件的耐久性等。此外，TET 范围和对齐问题限制了其适用性[87, 88]。TET 形式的能量传输消耗大约 20% 的电力输入，这比通过经皮传动线的直接电传输效率要低[89]。此外，TET 设计中的一次和二次线圈必须保持紧密。这种接近限制要求接收线圈正好被植入皮下，并且外部发射线圈被固定在皮肤表面上的单一位置。随着 2 个线圈之间距离的增加，效率会下降。此外，TET 线圈不允许角度偏差。如果线圈之间的间隔太大或出现不对准，就会传输多余的功率来补偿效率的降低。基于以上问题，已经探索了 TET 的替代方案，以允许一次线圈和二次线圈之间有更大的分离和自由度。

十三、讨论

LVAD 彻底改变了晚期心力衰竭患者的治疗选择。在过去的 10 年中，连续流装置的显著发展，趋势包括设备小型化、微创和（或）经皮插入，以及在连续流动上叠加搏动性及标准化护理的努力。未来几年，创新必将加速。在过去的 50 年里，我们已经在治疗这种疾病方面取得了很大的进步，MCS 的未来是光明的。随着可以从这项技术中受益的患者群体的扩大和患者生存率的不断提高，需要持续关注的是将发病率降至最低并提高患者的生活质量。

第29章

下一代心室辅助装置——高级心室辅助装置的发展

The Development of Advanced Ventricular Assist Device as a Next Generation Ventricular Assist Device

Takuma Miyamoto   Jamshid H. Karimov   David J. Horvath

Nicole Byram   Kiyotaka Fukamachi   著

杜 雨 译

杨 滔 校

一、概述

机械循环支持装置广泛应用于治疗终末期心力衰竭领域中。有 2 种类型的可植入式左心室辅助装置（LVAD），即连续流型（continuous-flow，CF）和搏动型（pulsatile-flow，PF）左心室辅助装置，又称轴流泵和搏动泵。在治疗终末期心力衰竭中，轴流泵因其更加简便、机械可靠性更强、耐久性更强、体积更小及临床结果更好，已经取代了容积式搏动泵[1]。然而，目前的轴流泵装置具有如下缺点：①动脉搏动减少；②造成主动脉瓣反流；③血栓或溶血的风险；④泵停止时由于血液倒流导致晕厥及死亡；⑤无法通过停泵试验进行无创撤机评估；⑥狭义的操作规范，这意味着没有不带枢轴轴承的通用设备可以用作左、右心室辅助装置（LVAD 和 RVAD）。

二、设计特征

我们正在研发先进的心室辅助装置（VAD）

（图 29-1），该装置具有许多潜在的新特点，可以弥补轴流泵目前的缺陷[2]。该装置的研发目标如下所示。

1. 在 VAD 支持下维持患者的生理性搏动血流。通过与自身心室在血流动力学方面的结合来增强血压和血流的搏动性，可在不调节泵速的情况下产生接近生理的主动脉脉压。舒张期的血流量减少还会降低舒张期的主动脉瓣承受的压力，可能会减少主动脉瓣反流的发生。

2. 通过消除有问题的特征（如入口 / 出口定子叶片和枢轴轴承）来减少泵血栓或溶血的风险，并提供转子的完全被动悬挂。被动悬挂比主动磁悬浮要简单得多，磁悬浮是一种复杂的设计，可能会导致故障。

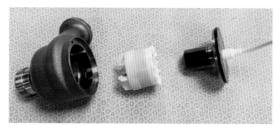

▲ 图 29-1 高级 VAD 的研发原型

3. 万一辅助泵突然停止，启用自动反流关闭来防止血液回流。通过反流关闭，可对辅助泵的撤除进行无创评估。这种自动关闭系统还将允许进行停泵测试，而不会引起血液回流或阻塞流出管路。

4. 展示更广泛的操作规范，从而将高级 VAD 用作具有相同泵和电子硬件的 LVAD 或 RVAD。

5. 避免发生抽吸事件，即如何通过自动关闭孔口而减少泵的输出。

该泵的横截面如图 29-2 所示。叶轮可根据系统压力自由地轴向移入和移出壳体腔，从而在叶轮出口处打开和关闭孔。在操作过程中，轴向位置随心动周期而调节，因此，孔口在收缩期开始有血液流入流出道时开放（图 29-2C），此时左心室压力（入口压力）增加，孔口在舒张期左心室压力降低时关闭，从而减少输出（图 29-2B）。以这种方式，泵容量的动态耦联被自动且精确地与心室同步。在连续流型 LVAD 中，泵的流量取决于泵的速度和

入口与出口之间的压力差，因此，只要左心室收缩，连续流型 LVAD 通常在收缩期泵出更多的血流（低压力差），而在舒张期泵出的血流更少（高压力差）。高级 VAD 通过打开孔口进一步增加了收缩期的流量，而通过关闭孔口减少了舒张期的流量，从而提供了更多的搏动血流。

弱磁力沿轴向作用在旋转组件上以关闭孔口，而由转子旋转产生的液压力沿相反方向作用以打开孔口。如果转子停止旋转，则液压力消失，并且轴向磁力使叶轮排放孔自动关闭，从而阻止血液通过泵回流（图 29-2B）。

三、体外结果

高级 VAD（AVα）的第一个工作原型在静态模拟循环上进行了基准测试，并与 HeartMate Ⅱ（伊利诺伊州芝加哥的 Abbott Inc.）和 HVAD（马萨诸塞州弗雷明汉的 HeartWare Inc.）进行了比较。图 29-3A 显示

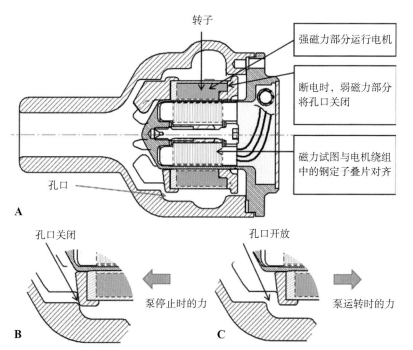

◀ 图 29-2　泵横截面图解释高级 VAD 的功能

转子

强磁力部分运行电机

断电时，弱磁力部分将孔口关闭

磁力试图与电机绕组中的钢定子叠片对齐

孔口

A

孔口关闭

孔口开放

泵停止时的力

泵运转时的力

B

C

了高级 VAD 在不同泵速下的压力 – 流量曲线，HeartMate Ⅱ（图 29-3B）和 HVAD（图 29-3C）的压力 – 流量曲线也显示了出来。与传统连续流型泵的压力 – 流量曲线相似，对于给定的泵速，当压力上升减小时，泵的流量会增加；对于给定的压力上升，泵的流量也会随着泵速的增加而增加。但是，高级 VAD 的标准化压力 – 流量曲线与 HeartMate Ⅱ（图 29-3E）和 HVAD（图 29-3F）明显不同，在该曲线中，流量通过除以速度进行标准化，压力上升通过除以速度的平方进行标准化。如果泵的特性保持恒定并且与泵的速度无关，则标准化的泵性能曲线不会因泵的速度或压力差而改变，因此标准化的压力 – 流量曲线位于单独一条曲线上（图 29-3E 和 F）。但是，在高级 VAD 中，由于泵速的降低，孔会减小，从而满足较低的流量和压力输送的临床要求。因此，标准化的压力 – 流量曲线不是沿着一条曲线，而是根据泵速而变化（图 29-3D）。

通过基准测试以证明在带有气动模拟心室（AB5000；马萨诸塞州丹佛斯的 Abiomed, Inc.）的脉动模拟回路上的搏动性，该动环经过改装，在泵室上有一个用于 VAD 入口的端口。图 29-4 显示了高级 VAD、HeartMate Ⅱ 和 HVAD 在不同泵流量下的动脉搏动压力。在 4L/min 的流量下，高级 VAD 显示出最大的搏动压力（平均 27.8mmHg）。该搏动压力比不使用高级 VAD（23mmHg）的搏动压力高 21%；因此，搏动放大系数为 1.21。HeartMate Ⅱ 和 HVAD 的搏动放大系数分别为 0.94 和 0.86。这些结果清楚地表明，高级 VAD 可比其他现有泵产生更多的搏动能量，并且可防止某些生理变化和并发症。图 29-5A 显示了搏动模拟回路上以 3600RPM 运行时高级 VAD 的动脉压和泵流量的代表性波形。在基准测试中还评估了高级 VAD 的自动反流关闭功能。在不阻断流出道管路的情况下停止各个泵，以评估通过泵的血液反流流量。当各个泵停止运转

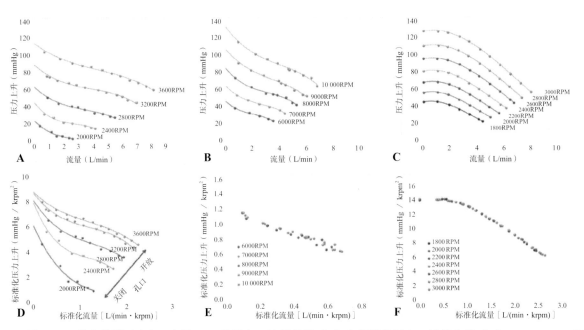

▲ 图 29-3　静态模拟回路上，高级 VAD 的压力 – 流量曲线（A）和标准化压力 – 流量曲线（D），HeartMate Ⅱ 的压力 – 流量曲线（B 和 E）和 HVAD 的压力 – 流量曲线（C 和 F）

时，在 HeartMate Ⅱ（-4.8L/min）和 HVAD（-5.6L/min）中都检测到明显的负流峰值（通过泵的反流），但在阻断流出道管路后消失（图29-5B）。无论是否阻断流出道管路，在高级VAD 中都没有看到这种明显的负流水平（图29-5B）。因此，当阻断流出道管路时，高级 VAD 中的动脉压波形变化很小，这表明可以在不阻断流出道管路的情况下进行停泵测试。

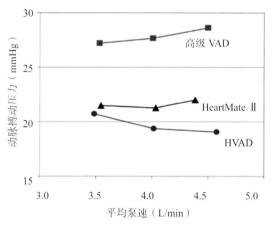

▲ 图 29-4　高级 VAD，HeartMate Ⅱ 和 HVAD 中不同泵流量下的动脉搏动压力

四、泵设计的改进

为了改善流量搏动性和反流关闭功能，我们调整了第二个原型机（AV010）的主叶轮（AV020 3S 和 AV020 6S）和副叶轮（AV020 RC）之间的间距，这些间距是通过更好的制造方法和降低来自 AVα 的闭合磁力制成的。AV020 的基准测试是在搏动模拟回路上进行的，该回路可用于获取静态或搏动数据。回路使用气动装置模拟自身心室（Abiomed AB5000™）。与 AV010（34.0mmHg）相比，AV020 RC 显示出更高的搏动压力（37.3mmHg）（图 29-6A）。与其他模型相比，AV020 3S 的搏动压力略高（39.3mmHg），但平均压力输出降低了 40%。AV020 6S 运行良好，但不如 RC 版本，后者的搏动放大系数为 1.62。当 AV020 泵停止运转时，没有明显的反流流量（0.13～0.18L/min），并且反流流量低于 AV010（图 29-6B）。阻断流出管道后，动脉压力波形

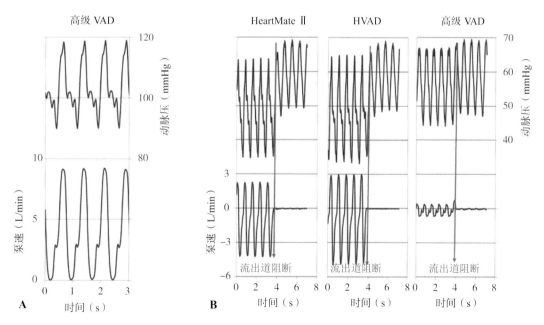

▲ 图 29-5　A. 高级 VAD 在搏动模拟回路上以 3600RPM 运行时的泵流量和动脉压；B. 泵在搏动模拟回路上停止且流出道管路完全打开（每张图中的前 5 个搏动）及阻断流出道管路时的动脉压和泵流量

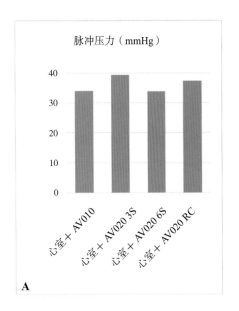

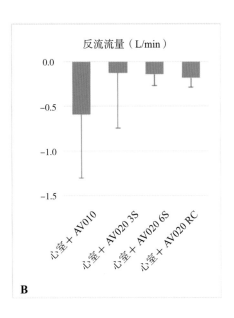

◀ 图 29-6　泵停止时的脉冲压力（**A**）和反流流量（**B**）的比较

均无显著变化，这表明无须阻断流出管道即可进行停泵测试。此高级 VAD 的自动关闭功能在电源中断的情况下提供了独特的故障安全模式，减少了对患者的危害。这项研究表明，与 AV010 相比，新型高级 VAD（AV020 RC）的搏动性和关闭功能得到了改善，并准备立即进入体内研究。

五、计算机流体动力学分析

建模工作的目的是为了研发和验证高级 VAD 的计算机流体动力学（computational fluid dynamics，CFD）模型，这将有助于对辅助泵血流动力学的基本了解，提供对实验结果的洞察，并指导下一步的生物相容性研发。Roache 方法用于评估 CFD 结果的网格依赖性[3]。模拟使用了 ANSYS（R18 和 R19 版）软件（版本 R18 和 R19）、Design Modeler、ANSYS Meshing、CFX 和 CFD-Post。

最初，我们专注于创建高级 VAD 设计的三维 CFD 模型，并将预测的泵性能与稳态流量条件下的体外测量进行了比较。CFD 预测的

高级 VAD 泵的水力性能与预期工作条件范围内的体外研究测量结果非常吻合（图 29-7）。利用围绕叶轮的泵壳的圆柱对称性，将参考"冷冻转子"模型的多帧应用于这些稳态模拟。用于比较的流体为水 / 甘油混合物（黏度 =2.026cps，密度 =1060kg/m³）。使用雷诺平均 Navier-Stokes（RANS）湍流模型（κ/ω 剪切力传导）来捕获泵内湍流的影响。将平均入口静压和出口质量流率作为每个运行条件的临界条件。平均入口静压和质量流率的值基于测试数据值。所有模拟均使用 0.0220 英寸的恒定转子孔径，并基于在稳态流动条件下观察到的平均基准测试值。孔口的测量范围为 0.019～0.025 英寸。

在建立对于 CFD 模型方法的信任之后，我们的注意力便集中在深入了解可能改善泵的生物相容性的潜在设计变更上。对于这些模拟，所用的流体假定都是血液（密度 =1060kg/m³，黏度 = 非牛顿交叉血液黏度模型[4, 5]）。在 2 个叶轮转速下模拟了 4.5L/min 的标准流速，模拟 LVAD 标准条件的转速为 3132RPM，模拟 RVAD 标准条件的转速为 2200RPM。对两种解

决方案都分析了相对速度等高线和速度图、剪切力、停留时间图及停留时间/剪切力图。图 29-8A 显示了 LVAD 解决方案的相对速度等值线的结果，表明接近叶轮叶片前缘的流量有些偏差（流量分离）。图 29-8B 显示了流体剪切力/停留时间，在距叶轮表面 0.003 英寸的表面上绘制。此图像突出显示了较低的流体剪

切力和较长的停留时间的区域，这些区域更容易形成血栓。流体剪切力/停留时间的最低区域出现在叶轮叶片之间。针对 RVAD 条件的 CFD 解决方案显示，流体剪切力/停留时间的最低区域也位于叶轮叶片之间，沿着叶片的下游（抽吸）远侧边缘。这些结果与 LVAD 条件下观察到的结果非常相似。另外，在 RVAD 标

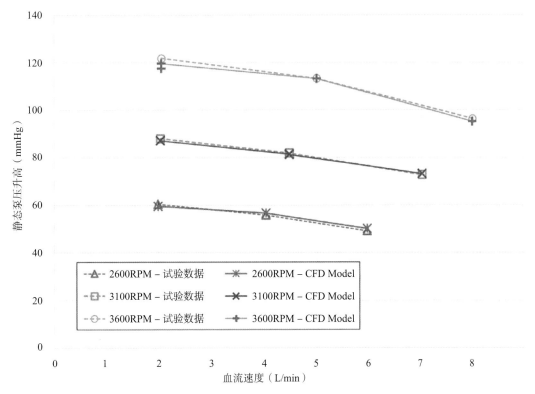

▲ 图 29-7 高级 VAD 泵水力性能在体外与计算机流体动力学模型之间的比较

CFD Model. 计算流体动力学（CFD）模型

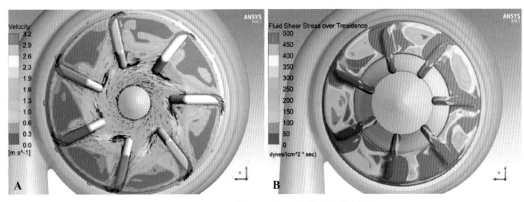

▲ 图 29-8 计算机流体动力学分析的结果

A. 相对速度略图；B. 流体剪切力/停留时间

准流量 / 速度条件下，接近叶轮叶片前缘的流量有一些偏差（流量分离）。总之，CFD 分析表明进一步的设计优化可以改善高级 VAD 的血液相容性。可能需要改进的区域包括修改叶轮叶片的形状（改善与液体流进的对准以减少流量分离）、叶片高度、叶片数量，以及叶片顶部与叶轮外壳之间的间隙。当这些潜在的设计改变时，辅助泵的水力性能将得以保留。

六、讨论

（一）LVAD 支持期间增强搏动性

随着 CF LVAD 越来越多地被用作"终点疗法"，连续流型 LVAD 支持的时间明显更长，人们最近已重新开始考虑搏动性的重要性。连续流型 LVAD 支持期间损失了多少搏动能量？Travis 等[6] 评估了连续流型和搏动型 LVAD 支持后的能量损失，并将此数据与心功能正常患者和心力衰竭患者进行比较。结果表明，在低流量支持水平下，搏动型辅助恢复了多余的血流动力学能量，其计算方法是将能量等效压力（定义为血流动力学能量曲线下方的面积与泵流量下方的面积之比）与平均动脉压之间的差值乘以 1332[7]，使其降至正常值的 2.5% 以内，而连续流型辅助将剩余能量减少了 93% 以上。在高流量支持水平下，搏动型辅助的剩余能量比正常值增加了 49%，而连续流型辅助的剩余能量进一步减少了 97%。在高级 VAD 中，泵在每次心搏时都会"跳开离合器"，从而在 LVAD 模式下允许接近生理的主动脉脉压和约 10L/min（200% 流量搏动）的流量搏动。

连续流型支持会影响包括内皮完整性在内的血管功能。Amir 等[8] 通过测量流量介导的扩张，比较了 VAD 辅助的患者（连续流型 LVAD，n=10；搏动型 LVAD，n=10）的外周动脉反应性。结果显示，搏动型辅助的患者的血流介导的血管反应性扩张明显高于连续流型辅助的患者。这意味着搏动型辅助比连续流型辅助具有更好的外周血管反应性。Welp 等[9] 研究在心脏移植前过渡期间，连续流型 LVAD 与搏动型 LVAD 对血浆肾素活性的影响。在连续流和搏动型辅助的患者中，辅助 21 天后血浆肾素活性显著下降至接近正常水平。维持这些水平直至辅助 3 周，此时搏动型 LVAD 辅助的患者血浆肾素活性明显降低。这种差异一直持续到辅助的第 70 天。在醛固酮水平上也观察到了相同的效果。与血浆肾素活性一样，支持 3 周后，搏动型辅助患者的醛固酮水平明显降低。

一些与连续流型 LVAD 相关的并发症也被认为与脉搏减少有关，例如非手术出血和主动脉瓣关闭不全（AI）的发生。Demirozu 等[10] 显示了连续流型 LVAD 患者胃肠道出血的发生率和动静脉畸形所起的作用。在连续流型 LVAD 辅助的 172 例患者中，有 32 例（19%）患者发现了胃肠道出血。在 32 例患者中，有 10 例（31%）被认为动静脉畸形是胃肠道出血的来源。Wever-Pinzon 等[11] 评估了 LVAD 搏动指数对 134 例连续流型 LVAD 辅助患者中非手术出血发生率的影响，并显示低搏动指数与非手术出血相关。Cowger 等[12] 研究了 LVAD 植入后主动脉瓣关闭不全发生的时间特点，结果显示，尽管连续流型 HeartMate II 和搏动型 HeartMate XVE（Thoratec, Inc., Pleasonton, CA）的主动脉瓣关闭不全发生率在植入前相似，但主动脉瓣关闭不全等级的分布在随访的 1 个月、3 个月和 6 个月时 HeartMate II 组明显高于 HeartMate XVE 组。Pak 等[13] 报道了 HeartMate XVE（n=93）和 HeartMate Ⅱ（n=73）患者在 LVAD 辅助期间最初主动脉瓣关闭不全发生的情况。研究表明，HeartMate Ⅱ 组的主动脉瓣关闭不全发生率高于 HeartMate XVE 组。主动脉瓣关闭不全组的患者更有可能在超声心动图评估期间主动脉瓣未打开。主动脉瓣关闭不全的风险因素诸多，例如搏动性的丧失或对主动脉瓣的持续性压力。我们的高级 VAD 在不进行速度调节的情况下无法提高主动脉瓣的打开度，但与其他 LVAD 不同，它不会在心脏舒张期流量减少时增加主动脉瓣上的应力，这可能会阻止主动脉瓣关闭不全的发生。

（二）心室辅助装置的撤机

"终点疗法" 的引入也使我们有机会重新考虑从 VAD 辅助中撤机。Simon 等[14] 试图定义成功过渡至康复患者及其长期结果的特征。在 154 例成人 VAD 植入物中，有 10 例（6.5%）显示出了心室功能的恢复，可以在不进行移植的情况下成功移除该装置。这些患者大多数是非缺血性的，在大多数情况下，其病因是急性心肌炎或产后心肌病。Birks 等[15] 进行了一项系统研究，20 例扩张性非缺血性心肌病患者适合行心脏移植前过渡治疗，接受了 HeartMate Ⅱ 的植入。这些患者同时接受了药物治疗（血管紧张素转化酶、β 受体拮抗药、血管紧张素 Ⅱ 抑制药、醛固酮拮抗药再加上 β_2 受体激动药克仑特罗的联合治疗）和 LVAD 辅助。有 12 例患者（60%）符合植入标准。植入后 1 年、2 年和 3 年的生存率为 83.3%。Dandel 等[16] 研究了 1038 例接受长期 VAD 辅助的患者，这些 VAD 主要是作为移植前过渡治疗或永久性治疗。其中有 96 例（9.2%）具有相关心脏功能改善的患者接受了 VAD 植入术。Kaplan-Meier 估计 VAD 植入后的总生存率（包括心力衰竭复发者的心脏移植后生存情况）在 5 年和 10 年分别为 72.8%±6.6% 和 67.0%±7.2%。根据机构间辅助循环支持机构注册处的第 7 次年度报告[17]，连续流型 LVAD 的恢复率不到 1%，远低于其他报告。

George 等[18] 评估了减速的安全性，以确定 6000RPM 是否足以评估 HeartMate Ⅱ 患者的基础心肌功能。他们的研究表明，在 HeartMate Ⅱ 患者中降低转速是评估潜在左心室功能的安全方法。直接比较以 6000RPM、5000RPM 和 4000RPM 采集的超声心动图、血流动力学和设备流量参数无显著差异，这表明降速至 6000RPM 足以评估自身心肌功能。Dandel 等[19] 也讨论了撤机策略。连续流型泵的完全停止会导致血液反流入左心室，这可能会高估左心室收缩功能。他们认为，在非体外循环试验中误导性逆行血液流入左心室是一个主要的不利因素，可能会干扰 VAD 的成功植入。他们认为，将转子速度降低到一个心动周期内接近于零流量的值要比完全停止泵更好。

我们评估了 HeartMate Ⅱ 在低速条件下的体外血流动力学性能，以证明在模拟心室的搏动条件下泵速为 6000RPM 时的压力 - 流量关系[20]。结果表明，在 6000RPM 的辅助下，反流流量取决于自身心脏功能。在心脏功能正常的情况下使用 HeartMate Ⅱ 以 6000RPM 进行辅助的反流流量大于心力衰竭情况下的反流流量。尽管先前认为在该速度下净流量为零，但我们的体外实验表明 HeartMate Ⅱ 设备在心力衰竭情况下对总流量做出了重大贡献，因为在该速度下反流流量较小。在心脏功能正常的状况下，平均主动脉压和总流量保持在同一水平。但是，在心力衰竭情况下，由于 LVAD 的显著贡献，在 6000RPM 辅助下的平均主动脉压高于没有 LVAD 辅助的情况。两种情况下的总流量相同，但是在 6000RPM 的辅助下，LVAD 流量占总流量的一大部分。我们还在模拟循环中评估了低速（1800RPM）的 HVAD[21]。HVAD 的最低泵速为 1800RPM 的结果与 HeartMate Ⅱ 的最低泵速为 6000RPM 的结果相同。如前所述，高级 VAD 具有停止特性，可在泵停止时防止反流，从而使我们能够比其他 LVAD 更精确地评估患者撤机的可能性。

（三）右心衰竭和右心室辅助装置

1. 右心衰竭的发生及临床结果

LVAD 植入后右心衰竭（RHF）尚未解决。我们回顾性分析了 245 例在克利夫兰医学中心基金会接受搏动型 LVAD 辅助的患者数据，评估了 LVAD 植入后严重 RHF 的发生率，结果表明 23 例患者（9%）在 LVAD 植入后需要 RVAD 支持[22]。Dang 等[23]展示了他们的临床经验，纳入的患者为 108 例 LVAD 患者，在 LVAD 植入后因慢性充血性心力衰竭而发展为 RHF。其中，有 42（38.9%）位患者在 LVAD 植入后出现 RHF。与非 RHF 患者相比，RHF 患者的 LVAD 术后早期死亡率较高，而能够坚持到做心脏移植的患者则显著减少。Kormos 等[24]评估了 484 例植入 HeartMate Ⅱ 的患者中 RHF 的发生率、危险因素及其对预后的影响。484 例患者中共有 98 例（20%）患有某种形式的 RHF，包括 30 例（6%）需要 RVAD 的患者。早期 RHF 患者的预后较差，需要 RVAD 的患者中达到这些预后的百分比最低。Yoshioka 等[25]报道了在连续流型 LVAD 植入

后早期使用临时装置进行计划外的 RVAD 的经验。在全部 305 例患者中，有 27 例（9%）出现了严重的 RHF，并且在 LVAD 植入后需要计划外的 RVAD 植入。17 例（63%）患者 RVAD 撤机的中位时间为 14 天。RVAD 撤机失败组的 1 年生存率为 20%，与 RVAD 成功撤机组（P < 0.001）和独立 LVAD 组（P < 0.001）相比，RVAD 撤机失败组的生存情况明显更差。他们还分析了首次入院后出院的患者的晚期 RHF。在 RVAD 撤机组中，在 3 个月、6 个月和 12 个月时未发生晚期 RHF 的生存率分别为 91%、91% 和 53%，而在单纯 LVAD 辅助组此生存率分别为 96%、93% 和 90%（P=0.002）。他们得出结论，应特别注意复发性或持续性 RHF 和肾功能恶化。

2. 使用左心室辅助装置作为右心室辅助装置

由于临床上没有指定用于 RVAD 的可用的心室辅助装置，因此 LVAD 已用于需要 RVAD 的场合。Radovancevic 等[26]进行了研究，以评估将 Jarvik 2000（Jarvik Heart, Inc., New York, NY）作为双心室辅助装置用于牛心脏颤动的可行性。右泵植入右心房。在这项研究中，Jarvik 2000 作为双心室辅助装置展示出了稳定的血流动力学支持，并显示了可行的结果。连续流型 RVAD 泵的典型工作范围要求产生 2～6L/min 的泵流量，同时将泵的出口压力从泵入口处的压力提高 20～50mmHg[27]。连续流型 RVAD 的性能要求在图 29-9 中用 DexAide 连续流型 RVAD 泵流量与压差图之间的蓝色阴影区域表示，适用于 1800～3000RPM 的工作转速。为了进行比较，图 29-9 中还显示了 CorAide 连续流型 LVAD 的目标工作范围（红色阴影区域）。

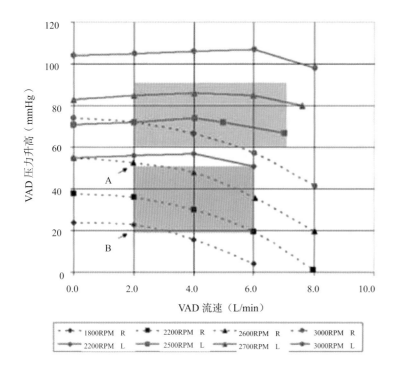

◀ 图 29-9　**CorAide** 连 续 流 型 左 心 室 辅 助 装 置 ［**CF LVAD（红色）**］ 与 **DexAide** 连续流型右心室辅助装置 ［**CF RVAD（蓝色）**］ 的水力性能比较

红色和蓝色区域分别代表 CF LVAD 和 CF RVAD 的 典 型 操 作 要 求；RPM. 转 / 分；VAD. 心室辅助装置(经 Elsevier 许可转载，引自 Fukamachi et al [27])

图例：
- 1800RPM R
- 2200RPM R
- 2600RPM R
- 3000RPM R
- 2200RPM L
- 2500RPM L
- 2700RPM L
- 3000RPM L

Krabatsch 等 [28] 讨 论 了 何 时 将 HVAD 用 作 RVAD 的 问 题。HVAD LVAD 面 对 50～200mmHg 的 压 力 以 1800～3800RPM 的 转速维持着 3～10L/min 的 流量。在 较 低 的 后 负 荷 下（ 如 在 肺 循 环 中），即 使 以 最 低 的 可 调 速度进行，流量 也 会 过 高。HVAD 的 流 入 道 插 管 长 度 为 35mm，太 长 以 致 无 法 插 入 右 心 室。为 了 解 决 这 些 问 题，他 们 逐 步 降 低 了 流 出 管 道 的 直 径，以 使 VAD 的 后 负 荷 达 到 全 身 循 环 的 正 常 水 平。为 了 减 少 流 入 道 插 管 的 有 效 长 度，他 们 在 原 始 植 入 环 上 增 加 了 2 个 覆 盖 有 Dacron Velour 的 5mm 硅 缝 合 环（DHZB 内 部 产 品，由 德 国 柏 林 Berlin Heart GmbH 制 造 ）。Marasco 等 [29] 将 HVAD 植 入 右 心 房，使 泵 通 过 右 侧 心 包 的 窗 口 悬 空。他 们 还 在 心 外 膜 和 缝 合 环 之 间 的 流 入 管 道 上 方 放 置 垫 片，以 便 只 有 约 15mm 的 流 入 道 插 管 进 入 右 心 房。为 了 增 加 该 装 置 的 后 负 荷，他 们 在 长 度 约 3cm 的 部 分 用 长 唇 形 卷 边 将 流 出 道 的 直 径 压 缩 到 约 6mm。

Stevens 等 [30] 也 讨 论 了 连 续 流 型 LVAD 作 为 RVAD 的 使 用。RVAD 可 以 低 于 LVAD 的 速 度 运 行，但 这 可 能 需 要 以 低 于 制 造 商 建 议 的 速 度 运 行 泵，从 而 导 致 潜 在 的 叶 轮 不 稳 定 和 设 备 内 部 冲 洗 效 果 欠 佳 的 情 况。如 果 将 RVAD 流 出 道 插 管 的 直 径 限 制 在 6.5～8.1mm，则 可 以 在 保 持 叶 轮 稳 定 性 和 最 佳 设 备 冲 洗 的 同 时 实 现 合 适 的 稳 态 血 流 动 力 学。RVAD 速 度 调 节 或 流 出 道 直 径 变 化 可 适 应 肺 血 管 阻 力 的 长 期 或 短 暂 变 化；然 而，后 者 需 要 使 用 可 调 节 的 限 制 机 制。

高 级 VAD 可 以 不 加 改 装 的 同 时 用 作 LVAD 和 RVAD，因 为 在 较 低 的 RVAD 速 度 下，开 孔 会 自 动 减 小 弱 闭 合 磁 铁 的 作 用 面 积，进 而 削 弱 RVAD 应 用 的 液 压 输 出。在 我 们 新 颖 的 高 级 VAD 方 法 中，收 集 并 输 出 流 量 的 螺 旋 形 通 道 从 叶 轮 轴 向 偏 移（ 与 DexAide RVAD 中 一 样），以 使 叶 轮 周 围 的 压 力 均 匀，从 而 产 生 轴 向 对 称 的 压 力 和 流 量 分 布，这 使 高 级 VAD 可 以 在 很 宽 的 流 量 / 速 度 范 围 内 运 行，而 不 会 产 生 不 利的次级流量模式。这种宽泛的工作范围使高级 VAD 能以相同的电子硬件，无须改造即可用作高速（约 3300RPM）的 LVAD 或低速（约 2300RPM）的 RVAD。

七、总结

我们的初步体外研究证明了产生高水平搏动性的可行性，并建立了关闭特性的功能。根据泵速的不同，归一化压力 – 流量曲线的优点在于高级 VAD 可以在不同的速度范围内用作 LVAD 或 RVAD。通过引入可变的孔径，使流量能够根据流入道和流出道之间的压差自动变化，高级 VAD 具有优于现有连续流型 LVAD 的一些优势，包括搏动性增强、反流关闭特色和广泛的工作范围。现在，该泵已准备好进行首次体内研究，然而高级 VAD 需要进行优化以提高生物相容性，这样该泵便可能成为下一代心室辅助装置。

克利夫兰医学中心全人工心脏
Cleveland Clinic Total Artificial Heart

Jamshid H. Karimov   David J. Horvath   Kiyotaka Fukamachi   著

曹芳芳   张海涛   译

周宏艳   校

第30章

一、背景

心力衰竭（heart failure，HF）是一个严重的健康问题，也是影响全球约 2600 万人心血管死亡的主要因素[1]。在发展中国家，心力衰竭的发病率也在迅速上升。超过 510 万 20 岁及以上的美国人患有心力衰竭，预测其患病率将从 2012 年的 2.42% 上升至 2030 年的 2.97%（诊断为心力衰竭的患者数量将增加 46%）。因此，到 2030 年，美国将有 800 多万心力衰竭患者，与心力衰竭相关的直接医疗费用预计将从 210 亿美元增加到 530 亿美元[2, 3]。

心脏移植可以显著提高终末期心脏病患者的生活质量和生存率[4, 5]，但供体短缺使其治疗选择受限[6]。美国估计有 50 000～100 000 例患者需要心脏移植或机械循环支持（mechanical circulatory support，MCS），但每年仅约 2300 例实施了移植。左心室辅助装置（LVAD）作为替代治疗选择，可以改善符合或不符合移植条件患者的血流动力学状态，这是目前最广泛使用的治疗手段[5]。

MCS 最初是作为心脏移植前过渡治疗，当患者在等待另一种治疗方案或捐赠器官时，MCS 可以延长存活时间。目前，越来越多的终末期心衰患者接受长期心室辅助作为"终点治疗"，以获得更好的生存率和生活质量。在过去的 10 年中，LVAD 已经从容积 – 排量脉动流技术发展到连续流（CF）旋转泵。CF 泵可提供更高的机械性能、更小的体积、更高的耐用性和更好的患者预后，接近心脏移植。自 2008 年 4 月获得美国食品药品管理局（FDA）批准以来，轴流泵 HeartMate Ⅱ（HM Ⅱ）（Abbott，Lake Bluff，IL）在全球的 LVAD 植入物数量每年增长 25%，截至 2018 年，LVAD 植入总数超过 26 600 个。HVAD（Medtronic，Minneapolis，MN）是 一 种 离心泵，已在全球超过 17 000 例患者体内植入。在 MOMENTUM 试验研究中，将新的 HeartMate Ⅲ CF LVAD（Abbott）与其轴流前身（HM Ⅱ）在 1000 多例患者中进行了比较，结果显示新泵血栓和致残性脑卒中的发生率均较低[7]。根据机构间机械循环支持登记处的第 8 次年度报告，目前超过 95% 的植入物是 CF 装置。每年 2500 多个植入的速度[8]，清楚表明左心辅助的未来前景良好。

虽然已经取得了重大的技术进步，但 MCS 设备相关的并发症仍不断出现，并且仍是器械研发中日益复杂的研究焦点。临床医生和工程师正继续深入研究 MCS 生理效应，该技术正在向"精准医学"目标的方向发展，以为患者个体化量身定制治疗方案。

本章报道了克利夫兰医学中心使用全人工心脏技术治疗终末期心力衰竭所做的努力，特别是我们机构目前正在开发的连续流全人工心脏（CFTAH）平台。

二、全人工心脏技术

基于 20 世纪 50 年代克利夫兰医学中心 Willem Kolff 博士的早期努力，从使用机械装置初步构思全人工心脏（total artificial heart，TAH）以来，我们对心力衰竭的进展和病理生理的理解已经取得了重大进展。今天，TAH 被用于终末期心衰患者，以替代心功能，恢复足够的灌注。当 TAH 作为这部分患者的移植前过渡治疗时，现有的容量替代的 TAH 的经验是令人鼓舞的。到目前为止，TAH 作为终点治疗的临床经验有限，但一些非常有前途的技术目前正在开发中，其中一些在本书中描述。

CF 旋转泵技术是以一种新的泵设计理念为核心，其是技术发展的重要里程碑。这些较新的泵几乎完全取代了搏动泵、容积排量装置。CF 旋转式血泵通常设计为"轴流"或"离心式"血液流动方式，内部有一个转子[4]。连续流 TAH 消除了搏动泵所需的移动膜和多个瓣膜阀门，具有体积更小、机械可靠性更好的潜力。

TAH 通常由植入的旋转式血泵及位于患者身体外的外部组件组成，包括：①通过经皮电缆连接到血泵的可穿戴控制器；②可穿戴充电电池；③电池充电器；④交流和直流（AC/DC）电源；⑤用于系统控制和监测的医院设备。

如果血泵是 TAH 的"心脏"，那么控制器就是它的"大脑"。控制器的作用有：①驱动泵的电机；②根据用户命令或反馈信号控制泵的速度或流量；③收集、处理和存储数据；④执行自我诊断；⑤向其他系统组件（如医院监护仪和电池）发送信息和从其他系统组件接收数据；⑥提供各种类型的用户界面（听觉、视觉和触觉）[9]。TAH 根据其血流动力学环境，可以充当虚拟传感器，提供反馈以指示和跟踪流量和差压的相对变化。TAH 通过外部传动系连接到控制器单元。所有这些设备的左、右血流都来自患者原心脏的心房，为泵提供血液流动，血液流出后再连接到患者本身血管提供血液。动力传动系仍留在体外。

三、克利夫兰医学中心的全人工心脏发展

促使我们机构构建一种先进的 TAH 泵，是始于一项创造性的挑战，即制造一种超简单的 TAH（图 30-1）。我们新型的 CFTAH 概念，自设备概念原型开发以来已经经历了几次迭代，最终形成了能够长期支持和自动控制的体内试验系统。尽管该系统不需要流量或压力传感器来工作，但我们建议在研究中引入转子位置传感器，以证明可选血流动力学监测的好处。

CFTAH 的设计极具创新性，在 TAH 设计中探索了全新的概念。CFTAH 的设计包括一个单一的无阀 CF 泵，具有被动的液压流量和压力调节，以替代心脏的功能。这种"双端离心泵"概念有 1 个单一的、连续旋转的直流电机和泵组件，两端各有 1 个离心泵。调节泵速以产生脉动的流量和压力。通过控制器监测调速时的电力响应，并用来指示初始吸力和适当的减速。这种设计有别于目前的临床 TAH，因

为调速的单轴双离心泵可以显著减小尺寸，同时不再使用阀门和压力或流量传感器进行控制，可以提高整个系统的可靠性。

这一精巧、创新的泵概念的核心突破在于，在减小心房压差的同时平衡体循环和肺循环的血流动力学，并把功能直接融入到泵的流体力学设计中。

这一固有功能被设计为一种自动、即时、

被动的常规功能，不需要电子干预。CFTAH控制方案基于泵流量的被动自平衡，以维持心房压力平衡并防止心房壁抽吸，而无须使用传感器进行控制反馈。

初步数据显示，这些设计特征确实在很大程度上调节了体循环和肺循环的血管阻力[10, 11]。图 30-2 说明了旋转组件位置如何影响泵的几何形状，以纠正心房压力的任何不平衡。注意转子磁铁比钢定子薄片短，因此有一个轴向运动窗口，该窗口相对没有磁恢复力，允许转子运动主要对压力驱动做出响应。进气压力是力平衡中最主要的术语。如果右心房压（RAP）高于左心房压（LAP），旋转组件向左推（图 30-2A），打开在泵外径处的孔，增加右泵输出量，减少 RAP，增加 LAP。相反，如果 LAP 高于 RAP，则旋转组件被向右推（图 30-2B），关闭右泵的孔径，减少右泵输出，再次驱动系统平衡。

这种 CFTAH 自我调节反应也可以减轻心房的抽吸引力[12-14]。如果左侧入口因吸入而堵塞，则左侧入口压力下降，将旋转组件拉向左侧，从而打开右侧泵的孔径，增加 LAP，并自动从吸引状态恢复。类似地，如果右入口由于

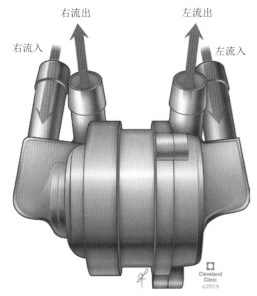

▲ 图 30-1　克利夫兰医学中心连续流人工心脏

经许可转载，引自 Cleveland Clinic Center for Medical Art & Photography ©2018–2019. 版权所有

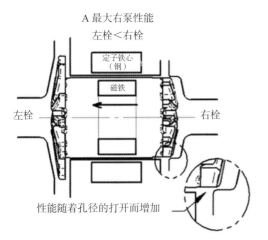

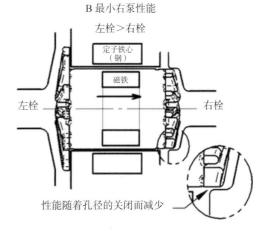

▲ 图 30-2　心房压差对转子位置和右泵性能的影响

经 Elsevier 许可转载，引自 Fukamachi et al.[10]

吸引而堵塞，则右入口压力下降，从而将旋转组件向右拉，关闭右泵的孔，减小右泵上的吸力，降低右房吸引力。该系统对血流动力学环境中的强力干扰（模拟吸力、血管阻力极高、低血容量、速度变化和不同程度的速度调节）的稳定性已通过试验研究和短期的体内测试。转子运动的实验特征是使用一个带有 Holl 探针转子位置传感器的恒力泵，该传感器无缝集成到恒力泵组件中。

现有脉冲式 TAH 中复杂部件的数量相对较多，而且其尺寸大、故障可能性大、耐用性有限，因此显然需要一种小型、可靠的 TAH。一种带有单个移动部件的小型简化替代方案的出现将解决现有技术的许多问题，并为更多的患者提供更好的治疗。归根结底，这种装置的成本会更低，因为它只需要一个电机控制器来平衡左右流量，同时省去阀门、顺应性的腔室、执行机制及压力或流量传感器。克利夫兰医学中心 CFTAH 根据其单个活动部件的位置，通过改变左右泵的相对效率来实现对泵流量和泵压力的被动、无传感器自动调节，以平衡左右泵的压力和泵的输出[10, 12]。

我们的一系列体内单片 CFTAH 实验显示其血流动力学性能和泵操作符合设计规范。从 2011 年 10 月—2014 年 11 月，实验纳入 17 头泽西小牛（体重 77.0～93.9kg），通过正中切口（$n=9$）或右胸切口（$n=8$）[15] 植入克利夫兰医学中心的 CFTAH，进行 14 天、30 天或 90 天的选择性慢性植入。改进的泵设计在 6 头动物中没有显示慢性溶血。1 头动物达到了预期的 30 天持续时间；2 头动物达到了预期的 90 天持续时间。

两项为期 90 天的犊牛生物相容性研究首次在预期的时间内成功完成，并显示出良好的

泵性能和生物相容性，且术后不需要任何抗凝血治疗[16]。CFTAH 在没有电流干预的情况下，被动地自我平衡左右循环。这些研究中使用的最新 CFTAH 设计的标准外部尺寸为 98.4mm（长度）、62mm（直径）、160ml（体积位移）和 486g（电缆和连接器脱离秤的设备重量）。17 项长期实验均显示 CFTAH 具有良好的血流动力学性能。如上所述，每头动物的术后过程都不同，部分原因是术中并发症，或者是由于在该操作中遇到的技术问题。所有的存活时间长的病例显示出可接受的生物相容性，没有器官血栓栓塞。新一代的装置带有修正的右叶轮，目前正在进行体内测试。

四、小儿全人工心脏

MCS 已成为成人终末期心力衰竭患者的标准治疗方法，然而，在患有先天性心脏病的儿童患者中，长期 MCS 选择仅限于体外心脏装置或超适应证的成人植入装置。先天性心脏病和心肌病通常同时累及左心室和右心室，在这种情况下，需要心脏移植或双心室辅助装置（BVAD）或 TAH 来充分维持肺循环和体循环。婴幼儿心脏移植是一种公认的治疗先天性心脏病的方法，但合适的供体心脏的供应情况各不相同，永远不能满足临床的需要。MCS 也被定义为标准的选择，但由于大小和功能范围的限制，其在婴儿和儿童中的使用受到限制。

在克利夫兰医学中心，我们正在研发上述 CFTAH 的儿科微型版本（P-CFTAH；见第 38 章）具有单个电机和单个旋转组件[17]（图 30-3）。克利夫兰医学中心团队是第一个报道在短期动物研究中成功植入 P-CFTAH 原型的团队[18]。这一结果来自于我们的 P-CFTAH 在

4 只健康羔羊身上的一系列植入，并于最近发表[19]。工作模型原型 P-CFTAH 泵是从成人 CFTAH 结构中衍生出来的，将其缩小了 0.70（占其总体积的 1/3），以便能够植入婴儿胸部。泵的流量范围（1.5~4.5L/min）旨在为体重超过 50kg（14 岁儿童的平均体重）的患者提供支持（图 30-4）。

压力 - 流量曲线显示了较宽的左泵流量范围。在 delta 压力为 100mmHg 时，左泵流量范围为 0.4~4.7L/min，泵速为 3500RPM 和 5000RPM。左 - 右心房压差（LAP-RAP）维持在 ±5mmHg 以内，体肺血管阻力比在 1.4~35，有或无泵速调节。我们的研究结果

满足泵流量范围（1.5~4.5L/min）和自动调节（-5~10mmHg）的设计要求。正在进行的活体实验将帮助我们评估 P-CFTAH 在选定的血流动力学条件下的水力性能和自调节机械设计（图 30-5）。儿科 MCS 设备存在众多挑战，需要克服这些困难以推进这一领域进步，提高需要 MCS 的儿科患者的生活质量、安全性和生存率[20]。

五、婴儿全人工心脏

为了探索使用 CFTAH 平台和设计进一步缩小泵尺寸的可能性，我们最近在硅胶中测

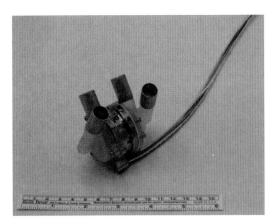

▲ 图 30-3　小儿连续流全人工心脏（P-CFTAH）样机

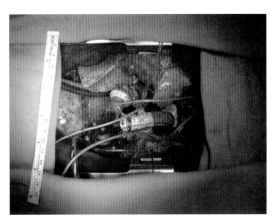

▲ 图 30-5　P-CFTAH 植入动物模型

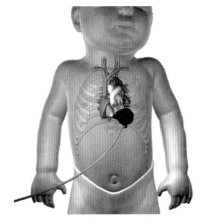
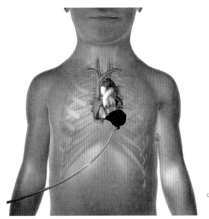

▲ 图 30-4　将 P-CFTAH 插入婴儿和 4 岁儿童胸腔的示意图

经许可转载，引自 Cleveland Clinic Center for Medical Art & Photography ©2018-2019. 版权所有

试了婴儿连续流全人工心脏（I-CFTAH）的初始装置模型的性能，该装置模型由流体动力轴承支撑，带有1个电机和1个旋转组件[21]。I-CFTAH（图30-6）（轮缘直径26.9mm；长度44mm）被设计用于3～9kg的儿童，为其提供血流动力学支持，标准设计点与6kg的儿童相匹配，需要1.0L/min的流量。I-CFTAH使用电子计算机虚拟模拟回路（VML；MA TLAB；MathWorks®）进行测试，并模拟当它们通过植入血泵（3kg婴儿以0.5L/min的速度运行）时的血流动力学。

使用集总参数模型，包括体循环/肺循环、阻抗值、心率和血容量。在硅胶实验期间进行的早期评估证明了缩小泵的预期性能（左、右泵流量为0.5L/min，转速为4380RPM）。左、右心房压差维持在±5～15mmHg。目前已成功地进行了I-CFTAH的模拟，并利用该设备创建了动脉搏动。I-CFTAH的开发正在进行中，我们将在动物模型中研究这种设备的性能。

六、CFTAH治疗双心室心力衰竭

使用2个CF泵的连续流（非搏动性）血流动力学支持在我们机构首次用于75kg小牛的双心室支持，支持时间为34天[22]。现在克利夫兰医学中心正在进行这项工作，通过植入

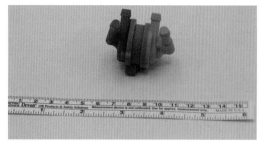

▲ 图30-6　婴儿连续流全人工心脏（I-CFTAH）装置模型

设备来开发更好的选择，利用连续流设备为衰竭的心脏提供更好的机械支持[23]。

尽管药物治疗可增强右心室（RV）功能及降低肺血管阻力，但左心室充盈仍然不足，这时可能需要右心室辅助装置（RVAD）[24]。VAD没有专门为RVAD应用设计的主要原因是，与LVAD相比，VAD的临床需求要少得多（因此市场有限）[25, 26]。虽然临床批准的可植入LVAD不是为右心支持而设计的，但LVAD被考虑用于右心支持仅仅是因为目前还没有一种有效的、容易植入的RVAD。由于缺乏专门的、经过临床评估的长期RVAD，显著减少了孤立性和LVAD后的RV衰竭患者，以及需要2个泵（BVAD）的双心室心衰患者的治疗选择[27, 28]。前文已经详细介绍了CF泵固有的机械结构和临床特征的转变、泵的选择和患者管理问题[12]。

2004年首次报道了植入式CF泵用于右心室辅助。1例21岁的患者在植入Jarvik 2000 FlowMaker后，右心室衰竭恶化，周围血管阻力升高，接受了第2个心室辅助的治疗[24]。通过将入口指向下腔静脉-右心房交界处，使右心房压力维持在5～10cmH₂O，外科医生可获得稳定的RV卸负荷和满意的左心泵血流量。其他组连续报道了2个LVAD的有限的、非正式批准的临床应用。Saito等[28]将1例存活6个月的患者从Toyobo体外设备（Nipro，Osaka，Japan）转换为Jarvik 2000 AS和DuraHeart（Terumo Heart，Inc.，Ann Arbor，MI），以作为RVAD和LVAD。

目前已有两种HADS（Medtronic，Minneapolis，MN）成功应用于治疗严重的双心室衰竭的报道[29-31]。柏林德国心脏研究所（Deutsches Herzzentrum）的一个研究小组报道了10例接受双心室HVAD治疗的特发性扩张型心肌病

患者[32]。3 例患者在长期接受 BVAD 支持后，证实患者有稳定的血流动力学，没有发生血栓栓塞事件，也没发生右泵的反流，最高能够关闭 RVAD。目前，通过 RVAD/BVAD 提供临时支持的是 CF 体外心脏循环支持系统[26, 33]，如 CentriMag（Thoratec，Pleasanton，CA）、Bio-Pump（Medtronic，Minneapolis，MN）和 TandemHeart（CardiacAssist，Inc.，Pittsburgh，PA）。现在临床上可用的旋转泵的发展允许医生选择一种混合方法来放置 BVAD，既使用植入型 LVAD，又使用临时体外 RVAD[34-37]。由于心室的不同和泵的特性，使 LVAD 适应 RVAD 的功能仍然是一个技术挑战。BVAD 支持可能是有效的，但与单独使用左心室支持相比，仍然与较低的生存率和较差的生活质量相关[38]。

尽管左心衰的治疗方法取得了进展，但双心室衰竭代表了一种严重的终末期心脏病人群，这种疾病通常涉及 2 个心室，即使其最初的原因仅限于左侧心脏病。在 BVAD 人群中，不良事件发生率高，1 年生存率低[39, 40]。由于与任何特定的泵类型没有关联，这种情况需要及时干预以维持不断恶化的血流动力学和促进症状改善，同时继续限制了持久型 MCS 疗法的长期成功[40]。对于血栓形成的心室、限制性心肌病、心脏肿瘤、严重的室间隔缺损、插管困难的脆弱心室、先天性畸形和顽固性心律失常的患者，TAH 比 BVAD 更合适。

我们最近在儿童连续流全人工心脏（P-CFTAH）的基础上进行了一项 MCS 的可行性评估，使用基于儿童连续流全人工心脏（P-CFTAH）的微型连续流 BVAD 来支持双心室（图 30-7、图 30-8 和图 30-9）。以前，在缩小配置的情况下，目前的血泵的尺寸

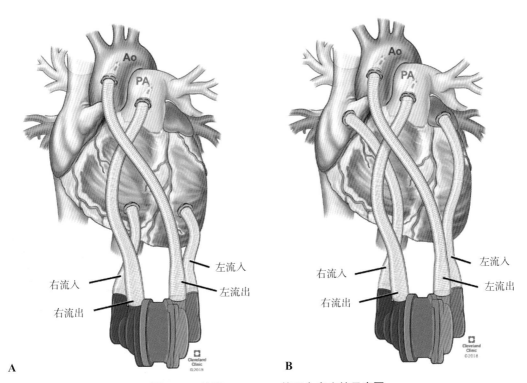

A　　　　　　　　　　　　　　**B**

▲ 图 30-7　使用 P-CFTAH 的双心室支持示意图

A. 心室插管；B. 心房插管（经许可转载，引自 Cleveland Clinic Center for Medical Art & Photography ©2018—2019. 版权所有）

已经被证明可以植入到 BSA ≥ 0.3m² 的患者的 TAH 支持中[41]。但是，该设备从未在原心腔存在的情况下进行过测试。本研究中使用的 BVAD 是一种整体式装置（P-CFTAH），它是无阀的，不使用流量传感器或压力传感器进行操作或控制[10, 42]。在羔羊（n=4）上进行的

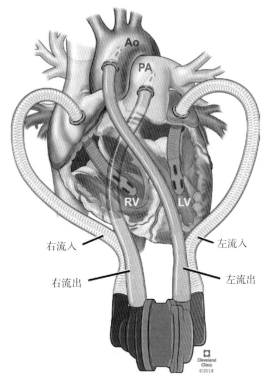

▲ 图 30-8 作为 BVAD 的 P-CFTAH 植入的实验设置
经许可转载，引自 Cleveland Clinic Center for Medical Art & Photography ©2018-2019. 版权所有

所有短期实验均显示出良好的性能和操作的稳定性。

体内数据结果与之前收集的体外泵性能数据进行了比较，结果令人满意。在 2 种插管途径（心房和心室）中，植入后，BVAD 性能在 3000～6000RPM 保持良好。左、右心房压差（LAP-RAP）在左、右心衰条件下，无论是心房插管型还是心室插管型，都主要在 -5～10mmHg，证明了该装置的自我调节能力。这项早期的一体式 BVAD 支持的一系列短期活体实验，证明了使用 1 个设备和 1 个控制器单元支持 BVAD 的有预期血流动力学输出、设备性能和可行性。与双重 VAD 治疗双室心衰相比，对于使用单一装置、程度或自我调节的 BVAD 支持的真正血流动力学要求，以及潜在的优点或缺点，还需要更多的研究。这将是必须的技术制图步骤，以指示未来可用的任何方法的最合适的患者群体。

成人版的克利夫兰医学中心 CFTAH 最近进行了多项设计优化（包括对右侧叶轮和叠置电动机配置的更改），目前正在接受泵性能及生理和血流动力学参数的动物实验（图 30-10）。在需要更高血流动力学输出的特定心力衰竭人群中，也将评估其作为 BVAD 的使用情况。

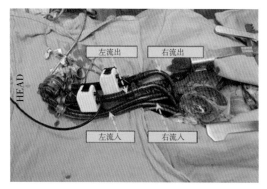

▲ 图 30-9 动物模型双心室辅助装置（BVAD）术中切面

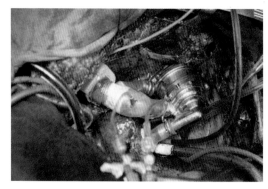

▲ 图 30-10 体内 CFTAH 的当前版本

七、总结

近年来，对现有技术的创新和修改源源不断。这些疗法改善了患者的发病率和死亡率。近年来，TAH 在技术和治疗方面取得了重大进展，这是该领域的一项重大突破。然而，血泵问题仍然是设备开发中日益复杂的研究焦点。研究人员正在分享对机械循环的生理特征的见解，更新、更精细的设备技术不断涌现。与组织和血液直接接触设备部件的生物相容性正在改善。然而，装置的生物相容性和现有装置的控制方法仍很不理想，需要进一步研究。

离心泵与轴流泵相比，在理论上的优势可以推动未来离心泵的设计；然而，随着新的设备设计和更好的材料的使用，搏动式血泵技术当然也有很大的改进空间。离心泵具有更好的流动特性，可以最大限度地减少溶血，也许还可以减少抗凝血治疗的需要。此外，这种泵在设计上具有更大程度的"搏动性"，这可能会减少主动脉瓣关闭不全、主动脉瓣融合和胃肠道出血的问题。最后，这些泵的特殊压力/流量特性及其固有的更精确的流量估计可能会导致自动速度控制算法的发展。与当前设计特点的定速运行模式相比，这些可能会提供更安全、更有效的运行这些泵的方式。

最近在克利夫兰医学中心进行的研究标志着一个重要的里程碑，证明了 CFTAH 技术可以用一个设备维持较长时间的生命。现在，在美国国立卫生研究院和机构支持的积极资助下，克利夫兰医学中心的设备开发和生物相容性研究正进行。该项目的实施和这一重要里程碑的实现表明，单片式、自动调节和无传感器设备具有进一步发展成为心力衰竭患者的有效临床选择的巨大潜力。

围绕如何最好地管理 RV 衰竭的问题仍然是为 LVAD 植入决定的关键。需要开发更好的技术来确定哪些患者将从 LVAD 治疗中受益，哪些患者不会从 LVAD 治疗中受益。技术的发展，例如专用的、永久植入的 RVAD；对当前 LVAD 技术进行安全、有效的管道和泵速修改；或适用于 BVAD 支持的单设备解决方案等的开发，将极大地扩展慢性双心室衰竭的应用。CFTAH 的完全心脏置换目前处于早期开发和应用阶段，将在解决部分慢性双心室衰竭患者方面发挥关键作用。可靠的更小、更简单的 CFTAH 被证明甚至可能将该领域完全推向这个方向。

预计 MCS 领域的进展将扩大支持设备的使用，使其能够在生活质量方面提供长期的替代品，或者至少为更多的晚期心力衰竭患者提供一种可行的心脏移植替代方案[43]。

值得注意的是，随着更多创新设备的出现，治疗终末期心力衰竭的有创性选择不断更新和扩大。最有效、最耐用、最可靠、全自动调节的设备无疑将拯救生命。然而在开发出理想的泵并将其应用于公认的临床实践之前，患者的生存将主要取决于早期植入单心室或双心室装置的决策，而不是装置类型的选择。

除了使用 MCS 装置进行早期诊断和治疗外，应继续通过在早期阶段治疗危险因素来更好地预防 HF，在 HF 不能通过保守方法进一步治疗时，装置治疗可以提供更有针对性、更有效的治疗。仍需要进一步的研究来实现上述目标，并满足日益增长的心力衰竭患者群体的苛刻临床需求。

第31章

ReinVAD 左心室辅助装置：增强长期循环支持治疗的智能技术
The ReinVAD LVAD: Smart Technology to Enhance Long-Term Circulatory Support Therapy

Roland Graefe　Erika Minguez　Andreas Henseler　Reiner Körfer　著

邹　亮　译

陈　伊　校

一、泵的结构和功能

（一）概述和展望

ReinVAD 左心室辅助装置（LVAD）是目前处于临床前期测试阶段的医疗设备。它由德国亚琛的 ReinVAD GmbH 公司开发。系统基于旋转泵原理，属于最新型的第 3 代泵。如图 31-1 所示，泵装置处于植入位置，位于左心室心尖部并与主动脉相连。

从技术上讲，LVAD 是通过将血液泵入左心室到主动脉的旁路途径中，来辅助左心室的泵功能的流体发动机。LVAD 系统通常由 3 个主要组件组成，即内部组件（植入左心室的泵装置）、经皮动力传动系统及外部组件（控制器和电池）。本章将进一步介绍所有此类组件。

创新技术发展的结合为实施 LVAD 系统提供了前提条件，该系统将增强长期循环支持治疗，从而改善晚期心力衰竭患者的预后。以下内容说明了该系统的选定关键功能，有关功能的详细信息将在后面几章中提及。

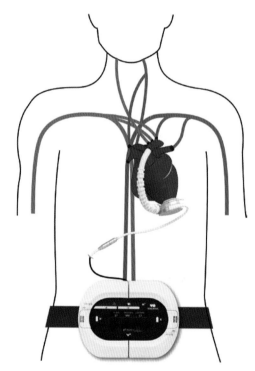

▲ 图 31-1　**ReinVAD LVAD** 设备的植入位置

引自 *ReinVAD GmbH*

从技术角度看，ReinVAD LVAD 的选定的关键功能如下所示。

- 通过使用非接触式大间隙混合轴承确保最佳的血液相容性。
- 通过集成的流量传感器技术向主治医生

提供可靠的治疗反馈。

- 通过自动闭环转速控制来避免不良事件，从而提高生存率，提高患者的生活质量，降低成本。
- 通过提供可植入的传动系统连接器，避免在传动系统故障或传动系统感染的情况下进行泵更换操作。
- 通过自适应被动调整支持水平来适应需求，以及外围设备的模块化互补性的设计，提高了患者的机动性。
- 日常生活中使用的体外组件具有现代化的样式和设计，提升患者对人工心脏的满意度。

所有这些设计原理将在本章后续章节中进一步详细介绍。

图 31-2 显示了小型化的 ReinVAD 泵装置。

在下文中，是我们对 ReinVAD 这种新型左心室辅助装置的展望，该公司致力于开发先进的 LVAD 系统并使其商业化，以保证对晚期左心衰竭患者进行长期、无并发症和体现生命意义的治疗。因此，等待心脏移植的患者可以得到有效的治疗，尤其是对于那些没有希望或不愿进行移植的患者，也可以使他们回到积极、可持久而又有意义的生活中来。因此，在每个单一组件的开发过程中，重点关注的是加强长期循环支持。

从治疗角度来看，ReinVAD LVAD 的体内和体外组件的相应设计过程中，致力于以下的互补目标。

- 通过避免与治疗相关不良事件的发生，提高患者的生活质量并降低成本。
- 通过集成传感器技术在治疗过程中向治疗医生提供可靠的反馈。
- 通过自动调整支持水平以适应瞬时需求变化，以及体外组件的模块化、互补性的设计，使患者获得积极的生活方式。
- 通过小型化和智能化的手术器械将患者群体扩展到较小的患者。
- 日常生活中使用的体外组件具有现代化的形式和设计，提升了患者对人工心脏的满意度。

（二）转子轴承和基于计算机流体力学的设计方法

由于离心泵装置的外部尺寸较小，因此可以将其放置在心包内并与左心室心尖部相连，如图 31-1 所示。与 HeartMate Ⅲ（Abbott, USA）相比，减小了泵的外径和临界高度，以便将患者群体扩大到较小的患者，并且支持未来的创新植入技术，因此，ReinVAD LVAD 也可植入青少年体内。与传统的胸骨切开心内直视手术相比，更新的植入技术采用了更多但更小的皮肤切口。由于尺寸小，支持了外科医生对于植入技术的不同偏好。因为女性的胸腔较小，外径尺寸方面特别适用于女性患者。在极端情况下，植入可能根本不可行，或者由于尺寸限制了新的植入技术而不适用，或者所提供的手术器械无法满足特定要求。尽管 ReinVAD 泵装置的尺寸很小，但它的功率极为

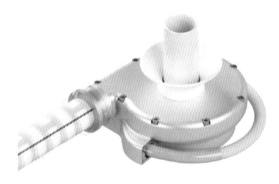

▲ 图 31-2　ReinVAD LVAD 设备的离心泵
引自 ReinVAD GmbH

强大，即使在动脉压升高的情况下，也可以提供 2～10L/min 以上的流量。

图 31-3 显示了 ReinVAD 泵设备的横断面，血液从左心室通过入口插管进入泵装置。根据旋转泵原理，强力的转子叶片通过角动量的传递来增加血流量和血压。血液在具有宽大而开放的流动通道的蜗壳中从转子中收集，并被引导至泵装置的切向出口。转子包含驱动磁铁，该驱动磁铁与血腔室外部的电动机定子通过磁力相互作用，以保持转子的旋转。

ReinVAD LVAD 是第 3 代离心泵，其转子在运行过程中始终都是完全悬浮的，不与周围外壳接触。因此，不存在潜在的机械磨损来源。如图 31-3 所示，这种非接触式轴承系统由一种经过优化并获得专利的流体动力轴向轴承和一个被动磁性径向轴承构成。旋转转子和固定外壳之间产生的间隙大小为 30～600μm，这是广泛研究得出的结果，以尽量减小由于流体力引起的血液创伤，并优化轴承区域的冲洗。轴向动压轴承的间隙是最小的，其尺寸将在下面详细讨论。

特别是在这种流体动力轴承的设计，在开发阶段采用了基于计算机流体力学的多种创新工具。如图 31-4 所示，具有流体动力结构的轴向轴承既起到平衡轴向推力作用，又作为倾斜恢复装置。因此，轴向轴承抵消掉了所有的磁力和液压推力。正如在第 25 章中讨论的那样，CFD 项目中的设计评估和几何修改步骤近年来发生了巨大的变化。图 31-5 显示了基于响应面的设计空间探索和几何优化方法的示例[1]。这些工具在工业中得到了广泛的应用，并且可在软件包中使用，如带有流量解算器 CFX 和 FLUENT 的 ANSYS 软件包（ANSYS Inc.，Canonsburg，USA），并且这些工具可在设备开发过程中使用。

通常，在 CFD 优化项目中，例如由于期望泵的小型化而存在限制，这意味着，几何参

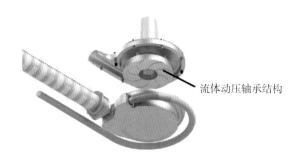

▲ 图 31-4　ReinVAD 泵设备和带有流体动压轴承结构的转子（引自 ReinVAD GmbH）

◀ 图 31-3　ReinVAD LVAD 泵设备的横断面（引自 ReinVAD GmbH）

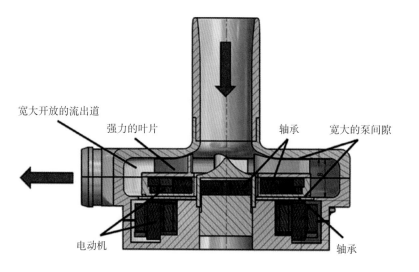

宽大开放的流出道

强力的叶片

轴承　　宽大的泵间隙

电动机

轴承

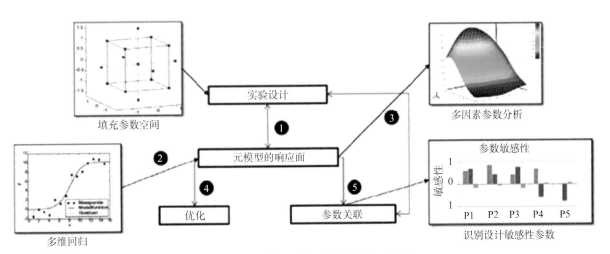

▲ 图 31-5　基于元模型的设计探索和优化

经 Elsevier 许可，转载自 Smith et al.[1]

数只能在限制范围内变化。查看所有要优化的几何参数，这将创建一个多维设计空间。刚开始，参数的量化效应是未知的，并且设计参数之间可能存在相互依赖关系。此外，可能有多个设计目标。对于轴向动压轴承，在开发阶段都考虑了高轴向力、高轴向力刚度和高冲刷等目标。这种复杂性可以通过创建所谓的元模型来解决，该元模型可以模拟设计参数对设计目标的影响。如果只在一个设计目标参数上验证 2 个设计参数之间的效果和相互依赖性，这将创建一个二维响应面，如图 31-5 所示。该元模型还允许优化几何构型，并提供对单个设计参数效果的洞察力。因此，整个过程被称为基于响应面的优化，并产出了一个非常强力且经过良好清洗的流体动力轴承结构，如图 31-4 所示。

由于整个转子轴承系统将多种技术方法结合在一起，因此被称为大间隙的混合型轴承。凭借这种非接触式轴承设计，ReinVAD 泵提供了具有优异流动性、低血液损耗性的最先进的技术。图 31-6 更详细地展示了由流体动力结构组成的转子和相应的泵壳壁之间的轴向间隙，该间隙是通过当前的原型泵和定制的激光位置传感器装置测量出的。

图 31-6 表明转子的轴向位置几乎与通过设备的流量无关。因此，心搏期间不会出现轴向运动。此外，研究还表明，随着转速的增加，动压轴承的作用力增大，轴向间隙也随之增大。在预期运行速度范围内时，间隙范围为 30～50μm。根据 Thamsen 等的测量，在 2700RPM 和 5L/min 的主要工作位点，临床上获得成功的 HVAD（Medtronic，USA）的轴向轴承间隙约为 22μm[2]。因此，ReinVAD LVAD 在 2000～2500RPM 的主要工作范围内的轴向间隙几乎是 HVAD 的 2 倍。

（三）泵的性能和效率

ReinVAD LVAD 的一个设计目标是提供一种压力敏感的泵送性能。患者植入压力高敏感型泵的效果，将在"与循环的被动相互作用"章节中进行详细介绍。如图 31-7 所示，该流量扬程曲线中，ReinVAD LVAD 具有非常平坦的泵特性曲线，因此对压力的变化具有高度的灵敏性。

如图 31-7 所示，转数固定在 2490RPM 时，在 0～10L/min 的流量范围内，所提供的压力产生仅下降约 25mmHg。这相当于 0～10L/min 的平均压力灵敏度为 0.4L/（min·mmHg）。这种压差对转速的依赖性较小，对于较高的转速，压力敏感度趋于增加，而对于较低的转速，则趋于降低。为了使患者获得充分支持，主要运行速度范围在 2000～2500RPM。如图 31-7 所示，根据前、后负荷的不同，ReinVAD LVAD 能够提供高达 10L/min 或更高的流量。

图 31-7 显示了另一个有趣的附加特性，对于负向流量，产生的压力差值明显增加，这样阻碍了瞬时负向流量的产生。如果没有这样

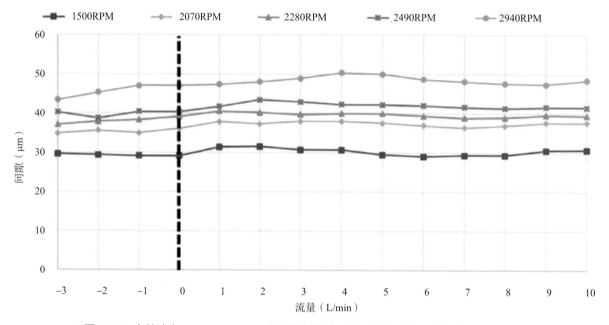

▲ 图 31-6　在转速为 1500～2940RPM 的运行过程中，转子与相应的泵壳之间的轴向间隙最小

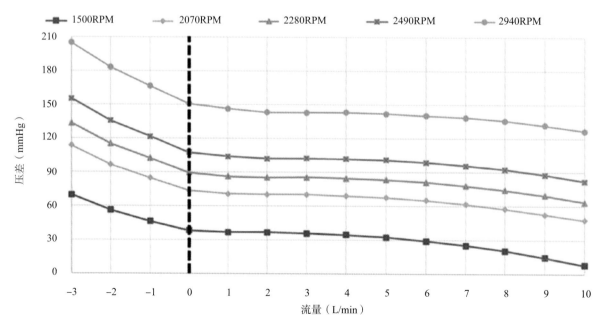

▲ 图 31-7　ReinVAD LVAD 在 1500～2940RPM 的转速下的泵特性曲线

的特性，在心脏舒张期可能会产生负向流量。植入式旋转泵中的负向流量所产生的影响尚待了解，但显然它会降低泵的效率。

ReinVAD LVAD 系统的效率如图 31-8 所示。效率是根据流量和压力输出的液压功率与输入到系统中的电能之比计算。高效率可以延长电池寿命，并且作为泵系统正常工作的标志。

泵的效率曲线表明在特定工作点（即设计点）上的最佳性能。对于所有的泵，如果泵中没有流量，效率将降为零，或压力产生降为零。然而对于 ReinVAD LVAD，还是采取了措施以提供一种当流量和转速在较大范围内波动时都能正常工作的系统。效率曲线清晰地呈现出一种"凸起"的形式，在较大的流量范围内提供较高的系统效率。根据转速的不同，系统峰值效率位于 5L/min 或更高。选择这种设计策略是为了提供高的泵压力敏感性，这要求峰值效率处于更高的流量位置。据我们所知，通过提高转速使峰值系统效率超过 30%，这是目前任何植入式离心泵都无法实现。

图 31-9 显示了系统功率消耗与流量之间的关系。在不同的转速下，该关系有所不同。但是，曲线显示功率消耗和流量这 2 个变量之间几乎呈线性关系，尤其是对于较高的流量。并且更重要的是，这种线性关系在具体转数时是固定的，即对于特定的转速，特定的功率消耗始终对应于特定的流量。因此，图 31-9 证明了基于系统功率消耗的流量估算可实现精确的流量确定。

（四）技术数据概述

表 31-1 概述了 ReinVAD LVAD 系统的特性，仅作简要介绍，并不详述。

二、与循环的被动相互作用

（一）压力敏感性

ReinVAD LVAD 设计经过优化，在压力流量图中具有较为平坦 HQ 曲线特性，如

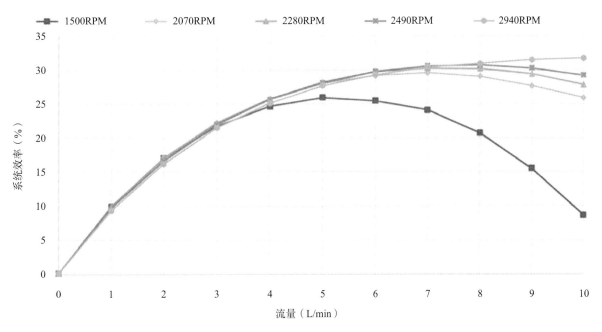

▲ 图 31-8　**ReinVAD LVAD 在 1500～2940RPM 的转速下的系统效率**

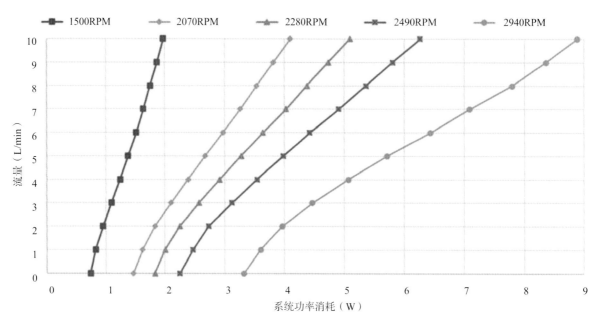

▲ 图 31-9　ReinVAD LVAD 在 1500～2940RPM 的转速下功率消耗和流量的相关性

表 31-1　ReinVAD LVAD 概述

泵类型	离心泵
使用计划	作为左心功能不全患者的循环支持治疗、移植前过渡治疗、康复前过渡治疗或者终点治疗
使用时间	长期支持，持续运行
转子轴承	非接触式，混合型
流量范围	2～10L/min 或更高
转数范围	1500～2800RPM
植入	心包内心尖部位，胸骨切开术或微创开胸术
系统峰值效率	＞30%
电池持续时间	16h 或 32h（取决于电池大小）
泵重量	138g
泵高度	22mm
泵直径	55mm
独特的性能	集成的流量传感器
	植入式传动系统连接器
	高压力敏感性
	自动安全速度控制系统
	创新的一体化体外系统

图 31-7 所示。这个特性是 LVAD 与人体循环之间相互作用的关键。作为一个单一的结果，它在典型转速下将可能提供的流量扩展到 10L/min 以上。这是一个独特的功能，欧洲和美国市场上常规使用的 LVAD 泵都不具有这一功能，并且可以放置在心包内。

平坦 HQ 性能（也可以通过所谓的压力敏感性来量化）对泵所产生的流量有重大的影响。压力敏感性是指人工心脏对 LVAD 前后端的压力变化做出自动而敏感的反应。这意味着很小的压力变化会使泵流量产生显著变化，如图 31-10 所示。这些变化是泵固有布局的结果，并且在恒定转速下被动发生。这一特征是从左心室对于前负荷敏感性中推论出来的，有利于心室、循环和人工心脏之间的血流动力学相互作用。

图 31-10 显示了 2 种不同泵的特性曲线，这 2 种泵的导流结构设计不同。一台泵是低压力敏感性，而另一台泵是高压力敏感性。假设 2 种泵都在图示的点"1"运行时，很明显，它

们都为循环提供了相同的流量和压力。但是，如果泵的前负荷或后负荷有很小变化，在这种情况下称为"c"，表示为动脉压的小幅下降或左心室压的小幅上升，则具有高压力敏感性的泵能产生更高的流量。然后它在点"2"运行。因此，在前负荷变化的情况下，该泵能以类似心室的方式被动地帮助平衡体–肺循环之间的血流，与 Frank-Starling 机制类似。低压力敏感性的泵则不能明显地增加流量。它需要主动改变转速才能将其工作点也移动到点"2"。这种主动式生理速度控制已经被许多作者提出，但尚未被应用于临床实践[3-5]。一个严格的限制是提供了一个反馈变量，因为用于测量信号（如压力或流量）的长期传感器并未集成到所有系统中。此外，迄今为止，要保证控制方法的安全运行可能是一个很大的挑战。使 LVAD 流量与实际的 LVAD 压力–流量特性相适应的主要优势在于，不需要传感器和主动控制算法。

压力敏感性高在 LVAD 应用中的影响尚不完全清楚，但它可能会对患者的预后产生重要影响，因为在其他方面，它具有以下作用。

- 提供了一种被动流量控制方法（如上所述）。
- 在心室低血容量或静脉回流低的情况下，由于平坦的 HQ 曲线特性，泵产生的吸力不会增加。这是非常有效的功能，可以在不改变任何转速的情况下防止泵口被吸住[6]。
- 残余动脉搏动性增加，与机械辅助的平流相比可能具有多种积极作用[6]。
- 高压力敏感性增加了左心室卸负荷水平，并降低了舒张末压（详见下文）[7]。
- 在患者运动的情况下，支持水平会自动和被动地适应瞬时的流量需求（详情见下文）[8]。

上述作用在某种程度上代表了一系列有充分根据的推测，这些推测必须经受住临床数据的挑战。

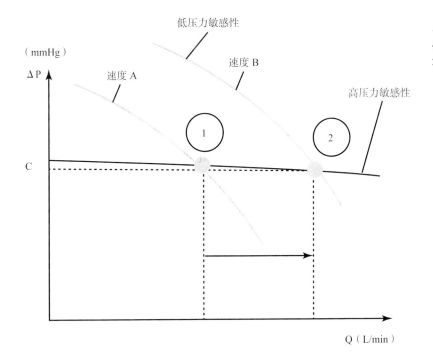

▲ 图 31-10 在泵上的压差小幅减低"c"的情况下，对 HQ 曲线形状（压力敏感性）的影响

（二）左心室卸负荷

近期研究的目的是通过实验来研究 LVAD 压力敏感性对辅助循环的影响，重点是右心室（RV）的后负荷[7]。

该研究是利用已建立的体外人体模型[9]进行的循环。该模型如图 31-11 所示。这种由气动驱动的模型包括 4 个活动腔室，并且已被广泛使用，例如，用于测试自然形状的硅胶心室，而不是这个研究中采用的代表左心室的圆柱体[10]，并研究由于入口插管位置和转速调节导致的二尖瓣反流[11]。心室或心房的收缩是通过向各自的腔室施加可控的气压脉冲来实现的。在整个研究过程中，除二尖瓣分流和 LVAD 分流外，所有分流均关闭。插管仅限于心室插管，为简便起见，省略了心房收缩。

在这项研究中，研究了 2 种不同泵的特性曲线在不同患者情况下的效果。所采用的特性泵曲线（图 31-12 所示）是由 2 个定制的实验室泵建立的，因此本研究没有使用 ReinVAD LVAD 原型。

所使用的实验室泵的压力灵敏度范围已被选择为大致代表可用的 LVAD。将压力灵敏度从关闭时的 0L/min 到约 10L/min 进行平均，以提供定量方法。为了进一步参考，将平均压力灵敏度为 0.06L/(min·mmHg) 的泵称为低压力敏感性（LowPS），将平均压力灵敏度为 0.35L/(min·mmHg) 的泵称为高压力敏感性（HighPS）。根据 4～6L/min 的梯度计算，HighPS 泵在 5L/min 左右的局部压力灵敏度为 0.71L/(min·mmHg)，LowPS 泵为 0.06L/(min·mmHg)。为了确定 LowPS 泵扩展到 10L/min 的整个范围的泵特性曲线，必须在测试回路中添加辅助泵，但在本研究的实验中未使用辅助泵。图 31-12 中

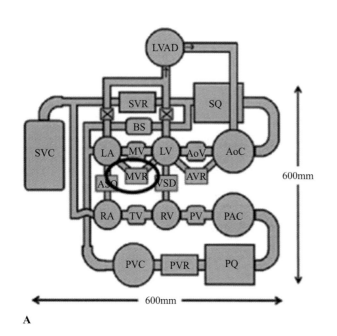 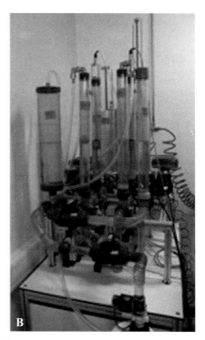

▲ 图 31-11　人体循环模型的示意图（A）和实物图（B）

LA. 左心房，MV. 二尖瓣，LV. 左心室，AoV. 主动脉瓣，AVR. 主动脉瓣反流，AoC. 主动脉顺应性，SQ. 全身流量传感器，BS. 支气管分流，SVR. 全身血管阻力，SVC. 全身血管顺应性，RA. 右心房，TV. 三尖瓣，RV. 右心室，PV. 肺动脉瓣，PAC. 肺主动脉顺应性，PQ. 肺流量传感器，PVR. 肺血管阻力，PVC. 肺血管顺应性（经 John Wiley and Sons 许可转载，引自 Graefe et al.[7]）

的测量数据包括入口和出口插管，同样有效地表示与代表患者的液压模型相互作用的系统特性曲线。

图 31-13 显示了该研究的主要结果，相应的 AoP、LVP 和 LAP 压力波形，LVAD 流量波形，LV 的 PV 回路和动态 HQ 曲线，这些曲线显示了各个泵的瞬时工作点。该描述仅限于在无二尖瓣关闭不全和在完全支持的情况下，心室收缩力降低，且有代表性的心搏。

图 31-13A 显示 LVP 始终低于 AoP，从而导致主动脉瓣永久关闭。AoP 在 HighPS 泵的支持下表现出较高的波动，这与较高的流量波动很好地对应（图 31-13C）。尤其是在收缩末期，在这种情况下，大约在 0.7s 出现心搏后，与 HighPS 泵相比，LowPS 泵支持下的 LVP 继续上升。在此期间，瞬时泵流量很高。HighPS 泵支持下的左心室心室压力 – 容量环（P-V 环）在心室舒张末期压力容量（End-diastolic pressure-volume relationships，EDPVR）线 上

向左移动（图 31-13B）。随着 HighPS 泵快速从左心室中抽出容量，P-V 环也会变宽。动态 HQ 曲线（图 31-13D）与图 31-12 中显示的静态 HQ 曲线及 LVAD 流量波形（图 31-13C）很好地相对应。LowPS 泵的动态 HQ 曲线更陡，而 HighPS 泵的相应动态 HQ 曲线更平坦。动态 HQ 曲线形成一个逆时针方向的滞后，代表一个心动周期各个泵的实际运行窗口。滞后是由泵和套管中流体的惯性引起的，这些惯性在收缩期加速，而在舒张期减速[12]。

动态 HQ 曲线（图 31-13D）显示，与平均流量（约 5L/min）相比，实际操作窗口向高流量方向移动。这样的偏移，2 个泵都可以观察到。同时，HighPS 泵达到更高的瞬时泵流量，这在流量波形中也可以看到（图 31-13C）。这种变化主要是由泵压差的时间进程引起的，而这又主要受 LVP 随时间变化的影响。对固定的平均泵流量（5L/min）创建偏移。在相对较低的瞬时流量（低于 5L/min 且处于舒张期）

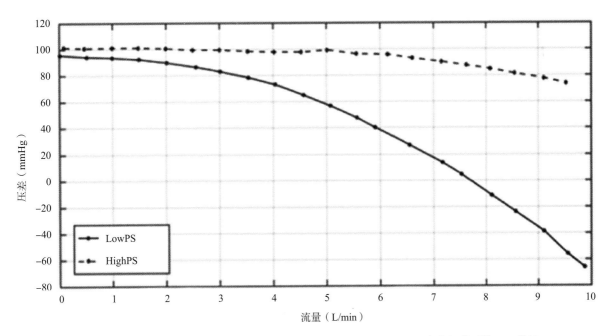

▲ 图 31-12　用于实验研究的实验室泵 LowPS（实线）和 HighPS（虚线）的系统 HQ 曲线
经 John Wiley and Sons 许可转载，引自 Graefe et al. [7]

下工作的时间比以较高瞬时流量（高于 5L/min
且处于收缩期）下工作的时间更长。随着时间
的推移，测得平均流速为 5L/min。

查看图 31-13B 中的 P-V 环，P-V 环的移
动部分对应于相应收缩力的变化。图 31-14 说
明了在没有任何 LVAD 支持的情况下收缩力改
变的效果[13]。如果没有 LVAD 支持，由于收
缩力的增加，对心室后负荷和前负荷的影响，
P-V 环变宽，并向左移位。在这项研究中，需
要注意的是，左心室收缩性的设置参数在 2 个
泵的支持下都是相同的。压力灵敏度较高的泵
在收缩期间卸负荷增加（图 31-13C），从而导
致左心室和 LVAD 组成的这个"装置"具有
类似于增强收缩力的性能。在压力敏感性增加
和收缩力增强这两种情况下，收缩末期压力容
积关系（ESPVR）的斜率增大，ESPVR 左移；
每搏输出量增加，动脉压升高，舒末压和容积
降低。

实验研究的一个重要说明是，处于模拟循
环回路（mock circulation loop，MCL）中的左
心室，是一个刚性圆柱体。圆柱体的内径决定
了它的充填性能，因为水柱的高度对应于 LVP
而没有任何收缩力，相关性呈线性的。如果由

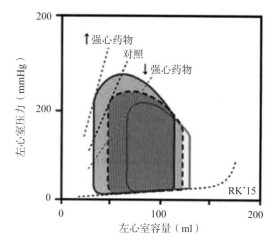

▲ 图 31-14　在没有任何 VAD 支持的情况下，收缩力
对左心室 P-V 环的影响

经 Richard 和 Klabunde 许可转载，引自 Cardiovascular
Physiology Concepts，cvphysiology.com。[13]

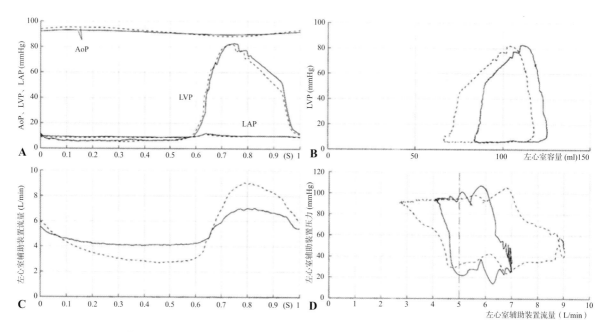

▲ 图 31-13　LowPS 泵（实线）和 HighPS 泵（虚线）在典型心搏下的结果

A 和 C. 主动脉压力（AoP）、左心室压力（LVP）和左心房压力（LAP）的波形（A），通过泵的瞬时流量波形（C）；B 和 D. 左
心室 P-V 环（B）和泵的瞬时工作点（D）。AoP. 主动脉压力；LVP. 左心室压力；LAP. 左心房压力（经 John Wiley and Sons
许可转载，引自 Graefe et al.[7]）

于 LVAD 压力敏感性水平不同而导致左心室容积减少，则水柱的高度将会调整，导致左心室压力降低。例如，在图 31-13 中，通过 P-V 环，说明了在没有任何收缩力情况下的左心室压力和容积之间的关系。与正常心室相比，模拟所用的左心室并不是很僵硬[14]，并且容积和压力的关系确实是线性的。另外，P-V 环的移动发生在 EDPVR 上（图 31-13B）。对于较僵硬的左心室和具有典型非线性 EDPVR 的左心室，压力敏感性的影响可能会有所不同。

这项研究的局限性源于 MCL 中缺乏已实施的生理反馈机制。尽管已对在所采用的液压 MCL 实施的 Frank-Starling 机制进行了评估[15]，但在本研究中并没有采用这种方法。充分代表所有相关的反馈机制（如压力感受器反射和代谢控制机制）是非常具有挑战性的。因此，在本研究中，MCL 设置的参数保持不变，以便于在所研究的泵之间进行比较。

总之，据作者所知，本研究首次调查了在扩展流量范围内 LVAD 泵的特性、左心室卸负荷和右心室后负荷之间的潜在关系。根据这项研究的结果，与压力敏感性有限的支持相比，高压力敏感性的支持降低了肺动脉压。这可能因为增加了收缩期卸负荷，因此，左心室的 P-V 环向左移动，并略向下移动。这种过程类似于在没有任何 LVAD 辅助下，收缩力的增强。这样就使左心室的卸负荷作用在相同的动脉血压和心输出量的情况下更强。根据使用的实验室泵的数据，平均左心房压相差约为 10.2%。

（三）运动能力

对于 LVAD 辅助患者，LVAD 能够提供比慢性心力衰竭患者在静息状态下更高的心输出量，以及更低的肺动脉楔压、肺动脉压和左心室容积。但在运动过程中，LVAD 的获益不那么明显，因为心输出量增加到与心力衰竭患者水平相当，并且低于健康受试者的水平[16]，左心室不再完全卸载负荷[17]，肺楔压和肺动脉压异常增加[18]。所有这些现象表明，目前的 LVAD 旨在适当地支持患者静息时而非运动期间的血流动力学。

Salamonsen 等讨论了 LVAD 的缺点，以模拟自然心室对前负荷的敏感性，从而以固定速度实现体 – 肺循环达到流量平衡[19]。图 31-10 已经说明了这一点。由于 LVAD 采用旋转式血泵，不能区分前后负荷的变化，因此作者得出结论，与自然心脏对于前后负荷的敏感性相比，LVAD 对于前负荷敏感性太低，而对于后负荷敏感性太高。当应用不同的特性的泵作为 LVAD 时，特别是在运动状态下，关于血流动力学变化的相关数据很少为人所知。

这项最新研究的目的是研究不同 LVAD 的压力敏感性对 LVAD 在运动过程中自身血流动力学反应的定性影响，尤其是定量影响，以及最终对患者的血流动力学的影响[8]。为此，在运动状态下通过计算机心肺模拟器对 2 种不同泵特性的 LVAD 进行了比较。

比较使用了图 31-15 所示的心肺模拟器进行模拟。简而言之，这是在 LabVIEW 2016（National Instrument，Austin，TX，USA）中实现的详细的集中参数模型。该模拟器包括心房、心室、肺循环、体循环（分为升主动脉和降主动脉、上半身、肾脏、内脏、腿部、上下腔静脉）、压力反射和代谢性外周控制、通气机制和气体交换。

该模拟器的特点是在静息状态下尤其是在运动状态下再现终末期心衰患者的血流动力学和通气状态。这 2 个 LVAD 在恒定转速下进行

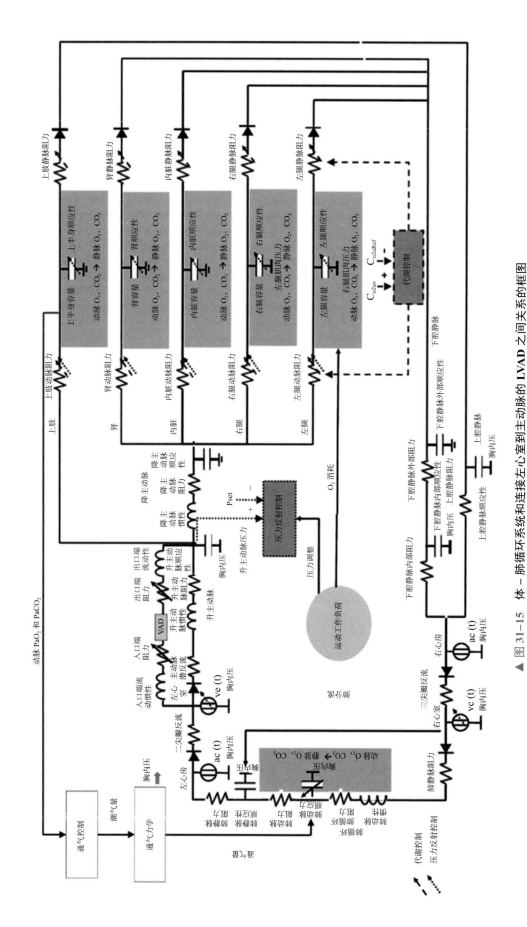

▲ 图 31-15 体 - 肺循环系统和连接左心室到主动脉的 LVAD 之间关系的框图

更多详细信息见参考文献[20]

测试，重现了运动时平均 LVAD 患者的反应（EXE ↑），以及无变时和变力反应（EXE →）的 LVAD 患者。在静息状态下，模拟器可再现变时性和正性肌力反应、周围血管舒张、心输出量增加和通气等方面运动功能。有关模拟器设置参数的更多详细信息，请参见参考文献[8]。

这项研究中实现了 2 个 LVAD 泵的压力 - 流量特性，并对其效果进行了比较。LVAD1 代表压力敏感性较高的 LVAD，而 LVAD2 代表压力敏感性有限的 LVAD。实际上，对于 LVAD1，从 0L/min 到 10L/min，LVAD1 的平均压力灵敏度为 0.21L/(min·mmHg)，对于 LVAD2 在相同流量范围内，LVAD2 的平均压力灵敏度为 0.08L/(min·mmHg)。模拟器使用的每个 LVAD 的 HQ 曲线都是非线性。为了简便，图 31-18 中显示了固定的 HQ 曲线及其他结果，必须指出的是，LVAD1 的 HQ 曲线比图 31-12 中所示的实验室 HighPS 泵对压力的敏感性稍差。此外，LVAD2 的 HQ 曲线没有图 31-12 中实验室 LowPS 泵那么陡峭。因此，HQ 曲线形状的差异及压力敏感性的差异均小于先前的研究。

在图 31-16 中，报道了 3 种情况下 LVAD1 和 LVAD2 比较的主要结果，即静息状态（REST）、对运动正反应（EXE ↑）和对运动无反应（EXE →）。值得注意的是，每个 LVAD 的速度都经过了调整，以便在静息状态下提供相同的基线血流动力学结果。下图所示的定量结果表明，2 种泵处于静息状态时，支持几乎没有明显的差异，因此获得了成功。在 EXE ↑ 期间，对于 2 种泵，允许心脏进行有限且相同的变时和正性变力反应，以满足运动过程中增加的需求。对于 EXE → 期间，不允许模拟无反

应的患者的正性变力或变时反应。在所有情况下，模拟 80W 的运动强度，并且从休息到运动的转换及整个研究过程中，每个 LVAD 的转速都保持恒定。

简而言之，使用 LVAD1 的运动期间，总 CO 量从静息时的 5.0L/min 增加到 EXE ↑ 时的 7.4L/min 和 EXE → 时的 6.7L/min。使用 LVAD2 时，总 CO 量从静息时的 4.9L/min 增加到 EXE ↑ 时的 7.2L/min 和 EXE → 时的 6.1L/min（图 31-16B）。对于 LVAD2，在 EXE ↑ 观察到 CO 的增加是由自身心室流量（0.0L/min～1.6L/min）和 LVAD 流量（4.9L/min～5.6L/min）共同提供（图 31-16E 和 F）。对于 LVAD1，EXE ↑ 时 CO 增加主要由 LVAD（5.0L/min～6.3L/min）维持，加上部分由自身心室（0.0L/min～1.1L/min）维持。在心脏没有变力和变时反应的情况下，CO 的增加完全取决于 LVAD 设备，LVAD1 和 LVAD2 都是如此（图 31-16F）。

2 种 LVAD 的支持结果显示主动脉压方面存在一些差异（图 31-16A），在 EXE ↑ 和 EXE → 时，LVAD1 时的主动脉压力（分别为 101mmHg 和 94mmHg）高于 LVAD2 时的主动脉压力（分别为 99mmHg 和 87mmHg）。LVAD1 时左心房压或肺楔压由静息时的 12mmHg 增加到 EXE ↑ 时的 23mmHg 和 EXE → 时的 19mmHg。LVAD2 时左心房压力从静息时的 12mmHg 增加到 EXE ↑ 时的 24mmHg 和 EXE → 时的 23mmHg（图 31-16C）。舒张末期容积会相应调节，在高度压力敏感性 LVAD1 的支持下始终较低（图 31-16D）。

在 3 种血流动力学条件下，2 种 LVAD 辅助时，传递到体循环的左心室功率是相似的（图 31-17A）。静息状态下这 2 个 LVAD 提供相似的功率，但 LVAD1 增加了 EXE ↑ 和 EXE →

时的功率（0.67W 和 0.82W），而 LVAD2 没有增加输送到循环的功率，甚至显示出小幅的下降（0.61W 和 0.63W），如图 31-17B 所示。

在图 31-18 中，显示了 2 种设备在多种心搏状态下的压力－流量曲线。对于这 2 种泵，当患者从静息状态转换到运动状态时，我们观察到工作状态向右下移动。对于平均工作点和滞后点也是如此。对于 LVAD1，平均流量

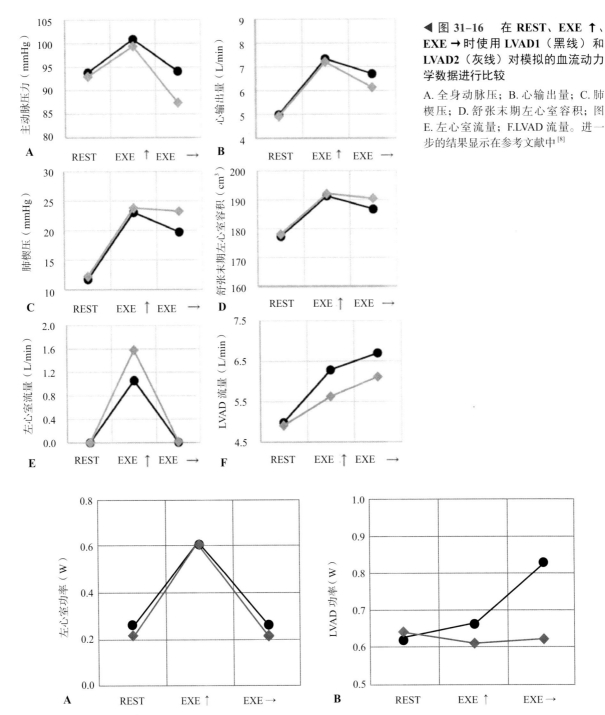

◀ 图 31-16　在 REST、EXE ↑、EXE → 时使用 LVAD1（黑线）和 LVAD2（灰线）对模拟的血流动力学数据进行比较

A. 全身动脉压；B. 心输出量；C. 肺楔压；D. 舒张末期左心室容积；图 E. 左心室流量；F.LVAD 流量。进一步的结果显示在参考文献中[8]

▲ 图 31-17　在 REST、EXE ↑、EXE → 时使用 LVAD1（黑线）和 LVAD2（灰线）模拟的血流动力学数据的比较
A. 左心室功率；B. LVAD 功率。进一步的结果显示在参考文献中[8]

分别从 5.0L/min 移动到 6.3L/min 和 6.7L/min，产生的平均压力从 66mmHg 移动到 58mmHg 和 60mmHg（图 31–18A 和 B）。另外，LVAD2 的平均工作点从静息时的 4.9L/min 移动到 EXE ↑ 时的 5.6L/min 和 EXE →时的 6.1L/min，产生的压力从 64mmHg 分别移动到 55mmHg 和 49mmHg（图 31–18C 和 D）。

通过模拟的结果可以看出，较平坦的压力 – 流量特性（如 LVAD1），可以在运动过程中更好地起到左心室卸负荷的作用。图 31–16F 和图 31–18A 至 C 显示 LVAD1 相比 LVAD2 更大程度地增加 EXE ↑ 时其自身的流量，因此自身心室泵出的流量更少。这是一个重要的特性，因为之前的临床研究表明，当 LVAD 在运动时无法达到一个完全的支持，因此在某些患者中，通过心室收缩射血参与来适应更高的心输出量[16, 17]。该观察结果与图 31–17B 很好地吻合，临床常规采用的压力敏感性较低的 LVAD，并没有表现出将能量传递到循环使其增强，甚至在患者运动的情况下出现减低。

图 31–18 说明了运动如何影响 LVAD 的工作条件。运动与总的外周阻力的急剧下降有关，这会导致 LVAD 在压力 – 流量图上的工作条件向右下移动。较平坦的压力 – 流量特性意味着，尤其对于总的外周阻力较低、活动的情况下，LVAD 可以达到更高的流量，产生更

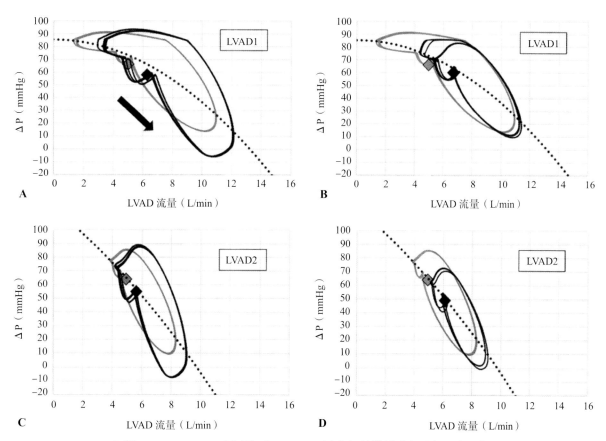

▲ 图 31–18　LVAD1（上部）和 LVAD2（底部）的模拟动态压力 – 流量曲线

A 和 C. 数据以 REST（灰色）和 EXE ↑（黑色）显示；B 和 D. 数据以 REST（灰色）和 EXE →（黑色）显示。所示的迟滞现象逆时针运行，是由相应的泵和套管的惯性引起的。虚线显示出了各个 LVAD 的静止的 HQ 曲线。进一步的结果显示在参考文献[8]

高的泵压差，从而获得更高的泵输出功率。另外，心率的增加会导致舒张期的缩短。自身心室处于收缩期比例高，这意味着 LVAD 更多时间处于动态压力 - 流量环的右下区域。更明显的是，在活动过程中，LVAD1 的流量几乎在整个心动周期内都高于 LVAD2。上述 2 种现象意味着，与 LVAD2 等具有更陡峭压力 - 流量特性的设备相比，LVAD1 这样的设备在运动过程中可以更容易地增加流量。

综上所述，本研究调查了 2 种不同压力 - 流量特性的 LVAD 在恒定转速运动条件下的血流动力学反应。2 种 LVAD 在运动过程中都会增加流量，但特性更平坦的 LVAD 会产生更高的流量和压差。这会导致较高的心输出量和主动脉压、较低的左心房压和较低的心室容积。换而言之，如图 31-17B 所示，一旦开始运动，高压力敏感性的 LVAD 就会自动将更多的液压转移到循环中。从 EXE ↑ 来看，差别是 10%，而在 EXE →，泵输出功率的与静息时功率相比增加 32%。因此，特别是对于运动变时性和变力性反应较差、自身心脏不能帮助增加心输出量的患者，具有更平坦的压力 - 流量特性的 LVAD 确保了其在运动时有更好的血流动力学支持。

三、流量传感器与主动速度控制

（一）集成化的流量传感器

ReinVAD LVAD 一个主要特性是提供可靠的生理性反馈。为此，在 ReinVAD LVAD 的流出道中安装了超声流量传感器，如图 31-19 所示。

流量传感器位于泵蜗壳下游和导流出口上游的一小段内。在这个位置，它测量泵体流出的并通过人工血管进而汇入患者动脉系统的全部流量。该传感器基于超声测量的原理进行工作。由于测量精度和频率足够高，可以分辨出单个心动周期的流量波形。

实际流量测量原理的另一个重要方面是血液黏度的独立性。无论当前血液黏度如何，该传感器都能提供准确的平均流量和流量波形的测量结果。这可能在植入过程中或术后即刻变得尤为重要，通常以血液黏度显著变化为特征。

（二）主动闭环的速度控制

目前市场上的系统设置为固定的转速，并且在需要的情况下定期检查和手动调整转数。

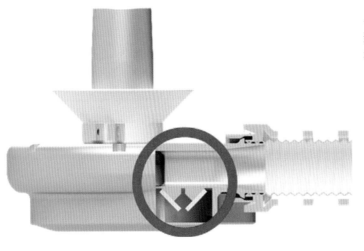

◀ 图 31-19　流量传感器在 ReinVAD LVAD 泵单元中的位置
引自 ReinVAD GmbH

ReinVAD 系统的真实和准确的流量测量为这方面的改进提供了许多机会。一方面，对于指定的转速是否能达到所需的心脏支持水平这一问题，医生现在有了可靠的反馈。如果没有达到，可以手动调节速度。另一方面，可靠的反馈可用于自动和基于软件控制设备转速。令人担忧的是，时至今日，目前的 LVAD 使用了数月甚至数年的恒速速度设置，可能会导致产生与治疗相关的并发症。这种可能性是存在的，因为患者的状态在治疗的过程中可能会发生巨大的变化。

ReinVAD 系统提供了一种自动速度控制功能，该功能基于实际流量测量原理工作，智能控制组件如图 31-20 所示。正在采用下述方法，并将在 ReinVAD LVAD 的转速控制算法中实施。

1. 避免低流量运行

低流量与脑卒中发生率较高和血栓形成引起的设备故障率较高呈正相关 [21, 22]。但是，这种关联性取决于设备。然而，扰乱流场导致非常低的流量而产生并发症的风险对每个血液导引装置都是一个挑战。如果由于患者状态的改变，通过该装置的流量降低到临界水平，则可以通过增加转速将流量增加到由主治医生可调节的安全水平。结合特定的算法，将测得的血流速度与其他固有泵参数进行实时分析。知道精确的流量并通过智能算法控制泵的速度是提供最佳血流量从而防止低流量的最有效方法。有了这一功能，由于停滞引起的血栓形成将大大减少。

2. 避免高血压

由 LVAD 本身引起的高血压会导致更高的脑卒中发生率和更高的设备血栓形成导致的设备故障率。可以将转速降低到由治疗医生确定的预设安全水平。

3. 避免吸住事件

当过高的转速或患者状态的相应改变，可以使左心室完全排空，并且入口插管处持续的吸力可以导致室壁被吸入入口插管中。这会造成伤害甚至堵塞整个泵装置。如果发生吸住现象，将控制器速度降低到安全水平，以避免这种严重的流量阻塞。

4. 通过速度调节避免不必要的血栓形成

ReinVAD LVAD 转速将围绕平均转速周期性变化。由此，通过建立泵装置不同平均流量的周期，将左心室排空到不同的水平。因此，建立了变化的流动条件，打破了泵装置本身及左心室中的任何血液停滞区域的形成。

可以看出，ReinVAD LVAD 采用了自动调整转速的策略，以避免与设备相关的不良事件发生。固有的压力敏感性提供了使瞬时流速适应患者瞬时需求的解决方案，例如允许增加体力活动水平的解决方案，如"与循环的被动相互作用"部分所述。因此，ReinVAD LVAD 的智能速度控制算法是一种在治疗过程中提高安全性并改善患者预后的方法。

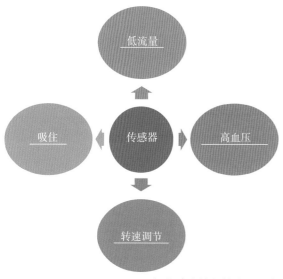

▲ 图 31-20 ReinVAD LVAD 智能速度控制算法的组成

四、传动系统安全

目前最先进的 LVAD 通过体内植入的泵装置和体外控制器之间的有线连接（传动线）来供电和控制。因此，这种传动系统需要永久性地穿透患者的皮肤。比较好的穿透点位于腹部区域，以允许较短长度的线缆并且还可以安全地保护伤口。

然而，在 LVAD 治疗期间，传动系统感染仍然是最常见而严重的事件之一[23]。除了改善卫生因素外，传动系统在伤口内的机械运动被广泛认为是伤口感染的重要因素。由于微小的移动，阻碍了周围组织向传动系统生长以形成细菌屏障。

为了减少这种伤口刺激，提高传动系统的柔韧性似乎是有益的，特别是作用在传动系统上的弯曲力和扭转力被衰减并且不传递到伤口区域。因此，将传动系统固定在皮肤上更有效。

改善生活质量是先进泵技术的理想结果，该技术可以提高患者的活动能力。作为不良反应，尤其是 LVAD 系统的体外组件会受到患者活动增强的挑战。传动系统体外部的机械应力是传动系统故障的关键风险，通常会导致泵停止工作。因此，机械稳定性是对传动系统的重要要求，要求频繁的弯曲和扭折也不会导致电线损坏。此外，传动系统应该能承受在操作控制过程中可能发生的挤压和拉力。在日常生活中，控制器会遇到许多危险情况而面临挑战，如控制器掉落或被关闭的门卡住。

不幸的是，柔韧性和机械稳定性通常是相对互补的属性。ReinVAD 传动系统包括多条电缆，以驱动泵的电动机并在泵出口处测量实际流量。电缆内部的导线以特定方式几何分布，以提高灵活性。此外，电缆的设计可确保在过

度磨损的情况下，用于流量测量的信号线在泵的电源线之前首先失效。系统可以很容易地检测到流量测量失败，从而在对患者造成严重危险之前发出警告。通过这种方式，可以去除为安全角度考虑所需要的冗余线路。结果就是，传动系统的外径减小到 4mm 以下，大大增加了灵活性。

在传动系统的控制器端，应用了一个尾纤（又叫猪尾线）连接器，提供设定好的解锁力。如果控制器意外落到地面，那么传动系统可能会受到过大拉力。在这种情况下，尾纤连接器会自动解锁，以保护传动系统不会受到不可逆转的损坏。

在皮肤穿透区域，传动系统的外表面涂有一层由聚氨酯制成的无纺布羊毛材料。羊毛材料的几何特性模仿了细胞外基质，以优化细胞内生长。因此，促进伤口愈合这是预防伤口感染的重要因素。

传动系统还包括一个单独的连接器，它被植入皮肤的正下方。该连接器最初是出厂密封的，在需要更换传动系统体外部分的情况下，只需要很小的手术即可轻松打开。此外，一旦将来有经皮能量传输系统（TET 系统）的选择可用，就可以将植入的 ReinVAD 泵升级为相应的模块，最大限度地减少手术干预。

五、外围设备和可用性

可用性工程和人为因素工程这 2 个术语可以视为同义词[24]。第一个挑战是理解医疗设备的可用性意味着什么，以及如何实施工程流程。IEC 62336-1 标准将可用性定义为"便于使用并由此在预期使用环境中建立有效性、效率和用户满意度的用户界面的特性"[25]。基本

上，可用性工程过程的目标是将与预期用户在预期环境中正常使用医疗设备相关的风险降至最低。FDA 已经制订了指南[26]，其中列出了因使用失误而导致严重危害的设备类型。对于这些类型的设备，在上市前提交的人为因素数据审查将有助于 FDA 评估这些设备的安全性和有效性。本指南将 VAD 系统作为一种必须考虑可用性的设备类型。

图 31-21 显示了用于 ReinVAD LVAD 开发的可用性工程流程。为了能够设计安全使用的用户界面，第一步是了解用户如何使用有问题的医疗设备，或者在使用新设备的情况下，如何使用市场上现有的类似设备。为此，还需要了解用户是谁及医疗设备将在哪里使用，即预期环境。为了收集这些信息，我们进行了情境问询。情境问询是一种以用户为中心的研究方法，该方法基于用户在他 / 她的环境中进行观察的半结构化访谈，同时观察他 / 她与医疗设备的交互。根据特定用户、用户要执行的场景，以及执行它们的特定环境来规划情境问询非常重要。使用这种方法，我们收集了与医疗设备使用相关的详细信息，包括目标用户的主要特征（表 31-2）和使用环境（即无菌或非无菌；医院、救护车、医院或家庭中使用；环境照明和噪音水平；以及特定环境下的其他设备使用）。

我们还收集了有关当前类似系统对特定任务所需的用户操作及 VAD 系统当前用户需求的信息。此外，我们还进行了研究，分析了由于可用性不佳而在过去几年中报道的不良事件和存在的召回事件。我们使用所有这些信息来定义使用场景，并设计完成 ReinVAD 系统的每项任务所需的用户操作的细目分类，着重于最大限度地减少用户操作的数量，以方便设备

的使用参见图 31-21。

为了分析我们所提出概念的使用安全性，我们将每个用户操作映射到用户配置文件和使用环境。然后，我们能够针对每个特定任务，识别在正常使用过程中由于不同原因而可能出现的用户错误，即感知、认知或意外 / 丢失的用户操作。识别出的使用错误被转移到我们的风险管理流程中，通过识别危险情况、定义其风险，以及避免或降低这些风险所需的风险控

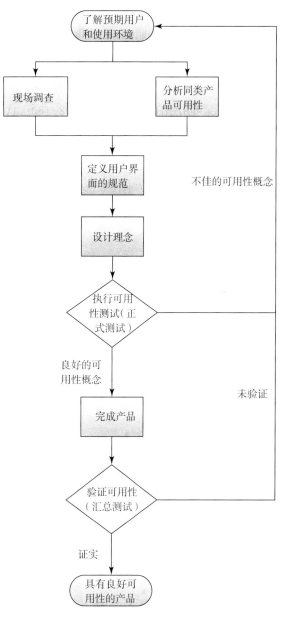

▲ 图 31-21　ReinVAD GmbH 的可用性过程

表 31-2　定义用户概况时需要考虑的方面或特征

方　面	需要考量或描述的
统计资料	教育、年龄、社会经济地位、种族和文化背景
知识和技能	教育、经验水平、语言、素养，健康素质
限制	由于视觉、听觉、认知、敏捷和移动能力上的障碍限制
执行能力形成因素	学习方式、偏好、倾向性
工作职责	与开发中的医疗设备有关的任务

制措施，根据 ISO 14971 对其进行分析和评估。

因此我们确定了用户界面规范，开始设计用户界面。这是一个反复的过程，涉及跨界的设计专家、开发工程师、风险专家、可用性专家和用户。需要不同类型的非正式形成性测试，如专家评审和用户调查 / 访谈。这些活动导致了我们可用性概念原型的开发和实现。这些原型被用来进行正式的形成性测试。形成性测试被分成不同的可用性测试，在这些测试中，参与者模拟并执行频繁和关键的任务。在形成性测试中，检查了先前确定了的使用错误的风险，研究了可能尚未被识别的使用错误，并分析了该概念的直观性和可学习性。因此，产生了该概念优势的可信证据，并确定了该概念可能需要的改进。

形成性测试完成后，更新了错误风险分析的用法，并根据结果改进设计。

ReinVAD GmbH 的下一步是设计基于风险相关场景的用户界面的总结性评估，以便在开始临床试验之前最终验证和确认产品。

（一）可用性概念

对于 ReinVAD GmbH，我们将重点放在开发简单、全面和直观的系统上。因此，我们可以本着有效性、效率和用户满意的原则，为我们的系统提供足够的可用性，这也可以最大限度地减少和避免已知的用户错误。

（二）ReinVAD LVAD 系统

ReinVAD 系统由不同的体外组件组成（图 31-22），如下所示。

1. 患者控制器和电池，用于控制、监测和为系统供电。

2. 临床监护仪，用于设置泵参数，监测其性能，评估和跟踪报警情况，并将泵性能数据保存在患者控制器上。

3. 充电器对电池进行充电、测试并评估剩余使用期限。

4. 当患者在室内时，为系统供电的交流适配器。

5. 监控系统的腕带（配件）。

（三）临床监护仪

如今，大多数人使用电脑、平板电脑或手机。因此，ReinVAD 系统的临床监测仪是一种特殊的医用级平板电脑（图 31-23），由于其尺寸和重量不到 1.4kg，因此可以在医院内移动。因此，这比目前市场上临床监护仪重量减少了 4.5 倍。这使得该系统在医院内可方便移动，从而提高了患者的安全性。

它的图形用户界面与日常使用的软件和手机应用程序一样直观和全面。它被分成不同的部分，所有相关信息一目了然（图 31-23）。

患者控制器和临床监护仪都配备了蓝牙模块。只需点击 3 下，临床监护仪将连接到患者控制器，从而使其可以设置和监控 ReinVAD 系统。蓝牙连接和通信使用高安全性协议来确保患者及其数据的安全。

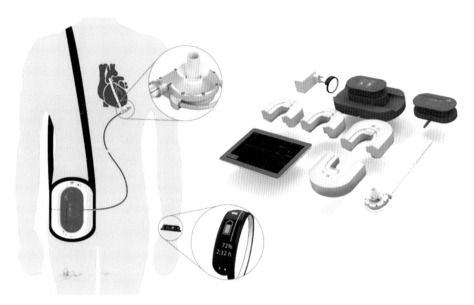

▲ 图 31–22　**ReinVAD 系统概览**
引自 ReinVAD GmbH

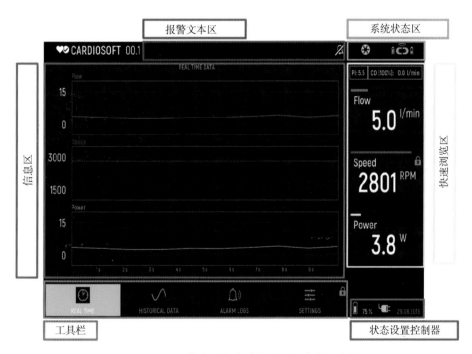

▲ 图 31–23　临床平板电脑的图形用户界面布局
引自 ReinVAD GmbH

　　因为无线功能，患者控制器和临床监护仪之间的通信电缆不必在手术室的无菌区域和非无菌区域之间交叉，降低了系统植入期间的风险（图 31–24）。允许在医院内运输过程中对患者进行监控，提高了安全性，并为操作人员在使用过程中提供自由。

（四）一体式概念：控制器和电池

　　电缆是技术问题和与使用相关问题的根源。因此，我们通过设计一体式控制器去除了

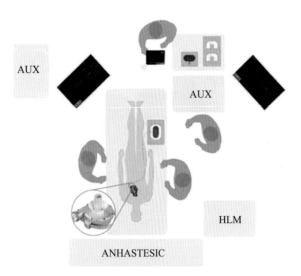

▲ 图 31-24　植入过程中 ReinVAD 系统组件的概述
显示了 VAD 泵、1 个控制器和 1 个备用控制器、2 个电池，以及将数据传输到 2 个外部监视器的临床监护仪（引自 ReinVAD GmbH）

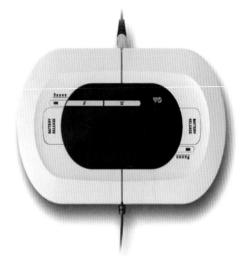

▲ 图 31-25　一体式控制器包括黑色的患者控制器和周围白色的电池
引自 ReinVAD GmbH

ReinVAD 系统中的某些电缆。一体式概念的控制器集成了控制器（图 31-25 中的黑色组件）和周围连接的 2 个电池（图 31-25 中患者控制器两侧的白色组件）。

一体式控制器的优点如下所示。

① 将需要携带的单个组件的数量降至最低。

② 避免(如在门把手上)"被夹住"的问题。

③ 将控制器轻松装到所需的携带系统中。

由于减少了可见部件，减少了对患者生活的心理影响，避免了电缆混乱。

（五）患者控制器

为了简化和更直观使用，控制器的图形用户界面（graphical user interface，GUI）包含了一个比其他类似系统大 3.5 倍的显示器（图 31-26）。控制器的 GUI 旨在一目了然地为用户提供所有必要的信息，而无须浏览循环菜单。GUI 中使用的符号是专门为传达信息的目的创建的。它们为用户提供额外的信息，以便

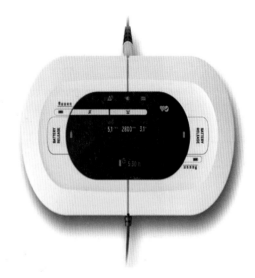

▲ 图 31-26　患者控制器的图形用户界面，所有信息一目了然
引自 ReinVAD GmbH

直观地了解系统的情况。大屏幕的另一个优点是尽管信息量很大，但字体大小仍足够，因此视力不佳的用户也可以阅读显示的信息。

内置的无线功能使控制器为远程监控功能的未来愿景做好了准备。远程监控将有助于医院设施为患者提供更好的护理，并减少住院费用和护理费用。

（六）电池

关于电池，设计了无电缆连接和简易卡槽式装置（图 31-27）。只需将电池滑向控制器，直到用户听到咔嗒声，即可实现连接。然后，电池被锁定在控制器上。要释放电池，用户需要按下释放按钮并向相反方向滑动。通过简易卡槽式装置，不需要对齐公母头接线插销或进行旋转，可以避免使用者因精细运动技能下降或存在视力问题连接错误。连接电池所需的时间也减少了，这在有压力等紧急情况下很有用。

如上所述，ReinVAD 泵具有压力敏感的 HQ 曲线（图 31-7），在"运动能力"部分进行了讨论，因此可以提高机动性，甚至可以提供进行某些运动的可能性。体外组件的设计就是为了支持这种潜在的患者活动性的增加。

日常可穿戴设备（即控制器和电池）已被最小化，不仅减小了尺寸，而且减轻了重量。此外，还开发了不同尺寸的电池（图 31-22），以根据患者的需要为其提供灵活性，并促进其活动能力。使用小型电池可提供 16h 的支持，一体式解决方案中，控制器和电池重 1kg（表31-3）。

（七）携带和保护系统

支持患者活动能力的另一个重要方面是保护系统，其中包括了可穿戴组件。ReinVAD 系统包括一个多功能的携带和保护系统，可以用作肩包、背包甚至腰包（图 31-28）。这是一个"多合一"系统，可以根据当前情况或必要性灵活地携带患者的 VAD 系统。携带系统轻便小巧，在为患者提供私密性的同时，看起来又不会很过时。

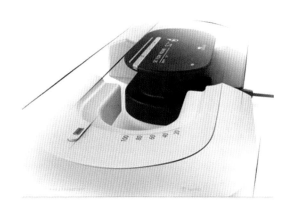

▲ 图 31-27　电池的无电缆连接
引自 ReinVAD GmbH

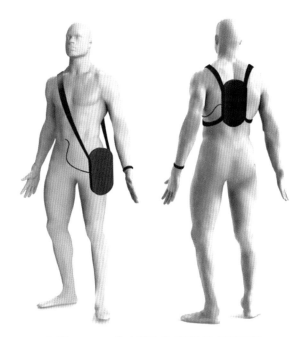

▲ 图 31-28　多功能且考虑周到的便携系统
引自 ReinVAD GmbH

表 31-3　**ReinVAD 系统提供的不同型号尺寸电池的性能**

	2 电池 + 控制器	1 电池 +1 扩展电池 + 控制器	2 扩展电池 + 控制器
重量	1kg	1.2kg	1.4kg
续航	16h	24h	32h

（八）腕带

用于监控系统状态的腕带（图 31-22）是 ReinVAD 系统提供的另一个可用性的功能。患者可以检查系统的状态，而无须将控制器从携带系统中取出。可穿戴式腕带为患者提供隐秘、周到和舒适的感觉。这也是监控 ReinVAD 系统状态的一种简单且现代的方式。

（九）充电器

充电器的尺寸和重量已经最小化（图 31-22）。其设计与患者控制器类似，使用相同卡槽式装置来连接电池。它的长度与连接了 2 块电池的控制器差不多。它的重量不到 1.5kg。这些特点使其在旅行时也易于使用和运输。

（十）外接电源

外接电源向控制器供电。此外，它还可以给电池充电。其大小和重量就像笔记本电脑的外接电源适配器一样。因此，对于周末旅行，充电器可以留在家里，而使用外接电源适配器充电，大大减轻了患者的工作量。

（十一）易用性设计的好处

ReinVAD GmbH 将其易用性概念集中在简单性上，以解决一些已知的易用性问题并适应用户需求，使得体外组件具有现代化的外观，并且是考虑周到的。通过将无线功能集成到控制器中来与临床监护仪和腕带通信，并避免使用电缆将电池连接到控制器，这已经最大限度地减少了医院和患者日常生活中所需的电缆数量。该系统保护隐私，并适应患者的生活方式，这要归功于不同大小的电池和携带系统。

六、产品开发

ReinVAD 系统的开发是为了提高涉及安全和生活质量方面的技术和临床表现。因此，已经执行了严格的规范和技术要求的验证，以确保系统的安全运行。目前，ReinVAD LVAD 正在用绵羊进行试验验证。到目前为止，已经进行了 30 多次动物实验，以支持设计开发过程并展示泵的正常功能。在最近的 20 个实验中，对泵的最终设计概念进行了长达 90 天的研究。即使停止抗凝血，ReinVAD LVAD 仍能正常工作，并且不会引起血栓并发症，也无伤口感染发生。

在商业化的进程上，ReinVAD 项目的下一步将是进行完整的产品验证，包括临床前期试验。这些结果将证明该设备的功能安全性，并进一步允许启动临床试验，作为获得 CE 认证的最后一步。

EVAHEART 2 左心室辅助系统：一种具有生理搏动性的血液相容性离心泵
EVAHEART 2 Left Ventricular Assist System: A Hemocompatible Centrifugal Pump with Physiological Pulsatility

Tadashi Motomura 著

于　瀛　刘新兵　张　松　译

陈祖君　校

第32章

缩略语

LVAD	left ventricular assist device	左心室辅助装置
LVAS	left ventricular assist system	左心室辅助系统
cf-LVAD	continuous-flow LVAD	连续流型左心室辅助装置
vWF	von Willebrand factor	血管性血友病因子
HRAE	hemocompatibility-related adverse event	血液相容性相关不良事件

一、背景

左心室辅助装置（LVAD）已经成为心力衰竭患者的一线治疗选择。连续流型左心室辅助装置（cf-LVAD）采用了最先进的技术，使泵能够微型化和长期耐用；即便如此，由于装置相关的并发症，当前 cf-LVAD 的临床结果仍无法与心脏移植相比（心脏移植的 5 年生存率为 90%，LVAD 的 5 年生存率 < 50%）[1]。尽管是渐进式的，当前可用的 LVAD 的设计更新在脑血管意外方面对患者的预后做出了积极的改进[2]。无论如何，不良事件会影响患者的生活质量、护理费用[3, 4]和远期生存。尽管 LVAD 最初被认为是心力衰竭患者心脏移植前过渡治疗的一个方法；但是目前有 46% 的 LVAD 植入成为了终点治疗方法[5]，也就是说在无心脏移植的情况下患者需要使用 LVAD 支持的时间超过 5 年。因此，LVAD 植入后的不良事件和逐渐增长的医疗费用正成为限制 LVAD 市场拓展越来越严重的问题[6]。

二、当前技术的局限性

当前市场上的左心室辅助泵专注于微型化和心包内安装[7]（无囊袋植入）。因此，可能会牺牲完全心脏支持的理想泵性能。对终末期心力衰竭患者而言，充足的血流支持对更好的器官灌注和心室负荷减轻是至关重要的。由于过度微型化，现在的 LVAD 不具备生理反应性，并可能因为削弱了心脏自身的搏动性而损害终末器官灌注。搏动性降低已经被发现与内皮功能障碍[8]、交感神经激活[9]、肾素 – 血管紧张素系统异常[10]和动静脉畸形风险[11]增加有关，其中动静脉畸形能引发胃肠道出血。另外，现在的 cf-LVAD 可能会改变血液的血流动力学，而且这种改变可以通过血管性血友病因子多聚体降解[12]等参数进行测量。血液血流动力学改变会导致严重的血液相容性相关不良事件，如血栓和脑卒中等。事实上，当前cf-LVAD 引起的血栓发生率在 2%～8%，该并发症的死亡率达 48%[13]。

当前 LVAD 的另一个限制是流入套管的设计。在现在的 LVAD 中，流入套管的设计被认为是血栓形成的一个重要来源，心室腔内血流模式的改变导致了非生理性的湍流、剪切力和血液停滞（图 32-1）。这继而激活了凝血途径[13-18]。流入套管可能为楔形血栓的早期形成创造了条件，同时流入道异位可能会诱发右心衰竭和心律失常。因此，优化流入套管的设计对于尽量减少这些不良事件并提高长期生存率

至关重要。

三、EVAHEART 2 血液泵的设计进展

无论何种类型的泵（轴流泵或离心泵），旋转泵通常都需要以中心轴来悬挂叶轮。该中心轴有引起血液停滞以及随后血块形成（被称为泵血形成）。为避免泵血栓形成，目前的 cf-LVAD 包含一个悬浮式叶轮系统，该系统可通过流体动力[7]或磁力[4]完全消除机械中心轴。然而，由于叶轮直径小或者排量大的原因，每次叶轮旋转的血液输送性能会受到损害。因此，这些商用 cf-LVAD 的泵速（2600～5000RPM）高于 EVAHEART 的泵速（1600～2000RPM）。

EVAHEART 血泵的设计初衷是在不损害泵流量的情况下最大限度地减少血液创伤，并解决血液相容性相关不良事件的风险问题。EVAHEART 泵的叶轮由动态流体（无菌水）悬架系统悬浮，独特设计的宽间隙（开叶片）叶轮能够冲走机械中轴周围潜在的停滞血液。这种叶轮设计使得 EVAHEART 泵的血流量足够宽，以至于当它以低于其他临床使用的

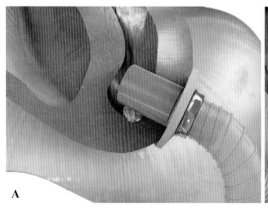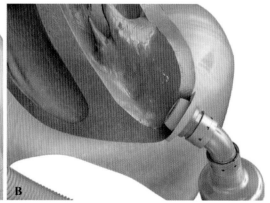

▲ 图 32-1　目前左心室辅助装置（LVAD）的流入套管设计（A）与双层袖口无尖端（DCT）的流入套管设计（B）

LVAD 的转速运行时仍然能够为各种体型的患者提供充足的心脏支持。每个离心式 cf-LVAD 都有各自的性能特征，决定了它如何与患者相互合作。EVAHEART 的叶轮（图 32-2）最大

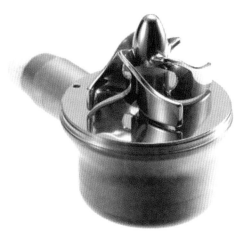

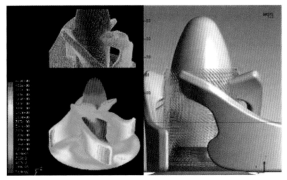

▲ 图 32-2　EVAHEART 的开放式叶轮设计和计算机流体力学剪切力分析

限度地减少了对血液的剪切力[19]，而剪切力在诱导溶血、血小板活化及 vWF 高分子量多聚体的降解中起主要作用[20-22]。这种叶轮设计可以产生心脏收缩末期的高峰流量，有助于保留心脏的自身主动脉搏动性[23]。一项体外模拟循环研究表明，尽管心力衰竭情况下仅有 4L/min 的心输出量，但是 EVAHEART 血泵（临床使用的泵速在 1600～2000RPM）能够让主动脉的脉压很好地保持在 10～25mmHg（未发表的数据）（图 32-3）。EVAHEART 的血流压头压力曲线（HQ 曲线）比其他临床使用的 LVAD 更平坦，即压头压力敏感性更高（图 32-4）。换句话说，只要适当控制好后负荷压力（65～80mmHg），EVAHEART 泵的流量就会表现出类似于 "Frank-Sterling" 机制的自动调节能力，并且获得最小的脉冲衰减。后者被认为是植入 EVAHEART 患者较植入其他装置患者主动脉瓣关闭不全进展较为缓慢的原因之一[24, 25]。此外，根据日本机械循环支持系统（J-MACS）注册研究的数据显示，在植入 EVAHEART 的患者中，右心衰竭的发生率非常低，所有右心衰竭事件发生率在 2 年时仅

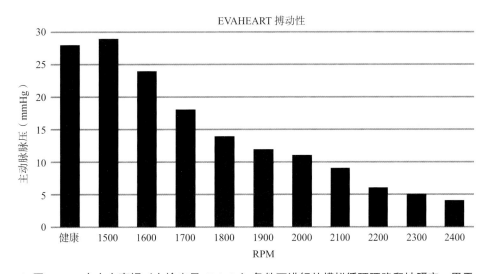

▲ 图 32-3　在心力衰竭（心输出量 4L/min）条件下进行的模拟循环环路爬坡研究，用于评估 EVAHEART 左心室辅助系统的主动脉脉压搏动性（未发表数据）

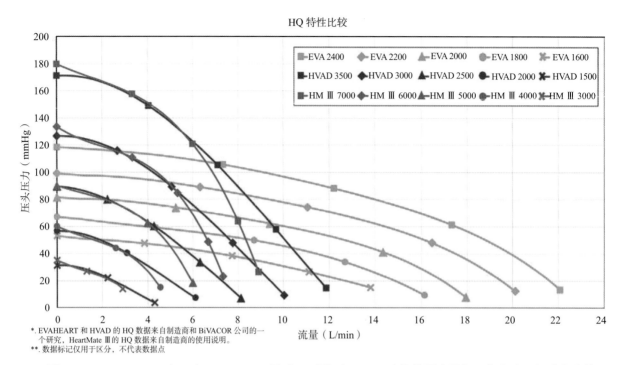

▲ 图 32-4　EVAHEART（EVA）、HeartMate Ⅲ（HM Ⅲ）和 HVAD 之间的压头压力 – 流量（HQ）曲线比较

为 14%，而且没有患者需要植入右心室辅助装置。这可能归因于 EVAHEART 泵的 HQ 曲线更为平坦的特性，这使得左心室在产生收缩末期高峰流量的同时，在舒张期也能有一个低容量的血液引流，从而最大限度地减少了室间隔受到的持续拉力。EVAHEART 泵的血栓形成发生率偏低[26]。这归因于开放式叶片设计和收缩末期高峰流量，其有助于促进流体动力轴承周围血液冲刷。泵内血液接触面的 2- 甲氧基乙酰基磷酰胆碱（MPC）涂层[27, 28] 也在抗血栓形成中起了作用。根据 J-MACS 注册研究的数据，在 190 例植入 EVAHEART 泵的患者中仅出现了 1 例泵血栓形成，发生率为 0.5%，而该注册研究中 75% 的患者植入 EVAHEART 泵 ＞ 1 年，59% 的患者植入 EVAHEART 泵 ＞ 2 年。

EVAHEART 血泵的较低泵速和开放式叶片叶轮最大程度地减少血液所承受的剪切力。这在改善系统的血液相容性（如减少溶血）中

起到作用。因此，EVAHEART LVAS 植入后溶血相关的不良事件发生率非常低[29]。

另一个血液相容性参数是 vWF 高分子量多聚体，该多聚体可能导致非手术性出血，临床上以胃肠道出血为主[30-32]。LVAD 后胃肠道出血是当前商用 LVAD 的常见问题之一，抗凝血药的暂时中断会导致其他血栓栓塞事件[33]。例 如，MOMENTUM 3 试 验 对 HeartMate Ⅱ（HM Ⅱ）和 HeartMate Ⅲ（HM Ⅲ）的各种临床结果指标进行了比较，包括 LVAD 后不良事件的特点。研究发现，HM Ⅲ 组的泵血栓形成明显获得改善，但是胃肠道出血发生率仍然相当高（HM Ⅱ 组出血发生率为 27.0%，HM Ⅲ 组出血发生率为 27.3%）[2]。

Bartoli 等在模拟循环回路中使用全人类血液对 EVAHEART LVAS 和另一种商业用途的血泵进行了比较，结果证明 EVAHEART LVAS 的 vWF 高分子量多聚体降解程度显著低于 HM Ⅱ（图 32-5）[20]。此结果可归因于开放式

叶轮设计和更大的血流间距（EVAHEART 的间距为 700μm，HM Ⅱ 的为 50μm），以及由此产生的相对更低的剪切力（EVAHEART 的壁面剪切应力为 22Pa，HM Ⅱ 的为 55Pa）。超过生理性的剪切力是血液创伤相关不良事件的驱动因素。因此，最大限度地降低施加于血液的剪切力水平将有助于减少临床不良事件的数量。此外，根据 J-MACS 注册研究数据显示，EVAHEART LVAS 引起的胃肠道出血发生率似乎明显更低（图 32-6）。

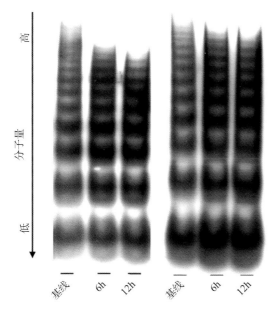

▲ 图 32-5　血管性血友病因子高分子量多聚体的降解（**EVAHEART** 和 **HeartMate Ⅱ** 的比较）
引自 Bartoli et al. [20]

最近，包括 Zayat 等在内的一个来自亚琛工业大学的研究小组利用人类志愿者血液进行了体外模拟回路研究。研究报道指出，在溶血参数、vWF 相关参数及凝血 / 纤维蛋白溶解参数方面，EVAHEART 表现出比 HM Ⅲ 更优的血液相容性（图 32-7）。该结果表明，装置的血液相容性特征与每个特定装置独立相关，与泵的类型无关[22]。

四、双层袖口无尖端流入套管

目前，所有临床 LVAD 需要将管状流入套管插入左心室，尖端在心内膜上方突入心室腔内。这干扰了套管壁和心内膜之间血液的冲刷，从而产生了血流动力学障碍并导致所谓楔形血栓的形成。另外，这些流入套管的设计没有对心内膜 / 流入尖端交界处的心内膜进行直接的隔离，从而保护了内皮下愈合状态的心肌细胞，使其不产生血栓。套管内部和（或）外部表面的纹理化处理可以促进组织向内生长（内皮化），从而避免了血栓的产生。内皮化的异物表面更具抗血栓特性，但在形成完整内皮化的过程中，最早与纹理化表面相互作用的却是血液中细胞和蛋白质的沉积，这些成分包括血小板（可形成白色凝块）、红细

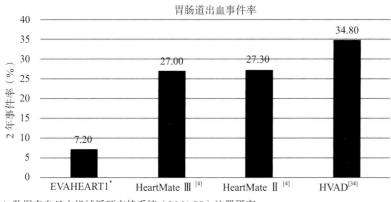

胃肠道出血事件率

◀ 图 32-6　**EVAHEART**、**HeartMate Ⅱ**、**HeartMate Ⅲ** 和 **HVAD** 的胃肠道（**GI**）出血情况

*. 数据来自日本机械循环支持系统（J-MACS）注册研究

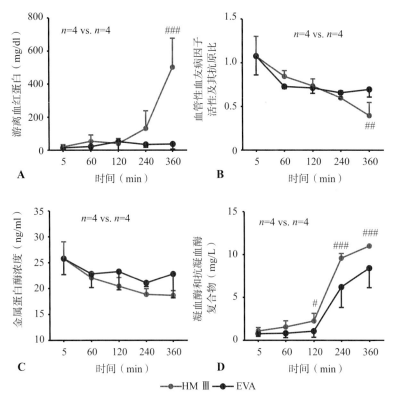

◄ 图 32-7　体外血液相容性研究结果
（EVAHEART 和 HeartMate Ⅲ 比较）

在最佳转速下，血浆游离血红蛋白（A）、血管性血友病因子（vWF）活性和 vWF 抗原比（vWF：Ac/vWF：Ag）（B）、金属蛋白酶浓度（ADAMTS13）（C）和凝血酶 - 抗凝血酶（TAT）复合物（D）的时间曲线（引自 Zayat et al.[22]）

胞（可形成红色血栓）和纤维蛋白。在 LVAD 植入后的早期阶段（即 14～30 天），这些锚定在纹理化表面上的沉积物是脆弱的，会脱落到血液中。INTERMACS 数据表明，在 LVAD 植入后的 1～2 个月内，神经系统血栓事件的危险性明显增加，之后逐渐降低并最终趋于平稳[5]。

LVAD 植入过程中，技术上（手术的）的失败或者心脏重塑后的套管异位也可导致流入套管尖端位置异常。体外研究显示，流入套管位置异常造成的套管角度增加会降低左心室心腔内的局部血流速度、搏动性和涡旋能量，从而降低心室内血液的流动并增加血液停滞的区域，而血液停滞区域的增加与血栓形成风险的增加相关[34]。异位的流入套管导致其尖端接触到左心室内皮下的心肌壁，这会触发血栓的形成、微血栓的产生，以及流入套管尖端赘生物的形成，也可以导致患者在 LVAD 植入后发生

脑卒中[35-37]。流入套管异位也会导致心室壁被吸入套管，从而增加心律失常和低泵流量的风险，继而可能形成泵血栓[38]。最近的临床数据表明 HM Ⅱ 有很高的泵血栓形成发生率[39, 40]，HVAD 有很高的脑卒中发生率[41]。

Evaheart 公司开发了一种双层袖口无尖端（DCT）的流入套管，该套管无须突出到左心室心腔内，从而将止血区域移至心内膜表面，让心肌细胞不再需要暴露于血液成分[42]。图 32-8 显示了 EVAHEART DCT 流入套管与目前其他临床应用的 LVAD（如 HM Ⅱ、HVAD）相比的潜在技术优势。DCT 设计包括 1 个用于血液引流的抛光且带 MPC 涂层的钛合金引流管（外径 2mm，高度 10mm），1 个接触管芯周围心尖心肌的可植入级别的聚酯外科网，1 个可植入级别的 PTFE 缝合袖口，以及 1 个 O 形环密封接头。独特的双层袖口设计消除了流入套管尖端向心室的突出，而流入套管突入

	HeartMate Ⅱ型套管	HVAD 型套管	Evaheart* 套管
流入套管的外观	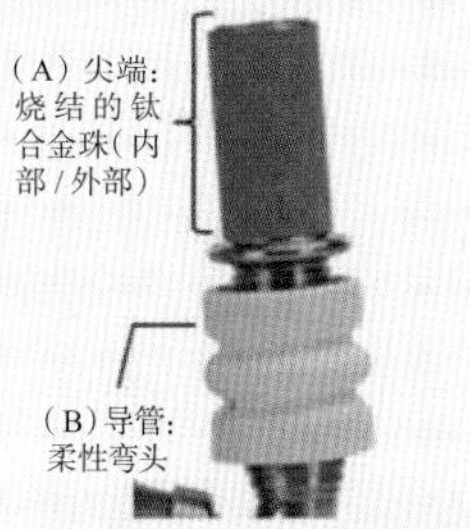 （A）尖端：烧结的钛合金珠（内部 / 外部） （B）导管：柔性弯头	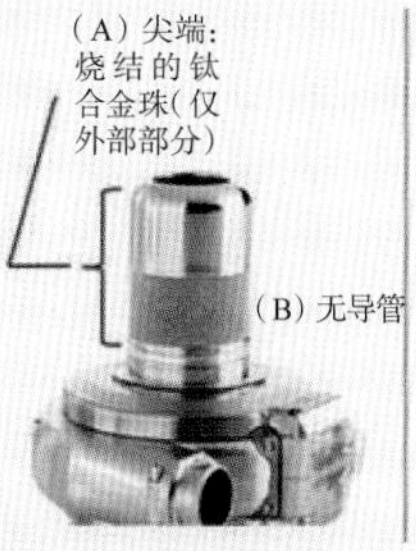 （A）尖端：烧结的钛合金珠（仅外部部分） （B）无导管	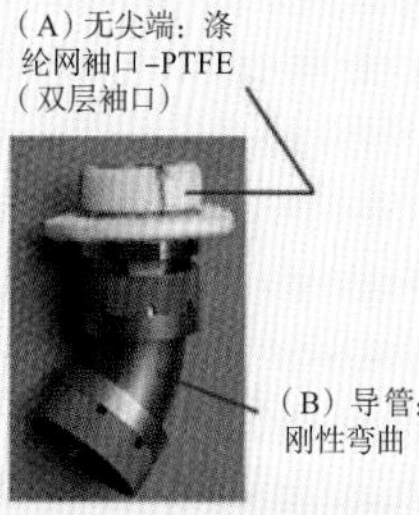 （A）无尖端：涤纶网袖口 –PTFE（双层袖口） （B）导管：刚性弯曲
心室内位置	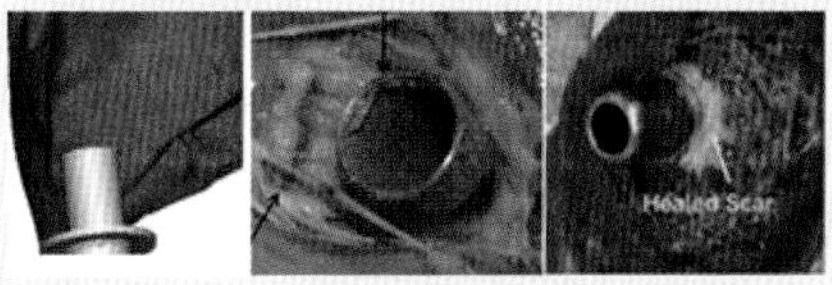		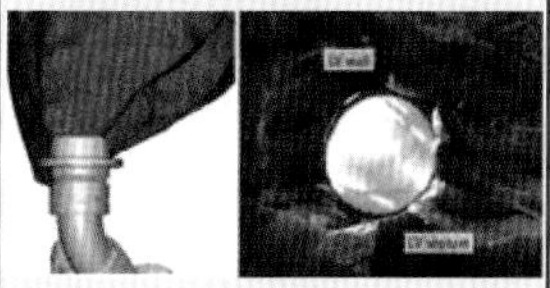
纹理表面 （外表面面积）	钛合金珠 （5cm²）	钛合金珠 （4.7cm²）	编织的涤纶网 （1.9cm²）
楔形血栓风险[34]（无异位）	+	+	（无楔形面积）
楔形血栓风险（伴异位）[34, 35]	++	+++	（无楔形面积）
赘生物形成风险[35]	+++	+++	或者最小
心室壁被吸入套管的风险[35]	+ （可弯的导管）	++	–
低流量 / 泵血栓形成风险	++ （临床数据）[43]	++ （临床数据）[43]	–
*DCT. 双层袖口无尖端			

▲ 图 32-8　与现有左心室辅助装置相比，EVAHEART 双层袖口无尖端（DCT）流入套管的潜在技术优势

心室可能是楔形血栓形成和流入套管异位的根本原因（图 32-9）。此外，May-Newman 等最近进行的一项研究发现，与突出到左心室的套管相比，套管不突出到左心室有助于最大限度地减少血流停滞区域，从而改善包括搏动性在内的心室内血流动力学[43]。远端缝合袖口加宽有助于缓冲薄心尖壁与肥厚心肌之间的心肌厚度差异。DCT 流入套管是通过外科手术技术植入的，该技术类似于体外循环支持下的机械主动脉瓣植入术。左心室心尖打孔插入管芯，放置 12 根褥式缝线，然后再进行环向缝合，以确保心肌组织和缝合网的完整性[44]。

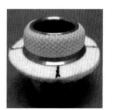

▲ 图 32-9　EVAHEART 双层袖口无尖端（DCT）流入套管的优点

- 无套管尖端的突出
- 双层袖口专利设计
- 楔形血栓风险较低
- 快速内皮化
- 免除流入道异位
- 降低心室壁被吸入套管的风险
- 可能有助于降低脑卒中发生率

五、EVAHEART 的优点总结

带有 DCT 流入套管的 EVAHEART 2 LVAS 具有显著的血液相容性，可减少 LVAD 患者的不良事件发生率，尤其是与血液相容性相关的不良事件的发生率。EVAHEART 系统可为患者提供更具生理性的血流，且不减弱患者原有的心脏搏动，并提供更佳的血液相容性，减少血液创伤，从而提高患者的生存率并减轻相关医疗费用负担。

致谢

我们感谢 Evaheart 公司的临床支持专家 Brian Kelly 先生为撰写准备工作提供的帮助，并感谢 Jennifer Holmes 女士对内容进行审阅使得文章质量获得进一步的提高。

一种新型的单叶轮 Impeller 旋转式全人工心脏

A Novel Rotary Total Artificial Heart Using a Single Shuttling Impeller

Jeremy Glynn Richard Wampler **著**

史嘉玮 卢 帅 **译**

韩 薇 徐英杰 **校**

第33章

一、概要

对体积小巧、经久耐用的全人工心脏（TAH）的探索一直没有停止过。尽管 SynCardia TAH 体积偏大（排量为 400ml），耐久性有限，但其是当前唯一获得 FDA 批准、可用于全心功能替换的设备。耐用且基于旋转式血泵的左心室辅助设备，是晚期充血性左心衰竭患者心脏移植前过渡治疗或永久替代治疗的一种公认疗法，但是对于右心衰竭这种严重并发症，尚无合适的心室辅助系统。右心衰竭时，可以使用 CentriMag 等体外人工泵进行治疗，HeartWare HVAD 也可调整为右心辅助以提供双心室辅助，后者 1 年生存率达 53%。

基于旋转式血泵的左心室辅助原理，我们的团队开发了一种新颖、紧凑、耐用的 TAH。该 TAH 使用安装在空心轴内的单叶轮形成泵转子；转矩通过外部电动机定子电流与空心轴嵌入磁铁之间的相互作用传递给泵转子；电磁作用使转子轴向平移以充当往复阀，从而交替地向肺循环、体循环提供血流；转子速度和停留时间可以独立调节，以平衡肺循环与体循环之间的流量。

体外流量测试结果表明，该系统具有稳健平衡流量的能力。短期体内实验证明其具有良好的循环支持、稳定的血流平衡作用和较低的致溶血性。由于初始设计的一些局限性，第 2 代设备已被制造并开展体外测试，预期在不久的将来可进行长期体内测试。

二、概述

20 世纪 60 年代初期，Michael DeBakeyin 博士首次提出了全人工心脏（TAH）概念，并且得到美国国立卫生研究院（NIH）资助。最初的目标是用 TAH 完全替代心脏，后来重点被转移到开发左心室辅助装置（LVAD）。其取得的成绩，很大程度上归因于仿生策略。该策略要求机械循环支持设备（MCAD）模仿生理性脉冲，却对模拟脉冲的工程学挑战不够重视。在开发旋转式血泵之前，所有 MCAD 都利用某种形式的正排量血泵。这种泵先由压缩空气驱动，后由机电系统驱动，并需要人工阀来产生单向流量，故装置复杂、体积大，在解剖学上与大多数女性、体型较小的男性不兼容。

目前，唯一获得 FDA 批准的 TAH 是 SynCardia 生产的正排量辅助设备。该装置并未得到广泛认可，应用例数有限。其最初是对 1982 年植入 Barney Clark 的 Jarvik 7 TAH 进行改良，后者应用效果较差，临床试验期限很短。Jarvik 7 TAH 的基本设计经历几次变身，最终形成了当前的 SynCardia。SynCardia 在心脏移植前过渡（BTT）治疗方面显示出良好的效果，但耐久性不足，且有笨重的外围设备和明显的气动驱动系统。报道的 SynCardia TAH 支持的最长时间为 4.6 年[1]。

在已开发的左心室循环支持装置中，第 1 个获得 FDA 批准的 LVAD 是 Thermo Cardio Systems HeartMate 设备，与 REMATCH 试验的药物治疗相比，前者使患者生存率有了显著提高[2]。但是该装置巨大，需要放置在腹部，并被证明仅有 2 年左右的使用寿命。正排量泵在 TAH 和 LVAD 累积的经验，证明它们均可作为 BTT 设备使用，但大尺寸和有限耐久性使其无法被广泛接纳。

幸运的是，证据显示旋转式血泵是 MCAD 更优方案。旋转泵比正排量泵体积小，只有一个运动部件，使用寿命最长达 13 年。一般认为脉动循环必要，但哺乳动物在生理学上具有适应脉搏减弱甚至消失的强大能力。早期设计者曾担心血泵高转速对血液造成过多伤害，但是这些设备具有非常好的血液处理能力。尽管旋转式 LVAD 已成功地应用于临床，但其右心衰竭并发症的发生率较高。与独立的双心室辅助装置相比，专用、紧凑、耐用的 TAH 可以更好地适用于双心室衰竭的长期治疗。

迄今为止，带有 2 个独立泵的连续流量 LVAD 已被"超范围"地应用于双心室辅助，但很少能够完全替代心脏。有人可能会说这是英雄般的努力，尽管取得了临床应用的部分成功，但是使用旋转血液技术的心功能替代，仍需等待集成式 TAH 的开发。基于旋转泵 LVAD 用于临床的成功，源于其机械设计的简便、耐用。已有 3 个研究组在寻求开发基于旋转式血泵技术的 TAH。本书其他部分介绍了 BiVACOR 和 Cleveland Clinic SmartHeart 的 2 种设计。这些泵的相似之处在于它们使用 2 个叶轮，一个叶轮用于肺循环，另一个叶轮用于体循环，并连接在同一驱动轴上。这些设计之间的主要区别在于悬挂方式。BiVACOR 泵采用完整的磁悬浮，而 SmartHeart 采用血液润滑的流体动力轴颈轴承进行径向支撑。两者都足够小，故适合大部分人群，并均有良好的血液处理性能，已被长期成功植入牛体内。2 个叶轮位于同一轴意味着左右叶轮速度必定相同。因此，可能限制了 TAH 在所有生理病理状态（如严重的肺动脉高压，或其他明显异常且主要影响单支循环的疾病）下均能实现正常流量。通过与俄勒冈健康与科学大学的骑士心血管研究所（OHSU）合作，我们开发了一种新型、可克服以上缺陷的 TAH[3]。位于加利福尼亚的衍生公司 Orcorazon, Inc. 制作了可实际运行的 TAH 原型机。

Orcorazon TAH 采用固有地产生生理性脉动流的单个运动部件。这种新颖的设计包含 1 个运动转子上的单叶轮，该叶轮往复运动以交替地将血液泵送至体循环及肺循环。与带有肺循环、体循环叶轮的 BiVACOR 和 SmartHeart 相比，Orcorazon TAH 在叶轮功能上是独立的，能够在各种生理条件下提供足够的流量。这种独立性使其仅通过更改 TAH 设置即可适用于异常升高的体循环阻力（外周动脉疾病、高血压）、高肺血管阻力（肺动脉高压）、低体循环血压（血容量不足）及其他病理生理状况，且所产生的流体运动均为脉动式的。尽管连续流型 LVAD 的临床经验表明脉动不是维持生命所必需的，但是使用这些设备已观察到异常的组织重塑，并且缺乏脉动可能使患者和护理人员感到不安。相反，保持脉动性则没有已知的危害。以下是对 TAH 设计的描述及模拟循环回路的体外测试结果[3] 和短期体内试验结果。

三、TAH 设计

Orcorazon TAH 泵（图 33-1）由 1 个外壳和 1 个内部旋转组件（转子）组成。TAH 外壳的左右入口分别连接到左、右心房，流出物通过短管路材料连接到主动脉和肺动脉。外壳包含用于向转子施加扭矩的电动机定子线圈，以及用于向转子施加轴向力的制动器线圈。转子由空心轴和叶轮叶片组成，并居中悬浮在血液润滑的动力学轴承上。因此，在运行 TAH 时，转子与外壳之间没有机械性接触，从而实现高度耐用的设计。由于内孔在转子的整个长度上是连续的，因此叶轮可以根据转子在壳体内的轴向位置从任一入口抽血。为了防止左右循环之间的血液混合，当转子位于左侧泵输送位置时，转子主体会关闭右侧入口，反之亦然。执行器根据梯形波函数来调节转子的位置，从而缩短转换时间，延长泵送时间。在左右泵送位置之间穿梭，无须阀门即可向体循环与肺循环提供交替的血流。TAH 流路如图 33-2 所示。

因为左右泵送位置的转子速度是独立的，

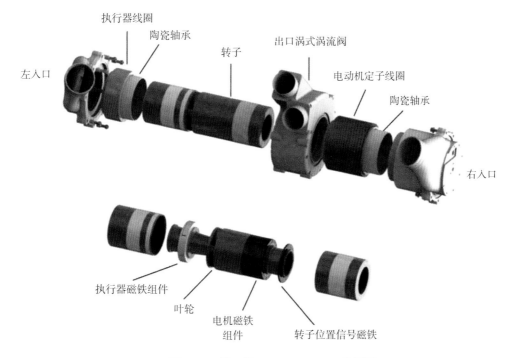

执行器线圈
陶瓷轴承
转子
出口涡式涡流阀
左入口
电动机定子线圈
陶瓷轴承
右入口
执行器磁铁组件
叶轮
电机磁铁组件
转子位置信号磁铁

▲ 图 33-1　第 1 代 Orcorazon TAH 分解图

上方是 TAH 外壳：TAH 壳体的电机线圈和执行器线圈分别向转子施加转矩和轴向力。陶瓷套筒衬套在 TAH 外壳上，用作轴承表面。下方是 TAH 转子：圆柱形转子具有单叶轮和中空孔，允许从任一入口流入。转子上的轴承涂有氮化钛（黄色）。执行器和电动机磁铁组件分别与执行器和电动机线圈相互作用

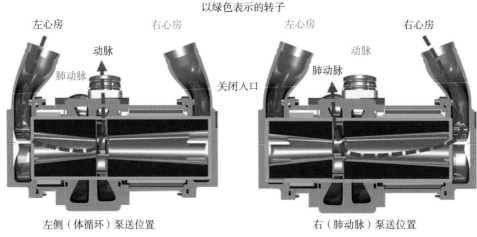

▲ 图 33-2 Orcorazon TAH 内部流动路径

转子在泵壳内以绿色勾勒出轮廓。主要流动路径用虚线箭表示。在左侧的泵送位置，血液从左侧的入口流过转子孔，并流出到主动脉。重要的是，当转子处于此位置时，来自右入口的流量会被转子的主体阻塞，以排除来自右心房的流入。图右侧的泵送位置与之情况相反

Orcorazon TAH 的穿梭特性为控制血液流速和左右循环平衡提供了新颖的选择。TAH 从左到右抽液在每个循环中所占的比例也是可调的。原型 TAH 在左右泵送位置之间穿梭转子的频率也可以改变。使用第 1 代原型设计的多个单元已进行广泛的基准测试。左右泵送位置的转子速度可以在 2000～4000RPM 变化，搏动速率可以从 0（固定在一侧）调整为每分钟 70 次（BPM）。一次"心搏"指将转子从左侧的泵送位置移动到右侧并再次返回。

四、液压性能

将 Orcorazon TAH 原型机（图 33-3）连接到台式回路，该环路由 2 个流入导管和 2 个流出导管组成，它们都连接到装有血液类似物的装置中（含 40% 甘油的纯净水，23.8℃时黏度为 3.1cP）（图 33-4）。将压力传感器（Utah Medical，Midvale，UT，USA）插入 4 个流入和流出导管，并将流量探头（Transonic，Ithaca，NY，USA）置于 2 个流出装置。使用

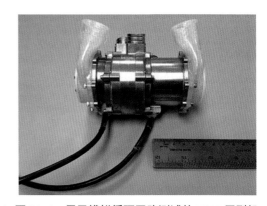

▲ 图 33-3 用于模拟循环回路测试的 TAH 原型机

原型机由钛合金出口蜗壳，以及用于定子、执行器线圈的壳体构成。出口直径为 20mm。陶瓷衬里衬在 TAH 内部壳体的轴承表面。进样口为 3D 打印的聚碳酸酯，孔口为 25.4mm。第 1 代原型机长 130mm，高 90mm，最宽处直径为 62mm，排量约为 200ml

自动步进器来收缩流出管以调节出口压力。通过将转子保持在左泵输送位置或右泵输送位置，以特定的转速（RPM）运行 TAH 并记录所产生的压力和流速，随着自动步进器逐渐收缩流出导管来量化液压性能。图 33-5 显示左右流动位置在不同转子转速下的液压性能。因为 Orcorazon TAH 的左、右循环系统都有 1 个叶轮，所以 2 个流路的液压性能非常相似。因此，主要通过在较高压力的体循环中使用较高

的转子转速和占空比，实现在肺循环、体循环不同生理条件下达到类似的流速。

五、模拟循环回路的体外测试

模拟循环回路用于评估一系列血流动力学状况下的 TAH 性能，其由 2 个独立的回路组成，分别用于体循环与肺循环。每个回路都包含 1 个紧靠泵顺应性的腔室和 1 个用于施加阻力的机电式袖带。4 个流体高度可变的储层

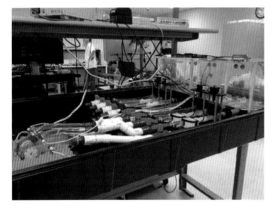

▲ 图 33-4　用于评估 Orcorazon TAH 液压性能的台式测试装置。自动步进器控制左右流路的阻力。同时记录进出流量和压力，形成压力 – 流量（HQ）曲线

分别对应于左心房、右心房、主动脉和肺动脉压力。基于甘油的血液类似物用于模拟血液黏度。改变肺循环和体循环回路的阻力以模拟一系列正常和病理生理状况。

在正常情况下，平均动脉压（MAP）为 92mmHg 时 TAH 的平均血流量为 7.4L/min，左循环和右循环的峰值流速分别为 17L/min 和 24L/min，动脉压以每分钟 60 次搏动，最高收缩压为 120mmHg，舒张压为 75mmHg，肺动脉压则在 10～40mmHg 波动。通过增加左右泵送位置的 TAH 转子速度，相当于 MAP 100mmHg 可获得 10L/min 心输出量。通过将肺血管阻力提高到 7.5Wood 单位来模拟肺动脉高压。通过在泵送至右侧时提高转子速度，在 8.9mmHg 和 2.4mmHg 的正常左右心房压力下，维持 7.4L/min 的心输出量。TAH 原型机对体循环与肺循环使用不同转子速度的能力，以及调节对每个循环的心动周期泵送分数的能力，使其具备了在多种血流动力学条件下工作的多样性（表 33-1）。

模拟循环回路研究证实，TAH 电机设计可

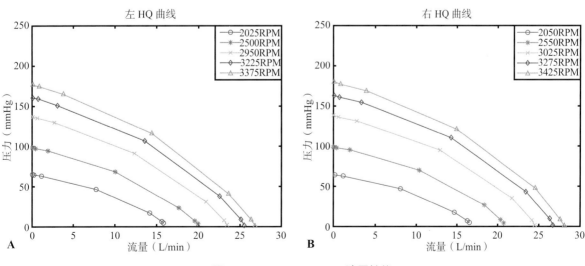

▲ 图 33-5　Orcorazon TAH 液压性能

Orcorazon TAH 的压力 – 流量（HQ）曲线显示在特定转子转速下所达到的流量。由于对称的进口设计和共用叶轮，左（A）和右（B）循环的液压性能非常相似

表 33-1 模拟循环回路研究总结*

	正 常	高流量	全身性高血压	肺动脉高压
左侧流量（L/min）	7.4±6.3	9.9±8.7	6.1±5.0	7.4±6.1
右侧流量（L/min）	8.3±10.3	11.1±11.8	7.3±7.8	7.5±8.2
主动脉压（mmHg）	92.2±15.0	99.6±21.4	121.6±12.9	93.5±14.3
舒张压/收缩压（mmHg）	120/75	130/70	140/100	120/75
肺动脉压（mmHg）	21.8±8.5	24.8±9.8	20.1±7.8	56.2±8.2
舒张压/收缩压（mmHg）	40/10	40/10	35/10	70/45
左心房压力（mmHg）	12.9±1.4	11.0±1.4	12.6±1.6	8.9±1.2
右心房压力（mmHg）	2.7±1.6	2.8±1.6	2.5±1.7	2.4±1.5

*. 复制自 Glynn et al.[3]，列出的所有值均是每个条件的平均值 ± 标准差

以产生脉动流速，可以在一定范围的正常和病理压力下维持成人血流动力学参数。脉压与健康人体心脏产生的脉压相当。在所有测试条件下，右心房平均压力均维持在 2～3mmHg，而左心房的平均压力维持在 8～15mmHg。通常在左侧和右侧出口测得的平均流速并不相同。这种差异主要归因于通过 TAH 的次要流动路径，该次要路径旨在为轴承提供润滑，方向是从高压到低压，意味着从左心房抽取并泵送到主动脉的一部分血液将被分流到肺动脉。这种适度的左至右分流，预期不产生生理效应，且具有稳定的心房压力。因此，即使在模拟循环回路研究期间左右流速不相同，血流也会适当地"平衡"，既不会引起循环充血，也不导致心房压升高。这些模拟循环回路的有前景的研究表明，这种多功能 TAH 设计具有预期的血流动力学性能，并支持进行进一步的研究。

六、牛犊的体内测试

在使用模拟循环回路成功进行体外实验后，路易斯维尔大学心血管创新研究所的

Mark Slaughter 博士及其团队使用小牛犊进行了一系列动物研究，旨在评估 Orcorazon TAH 的体内实验性能。体内研究的首要目的是证明 Orcorazon TAH 设计可提供足够的血流以维持体循环与肺循环血流之间的适当平衡，其次旨在提供评估泵的血液相容性。

这些可行性研究分 3 轮进行，根据 TAH 的几何形状、植入技术和围术期动物管理进行反复改进。第 1 轮研究发现，最初入口的几何形状和心房套囊材料在连接到牛犊心房时遇到困难，延长了体外循环时间，使胸腔难以闭合。基于这些发现，对 TAH 入口几何形状和心房套囊进行了改良，显著改善了其解剖学适应性，简化了其与心房的吻合。测试期间出现的另一项挑战是使牛犊断奶，使其无须过多的心房血容量而无须体外循环。由于 Orcorazon TAH 具有不同的搏动性，每个循环中只有一部分被泵送至肺循环或体循环，因此设计流入速度必然要比具有连续流量的 TAH 更高。TAH 控制软件被设计为大约每分钟 60 次。但是，由于 TAH 主动从一个心房抽血，同时以高流速喷射血液，因此心房相对较快地排空导致了

较高的心房塌陷事件发生率。心房塌缩事件既阻塞流量，又在入口处产生非常低的压力，促使执行器必须保持转子的位置。在接下来的体内研究中，最严重的挑战是解决由心房压差引起的房室塌陷和意外的转子移位。

尽管面临这一巨大挑战，但第 2 轮研究成果带来更长的 TAH 持续时间，2/3 的实验动物在使用 TAH 后支持了多天。牛犊的围术期管理也得到明显改善，尤其在通气方面。第 3 轮研究是关于 TAH 几何形状、心房塌陷和围术期动物管理等方面早期经验的总结，成功地帮助牛犊保持警觉、进食和站立。我们制订了进一步的体内研究计划，但目前尚未进行。

早期的经验教训对于这些体内研究的术后恢复至关重要。在严格评估 TAH 泵性能时，该设计证明了预期的血流动力学性能，而没有血液相容性并发症。尽管存在上述提到的心房塌陷事件，但在实验中增加了功率以保持转子位置，在转子上只发生一个血栓事件，并且该血栓集中于制动器磁铁上。较高的功率消耗将转化为执行器的较高工作温度，并且可能与血栓沉积有关。除此之外，研究期间未观察到其他明显的血栓沉积或溶血现象。代表性的左右流速如图 33-6 所示。

体内和体外实验均观察到 TAH 在左右循环系统之间平衡流动的能力。与其他需要经常进行调整以保持左右流量平衡的 TAH 设计不同，被动流量平衡是 Orcorazon TAH 设计的突出成绩。用于润滑血流动力学轴承的辅助流道，以及流道之间穿梭的短暂时间，使得即使左右循环之间的流量不完全匹配，也可能有助于减轻心房之间的压力不平衡。

总之，这些动物研究表明，TAH 通过提供足够的血流动力学支持来帮助牛犊术后恢复，从而达到了概念验证的成功标准。在这些体内研究中，TAH 证实左右循环之间的流量为 7~10L/min 时，在操作员微小调整下可达到左右循环之间的适当平衡，从而为牛犊的康复提供了足够的血流动力学支持。在这些过程中，无需对 TAH 定子、转子或执行器的设计进行任何更改，证明了 TAH 设计的坚固性。在体内研究中最重要的挑战是由于过度利用心房容积而导致心房塌陷事件的可能性。在患有晚期心力衰竭和病理性心房增大的人类受试者中，这种情况不太可能发生。尽管如此，该团队仍对 TAH 控制软件和硬件进行改进，以实现更高的往返速度。由于交替的搏动设计和较短的

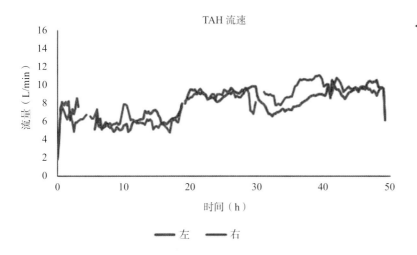

◀ 图 33-6　多天体内研究的左右流速

穿梭时间，增加心跳速率明显降低心搏量，仅导致心输出量的适度降低，有可能由此直接解决最初体内研究所面临的挑战。

七、第 2 代泵

基于房室塌陷和泵入口与心房的解剖结构相适应的困难，我们对 TAH 的设计进行了重大修改。重新设计的主要目标是将循环频率提高到至少每分钟 200 次，以消除因体外循环停机所致的心房塌陷事件，并通过减小泵的轴向长度，促进心房在解剖学上更好地吻合。

通过对 TAH 设计的多次组装更改，进气口之间的距离被显著缩短。通过减小叶轮的轴向高度，可以缩短转子的平移长度。通过缩短轴颈轴承长度，在泵组件之间采用焊接连接，并设计了更短的电动机，进一步减少了泵的总长度。这些变化使轴向长度从 12.5cm 减少到 9.8cm，显著减小了入口孔之间的距离，从而改善解剖学上的相容性。

另外，增加穿梭频率可减少其对心房塌陷事件的敏感性。为了提高泵的穿梭频率，必须

重新设计转子末端的位置磁铁，并更新 Hall 传感器阵列，以产生用于控制算法的更清晰信号。这些变化使其能够以每分钟 300 次的速度循环，这比最初的体内研究中使用的原型机快了约 5 倍。在模拟循环回路上测试了穿梭速度对于缓解过度透支心房容量的有效性。该循环回路经过重新配置来合并模拟心房，以解决牛犊模型中观察到的问题。使用可变容量的模拟心房进行台架试验表明，提高穿梭速度足以缓解心房塌陷的问题（图 33-7）。第 2 代泵的多个单元已组装（图 33-8），并计划于不久的将来实施体内试验以明确这些结果。

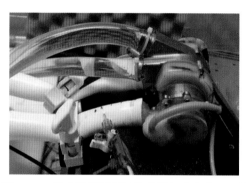

▲ 图 33-7 修改模拟循环回路以增加心房容量。将夹子放在顺应性流入管的部分上，以模拟各种容积的心房。正确的入口（后部）是从靠近入口的管道中抽出的容积证明的

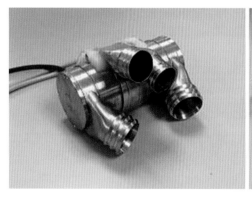 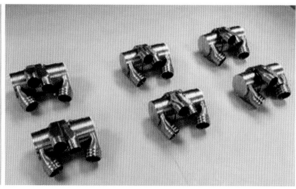

▲ 图 33-8 第 2 代 OHSU TAH 单个泵的轴向长度比第 1 代设计的轴长短很多。组装了第 2 代设备的多个单元，方便对精致设计进行完整的台式和体内测试

八、结论

Orcorazon TAH 是一种将旋转式血泵转变为集成 TAH 技术的全新设计，即将进行临床验证。尽管传统上旋转泵被限用于连续流型设备，但 Orcorazon TAH 通过在左右循环系统之间交替泵送来传递脉动流量。这种设计的结果是，Orcorazon TAH 可提供脉动流，而无须迅速改变转子速度。

目前应用于临床的 TAH 设计均为正排量 TAH。与这些设备相比，Orcorazon TAH 没有人工瓣膜，并且使用了血流动力学轴承，即一种无噪声、紧凑且耐用的设计，可以改善患者的体验。另外，该装置的小尺寸将使 TAH 能够用于治疗无长期循环支持需求的、体型较小的患者（如青少年、女性）。Orcorazon TAH 优秀的设计有效地提供了完整的脉动血流，并通过独立控制左、右循环系统的泵送参数来实现微调，满足生理需求。此功能是其独特的设计优势，有望通过提供各种经生理学优化的脉动血流，为患者带来更好的治疗预后。

<table>

</table>

第 34 章

新型机械循环装置：TORVAD
New Mechanical Circulatory Device: TORVAD

Jeffrey Gohean　Richard Smalling　著

张　静　译

张　松　校

一、概述

Windmill 心血管系统公司已开发出一种新型泵输送模式，以低剪切力形式提供同步的搏动血流。TORVAD 系统由植入式血泵、外部控制器和电源所组成。该泵是设计用于支持终末期心力衰竭患者的一种全辅助、长期、可植入式 VAD，能够以 30ml 的每搏量产生高达 8L/min 的血流量（图 34-1）。

二、工作原理

TORVAD 泵由一个带进、出口的环形泵腔和两个在腔内移动的活塞组成（图 34-2）。该泵功能是通过驱动围绕腔室的一个活塞，同时将另一个活塞保持在进口和出口之间以充当虚拟阀门来实现泵血。每个活塞均由密封在陶瓷外壳中的稀土磁体组成，由位置控制电机独立驱动，该电机围绕泵腔外表面做 C 形磁耦合旋转。在每次泵搏动后，活塞互相交换工作角色，以实现正向排量的搏动血流。该泵的机制

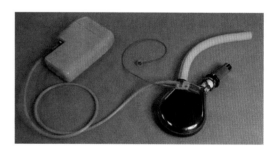

▲ 图 34-1　TORVAD 系统由泵、磁性流入道头 / 缝纫环耦合器、14mm 流出道移植物、集成的 ECG 传感线及集成电池（通过经皮动力传动系统连接）的控制器组成

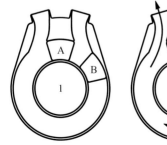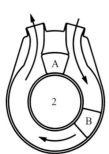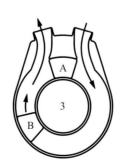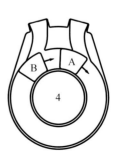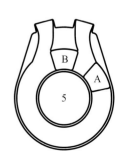

▲ 图 34-2　TORVAD 示意图，展示了如何通过独立控制环形泵腔内的两个活塞（A/B）来实现泵输送。从静止状态下（1），一个活塞 A 暂时固定在流入和流出端口之间，而另一个活塞 B 围绕圆环旋转，同时从左心室抽吸血液并搏出进入动脉系统（2/3）。在每搏结束时，活塞一起移动（4），交换工作角色，并准备进行下一次射血（5）

是令充盈与射血同时进行而无须使用传统阀门, 这与第一代囊状脉冲式 VAD 有明显不同, 后者具有独立的充盈与射血阶段并使用传统止回阀。

该泵通过以不同速率驱动活塞来实现不同程度的搏动, 这在血流动力学能量级别上比平流状态下的辅助估计有 3~4 倍盈余, 而平流辅助减弱循环搏动, 并与减少终末器官灌注、降低脑氧饱和度、增加外周血管阻力和降低动脉黏弹性有关[1-3]。

这种新型的泵血方式有三个优点, 即搏动血流、同步支持和低剪切力。

三、装置系统与外科植入

TORVAD 的泵输送机制和每搏量数值使其重量及排量可比第一代脉冲式 VAD 小得多 (TORVAD 约为 270g 和 90ml, 相比较而言 Thoratec XVE 分别约为 1150g 和 400ml), 甚至可与现行平流装置相媲美 (HeartMate Ⅱ 为 290g 和 63ml, HeartMate Ⅲ 为 200g 和 80ml, HVAD 为 160g 和 50ml), 这样就可将装置植入腹膜前或心包 (表 34-1)。

使用获得专利的磁性缝纫环耦合器和套

表 34-1 TORVAD 比第一代囊型脉冲式 VAD 小得多, 其尺寸和重量可与现有的平流技术设备相媲美, 从而可以在腹膜前或心包进行手术植入

	VAD	重量 (g)	排量 (ml)
搏动血流	TORVAD	270	90
	XVE	1150	400
平流	HeartMate Ⅱ	290	63
	HVAD	160	50
	HeartMate Ⅲ	200	80

管头可快速完成心尖插管, 而无须使用体外循环。血液通过一个强化的、柔性的入管进到泵内, 通过一个 14mm 长的双层丝绒移植物泵出, 而该移植物与升主动脉或降主动脉相吻合。TORVAD 在泵上有一个标准的 IS-1 心电图 (ECG) 插座, 用于连接双极心电图导联, 该导联连接到右心室心外膜表面以感知心室去极化。该泵的控制通过一个直径为 4.7mm 的经皮传动系统来实现, 而该传动系统是连接到一个小型控制器上, 此控制器又可系在皮带上或装入口袋。

四、感知能力

TORVAD 具有三种生理感知能力, 即心外膜 ECG、泵流量及不同的泵压。心室去极化通过附在心外膜表面的标准 IS-1 ECG 导联进行测量, 而该导联连接于泵的集成插座上, 并且信号在发送到控制器之前在此插座经过过滤和放大。控制器算法用于监测心室去极化, 并持续评估和监测心率及心律。

由于 TORVAD 是一个每搏量固定为 30ml 的容积泵, 所以泵的流量是已知的。在活塞与圆环壁之间的环形间隙中可能会发生一些小的流量泄漏, 但经测量这仅为 3% 左右。通过泵的双活塞驱动机制可测量 TORVAD 上的压差。由于左心室收缩过程中泵活塞保持静止, 因此可以根据检测到的电动机电流确定压力指标。这些指标可以为安全治疗提供重要的反馈。这些信息可以为优化心力衰竭管理和心室辅助功效提供新的临床辅助。监测动脉血压也可用于调整泵的运行, 向医生反馈以提醒他们高血压或低血压, 并监测全身血管阻力变化。压力斜率 (dP/dt) 的心室收缩指标可使医生实时评

估心脏恢复潜力或心力衰竭的进一步进展。当 ECG 信号衰减或丢失时，压力监测可作为附加的同步化触发方式，类似于主动脉球囊反搏泵的压力触发功能。

压力和 ECG 感知与远程遥测功能相结合，可提供给临床医生一种能力来远程监测患者健康状况和主动干预。例如，检测到左心室收缩力持续改善（通过心室 dP/dt 升高来评估）可以提醒临床医生心肌潜在的恢复。这可能会促进第一阶段的脱机方案，通过在心动周期中改变 TORVAD 射血的阶段，以及减少搏动或实行半搏量来减少泵的输出，这样左心室工作负荷会逐渐增加。这些选项可用于逐步增加心脏工作负荷，以帮助心肌恢复功能，防止萎缩，并可能迅速撤除此装置。这些脱机工作可以由患者的心脏衰竭科医生来指导进行，并且可以远程监测更改泵功能的生理影响。

五、同步化

利用集成的心电传感导线，TORVAD 能够使泵的搏射与心动周期同步。默认的同步操作模式是舒张早期反搏。泵通过在这种模式下运转，TORVAD 在收缩期短暂停止泵血，允许心室通过主动脉瓣正常射血，从而保持主动脉 VAD 流量和预负荷敏感性。这种生理功能的保存与通过心动周期泵送的 CF 泵相反。CF 设备中最高的 VAD 流速是在收缩期，因为通常由左心室通过主动脉瓣喷射的血流反而会通过 VAD 分流到主动脉仅偶尔打开或者通常根本不打开的位置[4]。因此，主动脉瓣连合融合和主动脉瓣闭锁不全在 CF VAD 接受者中更常见[5-8]。据报道，主动脉关闭不全的单中心发病率为 14.3%～51%[9-12]。在一些报道中主动

脉瓣连合融合率会超过 50%[13-15]。主动脉瓣打开不充分或不频繁也可导致主动脉根部和左室流出道血栓形成[16, 17]。此外，当通过 CF 支持降低主动脉瓣血流时，固有的心输出量自动调节功能（即心输出量对前负荷和后负荷变化的所谓 Frank-Starling 反应）会显著改变，并且是非生理性的[18, 19]。

脉搏减弱和低分子量 vWF 片段增加也与胃肠道动静脉畸形的发生有关，从而使患者在联合全身抗凝治疗时，特别容易发生出血事件。此外，在 20%～50% 的患者中，剪切力诱导的血管性血友病与严重的消化道出血及输血和手术的需要存在因果关系[20-25]。

通过在 TORVAD 的支持下保留自主的主动脉血流，维持自然的主动脉瓣开放，并保持心脏的自主调节功能（Frank-Starling 定律），从而恢复心血管系统的生理前负荷和后负荷敏感性。收缩期和舒张期的血流情况如图 34-3 所示，显示了 TORVAD 独特的能力，即在收缩期瞬间停止泵血，使心室射血并维持主动脉瓣自主血流。通过保留主动脉血流，TORVAD 能够以 CF 设备 VAD 的大约半量血流提供完全的血流动力学支持。

六、自动应答

该系统通常在舒张早期进行一次 30ml 的射血，从而与心动周期同步运行。在心电不稳定时，如果需要，TORVAD 可以自动到非同步泵血，最高可达 8L/min。

可对 TORVAD 进行编程，以检测包括心房颤动和心室颤动在内的心律失常，并根据心律的变化自动改变其泵功能。在发生心室颤动时，泵自动切换到非同步模式，以最高可达

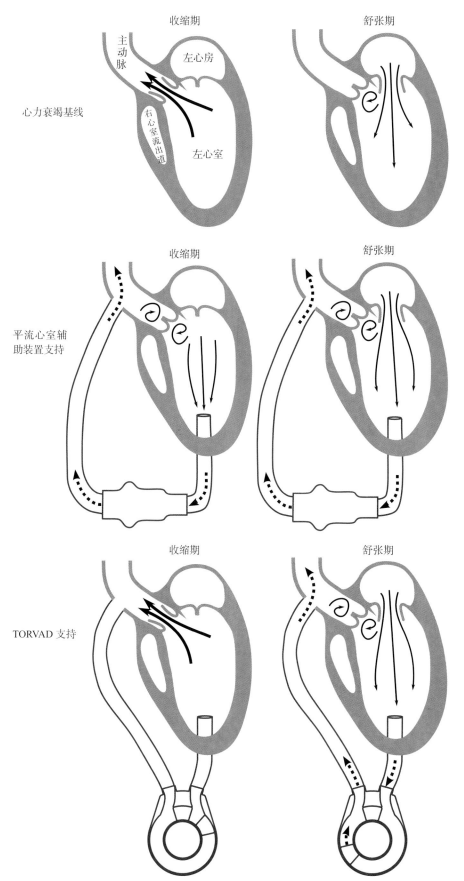

▲ 图 34-3 心力衰竭中平流（CF）及 TORVAD 设备支持的图示。CF VAD 在整个心动周期中持续泵血，通常在心脏收缩期消除了主动脉瓣处自主血流。TORVAD 在心脏收缩期停止泵血，并允许心脏通过主动脉瓣自主射血，从而以仅一半的 VAD 流速提供全面的血流动力学支持

8L/min 流量提供全力支持。泵控制器可以评估和记录事件（如泵诱导的室性早搏或抽吸事件），并自动调整泵工作模式，以防止输送过多流量，从而避免了已知的心室抽吸和过度泵血问题。

七、低剪切力

通过低泵速（平均活塞的转数等于同步支持中的心率）与活塞和环形壁之间预定的固定间隙相组合，将 TORVAD 的血液剪切比 CF 泵叶轮引起的剪切力要低几个数量级的水平。使用陶瓷微型动力轴承可达到固定间隙（约 75μm）。陶瓷具有出色的耐久性和血液相容性，已广泛且成功地应用于连续流量VAD[26, 27] 和人工关节之上[28, 29]。每个活塞在顶面和底面都有一个斜切的陶瓷凹槽，该凹槽与圆环的上半部和下半部的斜切陶瓷导轨对接。轨道呈一定角度在轴向和径向上提供流体动力。微型流体动力轴承表面积很小（约 250μm宽），间隙约为 50nm。由于等离子体在该狭窄缝隙中的有效黏度增加而产生了所谓的等离子体凝胶层，并在陶瓷表面之间提供一层薄的保护性蛋白缓冲液，使这些小面积和间隙成为可能[30-32]。即使在活塞运动的短暂停顿期间，这种现象依然存在，从而保持了分离并有效地消除磨损。动态启停试验证实轴承寿命超过 50年，远远超出设备的预期寿命。

与目前可用的设备相比，存在许多显著降低剪切力和减少血液创伤的意义。体外和慢性动物实验表明，这种设计的溶血性很低，并且不消耗高分子量 vWF，这可以减少严重出血并发症的发作，而如前所述这种情况在 CF VAD患者中的发生率多达 40%[33]。此外，与 CF

LVAD 相比，TORVAD 显著减少了低分子量vWF 片段，这可能会降低消化道动静脉畸形的形成及继发消化道出血的风险。TORVAD 低剪切力泵的其他潜在好处包括减少溶血、降低血小板活化相关的血栓形成和栓塞性中风、保留白细胞功能从而减少感染。

八、儿科泵与平台技术

TORVAD 系统可以依据不同的患者体格和不同的患者需求进行调整。针对体表面积在 0.6～1.5m² 的儿童开发了 15ml 的儿童TORVAD。使用多种计算工具对设备进行缩放，包括心血管系统建模、传热分析、电机和磁耦合有限元分析及流体动力学计算[34]。该分析提供了两个重要的结果，包括在缩放TORVAD 时低剪切力保持不变，设备的尺寸随着泵搏出量的变化而变化（如 15ml 泵的排量和重量大约是 30ml 泵的一半）。

将 TORVAD 拓展至儿科已将 TORVAD 确立为一种平台技术。可以开发出 5～40ml 不同搏出量的泵，以支持不同患者的体格（从婴儿到大人）及不同患者的需要（终末期心力衰竭，对病情较轻患者的部分支持，双心室支持或作为全人工心脏）。

九、结论

TORVAD 是一种新型泵输送模式，具有使用 VAD 显著改善心力衰竭治疗的潜力。泵的作用与心脏自主心律的同步可用于优化血流动力学和心脏力学。TORVAD 系统有可能恢复搏动性辅助装置在长期心力衰竭中的治疗，并提高心脏恢复率，这可能导致将 VAD 用于疾病的早期治疗。持续监测压力和收缩力的能力还可改善患者管理，并能提供远程药物治疗。最后，由于 TORVAD 不存在 vWF 消耗、可维持右心功能及无血栓形成的抽吸表面，其具有显著减少目前所有 CF LVAD 所引起的不良事件（消化道出血、脑卒中和右心衰竭）的潜力。

BiVACOR 全人工心脏
BiVACOR Total Artificial Heart

Daniel L. Timms　Frank Nestler　著

李白翎　赵志敏　译

张　静　校

缩略语

AoP	aortic pressure	大动脉压
BTT	bridge to transplant	桥接移植等待时间
CPB	cardiopulmonary bypass	体外循环
DT	destination therapy	终点治疗
EFS	early feasibility study	早期可行性分析
HMW/LMW	high/low molecular weight	高 / 低分子量
HQ	head-flow（e.g.，HQ-curve）	HQ 曲线
HTx	heart transplantation	心脏移植
LAP	left atrial pressure	左房压
PAP	pulmonary artery pressure	肺动脉压力
pfHb	plasma-free hemoglobin	血浆游离血红蛋白
RAP	right atrial pressure	右房压
RBP	rotary blood pump	旋转式血泵
SVC/ IVC	superior/inferior vena cava	上腔静脉 / 下腔静脉
TAH	total artificial heart	全人工心脏
VAD	ventricular assist device	心室辅助装置
vWF	von Willebrand factor	血管性血友病因子
VZP	virtual zero power	虚拟零功率

一、概述

目前，许多循环支持设备仅适用于需要左心室支持的患者；然而，对于需要双心室辅助的患者选择会非常有限。由于供体器官的获得性有限，治疗双心室衰竭的最佳方法是用全人工心脏（total artificial heart，TAH）替代。传统的方法是使用体积排量泵，但由于其尺寸大、膜易弯曲及阀门功能的耐用性和寿命短等特点，因此该设备的使用具有局限性。在早期应用的心室辅助装置技术中也同样观察到了这些局限性，因此很快促使人们过渡到带有悬挂转子的旋转式血泵，以减小尺寸并显著提高耐用性。也因此有超过 50 000 名患者因旋转式心室辅助装置技术而获益。BiVACOR 全人工心脏旨在利用旋转式血泵技术的优势，并将其应用于创建一种体积小、可靠性强且具有内在平衡血流的全人工心脏。

BiVACOR® 全人工心脏将衰竭心脏的两个心室替换为植入式旋转双心室血泵，该泵利用磁悬浮技术提高耐用性（图 35-1）。BiVACOR 泵是在切除病变心室及瓣膜后进行原位移植。患者携带系统由泵、动力传输系统和由电池供电的控制器组成。有经验的临床人员可通过控制台访问高级设备设置和日志。袖状吻合形成新心房，负责将移植物连接到主动脉和肺动脉。

该设备是为双心室衰竭对任何的药物治疗无效，需要心脏移植（heart transplantation，HTx）的患者设计的。它应用于桥接移植等待时间（bridge the time to transplantation，BTT），提供支持治疗以重新获得心脏移植资格，或作为超过 10 年的长期目的性治疗（destination therapy，DT）。因此该设备的管理要求能够使患者和照顾者在医院外环境下进行。

BiVACOR 泵是一种能够同时支持左、右循环系统的单一设备，具有一台双冗余电机和一个转子。在过去的几年里，BiVACOR 项目作为第一款结合了几项功能的设备取得了重大的发展里程碑，实现了生理性、坚固性和生物兼容性的结合（表 35-1）。开式叶轮叶片放置在旋转盘的两侧，一侧为在系统压力下将血液泵入身体，另一侧为在降低压力时将血液泵入肺部。每个叶轮侧可以在生理压力下同时泵送 3~12L/min 的血液，足够提供患者休息或运动时的心输出量。通过磁场和旋转转子也解决了设备的长期耐久性问题，保持间隙大于 240μm 消除了在正常操作中的机械磨损，这也为脆弱的血细胞和其他血液成分创造了一个低剪应力路径。转子转速的可调节性会产生更接近生理的压力和流量波形，这也可以保持对血液的低破坏性。该装置比过去使用的体积排量泵全人工心脏要小得多（图 35-2），因此可被允许植入更广泛的患者群体，包括妇女和一些儿童（体表面积 > 1.4m²）。通过相对"平坦"的泵曲线可实现固有 Frank-Starling 定律一样的做功，达到显著的被动流量适应水平。这种能力不仅有助于在左右侧血流之间保持平衡，而且还有助于整个设备输出量的适应。被动流量适应、转子轴向移动以增强左/右流量平衡的能力，以及不需要血液接触传感器的自主速度和

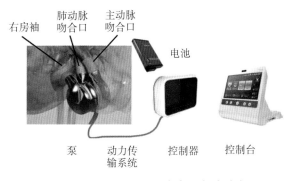

右房袖　肺动脉　主动脉
　　　吻合口　吻合口

电池

泵　动力传　控制器　控制台
　　输系统

▲ 图 35-1　BiVACOR 全人工心脏系统

表 35-1　BiVACOR 全人工心脏的主要用户需求及主要性能特征

主要用户需求	主要性能特征
能够运行时间 等待心脏移植＞ 2 年 终点治疗＞ 10 年	√ 全人工心脏要有左右两个独立的血泵系统 √ 单侧转速可达 1600～2700 转 / 分 √ 无接触磁悬浮设计
可用于男性、女性及部分儿童	√ 轻质尺寸（＜ 200ml）和重量（＜ 550g）
更具生理性的压力和流速	√ 左右侧流速的自有平衡 √ 在生理压力下总流量在 3～12L/min √ 能够感应到动脉压力下降并作出自动调节
脉动式输出	√ 可供脉动式输出所选择的理想速度调节方式
最小化的血液破坏	√ 更大的间隙减少对血液的剪切破坏力 √ 低速设备冲洗 √ 生物相容性材料
冗余	√ 冗余发动机、悬浮及动力传输设计 √ 外部可替换的控制器及传输设备
低脑卒中及上消化道出血事件发生率	√ 脉冲式输出可降低舒张压 √ 流量泵曲线可限制大动脉压 √ 较低的血小板激活及 vWF 破坏

vWF. 血管性血友病因子

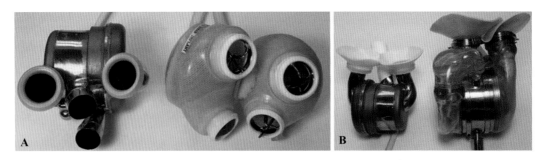

▲ 图 35-2　BiVACOR 与 SynCardia® 全人工心脏对比（A）与 AbioCor® 全人工心脏对比（B）

低流入流量控制器的结合，使 BiVACOR 设备能够以类似于心脏生理反应的方式做出反应，这是该领域的一项关键创新技术。

二、设备描述

（一）液压设计

左、右液压的设计是一种具有生理性能的设备，该设备可以在多血管条件下内在地平衡压力和流量。为此，在相同的转速下匹配两端的 HQ 曲线，当流量为 5L/min 时可产生大约 70mmHg（左）和 20mmHg（右）的排出压力（图 35-3）。然后对 HQ 曲线形状进行优化，以放大旋转血泵固有的 Frank-Starling 样响应。

在自然心室中，Frank-Starling 机制是增加的前负荷（心房压力）可增加心室输出量。在 BiVACOR 全人工心脏中，这一效果是通过选择压力敏感（平坦）泵曲线来实现的，因此就像在正常心脏中，左泵的压力敏感度低于右泵。

（二）流动路径

左侧叶轮推动含氧血液从左心房通过主动脉进入体循环，而右侧叶轮推动乏氧血液从右心房通过肺动脉进入肺循环（图35-4）。为确保装置内部流动路径的生物相容性，需要避免局部血液停滞和高剪应力的发生。前者可导致局部血栓形成，而后者可导致溶血、破坏高分子量 vWF 多聚体、激活血小板和破坏白细胞[1]。旋转式血泵常常表现出高于生理的切变率[2]。然而，通过在泵内设计较大的间隙（降低剪切率）和最小化细胞暴露在高剪切区的时间，可以将血液损伤降至最低。

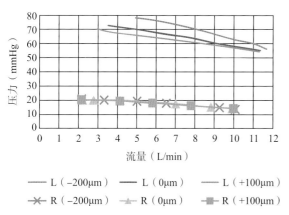

▲ 图 35-3　**BiVACOR** 左（**L**）和右（**R**）侧叶轮 **HQ** 曲线在转速及轴位置变化的液压效果特征

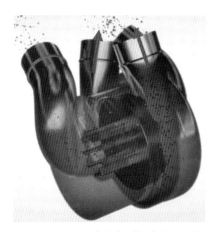

▲ 图 35-4　**BiVACOR** 中富氧（红色）及乏氧（蓝色）血流图

通过 BiVACOR 磁悬浮系统实现的一个关键设计特点是，在正常运行期间，所有流道的间隙至少为 240μm（极端条件下为 100μm）。宽的通流区域在设备的右侧尤其有益，因为它可能暴露于深静脉血栓形成的栓子中，这些栓子可以畅通无阻地通过泵。在转子底座的侧面也有很大的间隙，以确保对二次流道进行充分的冲刷。冲刷流量取决于左右压力梯度和转子轴向位置。在生理条件下，泵血流方向是从左向右的，目标量是略低于 1.5L/min（占泵输出量的 30%），就像在室间隔缺损中观察到的那样。

（三）轴向压力载荷

该装置的一个独特功能是能够通过改变左右泵内转子的轴向位置来调整相对左右泵性能（图35-3）。向左侧壳体移动减少了叶轮叶片和壳体之间的泄漏，从而提高了左侧泵的效率，提高输出量。向右侧壳体移动会降低左侧泵的效率，从而降低输出量。左泵压力变化的大小称为轴向压力能力。BiVACOR 设备中的左侧叶轮输出压力在 5L/min 时最大变化可达 12mmHg。

（四）动压支承

在左叶轮叶片设计中增加了动压推力轴承，可在磁悬浮系统不太可能中断的情况下提供冗余。它可防止左侧转子永久停止，并旨在缩短时间，直到可以采取适当措施，包括可选的控制器 / 传动系更换或泵更换 / 心脏移植。每个左叶轮叶片由一个斜面和一个水平衬垫区域组成，旨在提供远离左侧的足够升力，从而形成一种能够产生 > 20N，足以承受 10G 的冲击力。

（五）电机和悬浮系统

电磁悬浮（磁悬浮）使转子悬浮并密封在右侧叶轮叶片周围，而电机驱动器提供泵血所需的旋转扭矩密封在左侧叶轮叶片上方（图35-5）。

对于冗余驱动系统，电机线圈被分成两个独立的三相系统。每组绕组由冗余放大器、驱动器电路和传动线驱动组成，在电机绕组、控制器电子设备或连接引线内发生电气或机械故障的情况下，这些冗余放大器、驱动器电路和传动线可以继续运行。该驱动系统的效率高达η=80%，扭矩容量高达150mNm，足以使转子以1500～3500RPM的速度在连续和脉动模式下旋转。在正常流量条件下（5～6L/min），典型的电机功耗为5W。

电机和作用在转子上的磁轴承永磁体的轴向引力方向相反。向左侧移动会导致朝向电机的力增加，而朝向磁轴承的力会减小，反之亦然（图35-6，实线）。这两个特性的相互作用导致轴向转子运动范围内存在一个不稳定但平衡的平衡点。三个非接触式位移传感器用于确定转子在机壳内的轴向位置和倾斜度。该位置信息由主动磁轴承控制器处理，以确定需要多少电流，从而确定需要多少磁力来保持转子稳定在理想的目标位置。

为了实现简单可靠的植入式泵，植入式装置中只有电磁线圈，并没有有源电子元器件。因此，患者可以在无重大侵入性干预的情况下进行可穿戴控制器中包含的有源电子设备的更换，不太可能出现电子问题。

（六）生理相互作用

自然心脏通过心室相互依赖和Frank-Starling机制持续平衡全身和肺血流。当切除两个衰竭的心室进行全人工心脏植入术时，该装置必须接管这一重要功能，并适应不同的患者条件和活动。为了进一步适应生理条件可以改变泵速和轴向转子位置，BiVACOR全人工心脏的压敏液压设计提供了固有的适应左右输出的能力（平坦的HQ曲线）。在医院期间，这些可以由有经验的临床人员管理；然而当患者离开医院时，自主适应可能会增加患者的活跃度，改善生活质量。为了帮助恢复患者的生活质量，BiVACOR全人工心脏提供了三个功能，以积极增强全人工心脏和患者循环系统之间的生理互动：①转子位置控制，平衡相对左右的输出流量；②转子速度控制，使总平均流量适应血管需求；③脉动性控制，模拟自然心

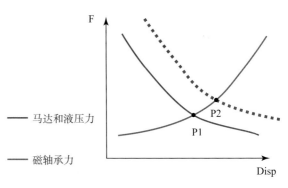

▲ 图35-6　转子相对位置（Disp）及轴向作用力（F）关系图解

左侧（红实线）及右侧（蓝实线）的发动机及液压压力示意图。虚线：增加左侧压力，P1及P2为压力轴的平衡点

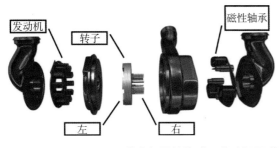

▲ 图35-5　BiVACOR 的内部原件构成，发动机及磁悬浮系统

脏压力和流量波形。

（七）转子位置控制

植入式泵的中心部件是磁悬浮转子，它可以通过向左或向右运动来提高或降低左心泵的效率。虚拟零功率（VZP）控制器[3]利用这一能力，通过将转子保持在需要最小磁轴承功率（因此称为"虚拟零功率"）的轴向位置来增强生理应答。马达和液压力作用在向左侧的转子上，而磁轴承力作用在向右侧的转子上（图35-6）。进口或出口压力的任何变化都会转化为施加在转子上的轴向液压力。因此，该力反映了保持转子处于相同轴向位置的磁轴承功耗的变化。取而代之的是，虚拟零功率控制器不断地通过轴向移动转子直到液压和永磁力达到平衡来最小化轴承功率。在图35-6中，均衡力的位置用"P1"标记。在左房压力降低的一个例子中，朝向左侧的总力增加，由虚线显示。因此，虚拟零功率控制器自主地将转子向右侧进一步移动（位置"P2"），从而实现了Frank-Starling式的响应。前负荷（入口压力）的降低会减少相应泵侧的相对输出量，从而降低过度泵送的风险，并有助于保持左右流出的平衡。

（八）转子速度控制

在自然心脏中，由于Frank-Starling机制，心输出量在对静脉回流和由此产生的前负荷的响应中发生变化。这可能导致运动时流量增加超过12L/min，或睡眠时流量降至5L/min以下。

由于压力敏感型泵曲线，BiVACOR全人工心脏可以在固定转速下跟踪较大的流出流量变化，以回应血管阻力的变化。速度控制器可

以进一步扩展这一能力，并主动降低速度以防止过度输出和潜在的心房塌陷，或提高速度以改善灌注。

所实现的机制不需要任何血液接触传感器来监测生理参数，因为生理系统的变化是通过分析密封磁悬浮系统的固有信号来检测的。血管压力的变化直接转化为作用在磁悬浮转子上的液压力。通过检测磁轴承信号比平常更高的变化率，这一信息被用来识别心房塌陷的开始。由于血管流入的非线性顺应性，心房压力与其容积的关系在容积大或小的情况下是不同的。也就是说，与心房容积充盈相比，当心房塌陷时，心房容积的微小变化会及时提供更大的心房压力变化。这一点如图35-7所示，图中显示了高心房充盈压（蓝色）和低充盈压（红色）两种情况下对活体通气呼吸的反应。通过监测磁轴承电流，可以识别这些力的指示和相关的血流动力学状态。在充气压力较高的情况下，磁悬浮轴承对呼吸事件的响应（图35-7B）只有很小的变化，表明控制器可以提高泵速。然而，当心房充盈较低时，同样的呼吸情况下可以看到显著的峰值，这表明需要降低泵速。

（九）脉动速度

当回转式全人工心脏（如BiVACOR全人工心脏）以恒速运行时，循环将获得真正的连续流动。有迹象表明，血管和器官可能无法忍受脉动不足，这可能会导致不良事件，包括非手术出血、血栓形成、神经功能障碍、肾和肝功能障碍、高血压，以及中风[4,5]。因此，BiVACOR建立在一个强大的电机系统之上，该系统可以应用快速的转子速度调节来产生脉动流出，从而将旋转式血泵的机械可靠性和脉

动灌注的生理优势结合在一起[6, 7]。产生与自然心脏相似的生理脉搏，其目标特征是在心率30～90次/分时产生峰值流速达 15L/min，主动脉脉压＞ 40mmHg，动脉压变化率 dP/dt ＞ 500mmHg/s。如果后期的调查显示速度调节出现任何问题，则该设备仍可以在减少脉冲或连续流模式下运行。为了防止稳态回流区和促进设备冲刷，还采用了间歇性减速。

（十）解剖学上的适配

由于其体积小，可以为如儿童和小体型成人（体表面积＞ 1.4m²）等胸腔容积较小的患者提供植入该装置的可能性。在解剖裁剪期间，即优化端口大小、形状和设计的目的是避免压迫或阻塞其他器官或更大的血管，尽可能

保存未来心脏移植所需的组织，并将出口与大血管对齐。

最初对 8 个不同患者大小、年龄和性别的段层 CT 扫描进行了虚拟拟合。绘制了 20 种不同端口方向的泵，并在单个患者的计算机模型和 2 个平均模型中进行了拟合。一种是基于文献，另一种是由 Materialise NV（比利时鲁汶）在模仿中定制的统计形状模型。这使得能够提取测量和坐标，从而可以执行定性和定量评估（图 35-8）。然后，将最合适的泵模型进行3D 打印，并在 3 具身体上模拟种植手术：一具46kg 的女性身体（体表面积 1.44m²，图 35-8），一具 68kg 的男性身体（体表面积 1.82m²），一具 91kg 的女性身体（体表面积 2.06m²）。

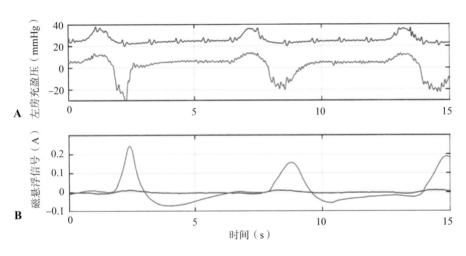

◀ 图 35-7　A. 伴随呼吸节律的左房充盈压高（蓝色）及低（红色）的变化；B. 磁悬浮相应口径吸力监测的变化趋势

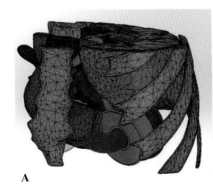
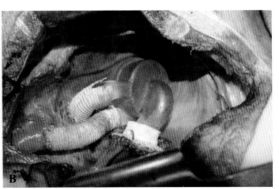

▲ 图 35-8　A. 模拟 3D 人体成像（Materialise NV）；B. 尸检示小体积的 BiVACOR 对于小体型女士（46kg，体表面积 1.44m²）同样合适

（十一）生物相容性

植入式泵的所有血液和组织接触表面均由钛制成，并经过电抛光或超抛光。此外，转子涂有锡涂层，而传动系则有硅胶外衬。目前，商业上可用的血管聚酯移植物被用作流出管道，流入管道由涤纶和生物相容性有机硅制成。最重要的是，磁悬浮转子消除了与机壳的任何动态机械接触，而所有流道的设计都具有 ＞ 100μm 的血液友好间隙。

（十二）传动系

传动系分为两部分，植入式装置部分和外部控制器部分，它们通过串联连接器连接。传动系的装置部分端接在出口处附近的串联连接器处。连接器近端的传动系部分足够长，可以固定在患者身上，以减少出口部位的电缆移动，从而将出口部位创伤后感染的风险降至最低。

（十三）控制器

便携式控制器可以放在背包里，带电池的初始重量小于 4kg。它由两个外部电池供电（可更换），可长期使用（运行时间超过 6h）。该控制器有一个板载用户界面，为患者和护理者提供基本的全人工心脏的性能指标，如功耗和速度，也显示警报和指令以防发生危急事件。对于详细的系统和事件分析，可以通过电缆连接控制台，以提供对高级设备数据和设置的访问。该控制器包含三个主要的电子控制组件：①电机控制器，调节速度，观察电机的运行状态，并在电机故障时提供紧急报警；②磁轴承控制器，读取三个位置传感器信号并计算所需的反馈电流，以实现稳定的转子悬浮；③系统控制器，具有系统安全和监控算法，控制集成的图形用户界面，提供报警系统的数据记录和控制，并实施生理控制算法。

三、植入

该装置通过一种类似于传统心脏移植术的方式进行原位移植。到目前为止，全人工心脏已经成功地植入了牛和羊的动物模型中。小牛的大小与成年人相似，但需要更高的静息流速来代表人类的锻炼条件，而绵羊更能代表体型较小、静息流速与静息患者相似的患者群体。

在活体研究期间，实验动物使用我们的标准程序进行静脉麻醉、插管、机械通气和器械手术。通过左胸切开进行体外循环（cardiopulmonary bypass，CPB）。在房室沟处切除左、右心室和附件，原位保留两个心房。快速以袖状吻合将设备连接缝合在左、右心房残端处，再用毛毡加固（图 35-9）。流出道的移植物被端 – 端缝合在肺动脉和主动脉上。配件工具可帮助定位和修剪血管连接。用设计的压力测试仪测试吻合口（4 个）是否有泄漏。隧道工具用于使传动系经皮外部化。出口部位用缝合线和外科敷料固定。

四、系统性能

到目前为止，在 17 个慢性实验样本中植入了 BiVACOR 全人工心脏，动物模型为 Corriente 杂交犊牛（n=15）或绵羊（n=2）。下面给出了 3 头存活时间最长的小牛的结果。慢性（CH）研究 CH06、CH09 和 CH14 的持续时间分别为 30、96 和 29 天。所有小牛均能在植入后即刻站立，恢复良好，平均体重

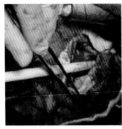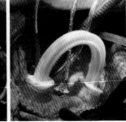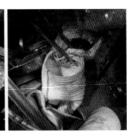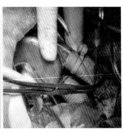

| 毛毡条加固新心房 | 合适的工具行袖状吻合 | 与移植物的血管行端-端吻合 | 将袖口及桥血管相连，装置的原位移植 |

▲ 图 35-9 牛动物模型中 TAH 移植的手术操作步骤

增加 0.27 ± 0.05kg/d（n=3），平均植入体重 81 ± 8kg。在整个实验过程中，这些设备能够保持稳定的血流动力学。图 35-10 显示了 3 种动物的主动脉压、泵流量和血浆游离血红蛋白（plasma-free hemoglobin，PfHb）水平。在时间最长的研究（CH09）中，平均泵流量为 10.0 ± 1.2L/min，主动脉压为 109 ± 13mmHg。移植后血浆游离血红蛋白水平稳定在 2mg/dl 以下（研究平均值 0.9 ± 1.5mg/dl），而肾脏和肝脏健康指标处于正常健康水平：血尿素氮 13.9 ± 6.3mg/dl，总胆红素 0.11 ± 0.03mg/dl。

（一）脉冲波形

在体内应用脉冲波形，并修改脉冲参数以产生生理压力和流量波形。脉冲型血流动力学接近天然心血管脉搏的特征，采用定制的速度剖面，速率为 60 次 / 分，峰值振幅为 1200RPM，峰值流速超过 17L/min，主动脉脉压达到 40mmHg，而动脉压变化率（dP/dt）为 500mmHg/s；见图 35-11。脉冲式模式运行 2 天以上，未见溶血升高迹象，血浆游离血红蛋白水平维持在 2mg/dl 以下。

（二）流体动力轴承

通过模拟磁力轴承故障，在 CH17 案例中在活体内确认了流体动力后备轴承的功能。电机永磁力将转子拉向左侧机壳，转子继续在流体动力液膜上旋转，而不会损失血流动力学性能。马达功率增加了 12%，部分原因是血流动力学输出增加及流体黏性阻力增加。在 8h 的操作期间，血浆游离血红蛋白水平维持在 2mg/dl 以下，而血流动力学（包括流量平衡）保持稳定，转子与机匣之间没有机械接触。

（三）流出压力灵敏度

位置变化方式证明了自主虚拟零功率控制器的有效性和设备固有的流出压力灵敏度（图 35-12）。由于小腿站立时的肌肉激活、全身血管扩张和容积分布改变，大动脉压和左房压降低，而右房压增加。在保持转子速度的同时，压力敏感型液压设计允许设备流出流量瞬间上升超过 3.5L/min，以响应不断增加的血管需求。为了重新分配积聚的右心房血容量，虚拟零功率控制器将转子暂时向右侧移动超过 50μm，从而减少左泵流出，允许左心房重新充盈。在 4min 内大动脉压就可以稳定在一个新的水平。

（四）血液相容性

为了补充体内实验结果，血液相容性还通过溶血、血小板活化和血管性血友病因子（vWF）的降解进行了评估。根据目前的标准和

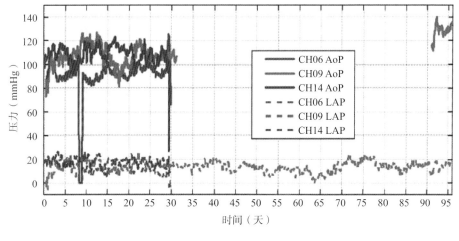

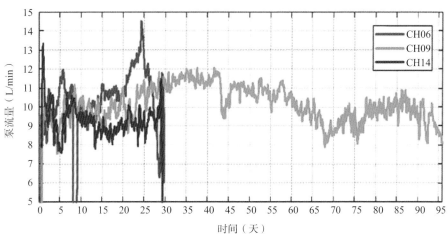

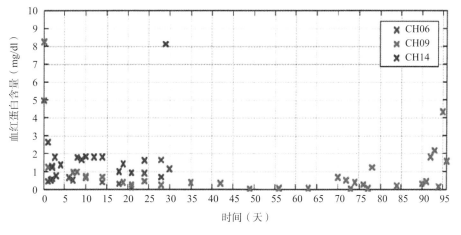

▲ 图 35–10 3 例生存时间最长的案例（**CH06、CH09、CH14**）的动脉血压、泵流量及血红蛋白含量

CH09 的动脉压监测线路在第 32 天凝固并在第 90 天再通。Aop. 动脉压；LAP. 左房压

出版物（ASTM F1841–97，ISO 10993–4[8-11]），这些测试是在充满牛血的血液循环中体外进行的。高分子量（high molecular weight，HMV）vWF 只有在 9L/min 的升高流量时才开始降解（图 35–13），这与 HeartMate Ⅲ 相比，血浆游离血红蛋白水平显著降低[12]。而改变转子位置 +/–100μm 对血液相容性影响不大。总体而言，该设备的溶血、血小板激活和 HMW vWF 降解水平是值得肯定的，并将在接下来的开发阶段进行进一步评估。

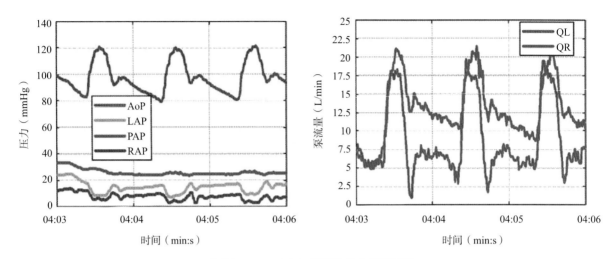

▲ 图 35-11　CH17 进行的体内搏动试验

QL/QR. 左 / 右侧血流量；AoP. 动脉压；LAP. 左房压；PAP. 肺动脉压；RAP. 右房压

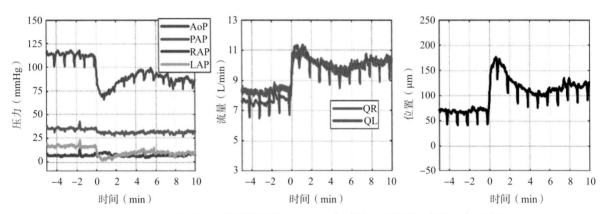

▲ 图 35-12　CH12 从体内试验开始记 0min，相应转子的位移、在体压力及流量

QL/QR. 左 / 右侧血流量；AoP. 动脉压；LAP. 左房压；PAP. 肺动脉压；RAP. 右房压

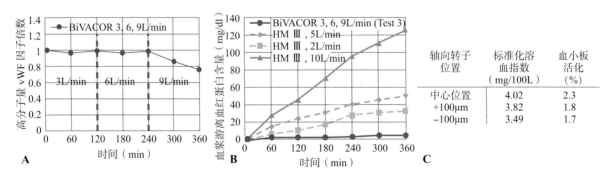

▲ 图 35-13　BiVACOR 与 HeartMate Ⅲ（HM Ⅲ）血液相容性指标的监测对比

A. 高分子量 vWF 因子的变化；B. 血浆游离血红蛋白（pfHb）在不同流量中的变化水平；C. 轴向转子不同位置时 NIH 和血小板的激活情况

五、结论

移植物供体心脏获取的有限性推动了如BiVACOR 旋转式全人工心脏这类机械循环装置的发展。结果表明，该装置体积小，可植入许多妇女和儿童体内（体表面积 > 1.4m²），能够为正在进行轻度运动（ > 12L/min）的成年男性提供足够的心输出量。因此，泵两侧高度压敏的水力设计有助于调节总流量和保持流量平衡，而无须主动的泵速管理。此外，利用磁悬浮技术将无磨损的旋转转子悬浮在宽间隙，这是实现良好生物相容性的关键特征。同样，产生真实生理压力和流量波形的转子调速技术在活体应用时没有显示出溶血增加的迹象。包括冗余特性，如流体动力轴承，有助于提高设备的可靠性，而不会影响血流动力学性能。

第36章

宾夕法尼亚州儿童全人工心脏
The Penn State Pediatric Total Artifcial Heart

William J. Weiss   Raymond Newswanger   J. Brian Clark   Jenelle M. Izer   著

王　旭　译

史嘉玮　校

一、概述

对于成年人来说，持久耐用的机械循环支持（mechanical circulatory support，MCS）已经从探索性治疗阶段过渡到临床广泛应用阶段，其中最常见的是单泵驱动的左心室辅助装置（left ventricular assist device，LVAD）。尽管中度、重度右心衰竭的发生率分别达到 27% 和 2.8%，但是使用左心室辅助装置的患者却很少采用双心室支持治疗。双心室辅助装置（biventricular VAD，BiVAD）在整个机械循环支持中的应用比例仅占 3.5%，而全人工心脏（total artificial heart，TAH）的应用比例也仅为 2.1%（引自 Intermacs 研究从 2006 年 6 月—2016 年 12 月的数据）[1]。

SynCardia 70cc 是一种气驱搏动泵式全人工心脏，目前已在全球 1400 多名患者体内植入[2-4]。全人工心脏不仅可以有效治疗右心衰竭，在浸润性心肌病（淀粉样变心肌病）、限制性心肌病、心脏恶性肿瘤、顽固性心律失常、梗死后室间隔缺损、机械瓣膜置换、心脏动脉瘤、主动脉瓣反流、同种异体移植心功能衰竭，以及先天性心功能不全等方面都比双心室辅助装置更适用[5, 6]。此外，双心室辅助装

置所涉及的 4 个插管和右侧插管位置选择等问题都会增加血栓形成的风险；与双心室辅助装置相比，全人工心脏不仅有着较少的神经系统不良事件，还可提高生存率[5]。最后，全人工心脏泵与心房和动脉的直接连接可以提供更大的血液流速，从而更快地恢复终末器官的功能，更有效地提高患者的运动能力[7]。

SynCardia 70cc 要求患者的体表面积（body surface area，BSA）至少要达到 1.7m²，同时胸骨至第 10 胸椎（T_{10}）的长度要在 10cm 以上。SynCardia 公司近期推出的一种 50cc 的全人工心脏，可用于体表面积在 1.2～1.79m² 的较小患者，相关的 IDE 试验于 2014 年 3 月已经获得批准，将纳入 10 名 10—18 岁的儿科患者。

根据 2016 年度器官获取移植网络（organ procurement and transplantation network，OPTN）和器官移植受试者科学登记系统（scientific registry of transplant recipients，SRTR）的数据显示[8]，2016 年度全美儿童心脏移植实施手术的数量达到 445 例，等待移植的数量为 624 例（年龄＜ 18 岁）。其中，1 岁以下婴儿移植等待期占比达到 27.7%，1—5 岁的儿童占所有等待患儿的 31.2%。同时，1 岁以下年龄组无论是等待期间的死亡率，以及移

植手术后的存活率都是最差的一组（图 36-1）。虽然心室辅助装置在儿童心脏移植中的使用率有所增加，但仍明显低于成人的使用率。儿童患者（＜18 岁）进入移植登记名单时接受心室辅助装置的比例仅为 6.1%（移植手术时为 23.7%），而成人患者的比例为 32.1%（移植手术为 52%）。

对于婴儿及低龄儿童而言，如何保证患儿安全度过移植前过渡期（bridge to transplant，BTT）是机械支持的主要目的。柏林心脏 EXCOR 是目前临床上唯一可选择的机械支持方式，但是仅仅只能延长几周的移植过渡期。在 Berlin Heart HDE 试验中，在 37.3% 的患者中使用了最小尺寸的 10ml 泵。但是小于

5kg 的患儿的生存率明显不佳，其中 2/3 的患儿死亡[9]。

二、儿童双心室支持的必要性

相较于成人，儿童患者出现双心室衰竭需要接受机械循环支持更加常见。在柏林心脏试验中，36.8% 的患者使用了双心室辅助装置[9]。对于双心室辅助的需求与疾病的诊断相关。引起儿童心力衰竭以致需要心脏移植的最常见原因是心肌病（cardiomyopathy，CM），在 2011—2013 年心脏移植初诊病例中心肌病占 43.5%，而其中扩张型心肌病（dilated cardiomyopathy，DCM）几乎占所有心肌病的

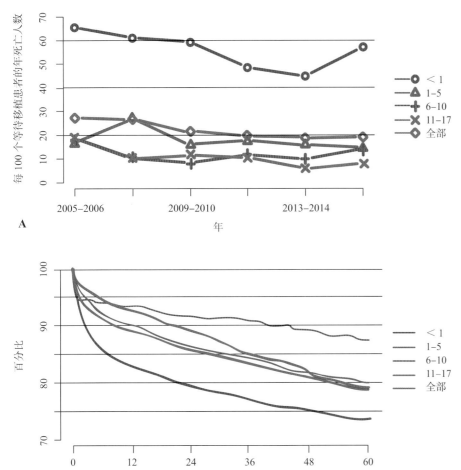

◀ 图 36-1　**A. 根据年龄分层的等待心脏移植的儿科患者死亡率**。死亡率的计算方法是给定年份每 100 个等待移植患者的年死亡人数，个别名单进行了单独计算。年龄以登记日期较晚者或指定年份的 **1 月 1 日**为准。未显示少于 **10 个患者年份的比率**。**B.2004—2011 年，按年龄分层的已故心脏移植供体受者的患儿存活率**。使用未调整的 **Kaplan-Meier** 方法估计受体存活率

引自 OPTN/SRTR 2016 Annual Data Report：Heart[8]

90%。虽然肥厚性和限制性心肌病所致的心脏移植比较少见，但由于儿童小心室置管困难，全人工心脏的出现更容易使其受益。在柏林心脏试验（204 名患者）中，心肌病在应用左心室辅助装置的患者中占比达到 62%，在应用双心室辅助装置的患者中占比达到 65%。

在美国，每 100 000 名活产儿中约有 5 人发生单心室（single ventricle，SV）畸形，左心发育不全综合征（hypoplastic left heart syndrome，HLHS）是最常见的解剖类型。近年来，单心室患者接受心脏移植的比率呈上升趋势。大约 22% 的儿童心脏移植者为单心室患者，Voeller 等报道[10] 的心脏移植患者中，45% 为单心室，其中大多数为单心室实施姑息手术失败的患者，尽管这一比例正在上升。Almond 等的一项分析发现这一群体对移植前过渡期支持的需求极为迫切[11]。在 750 名接受 ECMO 辅助的儿童中，64% 患有先天性心脏病，其中 30% 为单心室，但单心室患者存活出院率仅为 33%。在 EXCOR 试验中，255 名双心室辅助装置患者中有 26 名为单心室，其中 15 名为左心发育不全综合征[12]。单心室组存活率为 42%，但体重＜ 7kg 的单心室患者均不能过渡到移植。

适合婴儿尺寸的全人工心脏可实现对单心室患儿的早期干预。由于单心室患儿的循环系统恶化通常会较早发生，所以在新生儿期接受移植的长期存活率会更高。但是因急性心脏失代偿或 Fontan 失功而过渡到心脏移植的单心室患者死亡率都相对较高[13]。此外，早期使用全人工心脏作为移植的过渡期可能不需要进行分期手术，因为没有同种异体排异的风险。使用同种异体移植组织引起的同种异体排斥与较高的致敏率和移植失败相关[14, 15]。表 36-1 列出了全人工心脏在儿科应用的其他潜在适应证。

表 36-1　儿童全人工心脏支持的潜在适应证

双心室衰竭
心律失常
心室内血栓
肺动脉高压
单心室先天性畸形
肥厚性心肌病
限制性心肌病
心脏恶性肿瘤
室间隔缺损（VSD）
机械心脏瓣膜
室壁瘤
主动脉 / 肺动脉瓣关闭不全
房室瓣功能不全
同种异体移植失败
Fontan 手术失功

婴儿和幼儿使用全人工心脏可以避免许多导致心脏移植存活率降低的危险因素。宾夕法尼亚州立大学儿童全人工心脏提供全搏动式的心脏支持，可以改善终末的器官功能，并且最终提高心脏移植的存活率。在成人中比较全人工心脏和双心室辅助装置，全人工心脏可能提供更高的心输出量，因为心室辅助装置使用的套管显著地增加流体阻力和液体惯性。应用柏林心脏的单心室患者中，2/3 的死亡患者是因为多系统器官衰竭和肺呼吸衰竭[12]。

另外，搏动血流和足够的左心室前负荷敏感性可降低如在 Fontan 患者中的肺血管阻力（pulmonary vascular resistance，PVR）。高肺血管阻力是心脏移植失败的危险因素[16]。安全的全人工心脏技术应该更早使用，而不是作为最后的手段。在柏林心脏试验中，肾衰竭（异常 GFR）是双心室辅助装置患者死亡率的独立预测因子[17]。

三、泵的设计

宾夕法尼亚州立大学儿童全人工心脏由独立的左、右搏动泵组成，如图 36-2 所示。心搏量为 12～14ml，具体取决于前负荷、后负荷和驱动压力。除了右侧的泵出口倾斜以顺应肺动脉外，其他泵都是相同的。泵的设计源于宾夕法尼亚州立大学婴儿心室辅助装置，它是基于宾夕法尼亚州立大学设计的成人 Thoratec® PVAD®。婴儿心室辅助装置是在 NHLBI"儿科循环支持"合同计划（2004—2009 年）和随后的 NIH 赠款资助下开发的。该设备已进入最后测试阶段。

宾夕法尼亚州立大学儿童泵开发的主要目标是最大限度地减少血栓形成。主要功能包括：

• 定制的 17mmBjork-Shiley 单杆 Delrin 盘形阀，可提供较大的有效孔面积。这导致泵腔内的高流入速度[18]，产生持续的旋转流并有效冲洗囊表面，而没有形成血栓的回流区域。阀门设计有定制法兰，可精确安装在泵中，没有台阶或间隙。这些阀门现已在我们的实验室中制造，其设计和材料与成功的 Thoratec® 成人 PV AD™、Arrow LionHeart™V AD[19, 20] 及宾

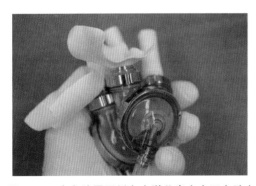

▲ 图 36-2 宾夕法尼亚州立大学儿童全人工心脏由左右两个独立的搏动泵组成，每搏量为 12～14ml，每个泵的大直径为 50mm。心房和动脉连接是由 ePTFE 移植物（发泡聚四氟乙烯）制成的

夕法尼亚州立大学电动全人工心脏[19-24] 中使用的设计和材料相同。

• 由分段聚醚氨基甲酸酯尿素（SPEUU）制成的无缝、高度光滑的血囊，具有卓越的抗血栓形成性、稳定性和耐用性。

• 泵的几何形状促进旋转流动，在每个循环周期中有效地冲洗血液。

心室辅助装置可用于左（LVAD）、右（RVAD）或双心室（BiVAD）支持。该泵的设计可以选择放置于体外（适合婴儿和非卧床患者）或植入（在需要长期支持的非卧床儿童中选择）。该设备可以提供超过 1 年的支持，并且耐久性测试表明，泵的运行时间为 689 天而没有明显磨损。在最近的一系列动物研究中，术后 2～3 周的急性高凝期后没有抗凝的情况下，血栓形成的风险很低[25]。

四、心输出量与解剖拟合

所需的泵搏出量由要求的心输出量和可行的搏动频率范围决定。对于宾夕法尼亚州立大学婴儿心室辅助装置，标称泵每搏输出量为 12ml 是基于对心输出量需求和生长数据的文献检索[26]。对于 0—9 月龄的婴儿，正常心输出量为 0.6～1.45L/min，对于 50～120 次 / 分的心率范围，所需的搏动量为 12ml（实际的每搏输出量取决于前负荷和后负荷压力，范围为 12～14ml）。

对于较大的婴幼儿，我们计划开发一种 25ml 搏出量的泵，它将在 50～120 次 / 分的范围内提供 1.25～3.00L/min 的流量，涵盖 5—9 岁的儿童。

成人 SynCardia 全人工心脏的适配总原则包括计算从胸骨到第 10 椎骨（T_{10}）的最小

胸廓内径。从胸腔内解剖结构的放射学测量（CT）可以得出类似尺寸的估计。在一项婴儿和儿童 CPR 胸部按压深度的研究中[27]，按压深度最大为 1/2APD（前后径）是合理的（APD 由外部测量）。作为起点，建议的左泵直径为 ≤ 1/2APD。在婴儿中，泵可能需要向左胸部旋转，这一技术已经在接受成人全人工心脏的小患者中使用[28]。我们已经开始使用 CT 或 MR 图像数据、组织分割和 3D 建模软件对解剖拟合进行建模。

为了原位放置全人工心脏，我们重新设计了心室辅助装置的入口和出口，以最大限度地减少阀门和端口长度。这对于防止动脉，特别是心房的压迫和闭塞是很重要的。螺纹连接器经过重新设计，可以直接与阀门适配（图 36-3）。ePTFE 用于心房，8mm 的 ePTFE 移植物用于肺动脉和主动脉连接。如果需要，心房连接器可用于外科手术重建流入道。

泵壳由半透明的聚砜加工而成，可以在除气过程中观察泵中的气泡。该材料具有生物相容性，可长期植入使用。由于在动物体内我们一直没有发现任何不良组织反应的证据，我们打算将其放置在婴儿体内。在宾夕法尼亚州立大学开发的成人全人工心脏中也使用了聚砜。在我们之前的动物研究和 SynCardia 全人工心脏的人体植入物中已经观察到泵壳运动可

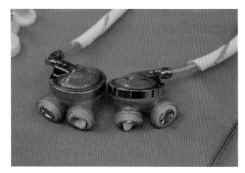

▲ 图 36-3　儿童全人工心脏图显示薄型倾斜式阀瓣

能会导致胸腔积液。这可以通过用涤纶丝绒或 ePTFE 薄片覆盖泵来防止这种情况。

我们采用基于 Bjork-Shiley 设计的 17mm 倾斜式阀瓣，带有一个特殊的薄型阀门法兰，与血囊和接头精确配合。为了最大限度地提高泵的输出功率，我们正在研究盘片间隙对回流、溶血和动态每搏输出量的影响。

五、自动控制

控制左右泵输出有两个主要目标。首先（也是最重要的）是将左房压力（left atrial pressure，LAP）维持在允许足够的左泵充盈的范围内，同时限制在防止肺充血的安全水平。在正常生理中，这是通过心室和心房对前负荷和后负荷的敏感性来实现的。在机械泵中，例如在高容量时，右输出量可能超过左输出量，这将导致左心房（LA）压力迅速而危险地升高。

SynCardia 全人工心脏中使用的一种方法是在有限填充模式下操作两个泵，因此增加任意一个泵的前负荷会导致搏出量的增加（模拟生理性 Starling 反应）。这种反应有效地减弱了不断增加的左心房容积和压力，至少在达到最大搏出量之前是这样。这种方法的缺点是，有限的填充模式不允许泵腔在每个循环周期中充分清洗，这可能增加泵中血栓形成的风险。在高流量的成人泵中，有限的搏出量可能是可以接受的。但在雷诺数较低的婴幼儿大小的泵中，占主导地位的黏性效应会导致泵壁混合减少，不完全填充可能会增加血栓形成的风险。

宾夕法尼亚州立大学的理念始终以全冲程模式运行泵，并通过调节泵速来控制输出。这种方法已用于 PSU 气动[29-31] 和成人电动全人工心脏[19, 21-24, 32, 33] 及 VAD[19, 21, 22, 33]，其中也

包括婴儿心室辅助装置[34, 35]。这种方法需要一定程度的泵填充，这是电子控制系统的输入，可以自动改变泵的泵速。

所有的泵控制功能都是通过测量驱动器中的气压和气流来实现的。泵中没有传感器。通过对测得的气流进行积分并校正空气可压缩性，从而得出泵中血量的估计值。当气流降至接近零且容量估计已达到阈值时，将检测到泵填充。图 36-4 中的体外数据显示左泵充盈时间是有关 LAP 和舒张压的函数。通过 LAP 估计，可以根据 LAP（左主 / 右从方法）控制右泵速。

已经开发出一种新型的便携式气动驱动器（图 36-5）以实现控制功能。该驱动器重 3.5kg，由 12V 直流电源供电。

六、体内试验

选择动物模型的挑战在于寻求所需的心输出量与在不压迫血管的情况下符合动物解剖学的安装装置的平衡。我们选择最初体重在 20～25kg 并以大约 15kg 为目标体重的多赛特 – 芬兰杂交羔羊作为婴儿全人工心脏的研究动物。研究持续时间最初为 30 天，以限制生长发育对研究的影响。

我们在一只 26.8kg 多赛特 – 芬兰杂交雌性羔羊中进行了一次婴儿全人工心脏的急性植入（图 36-6）。

开胸手术是通过右侧第 5 肋间间隙进行的。打开第 5 根肋骨并放置了牵引器。显露并固定右侧胸内动脉，用动脉导管直接插管。右肺被湿润的海绵和可延展的牵开器所包裹。在膈神经腹侧切开心包并悬吊。上、下腔静脉显露并分离。主动脉显露并与 PA 分离。在腔静脉与升主动脉远端内置管缝线，并给予肝素。腔静脉上缠着止血带。插管后开始体外循环，降温至 32℃。

止血带固定在腔静脉周围，并使用主动脉夹钳。在右房室沟的心室侧切开心脏，并在瓣

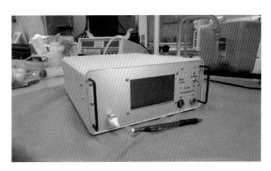

▲ 图 36-5　开发的一种新的便携式气动驱动器来实现控制功能。该驱动器重 3.5kg，由 12V 直流电源供电

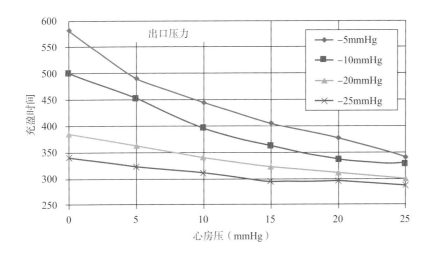

◀ 图 36-4　在平均出口压力为 75mmHg 时，左泵充盈时间与心房压和舒张压的函数关系

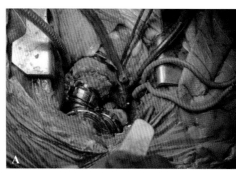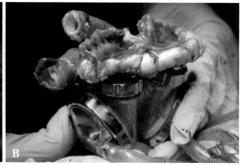

▲ 图 36-6　A. 将儿童全人工心脏植入至一只 **26.8kg** 的羔羊，可以看到左侧的泵；**B.** 拔除的全人工心脏

膜水平将切口穿过漏斗部和肺动脉。主动脉在瓣膜处分开。切除心室和隔膜，修剪多余的肌肉，在 AV 瓣膜处留下约 1cm 的心肌。冠状窦是从 RA 内部缝合而成。

修剪左心房连接袖带，并用双层连续 4-0 Prolene 线缝合至左心房。对右心房重复该过程进行吻合。测量、修剪 PA 和主动脉的移植物，然后用 5-0 Prolene 线进行原位缝合。传动系统穿过右胸壁。左侧和右侧的装置连接到流入和流出移植物，并在通过动脉缝合线排气的同时进行排气操作。然后固定动脉缝合线。取下主动脉夹和腔静脉止血带。

随着旁路支持的撤机，泵逐渐被激活和运转加速。在有限的纵隔容积内，空间限制似乎影响了流入右侧泵的流量。泵位置的调整改善其填充效果。停止体外循环。随着体外循环的停止，血流动力学的参数总体上是可以接受的，尽管它们时好时坏。移除旁路插管并固定插管部位。手术止血效果令人满意。放置胸管，并用介入导管将开胸手术分层封闭以进行局部麻醉输注。采用皮肤吻合器进行皮肤吻合。总体外循环时间为 3 小时 45 分钟。由于红细胞压积极低（10%），并且出血源不明，该动物没有复苏，因此术后将其完全肝素化并进行安乐死处理。

七、总结

为婴儿心脏移植提供桥接作用的机械循环支持一直具有挑战性，部分原因是缺乏合适的人类全人工心脏。宾州州立大学团队正在研发一种基于宾州州立大学儿童心室辅助装置的可适用于婴儿的搏动式全人工心脏。阀门和连接器已被改进以缩泵的尺寸并防止心房受压。他们计划进行慢性动物研究，以及利用人体 CT 和 MR 数据进行解剖学适配性研究。

致谢

感谢 Patrick Leibich、Kirby Bletcher、Bradley Doxtater 和 Eric Yeager 出众的制造技能；Gerson Rosenberg 博士提供设计意见；Heidi Finicle、John L.Myers 博士和 William S.Piels 博士在外科计划和动物手术方面提供帮助；体外循环专家 Robert Wise、Karl Woitas 和 Gary Irwin，John Reibson 和 Branka Lukic 提供仪器支持；Choon-Sik Jhun 博士和 Chris Scheib 进行阀门分析；以及外科专家 Dolly Schepps 和 Nate Shanaman。

资金来源

本研究得到美国国立卫生研究院（R01HL131921）资助。

OPTN/SRTR 2016年度数据报告没有版权。读者可以自由复制和使用本出版物包含的全部或部分信息。数据不受版权保护，如果引用相关信息时，注明出处即可。

第37章 CorWave 左心室辅助装置：详解设备的概念和研发
CorWave LVAD: Insight into Device Concept and Stage of Development

Carl Botterbusch　Trevor Snyder　Pier-Paolo Monticone
Louis de Lillers　Alexandra Schmidt　Charlotte Rasser　著
韩　薇　徐英杰　译
李白翎　赵志敏　校

一、概述

目前所有上市的左心室辅助设备（LVAD）都使用了旋转泵技术，这种技术会抑制心脏的搏动，损害血液，导致严重不良事件的发生：植入左心室辅助器 2 年后，5 名患者中有 4 名出现了与泵相关的严重不良事件[1]。越来越多的心脏外科医生强烈要求需要更多的生理压力泵的研发[2, 3]。

基于一种颠覆性的技术，其设计灵感来自海洋动物的游泳运动，CorWave 正在开发一种独特的心脏支持泵，其目标是让心脏的搏动在小范围内重现，同时将血液损伤降到最低。

二、CorWave 核心技术

（一）CorWave 左心室辅助装置：一种仿生波膜泵

CorWave 左心室辅助装置（图 37-1）是基于一种不同于目前市场上 LVAD 中使用的旋

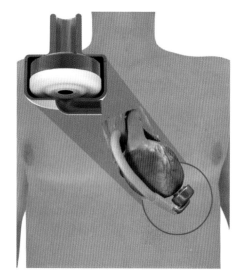

▲ 图 37-1　植入 CorWave LVAD 的示意图。流入套管位于左心室内，流出装置与升主动脉相连

转泵的独特的技术——波膜。

仿生膜泵概念是由 Jean-Baptiste Drevet 首先提出的，他是一名法国工程师，在力学、声学和材料工程的罗伯特瓦尔实验室进行了近 20 年的基础研究。泵的概念灵感来自海洋动物的波动游泳运动。正如 Fish 博士的作品中描述的那样[4]，这种游泳模式在液体运动中非常有效，大多数海洋动物，无论是鱼还是海洋哺乳

动物，都用这种模式在水中推进自己前进。在波膜泵中，聚合物膜再现了海洋动物的波动，如图 37-2 所示。由于膜一端固定，并由两个墙状物支持，波动力量带动液体向前运动。

（二）独一无二的技术带来的优势

1. 生理波动性

波动膜泵技术的一个重要优势是能够再现生理性波动，即由一个健康心脏在血管系统内产生的压力、流量和容积的所有周期性变化。

一些临床研究表明，使用旋转泵引起的血流动力学紊乱与其不良事件发生率高有关。特别是，最近 Purohit 等[5] 总结了使用恒流左心室辅助装置患者并发症的发生情况，如图 37-3 所示。

现有证据已证实，非生理性血液流动和胃肠道出血有关，在一项 Meta 分析中，Draper

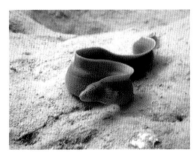

海洋动物波浪状的游泳动作

仿生学

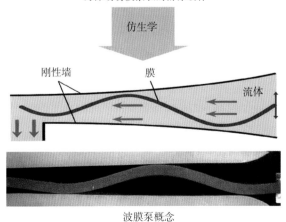

波膜泵概念

▲ 图 37-2　从海洋动物的游泳运动到 CorWave LVAD 的概念演变

等报道使用恒流左心室辅助装置的患者胃肠道出血发生率为 23%。在植入波流 LVAD 的患者中，胃肠道出血发生率能降低 4.5 倍[6]。此外，来自几个团队（犹他大学[7]、佛罗里达大学[8]、阿拉巴马大学[9]）的独立研究报道，在恒流状态下辅助部分波流的患者，胃肠道出血明显较少。

也有研究证实，恒流的 LVAD 会导致获得性血管性血友病因子缺陷[10-12]，引起消化道出血[13]。最近一项研究[14] 表明，在血流动力学紊乱时，异常波动方式是血管性血友病因子缺乏的主要因素。

正因为如此，近年来"波动性"已经成为机械循环辅助设备会议上，主流观念引领者提出的一个令人关注的话题。许多中心，如美国俄亥俄州的克利夫兰医学中心和美国肯塔基州的路易斯维尔大学（University of Louisville）等在左心室辅助装置植入方面的专家，都表达了他们的愿望，希望看到更加符合生理功能的心脏泵技术的发展，特别是希望创造出接近正常生理状态的波动血流。Nader Moazami 博士及其合作者因此提出"缺乏波动性可能是限制恒流 LVAD 成功的一个因素，并且研究需要关注产生波动的方法[3]"。路易斯维尔大学的临床医生总结出："最终的解决办法将回归到重新创造我们自然的生理功能[2]"。

波动性可以在血管系统的不同部位通过广泛的测量来确定。升主动脉压力的变化是估计心脏或辅助泵产生的波动性的参数。用 3 个量来描述压力曲线：

- 脉压（ΔP 或 PP），通常使用一个心脏周期中主动脉测量到的最大和最小压力之间的差值表示。它可以量化脉搏的振幅和血管系统的扩张程度。该参数只能

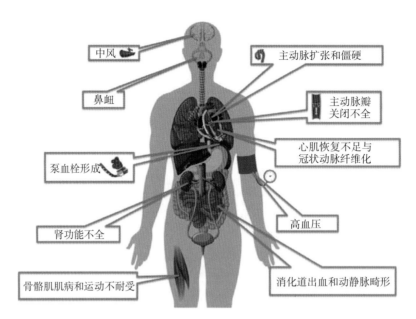

▲ 图 37-3　无脉搏患者的血管并发症。连续流动左心室辅助装置（CF-LVAD）独特的血流生理学导致的血管特性改变可能是许多常见的 CF-LVAD 并发症的发病机制之一

经 Wolters Kluwer Health 公司许可转载，引自 Purohit 等[5]

通过动脉导管或多普勒精确测量，与一些左心室辅助装置使用电子数据计算的波动指数相反。波动指数是一种间接的、无创的估计压力振幅的指标，特别是由原本心脏产生的残余波动性。

- 最大压力曲线斜率（dP/dt_{max}），收缩期压力曲线斜率的最大值。该值与脉搏的力量相关，因此也与外周脉搏有关。
- 健康成年人的心率为每分钟 60～80 次，心力衰竭患者的心率通常更高。

图 37-4A 的动脉压曲线显示了心力衰竭患者典型的波动特征。目前市场上的旋转泵式的左心室辅助装置可以改变心脏产生的血流波动性，其设计目的是为总辅助提供 4～6L/min 的恒定流量。动脉最大压力曲线斜率（dP/dt_{max}）通常低于 200mmHg/s，脉压低于 20mmHg[16]。

近年来开发出了泵速调节算法，主要是为了改善泵的清洗，使瓣膜能够打开，并在一定程度上实现人工脉动。如图 37-4B 所示，其原理是通过调节泵的转速来产生流量和压力的变化。然而，旋转泵不适合重现快速流量和压力调节。主要的限制是旋转体的惯性，这造成了很大的延迟[17] 和需要相当多的额外能量消耗来应对转速的突然变化[18]，因此减少了辅助泵电池的寿命。相比之下，CorWave 波膜很轻（约 10g），通过振动仅能移动几毫米，这限制了它的惯性。脉冲性是通过调节振荡频率和振幅，在输出水平之间快速切换而产生的。感知自身心脏收缩期增加泵流量；在舒张期将泵流量降到低水平，以防止通过泵的回流。从低输出到高输出状态的时间延迟非常短（在 80ms 以下），这并不需要消耗额外的能量。最后，该泵可在生理压力下提供高达 15L/min 的峰值流量。因此，在不显著增加电耗的情况下产生一种接近生理的搏动是可能的，如图 37-4C 所示。

除了上面列出的 3 个关键参数外，也探索其他直接或间接由流量和压力导出的参数，特别是 PI（搏动性指数）、SHE（血流动力学剩

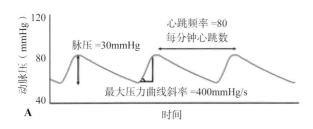

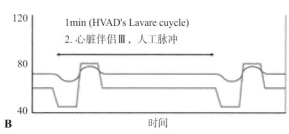

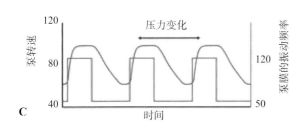

▲ 图 37-4　A. 心力衰竭患者动脉压曲线示意图。B. 旋转泵转速调制算法原理。在频率低于心率时，通过周期性的垛口调整泵转速，以重现部分 ΔP。C. CorWave 泵浦频率调制算法的原理。泵膜的振荡频率和振幅被调制与心跳同步，以复制生理 ΔP

余能量）和 EEP（能量等效压力）[15]。

2. 温和地推动血液

左心室辅助装置产生的血流速度是一个关键参数，因为它是血液暴露于剪切力的一个预测指标。在健康患者中，当血液在收缩期通过主动脉瓣和二尖瓣时，其峰值流速在 1～2m/s。在一些瓣膜病变中，流速增加（高于 5m/s）对血液产生机械性压力[19]。这些压力会破坏血细胞和血浆蛋白，导致止血障碍并伴有高水平的消化道出血[20]。旋转泵每分钟旋转几千次，血液流速估计至少为 4m/s，也就是说其流速是健康患者的 2 倍多。CorWave LVAD 中的膜振荡频率约为 100Hz，这导致膜波动以 1～1.5m/s 的平均速度移动，并在推进血液中产生等效的流动速度。因此，在同等流量（7L/min），CorWave LVAD 在速度高于 2m/s 时暴露不到 1% 的血容量，而 Selgrade 和合作者[21] 估计，在旋转泵 LVAD 中，大约 70% 体积的血流量暴露在高于 2m/s 的流速下。

3. 体积小

波膜技术使发展一种小型尺寸的泵成为可

能，同时提供足够的流量进行充分支持，并能产生非常高的峰值流量提供充分的搏动性。

三、一个集成到智能左心室辅助器中的波膜

与目前的旋转 LVAD 一样，除了可植入泵本身，CorWave 开发的 LVAD 系统由图 37-5 所示的不同组件组成。该泵的设计是通过两种主要的外科技术来植入，即植入术以胸骨切开术和微创手术为基础，采用左胸廓切开术和半胸廓切开术或右胸廓切开术。

CorWave LVAD 的核心是由生物相容性弹性材料制成的膜，如图 37-6 所示，它由钛密封的电磁器驱动。如图 37-7 所示，电流在两个线圈中流动，从而产生电磁场，使一个磁化环 +/-1ms 的上下移动。磁环直接连接到膜上，从而驱动膜的振动。一对环形弹簧控制磁铁环的位置，并提供能量使磁铁环返回中心点。

流经泵的血液流动路径如图 37-8 所示。血液通过入口套管进入泵，并绕过电磁制动器

医院设备：临床监护仪　　　　　家用设备：电池和充电器

手术套件：隧道工具、破皮工具、心尖入路工具

患者组件：可植入泵、动力传动系统、控制器和电池

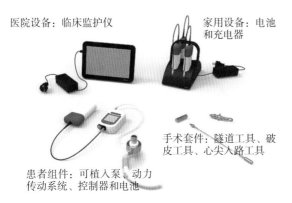

▲ 图 37-5　CorWave LVAD 系统组成

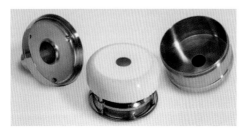

▲ 图 37-6　CorWave LVAD 主要部件照片。中心显示了波膜（带中心孔的白色圆形元件）

环形线圈
环形磁铁
波膜

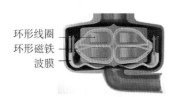

▲ 图 37-7　电磁制动器将振动传递给膜。线圈中产生的磁场引起磁铁的振荡，从而驱动波膜的振荡

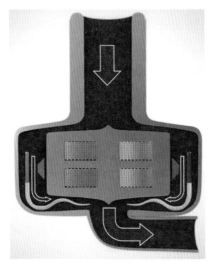

▲ 图 37-8　泵内血液流动路径。血液从左心室通过入口套管进入泵，被膜向内的波动推动，并通过出口套管流出

流动。然后，它在分流器的任一侧及膜的两侧流动，随后被膜的向内波动推向出口套管。

为了实时调节血流，泵的振荡频率需要和心率同步，这得益于一种算法而无须使用单独的传感器。实际上，由于泵的低惯性，使得它对血液的压力和流量的变化高度敏感。这样可以实现"智能搏动"，它可以在任何给定时间适应心率，并防止和纠正可能的抽吸事件。

四、从计算机模拟分析到体内测试的设备开发

（一）计算机模拟分析

CorWave LVAD 开发的关键部分是液压流路的设计，其中包括泵入口、泵体和泵出口的几何形状。这种设计通过减少溶血和旋涡的形成影响血液相容性和液压效率。液压流路设计的优化需要计算流体动力学仿真模拟。流场的计算机模拟通常用于旋转式 LVAD。但是，CorWave 技术的泵元件是一种柔性膜，它与刚性叶轮不同，在泵血时产生弹性变形。因此，CorWave LVAD 泵头端流体运动方式的模拟需要解决特别复杂的流体结构相互作用问题。为了解决这个问题，CorWave 采用了商业模拟软件和研究中心开发患者解决方案相结合的方法。另一个挑战是模拟血液损伤和血栓形成，并用实验结果验证模拟，如采用数字图像相关等光学方法，如图 37-9 所示。图 37-10 给出了基于 CorWave LVAD 原型的计算流体动力学仿真结果示例。在大部分流体中，流体速度约为 1m/s。

CorWave LVAD 开发过程的另一部分需要不同类型的计算模拟。为了优化电磁制动器设计，其中包括线圈、磁轭、磁体的设计，以及

针对这三部分铁磁材料的选择，采用了二维和三维的磁性仿真组件。图 37-11 显示了这种仿真的一个例子。

（二）体外测试

为了验证计算模拟并获得更多关于新型装置的液压性能数据，已经开发了几个试验台。在健康的成年人或心力衰竭患者中，模拟的循环回路（图 37-12）模拟左心室和瓣膜及外周循环的液压特性，来评估左心室辅助装置在相关情况下的性能。图 37-13 所示的压力 - 流量曲线表现了当前 CorWave LVAD 样机的液压性能。

在模拟循环回路中评估搏动模式下 CorWave LVAD 操作，并与相同设置下的 HeartMate Ⅱ（HM Ⅱ）和 HVAD 泵进行比较。如图 37-14 所示，HVAD 和 HM Ⅱ 都减弱了心力衰竭患者模拟循环系统的搏动，导致脉压＜ 20mmHg，而 CorWave LVAD 恢复了生理性脉压。

使用加速应力循环评估了 CorWave LVAD 核心组件聚合物膜的耐受性。如图 37-15，最小膜耐久性保守估计为 10^{12} 次循环，高于

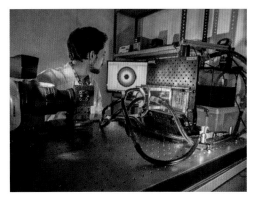

▲ 图 37-9　高速相机的膜可视化技术。采用数字图像相关技术将实验图像与计算流体动力学模拟结果进行比较

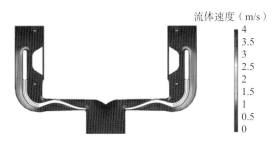

▲ 图 37-10　CorWave LVAD 的计算流体动力学模拟

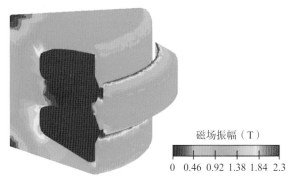

▲ 图 37-11　CorWave LVAD 制动器内磁场仿真

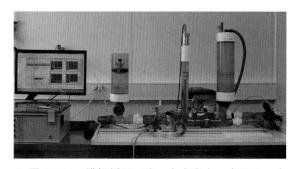

▲ 图 37-12　模拟循环回路。左心室由一个泵和一个有顺应性的腔组成。第 2 个有顺应性腔代表主动脉，第 3 个有顺应性腔代表外周循环。两个液压瓣膜分别起二尖瓣和主动脉瓣的作用。可以将模拟回路设置为模拟健康个体或心力衰竭患者中的循环。然后将一个 LVAD 连接到系统上，并测量其对压力和流量的影响

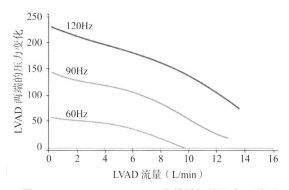

▲ 图 37-13　CorWave LVAD 当前样机的压力 - 流量曲线

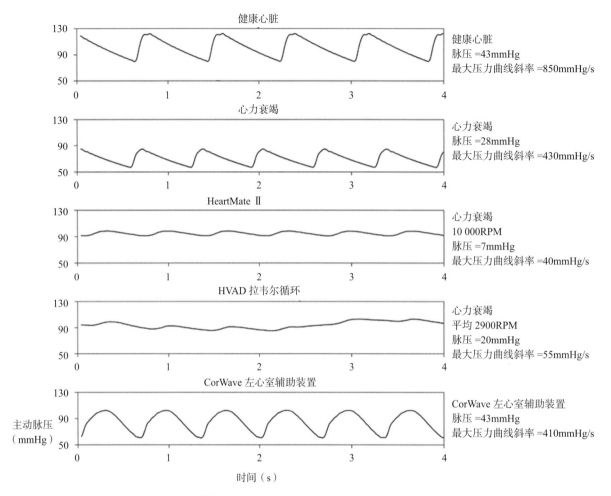

▲ 图 37-14 用不同左心室辅助装置模拟循环环路测量主动脉压。HeartMate Ⅱ 和 HVAD 显著降低脉压（ΔP）和最大压力曲线斜率（dP/dt_max），而使用 CorWave LVAD 可以维持或增加。在鲁汶大学进行的实验

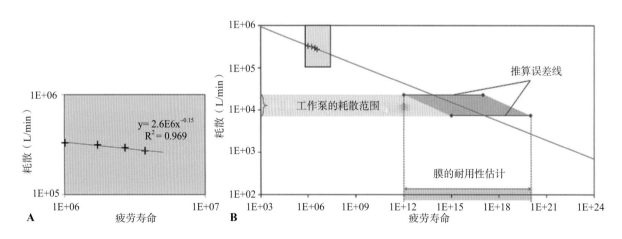

▲ 图 37-15　A. 通过测量薄膜在高损耗（即高应力和应变）下的耐久性，建立了一个模型；B. 基于该模型的测量结果的外推给出了膜在 10^{12} 次循环时估计疲劳寿命的保守下限，远高于泵的最大预期寿命（约 3.10^{10} 次循环）。在 Cermel（图尔大学）进行的实验

LVAD 的最大预期使用时间。

设备的血液相容性是根据 ASTM F-1841，使用牛血和猪血通过血液循环回路来评估。溶血评估已被用作重复设计过程中优化泵性能的一个关键输入。到目前为止，已经进行了 2000 多项溶血试验，包括对泵、标准化的对照装置和研发装置的试验。在恒流以及搏动模式下，已经对各种工作参数进行了血液损伤评估。仔细优化了泵在搏动模式下从低输出到高输出的转换，以消除恒流模式下与平均值相比对血液损伤的增加。当前型号的设备在恒流和搏动模式下都能满足临床上可接受的溶血水平。其他关键血液参数的评估，包括血管性血友病因子裂解和血小板激活正在进行中。

（三）体内测试

现阶段正在进行 CorWave LVAD 的动物试验（图 37–16A）。在这些测试中拟对同步算法进行验证。如图 37–16B 所示，CorWave LVAD 能够通过检测动物的心率，仅使用泵相关瞬时功率消耗的数据，以协同脉冲模式运行。

五、公司发展

CorWave 于 2011 年由一个医学科技孵化公司 MD Start 在巴黎创立。2013 年获得一系列的 A 轮融资，2016 年获得一系列 B 轮融资。目前，CorWave 拥有超过 45 名全职员工，其中 35 人致力于研发工作。其研发项目由法国的"Avenir 投资计划"提供支持。在开始进行一个欧洲 CE 临床试验之前，CorWave 目前正致力于在动物中实现装置的长期植入。

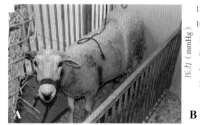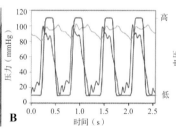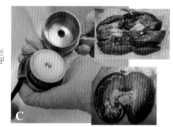

▲ 图 37–16　**A.** 植入 **CorWave LVAD** 的羊。**B. CorWave LVAD** 与动物心跳同步。深蓝色：左室压；浅蓝色：主动脉压；红色：**CorWave LVAD** 电压。与鲁汶大学和里尔大学医院合作完成的工作。**C.** 外植体的泵体器官和末端器官均无显著发现

小儿全人工心脏研究进展
Progress on Total Artificial Heart for Pediatric Patients

Kiyotaka Fukamachi　Jamshid H. Karimov　Takuma Miyamoto　著

王　旭　译

史嘉玮　校

一、概述

心力衰竭是影响约 570 万美国人的主要医学问题，预计到 2030 年将影响 50% 的美国人[1]。由于缺乏可用的供体，心脏机械循环支持（mechanical circulatory support，MCS）设备，特别是心室辅助设备（ventricular assist devices，VAD），作为移植和永久植入的过渡，已成为一种成人终末期心力衰竭患者越来越普遍接受的治疗方式[2, 3]。HeartMate Ⅲ（Abbott，Abbott Park，IL）的最新报告显示其 2 年应用的精确存活率为 82.8%[4]，与心脏移植相当[5]。

最近，心室辅助装置也越来越多地用于支持儿童进行心脏移植[6]，因为近 30% 的患儿被各种机械性循环支持设备辅助用于桥接心脏移植，其中心室辅助装置是近 60% 的机械循环辅助病例的主要方式[7]。然而，由于心室辅助装置引起的并发症风险更高，先天性心脏病（CHD）患者往往少有机械支持[8]。因此，他们更有可能在等待心脏移植期间死亡，而先天性心脏病是心脏移植轮候名单死亡率的独立预测因素之一[8]。由于超过 30% 的心脏移植儿童受者患有先天性心脏病[7]，有必要改善对先天性心脏病患者的循环支持选择。

当前，机械性循环支持模式的选择非常受限于外部设备：临时性体外膜氧合（ECMO）、临时体外离心心室辅助装置，如 CentriMag 系统（Abbott）和 EXCOR 心室辅助装置（柏林心脏有限公司，柏林，德国）。EXCOR 心室辅助装置是一种体外气动泵，是目前唯一可为正在等待心脏移植的儿童提供长期支持的心室辅助装置。Infant Jarvik 2000[9] 是成人 Jarvik2000® 的缩小版，在来自意大利的一位 5.7kg 的婴儿中使用。2016 年 10 月，美国食品药品管理局（FDA）有条件地批准对 Jarvik 2015 进行研究性器械豁免（IDE）研究，该版本比 Infant Jarvik 2000 扩大了 40%。该研究（临床试验编号 =NCT02954497）将植入式便携式电动 Jarvik 2015 左心室辅助装置系统与 Berlin Heart EXCOR 儿童系统进行比较。

先天性心脏病通常累及两个心室，在这种情况下，需要双心室辅助设备（BiVAD）或全人工心脏。然而，除 SynCardia 50cc 全人工心脏（临床试验编号 =NCT02459054）以外，没有任何儿童全人工心脏处于 IDE 临床研究中。该设备比常规的 70cc 型号小，仅适用于体表面积（BSA）≥ 1.2m² 的患者。在本章中，我们回顾儿科患者全人工心脏的临床需求、挑战、当前技术、正在开发的设备及未来的前景。

二、儿童全人工心脏的临床需求

儿童终末期心力衰竭仍然是每年影响成千上万个家庭的重大问题[10]，数量上远远超过心脏移植的患儿数量（2015 年报道了 684 个）[11]。先天性心脏病是婴儿在出生后第 1 年死亡的主要原因，在全部出生缺陷导致的死亡率中所占比例最大（30%～50%）[12]。从 1999—2006 年，先天性心脏病死亡率占婴儿总死亡率的 48.1%（美国为 69 252 例）。

患有先天性心脏病的新生儿和婴儿的心脏手术通常可以解决复杂的心脏畸形，如左心发育不良综合征和大动脉转位。复杂的外科手术（如 Norwood 手术治疗左心发育不良综合征或完全修复，如 Jatene 手术中的大动脉转位）可能会导致术后严重心力衰竭而使患儿不能茁壮成长。持续的残留发绀和这些姑息性手术的不完全矫正往往会导致术后血流动力学状态不达标。

对于患有终末期心力衰竭的患儿，长期机械性循环支持的选择仅限于体外器械，因为 BSA < 1.2m² 的患者没有可植入性装置可用。此外，心室辅助装置对于先天性心脏病患者可能不是最佳选择，因为它们可能无法充分维持肺部和全身循环，并且先天性心脏病经常累及左、右心室。在这些患者中常见的肺血管阻力升高也限制了左心室舒张期充盈。解剖和生理上的复杂性，包括收缩和舒张期功能障碍，也是未在先天性心脏病患者中使用心室辅助装置的原因。在这种情况下，心脏移植可能是理想的治疗方法，但是婴儿和儿童的供体心脏非常有限[8]。因此，双心室辅助装置或全人

工心脏是必要的，但对于单心室、血栓形成的心室、限制性心肌病、心脏肿瘤、严重的室间隔缺损、插管困难的脆弱心室和顽固性心律失常的患者，全人工心脏比双心室辅助装置更合适。通过简化和优化支持，而不是在进行心脏手术（如封堵室间隔缺损、管道翻修、主动脉瓣置换术）的同时放置双心室辅助装置，对于那些选定的患者，将全人工心脏用于复杂的先天性心脏病可能会改变已有的治疗思路[13]。全人工心脏实际上已用于复杂大动脉转位[14, 15] 和 Fontan 失功的患者向移植桥接的过渡[16]。对于这一具有挑战性的人群，为婴幼儿提供安全有效的全人工心脏可能会改善轮候名单上患儿的存活率及移植后的存活率。当前的替代方案包括手术姑息、ECMO 和 EXCOR 儿科心室辅助装置，但均已被证明在儿童中有显著的局限性。

三、儿童全人工心脏面临的挑战

根据最新的机械循环支持儿科机构间登记处（PediMACS）的数据，于 2012 年 9 月—2016 年 9 月[17]，有 42 家医院为 364 名年龄在 19 岁以下的患者植入了 432 台机械辅助设备，但全人工心脏仅用于 8 例患者（占 2%，均为 SynCardia 70cc 全人工心脏）。相对于上述高需求而言，这种非常低的使用率可能是由于儿童全人工心脏中的许多挑战。

SynCardia 50cc 全人工心脏于 2018 年 4 月植入一名 10 岁男孩体内，他于 2018 年 7 月接受了心脏移植。这种设备比常规的 70cc 型号更小，只适用于体表面积不小于 1.2m² 的患者，即平均年龄为 11 岁的儿童，而不是婴儿。迄今为止，接受 SynCardia 50cc 全人工心脏治疗的最小患者的体表面积为 1.16m²。设备尺寸对

于儿童长期使用泵的适当贴合和胸骨闭合至关重要。

在机械性循环支持患者的治疗中，患者的抗凝治疗仍然是最大的挑战[18]，因为这些患者抗凝的最佳方式和范围尚无明确共识。患儿的抗凝和抗血小板作用可能与年长的青少年和成年人有所不同。而且，儿童循环血量比成年人少得多，因此，他们的血液中有更大一部分与机械性循环支持装置接触。此外，患儿的心室辅助装置通常以较低的泵流量运行，这可能导致较高的血栓形成率。实际上，儿童机械性循环支持人群的血栓形成和出血率已经高于成年人[19]。

预防感染是患儿面临的另一个挑战。所有体内机械性循环支持设备都需要相对较大的心室辅助装置传动系或 SynCardia 全人工心脏的气动传动系才能为设备提供动力，这是细菌通往设备的便捷途径。

市场规模小也是一个挑战，因为除非将其商业化，否则任何设备都无法使患者受益。政府的大量支持对于设备开发、临床前测试和 IDE 临床试验至关重要。一个很好的例子是美国国家心肺和血液研究所（NHLBI）的 PumpKIN 项目，该项目支持儿童心室辅助装置的发展[20]。

四、全人工心脏在患儿中的应用

（一）SynCardia 70cc 全人工心脏

在美国国会的推动下，针对成人患者的全人工心脏的研究始于 1963 年。全人工心脏现在用于晚期心力衰竭患者，旨在替代心脏功能，从而可以恢复足够的组织灌注。当将全人工心脏用作这部分患者桥接心脏移植时，使用可用版本的容积位移的全人工心脏经验一直是令人鼓舞的。然而，将全人工心脏作为最终目的疗法（永久性植入）的临床经验有限。

SynCardia 70cc 全人工心脏是世界上第一个气动全人工心脏，于 2004 年 10 月已获得 FDA 的批准，可桥接心脏移植（图 38-1 右）。70cc 全人工心脏在全球拥有 1700 多个植入者，可提供 600 多个患者多年的支持，最长支持 1700 天。成功桥接心脏移植的比例为 79%[21]。目前，该公司正在进行 FDA 批准的 IDE 临床试验，用于不符合心脏移植条件的成年患者的终点治疗（临床试验编号 =NCT02232659）。这种 70cc 全人工心脏也已成功用于较年轻的成年人和患儿[13-15]，但是将其放置在容积较小的胸腔内具有挑战性。

（二）SynCardia 50cc 全人工心脏

为了扩大全人工心脏在较小患者中的使用，SynCardia 开发了 50cc 全人工心脏装置（图 38-1A），其体积比 70cc 全人工心脏小 30%。SynCardia 50cc 全人工心脏被 CE 标记为可在欧洲用于桥接移植。最近，FDA 放宽其在美国进行 IDE 试验，这将为 10 岁以上双心室衰竭桥接移植的患者提供全心支持的选择。此项 IDE 研究中有两个主要的研究分支[22]。儿科分支将包括 24 名患儿（10—18 岁），并将评估 50cc 全人工心脏对符合移植条件患儿的安全性和可能带来的收益，以支持人道主义医疗器械豁免申请。成年分支将包括 24 名成年患者（19—75 岁），并将评估 50cc 全人工心脏对有移植资格的成年患者的安全性和有效性，以支持上市前批准（PMA）申请。主要入组标准包括：①有即将死于双心室心力衰竭的风险；

②植入时年龄为 10—18 岁（儿科）或 19—75 岁（成人）；③有资格进行供体心脏移植的；④具有两个功能性房室瓣；⑤接受 ECMO 支持 ≤ 3 天，且不依赖透析；⑥体表面积 ≤ 1.85m² 及具有足够尺寸的 T_{10} 或通过 3D 成像评估或其他标准临床评估确定患者具有足够的胸部空间。不符合上述所有条件的患者仍可以通过纳入至第二组（包括 24 名成人和儿科患者）参加该临床试验。

通过这项 IDE 临床试验，由于太小而不能接受 PMA 批准的 70cc 全人工心脏的患者现在可以使用较小的 50cc 全人工心脏。在全球范围内，50cc 全人工心脏植入者中，女性占 61%；而 70cc 全人工心脏植入者中，女性仅占 11%[22]。此外，50cc 全人工心脏植入者中，儿科患者（< 18 岁）占 18%，而 70cc 全人工心脏植入者中只有 2%。50cc 全人工心脏的年龄范围为 10—72 岁，最小体表面积为 1.16m²。

（三）正在研制中的儿童全人工心脏

1. 宾夕法尼亚州立大学儿童全人工心脏

宾夕法尼亚州立大学刚刚开始通过使用两个气动式搏动心室辅助装置以桥接心脏移植，旨在为婴幼儿开发全人工心脏（图 38-2），这

项工作得到了从 NHLBI（美国马里兰州贝塞斯达）获得的联邦资金的支持，基金编号为 1R01HL131921（PI：Weiss, W）。该设备旨在为等待心脏移植的 1 岁以下严重双心室衰竭患者提供全循环支持。他们建议为婴儿开发一种 12ml 的每搏输出量装置（类似于他们现有的婴儿心室辅助装置），并为幼儿开发一种 25ml 的每搏输出量全人工心脏。该装置的更多细节和开发进展已在第 30 章中描述。

2. 克利夫兰医学中心 P-CF 全人工心脏

我们已经为成人患者开发了一种轴流泵式全人工心脏（CF 全人工心脏）（图 38-3A），并在 3 只小牛中进行长达 90 天的长期实验，证明了其稳定的血流动力学和良好的生物相容性，无须抗凝[23, 24]。设备描述和开发进展的详细信息已在第 30 章进行介绍。它非常小（490g，160ml），而且似乎 CF 全人工心脏可以适用于大多数体表面积 ≥ 1.0m² 的患者（相应高度为 ≥ 130cm，年龄为 9 岁）[25]。因为它不适合婴儿，所以我们目前正在研发一种儿童版本（P-CF 全人工心脏），将成人设备的尺寸缩小 70%（占总体积的 1/3）（图 38-3B）。这一策略使体表面积 ≥ 0.3m²（相应身高 ≥ 55cm，1 月龄）的婴儿进行胸腔内全人工心脏的植入

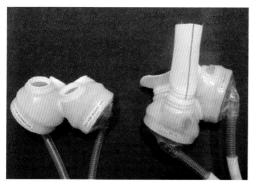

▲ 图 38-1　**A.SynCardia 50cc 全人工心脏（TAH）**，无心房袖带或流出道移植物；**B.SynCardia 70cc 全人工心脏**，带心房袖带或流出道移植物

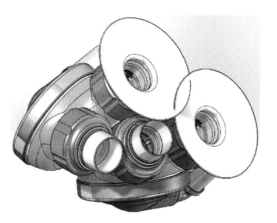

▲ 图 38-2　宾夕法尼亚州立大学儿童全人工心脏图

成为可能[25]。

与成人 CF 全人工心脏相似，P-CF 全人工心脏采用一体式旋转组件，该组件具有用于左、右离心泵的叶轮（图 38-4）。P-CF 全人工心脏无阀且无传感器，位于中心的旋转组件的位置主要由作用在该部件上的左右泵充注压力之间的差力决定，以平衡左右循环，无须电子器件的干预。类似于 CF 全人工心脏[26]，可以通过速度调制产生脉动流，并且算法允许控制

器自动调节速度。P-CF 全人工心脏设计的标准外形尺寸为：长度 68.9mm，直径 43.4mm，体积排量 54.9ml，重量 167g。

P-CF 全人工心脏的泵流量范围（1.5～4.5L/min）旨在支持体重≤ 50kg（14 岁儿童的平均体重）的患者。P-CF 全人工心脏的初始工作原型的系统性能在 CF 全人工心脏模拟循环回路上进行了评估[27]。压力 - 流量曲线显示出较宽的左泵流量变化范围（图 38-5）。在 80mmHg 的

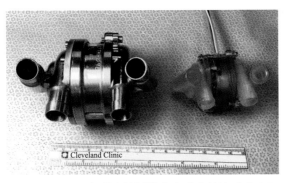

▲ 图 38-3　A. 克利夫兰医学中心成人轴流式全人工心脏（CF 全人工心脏）；B. 克利夫兰医学中心 CF 全人工心脏（P-CF 全人工心脏）的儿童版本

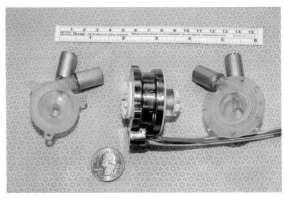

▲ 图 38-4　克利夫兰医学中心 P-CF 全人工心脏的分解图

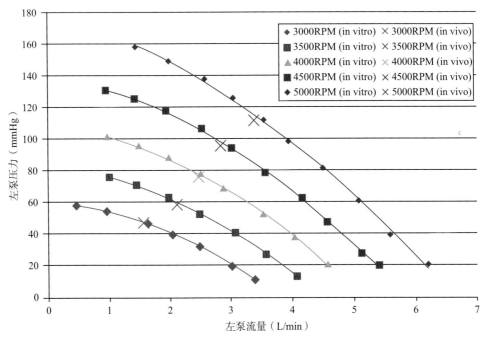

▲ 图 38-5　P-CF 全人工心脏的体外和体内左泵压力 - 流量曲线

压力差下，左泵流量为 1～4.5L/min，泵速为 3500～5000RPM。心房压力平衡［左房压减去右房压（LAP-RAP）］维持在 ±5mmHg 以内，体 / 肺血管阻力（SVR/PVR）比值为 1.4～35，有无泵速调节（频率为 1Hz，振幅为平均速度的 ±25%）（速度呈正弦函数变化）（图 38-6）。这些数据满足泵流量范围（1.5～4.5L/min）和自动调节（LAP-RAP 处于 -5～+10mmHg 范围内）的拟定设计要求。

Q-CF 全人工心脏的初始工作原型的系统性能也在急性羔羊模型中进行了评估[28]。将 P-CF 全人工心脏经胸骨正中全切开后，植入 4 只健康的羔羊中（3 只雄性，平均体重 28.7±2.3kg），手术在急性情况下进行，没有任何外接流出道扭结与心房或血管受压（图 38-7）。在羔羊上进行的所有，4 个急性实验均显示出良好的解剖学吻合性和 P-CF 全人工心脏的易植入性，平均主动脉钳夹时间为 98±18min。所有羔羊的基线血

流动力学稳定，泵速为 3.4±0.2kRPM，泵流量为 2.1±0.9L/min，平均动脉压为 68±10mmHg，平均 LAP 为 6±1mmHg，平均 RAP 为 6±1mmHg。在这些紧急评估期间，泵流量和电动机电流稳定，并且没有发生功率升高或机械故障的情况。在活体内，左泵在泵速为 3000～5000RPM 时的性能曲线与相应泵速的体

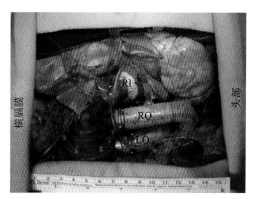

▲ 图 38-7　植入 27.1kg 的羔羊后，P-CF 全人工心脏的解剖结构的手术图

P-CF 全人工心脏连接到其流入和流出端口。RI. 右流入袖带；RO. 右流出接口；LO. 左流出接口

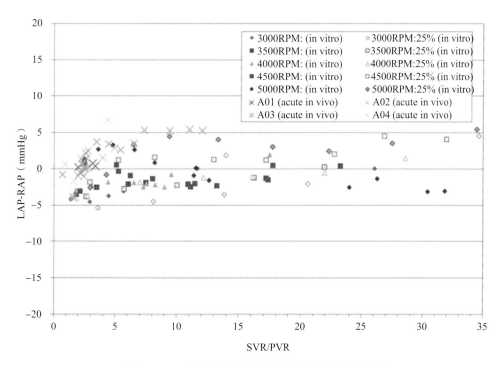

▲ 图 38-6　有和没有泵速调节的体外和体内心房平衡

LAP. 左心房压力；RAP. 右心房压力；SVR. 全身血管阻力；PVR. 肺血管阻力

外压力 – 流量曲线相匹配（图 38–5）。P-CF 全人工心脏的自我调节性能在体内得到证实；大多数心房压差（LAP-RAP）保持在 ±5mmHg以内，并且通过调节体循环阻力和肺循环阻力可以保持良好的左右心房平衡（图 38–6）。此外，成功地进行了泵速调节以产生动脉搏动（图38–8 ）。

儿科所应用的缩小版的成人泵本身并不足以使其达到最优化和实现良好的生物相容性，因为患儿所需的泵的流量和压力与不同体肺循环阻力比率的成人患者不同，这会影响左右平衡的自我调节。然而，我们最初对 P-CF全人工心脏进行的一系列体外和急性体内实验表明，缩小尺寸的关键初步步骤已奏效，证实了所需的血流动力学性能和泵操作符合设计

规范。泵的流量范围（1.5～4.5L/min）将支持体重达 50kg（14 岁儿童的平均体重）的患者。对于终点治疗，当患者所需流量超过 4.5L/min时，P-CF 全人工心脏可以用成人版替代，成人版的泵流量范围覆盖此范围（3～9L/min）。可以预见的是，这样的置换手术可以在体外循环下进行，方法是将 P-CF 全人工心脏的流入 /流出端口与各自的流入袖带和流出道接口断开连接，并连接一个具有相同端口尺寸和构造的成人 CF 全人工心脏。

四、儿童全人工心脏的未来展望

近年来，机械循环支持设备在技术和治疗方面取得了重大进展。然而，机械循环支持的

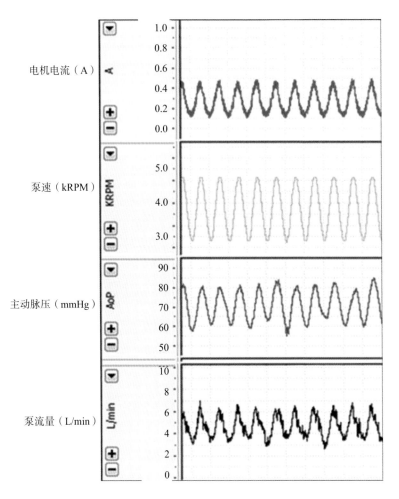

◀ 图 38-8　100 次 / 分的体内泵速度调制为 ±25%

问题仍层出不穷，仍然是设备研发中的焦点，特别是对于儿童患者而言。在过去的 5 年中，轴流式心室辅助装置由于其简单性、更高的机械可靠性、更高的耐用性、更小的尺寸和更佳的性能而完全取代了搏动式心室辅助装置[3]。SynCardia 和 Penn State 的全人工心脏都是具有多个运动部件（4 个阀、2 个隔膜和 1 个外部气动驱动器）的气动脉动设备。出于同样的原因，我们认为轴流式全人工心脏将很快取代搏动性全人工心脏，尤其是在儿科的应用中，其中设备的尺寸是关键挑战之一。虽然目前正处于早期开发和应用阶段，但使用轴流式全人工心脏进行完全心脏替代治疗将在解决一部分患有慢性双心衰竭的患儿中发挥关键作用。事实证明，轴流式全人工心脏可以往更小巧、更简单的方向发展，这无疑将挽救许多生命。然

而，在理想的装置被创造出来并投入临床实践之前，患者的存活率将继续主要取决于早期决定植入单心室或双心室装置，而不是装置类型的选择。

五、结论

目前，SynCardia 50cc 全人工心脏是唯一临床可用于患儿的全人工心脏，但仅适用于体表面积 ≥ 1.2m² 的患者，而不能用于婴儿或幼儿。因此，正在研发的宾夕法尼亚州立大学的儿童全人工心脏和克利夫兰医学中心 P-CF 全人工心脏等针对患儿的新全人工心脏，可填补这一空白。对 P-CF 全人工心脏的初步研究结果令人鼓舞，并且有待进一步发展。

第39章

机械循环系统无线 LVAD 及能量源研究进展
Progress on Wireless LVAD and Energy Sources for Mechanical Circulatory Systems

John Valdovinos　Jiheum Park　Joshua Smith　Pramod Bonde　著

陈祖君　译

王　旭　校

一、概述

美国心脏协会预测，到 2030 年，将有超过 800 万名 18 岁以上的美国人患有心力衰竭[1]。对于一部分人来说，机械循环支持（MCS）设备可以用作心脏移植前的桥梁。充血性心力衰竭机械辅助治疗的随机评估研究（REMATCH）中，Rose 及其同事证明了左心室辅助装置（LVAD）治疗优于药物治疗[2]。自这一里程碑式的研究以来，机械循环支持血泵的设计已从体外搏动装置发展到了更紧凑的可植入连续流量泵。与使用脉动泵的患者相比，使用连续流量泵的患者的 2 年生存率得到了显著提高[3]。

与 MCS 治疗相关的不良事件仍然是医师界普遍关注的问题[4]。另一方面，生活质量仍然是患者接受连续流量泵技术的主要障碍。感染是最常见的不良事件中的一种，它显著增加了患者的患病率及再次住院率[5]。在植入 LVAD 的患者中，传动系统感染是最普遍的感染源[6]。因为传动系统所在的经皮隧道为外部病原体进入人体提供了一条途径[7]。在一项 LVAD 植入患者的回顾性研究中，Zierer 等发现传动系统

感染在 1 年内发生率约为 94%[8]。消除这种感染途径对于降低再次住院率及为心力衰竭患者提供有效且安全的 MCS 治疗至关重要[5]。完全植入式的 MCS 系统有可能消除当前 LVAD 技术长久以来的限制。具体而言，可将无线能量传输系统（如经皮能量传输和共振感应相结合）应用于可植入血泵，这提供了一种独特的方法来实现 MCS 系统的整体可植入性[9, 10]。

本文概述了机械循环支持设备能量系统的不同组件，以及这些组件最终如何影响这些系统的总体植入性。典型的 MCS 设备包括能量源、能量传输系统、电源转换器和血泵（图 39-1A）。当前系统，如 HeartMate Ⅲ（图 39-1B），利用电池作为能源，经皮传动系统作为能量传输，并使用开槽直流电动机和叶轮作为电源转换器和血泵。在这篇综述中，将特别关注能量传输到动力植入式血泵的方法，因为这是实现完全植入式支持系统的最合适技术。

二、机械循环支持中能源系统的历史

1963 年，在吉本斯（Gibbons）首次成功

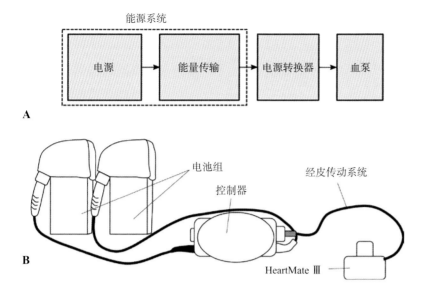

◀ 图 39-1 A. 构成机械循环支持系统的典型方案和组件；B. 与大多数机械循环支持系统一样，HeartMate Ⅲ 的组件由电源（锂离子电池组）、动力传输（控制器和经皮传动系统）、能量转换器（HM Ⅲ 内的电机绕组）和血泵（HM Ⅲ）组成

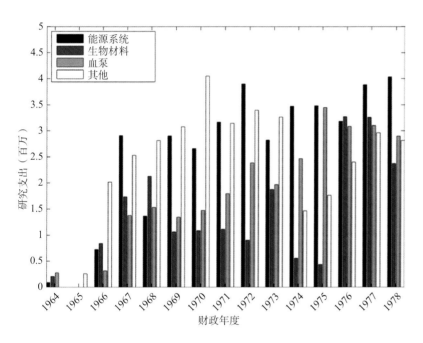

◀ 图 39-2 1964—1977 年 NHLBI 的各项重点研究支出分布

数据来自 Lubeck [12]

进行了人体体外循环后，美国国立卫生研究院（NIH）建立了人工心脏计划[11]。该计划的目标是开发一种完全可植入的血液泵，以取代心脏全部血流动力学功能。尽管有最初的热情，但溶血、血栓形成和电源问题促使 NIH 资助了有关组件技术的研究，以实现更安全的可植入性[12, 13]。开发完全可植入的人造心脏和 LVAD 的主要障碍之一是设计一种既耐用又紧凑的电源。1964—1977 年，美国国家心肺和血液研究院（NIH 分部）的研究经费支出中约有 31% 用于开发人造心脏和 LVAD 的紧凑而持久的能量系统（图 39-2）。自 1977 年以来，在改善血泵设计和生物相容性方面已取得重大进展，但尚未实现持久的可植入电源的开发。

三、能量来源

MCS 设备能源的开发包括两种基本方法。

第一种方法是设计一种能源，该能源可以为患者的植入式血泵终生提供动力。第二种方法包括开发一种能源，使用几个小时后即可对其进行充电。第一种方法启发人们将核能用于长期能源[14]。在此迭代中，钚 –238（一种放射性同位素）将在放射性衰变期间提供热能，该热能可以通过能源转换器转换为机械能。20 世纪 70 年代，许多研究人员证明了核动力血泵的概念，并预测其使用寿命为 10 年[15, 16]。尽管核电在理论上很有吸引力[17]，但在实践中成本和健康的危害限制了其在 MCS 领域的效用[18]。

目前在 MCS 系统中使用的更实用的方法是使用电化学能源（如电池）为血泵供电数小时能量，直到充电为止。在医疗设备中使用电池可以追溯到使用汞电池为植入式心脏起搏器供电[19, 20]。影响电池向 MCS 设备供电时间的两个主要因素是能量密度和所用血泵的类型。电池技术的进步已使 LVAD 中高能量密度的锂离子电池的使用超越了镍镉和汞电池的使用[21-23]，这种进步是基于电池的体积、重量和所能提供的能量而言（图 39–3）。例如，HeartMate II（类似于 HeartWare HVAD 设备）使用 14V 锂离子电池，规格为 4.8Ah 和 78Wh。根据血流速度的情况，这些电池可以使用 6～10 个小时而无须充电。从脉动泵到连续流量设备的转变可降低电流消耗（0.1～0.5A）和功率要求（5～10W）。自能源转向锂离子电池以来，MCS 技术在能源技术方面的进步并未得到实质性的提高。然而，将这种电能传输到血泵的方法已经取得了长足的进步。

四、能量传递方法

如前所述，当前连续流泵的主要限制因素之一是将能源与血泵相连的经皮动力传动系统。Pae 等曾为人植入无线供电的 LionHeart LVAD 系统，并证明与不完全植入的系统相比，血泵和能量系统的整体植入可以减少与设备相关的感染和整体感染的发生率[24]。因此，探索为 LVAD 和 MCS 设备无线供电的方法，对于防止因设备相关感染而再次入院至关重要。当前，许多研究人员已经探索了两种为植入式血泵无线供电的方法。第一种方法是近距离感应耦合，称为经皮能量转移；第二种方法是远距离共振耦合。

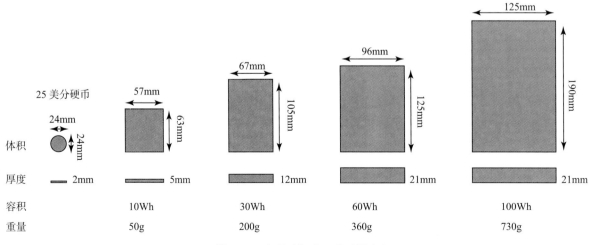

▲ 图 39–3　各尺寸锂离子电池的容积

（一）经皮能量传递系统

穿过生物界面使用感应耦合无线传输电能的系统称为经皮能量传递系统（TETS）。TETS 由能源、振荡器电路、初级和次级线圈、整流器和功率调节电路及血泵组成（图 39-4）。能源提供传输的电能，而振荡器将直流电能转换为射频范围（3kHz～300GHz）中的交流信号。该振荡器可以使用晶体管放大器、LC 振荡电路和正反馈电路来创建，其可使交流电压放大后传递给初级 TETS 线圈[25-28]。初级线圈中的交流电会产生一个交流磁场，该磁场穿过生物界面并在次级线圈上感应出一个电压。感应电压驱动交流电流过次级线圈，并被整流成直流电源以直接为血泵供电或为内部电池充电。

Kusserow 在 1960 年首次证明使用交变磁场为植入式血泵无线供电[29]。通过不断的改进，将永磁体连接到外部电动机，该电动机旋转以产生穿透皮肤的交变磁场。该外部磁体与内部磁体耦合，该内部磁体直接将扭矩传递至血泵。与 Kusserow 使用的直接电力传输不同，Schuder 及其同事使用感应线圈，通过狗的闭合胸腔传输电能[25, 30]。将小线圈植入狗的胸部，然后通过 3 个正交的 2m 方形线圈将

电能传输到植入的线圈。在相对较大的距离（约 1m）处传输电能所需的功率为 1kW（效率为 1%）。1981 年，Sherman 等的研究表明，隔着猪的皮肤将次级线圈和初级线圈放置在彼此相距几厘米的位置，可以提高无线感应传输的效率和双向性（图 39-5）[26]。结果是当使用感应耦合时，存在有助于改变传输到植入血泵的能源效率和电功率的重要参数。两个参数决定了 TETS 中初级线圈和次级线圈之间的能量传输效率：质量因数（Q 因子）和线圈耦合因数（k）。Q 因子定义为线圈电抗与电阻之比，是发射和接收线圈中存储的能量与损耗的能量之比[31]。可以将线圈视为具有寄生电容（C）和电阻（R）的 LRC 串联电路，所以可以通过等式定义 Q 因子（公式 39-1）。

$$Q = \frac{2\pi f L}{R} \qquad （公式 39-1）$$

其中，f 是振荡频率，L 是线圈电感，R 是线圈电阻。为了获得高 Q 因子（即高效的能量传输），需要将线圈中的电阻损耗降至最低。可以通过更改线圈的匝数（影响 L 和 R）并更改线圈的大小来更改 Q 因子。

线圈耦合系数 k 衡量两个物理上接近的电感器之间存在的磁耦合量。耦合因子可以由方

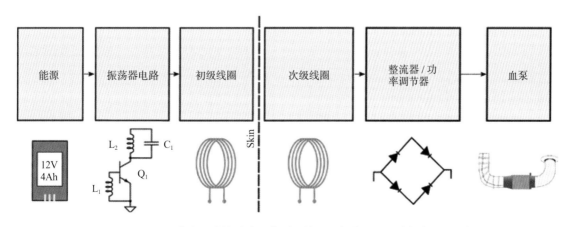

▲ 图 39-4　经皮能量传输系统的典型组件，顶部为框图，底部为示例组件

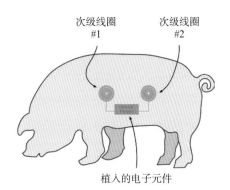

次级线圈 #1   次级线圈 #2

植入的电子元件

▲ 图 39-5 Sherman 等在猪中使用两个植入的次级线圈进行双向能量传输

程式定义（公式 39-2）。

$$k = \frac{M}{\sqrt{L_1 L_2}} \qquad （公式 39-2）$$

其中，M 是两个线圈之间的互感，L_1 是初级线圈的电感，L_2 是次级线圈的电感。增加线圈耦合系数的常用方法是增加线圈的互感，这是电感器之间距离、对准和连接两个线圈的介质的磁导率的函数。错位是 TET 系统的主要问题。研究人员应尽可能确保线圈对准，以确保良好的线圈耦合[32]。例如，Okamoto 等设计了一个 TET 系统，该系统安装在一个外壳中，该外壳允许接收线圈凸出皮肤，以确保线圈对齐[33]。Ozeki 等开发了带有线圈位置错误传感器的 TET 系统，如果线圈未对准并且系统传能效率低，它会警告患者[34]。一些小组使用具有较大磁导率的铁氧体磁芯，以增强线圈耦合并减少漏磁通量[35-37]。

尽管 TETS 在实现 MCS 装置的整体可植入性方面显示出了希望，但这些系统的临床使用仅限于两个装置。AbioCor 可植入替代心脏（AbioMed Inc.，马萨诸塞州丹佛斯）是一种完全可植入的人造心脏，它利用 TET 系统为人造心脏供电并为内部电池充电[38]。该系统已初步用于临床少数患者中，尚无与装置相关的重大感染报道[39, 40]。同样，LionHeart LVAD（Arrow

International Inc.，宾夕法尼亚州雷丁市）利用 TETS 为脉动泵式电动机和其余硬件无线供电。在所有患者中，均未发生与设备相关的感染[41]。最近，一名扩张型心肌病患者成功使用 LionHeart 装置渡过移植前的时间，仅报道了植入的顺应性腔室存在问题[42]。这些临床经验证明了 TETS 在减少与感染相关的事件数量方面的实用性，同时也突显了该技术的局限性。这些局限包括有限范围的有效功率传输（＜20mm），及对来自其他电磁设备的干扰的敏感性[43]。

（二）共振耦合无线传输

无线传输技术（如 TETS）的发展为 MCS 设备的整体可植入性和降低与设备相关的感染率提供了基础。实现无线电力传输（尤其是在更长距离内）的另一种方法是使用共振耦合感应线圈。与传统感应耦合不同，共振耦合感应线圈的作用原理是物体之间具有相同固有频率的共振耦合。这类似于音叉实验（图 39-6），在该实验中，当相同的音叉以其固有频率振动时，会在音叉中引起共振振动。特别地，当其中一个线圈在其共振条件下受到干扰时，具有相同共振频率的两个线圈将在较大距离（＞10cm）处牢固耦合。TETS 无线传输和共振耦合之间有两个区别。首先，TETS 线圈通常以 100～500kHz 的频率振荡，而共振耦合线圈的振荡频率约为几兆赫兹（取决于线圈的电阻、电容和电感）。其次，为了使两个线圈牢固耦合，每个线圈的品质因数必须很高（约 10^3），这对于 TETS 线圈而言未必是正确的。

通过共振耦合（如 TET）进行的无线传输取决于 Q 因子和线圈之间的磁耦合（互感）。但是，能量传递的速率和共振耦合系统的频率响应更加复杂。两个共振耦合线圈之间的相互作用类似于通过弹簧连接的两个摆（图 39-7）。像该系统一样，其有两种振荡频率[44]，f_1 和 f_2，它们定义为（公式 39-3）：

$$f_1 = \frac{f_a}{\sqrt{1+k}}, f_2 = \frac{f_a}{\sqrt{1-k}} \qquad （公式 39-3）$$

其中，f_a 是其中一个线圈的固有频率，k 是等式中定义的耦合系数（公式 39-2）。第一频率是摆沿相同方向（同相）移动的频率。第二频率是摆沿相反方向（异相）移动的频率。耦合量决定了这些固有震荡之间的接近程度。对于具有较大耦合系数 k 的系统，固有震荡更为不同。对于弱耦合的系统，固有震荡接近其中一个线圈的固有频率。这种分频行为具有两个含义。首先，可以在两个频率（而不是一个频率）下驱动耦合的两个系统。更重要的是，这意味着系统的工作频率是耦合系数的函数。对于两个共振耦合的线圈，距离（影响互感）会严重影响系统的工作频率。

有两个工程特性使共振耦合无线传输与传统的 TETS 有所区别。与 TETS 不同，其效率直接取决于耦合线圈之间的距离。理论上，只要系统以正确的频率运行且线圈之间的耦合量足以传递能量（如钟摆模型中弹簧足够坚硬），共振耦合线圈中的效率就不受线圈之间距离的影响。因此，耦合系数在线圈之间每个周期传递的能量（或类似摆质量）中起着重要的作用，

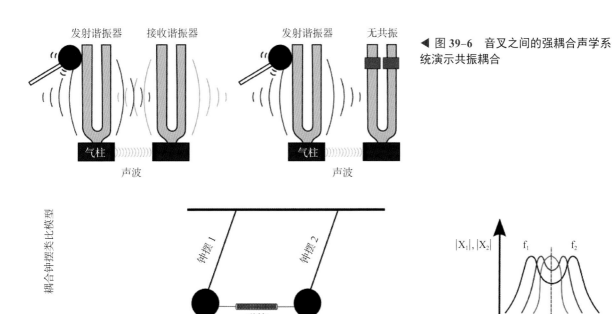

◀ 图 39-6　音叉之间的强耦合声学系统演示共振耦合

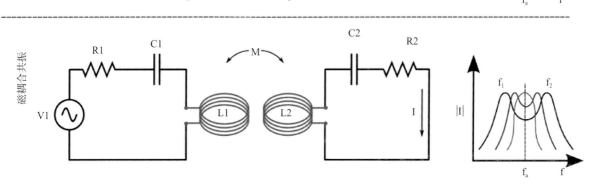

▲ 图 39-7　弹簧连接的两个钟摆及其频率响应（右），共振耦合线圈及其频率响应（右）

而不是效率[45]。第二个特征是，线圈之间确实存在一个距离，该距离不足以从系统中提取任何有用的电能，这称为临界耦合点。这意味着线圈之间不存在足够的耦合（类似摆锤中弹簧的刚性不足），无法提供超过特定距离的任何有用的能量传递。共振耦合系统的实际应用可以追溯到1914年。这种技术有潜力革新MCS领域的医疗设备动力传输问题。

Nikola Tesla 于1914年首次提出将共振耦合电感器用于无线电力传输[46]。最近，研究人员将这一想法付诸实践。Kurs 等的研究结果表明，两个大的铜线圈可以共振耦合，以在175cm的气隙上以50%的效率实现电力传输[47]。共振无线传输的优点是有效的电能传输、与非磁性共振物体的交互作用最小，以及用于传输几瓦特的相对较小的磁场[48]。就像Schuder所做的TETS工作一样，Cannon等证明电能可以从一个共振发射线圈无线传输到不同尺寸的多个共振接收器[49]。这是通过安装并联电容器来调节尺寸不同的线圈的共振频率来实现的。当线圈间距或方向改变时，通过使用自适应方案来调整工作频率，Sample 等扩展了磁共振耦合的实际应用[45]。尽管有关共振耦合的初步数据显示了中程无线电力传输的可行性，但共振耦合系统在MCS上的实际使用受到了限制。

共振耦合无线传输不仅增加了有效电力传输的距离，而且还可以在不限制移动性的情况下，对设备进行动态充电和供电。我们已经采用先进的共振耦合无线传输驱动心室辅助设备[50]。该系统称为自由范围共振电能传输（FREE-D），由发射器线圈、共振器环路、继电器线圈、接收背心线圈、可植入接收器线圈，以及用于直流整流器和调节器的射频组成（图39-8A）。FREE-D已用于为HeartMate Ⅱ（Thoratec

Inc.，加利福尼亚州普莱森顿）和 VentrAssist LVAD 提供体外动力。LVAD 与发射线圈和接收线圈之间的距离为1m，为期90天，总效率＞50%（图39-8B）。同时，进行了几种导电和非导电物体的干扰测试，以评估干扰物体对无线电力传输效率的潜在影响。当将诸如咖啡杯和手机等导电材料引入电力传输路径时，能量传输效率下降[9, 10]（图39-9A）。但是启用自适应调整后，该系统能够通过动态更改最佳频率（图39-9C）显著提高效率（图39-9B）。FREE-D 系统的体内可行性已通过8项急性动物实验进行了评估，其中4项为短距离（10cm），另4项为长距离（50cm）（图39-10）。在三维空间中，远程实验实质上证明了其1m的工作距离，因为可以在动物体的另一侧以50cm的距离配置变送器。自适应调整技术使系统能够保持无缝无线供电，短距离和长距离的功率效率分别为23%和17.5%，而无须任何备用电池帮助和过多的热量产生（保持低于体温）（图39-11）[51]。

（三）无线电力传输的未来方向

经皮能量传输通过减少与设备相关的感染，证明了其在改善总体可植入性方面的益处。共振耦合无线传输通过实现更好的移动性和长距离电力传输，扩大了MCS技术的这一优点。尽管这些无线能量传输模式增加了MCS系统的整体植入性，但仍然存在必须克服的重大工程挑战。首先，TETS和共振耦合系统的失准都会严重影响系统效率。在共振耦合系统中可以通过自适应调整来解决失准问题。另外，生物组织存在的阻抗影响共振耦合电感器之间的耦合。为了实现更长距离的电能传输，可能需要使用更大的线圈和可更多的继电器线圈，以确保移动性不受限制。

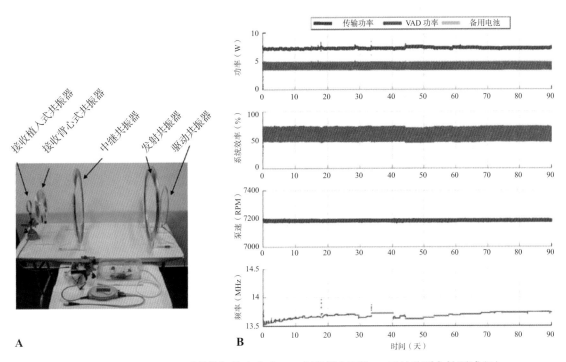

▲ 图 39-8　FREE-D 系统的组件（A）和 1m 分离能力下的 90 天体外耐久性测试（B）

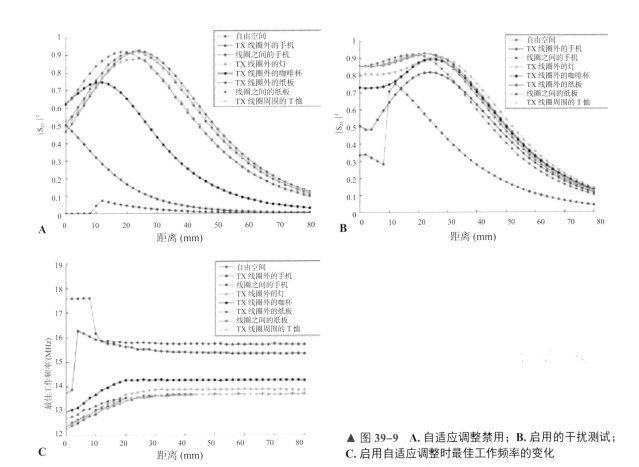

▲ 图 39-9　A. 自适应调整禁用；B. 启用的干扰测试；
C. 启用自适应调整时最佳工作频率的变化

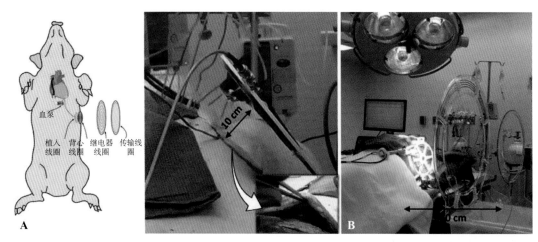

▲ 图 39-10 使用谐振无线电力系统（FREE-D 系统）为短距离（10cm）（A）和长距离（50cm）（B）体内植入式血泵供电的可行性

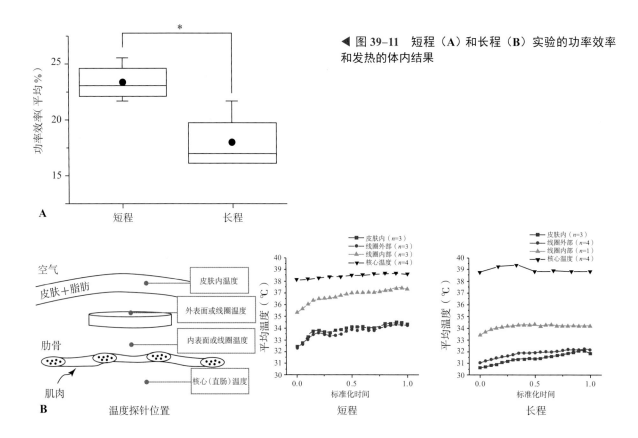

◀ 图 39-11 短程（A）和长程（B）实验的功率效率和发热的体内结果

五、结论

自从建立 NIH 人工心脏计划以来，主要目标之一就是开发一种完全可植入的支持装置，以接替心脏的功能。50 年后，机械循环支持能源系统的改进使该目标得以实现。血液泵技术和电池技术的进步，为改善植入 LVAD 的心力衰竭患者的预后做出了贡献。但是，能源技术的改进尚未改善 MCS 系统的整体可植入性。TETS 和共振耦合无线感应器的使用，使完全植入性成为现实并允许患者进行更大范围的活动。

第六篇

机械循环支持的管理策略及其局限性

Management Strategies and Limitations of MCS

第 40 章

机械循环支持应用的危险因素及风险评估

Risk Factors for Mechanical Circulatory Support Use and Risk Assessment

Rajakrishnan Vijayakrishnan　Emma J. Birks　著

吴　敏　译
杜　娟　校

一、概述

在针对终末期心力衰竭进行持久性机械循环支持（MCS）和心脏移植等治疗的评估中，危险因素分析是一个非常重要的组成部分。MCS 又可以按照其支持的时间进一步细分为短期支持和长期支持。

（一）短期支持

诸如动静脉转流体外膜氧合器（ECMO）、主动脉内球囊反搏（IABP）、impella（左心支持及右心支持）及 Tandem Heart。

（二）长期支持

- MCS 作为终末替代治疗（DT）。
- 特定地区和患者人群中，心室辅助装置作为心脏移植前过渡（BTT）治疗。
- 全人工心脏（TAH）作为心脏移植前过渡治疗。

在机械辅助装置的治疗中，充分了解任意一种形式机械辅助治疗的迫切性是至关重要的。当考虑机械辅助作为终末期心力衰竭的治疗方案时，使用机械循环支持机构间注册（INTERMACS）进行风险评估至关重要。

二、危险因素分析

所有接受 MCS 的患者［无论是作为终末替代治疗（DT）还是心脏移植前过渡（BTT）治疗］必须在植入前进行全面评估。风险评估大致分为以下 5 类：收缩性心力衰竭的严重程度、心脏因素、非心脏因素、移植等待者条件、VAD 手术风险。

三、收缩性心力衰竭的严重程度

通常情况下，按纽约心脏协会（NYHA）的定义，心力衰竭根据其症状的严重程度分为 4 级。尽管与心力衰竭早期的预后有良好的相关性，但 NYHA 症状上的分级对 D 级（终末期）收缩性心力衰竭缺少进一步量化的指标，尤其是缺乏对于需要手术治疗的终末期心力衰竭的风险评估。因此，需要接受持久性心室辅助的终末期心力衰竭患者的风险评估应当使用心力衰竭风险评分。急性生理和慢性健康评估（APACHE）Ⅱ（1985）和西雅图心力衰竭模型（SHFM，2006）被广泛应用于慢性心力衰竭[1, 2]的评估和危险分级。COL、终末治疗风险评分系统，以及 Leitz-Miller（LM）评分（基于 XVE HeartMate Ⅰ 左心室辅助装置数据），则分别用于评估将心室辅助装置作为终末替代治疗患者的围术期死亡率及 90 天院内死亡风险[3, 4]。

MCS，特别是心室辅助装置，也已从第一代搏动型 LVAD 发展到目前的第三代和第四代连续流泵及 TAH。因此，基于 INTERMACS 第 8 期年报（数据截至 2016 年 12 月），总计 22 866 例患者接受了长期机械辅助装置的植入，其中 957 例为搏动型 LVAD，396 例为全人工心脏，其他均为连续流左心室辅助装置（联合或不联合右心室辅助装置）。同时，根据现有数据，将心室辅助装置作为终末替代治疗的患者已上升至约 51%。

不同 INTERMACS 等级（表 40-1）的心力衰竭患者，其预后及手术风险是不同的。INTERMACS 评分越低的患者，其风险越高、预后越差，特别是 1 级的患者。在 2008—2016 年接受 VAD 的患者中，INTERMACS 评分为 1 级的患者比例稳定在 14%～16%。INTERMACS 3 级的患者（稳定但依赖血管活性药物）目前约占总植入人数的 38%，而在 2015—2016 年，4～7 级的患者占比下降至 12.8%。

在上述的分级中，有一些特别的注意事项。在 INTERMACS 1 级中，植入 IABP 合并少尿、肝功能的逐步恶化，甚至到达肝衰竭的程度是需要引起重视的。在 2 级中，部分血管活性药物因心动过速、临床缺血状态或其他不耐受而不能使用。在 3 级中，稳定、中等量的血管活性药物通常指多巴胺或多巴酚丁胺 ≤ 5µg/(kg·min)，或者米力农 < 0.5µg/(kg·min)，但有时也会在更高剂量保持稳定状态，此类患者也可纳入此等级。在修订部分，"FF" 是指过去 3 个月内至少有 2 次或 6 个月内有 3 次急诊就诊或住院。但如果这些住院治疗是由于快速性心律失常或 ICD 电击转复引起的，那么其修订状态应当是 "A" 而非 "FF"。

尽管 COL 和 Leitz-Miller 评分是专门针对左心室辅助装置的评分系统。但一项单中心多因素分析研究，这项研究自 2000 年 6 月至 2009 年 5 月长达 10 年，针对 86 例连续流左心室辅助装置患者，研究显示，SHFM 评分对于 30 天和 90 天内死亡的多因素分析可能更为准确（P 值分别为 0.08 和 0.09）[7]。同一项研究显示，年龄 ≥ 65 岁，血清肌酐 ≥ 1.5mg/dl，血小板 < 148 000/µl 是左心辅助植入术后 1 年内死亡的独立危险因素。

四、心脏因素

无论是 BTT 还是 DT，右心室收缩功能对单纯左心室 VAD 的成功起着关键作用。在进行心血管手术之前，对胸腔的解剖学考虑、切口数量（包括粘连程度的评估）和患者体形是重要的考虑因素，因此，这对持久的 MCS 植入也很重要。我们将在这里讨论非手术 / 解剖学方面的风险，手术和解剖学因素将在 VAD 手术风险部分进行讨论。

（一）右心功能不全

导致患者 LVAD 植入后并发症发病率（住院时间，尤其是 ICU 时间延长）和死亡率显著增加的主要原因之一是术前未能诊断出患者可能存在的右心室（RV）收缩期衰竭，或者是低估了它的影响。这是因为，在 LVAD 植入的

表 40-1　INTERMACS 概览

机械循环支持机构间注册系统分级		
级　别	描　述	介入时间窗
1 级	严重的心源性休克 尽管使用了大剂量的升压药物，仍有严重的危及生命的低血压、严重的器官灌注不足，通常表现为难以纠正的酸中毒和（或）乳酸水平持续上升 "循环系统崩溃"	需要在数小时内进行紧急干预
2 级	进行性下降 尽管有静脉正性肌力药物的支持，但患者的状态仍在持续恶化。包括但不限于肾功能恶化、营养不良、无法重建血容量平衡 "正性肌力药物支持下的持续恶化"也包括不能耐受正性肌力药物治疗的病情持续恶化患者	需要在数日内进行干预
3 级	稳定但依赖正性肌力药 在持续静脉正性肌力药支持（或临时循环支持装置或两者兼有）的情况下，血压、器官功能、营养和症状稳定的患者。但一旦脱离上述支持，又会复发有症状的低血压或肾功能不全 "依赖性稳定"	需要在几周到数月内进行干预
4 级	静息症状 患者可以稳定在接近正常的血容量状态，但在休息或日常活动中每天都会出现充血性心力衰竭症状。通常需要大剂量的利尿药。需要更加密切的监测和管理策略，在某些情况下，这可能与依从性不佳导致治疗效果不理想有关。某些患者可能在 INTERMACS 4 级和 5 级之间反复	需要在数周到数月内择期干预
5 级	体力活动受限 休息和日常活动期间无不适感，但不能从事任何其他活动，主要在家里活动。患者可以舒适地休息，没有充血性心力衰竭症状，但可能有潜在的难治性血容量增加，通常伴有肾功能不全。如果营养状况和器官功能已处于边缘状态，患者可能比 INTERMACS 4 级更危险，因此需要明确干预	可能转化为紧急状态，取决于营养状态、器官功能和活动量
6 级	体力活动部分受限 无体液潴留迹象的患者在休息、日常生活和轻微户外活动时无任何不适，但在增加任何活动量的开始几分钟后就会感到疲倦。由于心功能受限，需要仔细评估峰值耗氧量。在某些情况下，通过血流动力学监测来确认心功能受损的严重程度 "轻症患者"	根据营养状态、器官功能和活动水平，干预的方式和时机需动态评估
7 级	重度 NYHA Ⅲ级 一个仍需要进一步细化的患者状态。包括那些近期无明显液体失衡、生活舒适且可耐受轻度体力活动的患者	目前暂时不需要进行心脏移植或循环支持
修订分级		修订涉及的可能等级
短期循环支持	短期循环支持只能用于住院患者的修订（其他设备应当归于 INTERMACS 设备）。包括 IABP、ECMO、TandemHeart, Levitronix, BVS 5000 或 AB5000, Impella	住院的 1 级、2 级和 3 级患者
心律失常	有临床意义的反复发作的室性心动过速。包括频繁的 ICD 除颤或需要体外除颤，＞ 2 次/周	任何级别
频繁就诊	只能用于门诊患者。指患者需要频繁的急诊就诊或住院使用静脉利尿药、超滤或短时的静脉血管活性药物支持	居家的 3 级、4 级、5 级和 6 级患者。7 级患者很少出现

IABP. 主动脉内气囊反搏；ECMO. 体外膜氧合器

经许可转载自 Stevenson 等[6]

术前阶段，因患者出现心源性休克而使用正性肌力药物会掩盖右心室收缩功能衰竭的存在，而一旦 LVAD 支持的血流量超过 5L/min，并且患者未接受正性肌力药物支持，那么 LVAD 会将室间隔拉向左侧，这时右心室收缩期衰竭就会出现。如前所述，这一点很重要，因为在植入 VAD 的患者中，大约 38% 的患者处于 INTERMACS 3 级，血管活性药物依赖[5]。由于左心衰竭导致的低心输出量会导致右心室前负荷降低，因此可以掩盖右心室收缩功能障碍的存在[8]。

需要注意的是，在接受 LVAD 植入术后，患者可能会发生早发性右心衰竭，也可能出现迟发性右心衰竭。目前，人们对上述右心衰竭的定义并不明确，因此无法进行精确区分（这是因为迟发性右心衰竭属于一个新兴概念）。其中，早发性右心室衰竭会对患者围术期产生明显影响，包括因左心室充盈减少及相应的 LVAD 流量减少、撤离体外循环困难、组织器官灌注不良导致的多器官衰竭，进而导致患者发病率及死亡率显著增加[9]。出于标准化目的，应遵循 INTERMACS 对右心衰竭的定义（表 40-2），以及 INTERMACS 对右心衰竭严重程度的定义（表 40-3）。

LVAD 的应用会干扰左心室的正常生理功能，进而影响右心室的收缩能力（心室相互依赖），甚至还会对三尖瓣环的解剖结构产生影响。这一点很重要，因为 20%～40% 的右心输出量取决于左心室收缩，而收缩期的相互依赖是室间隔及通过心包介导的舒张期相互依赖的结果[11-13]。除此之外，快速性心律失常也会降低右心功能，室上性心动过速（主要起源于心房）能够导致右心衰竭的发生风险增加 1 倍[14]。

表 40-2 INTERMACS 对右心衰竭的定义

持续性右心衰竭的症状或表现具有以下两种特征

有以下情况之一即提示中心静脉压升高
- 直接测量：右心导管右房压> 16mmHg
- 下腔静脉明显扩张且无吸气变异的超声心动图表现
- 直立位患者超过一半高度的颈静脉怒张的临床表现

有以下表现中的一项即为中心静脉压升高的临床表现
- 外周水肿(≥ ++，新发或未消除)
- 在体格检查(明确的腹部轮廓)或诊断性成像中出现腹水或可触及的肝大
- 肝功能恶化(总胆红素> 2.0mg/dl)或肾功能障碍(肌酐> 2.0mg/dl)的实验室证据

INTERMACS. 机械循环支持的机构间注册处[10]

（二）LVAD 植入术前的右心衰竭评估

超声心动图检查

对于 VAD 植入术前评估过程中，人们常使用超声心动图数据对 RV 功能和大小进行分析。需要注意的是，三尖瓣环状收缩期位移指数（TAPSE）< 7.5mm 具有较高的特异性（91%），但灵敏度较低（46%），这是因为 TAPSE 只是右心室纵向收缩功能而非整体运动的标志[15]。RV/LV 舒张末期内径（EDd）比值与 CVP/PCWP 比值之间存在很强的相关性，这两个比值均与右心衰竭之间均存在很强的相关性[16, 17]。研究人员发现，当 RVEDd/LVEDd 比值≥ 0.75 时，接受连续流型 LVAD 植入术的患者术后 30 天右心衰竭的发生率会发生显著增加（P=0.012），30 天内死亡或 RVF 的复合终点亦显著增大（P=0.03）。除此之外，当这一点与其他风险因素 / 风险评分（如 Matthews 评分）相结合时，相关模型的风险预测能力也会增加[18]。

对于 LVAD 植入术后患者而言，超声心动图评估有助于预测右心衰竭和较小的 LVEDd；LAd/LVEDd 比值增加和左心室射血分数增加与右心室衰竭之间密切相关[19]。应变成像和斑

表 40-3　右心室衰竭（RVF）严重程度

INTERMACS 右心室衰竭严重程度量表		
轻微	VAD 植入术住院期间	患者满足 RVF 的两个标准，外加： • 植入 VAD 后使用正性肌力药物、吸入 NO 或静脉输注血管扩张药未超过后第 7 天 • VAD 植入术后第 7 天后无须使用正性肌力药物
	VAD 植入术后随访期间（VAD 植入后 3 个月、6 个月、12 个月和此后每 6 个月）	患者满足 RVF 的两个标准，外加： • 自上一次随访期以来，没有发生需再入院治疗的 RVF • 自上一次随访期以来没有使用正性肌力药物
中度	VAD 植入术住院期间	患者满足 RVF 的两个标准，外加： • 植入术后使用正性肌力药物、吸入 NO 或静脉输注血管扩张药超过 7 天，但未超过 14 天
	VAD 植入术后随访期间（VAD 植入后 3 个月、6 个月、12 个月和此后每 6 个月）	患者满足 RVF 的两个标准，外加： • 自上一次随访期以来，仅有一次再入院接受静脉利尿药 / 血管扩张药治疗 RVF • 自上一次随访期以来没有使用正性肌力药物
重度	VAD 植入术住院期间	患者满足 RVF 的两个标准，外加： • CVP 或 RAP ＞ 16mmHg • 植入 VAD 术后使用正性肌力药物、吸入 NO 或静脉注射血管扩张药超过术后 14 天
	VAD 植入术后随访期间（VAD 植入后 3 个月、6 个月、12 个月和此后每 6 个月）	患者满足 RVF 的两个标准，外加： • 自上一次随访期以来任意一次需要使用正性肌力药物 或 • 自上一次随访期以来，两次或两次以上需要使用静脉利尿药 / 血管扩张药治疗 RVF 或 • 出院后任意一次需要 RVAD 支持 或 • 出院后任何时间死亡，RVF 为首要致死原因
重度 - 急性	VAD 植入术住院期间	患者满足 RVF 的两个标准，外加： • CVP 或 RAP ＞ 16mmHg • VAD 植入术后任何时候需要右心室辅助装置 或 • VAD 植入后住院期间因 RVF 死亡

CVP. 中心静脉压；RVF. 右心衰竭；VAD. 心脏辅助装置；RAP. 右心房压

点跟踪超声心动图可以在 LVAD 术前用来预测右心衰竭，但应变成像并不能对右心衰竭进行精确预测[20, 21]。

（三）有创血流动力学监测

CVP 升高（尤指低 PAP 下的 CVP 升高）是 RVF 最简单同时也是最好的预测因素之一[22]。另一个预测指标是 CVP/PCWP 比值升高超过 0.63，这一点已经在接受 HeartMate Ⅱ装置作为移植过渡的患者中得到了证实[23]。在这一患者群体中，多因素分析显示，这一比例是早期右心衰竭的独立危险因素（P=0.009）。

右心室做功指数（stroke work index，SWI）是终末期心力衰竭患者出现右心衰竭的另一个预测指标。RVSWI 在连续流型 LVAD 中的应用已经进行了研究，结果显示，RVSWI ＜ 450(mmHg·ml)/m² 时右心衰竭发生率会发生显著升高（P=0.012）。尽管如此，RVSWI 相关的多因素分析显示，与生化指标相比，该指标预测能力不高，倾向于非显著性趋势[18, 24, 25]。

除此之外，包括跨肺压差升高、肺血管阻力增大及肺动脉压升高在内的其他血流动力学指标均可用于预测右心衰竭，但均存在辨别分数较差的问题[18]。除此之外，PAPi［（肺动脉收缩压 – 肺动脉舒张压）/ 右房压］也被认为是右心衰竭的独立血流动力学预测因子［多因素分析（*P*=0.0001）][26]。

（四）风险模型

首先需要指出的是，当前存在的相关风险模型多是基于搏动型 LVAD 数据进行建立，很少涉及基于连续流型 LVAD 的模型。除此之外，大多数风险模型均属于单中心分析，并且缺少关于右心衰竭的明确定义，因此无法直接用于临床目的。目前主要的基于连续流型 LVAD 预测右心衰竭（其定义最接近"INTERMACS 定义"）的主要多中心试验共纳入 484 例 LVAD 患者，结果显示，早期右心衰竭患者 1 年内存活率为 59%，而不合并右心衰竭的患者的 1 年内存活率为 78%[22]。Matthews 评分是一种预测右心衰竭具有非常优异辨别分数的评分系统（表 40-4）[18]。

尽管当前人们已经建立了多种评分系统，但其中多为单中心研究。除此之外，早期相关研究所涉及的对象均为搏动型 LVAD，它们的灵敏度和特异性均在 84%～90%[18, 27, 28]。多中心试验（HM Ⅱ BTT 试验）的评分系统显示了中心静脉压 / 肺楔压 CVP/PCWP（> 0.63）、呼吸机支持和 BUN > 39mg/dl 的重要性，结果显示，这些因素与预测早发性右心衰竭之间存在直接相关性，并且也可就连续流型 LVAD 患者的 1 年生存率（*P*=0.001）进行精确预测[23]。

（五）右心室衰竭所涉及的危险因素

总之，在以下的情况下，发生 RVF（尤其是早期 RVF）的风险是降低的：

表 40-4　右心室衰竭风险评分

右心室衰竭风险评分和右心室衰竭似然比	
风险评分	概率比（95%CI）
≤ 3.0	0.49（0.37～0.64）
4.0～5.0	2.8（1.4～5.9）
≥ 5.5	7.6（3.4～17.1）

存在使用升压药物需求：4 分
天冬氨酸氨基转移酶≥ 80U/L：2 分
胆红素水平≥ 2.0mg/dl：2.5 分
血肌酐水平≥ 2.3mg/dl：3 分

- 血流动力学：CVP ≤ 8mmHg，CVP/PCWP ≤ 0.66，RVSWI ≥ 400（mmHg·ml）/m^2，且 PAPi > 4

- 超声心动图：RVEDd/LVEDd < 0.63，中度以下的三尖瓣反流

- 器官功能：无肺、肝和肾功能衰竭（优于Ⅲ B 期慢性肾病）

- 血压正常

- 营养状态正常

- 胸廓完整

LVAD 植入术后发生 RVF 的危险因素如表 40-5 所示。

（六）心律失常

心律失常的发生（尤其是房性心律失常）与心力衰竭（尤其是终末期心力衰竭）之间的相关性是一个讨论热点。相关研究已经证实，对于 LVAD 植入后心房颤动（AF）发生率而言，其最为重要的预测因素是 LVAD 植入前是否存在 AF[30]。人们发现，尽管阵发性 AF 并不会导致不良预后，但永久性 / 持续性 AF 与 HMII LVAD 患者死亡率（*P*=0.06）和 HF 再住院率（P < 0.01）之间存在密切相关性[31]。然而该类患者的血栓栓塞或出血的风险并未增加。来

表 40-5　右心室衰竭的危险因素

需要机械支持	1. 需要静脉注射升压药物 2. 术前主动脉内球囊反搏泵 3. 术前任何时间发生过心搏骤停
性别	女性
术前终末器官功能障碍	1. 术前机械通气支持（发生 RVF 的可能性增至 5 倍）[8] 2. 肝功能障碍 [18] 3. 肾损伤（或术前肾替代治疗）[23] 4. 营养不良 5. 凝血功能异常 6. 白细胞计数 ≥ 12200 /μl，血小板计数 ≤ 120 000/μl [29] 7. pro-BNP 升高，c 反应蛋白升高 [23, 29]
超声心动图特征	RVEDd/LVEDd 比值 > 0.63 [23]
血流动力学特征	1. CVP 升高（> 16mmHg） 2. CVP/PCWP（≥ 0.63）[23] 3. RVSWI < 450（mmHg·ml）/m² [18] 4.PAPi < 2 [26]
其他风险因素	非缺血性心肌病 再次手术 术前存在严重 TR [8]

BNP. 脑利尿钠肽；CVP. 中心静脉压；LVEDd. 左心室舒张末期内径；PAPi. 肺动脉搏动指数；PCWP. 肺毛细血管楔压；RVEDd. 右心室舒张末期内径；RVF. 右心室衰竭；RVSWI. 右心室做功指数；TR. 三尖瓣反流

自哥伦比亚大学医学中心及 Mayo 诊所的研究显示：合并 AF 的 LVAD 的患者死亡率并未增加 [30, 32]。这可能与在同一患者群体中增加使用 β 受体拮抗药（BB）和（或）胺碘酮来控制室性心律失常（VA）有关。来自芝加哥大学的另一项单中心研究发现，与持续性 / 永久性 AF 病史（P=0.03）相比，房性心动过速（P=0.002）与死亡率升高之间的相关性更强 [33]。

植入 LVAD 可帮助患者耐受终末期心力衰竭时的室性心律失常［持续性室性心动过速（VT）和（或）心室颤动］的发生 [34]。一项相关 Mate 分析显示，患者的全因死亡率［60 天（P=0.001）、120 天（P=0.05）、180 天（P=0.05）］会随着 LVAD 术后 VA（以植入前 VA 为危险

因素）的增加而增加 [35]。ICD 通常被认为是治疗高危患者的一个很好的选择，因为相关研究已经证实，ICD 可显著改善收缩性心力衰竭和 LVAD 患者的存活率 [36]。尽管此类患者的最佳 ICD 方案尚无定论，但亦就相关临床实践给出了以下几点建议 [37]。

- 使用延长的识别间期
- 更高的频率阈值（如单区 ≥ 200 次 / 分）
- 仅在出现不明原因症状时使用较低的 VT 识别区频率

关于 VA 的发病机制包括心肌瘢痕（非植入位置）、复极异常、心肌电解质转移、全身电解质转移及机械性原因（如抽吸事件）[38]。出现症状的 LVAD 植入患者通常是因为 VA 对右心室收缩功能的影响。因此上述机制可能是 LVAD 患者使用 β 受体拮抗药（BB）后 VA 发生率没有得到持续改善的原因 [34]。而作为一种治疗方案，导管消融术已在其他章节进行了详细讨论。

尽管早期 VA 的发生率从 2000—2007 年的 47% 下降到 2008—2015 年的 < 22%，但是相关研究显示，根据植入前的变量，心脏手术史（P=0.023）和 LVAD 植入前 VT 风暴（P=0.003）是术后早期 VA 的独立预测因素 [39]。并且随着较新的 CF-LVAD 的出现，未来需要进行相关多中心结果研究来了解室性和房性心律失常在 LVAD 人群中的预后意义。

五、非心脏因素

（一）医疗因素

人们普遍认为，既往慢性阻塞性肺疾病（COPD）和晚期慢性肾脏疾病是导致 LVAD

患者死亡的主要危险因素。其中，COPD 与较高的远期死亡风险（术后约 84 个月出现）密切相关（HR=1.72，P=0.001）[5]。除此之外，相关研究已经证实，呼吸机依赖性呼吸衰竭和气管切开术与 LVAD 术后较高的死亡率和并发症发生率密切相关（HR=4.92；95%CI 1.62～14.93；P=0.005）[40]。并且慢性肾脏病Ⅲ B 期及以上患者（尤其是终末期肾病透析患者）发生早期（植入后 3 个月内）和晚期死亡风险也很高（分别为 HR=3.29；P < 0.0001 和 HR=1.12；P < 0.0001）[5]。

包括脑血管意外（CVA）、外周或脑血管疾病、肝素诱导的血小板减少症（HIT）和慢性凝血障碍在内的血管功能障碍是植入持久性机械装置（如 VAD）的主要限制和风险。相关研究显示，与无 CVA 病史的患者相比，对于存在 CVA 病史的患者而言，LVAD 植入与神经系统并发症的高发生率之间存在更为密切的相关性（15.5% vs.27.9%，P=0.046）。除此之外，多因素回归分析结果显示，CVA 病史（OR=2.37，95%CI 1.24～5.29；P=0.011）和术后感染（OR=2.99，95%CI 1.16～10.49；P=0.011）与神经系统并发症之间均存在显著正相关关系[41]。女性（HR=1.88，P=0.021）和糖尿病（HR=1.99，P=0.009）同样为 LVAD 植入术术后发生缺血性 CVA 的独立预测因素，而年龄 > 65 岁（HR=1.94，P=0.01）和女性（HR=1.92，P=0.006）与 HM Ⅱ 级患者出血性 CVA 的发生率增加之间亦存在显著关联性[42]。低钠血症和低蛋白血症也与 LVAD 术后神经并发症有关。外周血管疾病与增高的晚期死亡风险相关（HR1.28，P=0.004）[5]。尽管 HIT 可导致血栓栓塞事件风险的增加，谨慎使用替代药物可以有效降低与 LVAD 相关的并发症，但会

增加了出血事件发生的概率[43]。慢性凝血障碍也会导致患者并发症发病率增加，但幸运的是，慢性凝血障碍的发生率相当低。

除此之外，LVAD 患者并发症发病率的增加也与需要输血、反复多次内窥镜和手术干预的胃肠道出血（GIB）有关。高龄（ > 65 岁：HR=1.31，P=0.015）、LVAD 植入前 HCT ≤ 31%（HR=1.31，P=0.023）、女性（HR=1.45，P=0.022）、缺血性心肌病（HR=1.35，P=0.008）与 GIB 相关事件的发生率增加有关[42]。

如其他章节所述，营养不良对 LVAD 术后结局（包括死亡率和发病率）具有直接影响。预后营养指数（prognostic nutritional index，PNI）是评估 LVAD 植入患者营养状况的简便工具。PIN=［10× 血清白蛋白（单位：g/dl）］+［0.005× 淋巴细胞总数（单位：1000/μl）］。一项单中心研究结果显示，PNI < 30 的患者术后存活率降低 12.2%（HR=0.89；95%CI 0.79～0.99；P=0.037）[44]。并且该死亡率和发病率的增加与更长的机械通气需求、更高的感染风险和较差的伤口愈合相关。DT 风险评分首先强调了营养在 LVAD 预后中的重要性[4]。因此，如果时间允许，在选择性植入持久性装置之前，应由营养专家确定有风险的患者，并根据个人热量和底物需求进行补充。

未控制的糖尿病是感染、伤口愈合不良和 CVA 的风险因素，并且糖尿病控制不良与 LVAD 患者死亡率和发病率的增加之间亦存在一定相关性[45-47]。除此之外，对于糖尿病患者而言，LVAD 植入前血糖控制程度（HbA1c < 7 vs. HbA1c > 7）和胰岛素的使用对该类患者的死亡率没有影响。另外一些单中心研究并没有发现糖尿病与 LVAD 植入术术后死亡率之间存在

直接相关性[48]。LVAD 植入能够改善糖尿病患者的血糖控制，并且与对照个体相比，其所需治疗药物相对较少，这可能是这些单中心研究中没有发现糖尿病与 LVAD 患者死亡率相关的原因[47, 49]。

肥胖是包括心力衰竭在内的心血管疾病的已知危险因素。研究人员对 2004 年 5 月—2014 年 4 月的 3865 例 LVAD（BTT）患者进行了一项回顾性分析，结果显示，肥胖不增加 LVAD 患者死亡（$P=0.23$）或恶化（$P=0.92$）的风险，但体重指数 II 级（BMI=35～39.9kg/m^2）及以上（HR=1.48，$P=0.004$）的患者发生感染、血栓等并发症的风险增加[50]。多因素分析显示，体重指数对 LVAD 植入术后死亡率无显著影响。BMI ≥ 35kg/m^2 的患者术后呼吸衰竭（$P=0.021$）和右心室衰竭（$P=0.049$）增加，但再次手术出血减少（$P=0.047$）。尽管如先前研究所预期的那样，感染和泵血栓发生率呈上升趋势，但并无统计学意义[51, 52]。

（二）社会心理因素

社会经济地位低的心力衰竭患者有较高的死亡率及心力衰竭入院治疗率[53, 54]。当对因 BTT 目的而接受 LVAD 移植的患者进行分析时，其死亡率与社会经济地位低（包括收入、教育、保险和种族等因素）无相关性[55]，与独居患者相比，能够得到他人照顾且照顾者能了解病情严重性，做适当的处理，确定后备计划并能够提供后勤支持，这类患者的死亡率明显更低（$P=0.04$）[56]。

包括严重抑郁、有限的社会支持、反复不遵守医疗管理计划和药物滥用在内的精神功能障碍是影响 LVAD 患者预后的危险因素，需要在考虑 VAD 植入和（或）心脏移植之前进行详细评估和规划。抑郁症在心力衰竭人群中很常见（发病率为 20%～25%），值得注意的是至少 1/3 接受 LVAD 植入术的患者存在抑郁[57]。抑郁症会导致心力衰竭人群的不良后果，Mayo 诊所的一项研究显示，严重抑郁症会导致住院和急诊就诊率增加 2 倍，门诊就诊的次数略有增加，全因死亡率增加 4 倍[58]。

事实证明，抑郁症会导致患者对心力衰竭治疗计划的依从性变差[59]。除此之外，在对其他并发症和混杂因素进行调整之后，相关研究已经证实，伴有抑郁症且将 LVAD 作为终末替代治疗方法的患者治疗后再入院的概率增加（HR=1.77；95%CI 1.40～2.22）[60]。在药物滥用（不包括烟草滥用）的抑郁症患者中，因溶血和导线感染等 LVAD 并发症而再住院率及死亡率也明显增加[60, 61]。

（三）衰弱与晚期心力衰竭

衰弱是一种综合征，其特征是对急性生理应激源的易损性增加，包括住院、大手术、跌倒和感染等[62]。衰弱是死亡率和发病率的独立预测因子，特别是针对慢性疾病通过药物和手术治疗的患者。尽管与年龄（尤其是老年人）直接相关，但这种综合征会影响任何年龄段慢性疾病的患者，特别是患有终末期心力衰竭的患者。

衰弱已被证明可以直接和独立地预测心力衰竭的不良结局，特别是可用于延长寿命和改善生活质量的创伤性手术选择[63-65]。与衰弱前期和非衰弱患者相比，衰弱患者（与年龄无关）心脏手术后并发症增加（$P < 0.001$），住院时间和 30 天再住院时间增加（$P=0.026$ 和 $P=0.014$）[66]。随着 VAD（BTT 和 DT）的出现，衰弱性评估的重要性越来越大。在 Mate 分析

中，11 项符合条件的研究的综合结果显示，衰弱的患者与非衰弱的患者相比，植入 VAD 后全因死亡风险显著增加（HR=1.62，95%CI 1.35～1.94，$P < 0.0001$）[67]。

当前人们所面临的一个困难是无法以一种准确且一致地方式对衰弱进行定义。Fried 衰弱指数是最广泛使用的量表之一（最先作为心血管健康研究的一部分开发[68]），关注衰弱的 5 个功能组成部分（衰弱等级[69] 如表 40-6 所示）。客观评估应由临床医生进行，包括以下内容。

- 5 分钟步速测试
- 使用测力机进行握力测试
- 关于精疲力竭 / 无力、体力活动和持续体重下降的自我报告问卷

目前，基于 VAD 患者的数据，单一握力数据的使用已经显示出与术后并发症和存活率直接相关[72]（图 40-1）。单一数据使用有局限性，但不能进行握力测试的患者预后较差，任何外科手术的风险都很高。

尽管有像 SHARE-FI 这样的改良的 Fried 衰弱指数，但它在晚期心力衰竭中的作用依旧有限[73, 74]。老年综合评估量表、缺陷累积指数（又称衰弱指数）、Tilburg 衰弱指标、衰弱分期系统和加拿大健康和老龄化临床衰弱研究量表是其他可用的修改后的衰弱评分系统，但它们在常规使用中很麻烦，在晚期心力衰竭中也没有得到验证，因此用途有限[75-78]。

（四）采取干预措施以进一步降低风险因素

如果早期诊断，衰弱是可以被逆转的。心脏康复等运动可以降低心力衰竭和心脏移植患者接受 TAVR、CABG、冠状动脉介入治疗等手术的并发症和死亡率[79, 80]。

饮食咨询和以蛋白质为重点的营养补充（每餐 25～30g 优质蛋白质）与改善握力和通过减少肌肉损失而增加肌肉质量有关[81, 82]。上

表 40-6 Fried 衰弱简化标准[70, 71]

标 准	评估方式	表 现
1	自发的体重减轻	在过去 12 个月内体重降低 > 4.5kg
2	步行时间	步行 4 米所需时间 > 6s
3	握力	由测力计评估
4	疲惫	在过去的一周里，至少有 3 天有“我觉得我所做的一切都感到费劲”或“我无法做出行动”的感觉
5	体力活动	在过去的一年里，没有体育活动，大部分时间都是坐着的，很少有短时间的散步

衰弱：≥ 3 个标准，衰弱前期：符合 1 个或 2 个标准

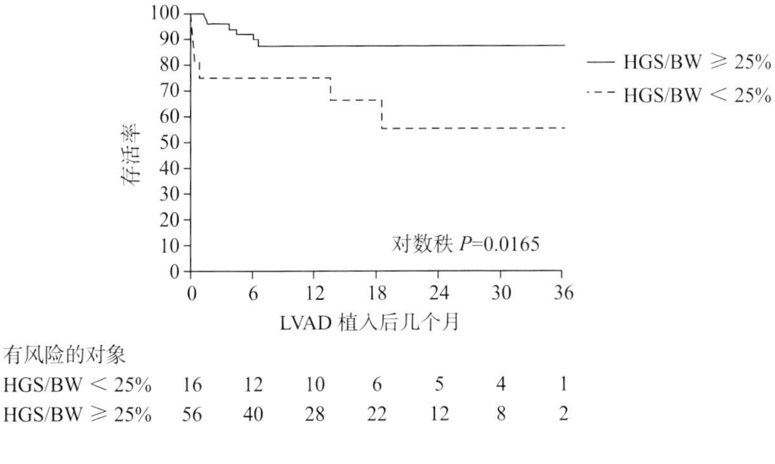
100
90
80
70
60
50
40
30
20
10
0
存活率
— HGS/BW ≥ 25%
--- HGS/BW < 25%
对数秩 P=0.0165
0
6
12
18
24
30
36
LVAD 植入后几个月
有风险的对象
HGS/BW < 25% 16 12 10 6 5 4 1
HGS/BW ≥ 25% 56 40 28 22 12 8 2

◀ 图 40-1 手握力：与术后并发症和生存率的相关性

HGS. 握力；BW. 体重（经 Elsevier 许可引自 Chung 等[72]）

述措施可大幅缩短住院时间（特别是在重症监护病房使用呼吸机支持的住院时间）。在一项女性健康倡议研究中，研究人员发现，补充维生素 D（与钙补充剂联合）有助于改善肌肉功能和减少跌倒发生[83]，但补钙可能会增加个体发生心肌梗死的风险[84]。

六、移植候选资格

与考虑进行心脏移植的作为终末替代治疗的 Kaplan-Meier5 年生存率约为 35% 相比，接受植入物作为终末替代治疗方法（DT）的患者的存活率仍然较低[5]（图 40-2）。

这可以用年龄较大的人群、较高的机械循环支持机构间注册（INTERMACS）分级及相关的并发症发生率增加来解释。除此

之外，未能获得移植候选资格的年轻患者也会存在更为脆弱和更差的社会心理条件，如上所述，这些都可以被视为能够增加这些患者并发症发生率和死亡率的危险因素。除此之外，终末替代治疗策略与患者死亡风险增加（HR=1.18，P=0.0003）和晚期风险增加（HR=1.22，P < 0.0001）之间均存在密切相关性[5]。

七、VAD 手术风险

相关研究已经证实，患者术后早期死亡率与脓毒症、多器官功能衰竭、出血、右心室衰竭和脑血管意外等手术并发症之间存在直接相关性。因此，在选择患者进行择期（或半择期）LVAD 植入术时必须谨慎，以降低死亡率。

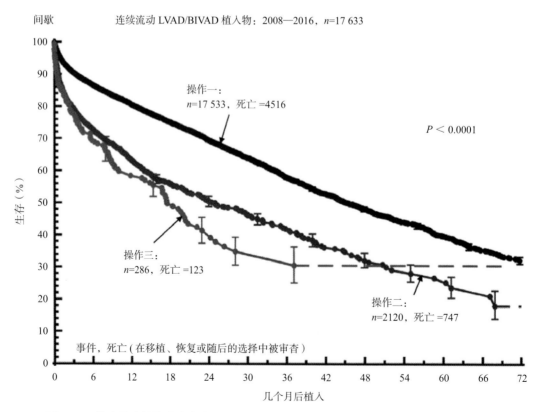

▲ 图 40-2　作为终末替代治疗方法（DT）与 BTT 目的而接受 LVAD 植入术患者的生存率比较
经 Elsevier 许可引自 Kirklin 等[5]

不利的纵隔解剖结构、胸主动脉疾病、严重营养不良、肝功能障碍、肾功能障碍、严重肺部疾病和肥胖均会导致死亡率和发病率升高；因此，术前风险评估必须彻底，如果可能的话，在植入前将重点放在纠正风险上。除此之外，急性生理和慢性健康（APACHE）Ⅱ 评分和西雅图心力衰竭模型（SHFM）与 LVAD 预后密切相关，而终末替代治疗风险评分指出营养不良是额外的手术危险因素[1, 2, 4]。

高 INTERMACS 分级和右心室衰竭极大地增加了 LVAD 手术风险。仔细了解上述 LVAD 前的医学和心理社会因素有助于多学科团队准确评估 VAD 手术风险，从而与过去 10 年相比死亡率有效降低。外科医生的经验和医疗中心植入量也将有助于改善患者的长期结果，但还没有在研究中得到证实，因为经验丰富且植入量多的医疗中心往往包含更高 INTERMACS 分级和其他高危植入患者，因此使其难以分析。

除此之外，既往心脏手术史会影响 LVAD 植入术后患者的短期疗效。相关研究结果显示，既往心脏手术（HR=1.31，P=0.004）和冠状动脉旁路移植术（HR=1.38，P=0.001）的患者 LVAD 植入术后早期风险性均发生了显著增加[5]。

在植入 VAD 时增加同期手术会增加手术时间，并可能对短期和长期结果产生不利影响[85]。在一项对 2000 多例患者的回顾中，研究人员发现，在 LVAD 时修复或替换三尖瓣（用于中 – 重度反流）并不能降低死亡率，但会导致术后早期预后较差[86]。包括瓣膜手术在内的同期心脏手术会导致个体早期风险显著增加（HR=1.53，P＜0.0001）[5]。与单纯的连续流型左心室辅助装置（CF-LVAD）相比，右心室辅助装置（RVAD）或全人工心脏（TAH）

的需求会增加个体术后的发病率及死亡率。

一项单因素分析显示，机械通气＞ 7 天、再次插管、输注红细胞和血小板与 LVAD 术后 90 天全因死亡率增加有关，但随后的多因素分析显示，在移植前过渡（BTT）治疗患者中，仅 CVP 升高（OR=1.18；95%CI 1.014～1.378；P=0.033）和高龄（OR=1.14;95%CI 1.01～1.38；P=0.045）属于独立预测因素[87]。

八、全人工心脏

适合接受全人工心脏治疗的患者为双心室衰竭（INTERMACS 1 级和 2 级）和多器官衰竭的高危晚期 D 期心力衰竭患者。因此，与单纯使用 LVAD 作为植入策略相比，更具体地了解全人工心脏（TAH）患者相关的危险因素是很重要的。尽管 TAH 和双心室辅助（BiVAD）患者存在不同的生存状况及不同的不良事件，而在决策上，这两类患者存在共同的右心室衰竭。相关研究表明，与植入型或外置型 BiVAD 相比，接受全人工心脏（TAH）治疗的患者的 90 天存活率会得到明显提高[88]。

根据 2006 年 6 月 23 日—2017 年 4 月 30 日全人工心脏植入术的数据，有研究对与该类患者不良近期和远期结局（死亡率）相关的危险因素进行了评估。在分析危险因素之前，了解 TAH 患者的死亡原因是很重要的。其中，多系统器官衰竭是最常见的死亡原因（36.4%），其次是神经功能障碍（17.9%）和撤除支持（11.7%）。在手术量大的中心，短期死亡率受需要透析的植入前肾功能衰竭（6 个月死亡率＞ 60%：HR=2.5，P=0.006）和年龄较大（＞ 60 岁 vs.＜ 40 岁：HR=1.6，P=0.001）的影响[89]。除此之外，长期死亡率与手术时低白蛋白（HR=1.9，$P < 0.001$）和高肌酐（HR=1.3，$P=0.008$）直接相关。并且低容量（治疗中心手术能力）（TAH 植入物容量 ≤ 10）也与较高的死亡率相关，具体而言，植入物容量 ≤ 10TAH 中心中的患者的 12 个月存活率为 36.7%，而植入物容量 > 10 的中心中的患者的 12 个月存活率为 64.8%（HR=3，$P < 0.001$）。

除此之外，不良事件多发生在植入后的前 3 个月，其中出血（41.3%）、感染（38.8%）、呼吸衰竭（21.8%）和神经功能障碍（14.7%）是主要不良事件。晚期事件（植入后 3 个月以上）包括小装置（主要是控制器）故障（14.9%）、感染（12.3%）和出血（7.1%）。因此，LVAD 的大多数危险因素都适用于 TAH。

九、结论

在任何情况下，都需要对长期 MCS（LVAD 和 TAH）等高级 HF 疗法的候选患者进行全面多学科评估。所有择期或半择期 MCS 植入术均应进行风险评分、超声心动图、血流动力学和实验室数据分析。使用短期 MCS 有助于争取时间，以便在植入长期 MCS 之前完成评估。

根据现有数据，多学科团队对每一例择期 LVAD 植入前需要针对以下各项对患者进行详尽评估。

• 心力衰竭严重程度（INTERMACS 分级和 HF 风险评分）

• 右心室收缩功能的评价

• 衰弱测试

• 肾功能评估及透析需求

• 与慢性阻塞性肺疾病有关的非心源性肺动脉高压，以及其他需要长时间机械通气 / 气管切开术的限制性肺部病变

• 贫血纠正

• 终末器官功能（如肝功能障碍），随着心功能的恢复具有可逆性

• 营养状况

• 社会心理支持

• 抑郁

• 康复服务候选资格

• 如果年龄合适，针对心脏（或双器官）移植的候选资格继续进行评估

社会工作者、营养师和亚专科医生的参与均有助于降低接受 MCS 植入术的患者的短期和长期并发症发病率和死亡率。心脏移植计划的可获得性也有助于降低发病率和死亡率，因为其能够提供良好的预后，特别是在 TAH 患者中。使用姑息治疗团队咨询非常重要，以确保患者及其家属了解除内科和外科团队提供的选择外，他们还有其他非内科和非手术选择。多学科团队介入的方式能够有效减少患者焦虑，改善患者在接受 MCS 植入之前的状态，进而降低机械循环支持的风险。

第41章

机械循环支持患者的消化道出血
Gastrointestinal Bleeding in Mechanical Circulatory Support Patients

Katherine M. Klein　Vigneshwar Kasirajan　著

雷迪斯　译

施　野　校

一、概述

根据美国机械循环支持机构间注册（INTERMACS）、美国国家心肺和血液研究所（NHLBI）、美国食品药品管理局（FDA）、美国医疗救助与医疗保险服务中心、医院和厂商的数据，在 2006 年 6 月 3 日—2016 年 12 月 31 日，22 866 例患者接受植入 FDA 批准的机械辅助装置。随着先进机械辅助的需求增加，出血等并发症，尤其是胃肠出血，已成为植入后患者的重要临床问题。

二、发病率

接受恒流式左心室辅助装置（CF-LVADS）

患者胃肠出血的发病率为 18.9%～22.3%[1]。尽管其中约 75% 的患者找到了出血的来源，再次出血的风险仍高达 35%，使得此并发症对很多接受左心室辅助装置的患者而言意义重大。最常见的出血部位是上消化道，最常见的原因是动静脉畸形。胃肠出血的部位和来源总结见表 41-1。在 ROADMAP 研究中，研究者报道接受心室辅助装置（VAD）患者的所有不良事件中，接近 2/3 是出血，其中大部分是胃肠出血[2]。

三、临床意义

除了最初胃肠出血的血流动力学问题，输血的需求也使得该问题很难管理。由于许多

表 41-1　鉴别出血来源的研究汇总

作　者	总并发症率	胃　炎	胃溃疡	动静脉畸形	憩室炎	结肠炎	结肠息肉	结肠溃疡	其　他	未　知
Hayes 等	13.9%			60.0%				20.0%		20.0%
Demirozu 等	19.0%	31.3%		31.3%	18.8%	3.2%	3.2%		12.5%	
Aggarwal 等	22.8%	30.4%	8.7%	21.7%			4.3%	13.0%	13.0%	8.7%
Kushnir 等	34.8%		28.2%	30.8%		5.1%	5.1%			30.8%
Wever-Pinzon 等	17.2%	8.7%		61.0%	8.7%	4.3%	8.7%		8.7%	

VAD 患者被视为处于心脏移植前过渡状态，这些患者可能需要更多的输血次数，以及随之而来的更高的群体反应性抗体（PRA），会使移植变得更加困难。此外，由于出血多次住院将给患者及其家属在时间和住院费用方面带来极大的负担。由于重症监护室停留时间增加、住院总时间增加、再次住院比例升高、多次镇静治疗（内镜治疗等），甚至需要外科手术探查出血来源，会使医院的资源利用受到影响。因此，这些患者的抗凝治疗也往往有缺口，需要停止抗凝治疗甚至完全逆转抗凝，这将增加血栓形成的风险，随后可能需要换泵头。随着在医院接受诊疗频率的增加，这些患者也面临着更大的感染风险，从而导致进一步住院和诊疗。

四、病理生理学

随着对机械辅助患者出血的关注，其病理生理学得到研究。虽然所有 VAD 的患者都接受抗凝治疗，但并不是所有的出血都仅与抗凝治疗有关。实际上，大部分经历胃肠出血的患者在发病时有着治疗范围或低于治疗范围的国际标准比值（INR）[3-5]，这表明他们的出血还有更多的病因。

获得性血管性血友病综合征被认为是增加 CF-LVAD 患者出血的潜在原因。新一代 VAD 缺乏搏动性被认为会产生高剪切力，随后引起高分子量的血管性血友病多聚体丢失，导致出血的进一步加重[6-8]。有趣的是，Crow 等，证明 CF-LVAD 患者缺乏高分子量多聚体，一旦移植将 100% 逆转血管性血友病因子的缺乏[9]。Geisen 等同样证明了所有患者在接受 VAD 植入后的 24h 内均出现血管性血友病因子的缺

乏，并且这种缺乏会持续到心脏移植[10]。有趣的是，获得性血管性血友病因子的缺乏会在移植后 24h 内消失。在 CF-LVAD 患者中，也能看到血小板的异常聚集，尽管有些患者继续阿司匹林治疗，但在心脏移植后仍可逆转[7]。Grosman-Rimon 等的进一步研究表明，胃肠出血患者的血清环磷酸鸟苷（cGMP）水平是对照组的 2 倍。另外，他们的研究也显示 CF-LVAD 患者的血清一氧化氮（NO）水平持续上升及血小板源生长因子（PDGF）下降[11]。这些都表明，在 CF-LVAD 支持下，凝血级联系统发生了整体变化，随后出现血小板功能障碍和出血风险增加[12]。Geisen 等在 2018 年也对 VAD 患者的血小板聚集检测结果进行了研究，发现 CD62 表达严重降低（α- 颗粒分泌受损）和 CD63 表达受损（δ – 颗粒分泌受损），提示 VAD 技术进一步导致血小板功能障碍[10]。

但如前所述，CF-LVADS 患者大部分出血是与动静脉畸形相关（占出血的 61%）[4]。在动物模型中，连续血流生理已被证明会导致微血管低灌注进而局部低氧、血管扩张和血管发育异常[13]。在进一步研究中，连续的血流状态会导致平滑肌扩张、动静脉扩张和动静脉畸形，这些都增加了出血的风险[14]。

五、诊断

由于胃肠出血具有重要的临床意义，多种策略已被用于帮助诊断和管理这些患者。第一步是询问每个就诊患者的详细病史和体格检查，包括出血的发病和持续时间、出血的来源（如咯血、便血、黑粪或潜血），其他相关症状、药物（包括非处方药和止痛药）、既往出血病史、最近的凝血检测结果、内镜检查史

和血流动力学评估（包括心室辅助装置流量参数和任何事件警报）。美国胃肠病学学院建议如果认为患者有上消化道出血，可在发病 24h 内接受食管胃十二指肠镜检查（EGD），但需注意的是患者此时已经稳定，不用再担心血流动力学损害[1]。然而，INR 升高的患者临床情况可能较复杂，既有持续出血的风险，但如果逆转抗凝，又有泵头血栓形成的风险。数据表明，当 INR 在 1.3～2.7 时 EGD 检查并不会使患者存在过度的出血并发症风险[1]。其他评估出血的方法包括结肠镜检查或带标记的红细胞成像扫描。结肠镜检查也是一种有创性操作，在需要镇静时存在困难，如血流动力学的改变、出血部位的显露、为应对时刻存在的泵头血栓形成风险需要持续抗凝。带标记的红细胞成像扫描也需要使用核医学设备，当出血足够快时能被扫描发现，但通常仍不能产生显著的临床结果。其他检测和治疗策略包括胶囊内镜、肠系膜血管造影、双气囊内镜，对于严重病例甚至可以进行剖腹探查 / 腹腔镜检查[15, 16]。

六、治疗

在诊断消化道出血后，治疗策略因发病的严重程度和当前 VAD 设置而异。初始治疗应以通过液体管理和抑酸稳定患者为主。尽管对出血的 VAD 患者逆转抗凝治疗有可能导致泵头血栓形成，但稳定的逆转需要更换泵头需要的证据较低[1]。大多数出血与动静脉畸形（AVM）有关，应尽快进行十二指肠镜检查，在内镜下既可明确诊断又可治疗[16]。Elmunzer 等，特别提到许多 AVM 发生在 Treitz 韧带之外，因此可能需要双气囊内镜来鉴别和治疗出血来源[16]。

对于许多胃肠出血，抑酸是控制出血的关键。许多研究建议使用奥曲肽，这是一种生长抑素类似物，有助于减少 CF-LVAD 患者再次出血的发生[17, 18]。奥曲肽是一种长效生长抑素类似物，有助于减少内脏动脉和门静脉的血流，限制潜在胃肠出血部位的压力[19]。然而，进一步的研究还不能证明应用奥曲肽减少了输血的需要或出血的复发[20]。其他研究描述了结合降低泵流速、输入肾上腺素和奥曲肽成功治疗了胃肠出血，总体而言，这些措施取得的成功有限[20]。沙利度胺因其已知的抗血管生成作用也被用于治疗胃肠出血，但其神经病变以及与败血症相关的死亡的不良事件已被报道，使其安全性和有效性受到质疑[20]。Wilfactin，一种不含Ⅷ因子的血管性血友病因子浓缩物，在少数严重出血的患者中直接使用也有报道。然而这个研究的样本量非常小，对于是否推荐使用还需要进一步研究[20]。

对于初次或反复胃肠出血的患者而言，最值得关注的是管理抗凝的策略。许多中心有着不同的抗血栓治疗方案，包括阿司匹林和维生素 K 拮抗药，阿司匹林加上双嘧达莫 / 氯吡格雷和维生素 K 拮抗药，或者单独应用维生素 K 拮抗药。此外，很多机构报道的目标 INR 值不同，最常用的是 1.5～3.5，这使制订标准化治疗方案变得困难。出现胃肠出血的患者，抗凝初期耐受良好，可维持血流动力学稳定，随后缓慢地重新使用抗血小板和维生素 K 拮抗药。一些研究建议使用血栓弹力图（TEG）指导抗血小板治疗以获得理想的血凝块强度和曲线幅度[21]。外加乳酸脱氢酶水平监测有助于确定考虑何时因血栓形成而更换左心室辅助装置[21]。Goldstein 等提出了一项研究，其中 2/3 的患者中断了抗血小板或华法林治疗，在这些患者中，只有 5 例在胃肠出血事件后出现血栓形成并发症，这表明有限的抗凝治疗中断并不是非常危险[22]。

阿司匹林，即乙酰水杨酸（acetylsalicylic acid，ASA），在许多中心的 VAD 患者中也起着重要作用，并可使出血患者的抗凝策略复杂化。ASA 通过永久乙酰化环氧化酶（cyclooxygenase，COX）抑制血小板功能，而血小板是凝血级联反应的主要成分。然而，Lorenzo Valerio 等研究了 VAD 患者阿司匹林治疗后的血小板激活，发现实际上 ASA 对剪切力介导的血小板激活的调节能力非常有限[23]。这提示胃肠出血患者可能不需要停止阿司匹林治疗，需要进一步研究来确定 ASA 对预防 VAD 患者血栓形成的总体贡献[23]。

七、血流的作用

随着左心室辅助装置的出现，其设计也从轴流泵向离心泵转变。轴流式 VAD 是利用一个功能类似于像管道中的螺旋桨的旋转元件，将血液通过该设备推向流出道。相比之下，离心泵利用一个带有叶片的圆盘形旋转元件，通过旋转将血液从叶片上沿切线抛向流出道[24]。泵的搏动程度，也就是患者的脉搏，是基于收缩期峰值流量或一个心动周期中总流量波动除以平均泵流量[24]。设计上的差异使得许多研究人员质疑该装置的设计是否会导致更多的出血或溶血。Moazami 等描述泵溶血与泵速、高剪切力区域和血液在泵元件或轴承这些高流体剪切力区域停留时间直接相关。考虑到这一点，与离心泵相比，轴流泵具有更高的剪切力水平，但血液在高剪切力区域的停留时间较短，减少了一些影响。根据目前

的数据，与离心泵相比，轴流泵可能引起更多的亚临床溶血，但这并不会导致患者的临床预后有明显改变。此外，一些研究监测游离血红蛋白、胆红素、乳酸脱氢酶、谷草转氨酶、谷丙转氨酶和（或）接触珠蛋白，均没有显示在某一特定类型的泵中有任何统计学或临床意义上的显著升高[24]。在 Geisen 等的一项实验中，直接比较 HeartMate Ⅱ 和 HeartMate Ⅲ，显示 HeartMate Ⅲ 的血管性血友病因子缺乏效应更小，随之而来的出血事件更少[10]。此外，与接受 HeartMate Ⅱ 的类似队列相比，安装 HeartMate Ⅲ 的患者发生胃肠出血更少[10]。

泵速的问题也被提出，通过降低泵速增加心脏自身搏动的方法，可能减少血管性血友病因子的缺乏。然而，2016 年 Akhter 发表了一项研究中，模拟 HeartMate Ⅱ 的血流循环，不同的泵速对血管性血友病因子的降解没有明显影响[25]。Kang 等在同年也测试通过降低连续流型左心室辅助装置的泵速并不能引起血管性血友病因子降解片段的变化，进一步提示不应通过 VAD 泵速的改变去限制或减少胃肠出血[26]。

除了泵的设计，在 VAD 人群中搏动性也存在争议，其在胃肠出血、卒中、泵血栓形成和溶血的发展中引起人们的兴趣和关注。与恒速运行相比，整合反搏的泵有利于左心室卸负荷和心肌供需比增加，但会使脉压降低。共搏装置可增加脉压，但由于收缩压升高，舒张压降低，会使左心室卸负荷和心肌的供需比降低[27]。考虑到在共搏模式和反搏模式中，主动脉瓣常不会打开，2013 年 Kishimoto 等描述了一种创新的泵速算法称为延迟共搏模式[28]。他们使用离心式左心室辅助装置（EVAHEART®；Sun Medical），允许主动脉瓣打开的同时以高

的总流量辅助，在收缩早期辅助流量最低，在主动脉瓣打开后不久辅助流量最高。基于主动脉瓣开放降低主动脉根部血栓形成的风险，而且提供了搏动血流的原理，HeartWare HVAD（HeartWare International，Inc.）创造了 Lavare 循环，允许主动脉瓣间断打开。Lavare 循环每分钟 1 次，每次 3 秒为一周期，±200 转 / 分的泵速变化[27, 29]。然而，即使有这种搏动性的变化，由于高剪切力和阻力指数，患者还是会继续发展血管床畸形，这表明连续血流的机械辅助支持是心室卸负荷、心肌供需比、脉压增加及顺应性血管系统间断减压之间的微妙平衡。

八、结论

胃肠出血仍然是 VAD 植入后最常见的不良事件之一。虽然消化道出血似乎对之后的生存率没有重大影响，但它确实持续引起临床重点关注并且难以管理[20, 30]。随着每年越来越多的患者被诊断为心力衰竭，可供移植的心脏数量停滞不前，VAD 支持使用可能会增加。了解胃肠出血这一常见不良事件的诊断和后续治疗的各种管理策略很有必要。随着 VAD 支持机制和新型抗凝药物的不断发展，进一步研究将是成功地管理这些患者的必要条件。

第42章

机械循环支持患者的术后管理策略
Postoperative Management Strategies in Mechanical Circulatory Support Patients

Tiffany Buda   Kimberly Miracle   Marjorie Urban   **著**

吴怡锦   周成斌   **译**

杨立猛   **校**

缩略语

AA	atrial arrhythmia	房性心律失常
ACE	angiotensin-converting enzyme	血管紧张素转化酶
AE	adverse event	不良事件
AF	atrial fibrillation	心房颤动
AI	aortic insufficiency	主动脉瓣关闭不全
AKI	acute kidney injury	急性肾损伤
ARB	angiotensin Ⅱ receptor blockers	血管紧张素Ⅱ受体阻滞药
ARF	acute rehabilitation facility	急诊康复机构
AV	aortic valve	主动脉瓣
AVF	arterial venous fistula	动静脉瘘
BB	beta-blocker	β受体拮抗药
BMI	body mass index	体重指数
BP	blood pressure	血压
BSI	bloodstream infection	血源性感染
BTT	bridge to transplant	移植前过渡
CfLVAD	continuous-flow left ventricular assist device	连续流型左心室辅助装置
CI	cardiac index	心指数
CO	cardiac output	心输出量
CPR	cardiopulmonary resuscitation	心肺复苏
CT	computed tomography	计算机断层扫描
CVA	stroke	卒中

CVP	central venous pressure	中心静脉压
DL	driveline	驱动缆线
DLI	driveline infection	驱动缆线感染
DT	destination therapy	永久替代治疗
EKG	electrocardiogram	心电图
EMS	emergency medical services/ system	紧急医疗服务 / 系统
ESRD	end-stage renal disease	终末期肾病
ETCO$_2$	end-tidal carbon dioxide	呼气末二氧化碳
GIB	gastrointestinal bleeding	胃肠出血
HIT	heparin-induced thrombocytopenia	肝素诱导性血小板减少症
HM Ⅲ	HeartMate Ⅲ	心室辅助装置 HeartMate Ⅲ
HM Ⅱ	HeartMate Ⅱ	心室辅助装置 HeartMate Ⅱ
HVAD	HeartWare	心室辅助装置 HeartWare 公司
I&D	incision and drainage	切开引流
ICD	internal cardiac defibrillator	植入型心律转复除颤器
ICH	intracerebral hemorrhage	脑出血
ICU	intensive care unit	重症监护室
INR	international normalized ration	国际标准化比值
INTERMACS	Interagency Registry for Mechanically Assisted Circulatory Support	机械循环支持机构间注册
IV	intravenous	静脉注射
JVD	jugular vein distension	颈静脉扩张
LAP	left atrial pressure	左心房压力
LDH	lactate dehydrogenase	乳酸脱氢酶
LTAC	long-term acute care	长期急诊护理
LV	left ventricle	左心室
LVAD	left ventricular assist device	左心室辅助装置
LVEDD	left ventricular end-diastolic volume	左心室舒张期末容积
MAP	mean arterial pressure	平均动脉压
MCS	mechanical circulatory support	机械循环支持
MR	mitral regurgitation	二尖瓣反流
MRSA	methicillin-resistant *staphylococcus aureus*	耐甲氧西林金黄色葡萄球菌
NYHA	New York Heart Association	纽约心脏协会
PAC	pulmonary artery catheter	肺动脉导管

PAPI	pulmonary artery pulsatility index	肺动脉指数
PCC	prothrombin complex concentrate	凝血酶原复合物浓缩物
PCWP	pulmonary capillary wedge pressure	肺毛细血管楔压
PI	pulsatility index	搏动指数
POD	postoperative day	术后天数
PTT	partial thromboplastin time	部分凝血活酶时间
RHC	right heart catheterization	右心导管
RPM	revolutions per minutc	每分钟转数
RRT	renal replacement therapy	肾脏替代治疗
RV	right ventricle	右心室
RVF	right ventricular failure	右心室衰竭
SaO$_2$	oxygen saturation	血氧饱和度
SNF	skilled nursing facility	专业护理设施
TAVR	transcatheter aortic valve replacement	经导管主动脉瓣置换术
TV	tricuspid valve	三尖瓣
VA	ventricular arrhythmias	室性心律失常
VAC	vacuum-assisted closure	负压创面治疗
vWF	von Willebrand factor	血管性血友病因子

一、概述

通过应用左心室辅助装置（LVAD），长期和短期机械循环支持（MCS）已成为晚期顽固性心力衰竭日益普遍的一种治疗方式。尤其是连续流型左心室辅助装置（cfLVAD）的出现带来了技术进步，延长了患者寿命并提高了生活质量，减少了不良事件的发生，并且可以院外成功使用 MCS[1-3]。随着 cfLVAD 的患者管理逐渐进入社区，成立由 LVAD 专业人员组成的多学科团队全面管理这些患者特殊的医疗、心理和情感需求变得非常重要。LVAD 的术后管理从急性期开始就要提供 24/7/365 的全天候支持，直至机械辅助治疗结束。术后管理还包括加强建设具有 LVAD 配套能力和 LVAD 知晓

的社区和急性后期医疗护理机构，以及为接触 LVAD 患者的非 LVAD 专业医务人员提供临床支持。本章通过以下几方面介绍 LVAD 患者的术后管理：术前评估和优化治疗、常规重症管理、常见 LVAD 不良事件的管理、LVAD 治疗相关的注意事项，以及为 LVAD 患者建立基于社区的医疗支持。

二、LVAD 患者的术前评估与优化治疗

成功的 LVAD 术后管理始于术前对患者的精确检查和准备。对 LVAD 患者进行全面的医学和心理社会评估，结合术前临床优化治疗、有效的患者教育，以及患者、护理人员和供应

方三者之间反复交流，能最大限度地保障实现术后管理目标。

LVAD 患者完成多学科检查，从而确定个人的医疗风险、依从性、心理健康和应对技能、药物依赖和阿片类 / 苯二氮䓬类药物的使用习惯、护理人员和社区支持、经济限制和保险范围[4]。作为了解候选资格和手术风险的一部分，LVAD 患者还需接受纽约心脏协会（NYHA）心功能分级、肺动脉指数（PAPI）和机械循环支持机构间注册（INTERMACS）分类的评估。此外，永久替代治疗（DT）患者应符合医疗保险和医疗救助服务中心纳入终身治疗的标准[4]。

提倡 LVAD 患者手术前通过增强正性肌力药物支持、强化利尿和（或）增加临时机械循环支持来优化患者的血流动力学和容量管理，尤其适用于那些使用最大剂量药物仍疗效不佳的患者[4]。术前应纠正患者终末期器官功能障碍和容量负荷，并且改善不稳定的血流动力学状态。部分患者可考虑在术前使用肺动脉导管（PAC）监测和进行短期的机械循环支持。

LVAD 患者及其护理人员在术前应充分知悉 LVAD 治疗的预期、获益、生活方式改变和常见不良事件。他们通过书面和视听工具、LVAD 决策辅助工具、LVAD 老患者访谈及 LVAD 装置操作培训接受多种模式的 LVAD 相关教育。鼓励患者、护理人员、心力衰竭专科、心脏外科和 MCS 团队成员间反复沟通，建立信任关系，提供一致的信息，对围术期和术后的风险与目标进行沟通促成共同决策[5-8]。

患者和护理人员需要充分理解 LVAD 治疗的意义[8]。LVAD 决策辅助工具可提升 LVAD 中心的现行教育，以公正、易于理解的方式提供信息，帮助患者和（或）护理人员在面对延

长寿命的为数不多选择方案时做出明智的而非情绪化的决定[5-8]。由于缺乏可理解的类似方案，患者对 LVAD 将如何限制和影响其生活充满兴趣，并寻求对管理设备的实际理解[5]。LVAD 决策辅助工具一个重要内容就是分享患者和护理人员在 LVAD 上的生活经验。

DECIDE-LVAD 临床试验表明，LVAD 决策辅助工具在提高患者知识方面是有效的[7]。Kostick 等记录了使用 LVAD 知识量表来评估患者和护理人员对 LVAD 治疗的理解[6]。患者和护理人员完成 LVAD 问卷，让临床医生评估他们的理解程度，了解他们的知识差距，提供进一步说明来促进共同决策，产生符合患者及其护理人员利益的明智决定[6, 8]。

三、术后常规护理

植入 LVAD 后，患者立即在重症监护室（ICU）接受术后护理，由具备 LVAD 能力的多学科团队管理，包括重症监护医师、麻醉师、心脏外科医师、MCS 协调员、营养师、物理治疗师、社工、病例记录员以及注册护士[4]。

LVAD 植入与已知的一系列术后不良事件相关[9]，包括右心室（RV）功能不全、血管麻痹、手术和非手术出血、LVAD 血流异常、心律失常、卒中（CVA）及波动的容量状态。术后早期管理的重点是通过减少出血、抗心律失常、常规右心支持、调整 LVAD 转速、优化血压（BP）、在超声及 PAC 指导下维持充分的终末器官灌注，从而维持患者血流动力学的稳定[10]。

（一）血流动力学监测与稳定

LVAD 患者从手术室转入 ICU，会有低温、插管和镇静过程，需要正性肌力药、血管升压

药或血管扩张药等支持。术后 LVAD 患者将连接多种有创监测导管，包括 PAC、动脉监测导管，可能还有左心房压力（LAP）监测导管[4, 11]。术后早期持续血流动力学监测常态化，并使用滴定法调整正性肌力药、血管升压药、血管扩张药、依前列烯醇的用量和 LVAD 速度来实现血流动力学目标（表 42-1）。大多数 LVAD 患者不需要常规使用 LAP 指导的血流动力学监测。然而，通过 LAP 监测直接测量前负荷，可以及时识别和处理肺充血，促进部分 LVAD 患者的术后恢复和血流动力学稳定。大多数常规 LVAD 患者术后 48～72h 内能拔除有创导管[4]。

（二）术前和围术期感染风险评估与抗生素的预防使用

感染预防策略从术前开始，重点关注患者的选择、鼻腔耐甲氧西林金黄色葡萄球菌（MRSA）筛查、围术期外科技术选择及抗生素预防使用[14, 15]。术前评估 LVAD 患者的感染风险，如未得到控制的糖尿病、营养不良和不良的口腔卫生。如果存在鼻腔内 MRSA，LVAD 患者术前应使用 5 天的 2% 莫匹罗星软膏涂鼻治疗[14-16]。围术期抗生素的选择不同中心各具特色，并遵循标准的循证医学推荐来覆盖革兰阴性和革兰阳性菌[4, 16]。从手术切皮开始，第一剂抗生素给药时间不少于 1h，抗生素总疗程不超过 48h[4]。

（三）早期右心室衰竭（RVF）

在寻求 LVAD 治疗的终末期心力衰竭患者中通常存在不同严重程度的右心功能不全。术后右心功能不全由血管内容量增多、右心静脉回流增多、心肌收缩力不足和（或）肺动脉高压引起。INTERMACS 将 RVF 定义为持续右心室功能不全的体征和症状，表现为直接测量的中心静脉压（CVP）＞ 16mmHg 或颈静脉扩张（JVD）范围至少在颈部长度的一半以上，并伴有周围水肿≥ ++、腹水 / 可触及的肝大 / 胆红素＞ 2.0 或伴有肌酐＞ 2.0 的肾功能不全等间接表现[17]。

术前 RV 风险分级、围术期 RV 和三尖瓣（TV）评估是降低术后早期 RVF 风险的关键步骤，可通过术前正性肌力药物或机械 RV 辅助，以及围术期考虑手术纠正三尖瓣反流、肺血管扩张药的应用和添加临时 RV 机械辅助来考量[4]。针对术后早期 PAC 显示的前负荷增加、后负荷增加和收缩力降低开展血流动力学干预，通过正性肌力药、利尿药、肺血管扩张药滴定、甚至添加超滤或临时机械 RV 辅助支持来减少 RV 做功负荷[4, 18]。LVAD 植入时需要右室辅助装置（RVAD）是 LVAD 预后不佳的预测因素[19]。

表 42-1 血流动力学参数[4, 12, 13]

参 数	目 标	正常范围
心指数（CI）	＞ 2.2L/（min·m²）	2.5～-5.0L/（min·m²）
平均动脉压（MAP）	65～90mmHg	65～80mmHg
中心静脉压（CVP）	4～14mmHg	4～12mmHg
左心房压力（LAP）	6～12mmHg	6～12mmHg
肺毛细血管楔压（PCWP）	＜ 18mmHg	6～12mmHg

（四）术后出血：手术和非手术出血

约 30% 的 LVAD 患者因术后出血需要再次手术，而 50%～85% 的患者需要术后输血[9, 20]。早期出血是术后高风险的主要原因，分为手术出血和非手术出血两大类。手术出血由外科损伤（切口、缝合口、插管部位、血管）造成，而非手术出血由凝血级联机制紊乱造成[21]。65% 的 MCS 患者的初次出血是由手术引起的，部位包括纵隔（45%）、胸腔（12%）和胸壁（8%），只有在出血部位进行外科干预才能止血[21, 22]。

术后非手术出血的起因是多因素导致的，每种因素单独或共同发挥作用，都会在凝血级联机制中产生凝血缺陷。术中保护性低体温、手术残余肝素和弥漫性凝血障碍会增加术后出血风险，通过术后复温、使用鱼精蛋白、监测与纠正异常的检验结果（凝血酶原时间、部分凝血活酶时间、血小板计数和纤维蛋白原）可以逆转这些出血风险。LVAD 获得性凝血病始于血泵的运转活动，导致凝血因子减少、血小板功能障碍和血管性血友病因子活性受损[23]。LVAD 获得性凝血病可能会增加术后早期出血的风险；然而，在 LVAD 结束前，这类凝血病难以实现逆转[23]。

四、常规 LVAD 管理

（一）LVAD 流速 / 每分转数（RPM）的选择

选择 LVAD 流速，推动血液以恒定的连续方式流动，从左心室（LV）引出，通过泵体进入体循环。RPM 是 cfLVAD 装置上唯一可调整的参数，与通过泵体的循环血量成正比。选择 RPM 参数，获得通过泵体的足够流量，同时平衡好最大的 LV 卸载和最小的右心静脉回流负荷[10]。最佳流速的选择应考虑 LV 减压时每次左心室舒张末期内径（LVEDD）、室间隔中线位置、最少的二尖瓣反流（MR）和主动脉瓣关闭不全（AI），以及最小的右心静脉回流负荷，同时兼顾心输出量（CO）、肺毛细血管楔压（PCWP）和 CVP 等血流动力学参数[4, 24]。在最佳 LVAD 流速的设定下，临床医生将观察到 CVP、PCWP、LVEDD、MR、AI 和 NYHA 分级下降，同时 CO、主动脉瓣（AV）开放、终末器官灌注、全身搏动和逆向重构增强[4, 25-27]。RPM 的选择是个体化的，并且可以需根据以下几方面的考虑进行调整：最新的超声心动图和 PAC 结果、术后即刻到 LVAD 维持期间的血流动力学演变、心脏本身收缩力的改变或增强、左心衰竭和（或）右心衰竭症状的持续情况及期望的血流搏动。LVAD 并不是"油门踏板"，这一点怎么强调也不为过，并且血流动力学紊乱不可能仅通过调整 LVAD 流速来解决。现有 LVAD 装置特定速度范围如表42-2 所示。

表 42-2　现有的 LVAD 装置速率

LVAD 装置	经典速率范围（RPM）
HeartWare（HVAD）	2400～3200
HeartMate II（HM II）	8600～9800
HeartMate III（HM III）	4800～6000

LVAD. 左心室辅助装置；RPM. 每分钟转数

（二）LVAD 参数的基本说明与管理

除了异常情况下的故障排除技术和管理推荐，表 42-3 和表 42-4 提供了常用 LVAD 参数

表 42-3　LVAD 参数 [11, 28-30]

HeartMate 参数			
搏动指数（PI）	泵速（RPM）	功率	流量
• PI 与 LVAD 的辅助程度有关 • PI 越低，LVAD 辅助越多 • PI 越高，LVAD 辅助越少 • 心动周期中通过 LVAD 的血流差异会随着心脏收缩而改变。超过 15s 一个周期进行测量 • 当 PI 较低时，考虑心脏自身收缩力下降、血压低或血容量不足；而 PI 较高时则相反	• 唯一可调整的参数 • 决定泵流量 • 发生 PI 和抽吸时，RPM 变化有限 • 当转速降至设定的低速以下时，会产生低速警报	• 每个设定 RPM 下，LVAD 运行泵所消耗的电量	• 估算的数值 • 与 RPM 成正比 • 与流入和流出管道内的压力成反比 • 转速低、后负荷增加或前负荷减少会引起低流量警报 • HM Ⅲ 流量的准确性取决于当前红细胞压积，作为一种评估血液黏度的指标

HeartWare 参数			
血流搏动	泵速（RPM）	瓦特	流量
• cfLVAD 中独一无二的特征 • HVAD 估计流量波形的峰谷差 • 受左心室收缩力、右心室功能和后负荷的影响 • 低压槽应 > 2L/min • 搏动应 > 2L/min	• 唯一可修改的参数 • 决定泵流量	• 每个设定 RPM 下，LVAD 运行泵所消耗的电量	• 估算的数值 • 由转速、电流和血液黏度决定 • 前负荷和后负荷影响流量 • 流量的准确性取决于流入患者体内的当前红细胞压积

RPM. 每分钟转数；LVAD. 左心室辅助装置；HM Ⅲ . 心室辅助装置 HeartMate Ⅲ；cfLVAD. 连续流型 LVAD；HVAD. 心室辅助装置 HeartWare

的基本说明。LVAD 参数评估不能代替体格检查和实验室检查或超声心动图 / 右心导管监测提供的有价值信息。然而，与体格检查和诊断性评估联合使用时，LVAD 参数的准确解读将有助于加深对 LVAD 的理解并指导合适的治疗选择。

（三）抗凝与抗血小板

各中心针对 LVAD 患者积极抗凝和抗血小板策略的量身定制管理各具自特色，同时需考虑 LVAD 装置之间不同的血栓栓塞风险及装置特定推荐的国际标准化比值（INR）水平和阿司匹林剂量 [4, 27]。积极术后抗凝策略包括术后止血成功（术后第 1 或第 2 天），应尽早开始使用普通肝素和香豆素 [4]。尽管出血风险较高，普通肝素仍是 LVAD 术后最有效的抗凝药 [31]，应根据各中心的不同情况滴定使用普通肝素，使部分凝血活酶时间（PTT）达到 40～80s [4, 10]。根据装置特定的 INR 目标，滴定使用香豆素，使 INR 在 2.0～3.0 [4, 31]。表 42-5 总结了克利夫兰医学中心 LVAD 装置抗凝方法。阿司匹林在术后第 1 天或第 2 天根据不同装置的阿司匹林剂量开始使用。通过阿司匹林 / 氯吡格雷的花生烯酸连续监测中确认血小板抑制情况来滴定使用阿司匹林 [4]。当血小板对阿司匹林反应不足时，在考虑患者个体的凝血和出血情况后，建议使用其他抗血小板药物，包括氯吡格雷和双嘧达莫 [4]。

五、常见 LVAD 不良事件的处理

尽管有力证据表明 LVAD 可延长生存期，改善心力衰竭症状、功能状态、抑郁和生活质量 [1-3]，但是临床医生仍不断发现与 LVAD 治

表 42-4　LVAD 异常参数的说明与管理 [28-30]

异常参数	病　因	干预措施
高功率 / 高瓦特值	• 高血压 • 血栓栓塞 • AI • 驱动缆线断裂	• 调整 BP 至目标值 • 血栓 / 溶血评估 • AI 的内 / 外科处理 • 评估波形
低 / 零功率	• 流入泵的流量受阻 • 考虑血栓或流入插管位置 • 驱动缆线或电池意外断开 • 驱动缆线故障 • 外周设备故障 • 静电放电	• 立即行影像学检查与血栓评估 • 可能需要正性肌力药物支持 • 如果与插管位置有关，考虑短暂容量复苏使左心室充盈 • 可能需要置换 LVAD • 可能需要置换控制器 • 可能需要置换外周设备
高流量	• 如果功率也没有增加，可能是出错 • 血管扩张 • 血栓	• 调整 BP 至目标值 • 考虑评估脓毒血症 • 检查波形
低流量	• 高血压 • 低血压 • 低血容量 • LVAD 的 RPM 设置过高或过低 • 心脏自身功能恢复 • 心律失常 • 血栓 • 驱动缆线断裂	• 调整 BP 至目标值 • 纠正低血容量的原因 • 影像学指导 RPM 选择 • 如果患者血流动力学稳定，考虑降低低速报警限值 • 抗心律失常治疗 • 部分患者可考虑撤除 LVAD • 回顾病史并检查波形
低速	• 低速设置不当 • 驱动缆线 / 装置故障 • 静电放电 • 抽吸事件	• 立即回顾 LVAD 病史并检查波形 • 调整低速设置 • 如果确认故障，置换驱动缆线 / 控制器 /LVAD • 调整容量 / 速率
抽吸事件	• RPM 选择和 LV 容量之间的不平衡	• 影像学指导降低 RPM • 通过容量复苏调整左心室容量 • 调整前负荷 • 检查装置使用历史 • 发送波形
高搏动指数	• 考虑心脏自身收缩力增加的影响 • BP 更高 • 前负荷增加 • 心律失常	• 如临床稳定且无明确原因，则无须干预 • 如有必要，调整 BP • 如有必要，调整抗心律失常药物 • PI 值≥ 10 时应联系设备公司
低搏动指数	• 考虑心脏自身收缩力下降的影响 • BP 更低 • 低血容量 • 心律失常	• 如临床稳定且无明确原因，则无须干预 • 如有必要，调整抗心律失常药物 • 调整容量 • 调整 RPM

AI. 主动脉瓣关闭不全；LVAD. 左心室辅助装置；RPM. 每分钟转数；LV. 左心室；BP. 血压；PI. 搏动指数

疗相关的常见严重不良事件（AE），这增加了再入院率和死亡率[2, 12, 32-34]。基于多种因素及患者特殊的并发症发生风险，LVAD 人群中 AE 发生率有所增加[2, 32, 35]。在治疗 6 个月内，多达 60% 的 LVAD 患者出现 AE，治疗 12 个月内则多达 80% 的 LVAD 患者出现 AE[33]。AE 的严重性、长期性和高发生率可能影响 LVAD 患者的生活满意度和生存率。及时辨别和治疗常见 LVAD 的 AE 对于 LVAD 患者成功的长期管理非常重要。

表 42-5　克利夫兰医学中心现行的 LVAD 抗凝方案

抗凝药	HeartMate	HeartWare
阿司匹林剂量	81mg[a]	325mg
肝素，术后第 1 天	500U/h（无滴定）[b]	500U/h（无滴定）[b]
肝素，术后第 2 天	滴定至目标 PTT 49～67s	滴定至目标 PTT 49～67s
香豆素（目标 INR）	2.0～3.0	2.0～3.0

PTT. 部分凝血活酶时间；INR. 国际标准化比值

a. 根据患者反应调整的阿司匹林剂量[4]

b. 如果疑有肝素诱导的血小板减少症，使用比伐卢定代替肝素[4]

（一）出血与血栓形成并发症

循环血液与 LVAD 人工材料表面的持续接触使脆弱的血液成分和内皮细胞暴露在高剪切力作用下[36, 37]。持续的高剪切力会引起多种细胞反应，包括纤溶和凝血途径、内皮细胞和血小板的激活，血管性血友病因子（vWF）的减少，以及血管生成的增加[32, 36-38]。LVAD 介导的细胞反应增加消化道出血（GIB）、血栓和溶血的发生率[37]。高血压、体重指数（BMI）、搏动性变化、抗凝和抗血小板药物剂量等多种因素也可能导致 LVAD 相关凝血事件的发生[36-40]。然而，大部分 LVAD 患者没有出现出血和血栓不良事件，使我们对 LVAD 在这些不良事件中的作用认识更加有限。

（二）消化道出血（GIB）

GIB 发生在 18%～40% 的 LVAD 患者，导致 33% 的 LVAD 患者再次入院，是 LVAD 治疗相关的最常见并发症[2, 36, 38]。患者通常表现为有症状的贫血和隐血，药物治疗和干预手段包括通过输血进行血流动力学复苏、逆转和（或）滴定抗凝和抗血小板治疗、调整 LVAD 转速优化搏动效果、早期内镜检查定位出血部位[33, 37, 41, 42]，以及可能的药物（可选择的药物

如奥曲肽、沙利度胺、去氨加压素和 omega-3 添加剂）治疗抑制血管新生[43-45]。不过，药物治疗在预防 LVAD 合并 GIB 中尚处于无定论且研究不充分的阶段。

针对临床症状显著的 GIB，其治疗策略取决于患者的临床表现。当进行对贫血的矫正和内镜检查时，应暂停抗凝和抗血小板治疗，同时纠正已升高的 INR[4]。在抗凝和抗血小板治疗过程中，应更积极地分析 LVAD 参数和溶血检验结果，以发现潜在溶血的早期迹象[4]。GIB 处理应包括咨询胃肠科医生，初次诊断方法包括结肠镜和（或）上消化道内镜检查，如果初次诊断为阴性，则再进行小肠检查[4]。对于 GIB 复发患者应考虑反复进行内镜检查，评估抗血小板药物的使用及其强度，再评估抗凝药的使用及其强度[4]。令人欣慰的是，对于终止 LVAD 治疗的患者，与 LVAD 相关 GIB 将不再出现[36, 38]。

（三）溶血

溶血是 LVAD 植入术后常见的不良事件，且通常预示 LVAD 血栓形成[39, 46, 47]。INTERMACS 使用以下生物标志物的限定值定义轻度和重度溶血，即血清血红蛋白＞20 或乳酸脱氢酶（LDH）＞正常上限的 2.5 倍。重度溶血会出现

血红蛋白尿、贫血、胆红素高于基础值的 2 倍，以及泵功能不全 / 泵参数异常等额外的临床体征 [17, 46]。当常规检查的乳酸脱氢酶和血清血红蛋白等生物标志物升高时，处理方案应包括减缓溶血进展和减少加重溶血的药物，以及检查装置以判断其对溶血的影响程度 [48, 49]。LVAD 溶血的医疗操作处理包括住院治疗、静脉注射肝素 / 比伐卢定强化抗凝（有时可忽略 INR）、加强抗血小板策略、静脉输液以减轻血红素引起的急性肾损伤（AKI）、改善 AV 开放以确保 AV 有足够的流量，同时避免低泵速、处理高血压（平均动脉压＞ 90）、改善右心室功能、评估感染因素，以及考虑置换泵 / 使用体外泵 / 升级到移植紧急状态 [38, 41, 48-51]。评估溶血时泵功能紊乱程度的方法包括装置波形分析、超声心动图及计算机断层扫描（CT）造影（应谨慎考虑血红蛋白尿时患者的肾功能），以评估泵回路中可见区域内的血栓沉积，以及确定泵和人工血管的位置 [52-54]。出现溶血的 LVAD 患者中有 20% 最终在发病后 6 个月内需要置换装置 [46]；然而，溶血会增加卒中、外周血栓栓塞、突发泵故障 / 停泵、急性肾损伤和死亡的风险，导致一些临床医生考虑早期置换装置，作为观察等待期间的推荐治疗选择。

（四）泵血栓形成

泵血栓形成与高患病率和死亡相关，是 LVAD 治疗中令人担忧的不良事件 [38, 56, 58]。如前文所述，溶血与泵血栓形成存在相关性。LVAD 血栓形成可隐性表现为 LDH 的单独升高，或者明显表现为心源性休克和停泵。早期警惕血栓形成对发现和处理溶血生物标志物的升高很重要（在前文"溶血"中已提及）[50]。泵血栓形成的治疗应从及时辨别（溶血 + 心

力衰竭 + 泵参数异常）、加强抗凝和及时外科干预决策（置换、体外植入、紧急移植）开始 [12, 54, 56, 57]。与单用药物治疗相比，外科干预泵血栓可提高血栓溶解的成功率，降低死亡率并减少复发 [55]。因此，一些临床医生提倡早期手术干预与装置置换 / 体外植入 / 紧急移植 [50, 55-57]。不幸的是，严重风险如肾衰竭和卒中也可能与置换装置有关，在一项置换装置后的分析中观察到 34% 的血栓再形成风险 [56]。令人振奋的是，一项多中心前瞻性研究发现，使用结构化外科植入术并结合严格抗凝管理和泵速选择，可以降低 HeartMate Ⅱ（HM Ⅱ）的血栓发生率 [48]。考虑到外科置换装置的伴随风险和血栓复发的额外风险，研究 LVAD 血栓形成的预防和处理，以及标准化的外科植入操作将从进一步探索中获益。

（五）卒中（缺血性卒中和出血性卒中）

卒中（CVA）是致命的 LVAD 相关不良事件，并且伴有高死亡率 [2, 59-61]。出血性 CVA 的 30 天死亡率为 55%～71%，而缺血性 CVA 则为 20%～31% [60, 61]。2017 年，INTERMACS 卒中预后研究显示，LVAD 患者的卒中发病率几乎达到 11% [61]，Frontera 等发现，在植入装置时和 LVAD 治疗 9～12 个月时 CVA 的发病率更高 [59]。LVAD 患者发生缺血性和出血性 CVA 的预测因素包括女性、吸烟、房颤、溶血 / 血栓形成、HeartWare（HVAD）心脏泵的选择、肝素诱导血小板减少症（HIT）、主动脉内球囊泵的使用、缺血性病因、MAP ＞ 90mmHg、INR ＜ 2.0 或＞ 3.0、阿司匹林每日剂量＜ 81mg，以及感染 [51, 57, 59, 61-65]。预防 CVA 应侧重于减少以下可调整的危险因素：缺乏运动、血脂异常、饮食风险（摄入钠过多、

低钾、水果和蔬菜摄入不足）、大量饮酒、滥用药物、腹部肥胖/BMI > 30、睡眠呼吸紊乱、控制不佳的糖尿病、血流动力学显著改变的颈动脉狭窄（狭窄 > 60%）[66]。

神经功能缺陷的紧急处理包括及时的脑部成像检查和神经科医生的咨询。应立即评估 LVAD 功能和趋势，并对溶血和血栓形成进行检查[4]。对于出血性 CVA，需完全纠正抗凝措施并咨询神经外科[4]。需快速决定纠正抗凝，包括静脉注射维生素 K 和（或）凝血酶原复合物浓缩物（PCC），同时要考虑到能证明 PCC 在出血性 AE 治疗中的有效性和安全性的资料有限[67]。发生 CVA 后，患者应接受物理康复、职业和语言康复治疗；抗凝和抗血小板治疗的时机和强度应与神经科 / 神经外科协商后再确定。

（六）急性与慢性 LVAD 感染［血源性感染（BSI）、驱动缆线感染（DLI）］

感染是存活 6 个月的 LVAD 患者第二高发的死因，也是 LVAD 治疗最初三个月中第二高发的不良事件[2, 58]。随着 LVAD 治疗时间的延长，感染风险增加，多达 60% 的患者曾发生过感染[68, 69]。DLI 是最常见的 LVAD 相关感染，大约 19% 的患者在植入的最初 12 个月内发生 DLI[70, 71]。一旦人工 LVAD 部件被感染，就会形成细菌生物膜基质并黏附在 LVAD 部件上。该生物膜可保护细菌免于人体免疫系统和抗生素的渗透，使急性感染固化为慢性病程[72]。

LVAD 的感染风险包括 LVAD 治疗的持续时间、涤纶丝绒的暴露、装置的选择、淋浴、LVAD 外科置换、低龄、驱动缆线（DL）损伤、未使用驱动缆线固定装置、忽视对 DL 皮

肤出口部位的伤口护理、肥胖、营养状况和糖尿病[4, 63, 65, 73–81]。LVAD 相关感染表现为新出现的疼痛（DL 皮肤出口部位、DL 皮下隧道或 LVAD 主机上）、红斑、白细胞增多、驱动缆线皮肤伤口处引流物、发热、僵硬、出汗、疲劳、高 INR、低血压、多器官功能障碍、脓毒症栓塞 / 梗死和休克。多达 60% 的 LVAD 感染中发现葡萄球菌（表皮葡萄球菌和金黄色葡萄球菌），使其成为与 LVAD 治疗相关的最主要菌种[71, 81]。其他常见细菌包括棒状杆菌、假单胞菌、肠杆菌和一些多重耐药菌种[73, 81]。

针对 LVAD 相关感染缺乏标准指南，目前的治疗方案主要来自专家建议，鼓励尽早向感染病学专家咨询诊断和抗生素靶向治疗。诊断 LVAD 感染的评估从收集 DL 培养物开始，还应包括所有基于患者临床表现的下列检查结果：从适当部位（如引流部位和血液）连续采集培养物、全血常规、CT、超声心动图［排除 LVAD 或植入型心律转复除颤器（ICD）相关心内膜炎］[4]。此外，正电子发射断层扫描（PET）正发展为一种有价值的诊断工具，用于确定 LVAD 相关感染的深度或程度[82, 83]。早期 DLI 的初步治疗包括经验性口服抗生素，同时等待培养结果[71]。然而，感染有全身症状或考虑潜在脓肿，则需要住院治疗，广谱静脉用抗生素，评估并在适当情况下切开引流（I&D）。完全根除 LVAD 相关感染只有通过移除所有 LVAD 部件才能实现[79, 84]，符合心脏移植条件的患者最好在此时完成移植。在尚未完全移除装置的情况下，切开引流术能暂时控制 DL 皮肤出口部位或 DL 潜行管道的局部感染，并且通常联合负压创面治疗（VAC）或皮瓣覆盖治疗[85]。

（七）装置故障

LVAD 的正常使用取决于泵组件的耐用性和对外部装置的护理。外部 LVAD 部件始终受患者和环境的影响。由于治疗过程中 LVAD 部件的磨损，外部装置的使用时间、暴露时间和频繁操作会导致可预见的装置故障。

控制器故障是最常见的 LVAD 装置故障[86]。控制器故障十分令人忧虑，需要仔细置换控制器，且最好在 LVAD 植入中心进行，以避免落后或错误的操作技术。不幸的是，由于紧急临床情况和（或）到医院的距离，可能需要在家中、当地医生办公室或当地急诊室进行控制器置换。出于患者安全的考虑，强烈建议患者不要独自进行控制器置换。

DL 故障是 LVAD 最常见的置换理由[87]。一项对经历 DL 故障的患者的回顾分析发现 87% 患者的 DL 皮肤外部分有明确损坏[88]。此外，最近一项单中心前瞻性分析发现，HM Ⅱ 装置在 3 年内出现驱动缆线故障比 HVAD 装置多（21% vs. 0%）[86]。DL 故障是一种临床急症，因为其表现和加重方式是无法预测的。损坏的 DL 可表现为间歇性或持续的停泵、异常 LVAD 参数、泵振动 / 转速异常和设备报警，也可能表现为更不明显的装置警报（哔哔声）和控制器记录中非特异性数据点。DL 富余的导线系统允许单根导线损坏的情况下泵能够不依赖接地电源继续工作。然而，DL 导线完全断裂将导致间歇性或持续性停机，具体取决于是否可以通过操作 DL 外部部件连接电源。

根据临床表现、装置类型［终末替代治疗（DT）与移植前过渡（BTT）治疗］和患者意愿，对传动系统故障进行处理。对 DL 故障进行评估时，首先对外部 DL 进行全方位观察、动手检查和 X 线检查，特别要注意对明显损坏的区域和波形进行分析（HM Ⅱ 使用不接地电源）。根据设备工程专业人员的建议，对 DL 外部件（定向修复或盲修复）进行拼接维修，如果患者正在住院，则由设备技术人员进行维修。严重泵故障、拼接修复失败或放射学证实的 DL 内部折断等临床情况则需要紧急置换装置。符合条件的 BTT 患者可通过紧急移植避免置换装置。对于部分 DT 患者，早期置换装置可能是一个合理的选择，因为从拼接修复到 DL 完全失效的平均时长约为 10 个月[89]。现在，使用 HeartMate Ⅲ（HM Ⅲ）模块化 DL 可以为 HM Ⅲ 患者提供一种非手术 / 非拼接的 DL 外部维修方法。

LVAD 治疗过程中，外部 LVAD 装置（控制器、夹子、电池、电池充电器、电线）出现故障时需要置换。传统的装置修复措施包括将胶带粘贴于个别损坏的 DL 硅胶上，每年进行装置维护和外部装置置换。定期的软件和装置升级也需要额外进行装置维护或置换。

（八）主动脉瓣关闭不全（AI）

主动脉瓣闭锁不全是一种 AE，据报道，在 LVAD 治疗 2 年后 30% 的患者会有中度 AI，并可能随着 LVAD 治疗时间的延长而加重[90-92]。LVAD 治疗使 LV 持续减压可使 LV 压力降低至主动脉压以下，并可能导致进行性 AV 退变和边缘融合[10, 90]。随着 AI 加重，越来越多的血流会从植入流出道逆流通过功能不全的主动脉瓣然后回到左心室（LV）/LVAD 回路。这会导致从左心室流出无效血流，通过泵体 / 植入流出道流回左心室，这部分血流并不参与全身血液流动，导致 CO 减少、器官灌注减少和心力衰竭症状[90, 93-95]。据报道，AI 加重的风险因素包括装置植入时年龄过大、既往 AI、并发 MR、使用连续流型装置、女性、低 BMI、主动脉根部扩张、AV 开放不全和特定的 DT[93-98]。为了减少 AI 加重的风险，建议在连续超声心动图和 PAC 指导下进行泵速优化，以确保 CO 足够、室间隔位置居中、LV 减压和至少间歇性的 AV 开放[93]。

AI 的治疗取决于其严重程度。治疗的重点在于使用血管紧张素转化酶（ACE）抑制药或血管扩张药来降低后负荷以维持 MAP < 80mmHg，以及使用利尿药维持血容量正常、增强连续泵速来降低跨瓣压力[4, 10, 93]。即使 LVAD 流量增加，全身灌注的减少也表明逆行血流导致 AI 加重且可能需要进一步干预[94]。

AI 治疗的手术方案应因人而异，可包括 AV 成形术、AV 生物瓣置换术或 AV 对缝缝合术。部分手术风险太高的 LVAD 患者可以进行微创治疗，包括经皮经导管左心室流出道移植物封堵术或经导管 AV 置换术（TAVR）。这些治疗可减轻心力衰竭的症状；然而，对于 AI 外科治疗尚无明确的建议，有待进一步研究[10, 93, 94]。

（九）晚期右心室衰竭（RVF）

通常认为左心室衰竭是右心室衰竭的主要原因；然而，仍有 15%～40% 的 LVAD 患者在左心室负荷减轻后仍进展为右心室衰竭[18, 99]。当前负荷、后负荷和收缩力改善不理想时，晚期 RVF 就会持续存在[9]。尽管迄今尚无针对晚期 RV 的辅助手段，但有研究认为，晚期 RVF 与术前重度肺动脉高压和 RV 前负荷增加有关[100]。多模式的晚期右心支持方法可确保个体化调整肺阻力、合适的容量管理、控制 LV 后负荷、合理使用正性肌力药和优化 LVAD

RPM，从而降低晚期 RVF 患者的 LVAD 使用率[4, 9, 99, 100]。对于使用最大量药物治疗右心室衰竭仍无法逆转的患者，应考虑接受右心机械辅助，且符合移植指征的患者可进行紧急移植[4, 99]。

（十）房性心律失常、室性心律失常及植入型心律转复除颤器（ICD）的使用

房性心律失常和室性心律失常在终末期心力衰竭中很常见，但由于在发作心律失常时持续有体循环，LVAD 患者通常能较好地耐受。然而，目前对 LVAD 患者心律失常风险仍没有充分了解，缺乏对医疗和程序策略（包括 ICD 程序设计）最佳实践的共识[101]。

LVAD 患者的房性心律失常（AA）患病率接近 50%，通常症状轻微[102]。然而，由于心房功能丧失和快速心室反应，持续或快速的 AA 可能影响血流动力学和导致 RV 功能不全[24, 102]。目前 LVAD 患者的 AA 治疗主要是通过使用 β 受体拮抗药（BB）、地高辛、抗心律失常药物（如胺碘酮和多非利特）和体外复律来抑制心律和（或）控制心率[10, 24, 102]。导管消融术有可能治疗血流动力学受影响的顽固性 AA；然而，最终可能要安装术后永久起搏器[102]。关于发生 AA 的 LVAD 患者的血栓栓塞风险的研究存在差异[102]。不过，绝大多数 LVAD 患者都在抗凝和抗血小板治疗，这可以降低 AA 相关的血栓栓塞风险。

室性心律失常（VA）在 LVAD 患者中很常见，据报道患病率有 22%～59%[11, 101-103]。VA 在术后早期更常见[10, 11, 101-103]，而术前就有 VA 的话会导致更高的 LVAD-VA 风险[11, 101-104]。LVAD 患者发生 VA 的机制是多因素的，可能包括缺血后 VT 基质、LVAD 抽吸事件（高泵

速 / 低血容量 / 自身 LV 功能恢复）、流入套管位置不当、套管邻近瘢痕、RV 功能不全、电解质失衡和缺血性心肌病[11, 24, 101, 102, 104]。与 AA 相似，伴有 VA 的 cfLVAD 患者可能不会立即出现症状性血流障碍；但是，它们可能会反复触发 ICD 除颤或最终出现 RV 衰竭[10, 11, 101]。研究发现伴有 VA 的 LVAD 患者死亡率有所增加[101-104]。评估和治疗伴有 VA 的 LVAD 患者的潜在发病机制包括心电图（EKG）、ICD 评估、电解质替代、及时容量复苏（先排除抽吸事件）、抗心律失常、BB 治疗（用于有指征的患者）、超声心动图、降低 RPM、右心导管（RHC），并请电生理专家会诊[10, 102, 104]。回顾 LVAD 病史可证实是否存在抽吸事件，而超声心动图可通过流入套管的放置和 LVEDD 来评估发生抽吸事件的风险，可指导降低泵速。RHC 适用于可能发生失代偿性心力衰竭的患者。抗心律失常药物（胺碘酮、美西律、索他洛尔和利多卡因）、BB 的滴定使用和加量取决于心律失常类型和患者临床表现[10, 11, 24, 101, 102]。导管消融术可用于有指征的合并顽固性 VA 的 LVAD 患者[24, 102-105]，对于符合 VT 排除标准的可移植患者，可以进行紧急移植升级。

ICD 与 LVAD 存活率的关系尚不明确，在 cfLVAD 时代治疗策略正在演变。绝大多数 LVAD 患者在 LVAD 植入前接受 ICD 治疗[101, 102]，且延续到 LVAD 术后。目前针对 LVAD 患者的 ICD 治疗建议尚不考虑 VA 影响、症状影响、心力衰竭补偿或保留的体循环。目前正在研究在特定的 LVAD 患者中使用超保守的心动过速疗法[101]。目前，对未患有 VA 的 cfLVAD 患者，进行新的 ICD 植入、发生器置换和激进的心动过速治疗仍极具争议，且因供应商而异[10, 101, 103]。

六、LVAD 患者注意事项

（一）搏动和血压评估

准确测量 cfLVAD 的搏动指数和 BP 对调整装置后负荷灵敏度和减少 CVA、血栓形成、GIB、AI 和持续性心力衰竭症状等 AE 至关重要[106-108]。最准确的测量 BP 的方法取决于患者的全身搏动程度。综合前负荷、后负荷、LVAD 速度和 LV 收缩力的共同作用，AV 开放和搏动可能是连续的、间歇的，甚至不存在。AV 开放和搏动程度将决定能提供最准确的读数的 BP 测量方法。对于搏动较好的患者，传统的 BP 测量方法（无创袖带、自动 BP 测量）更加准确且易于使用。但是，对于搏动减弱的患者，多普勒超声可更准确测量 BP。多普勒超声测量 BP 是 cfLVAD BP 管理的临床实践标准，其准确率为 94%～100%[27, 106, 109-111]。根据全身搏动程度，开放性多普勒压力与 MAP 或收缩压相关。cfLVAD 的 MAP 血压目标是＜ 80mmHg[4]。MAP ＞ 80mmHg 的治疗包括使用 ACE 抑制药、血管紧张素受体抑制药（ARB）、BB、肼屈嗪和硝酸盐[4]。

（二）出院准备：LVAD 教育

LVAD 患者的出院教育应从术前评估开始，患者和护理人员应首先了解 LVAD 治疗的优点、局限性、生活方式变化、相关的并发症、药物和随访要求。术前讨论时，除患者外，应至少确定一名护理人员同意在出院前完成 VAD 教育。该护理人员还需同意在整个 LVAD 住院和康复过程中为患者提供家庭支持，包括 24h 居家护理、护送患者到门诊实验室，以及预约 LVAD[4, 26]。出院前向患者和护理人员提供的充足和重要的信息和教育。新的 LVAD 患者和护理人员所经历的心理社会变化和焦虑可能会影响出院教育，可能需要 MCS 社工提供额外咨询和支持以确保信息传达。通过演示和不断重复书面、视觉和动手操作，完成个体化、针对特定装置的教育，方能达到出院教育目标[26, 27, 112]。

（三）出院准备：社区准备

社区必须根据各中心的情况做好接收 LVAD 患者的准备。在植入前后，由 MCS 人员进行家庭安全评估，以了解患者的生活状况、确认有接地插座、工作手机和（或）固定电话，并识别潜在危害，如开关控制的交流插座、延长电线和发电机[4]。此外，MCS 人员应确认当地社区机构在患者出院前做好 VAD 准备。当地消防部门、紧急医疗服务（EMS）分支机构、急诊部门和当地医生应取得 LVAD 植入中心的紧急联系信息，包括 LVAD 植入的目的、功能、部件、警报、应急准备和心肺复苏（CPR）的建议[4, 112]。患者所属的电力公司会确认其家中是否有生命维持装置，以便列入停电时优先恢复清单[4]。患者 / 护理人员需要完成的确认社区资源和联系信息的工作表格如表42-6 所示。

（四）急诊 LVAD 植入术后设施

部分病情稳定的 LVAD 患者在出院时需要更高水平的护理，与能提供所有级别的急症术后护理机构建立合作关系将有助于 VAD 中心的运作。根据患者需要的护理强度，VAD 主导的急诊康复机构（ARF）、专业护理设施（SNF）、长期急诊护理（LTAC）机构和门诊透析中心是 LVAD 患者的重要的急诊术后护

表 42-6 LVAD 出院后的社区联系信息

LVAD 出院后的社区联系信息
消防局地址：_____
电话：_____
EMS 地址：_____
电话：_____
医院地址：_____
电话：_____
医生地址：_____
电话：_____
抽血实验室：_____
药房电话：_____
电力公司（请填上账户持有人姓名和账号）：_____
您的地址：_____
您的电话 [座机和（或）手机]：_____

EMS. 紧急医疗服务

理选择。术后设施的挑选是依据其医疗和护理标准、是否接受 MCS 人员进行现场考察，以及能否在双方一致的 VAD 护理和紧急响应协议下达到并保持 VAD 管理水平。MCS 人员提供 LVAD 培训、支持和全天候与临床医师协作，并且可能需要获得授权以参与患者的护理。

（五）LVAD 患者的门诊透析

患有严重肾功能不全、AKI 或终末期肾病（ESRD）的 LVAD 患者在 LVAD 过程中可能需要临时或终身的肾替代治疗（RRT）[70]。LVAD 患者的透析有很高的死亡率和感染率，这让 MCS 人员、当地肾脏病医生和社区透析机构面临独特的挑战[20, 113-115]。目前，少量数据表明，LVAD 患者倾向首选 RRT 或长期治疗。门诊透析中心经常担心 BP 测量不一致、影响血流动力学的液体转移、LVAD 警报和紧急情况。尽管有这些顾虑，每周 3 次到社区中心进行血液透析仍是 LVAD 患者最常选择的门诊 RRT

方案，尽管腹膜透析有着较低的血源性感染和液体转移风险[115, 116]。由于 cfLVAD 治疗中或存在不一致甚至没有搏动性血流，使用动静脉瘘（AVF）长期被认为是不可能的。不过，近期有少量报道 LVAD 患者形成 AVF 的成功案例又让人看到了希望[117, 118]。进一步研究 LVAD 植入前的 RRT 预测因子、RRT 模式偏好、慢性低血压和贫血及 AVF 技术有助于降低 LVAD 死亡率，以及 LVAD 患者的临床 RRT 决策。

（六）紧急护理

应急准备、快速响应和全天候 MCS 团队在线候命有助于为 LVAD 患者提供及时和足够的危急处理。虽然 LVAD 患者、护理人员和当地急救机构在患者出院前接受了 "VAD 能力" 或 "VAD 意识" 的教育，但是他们在评估和应对 LVAD 紧急情况方面仍欠缺经验。昏迷的 cfLVAD 患者是对急救人员和非 LVAD 医疗人员的挑战。大多数 LVAD 患者出现的外周性搏动缺失或不一致情况通常会导致紧急情况下对 BP 和血氧饱和度（SaO_2）的评估不准确，也令抽取动脉血气变得困难。在 BP 和 SaO_2 可能不准确的 LVAD 危急情况下，可以通过观察呼吸、肤色、皮肤温度和毛细血管充盈等临床表现，以及实验室检查组织灌注指标如血清乳酸、静脉血氧饱和度和呼气末二氧化碳监测（$ETCO_2$）来快速评估组织灌注情况[119-124]。$ETCO_2$ 水平降低与 BP 和 CO 的降低及血清乳酸升高相关，可用作 LVAD 患者发生严重失代偿性心力衰竭或心肺休克的评估指标[122-124]。患有低灌注的 LVAD 患者应遵循更进一步的心脏生命支持方案，胸外按压是该方案的最后手段[119]。而灌注充足但仍昏迷的 LVAD 患者应接受额外的临床检查，如 CVA[119, 120]。通

过扫描码的使用，智能手机 / 智能设备能够获得 LVAD 专用的 EMS 现场指南[125]。该指南提供了对 LVAD 信息的即时访问，包括对 LVAD 常见问题的解答、故障排除（警报、电源管理、控制器更改）和应急程序[4, 125]。最需要强调的一点是，在紧急 LVAD 情况下，MCS 团队应全天候以提供协作和协助非 LVAD 人员。

在出院前和在整个 LVAD 期间，应与 LVAD 患者和护理人员探讨恶劣天气 / 自然灾害保护、停电、发电机的使用、LVAD 电池寿命、备用 LVAD 装置、工作电话、旅行准备（特别是飞行、航海或洲际旅行）的应对措施，并与非 LVAD 医务人员进行交流。

（七）门诊管理

患者出院后，门诊就诊的重点是对患者和装置评估、VAD 相关不良事件的预防和治疗，以及防止再入院的处理[26, 106]。MCS 团队成员（心脏病专家、外科医生、MCS 从业人员 / 协调员、社工）通过定期安排门诊、常规和紧急电话沟通对患者进行评估[4, 10, 26]。门诊预约的频率根据临床情况每个中心各有差异[4, 10, 26]。除了体格检查、询问设备情况和测量 BP，还应检查 DL 伤口部位并换药，这也促进了对患者的教育[4, 10, 26, 106]。通过下载波形可获取有关泵功能的更多信息，以便给供应商工程师进行评估或排查可疑的泵故障[4]。将 DL 伤口部位的照片上传到电子医疗记录，使其他人观察驱动线出口部位的变化，并防止其他护理人员破坏完整的无菌敷料[26]。在访视时，如果发现患者和护理人员出现新的或加重的心理社会问题，他们会被转介给 LVAD 社工进一步评估应对能力[26]。社工会定期随访有风险的患

者和护理人员，并根据需要转介给专家或其他机构。

每次访视时需常规做实验室检查，并可在访视间隔按需复查[4, 10, 26, 106]。在特定的时间间隔（由植入中心确定）或出现并发症时进行额外的检查，包括超声心动图、RHC、胸部X线片、心电图、6分钟步行试验和生活质量问卷[4, 10, 26, 106]。

随访对于预防或早期发现不良事件至关重要；植入中心可以建立共享的护理站点，为患者提供就近护理[106, 126]。共享护理站点的成功与否取决于植入设施和共享护理站点本身。共享护理站点的开发是基于帮助那些有心力衰竭病史、希望获得必要的装置和进一步LVAD培训的LVAD患者[126]。植入中心可通过共享护理方案来提供一致的护理。该护理方案应确定两个站点之间的互访频率，并定义INR调整、随叫随到、入院选择和应急响应等管理责任，以避免护理碎片化[106, 126]。

无论患者是在植入中心还是在共享护理站点接受护理，都应该有经验丰富的MCS协调员或高级执业医师在24/7/365全天候提供服务以应对紧急情况。患者和护理人员在有其他需求时应积极拨打非紧急办公电话，以解决各种问题、担忧和处方药问题。MCS团队负责LVAD辅助期间的护理协调，包括陪同患者进行有创检查、操作和手术，以保证患者的安全。MCS团队还确保为LVAD患者、护理人员和医疗保健者提供继续教育。

（八）护理人员负担

LVAD植入前，患者需要确定一名主要护理人员，以帮助解决复杂的LVAD护理[4, 127–129]。社工需要评估其自身可能影响患者的医疗、身体和情感问题[26, 27]。护理人员可以是伴侣、成年子女、家庭成员或亲密朋友[127, 128]。LVAD决策过程中，多学科团队会提出对护理人员的期望[5]。护理人员必须致力于学习装置植入后LVAD的护理和管理，并确定紧急情况时如何应对、如何联系植入中心、随访频率及其他护理需求[128, 129]。当患者回到家中，对患者的护理需求承担责任会引起护理人员的焦虑和担心[27, 128, 129]。与患者一样，护理人员必须适应新的生活方式，并做出必要牺牲，以满足LVAD患者的护理需求[128]。

随着时间推移，护理人员会逐渐适应工作，并受到患者整体康复和LVAD管理过程的影响[27, 128, 129]。护理人员期初可能会感到担心、焦虑和自我怀疑，并有对患者存活的责任感[27, 128]。在这些感觉笼罩下，护理人员可能会变得过度警惕并影响自己的日常生活[127, 128]。采用家庭护理服务和经常随访可以帮助过渡和评估适应性[27]。对于离植入中心较远（路程＞2h）的患者，需要留在当地看1～2次门诊，而多学科团队则需要评估患者对院外环境的适应情况。

多学科团队必须在常规门诊和再入院时继续评估护理人员的负担[26, 27]。Magid等报道，LVAD护理人员的抑郁、焦虑和创伤后应激的发生率较高[128]。对护理人员的支持包括护理人员互助小组、一对一咨询或专家转诊[26, 128]。护理人员应该知道保持健康的重要性，并在需要时寻求帮助[127]。

七、结论

通过使用cfLVAD，机械循环辅助已成为一种治疗晚期难治性心力衰竭的日益普遍的方法。研究证实，连续流型 LVAD 能够延长寿命，提高生活质量，减少不良事件发生，并允许在医院外成功实施 MCS。LVAD 患者的术后管理的第一步是谨慎选择患者，且贯穿于 LVAD 治疗的每个阶段，LVAD 不良事件基于多学科和循证医学的治疗，直至 LVAD 治疗结束。成功的术后管理需要患者、护理人员和多学科团队的通力合作。

第43章

机械循环支持患者的姑息治疗：对当前实践和结果的见解

Palliative Care in MCS Patients: Insights into Current Practice and Outcomes

Krista Dobbie　Kyle Neale　著

李佳妮　译

张志鹏　校

缩略语

ACEI	angiotensin-converting enzyme inhibitor	血管紧张素转化酶抑制药
ACP	advance care planning	预立医疗照护计划
BTT	bridge to transplant	移植前过渡
CF	continuous flow	连续流速
DNR	do not resuscitate	无法复苏
DT	destination therapy	终末替代治疗
DT-LVAD	left ventricular assist device for destination therapy	用于终末替代治疗的左心室辅助装置
GoC	goal of care	护理目标
HPM	hospice and palliative medicine	临终关怀和姑息治疗
LVAD	left ventricular assist device	左心室辅助装置
MCS	mechanical circulatory support	机械循环支持
NYHA	New York Heart Association	纽约心脏协会
PP	preparedness planning	准备计划
REMATCH	Randomized Evaluation of Mechanical Assistance for the Treatment of Congestive Heart Failure	机械辅助治疗充血性心力衰竭的随机评估
TAH	total artificial heart	全人工心脏
VAD	ventricular assist device	心室辅助装置

一、历史背景

心力衰竭、姑息治疗和机械支持的历史始于 20 世纪中叶。该领域得益于 20 世纪 40 年代至 20 世纪 60 年代心脏导管插入术的出现，该方法能够描述许多心脏疾病的结构形式[1]。1964 年，第一例异种移植是黑猩猩的心脏，尽管接受移植的患者在 1h 后死亡[2]。Christiaan Neethling Barnard 博士因在 1964 年向患有晚期心肌病的患者进行了首次人类移植而闻名于世。接受者在移植后生活了 16 天，这项成就激起了人们强烈的兴趣，1968 年进行了 100 多次移植。然而，随后几年人们的兴趣逐渐减弱，1969 年只有 50 例，1970 年有 20 例，1971 年不足 10 例[3]。

20 世纪 60 年代，人们对机械辅助进行了平行研究。1966 年，DeBakey 及其同事植入了第一个左心室辅助装置，并在 1969 年植入了第一个全人工心脏（TAH），作为移植前过渡（BTT）治疗[4]。但是，TAH 发生并发症的风险很高，从未成为心脏移植金标准的替代方案，相反，对机械设备的研究已从实现心脏置换转向心脏支持。

1971 年，Framingham 研究建立了定义充血性心力衰竭的第一套标准[5]。已经认识到与心力衰竭有关的显著症状负担，特别是疲劳和呼吸困难的痛苦影响。然而，这十年的治疗主要限于洋地黄、血管扩张药、利尿药和饮食限制。从某种意义上说，这些集体疗法是都是姑息性干预措施[6]。Framingham 表明，50% 的确诊患者将在 5 年内死亡，这一数字与许多侵袭性恶性肿瘤相当。但是，姑息治疗作为终末疾病的辅助支持治疗的概念还处于起步阶段。在传统医疗手段用尽时，就要考虑姑息治疗[7]。

姑息治疗起源于现代临终关怀运动。Cicely Saunders 夫人于 1967 年在英国开设了 Christopher 临终关怀医院，从事临终关怀多年[8]。1963 年，她在耶鲁大学发表演讲，引发了美国人对临终关怀的兴趣，随后 Elizabeth Kübler-Ross 于 1969[9] 年出版的 *On Death and Dying* 一书也引起了人们的兴趣。这场运动使美国第一家临终关怀医院于 1974 年开设。1974 年，Balfour Mount 博士扩大了对晚期疾病患者的支持性症状护理范围。他在北美建立了首个姑息治疗服务机构，为住院患者和家庭患者提供积极医疗[10]。他创造了"姑息治疗"一词，以区别于临终关怀[11]。

整个 20 世纪 70 年代的心力衰竭治疗（无论是机械辅助装置还是用于改善血流动力学和减少后负荷的药物）旨在改善心血管功能。心力衰竭中发现的神经内分泌反应被认为是一种代偿机制。直到 Peter Harris 博士于 20 世纪 80 年代中期发表了他对印度未经治疗的心力衰竭患者的研究，他将心力衰竭理解为神经内分泌疾病，血管紧张素转化酶抑制药（ACEI）和 β 受体拮抗药的使用降低了住院风险和死亡率，也大大减轻了症状[1]。

积极的心力衰竭管理使人们更加认识到难治性疾病的症状负担和患病率的增加[12]。然而，终末期心力衰竭患者的临终关怀护理仍然是个例外[13]。回顾性研究发现，1994—1999 年，在 9920 例患者中，有 27 例因心力衰竭转诊至 Christopher 临终关怀医院[14]。社论和信件要求对生活质量和症状控制进行更多调查，而不是努力优化潜在疾病[15, 16]。这包括对肿瘤治疗以姑息治疗为最终目标的途径的认可，并主张在心力衰竭研究中纳入此类治疗途径[17]。这在很大程度上要归功于人们认识到心力衰竭患者的经验。的确，在 2001 年对心力衰竭患者的一项调查中，明尼苏达州心力衰竭患者的得分 > 65（表示晚期心力衰竭），他们愿意放弃其剩余寿命的 50%，以改善生活质量[18]。承认终末期心力衰竭患者的痛苦是姑息治疗日趋成熟和其他学科日益认可的一部分[19]。由曾经主要接受癌症治疗的肿瘤科患者，现在已扩展到其他限制生命的疾病，包括心力衰竭，以在上游提供支持护理，"致力于减轻严重疾病的症状和压力……（并）改善患者和家属的生活质量"[20]。

同时，机械支持的进步改善了死亡率和症状控制。1984 年，使用左心室辅助装置（LVAD）作为治疗的过渡，首次成功进行了移植[4]。LVAD 于 1994 年被正式批准作为移植前过渡治疗。机械辅助治疗充血性心力衰竭的随机试验（REMATCH）表明，与单纯药物治疗的患者相比，使用心室辅助装置的患者死亡率降低，生活质量提高[21]。这导致其随后在 2002 年获得美国食品药品管理局（FDA）的批准，作为终末替代治疗（DT），包括 HeartMate Ⅱ 和后来的 HeartWare VAD。在 2008—2013 年，用于 DT 治疗的 VAD 植入物逐渐增多，目前已有近 46% 的 VAD 植入物被指定为终末替代治疗[22]。它们的生存优势是显而易见的，同时显示出显著的功能增益。LVAD 作为终末替代治疗（DT-LVAD）显著改善了纽约心脏协会（NYHA）的功能等级，即生活质量的指标。植入后 24 个月，大多数 LVAD 患者已从 NYHA Ⅳ 级改善为 Ⅰ 级或 Ⅱ 级[23]。

LVAD 使治疗心力衰竭的这一新领域令人兴奋。患者的生活质量有了改善，但可能会出现严重并发症。急于接受新的机械循环支持系统（MCS）有时会导致临终护理欠佳；预先护理计划并不总是明确的[24]。此外，由于这种干预，患者和家属对遭受的痛苦和并发症也有了新的认识。姑息治疗专家被认为是管理这些新的护理需求的合适人选。因此，美国联合委员会在 2014 年修改了他们的心室辅助装置终末替代治疗要求，要求姑息治疗专家成为跨学科专业团队的成员[25]。

不幸的是，支持服务仍未得到充分利用[26]。造成这种情况的原因包括早期疾病的预测困难及许多可用的治疗方法。克利夫兰医学中心已通过在 MCS 中广泛使用姑息治疗来增加患者在持续的心力衰竭治疗中获得姑息支持的机会，并提供门诊和临终支持。这使笔者团队能够提供世界卫生组织所定义的"通过早期识别和无可挑剔的评估及对疼痛和其他身体、心理和精神问题的治疗来预防和减轻痛苦，从而改善面临威胁生命的疾病相关问题的患者及其家属的生活质量的方法"[27]。

现在有将近一半的 VAD 植入物用于终末替代治疗，这种转变已影响到越来越多的 VAD 患者。他们年龄较大，有多种并发症。通过积极的症状管理，在可能危及生命的情况下不断重新评估护理目标并提供情感支持，该患者人群将从更全面的护理中受益。姑息治疗也可以促进及时过渡到临终关怀护理，尽管有所改善，但鉴于疾病的性质，这一比例仍然非常低。在美国心脏协会指南 - 心力衰竭注册表中对 121 990 名医疗保险受益人的队列分析中，临终关怀的出院率从 2005 年的 2% 增加到 2014 年的 5%[29]。本质上，晚期心力衰竭患者需要更大程度的姑息治疗，进行初步联系的理想场所是在 LVAD 咨询前通过准备计划（PP）。

二、准备计划

从护理目标（GoC）开始，LVAD 作为 DT 而不是 BTT 的使用给医疗团队、患者及护理人员带来了独特的挑战[30]。在 DT 中进行心脏移植的治愈性治疗是没有希望的，因此需要谨慎对待年龄问题，并着重于生活质量。这样做可以避免痛苦，因为患者及其家属承认在危机时期做出紧急医疗决定会感到不知所措[31]。PP 设法减轻这种困扰，并解决高级护理计划（ACP）的其他组成部分，例如确定代理决策者，阐明代码状态，以及促进对潜在并发症的理解（图 43-1）。

在整个医学界仍然普遍存在误解，认为 GoC 等同于临终关怀讨论[33]。相反，GoC 的讨论可确保以患者为中心的知情决策。PP 通过与患者和家属制订计划来实现这一目标，以使患者"尽其所能地生活得更好，只要他们能够做到，同时仍然要实现其总体护理目标"[34]。PP 的讨论与传统的 ACP 类似，但是增加了对潜在并发症的重视。这种差异随着时间的推移而发展。传统上，ACP 会话会讨论诸如"美好的一天对您来说会是什么样？"之类的话题，以及"是什么让生活更有价值？"。然后，这些开放的提示可能会围绕特定的治疗计划进行讨论。在 PP 中，应讨论并分享这种观点，但也应更侧重于常见的并发症。这导致了提前指令完成的增加[35]（表 43-1）。

表 43-1　在接受 LVAD 作为终末替代治疗的患者中，传统的预先医疗指示和准备计划之间的共同差异

应考虑的措施	预先指示	准备计划
抗生素的长期作用	+	++
人工营养	+	++
输血	+	++
目标与期望	–	++
血液透析	+	++
补水	+	++
颅内出血	–	++
LAVD 失败	–	++
LVAD 感染	–	++
器官捐献	++	++
机械通气	++	++
术后康复计划	–	++
委任授权书	++	++
社会心理评估	–	++
围术期发病率和死亡率回顾	–	++
社会动态回顾	–	++
精神和（或）宗教偏爱	++	++
卒中	–	++

–. 在文件中通常找不到；+ . 可以在文档中找到；++. 经常在文档中找到；LVAD. 左心室辅助装置

转载自 Mayo Clinic Proc, Vol 86, Ed 6, Swetz KM, Freeman MR, Abou Ezzeddine OF, Carter KA, Boilson BA, Ottenberg AL, et al. Palliative medicine consultation for preparedness planning in patients receiving left ventricular assist devices as destination therapy, 495, June 2011.

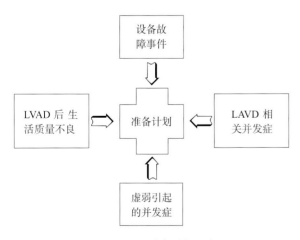

▲ 图 43-1　准备计划框架

转载自 Mayo Clinic Proc, Vol 86, Ed 6, Swetz KM, Freeman MR, Abou Ezzeddine OF, Carter KA, Boilson BA, Ottenberg AL, et al. Palliative medicine consultation for preparedness planning in patients receiving left ventricular assist devices as destination therapy, 495, June 201.

讨论并发症可能很困难，并且这在历史上一直是避免姑息治疗干预的原因[34]。患者被告知 DT-LVAD 将改善生活质量，同时可延长寿命，然后与姑息治疗提供者会面，该提供者对潜在的不良影响（如卒中、出血、感染或设备故障）提供了令人不安的描述。有趣的是，患者及其家属很少热衷于讨论这些问题。但是，鉴于风险的严重性，必须对更常见的并发症有深刻的了解。"做最坏的打算，抱最好的希望"的交流技巧被用于这些类型的困难对话[36]。尽管其他作者已经发现，通过正常讨论，患者似乎最容易接受[34]。无论哪种情况，都应着眼于设备的故障和并发症，以及在并发症恶化的情况下应采取的措施。总体而言，在并发症没有改善的情况下，潜在的驱动力应该是阐明患者的意愿[34]。许多并发症也将由手术团队作为他们同意手术的一部分提出。但是，姑息治疗临床医生必须透彻了解与 MCS 相关的预后、症状负担、并发症和护理人员需求。两个团队都需要彼此实践的知识和基础，因为这会增进对患者及团队之间的信任[37]。

传统上，ACP 和 PP 是通过相互讨论和反馈来确保知情同意。在这些讨论中，已经发布了一些表格来指导护理人员[34]。近来人们已经认识到，这种关系具有内在的权力不平衡，可能会影响患者的决策[38]。DECIDE-LVAD 试验最近在心力衰竭人群中证实了这一发现。在一项随机、多中心的试验中，研究人员发现认为，使用共享的决策工具（包括手册和视频）可以"在陈述值与患者报告的治疗选择之间实现更高的一致性和更高的知识水平"[39]。

简而言之，PP 应该有助于使医疗团队和患者照护者的护理与患者及其护理目标保持一致。像传统的预先护理文件一样，它应该记录

医疗授权书，解决器官捐赠问题，并通过结合精神或宗教偏爱来解决医疗目标，但同时也应着重于疾病 / 装置特定的并发症。DT-LVAD 可能为患者提供新的生活，但重要的是要通过在植入前解决患者及其家庭的目标来避免将来可能遭受的痛苦。

三、LVAD 的并发症和姑息治疗介入的机会

姑息治疗团队应了解并熟悉 LVAD 的潜在并发症。在植入前的准备计划期间，必须与患者及其家属一起评估并发症，并在植入后继续对这些患者进行护理。幸运的是，在最近的 VAD 时代，尽管溶血、卒中、肾功能不全和呼吸衰竭等并发症有所增加，但总体不良事件显著减少[22]。

多系统器官衰竭和右心衰竭是植入早期更普遍的并发症和死亡原因。后来的并发症和死亡率是由感染、多器官功能衰竭和神经系统病变引起的[22]。尽管可能发生并发症，但连续流型 LVADS 的 1 年和 2 年生存率目前分别为 80% 和 70%[22]。"纵向姑息治疗"可能会使这些患者受益，因为他们经历了反复住院、症状加重的情况，并且护理人员也经历了痛苦阶段[40]。

四、LAVD 并发症

（一）出血

出血仍是连续流型（CF）VADS 中最常见的不良事件[23, 41]。出血通常以 < 30 天（早期）或 > 30 天（晚期）发生为特征，以区别术后

出血与非手术出血，并且早期出血明显与存活率降低相关[42]。

（二）感染

"与设备相关的感染仍然是 MCS 的'致命弱点'"[43]。感染是 VAD 患者再次入院的主要原因之一[44]。VAD 植入过程中可能会发生感染，也可能术后发生，并可能发生在传动系统部位、泵囊、泵体和全身[45, 46]。与 VAD 相关的感染可能导致感染性心内膜炎和菌血症[45]。发生任何感染都与存活率降低相关[46]。反复感染或危及生命的感染应促使护理团队参与正在进行的护理讨论目标，与设备相关的感染是住院和进一步手术干预的危险因素[47]。作者发现，一些出现传动系统多重耐药感染的患者，在脓毒症发生时可能选择临终关怀护理，而不是再次入院。

（三）神经系统病变

持续性 VAD 患者死亡的主要原因是出血性卒中[23]。其他神经系统病变可能包括缺血性卒中和短暂性脑缺血发作[42]。神经系统病变可能突然发生，造成毁灭性后果。前驱症状的缺乏及明显的发病率和死亡率要求患者在植入前明确脑血管意外的治疗目标。询问患者生活质量对他们意味着什么，以及在什么情况下，他们希望在发生卒中致残时停用其 VAD，应作为最初的姑息医学咨询的一部分。

（四）设备故障

设备故障有多种类型，包括泵血栓形成、控制器故障、电池故障、传动系断裂和叶轮泵故障[48]。这些事件可能很严重，经常需要再次手术。

泵血栓形成是 VAD 设备故障的最严重和最紧急的并发症[49]。如果需要更换设备，通常与设备血栓形成和感染有关[48]。INTERMACS 的第 7 次年度报道显示，每进行一次后续的泵更换，生存率都会下降[22]。发生更多 VAD 并发症的患者会更加依赖 MCS 团队，并且可能会感觉生活质量较差[50]。装置血栓形成可能导致装置更换，这是另一外科干预措施。笔者经历过患者可能愿意或不愿进行额外的手术。出现多种并发症的患者可能希望放弃额外的手术治疗，或者这可能不是一种选择。姑息治疗应继续就目标和患者偏好进行讨论。但是，姑息治疗团队在参与其他护理目标之前应始终将 MCS 团队包括在内，以确保在处理并发症时考虑所有策略[40]。

（五）右心衰竭和心律失常

右心室功能对于成功的结果至关重要，因为右心室必须提供通过肺血管的血流来填充 LVAD[51]。右心功能不全与死亡率升高和 ICU 和住院时间延长相关[52]。右心室功能衰竭可能意味着延长抗凝治疗和放置额外的右心室辅助装置[23]。姑息治疗团队应意识到，右心室衰竭可能是死亡率增加的先兆，积极参与这些患者的治疗，因为他们的家属在患者入住 ICU 期间可能需要更多的支持性咨询。

LVAD 植入患者可同时患有室上性心律失常和室性心律失常[53]。关于心律失常如何影响生存率的研究多种多样，已证明心律失常会增加再入院率[54, 55]。

（六）其他并发症

较少见的并发症包括肝功能衰竭、肺炎、缺血性肠病和胃肠出血[56]（图 43-2）。

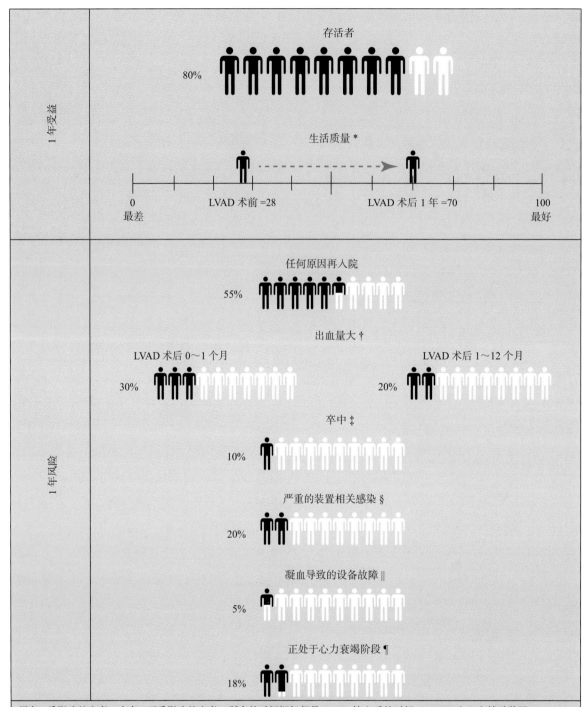

▲ 图 43-2　LVAD 患者最常见的并发症

经 Elsevier 许可转载自 Journal of Pain and Symptom Management，Vol 54，Ed 4，Sara E. Wordingham，Colleen K. McIlvennan，Timothy J. Fendler，Amy L. Behnken，Shannon M. Dunlay，James N. Kirkpatrick，Keith M. Palliative Care Clinicians Caring for Patients Before and After Continuous Flow-Left Ventricular Assist Device，p 604，Oct 2017.

五、LVAD 患者的情感和心理并发症

与 MCS 一起生活时的情绪困扰很难被发现，但这经常是致残的。患者可能不得不承受植入式机械设备带来的情绪困扰，以及设备带来的不确定性[57]。Zambroski 确定了 VAD 患者的共同经历。这些情绪包括恐惧、受限和希望。患者表示担心未知疾病，预计疾病会恶化，不知道何时会发生，也不知道会给家庭带来何种负担。患者由于隐私泄露、感觉力量不足和身体活动能力下降而感到受限。然而，患者报告说，他们通过对未来的持续希望来应对这些情况，这种希望帮助他们应对疾病的不确定性[58]。Claire Hallas 博士发现，控制感是改善 MCS 患者生活质量的关键。她建议减少不确定性和正常化体验有助于改善 MCS 患者的控制能力，从而改善生活质量[59]。

（一）抑郁

评估连续流型 VAD 中的抑郁和焦虑的研究有限。但是，这是一个重要的研究领域，因为抑郁可能与心力衰竭患者的预后不良和再次住院的风险增加有关[60, 61]。临床有 1/5 的心力衰竭患者发生显著抑郁，DT-LVAD 术前有 1/3 的患者存在抑郁[61]。然而，Reynard 及其同事发现，与精神科药物无关，VAD 植入后抑郁和焦虑评分得到改善，并且在长达 1 年的时间里似乎保持稳定[62]。

（二）焦虑

据报道，接受 VAD 治疗的患者对潜在并发症、生存、护理需求和财务方面有所担忧[32, 63]。需要持续连接电源一直是患者和护理人员的担忧和焦虑来源[64]。Bunzel 等发现 VAD 患者的配偶可能比患者承受更多的心理困扰[65]。

姑息治疗团队应了解终末替代治疗及患者长期使用 VAD 生活的心理复杂性。除 MCS 团队外，参与姑息治疗的临床医生还可以提供额外的支持，以主动筛查患者是否患有抑郁和焦虑症，并帮助他们对这些症状进行医学上的管理。对于严重焦虑或抑郁的患者，姑息治疗的临床医生可以帮助其转诊至精神科进行其他治疗。还应关注护理人员，因为他们可能也需要额外的心理支持[65]。

六、VAD 患者的终末期治疗

接受终末替代治疗的患者最终将面临心力衰竭恶化或潜在并发症，甚至死亡的危险[21, 23]。患者疾病的整体进展会导致再次入院、增加症状负担、护理人员的疲劳和综合姑息治疗的机会[37]。根据 Dunlay 等的一项研究，大部分 MCS 患者在植入前接受姑息治疗咨询，但这些患者中只有不到一半在死亡前 1 个月内接受姑息治疗咨询[66]。该数据表明尽管在植入前进行了强制性姑息治疗咨询，姑息治疗临床医生似乎错失了解决一些问题的机会，如日益严重的症状负担，以及与患者和家属讨论护理的持续目标。

七、疾病轨迹

了解 VAD 患者的疾病轨迹可能有助于 MCS 支持团队和姑息治疗团队识别早期姑息治疗支持中受益的患者。Rizzieri 等提出了寿命即将结束的 LVAD 患者的 3 种不同的疾病轨

迹。第一种轨迹是由于术后并发症导致植入后存活时间非常短的轨迹，这些患者在植入装置后的 90 天内死亡[67]。这些患者住院治疗，因此很容易获得姑息治疗团队进行的症状管理，为他们及其家属提供更多的社会心理支持，并在出现并发症时继续讨论治疗目标。

第二种轨迹是将患者在 VAD 植入后存活超过 90 天，但是与药物治疗心力衰竭的队列相比，其生活质量或生存率没有显著改善。这一群体缺乏易于识别的触发姑息治疗干预的因素，但可能会受益于正在进行的门诊姑息治疗随访和对症状发展的评估。

Rizzieri 描述的最后一条轨迹是生活质量和生存率的最初改善，但随后由于感染、败血症和神经系统病变等后期并发症而逐渐下降[67]。其他并发症的进展，例如恶性肿瘤或其他非心脏终末器官功能障碍，可导致这种总体下降。MCS 团队可能需要识别患者的这一亚组，因为该小组意识到这些变化，并建议这些患者与姑息治疗小组重新建立联系。

Dunlay 等描述了患者的第 4 条轨迹。在这种情况下，患者的生活质量和生存率也得到了改善，但是发生了突发和意外的急性事件，如脑出血导致猝死[66]。这些患者很可能在事件发生后住院。住院治疗为 MCS 团队和姑息治疗临床医生提供了在必要时评估和重新制订治疗目标的机会。当发生生活质量突然改变时，患者或其代理人可能选择停用 LVAD。姑息治疗通过为这些患者提供临终症状控制，为多学科团队提供了额外的支持。猝死会给护理人员和家属带来沉重的悲痛清晰[68]。姑息治疗可以通过转介悲伤和丧亲支持来帮助护理人员或家属。不幸的是，这些轨迹不能提供更好的预测，但是将患者的护理放在这些轨迹中可以使医疗团队更加积极主动地预测患者和护理人员的需求（图 43-3）。

八、沟通与临终关怀

任何采用先进心脏技术为患者提供护理的临床医生都必须认识到，他们有责任就患者或其家属的目标和偏好（包括设备停用）发起并

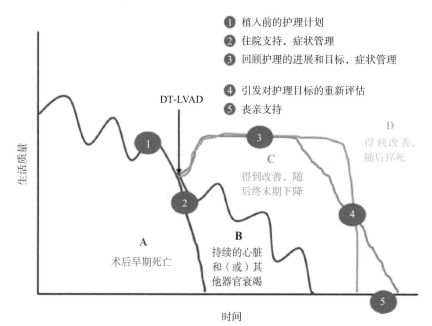

❶ 植入前的护理计划
❷ 住院支持，症状管理
❸ 回顾护理的进展和目标，症状管理
❹ 引发对护理目标的重新评估
❺ 丧亲支持

▲ 图 43-3 姑息治疗为 DT-LVAD 患者提供支持作用时间表

DT-LVAD. 用于终末替代治疗的左心室辅助装置（经 Elsevier 许可转载自 Journal of Pain and Symptom Management, Vol 54, Ed 4, Sara E. Wordingham, Colleen K. McIlvennan, Timothy J. Fendler, AmyL. Behnken, Shannon M. Dunlay, James N. Kirkpatrick, Keith M. Palliative Care Clinicians Caring for Patients Before and After Continuous Flow-Left Ventricular Assist Device, p 605, Oct 2017.）

继续进行讨论[69]。这可能是一个挑战，因为与癌症不同，心力衰竭轨迹很难预测，从而使预后变得不确定，医生不愿讨论临终关怀[70, 71]。但是，患有心力衰竭的患者及其家属更愿意就预后进行公开交谈，并希望他们的医生发起临终对话。进行这些对话既无害，也不会毁灭希望[72, 73]。住院时，患者更有可能考虑临终问题，但可能还没有完全康复，无法参与这些对话或吸收信息[74]。不幸的是，医疗团队讨论临终问题的时间通常被推迟到紧急情况下，此时深思熟虑的决策可能会受到影响[75]。这些讨论的最佳时间是在门诊环境中[75]。然而，由于终末替代治疗的过程无法预测，因此在发生急性事件时，这些对话可能尚未发生，或者可能需要重新处理。

Goldstein 等发表与 2011 年 7 月版《循环：心力衰竭》[28] 的文章《机械循环支持的全面护理：姑息治疗协同作用的新领域》。为照顾 MCS 患者的临床医生提出了一份谈话指南，以改善与患者及其护理人员的沟通。包括一些有用的表格，以改善与机械循环器支持患者及其护理人员的沟通。本章的笔者发现该指南与 VAD 患者在整个病程中进行交流非常有帮助。Goldstein 的步骤包括确定患者和护理人员对疾病的了解，更重要的是确定患者和护理人员想要了解的信息。然后，他建议临床医生找出并解决任何误解，回答患者或家属可能存在的具体问题。最后几个步骤包括帮助患者表达其总体护理目标，并与患者和家属一起将目标纳入与医疗目标相符的治疗计划中。他鼓励使用"回话"的方法，让患者和家属复述对话和护理计划，以确保患者和家属有正确的了解。最后，他建议将该计划写下来，以便以后进行回顾。这种沟通计划可以在临床发生任何情况

变化时重复进行，并用于不断调整患者的护理目标。

总体而言，开放式问题，如"现在对您最重要的是什么？在接下来的几周或几个月内，您的目标是什么？"充当谈话的开始[76]。通过这些对话，患者更有可能获得符合其偏好和目标的护理[77, 78]。此外，失去亲人的家属更有能力应对失去爱人的情况，在患者生命终结时，遗憾更少，生活质量更好，患抑郁症的风险也更低[79]（图 43-4A 和 B）。

九、LVADS 停用和临终关怀

（一）伦理思考

1991 年的《患者自决法案》确立并支持了患者拒绝或退出医疗的权利[80]。根据美国心脏协会共识声明，患者有权要求停用其 VAD[75]。虽然停用设备似乎与撤销其他维持生命的治疗（如机械通气或透析）不同，但已经有人提出停用设备是类似的方法，并且在原则上是允许的[81]。Swetz 等进行了调查，发现大多数医生都认为 VAD 是维持生命的手段。大多数医生将 VAD 的实际死亡归因于潜在疾病。然而，在临终患者中，围绕 LVAD 的管理仍然存在着道德上的矛盾。Swetz 的调查发现，有 13% 的医师将停用 VAD 等同于安乐死[82]。一项道德上的争论是关闭设备可能会加速死亡，因为 VAD 中的血池会导致泵血栓形成或反流入 VAD 加剧心力衰竭[83]。然而，其他伦理学家认为，停用 VAD 不是安乐死，因为停用的目的是结束阻止潜在疾病进程发展的治疗[24]。不该强迫反对停用设备的临床医生这样做。临床医生应告知患者他们的反对意见，并在必要时

临终计划

　　本文档旨在促进有效的沟通和优质的临终关怀。特别是，该文件仅在将患者的护理计划转变为舒适护理时指导临床医生，通常应包括 DNR 指令的编写（如下）和放弃生命维持疗法的内容（B）。

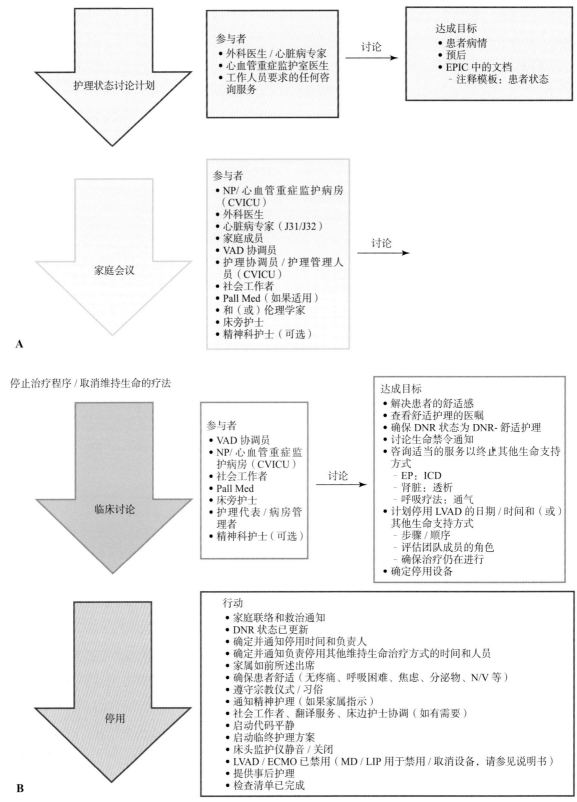

▲ 图 43-4　**A.** 临终计划；**B.** 停止治疗程序 / 取消维持生命的疗法

将患者的护理转移给其他临床医生 [84, 85]。生命结束时停用 LVAD 已成为美国公认的做法 [32]。

（二）停用 VAD

对于何时停用 LVAD，目前尚无具体建议，但常见的诱因可能包括生活质量下降，其他器官衰竭的迹象及不可逆转的不良事件，例如卒中或大出血 [75]。患者或代理人确定该设备不再有利于延长其使用寿命时，可以请求停用 [63]。当 Swetz 等调查临床医生时，大多数人认为在要求停用 VAD 之前应考虑精神科咨询或伦理咨询。但只有 21% 的患者曾要求精神科咨询，26% 的患者要求进行伦理咨询 [82]。

心脏病专家和姑息治疗临床医生的态度不同，反映出缺乏何时考虑停用 VAD 的指南。McIlvennan 等进行了一次针对心脏病专家、临终关怀和姑息医学（HPM）医师的调查，以了解他们关于 LVAD 停用的观点。她报道说，在急诊医师中，有 42% 的心脏病专家和 57% 的 HPM 医师在患者临终过程中参与了护理，并要求停用其设备。她发现绝大多数（92%）的 HPM 医师对此要求感到满意，但只有少数心脏病专家（26%）感到满意。大多数 HPM 医生都同意，即使患者没有积极死亡，也应该尊重患者停用其 VAD 的要求。但是，只有 57% 的心脏病专家认为此要求应该得到尊重。心脏病专家更倾向于这样一种观点，即患者应从并发症中继续死亡过程，而不是停用设备。超过一半的心脏病专家认为患者停用 VAD 便立即死亡，但只有 2% 的 HPM 医师同意这种观点。只有 3% 的 HPM 医师与 17% 的心脏科医师报告说他们实际上拒绝停用设备。许多心脏病专家认为应该有医生在场来解除 VAD，但不到一半的 HPM 医生认为应该有 MD 在场。这项研究强调了团队之间关于 LVAD 停用的不一致，并建议"弥合差距，并在这两个专科之间进行沟通，是建立一种更具凝聚力的方法，去护理 LVAD 患者关键的第一步" [86]。

Dunlay 等研究了接受 LVAD 作为终末替代治疗的患者的死亡。回顾了在 Mayo 医学中心死亡的 89 例植入 DT-LVADS 的患者。死亡的常见原因包括多器官衰竭，出血性卒中和心力衰竭。大多数患者在重症监护病房死亡，大多数在死亡前转为舒适护理。大多数患者的 VAD 均已停用，并且患者在停用后的 26h 内死亡。不幸的是，只有一半的患者在临终前接受了姑息治疗，很少接受临终关怀服务 [66]。这说明这些患者的临终护理机会不足。尽管参与了姑息治疗，转诊到临终关怀的比例很低，这意味着家庭成员在患者死亡后无法从临终关怀中受益，因为临终关怀提供了悲伤和丧亲服务。鉴于临终关怀服务已整合到其他最终程序中，因此临终关怀的匮乏不可能完全是由于患者的偏好而造成的 [87]。除了最初的准备计划咨询之外，更有可能反映出对持续护理评估目标的需求。

十、实际的 VAD 停用过程和清单

LVAD 停用过程在不同机构和设置之间有所不同 [86]。LVAD 的成功停用在家庭和医院都有报道 [84, 88, 89]。已经发布了有助于 LVAD 停用的清单 [90, 91]。克利夫兰医学中心会议讨论和停用 VAD 设备清单概述如下。

（一）护理状态讨论计划

这是一次多学科会议，包括患者医疗团队的成员，在与患者和家属见面之前讨论预后

并提出护理计划。参加者可能包括心脏外科医生、心脏病专家，以及相关的咨询服务，例如肾脏病专家（如患者正在接受透析）、传染病专家、神经病专家、肺病专家等。本次会议必须包括护理人员，包括高级执业护士和床旁护士。这样可以确保整个团队与护理计划保持一致，并向患者和家属传递一致的消息。然后将多学科会议记录输入电子病历中。

（二）家庭会议

在这次会议上，解释了预后并讨论了患者的偏好和治疗目标。审查了高级指令及代码状态，以确认拒绝复苏（DNR），并且如果患者先前未进行过插管，也不会进行插管。评估停用程序及其他维持生命的措施的停用，如机械通气、透析、加压和植入式心脏复律除颤器停用。解释了舒适措施，并对常见的临终症状进行了回顾。患者和家属可以放心，该团队将积极处理任何症状并确保患者舒适。患者和家属可以提出任何可能需要团队解决的问题或疑虑。从逻辑上说，设定了停用时间，知道停用时会出现谁，讨论重要的宗教仪式，并根据要求进行器官捐赠。在这次会议期间，重要的是让家属了解 VAD 停用会导致死亡时间的变化。具体而言，家属和患者应意识到，死亡可能在 VAD 失活的几分钟内发生，或者患者可能存活几天。如果患者比预期死亡的时间早或寿命更长，这将帮助家庭免于烦恼[88, 91]。电子病历和 DNR 订单中包含家庭会议记录。

（三）医疗停用

在笔者所在机构，设备可能会被我们的 MCS 团队的医师或高级执业护士停用。在服务台和患者房间外面放置紫心勋章，以提醒医疗保健提供者和医护人员保持敏感、关怀和尊重的态度。应向患者和家属提供精神保健咨询。启动舒适护理规程，以帮助医疗处理诸如呼吸困难、躁动、分泌物增加和疼痛等症状。VAD 停用可导致与晚期心力衰竭患者相同的临终症状，如呼吸困难、胸痛和焦虑[88]。应该注意的是，随着设备的停用和心输出量的下降，关闭设备后药物可能无法很好地循环。因此，在停用前应给予足够剂量的舒适药物以确保舒适度[91]。当药物达到最佳效果时，将停用 VAD，并撤销其他维持生命的支持。

（四）患者死亡时间

患者死亡时，笔者所在机构会执行"暂停"。由 Jonathan Bartels 开发的 Pause，是在患者死亡时，进行 15～30s 的沉默期，以纪念患者和医疗团队。请参见以下内容。

克利夫兰医学中心暂停内容如下。

让我们花点时间停下来并表示敬意（患者的名字或这个人）。他/她是爱过的人，被爱过的人；是某人的家属和朋友。让我们以自己的方式和默默地花点时间来纪念（患者的名字）。让我们也尊重并认可我们团队所提供的照顾。

十一、LVAD 患者在哪里死亡

植入 VAD 以便进行移植或终末替代治疗的患者最有可能在医院死亡，而这些患者中的大多数在 ICU 中死亡[92]。值得注意的是，对于许多患者来说，他们首选的死亡地点是家中[93]。同样令人不安的是，重症监护室的死亡与丧失亲人的护理人员患精神疾病和创伤后应激障碍的风险增加，以及患者临终护理质量较差有关[94]。

临终关怀是一种针对患有生命受限疾病患者的团队方法，重点在于为患者及其家属提供护理。临终关怀的理念是患者应有尊严地死去，并致力于解决身体、情感和精神上的护理。临终关怀为幸存的家属和朋友提供丧亲和咨询服务[95]。

但是，一般来说，心力衰竭患者在死亡前3天更有可能加入临终关怀护理[96]。心力衰竭患者的临终关怀转诊更可能来自急诊医院和有经验的护理机构，这表明医疗团队正在产生这种转诊，而不是患者或家庭对临终关怀服务的请求[96]。临终关怀转诊与高质量的临终护理需求未得到满足，家庭获得的有关患者病情，以及临终过程的预期信息有限有关[97]。

Groniger 等调查了华盛顿特区，马里兰州和弗吉尼亚州三州地区的 23 个临终关怀医院，有关 VAD 患者的临终关怀登记。他们发现，大多数响应者都觉得转诊发生时为时已晚。确定将 VAD 患者纳入临终关怀的障碍是正性肌力药物的协调、预后的挑战，以及对 MCS 知识的缺乏。将近 90% 的响应者希望获得高级心力衰竭专家的培训，以提高他们的临床知识，以治疗 VAD 患者。

十二、照顾者临终感

改善 VAD 患者临终关怀的最好方法也许是从失去亲人的护理人员的角度检查感知到的经验。McIlvennan 等与失去亲人的护理人员进行了深入的访谈。她发现，大多数护理人员对垂死的过程和临终医疗决定感到惊讶、焦虑和困惑。在讨论 VAD 停用时，护理人员表示不了解情况。对于与姑息治疗小组会面或过渡到临终关怀的家庭，他们表示不舒服，因为他们

认为在照料 LVAD 患者方面没有接受临终关怀和姑息治疗。可悲的是，当姑息治疗或临终关怀团队成为其主要团队时，护理人员报告了一种被抛弃的感觉[98]。

十三、LVAD 患者姑息治疗的未来

预测显示，到 2030 年，心力衰竭的患病率将增加 46%，从而导致超过 800 万人被诊断出心力衰竭。随着患者数量的增加，机械循环支持的使用也将增加。植入 LVAD 进行终末替代治疗的患者存活时间更长，但最终会因心力衰竭加重，装置并发症或潜在的并发症而死亡。我们必须通过为他们提供了解 MCS 患者护理的姑息医疗团队和临终关怀人员，来改善这些患者的临终护理。

心脏病专家和姑息治疗医生都必须熟练掌握正在进行的护理讨论、高级护理计划和讨论患者偏好的目标。在 VAD 植入前进行高级指导和准备计划的对话只是许多对话的开始。当患者状况良好时，这应该是一个反复的过程，并且随着患者的恶化而再次发生。这些讨论应包括患者何时及在何种情况下希望停用其设备。此外，这些讨论和决定应结合患者的受权医疗委托书和家属的医疗能力进行，以确保护理人员能够理解患者的意愿。

Teuteberg 等建议 MSC 团队应增强他们对简单姑息治疗症状管理的认识，并参与规范状态和治疗讨论目标。如果出现顽固性症状，或者家属和患者就治疗目标发生冲突，则应转介至姑息治疗临床医生[99]。

为了实现更好的生命终结，姑息医学临床医生应保持与 MCS 团队的紧密联系，对患者进行姑息治疗就诊，以管理不断增加的症状负

担，并始终坚持在患者整个病程中进行护理目标的讨论。通过提供这种纵向护理、姑息药物和临终关怀的临床医生将不再是在最后一刻介入护理垂死患者的陌生人。这将减少患者临终之时失去照顾者的遗弃和困惑的感觉，并确保从 VAD 团队到临终关怀的顺利过渡。如果这些患者希望在家中死亡，我们需要通过对临终关怀的多学科团队进行教育，并让 MCS 团队解决设备问题和并发症来改善我们对临终关怀的支持。全面的方法和进一步的研究，将为下一代 MCS 患者带来更好的临终关怀。

第七篇
未来展望
Future Perspectives

第44章 未来机械循环支持技术的临床需求与挑战
Clinical Demands and Challenges for Future Mechanical Circulatory Support Technologies

Adam D. De Vore　Joseph G. Rogers　著

叶建熙　译

张丽俐　校

一、概述

机械循环支持（MCS）领域在过去的10年中发生了迅速的变化。这种变化的一个催化剂是设备设计上的创新。HeartMate Ⅱ（雅培）设备于2008年首次获批应用于移植前过渡治疗。从那时起，MCS主流设备已经发展成为小尺寸、高生物相容性和提供连续流型设备。在MOMENTUM 3试验中，随机分组后6个月无任何血液相容性相关不良事件的生存期，HeartMate Ⅲ（雅培）高于HeartMate Ⅱ（69% ± 4% vs. 55% ± 4%；风险比，0.62；95%置信区间，0.42～0.91）[1]。与此同时，使用长期左心室辅助装置（LVAD）的患者数量大幅增加。目前，仅美国每年就有＞2000例的连续流型左心室辅助装置的植入患者，而2008年仅为421例。与2008—2012年相比，如今的患者使用该装置的寿命更加延长了。随着MCS领域的成熟，如何为植入LVAD患者提供高质量管理的新挑战正在显现（图44-1）。

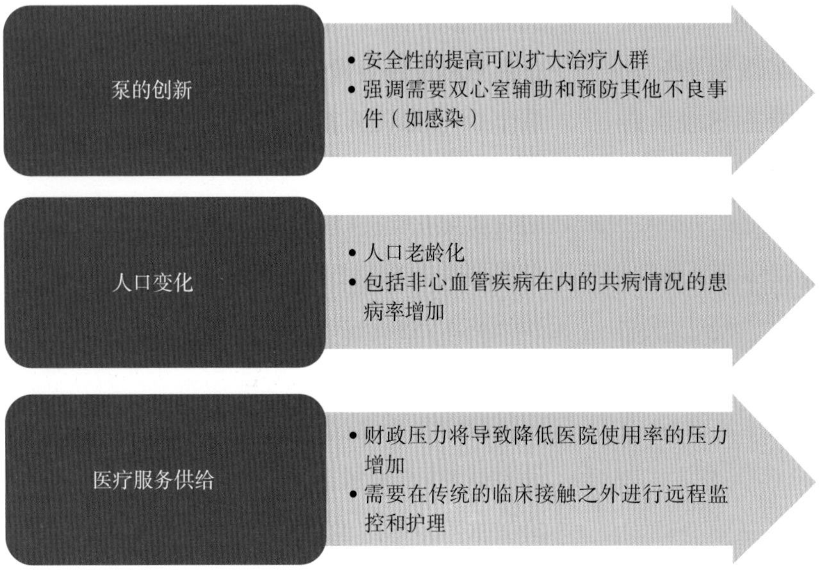

◀ 图44-1　未来机械循环支持技术的临床需求与挑战

泵的创新
- 安全性的提高可以扩大治疗人群
- 强调需要双心室辅助和预防其他不良事件（如感染）

人口变化
- 人口老龄化
- 包括非心血管疾病在内的共病情况的患病率增加

医疗服务供给
- 财政压力将导致降低医院使用率的压力增加
- 需要在传统的临床接触之外进行远程监控和护理

其中一些挑战与设备和技术的进展有关，但其中许多变化是照顾大量伴有多种并发症的老年患者不可避免的痛苦。这些挑战的解决方案对于继续改善治疗效果和将治疗扩展到新人群非常重要。

二、MCS 设计的预期变化

血液相容性的改善是一个显著的成就，代表了多年的生物医学和临床研究。然而，对现有设备进行重大革新仍然是必要的。经皮电源线缆感染仍然是接受长期左心室辅助治疗患者的常见并发症，大约 1/4 的患者在仅植入后第 1 年受到感染 [2, 4]。与目前的植入式心律转复除颤器和起搏器类似的完全植入式电源是可能的，但需要提高泵的设计效率（即利用更少的能量）和改进植入式电源。

当完全可植入系统可用时，新的挑战可能包括确定哪些患者（如果有的话）应该考虑将外部电源转换为内部电源，以及如何为患者建立足够的备份系统 [5-7]。另一种没有随时间改善的常见并发症是心脏衰竭，通常由进展性右心衰竭引起，在植入设备后复发较晚。这种并发症导致健康状况的限制，是再住院的常见原因。在 HeartMate Ⅱ 目标治疗试验中，晚期右心衰竭的患者与没有右心衰竭的患者相比在 2 年时临床结果更差，包括较差的生活质量（即 Kansas City 心肌病问卷整体总结评分 51±24 vs. 67±26，$P < 0.05$），更低的运动能力（即 6 分钟步行距离 265±135 米 vs.373±303 米，$P < 0.05$），再住院次数增加［中位数为 6 次（范围 2~19）vs. 3 次（范围 0~27），$P < 0.001$］，生存率降低（58%±8% vs. 71%±2%，$P < 0.001$）[7]。

这些数据强调需要改进策略来减少晚期右心衰竭的发生率，以及使用能够部分或完全支持右心室的设备。随着用于右心的持久 MCS 越来越普遍，在监测方面将出现新的挑战，包括接受支持右心室的影像学监测，以及在两个拥有各自独立的控制器和运行速度等参数均不同的 VAD 上为患者处理大量的数据。

MCS 设计的进一步创新还可能导致"智能泵"的出现，该泵融合了来自心内外传感器的生理数据（心内传感器如压力监测、心外传感器如运动监测），会根据需要和估计/测量的充血压力来自动设置泵速。但这些泵在成像、血流动力学和数据监测等方面对监测/校准而言也可能增加了系统的复杂性。

三、LVAD 医疗保健服务的变化

除了有更多的患者使用长期的左心室辅助装置外，还有两个因素显著影响着 MCS 的医疗服务。首先，植入 LVAD 人群的基线特征已经发生了变化。与 2008—2011 年及 2012—2017 年植入的患者相比，如今植入的患者年龄更大（中位年龄 60 岁 vs. 58 岁，$P < 0.0001$），更有可能患有严重糖尿病（9.5% vs. 3.1%，$P < 0.0001$），更可能患有外周血管疾病（4.7% vs. 2.9%，$P < 0.0001$）和更可能有癌症史（5.1% vs. 2.8%，$P < 0.0001$）。事实上，目前晚期心力衰竭患者年龄较大，有更多的共病情况，这与人口老龄化和急性心力衰竭住院患者的临床数据是一致的 [8]。其次，LVAD 植入中心的数量随着时间的推移已经明显增加。在 2016 年，共有 185 个中心加入 INTERMACS，而 2009 年仅为 88 个 [3, 9]。这使得更多的患者和家庭获得这一治疗的机会，并将治疗扩展到更多的地理区域。

四、LVAD 管理的进展

与其他大型先进 HF 项目类似，在过去 10 年中，笔者目睹了 LVAD 管理应用的巨大变化。在短期内，笔者开始每年为 100 名以上患者植入长期的左心室辅助装置，并在多个州管理几百名依靠左心室辅助装置生活的门诊患者，认识到不同规模的 LVAD 中心面临着不同的挑战（表 44-1）。

表 44-1　不同规模大小的 LVAD 项目应用的挑战

	LVAD 项目的规模	挑战的实例
A	每年＜25 个植入物，大约 50 例 LVAD 支持的门诊患者	在复杂的卫生系统中，与一些在使用左心室辅助装置治疗患者方面缺乏经验的临床医生一起前行
B	每年 25～50 个植入物，100～200 例 LVAD 支持的门诊患者	相应规模的 LVAD 临床团队，并建立 LVAD 研究项目
C	每年＞50 个植入物，＞200 例 LVAD 支持的门诊患者	在很大的地理区域内管理数百个门诊患者的 LVAD 控制器回访

例如，一个每年植入少于 25 例患者的中心需要大量资源来帮助患者在复杂的医疗系统中治疗，比如协调对患有恶性肿瘤的患者的治疗，而一些肿瘤团队可能对左心室辅助装置不太熟悉。由于临床专家在医疗系统中接触左心室辅助装置（LVAD）的次数增加，容量较大的中心在识别常见医疗问题的专家方面可能面临的挑战较少，但也存在其他挑战，如开发管理系统，为数百名门诊患者管理华法林。

五、为复杂疾病的新支付模式做准备

在美国，不断上涨的医疗费用是公众、支付者和联邦政府关注的焦点。越来越多的医生和卫生系统被要求证明其价值[10, 11]。权衡为患者实现高质量的治疗结果和提供这些服务的成本，价值的内涵在其中得到了最好的体现。这个简单的结构允许人们开始考虑提高价值的机会。例如，开发和利用循证实践，日益合理地使用实验室检测和影像学研究，减少变异，以及减少不良事件，将是证明 LVAD 治疗价值的关键组成部分。很大一部分植入后成本与住院治疗有关[12]。最终，MCS 的成本效益将高度依赖于精简流程和开发创新的管理路径，为门诊中复杂的患者群体提供更高水平的支持。

六、在传统的临床接触之外管理患者的新兴工具

在传统的临床接触之外提供 MCS 患者监护的一种机制是数字健康技术和移动健康（mHealth）设备。一些关键临床数据的获取可以通过传统临床接触中的设备询问获得，而其他测试数据可以通过利用现有的远程随访系统获取，这些系统已经被用于其他的心脏植入电子设备，如起搏器和植入式心律转复除颤器[13, 14]。这些系统有可能与其他植入式装置（如 CardioMEMS 设备）相互联系，提供肺动脉压力的远程血流动力学监测，并可能减少并发症和住院时间[15-17]。移动通信技术的创新（如智能手机）和医疗级及商用可穿戴设备，共同为远程监测其他生理数据创造了独特的机会[18]。这包括步数计数等常规测量，但更新的设备有望在连续血流动力学的基础上提供持续的血压监测[19]。

这些工具可能会给 LVAD 团队带来新的挑战。为了有效地利用来自多个植入设备和可

穿戴设备的数据，这些工具将需要相互连接和交互操作。例如，许多目前可用的商业可穿戴设备不能与现有的电子健康记录平台兼容。LVAD 团队和相关的医疗保健系统也需要投资研发安全的基础设施和技术解决方案，以便安全地整理和分析数据。

七、临床需求性质的变化

MCS 项目还需要创建系统来解释和响应来自多个源的大量数据。可以想象，一个植入长期 MCS 的患者未来可能的健康数据传输自 LVAD、植入型心律转复除颤器、肺动脉或左心室压力监测器、可穿戴的运动和血压监测设备，以及用来管理其他慢性病（如糖尿病）的植入式和穿戴式设备。这些项目需要专业团队和专门的时间来评估信息，并创建应对警报的治疗途径，以及优化 LVAD 的最佳实践。考虑到目前的 LVAD 人群正在老龄化，患者有更多的共病情况，未来的 MCS 团队也将需要更多地依赖门诊的其他内科和外科专业。MCS 项目传统上是多学科的，但我们期望与非心血管专业，特别是那些关注老龄化的专业进行更多的互动。其中姑息治疗是一个值得关注的专业。

八、MCS 支持下患者的姑息治疗

正如本文所强调的，机械循环支持可以说是迄今为止发展起来的最具影响力的心血管治疗方法之一，可将晚期心力衰竭患者的 2 年生存率从 10% 提高到近 80%[20, 21]。然而，设备创新往往掩盖了 LVAD 治疗的潜力和实际负担，导致患者、家庭和他们的医疗团队之间的目标不一致。阐明这些目标和理解先进疗法的意义并不在许多临床医生的技能范围内，但仍然是早期和持续临床评估的关键组成部分。

MCS 患者经历的不良反应事件的详细描述已经被阐明。虽然一些事件造成的伤害很小，但其他事件需要加强和长期的医疗护理，否则将导致患者永久的残疾。患者及其照顾者累积的生理和心理负担尚未被测量，但肯定在 MCS 支持的整体体验中起着重要的作用，并影响随后关于接受治疗的决策。此外，几乎所有 MCS 患者都要求在生命结束时关闭他们的设备。生理和心理压力因素的复杂交织，关于生命维持治疗有效沟通的挑战及临终决策，都是让姑息治疗专家参与 MCS 计划的相关原因。

根据定义，姑息治疗是一种跨学科的医疗保健服务，侧重于对患者及其家庭的整体治疗。其核心是，姑息治疗特别侧重于通过具体处理临床症状来提高生活质量；治疗与慢性严重疾病相关的常见共病，以及情绪、心理和精神问题。姑息治疗团队在标准疗法上增加了分层渐进式的支持治疗。姑息治疗应区别于临终关怀。临终关怀是一项保险福利，适用于那些预计只能存活不到 6 个月的终末期患者。临终关怀的主要目标是在住院或院外环境中提供高水平的支持性治疗，而不是专注于治愈潜在的疾病[22]。

2014 年，美国联合委员会（Joint Commission）授权姑息治疗参与 MCS 项目，但并没有关于姑息治疗团队在 MCS 患者疗程的每个阶段应发挥何种作用的具体指导。文献指导姑息治疗在 LVAD 治疗中的作用主要集中在过程而不是结果。因此，关于这种综合治疗的指南大部分来自姑息治疗专科医生和 MCS 临床医生的观点。事实上，指南里面几乎没有关于 MCS 患者本人及其家属所表达的未被满足的需求信息，而这些信息将可能告知我们，整体姑息治疗应该努力的方向。

表 44-2 显示了在 MCS 治疗的整个过程中考虑姑息治疗干预的有用框架[23]。

表 44-2　MCS 治疗中姑息治疗的意义

临床环境	目　标
植入前的评估和准备	• 确保了解设备的用途和局限性 • 讨论替代治疗方法 • 确保 MCS 与患者目标一致 • 症状管理 • 先进的护理计划
植入手术的决定	• 患者和家属的支持 • 症状管理
出现严重并发症时	• 更新治疗目标和评估 MCS 支持与目标相一致的可能性 • 症状管理 • 患者和家属的支持
生命终止	• 评估 MCS 作为一种治疗方式的作用 • 停用设备时的症状管理 • 患者和家属的支持

改编自 Goldstein 等[23]

为了达到最有效的目的，姑息治疗的临床医生应该熟悉评估患者和家庭对 MCS 支持的适宜性、典型的早期和晚期植入后过程、可能的不良事件，以及治疗的长期益处和并发症。对 MCS 团队来说，将这些知识与患者和家属的目标整合在一起，并清楚地了解患者不希望继续支持 VAD 的界限是重要的数据元素。MCS 的评估应该精心安排，以便每个成员了解他 / 她在获取信息和提供教育方面的作用。教育协调对于避免随后的混乱和矛盾信息至关重要。患者的治疗目标应该被列入候选资格的最终决定。团队也应该承认在 MCS 支持过程中治疗目标可能会发生变化。在植入前，患者对不良事件的可能性和影响似乎只是理论上的，此时他 / 她面临着与晚期心力衰竭相关

的特定和实际的发病率和死亡率。植入后，当单一或累积的治疗负担变得明显时，患者及其家属会商后可能会改变对耐受性的看法。MCS 团队必须接受这些变化，将其作为患者治疗过程中的自然进化。姑息治疗提供者在帮助患者和家属应对 LVAD 支持所发生的复杂变化方面发挥着至关重要的作用。

如前所述，几乎所有 MCS 患者在生命结束时都需要停用设备。在某些情况下，患者会失去意识，这时治疗将类似于在其他情况下撤除生命维持系统一样。例如，患有脑卒中并伴有严重神经损伤的患者无法恢复或无法恢复到正常的活动能力时，通常会将其与设备分离。然而，在另一种情况下，患者是清醒和警觉的，并有意识地决定脱离左心室辅助装置。在这种情况下，MCS 团队和姑息治疗团队密切配合确保患者和家属理解这一决定的后续影响，仔细计划设备停用，并要确保患者和家属都支持这一做法。先前的研究表明，选择性设备停用的平均生存时间 < 20min[24]。根据笔者的经验，从设备失效到死亡的时间更短。确保患者舒适，没有明显的疼痛或呼吸困难等症状是至关重要的。

九、未来的发展方向

未来 MCS 项目尚未满足的需求将是指导治疗途径的数据。新的方法来治疗门诊患者的设备并发症需要严格评估其安全性、有效性和成本效益。理想情况下，这些评估将以前瞻性的方式进行，并包括对当前治疗标准的随机分组。与此相关且重要的例子是左心室辅助装置植入后的卒中预防。来自 ADVANCE 和 ENDURANCE 试验的数据表明，在使用 Heart

Ware 心室辅助装置（Medtronic）支持的患者中，血压控制良好与较少的神经系统不良事件相关[25, 26]。在 ENDURANCE 补充试验中，患者接受一项血压管理方案，内容包括家庭血压监测设备和使用的培训，密切监测家庭血压日记，并为临床医生指定血压管理目标[27]。与 ENDURANCE 试验相比，接受该方案的患者在一段时间内血压控制得到改善，卒中发生率数值上更低（22.3% vs. 16.9%，P=0.10）。MCS 领域也需要经过验证的质控指标。随着这一领域的成熟，在支持患者的医疗管理中不确定性是显而易见的[28]。减少变化和迅速实施最佳实践对于继续改善植入后结果是必要的。其中一些工作可能来自 INTERMACS[29]，但是电子健康记录可以包括更详细的数据，也可能包括来自其他源的数据，如上文提到的设备询问。目前美国的电子医疗记录数据主要集中在账单上，但通过致力于提高数据质量和工具（如自然语言处理）的举措，可以改进数据捕获。随着数据的改进，对于创建学习型医疗保健系统将是一个绝好的机会，它可以持续测量治疗过程和临床结果及其相关联系。对于心力衰竭的处理，先前的分析表明，简单的过程措施，如测量左心室射血分数，描述治疗质量与临床结果的一致性并不理想[30]。相反，需要使用多种测量指标，包括治疗过程和结果指标，才能充分描述治疗质量[31]。考虑到 MCS 治疗的复杂性，我们预计使用多种监测指标也将是必要的，以开发有用的质控指标，使之与改善患者的结果紧密联系。

智能机械循环支持设备：要求与展望
Smart Mechanical Circulatory Support Devices: Requirements and Perspectives

Joshua P. Cysyk　Gerson Rosenberg　著

叶建熙　译

叶建熙　校

一、概述

2017 年，INTERMACS 报道得出结论，即尽管存活率有所提高，但最近，使用 FDA 批准的设备进行机械循环支持治疗的使用率和推广率似乎趋于平稳。在更大比例的非卧床性心力衰竭患者中使用长期的机械辅助设备，需要更有效的治疗来中和或预防主要不良事件的发生。除了传统的临床结果评估指标之外，更需要重视患者所报告的结果，以了解 MCS 的总体利益和风险[1]。

不良事件包括：出血、卒中、获得性血管性血友病、感染及设备故障。此外，这些设备需要拥有比以往更加有效的应对生理需要的能力，以提高运动耐量和生活质量。

在本章的语境中，形容词"smart"是指那些通过被动和主动综合的合理设计，以减少不良事件和提高患者生活质量的设备。这些设备［左室辅助装置（LVAD）和全人工心脏（TAH）］将需要改变操作条件，以响应干扰和生理需求。

任何合理设计过程的第一步，都是开发一组需求，通常从客户 / 用户的需求开始。基于此，我们将使用患者作为客户或用户，但要记住，对外科医生、心脏病专家或护理人员而言，他们可能各有一组需要满足的独立的客户要求。

通过从最高级别的总体要求开始，将其转化为更具体的遵循详细规范要求，并制订测试计划，以确定设备设计是否满足要求。在这里，我们将定义尽可能具体的需求。只要有可能，任何一个能够满足潜在需求的设计都会被描述。

根据本章标题的性质、需求和展望在很大程度上是源自期刊评论，并基于作者的经验和现有文献中的建议，以及对当前设备发展的理解。

二、设备用户需求

（一）MCS 装置应提供足够的心输出量，以便患者能够完成正常日常生活中轻度到中度体力活动

（二）该设备应该允许患者的生活方式和生活质量接近正常

（三）该装置应便于患者使用，且不引人注目

（四）该设备应该很少或没有不良事件，是一个可靠的设备

（五）该设备应与日常正常活动中遇到的其他设备兼容

总而言之，这些要求是适用于当前心室辅助装置的要求；未来设备的不同之处在于，因为必须减少不良事件，具体的设计要求和设计规范将更难满足。

三、设备的特定需求

这些需求源自用户需求，并将应用于"智能设备"。

（一）MCS 装置应提供足够的心输出量，以便患者能够完成正常日常生活中的轻度到中度体力活动

轻度到中度的活动包括打高尔夫球、游泳、爬楼梯等类似的活动。所有这些活动都可以在 8～10L/min 的心输出量下完成。该设备（TAH 或 LVAD）应能自动增加心输出量，无须用户干预，不会引起如感染、心律失常、临床严重的溶血和血液其他有形成分的破坏，以及动静脉畸形等不良事件。众所周知，许多患者等心输出量受限是源于右心系统，未来当"智能"人工心脏可用时他们将获益于此。

（二）该设备应该允许患者的生活方式和生活质量接近正常

这一要求意味着患者应该能够在不受外部电池和电子设备干扰的情况下淋浴或短时间泡澡或从事其他活动，时间最长可达 30min，且

具有 100% 的安全系数。该装置应该足够小，以便不会限制患者的活动或灵活性。随着设备效率的提高，这可以通过当前的电机技术和改进的电池技术来实现。电池寿命长达 5 年，此后只需要进行小手术更换电池，这些都将是可行的。这一切都意味着一种完全植入的系统，类似于宾夕法尼亚州立大学的 Arrow LionHeart LVAD 或 AbioMed Abiocor TAH。两者都证明了完全植入的系统是可行的，并且有可能减少设备感染。在静息心输出量 5L/min 时，外部电池组应该要能为人工心脏提供至少 6h 的充电时间间隔。

（三）该设备应该便于患者使用，且不引人注目

该设备应具有易读、易听的界面，使患者能随时了解系统状态。医生必须提供安全的远程监控，系统必须能够抵御黑客攻击。

（四）该设备应该很少或没有不良事件，是一个可靠的设备

严重不良事件最高发生率的控制目标应该是在服务期间（类似于 20 世纪 90 年代的机械心脏瓣膜）每个患者年低于 3%。严重不良事件定义为任何需要住院或具有持久影响的事件。最终，设备可靠性的目标需要是 10 年内没有严重（危及生命）的系统故障。

（五）该设备应与日常正常活动中遇到的其他设备兼容

该设备不应受到电磁辐射、常规加速度及常规温湿度的不利影响，当患者处于常规体位时，能够正常操作。

要求（二）和（三）是可以用当前的技

术来满足的。可植入电子设备通常用于除颤器和起搏器等设备，过去也用于完全植入的左室辅助装置和全人工心脏。自从第一次使用植入LVAD以来，随着电子和电池技术的进展，电子元器件的尺寸已经缩小，现在其大小主要受到电池尺寸的限制。用目前的锂电池，5年的电池寿命是可以实现的，使用更新的电池/控制器10年的任务寿命是可能的。利用泵功率来间接测量泵流量和泵头压力以实现自动控制的方法有很多[7-11]。虽然这些方法可以用于检测过度泵出和吸入状况，但不能直接实行卸负荷。因此，通过完善的工程设计和最先进的制造技术，可以达到要求（二）和（三）。

需要克服的真正挑战是（一）中的需求。与心脏移植患者相比，使用固定转速连续流型LVAD患者的运动能力明显下降[2]，尽管有辅助设备，但在日常活动中经常受到心脏衰竭的限制。有左心室功能不全的患者在运动时往往能克服固定泵速，增加心输出量；然而，大多数左室功能受限的患者却不能相应地增加心输出量。对于这些患者，在运动过程中增加泵速可以增加总的泵流量，改善运动反应。临床研究调查了泵速在运动中所起的作用，结果显示在增加运动峰值能力方面有不同的结果[3, 4]。右心功能不全的患者在增加泵速时通常不能表现出相应的峰值运动能力的增加。对于这些患者，BiVAD支持或全心脏置换将是必要的，以改善运动反应。然而，泵速适应已经被证明即使在患者的最大运动能力没有改善时，也可以增加次最大运动能力。这表明，日常活动如在公园散步、与孙辈玩耍或做平常的琐事将可能实现自动速度控制，这将大大提高这些患者的生活质量。

自动控制系统的主要障碍是缺乏传感器来评估生理需求。自动控制系统的最终目标应该是模仿自身心室的Frank-Starling机制[5, 6]。当心室负荷增加时，LVAD控制器应通过增加泵速来增加循环支持。同样，随着心室负荷的降低，左心室辅助装置的速度也应降低，以减少过度抽吸的风险。为了得到可靠的控制，需要直接测量左心室的负荷。利用泵功率来间接测量泵流量和泵头压力以实现自动控制的方法有很多[7-11]。这些方法是基于使用泵功率来实现，它们可能有助于检测过度泵出和吸入状况。然而，这些泵流量波形的特征可能有助于检测抽吸现象，但却不能直接实行左室卸负荷。泵功率是一个由跨泵流量和跨泵压力构成的函数，这两者的函数公式都既包含前负荷又包含后负荷，因此它们对于一个特定的控制系统而言并不理想，因为该控制系统旨在模拟类似Frank-Starling机制与前负荷成比例的反应，都是在Frank-Starling机制中的反应是独立于后负荷的。

左心室内的压力或容积传感器将提供左心室负荷的充分测量参数。这些传感器必须具有生物相容性，并在足够长的时间内保持信号完整性，以便进行控制。压力传感器历来容易发生漂移，这可能会给长期测量带来困难。基线压力漂移超过1mmHg将使传感器无法检测舒张末压的微小变化。然而，目前市场上的传感器（The Titan WIHM from ISS, Inc., and the CardioMEMS HF System from St.Jude Medical）虽然在测量左心房充盈压力方面已经很有效，但心室内的传感器需要同样的灵敏度[12-14]。调节这些植入左心室内的传感器并使之提供数据输出，以用于LVAD控制系统应该是可能的。同样，现有商用的微型压力传感器也有压力漂移的规格：每年小于1mmHg（MEAS

Switzerland），而且目前人们已经做出了一些努力，将这些传感器整合到可植入设备中。此外，使用与 Valsalva 操作类似的程序进行定期校准，可能会延长这些设备的使用寿命[15]。

左心室容积感应可以直接测量可用的血流储备。通过这种直接测量可以实现最优控制和抽吸检测：只要有足够的储备，就可以增加血泵的支持力度；当心室容积减小且抽吸明显时，则可以相应地减少血泵的支持力度。这种控制方法与目前使用超声心动图来确定泵速的标准治疗方法非常相似[16]。在临床实践中，笔者使用超声心动图来测量心室大小，以实时调节泵速。通常，将泵速设置略低于最佳速度，以减少抽吸事件发生。使用左心室容积的直接测量法可以使控制系统在一天中周期性地或连续地重复这种做法。

超声显微测量中使用的超声晶体已经常被用于测量心室容积的研究中。Ochsner 等[17] 将这些传感器整合到导管末端，并证明它们可以作为基于体积导向的控制系统的有效传感器。要使一个装置适合长期植入需要做更多的工作。另一种测量容积的方法是测量心室内血容量的电导，该电导和血容量成正比[18]。目前已经有商用的用于研究目的的多节段电导管（如米勒公司的米勒压力 – 容积回路系统）。Cysyk 等[19] 将电导管的信号段整合到 LVAD 的导管末端，并证明电导管的测量值与超声心动图测量的心室大小值成线性相关。

通过压力或容积测量或两者结合直接测量来实现左心室卸负荷，将在未来实现。LVAD 控制器必须能够整合这些测量值，以优化泵的速度和减少抽吸的风险。定期调整泵速在临床治疗中不足以达到增加运动能力的目标，从而改善这些患者的生活质量。为了使机械循环支持的效益最大化，需要一个能够模拟 Frank-Starling 机制的实时控制系统。

使用智能控制系统，血泵必须能够在需求增加时提供更多的血流量。毫无疑问，小型泵可以设计为提供 10L/min 的流量，同时压力上升为 150mmHg 以内。但不良事件发生率要到每年 3% 以下。对于智能 MCS 设备来说，最大的挑战不是使其智能化，而是提高其生物相容性。MCS 设计者如何降低当前不良事件发生率，这才是需要克服的真正挑战。

如果有人认为搏动设备，由于设备的大小问题，不考虑作为植入体内的装置如宾夕法尼亚州立大学的 Arrow LionHeart 或小尺寸的 HeartMate XVE 泵。那么下一代设备可能是改进的旋转泵或特殊设计的血泵，如 TORVAD 或 CorWave。

动静脉畸形的问题目前还没有被很好地研究，有假设认为是由于缺乏或减少搏动灌注所致；如果是这样，这个问题有可能通过脉冲的连续流型装置来解决。值得注意的是，出血和获得性血管性血友病与搏动装置（如 HeartMate XVE 或 LionHeart）无关。

无论未来智能设备的设计如何发展，它都需要一种综合的理性设计方法，该方法将整合应用最新的工程设计工具，如能模拟大量涡流的最先进的流体动力学计算工具如 CFD 或使用优化设计工具直接进行数字模拟如 DOE。这些工具需要先建立先进的溶血、血栓形成和血管性假血友病因子（vWF）破坏的模型。已经多次证明，过高的流体压力会激活血小板、破坏红细胞，并裂解 vWF，但目前的模型缺乏对这些应力的具体量化数据。另一个需要改进建模的关键过程是血栓形成的复杂过程。我们知道过高的压力会破坏已形成的凝血复合物，而过低的压力则会产生血栓，但为了设计出改良的血泵，需要提高对血栓形成过程的理解，并建立精准的血栓形成模型。

当这些现象的精准模型都开发出来后，就可以使用这些模型和设计技术来设计出改良的血泵。旋转泵是否能够设计出足够低的应力来避免溶血和临床上对 vWF 的显著破坏，还有待观察。

智能设备可以使用现有的模型来设计，但真正数量级的改进需要对血栓形成、溶血和 vWF 破坏过程的更好地理解和建立相应的模型。所有这些都需要资金来进行必要的研究。

患者监护和机械循环支持设备控制的新解决方案

Novel Solutions for Patient Monitoring and Mechanical Circulatory Support Device Control

第 46 章

Martin Maw　Francesco Moscato　Christoph Gross

Thomas Schlöglhofer　Heinrich Schima　著

叶建熙　译

叶建熙　校

一、概述

慢性病的管理需要一种结构化的方法来准确地评估患者及其疾病的当前状态,以及一种决定是否采取行动和如何采取行动的方法,从而产生行动。当人体被理解为一个由传感器和执行器高度互联的系统时,著名生理学家 A.C.Guyton 将其命名为自动机,这两个观察和行动的主要任务可以分别通过监测和控制的镜头中看到[1]。

如果把监测的过程定义为对患者状态的观察,结合数据处理,确保正如拉丁词根"monere"所表明的"建议、警告或提醒"的意思[2],可以说监测确实需要成为干预的第一步。

这种观察可以通过定期测量系统状态,包括体温、体重、心率、血压或不太容易获得的参数,如血清白蛋白水平。监测也可以理解为定性的观察,比如患者的幸福感或心理状态[3]。

这些观察的目的通常是评估患者健康状况的稳定性。如果某项测量或一组测量不寻常,可能必须实施干预以改变患者的状态。这种干预通常是由一名专家或一个专家小组在考虑到所有获得的关于患者的数据后决定。因此,概括地说,监测手段是指不断评估是否采取行动,以防止不良事件或抵消已经出现不必要的症状。

干预措施的应用标志着从监测向控制的过渡。当然,在标准的临床操作中,没有人会把医疗的任务称为"控制"。但是,从技术上讲,上述专家组构成了管理者,考虑到数据,权衡重要性,然后积极采取行动,通过药物治疗、改变设备设置,甚至给患者制定准则或建议,如低血容量患者的液体摄入量。

从这个角度来看,本章将着眼于监测和控制左心室辅助装置治疗的最先进的状态,这是术后心力衰竭患者管理的主要支柱之一。本章还介绍了一些新概念,主要是自动化监测,最后讨论观察和行动"闭环"的可能性。

二、左心室辅助装置治疗中的监测

（一）概况

LVAD 的治疗是复杂的、多方面的。尽管近年来取得了重大进展，但 LVAD 治疗中存在显著的不良事件和死亡风险[4]。纽约心脏协会Ⅳ级严重心力衰竭患者可能会经历心力衰竭或并发症的恶化，如果不加以检查，可能会导致严重的后果。必须及早地干预及监测，这两者都与改善循环辅助治疗结果有关[5, 6]，如同心脏再同步治疗中，人们已经建立了先进的监测体系，这已在国际共识中推荐[7]。

在本章中，简要概述目前监测的变量，重点阐述新的发展领域。为了构建这些发展框架，门诊的 LVAD 患者的监测和管理任务可以大致分为 3 个子部分。

1. 临床监测

这包括涉及植入中心或附属专业机构工作人员的所有活动。临床监测的大部分工作量目前是由出院后定期到门诊随访构成的。临床监测包括由临床人员完成的所有监测任务。临床监测可以使用最先进的设备和专业知识，因此可以被认为是最准确的监测形式。患者访问门诊设施的频率取决于植入中心和患者的情况、可用资源，以及距离植入中心的距离[5]。最常见的门诊就诊时间表包括最初为每周就诊，一旦患者在较长时间内获得稳定的支持，就转换为每月就诊。特别是大型中心，每年植入超过40 个泵系统，其随访次数甚至进一步减少到3 个月一次[8]。虽然可以通过电话等方式能更精细地显示患者接触网的益处[9]，但许多临床试验只能在临床环境中进行。LVAD 门诊的常规内容包括血液化验[10, 11]、血压测量[3]、胸部

X 线片检查、驱动线出口检查[12]、超声心动图[13]、查阅医疗记录，以及线上查阅泵的运行参数、泵参数日志文件和患者日志[8]。

2. 患者自我监测

这些任务是教育患者自主处理或在护理人员的帮助下处理。通常包括生命体征和症状的日常监测，以及辅助装置的监测和维护。如第45 章所述，临床监测是最准确的监测形式。然而，由于资源有限，它不能在所有时间段满足所有的患者。因此，有些活动是外包给患者的或护理人员。自我监测和自我管理在许多治疗方法中已经确定，心力衰竭患者的自我管理和患者良好的预后之间建立了相应的联系[14]。

自我监测和自我管理可以被描述为一个"学习行为群"[15]。因此，这些任务必须由LVAD 专业人员传授给患者或护理人员，并高度建议持续进行患者教育[12]。这些患者的任务包括设备和系统的功能监测、导线和伤口监测，以及监测心力衰竭恶化或不良反应的症状和体征或不良事件、心理状况、凝血和动脉血压方面的血液状况[16]。

有报道称，患者自我效能感与患者的认知功能相关，这在不同的 LVAD 人群中是不同的[17]。因此，许多自我监测任务不能被所有患者一致地处理。报道的缺点之一是将监测外包给患者或他们的直接护理人员，他们可能会被要求完成的任务所压倒。报道的依从率从每日体重监测的 35% 到症状报告的 9%。然而，准确的自我监测和自我管理是至关重要的，因为一些参数必须保持在非常精确的目标范围内。例如，国际标准化比值（INR）测量在治疗范围内的时间与治疗结果高度相关，这是公认的[18]。在大约 50% 的医疗机构，管理抗凝治疗的关键任务是由患者来处理[8]。此外，动机

也起着关键作用，因为如果患者相信疾病实际上是可以控制的，他们更有可能认真地进行自我监测[17]。由于患者的动机和能力在患者之间波动很大，尤其在治疗过程中，自我监测的关键任务也会遭受到一致性问题。

3. 泵的监测

由于监测不仅仅是记录数据，还要解释所述数据，在自动化处理这一进程方面现已取得了重大进展。然而决策制订方面相关的临床管理是需要大量的专业知识支撑的，所以它们受到有限资源的约束。自我管理是由患者自己进行的，但存在患者的能力各不相同的问题。泵监测可以支持具有大量专业知识的患者或临床医生做出决定，并且不需要分配额外的资源来激活泵，因为所使用的算法可以在任何现成的硬件上运行。因此，泵监测对 LVAD 治疗有很大的希望。

泵监测在这里也可以理解为自主监测。因为数据处理是根据预定义的算法，在泵系统相关联的硬件运行。收集和处理来自 LVAD 系统的参数以产生信息，然后实时显示在监测器屏幕上，或者在日志文件中跟踪，以便进行回顾性分析。虽然数据处理是完全自动化的，而不纳入决策过程，所以泵监测目前只通知其他决策者，即临床医生和患者。为了尽可能减少这些决策者的实际工作，泵监测依靠警报来发出紧急信号。

仅根据泵的监测数据进行自主决策也已被提出，并已在一些应用中实施，如在 HM Ⅱ 和 HM Ⅲ 中的抽吸检测和反应（Abbott Inc.，Chicago，IL，USA）。这些命题及其实现将在本章第二部分进行讨论。

4. 监测模式之间的层次结构和相互作用

为了解监测模式之间的相互作用，还必须重点理解管理版块之间的区别。虽然监测包括信息处理和控制，但管理模块维护和更新需要一系列的操作，如液体摄入的自我管理，或者药物处方的临床管理块，或者用于血泵管理版块的泵速控制。监测是指对信息进行预处理，然后在管理中加以利用。图 46-1 总结了 VAD 治疗期间的示意图，它描绘了 3 个监测模式与各自的管理版块及它们之间的相互联系。每个

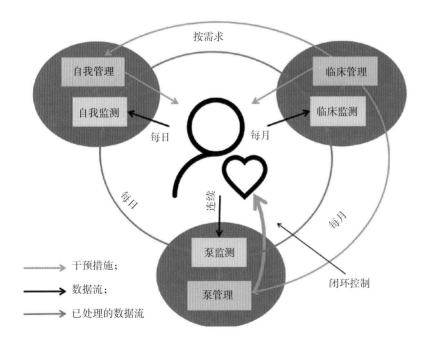

◀ 图 46-1　VAD 期间 3 个监测模式与各自的管理版块相互作用的示意图

图中数据和干预的流向用箭头表示，并附加了标准的数据交换时间间隔

监测版块既接收多种来源的患者信息（如源自传感器的信息或来自患者的主观感受），也接收来自其他监测版块的以前处理过的或控制的信息。正如我们在外圈看到的，泵监测通过显示泵信息和报警通知自我监测。患者通过自我监测例行程序将确定是否需要对其自我管理进行任何更改，或者这些信息是否应该被转发到临床监测，或者是否它可以安全地记录或丢弃。此外，泵监测通过日志文件直接通知临床监测，日志文件回顾性地显示泵在一定时间段内的各种参数。

虽然所有这些方法都是为了观察同一个实体，即 LVAD 患者，但它们在几个方面有所不同。

图 46-2 概述了 3 种模式之间的差异。临床监测通常每隔几周或几个月进行一次，每天进行自我监测，而泵监测可能每秒多次。

图中还描述了不同模式之间递增的财务和时间负担。虽然泵监测不需要额外的费用，但自我监测至少需要参与患者的时间，如血压测量，但也可能用到一次性物品，如检测 INR 的测试条。临床监测至少需要一名专业医学人员参与。这同时还包括受试的当事人。临床监测需要技术人员和医生团队，而自我监测只需要患者，有时需要护理人员、亲属、伴侣或专业护士。泵监测则不需要任何的人为活动去处理数据。然而，监测输出的解释，如警报或日志文件，仍然必须在这些模式的各自接口进行人工处理。

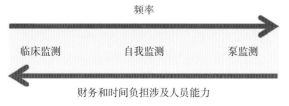

▲ 图 46-2　VAD 期间不同监测模式之间的对比图

本章使用"职业能力素质"来描述干预界面的特征。在临床监测中，干预的界面是相当直接的。决定改变泵的设置、药物治疗，甚至进行手术都可以基于这些数据。

（二）新型监测解决方案

自开始以来，虽然目前的监测方法，结合改进的泵，能够提供最好的 VAD 治疗结果，还有一些未解决的问题。由于治疗的复杂性，许多目标必须同时达到，如抗凝、血压、容量状态，或者泵缆人体出口局部的维护。而且即使所有目标都达到了，不良事件也可能发生在 LVAD 治疗中。这些不良事件可能会在很长一段时间内被忽视，导致患者病情恶化[5]。以下将介绍监测方面的新发展。

（三）远程监测

远程监测的目的是向保健提供者提供信息，而不需要与患者进行必要的身体接触。这克服了患者自我监测的缺点，在上一节中有详细介绍。给医疗保健流向医疗机构的额外信息流可以使它们更早地发现潜在的危险情况或强制患者遵守自我管理方案。

1. 电话监测

正如国际心肺移植协会机械循环支持指南中建议的那样[3]，在常规门诊就诊之间，监测 VAD 协调员对患者或护理人员的电话，有助于主动识别可能对患者预后产生不利影响的问题。最近一份出版物的补充证据再次证实了这一点[6]。结果显示，除了增加治疗的成本效率外[19]，电话监测改善了接受结构化电话访谈患者的 2 年生存率[5]。在这些干预措施中，对患者体重、血压、抗凝、泵参数或心力衰竭症状进行开放性提问和询问。医疗保健提供者通常遵循一个结构化算法，针对具体调查结果设置干预措施。两年再入院率没有显著差异，而 2 年生存率显著增加[5]。这一显著改善的潜在原因是，在没有定期接到电话随访的队列中，44.6% 的患者由于未被发现的问题死于家中。早期发现也有利于并发症的治疗。在电话干预组中，泵血栓形成需要更少的泵更换，泵缆局部伤口的感染可以及时地治疗而无须再入院[5]。此外，据推测，与医疗健康提供者联系越频繁，他们因各种问题拨打紧急救治热线的概率就越低。该技术的缺点是需要增加临床工作人员进行这些访谈。

2. 患者输入

远程监测依赖于患者的输入，而不是直接的电话连接，据报道是可行的。为了支持患者更好地进行自我监测和自我管理，Casida 等开发了一个智能手机应用[20]。在第一个可行性研究中，他们能够在最初的患者群体中获得较高的可用性和可接受性的分数。该应用程序帮助患者结构化地记录和跟踪他们的数据，如体重或血压。此外，如果患者输入的数据异常，则自动与临床医生联系。指导患者进行日常监测，包括设备功能、症状报告和生理参数记录。此外，该应用程序为患者教育提供了方便的访问资源，患者可以随时地访问这些资源。

网站 INR tracker. com，它允许患者输入 INR 值，以及体重、血压和其他变量。它连接到 Reliant Heart 的 Vad Link® 网络（Reliant Heart Inc.，Houston，Tx，USA）。

已被提出的另一个应用是驱动线出口位置监测。该部位易发生感染，构成 LVAD 治疗中最常见的不良事件，发生率高达 60%[4, 12, 21]。应监测感染的早期迹象。这通常是在定期更换

伤口敷料时通过检查传动系统出口部位来完成的。应每天对出口部位进行换药检查，直到完全愈合。一旦愈合且无引流，换药次数可减少至每周 1~3 次[12]。建议患者注意出口部位的红肿，并立即向临床小组报告。Reiss 等开发出一种将图像传输给临床医生的软件，目的是从图像数据来评估感染状况[22]。这种方法也可以用于患者将其现在的图像与其过去的进行比较。

3. 泵参数远程监测

远程监测的其他方法，使用的是完全绕过患者的途径。Heart Assistant 5 系统（Reliant Heart Inc.，Houston，Tx，USA）允许授权的医疗保健提供者实时访问测量泵流量。控制器通过插入的 SIM 卡建立 Internet 连接。由于持续监测所有患者所需的时间是令人望而却步的，这些远程监测策略与决策支持系统相结合，例如警报。在第一次对 Reliant Heart 远程监测能力的分析中，作者报道了大量的警报，尤其是在他们开始使用该系统的时候。无论如何，他们得出结论，一旦调整了阈值，那么远程监测将能够帮助我们及时识别异常[23]。远程监测被证明是一个有价值的工具，以减少成本、患者的访问、干预时间，以及提高患者的心理健康水平[24]。它的应用尚未完全被更常用的辅助泵系统所接受[25]。不过，可以推测，最近收购的 HeartMate™ 泵系列（HM Ⅱ 或 HM Ⅲ，Abbott Inc.，Chicago，IL，USA）和 HVAD™（Medtronic，Inc.，Fridley，MN，USA）将通过大型医疗设备公司建立数据传输框架，即 CareLink™ 网络和 Merlin.net™，它们将以类似的功能扩展广泛分布系统的监测能力。为了完全适应这些解决方案，就必须解决数据分析的问题。

4. 附加传感器的远程监测

临床医生获取患者有价值信息的一种方法是将它们直接连接到传感器上。Yandrapalli 等建议评价 CardioMEMS™（Abbott Inc., Chicago，IL，USA）在 LVAD 患者中的应用，该方法已被证明对更广泛的心力衰竭患者有益[26]。该系统是一个植入式压力传感器，通常是放置在肺动脉中。事实上，Harris 等报道了 Cardio MEMS 有效地用于监测右心室功能及检测心律失常的病例[27]。最近，Kilic 等提出肺动脉压力监测在 LVAD 患者临床管理中的益处[28]。

Granegger 等将监测到患者活动作为患者健康的标志。他们将不规律的患者活动与不良事件联系起来。如果检测到活动异常，将传感器数据直接连接到临床医生可以促使医疗保健提供者主动询问患者的状态[29]。

临床医生还能够从植入式心脏装置（ICD）的数据中获取信息，这也可以看作是一个额外的传感器[30]。多个远程监测系统已经在临床上使用，除了可以提供胸内电阻抗测量外，还可以为临床医生提供 ICD 状态和历史信息。

（四）血流动力学监测

血流动力学评估可能是一个有价值的工具，以发现并发症发生前的血流动力学异常[31]。此外，它可以是一个宝贵的工具，以评估患者的状态，并根据他们的具体需要制订治疗方案。

1. 血压测量

这种血流动力学测量是临床标准评价的一部分。高血压是进展性主动脉瓣关闭不全、颅内出血性卒中、泵内血栓形成和血栓栓塞事件的危险因素[3, 32-34]。因此，适当的血压管理是必不可少的。国际心肺移植协会指南推荐连续血流装置的平均动脉压（MAP）≤ 80mmHg[3]。然而，由于动脉搏动性降低，自主测量动脉血压可能很困难或不准确，据报道成功率为 17%～63%[10]。因此，使用振荡法操作的设备可能难以获得准确的读数[35]。超声多普勒法已被用于血压管理，并已成为临床标准[36]。对于脉压不高的患者，这些装置往往能更准确地工作[37]。

2. 血流动力学泵监测

泵信号已被用于无创地评估血流动力学变量。这些可以用来跟踪患者的进展或检测不想要的泵送状态，如心室抽吸。图 46-3 中描述可以提取的变量，如收缩力[38]、舒张[39]、抽吸[40]、主动脉瓣开放[41, 42]和心律[43]。这些可能有助于临床医生决定泵支持的水平和策略[38]。虽然在当前的临床实践中并没有广泛地使用该方法，但这种类型的监测有希望对患者生理学有更深入的见解，并最终转换为闭环控制。最近有人开发了评估心室前负荷的装置[44, 45]。这些评估只需要泵本身的数据，因此实际上没有增加额外的成本。

3. 警报

警报是泵监测的基本特征。如果泵监测检测到一些需要注意的问题，有效的警报将确保人们给予适当的关注。因此，它充当泵监测和临床监测及患者监测之间的有效交汇处。

由于除转速变化外，其他的干预措施不能由泵本身启动，该界面的设计将决定整个泵监测能力的有效性，包括对泵基本功能的监测。所以，需要仔细考虑[30]听觉与视觉报警策略的选择[49]及警报信息的语言细节[50]。在国际使用范围内，即使按照欧盟指南[51]的要求去翻译警报信息和材料，也会引起误解并造成危

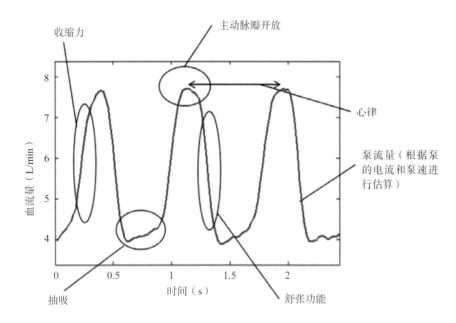

▲ 图 46-3　维也纳集团开发的无创血流动力学监测指标示意图

从预估的泵流量[48] 可以提取的参数有：收缩力[38]、抽吸[40]、主动脉瓣开放[41, 42, 46]、心律[47]及心脏的舒张功能[39]

险后果[50]。有了这些考虑，我们要使大范围的各种不同的报警的直观化，使它们尽可能地被直观地理解。更复杂的现象需要一种结构化的方法来评估患者的整体状态，以便将警报纳入上下文，如低流量警报[52]。

此外，低误报率之所以至关重要，有两个原因。首先，每个报警都可以考虑承担该特定报警建议干预的风险。2015 年，Thoratec 公司发布了一份自愿发布的紧急医疗器械整改函[53]。他们认为提示患者进行控制器更换的报警并无必要。然而，一些患者就该操作任务并没有接受足够的相关培训，这导致 2 名患者死亡和 1 名患者受伤。其次，如果之前的虚警数量太高，报警疲劳会降低后续报警的紧迫感[54]。

在训练过程中，医生会教患者如何管理泵的这些提示。然而，即使是未经培训的人，也必须了解针泵基本功能的警报（如所有电缆是否连接），这是至关重要的[50]。有些事件可以由患者安全清除，而其他警报应该指示患者立即与他们的医疗服务提供者进行联系。如果警报被患者清除，警报日志仍将产生，随后可由

临床医生进行审查，以建立模式并系统地消除这些警报的原因。目前使用的警报会在泵的功能出现危险时通知用户，如电池状态，或者报告泵参数的异常情况，如高功耗或低预估流量。一项先前的多中心研究表明，目前使用的报警器仍有改进的空间，因为只有 37% 的 LVAD 患者在处理可能的紧急情况时感到安全[55]。新型警报旨在采取额外的步骤，更具体地识别特定的不良事件。特别是在开发这些新的警报时，人因工程必须应用于与人类交互的设备的各个方面，以及人类可能使用设备执行的所有任务，包括支持所有用户任务的所有硬件和软件界面。基于人因工程的医疗设备设计和报警，提高了安全性，减少了用户错误，便于从用户错误中恢复，减少培训时间，并增加易用性[56]。

迄今为止，在生理背景下解释泵参数的额外步骤一直保留给临床医生和患者。例如，建议患者增加液体摄入量来应对低流量警报，因为这种警报最常见的原因是低血容量。无论如何，我们应该在生理环境中去解释泵参数，该解释信息旨在明确说明参数异常的原因，其中

抽吸的生理状态将在本章后文中阐述，它是第一个被明确提出的警报，并且已经在当前使用的泵中实施。但其他生理状态，比如泵血栓形成，已经被提议[57]。有了这种不同的观点，即使在症状出现之前，也有可能检测到这些事件。在一项有关泵参数衍生因素与泵血栓形成的研究中，有可能在电流报警前4天就能检测到泵血栓形成[58]。

4. 血栓检测

装置血栓形成是一种具有潜在毁灭性后果的不良事件。即使在血栓栓塞或泵失功前就发现血栓，但是在血栓形成后期的溶栓治疗仍然与不良预后相关[57]。因此，已发明泵内血栓形成的新检测方法。Dimitrov等在多普勒超声心动图中观察到在血泵流出道中的微气泡与泵血栓形成相关。高强度瞬态信号的存在能够在患者出现明显临床症状之前检测泵血栓形成[59]。

另一种用来检测泵血栓形成的方法是泵的声学分析法，已经被应用于HM Ⅱ[60]和HVAD[61]中。在这种方法中，将麦克风放在患者的胸部，并根据泵的转速和谐波确定的基频对记录的声音进行比对分析。3次谐波相对应的频率上功率的增加与泵血栓形成有关。最近报道了一种类似的方法[62]。

（五）总结

VAD患者的监测是成功治疗的重要组成部分。新的发展旨在通过个人接触或专门开发的软件提供结构化的定期援助，来支持患者自我监测。此外，要实现向医疗保健提供者传递信息的障碍最小化（图46-4）。

现在临床医生被提供了新的临床常规来检测不良事件。此外，泵监测提供血流动力学参数，允许准确评估血流动力状态，帮助设置正确的心脏支持水平。最后，新型警报器有助于及时发现异常。

三、左心室辅助装置的控制

（一）从监测过渡

在上一节中，将泵监测作为决策支持工具

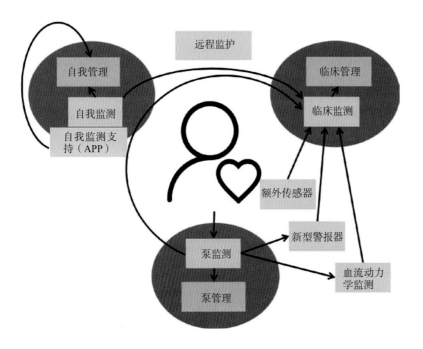

◀ 图46-4 新的监测模式的结构化概略图

进行了讨论。它主要是作为一种向临床医生传递信息的手段，临床医生可以根据这些参数来决定是否增加或减少左心室辅助装置提供的支持力度。目前，支持的水平是通过调节一个固定的泵速来设定，这个泵速由 LVAD 的内部控制来维持。

然而，由于患者状态的变化，甚至在一天中，无论是昼夜节律的变化还是活动的变化，都需要不同程度的支持。在 VAD 治疗中，经常提出的解决方案之一是增加对 LVAD 的自动控制。

这种自动控制可以通过利用泵监测的既定做法来实现，它绕过临床医生作为操作者，直接去改变支持设置，如图 46-5 所示。

（二）临床医生作为控制器（治疗环路中的临床医生）

目前，人体与左心室辅助装置之间的血流动力学相互作用是由泵的设计通过压力 - 流量特性曲线来控制的。临床上可用的 LVAD 的控制目标和恒定的速度是由医生设定的。

确定最佳设置泵速的方法在各植入中心之间并不统一，但是有些建议是依赖于 MAP 的测量、心脏指数、主动脉瓣开放、超声心动图评价室间隔、左心室负荷和二尖瓣关闭不全[3]。另外，根据泵类型，制造商对泵的正常运行进行了限制[63]。PREVENT 试验建议设定

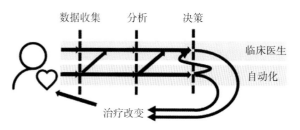

数据收集　　分析　　决策

临床医生

自动化

治疗改变

▲ 图 46-5　临床医生和增加的自动控制元素在决策制订过程中不同时间点的工作对比原理图

泵速下限[64]。

当右心导管插入术结合速度斜坡试验应用于根据 ISHLT 指南进行泵速优化的患者队列时，可以发现这仅在 42.9% 的患者中是最佳设置，因为中心静脉压和肺毛细血管楔压的信息不包括在决策过程中[65]。使用多普勒超声心动图的微创技术有望成为一种足够准确的右心室监测的替代技术[66]。此外，建议应用一个更严格的斜坡试验来设置泵速[64]。

另外一个可由患者定期调整的控制变量是液体摄入量。根据泵的反馈，例如，在低流量情况下，建议患者增加液体摄入量，以提高平均循环灌注压和前负荷。此外，在 Jarvik2000™（Jarvik Inc.，New York，NY）中，患者被允许操纵泵的速度设置，从而手动控制他们的左心室辅助装置[67]。

1. 恒定速度设置

目前，如果患者需要额外的支持，例如由于体育锻炼，血泵只会在跨泵压力（H）降低的基础上增加其流量（Q），跨泵压定义为泵入口和出口之间的压力差。这些变量通过泵的 H（跨泵压）-Q（流量）曲线呈负相关，如图 46-6 所示。因此，在平均动脉压不增加的情况下，平均左心室压力的增加会导致平均跨泵压下降，平均流量增加。但是，如果平均动脉压增加，而平均心室压没有增加，则恒速控制下的流速会降低。

这种设备的另一个缺点是，在静脉回流减少期间，泵可能会试图泵出更多的血液，而这会在心室内造成非生理性的压力下降，导致室间隔向血泵的入血管移动或其他结构坍塌进入泵入口[40]。

2. 前馈控制

目前采用的自动控制仅限于开环系统，即

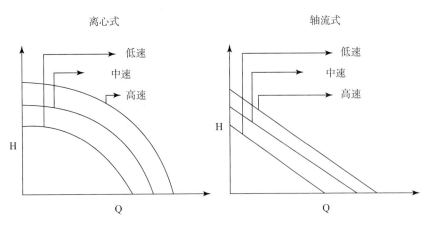

不接受患者的任何反馈。Lavare Cycle™ 置入在 HVAD 系统，定期减少泵转速 200 转为 2s，随后增加 400 转为 1s，然后回到基线。这种情况每分钟都在重复。这能增加洗脱[68]，会改善不良事件的发生，但不会改变生理参数，如主动脉瓣的开放[69]。

HMI Ⅱ 具有类似的周期性前馈控制，即人工脉冲。在 350ms 的时间范围内，减少 2000RPM，然后增加 4000RPM，每 2s 重复一次，这比 Lavare Cycle™ 更剧烈。虽然在模拟研究中不能证明这会增加常规操作的洗脱，但可以推测，壁面剪切应力的高变化率可能会排出沉积物，从而减少血栓生长的敏感性[70]。Incor（Berlin Heart，Berlin，Germany）通过周期性减速，来产生过泵的逆向血流。这种机制的目的是改善冲洗，开放主动脉瓣，并洗脱小血栓[71]。最后是 MVAD（Medtronic，Inc.，Fridley，MN，USA）利用 QPulse™，它也是通过定期地降低泵速来允许主动脉瓣的开放。

3. 闭环控制

HeartMate Ⅱ ™[72] 和 HeartMate Ⅲ ™[73] 实现了一种算法，能够感知搏动性的变化，并通过暂时降低泵速做出反应。该机制旨在检测和清除抽吸事件。

（三）生理控制

生理控制器的设计需要考虑以下问题。

控制器的用途应该是什么？

基于这个问题的答案，接下来就有可能回答更具体的设计问题。

控制器应该如何构造？

应该使用什么反馈变量？

控制策略是什么？

最后：作为"最高级别的控制者"，医生的控制界面是什么？作为控制界面应该提供什么功能？

1. 控制目标

生理控制器的目标应该与 LVAD 治疗的目标一致。临床上的 3 个主要目标被定义为：移植前过渡、决定过渡和终末替代治疗。根据主要目标，还可能有其他子目标。根据它们的重要性来衡量。这些共同目标如下。

● 终末器官灌注

● 心肌康复

● 肺康复

● 不良事件预防

　－ 血液相容性

　－ 主动脉瓣正常

● 对需求变化的敏感度

2. 生理控制器的结构

生理控制器通常依赖于分层结构中的中间控制层（图 46-7）。高水平生理控制器通常从临床医生处接受外部输入。该生理控制器然后为较低级别控制器确定一个设定点，如通过 PID 控制器。而其他低水平的控制变量（如泵电流）似乎是可行的，并已进行了研究[74]，恒速控制是低级控制的主要方式。

3. 设定点

外部设定点如图 46-7 所示，是由临床团队设定的。这些设定点通常被设计成固定值，以保持恒定。但控制器也可能需要一些函数，如反馈变量的最大值和最小值、线性或非线性函数，或者多个反馈变量的组合。

（四）生理控制变量

下文描述了建议的高阶控制回路。分类的基础是假定首要目标即患者的生理整合，特别是满足循环需求，以维持足够的终末器官灌注。在以前的研究中已经评估了各种参数。虽然有些控制策略依赖于额外的传感器，但大多数控制策略只使用输入数据，这些数据可以从现成的反馈变量中得到，如泵速或泵电流。这些变量可以用来预估血流动力学变量，如泵流量，而不需要额外的传感器[48]。图 46-8 显示了常用的控制变量。虽然有些论文只使用其中的一个变量，但许多论文结合了这些反馈变量。

1. 跨泵压与流量的关系

如前所述，左心室辅助装置将特定的跨泵压与给定的流量相关联，这取决于恒速模式下的速度。这种关系被描绘在 HQ 结构域中如图

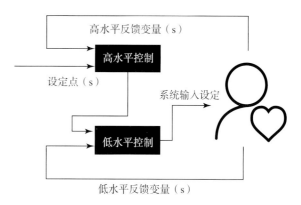

▲ 图 46-7　生理控制的层次示意图

首先临床医师为高阶控制器设置一个设定值。接着这个控制器为低阶控制器提供一个设定值，从而最终对血泵起作用

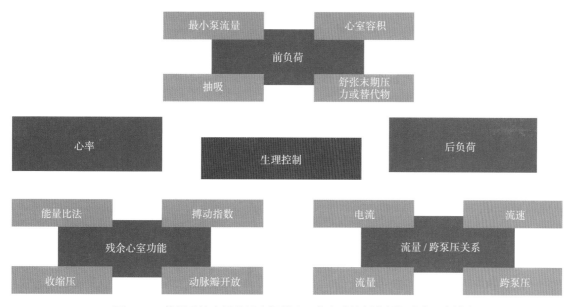

▲ 图 46-8　基于反馈变量的概念相似度，将高阶控制范例聚类为 5 个模块

46-6 所示。如果平均心室压升高大于主动脉压升高，即使在恒速条件下，也可以观察到泵流量的变化。这是在运动的个体中观察到的，也是跨泵压敏感性的结果[75]。虽然血泵和套管的设计将决定恒速模式下的这种关系，已经提出了其他的方法，以定义这一比列的范式为基础塑造这一函数。最常见的控制策略是恒流控制和恒压控制。

（1）对 HQ 功能的修改

这两个变量之间可能的关系波动在两个极端范围。在这个范围的一端是恒流控制的范例[76-78]。在这种情况下，只要泵流量保持不变，跨泵压可以自由变化。另一端是由无限的跨泵压灵敏度控制所形成的。这被描述为"恒压的跨泵压控制"[79-81]。在这种控制策略中，允许流量自由变化。通过这些控制策略，可以通过恒压控制使长期 HQ 曲线实际上变为完全平坦的控制曲线，或者通过恒流控制，使 HQ 曲线完全垂直，从而跨泵压无关。当然，如果低水平的控制器继续是一个恒速控制器，这不会改变一个心动周期内的 HQ 特性。平坦的泵特征曲线仍然表明其对收缩期收缩时心室压力的短期变化具有较高的敏感性，从而导致较大的流量变化。

图 46-9 描述了离心式 LVAD 在这两种极端情况和恒速模式下，具有非线性的 HQ 特性，因此在不同的工作点其跨泵压灵敏度是不同的。

在这个领域中泵电流作为额外的反馈变量可被监测到，这已在体内完成测试[82]。由于电流通过电机的转矩常数与转矩相关联，我们也可以将其建模为恒转矩控制。转矩主要受流量的影响，因此这种控制策略不会对跨泵压非常敏感。

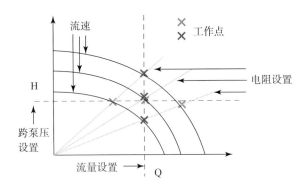

▲ 图 46-9　恒定的跨泵压和流量设置及其对阻力变化的响应示意图

（2）结论：跨泵压与流量的关系

将流量与给定的跨泵压联系起来的固有限制是不关注跨泵压变化的起源。控制器对入口压力孤立增加的响应与后负荷孤立减少的响应是对称的。同样，不可能区分前负荷的减少和后负荷的增加，这可能不需要相同类型的响应。

由于心输出量的增加通常是心脏辅助的目标，因此这种 HQ 功能的设计可以考虑在跨泵压敏感性与支持灵活性和跨泵压不敏感性之间进行权衡。

2. 前负荷

前负荷是最直观的参数考量，因为 Frank-Starling 机制和自身心脏的功能差不多。事实上，大多数研究依赖于某种形式的前负荷来确定必要的血流动力学能量，以保持左心室和右心室输出之间的平衡。然而，前负荷的定义不统一，因此可能会造成一些混乱。

"前负荷"和"后负荷"这两个术语最初是由肌肉生理学家发明的，用来描述肌肉在收缩前和收缩时所承受的负荷[83]。在心脏生理学，特别是由于测量这些力量的困难性，已采用了替代指标。

舒张末期容积被认为是前负荷的替代指标，因为它与肌节长度密切相关。通过舒张末期压力－容积关系联系起来的是舒张末期压力（LVEDP）。使用舒张末期压力的优点是它可能更容易测量，它与其他有趣的血流动力学变量，如左心房压和肺静脉压更直接相关。下面是前负荷替代变量，它们已被应用为反馈变量。

（1）左心室舒张期充盈压

Bullister 等利用传感器来保持左心室舒张期充盈压，该压力被定义为一定时间窗内的最小压力，次要目标是保持动脉压在界限内。心率还被用于调节动脉压范围。从泵的数据来预估舒张期心室压力的方法也已经被发展起来了[44, 45]。这种评估也用于控制策略[85]。

（2）左心室舒张末容积

Ochsner 等报道了一种以心室容积为输入变量的左心室辅助装置的控制方法[86]。在后续的论文中，他们使用了超声容积传感器来连续测量心室容积[87]。所提出的控制方法不仅使用了心室舒张末期容积，而且还利用心率来计算靶泵的功率。

（3）$Q_{vad}\min$

不需要传感器的前负荷替代物是最小的泵流量。它可以被视为前负荷的替代，因为最小流量总是发生在舒张期。然而，从概念上讲，它与任何泵流量都存在相同的问题，即它与跨泵压直接相关。假设动脉压恒定，这意味着这可以作为前负荷的替代物，增加前负荷会使舒张压增加，继而流量增加。由于主动脉压力预计不会保持恒定，因此直接转换为前负荷是不可能的。为了克服这一限制，Cheney 等主张改变控制器设计[88]。最小流量的最大值对应于允许最大容积卸负荷的控制点。速度稍微增加会导致抽吸，这会再次导致 $Q_{vad}\min$ 减少。这样的控制器即使在主动脉压变化的情况下也能使最小流量最大化[89-91]。心室的性能，特别是

舒张期性能会有影响[92]。

（4）基于抽吸

基于抽吸现象的前负荷控制变量是一种特殊情况。心室抽吸通常是由心室内的非生理性低压引起的。因此，对于给定的入血管位置和心室特性，从抽吸可以推断出心室内的低压，特别是可能的最低压力。将这一状态作为控制变量是在 1991 年首次提出的[93]。时至今日，即使在使用其他血流动力学变量的控制策略中，抽吸检测算法也被应用于安全限制泵速，从而避免过度泵送。

基于抽吸控制的一个重要约束是抽吸前状态，如室间隔的移位和伴随的三尖瓣功能不全。由于大多数抽吸检测系统的目的是检测部分或完全流入闭塞，因此可以允许甚至鼓励预抽吸和几何位移[94, 95]。

LVAD 抽吸状态的另一种原因是由于入血管位置不当所致。入血管可能面向心室壁或室间隔，可能被推或拉向这些结构，从而引起抽吸。尽管这可能是左心室容积的一个指标，但它并不直接，可能与任何前负荷指标都无关。

（5）结论：前负荷

舒张压、容积和流量可替代测量心室前负荷。Frank-Starling 机制体现了心输出量与心脏的前负荷相关性。这种机制在心力衰竭患者中减弱。因此，控制前负荷可以恢复 Frank-Starling 机制，强调了心脏的灵活作用[1]，从而扩展到心脏/LVAD 复合体。仅基于吸力检测的控制理论上可以最大限度地使心室卸负荷。然而，必须小心避免出现预抽吸状态。此外，变时性和正性变化只能通过它们对前负荷的影响间接获得。

3. 心率

循环需求通过交感神经和副交感神经系统

与心率耦合[1]。只要患者具有时间敏感性，心率就会随着循环需求的增加而增加。由于这种反应的程度因患者而异，临床医生通常必须根据其大小来确定适当的控制器增益。一个常用的方法是应用线性函数将目标泵流量映射到心率[96-97]。

Karantonis 等将心率与加速计衍生的活动指数结合起来，以获得更准确的患者生理需求读数，并在可能与基于心率的控制相反的情况下提供帮助，如变时性损伤[98]。

Chang 等采用了一种不同的方法，将压力感受性反射作为心率和主动脉压之间的中介。他们试图追踪参考心率，以稳定主动脉压[99]。

心率也常与其他指标结合使用，以确定控制器的设定值，如舒张末期容积[86]、舒张末压[84]或流量搏动指数[100]。

结论：心率

心率是反映患者活动的可靠指标。然而，有超过 1/3 的患者同时植入 ICD[101]，这就证明了 LVAD 患者中有很大一部分存在变时性功能不全和节律问题，同时在另外一部分患者中植入 CRT 设备。虽然可以证明平均心率在心律失常期间仍能可靠地被检测[100]，但变时性反应仍然是这种类型控制的先决条件。

4. 后负荷

就像前负荷一样，后负荷这个术语源自肌肉生理学家。由于心室压力本身由心室内部太多的其他因素（如收缩力）决定，动脉阻力是最接近的替代指标，它完全位于心室外部。动脉阻力由静态和动态两部分组成。

射血期心室压力可以作为心肌后负荷的一个替代指标。然而，如果关注的重点是心脏作为一个泵而不是心室肌肉的特性，像大多数血流动力学控制策略的情况一样，由主动脉压指

定的压力后负荷可能就足够了[83]。

控制后负荷有两个原因。首先，控制肌肉负荷可能有助于恢复和逆转重塑[102]。其次，在保持主动脉压不变的情况下，通过一种类似于心率和肌力调节压力感受器反射部分的机制，各组织对血液的需求可以由各组织自行单独设定。因此阻力可以控制心输出量[103, 104]。后负荷控制通常是在其他控制变量之外实施的，以限制主动脉压，防止前面提到的高血压的负面影响[105, 106]。这种方法的缺点是缺乏前负荷灵敏度。

结论：后负荷

控制主动脉压与自身心室的控制相反。因此利用这种类型的控制，相比"左心室辅助装置""循环辅助装置"将是一个更准确的描述。正常的左心室对后负荷不敏感，直到心力衰竭[1]。短期的主动脉压力调节是由心室部分驱动的一些机制支持的，如压力感受器反射。其他许多短期调节机制不受心室的影响。特别是在运动的情况下，当由于肌肉收缩和交感神经兴奋导致主动脉压力升高时，主动脉压力控制将通过减少左心室辅助功能来响应。一个更实际的执行限制是 AOP 的测量或估计，原因与前负荷控制部分的讨论类似。

5. 被动控制

其他被提出的控制策略依赖于主动电子控制，而被动控制则不然。Gregory 等评价了一种顺应性流入插管，当心室压力较低时，它将增加阻力。这是通过被动收缩完成的，与控制抽吸相当，从而避免了心室抽吸[107]。

6. 残余心室功能

在本节中，控制策略依赖于测量或估计心室功能。与基于前负荷的控制器相比，一些测量残余心室收缩的指标被用于替代前负荷。由

于 Frank-Starling 机制，左心房压力升高会引起心室前负荷增加，从而导致心室肌更强的收缩。然后测量或估计心室的收缩，可以用来推断前负荷（图 46-10）。

(1) 液压能比

虽然血液辅助指数是为主动脉内泵开发的，但是将泵的液压功率与总的液压功率相关联的范式仍然适用于更传统的 LVAD 方法[108, 109]。事实上两个压力传感器和一个流量传感器被用来量化由心室产生的液压动力[110, 111]。然后将泵的液压功率设置为与计算出的功率的一个固定比例，这样一个更活跃的心室就需要更高水平的支持。然而，由于主动脉射血不易量化，这只能准确评估完全支持下的液压能量，从而导致低估了心室功率。

(2) 搏动指数

搏动指数是指在心动周期或时间窗内给定参数的最大值和最小值之间的差值。这些参数包括心室压、跨泵压或泵流量。由于这些变量在心动周期中的大部分变化是由心室产生的，它可以被看作是心室性能的一种衡量指标，但需要注意一些问题。首先要注意的是非线性 HQ 曲线。离心泵 HQ 曲线的不同段具有不同的斜率，这改变了跨泵压与流量搏动指数的关

系。由于搏动指数是通过从最大值减去给定时间窗口内的最小值来计算的，因此必须考虑任何限制因素。最大的流量是有限的 x 轴截距的 HQ 曲线。因为在跨泵压为 0mmHg 时，主动脉瓣会打开，主脉压和心室压大致相同。如果跨泵压成为足够高的给定泵的速度，最小流量是没有严格的界限，甚至可以成为负值。另一个必须考虑的因素是入血管阻塞的情况，这发生在抽吸过程中。在这种情况下，最小流量将人为地降低。

Cysyk 在泵入口处使用一个压力传感器来测量压力搏动指数。然后控制器额外的约束吸力的目的是保持恒定的搏动指数[112]。据观察，流量搏动指数有一个最小的速度，最大限度地使心室卸负荷。因此，当控制器的目的是保持少量的流量搏动指数及卸载水平时，是可以调整的[113, 114]。

(3) 收缩压

Petrou 等研究了一种基于测量收缩压的控制器[115]。设定点由临床医生选择，但应保持充分可调节。如果收缩压增加，泵的速度也会增加。使用收缩压可能有两个用途，即跟踪心室功能及控制心脏负荷，类似于前面讨论的第二种后负荷控制方法。

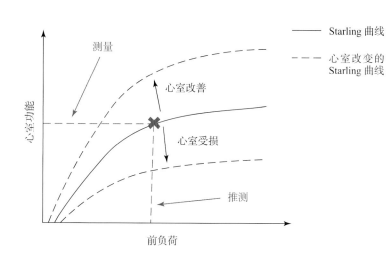

—— Starling 曲线

---- 心室改变的 Starling 曲线

◀ 图 46-10　Starling 曲线示意图

显示了心室功能和前负荷的关系，单调递增函数提供了可能的映射比列。肌力和心室健康状况的变化改变了曲线的斜率

(4) 主动脉瓣开放

这种支持策略将完全辅助到部分辅助的变化作为观察变量。与前负荷部分中基于抽吸的控制策略类似，这是状态导向的。建议的益处包括维持主动脉瓣正常和控制心脏负荷[71, 116]。我们的目标是降低泵的转速，直至检测到主动脉瓣开放。主动脉瓣开放的检测采用血流波形分析法[42]或跨泵压的搏动指数分析[116]。生理限制时如果患者心室不够强大，在严重灌注不足之前可能无法获得部分辅助，或者根本无法获得辅助。

(5) 结论：基于残余心室功能

基于残余心室功能的控制机制旨在扩大心脏的剩余 Frank-Starling 反应。然而，当心脏受损时，这些控制算法就会出现问题，如果是心脏逐渐受损，所有的控制算法都会反应为支持力度下降。这可能是由于心律不齐或心力衰竭症状恶化所致。因此，这些控制算法需要嵌套在一个级联控制器中，当心力衰竭时，它会切换到一个安全模式。此外，在部分辅助支持的情况下，对心室功能的估计变得越来越困难。收缩力的改变也会改变自身心室的前负荷敏感性，从而相应地改变控制器的前负荷敏感性（图 46-10）。

7. 多目标控制

在文献中经常讨论上述许多原则的组合。最近的一个例子是结合对泵速、搏动指数性和恒定跨泵压控制下的残余心室功能的测量[117]。这是在临床试验中使用的最突出的例子，也是唯一的控制策略，使用两个基于心率的设定值来确定目标流量[100, 118]。这种控制策略的第二部分是静脉回流指数，这是通过观察流量搏动性的变化来确定的。额外的分层体系中的层面负责清除抽吸现象，利用到专家培训的抽吸检测系统和设置操作阈值，如最低可接受的泵流量和最大能耗[118]。这种多因素的方法允许控制系统适应患者的生理变化，这些变化源于呼吸运动、Valsalva 动作或体位的变化。已证明在运动期间这种方法可以安全可靠地增加泵流量和静脉血氧饱和度。此外，与恒速设置相比，该控制算法降低了 PCWP 和 PAP。这个研究直接在患者身上证明了控制的可行性和效益。

8. 内部控制

另一种控制方式是短期速度调节。这些周期性的速度变化通常发生在固有心率的时间范围内，可以分为共脉冲、反脉冲和异步模式[119]。而共脉冲模式增加收缩期泵速，增加全身流量搏动指数，但对主动脉瓣开放和心肌灌注也有不利的影响，逆脉冲模式则相反。在没有必要的反馈的情况下，异步搏动指数可以产生同步控制的许多好处[120]。

（五）总结

为了实现 LVAD 的自主控制，人们做了很多工作。尽管如此，临床上可用的 LVAD 的主要操作方法是由医生设定的恒速控制。

控制应用方面的最新进展，以及在统一的试验平台中[121, 122]对控制策略的比较，旨在更全面地了解这项技术的潜力。责任问题和缺乏长期稳定的证据仍然是制约广泛应用的一个问题。但是，诸如抽吸检测和清除等孤立机制及前馈控制机制，已经在临床实践中找到了它们的方法。改进的监测，尤其是对血流动力学参数的监测，可以为控制提供联系，因为监测广泛的使用可以提高算法的可信度，最终可以充分的信任算法，允许自主修改泵支持。

声明：该研究得到了奥地利科学基金（FWF）KLI357 的部分资助。